甘肃省中医药防治重大疾病成果

肺癌中医药综合防治

FEIAI ZHONGYIYAO ZONGHE FANGZHI

夏小军 ◎ 主编

甘肃科学技术出版社

图书在版编目(CIP)数据

肺癌中医药综合防治 / 夏小军主编. -- 兰州：甘
肃科学技术出版社, 2022.3（2023.9重印）
ISBN 978-7-5424-2912-4

Ⅰ. ①肺… Ⅱ.①夏… Ⅲ. ①肺癌—中医治疗法
Ⅳ. ①R273.42

中国版本图书馆CIP数据核字(2022)第044219号

肺癌中医药综合防治

夏小军　主编

责任编辑　陈学祥
封面设计　麦朵设计

出　版　甘肃科学技术出版社
社　址　兰州市城关区曹家巷1号　730030
电　话　0931-2131572（编辑部）　0931-8773237（发行部）
发　行　甘肃科学技术出版社　　　印　刷　三河市铭诚印务有限公司
开　本　880毫米×1230毫米　1/16　印　张　41.5　插　页　4　字　数　1147千
版　次　2022年4月第1版
印　次　2023年9月第2次印刷
印　数　1501~2550
书　号　ISBN 978-7-5424-2912-4　　定　价　298.00元

编 委 会

前　言

肿瘤作为全球较大的公共卫生问题之一,极大地危害着人类的健康。肺癌是发病率和死亡率增长最快,对人类健康和生命威胁最大的恶性肿瘤之一。2020年,全球新发肺癌病例221万例,占所有癌症的11.4%,排第2位;死亡病例179万例,占所有癌症的18.0%,排第1位。2020年中国新发肺癌病例82万例,占所有癌症的17.9%,排第1位;死亡71万例,占所有癌症的23.8%,排第1位。另据甘肃省癌症中心统计数据显示,甘肃省2020年新发恶性肿瘤53 511例,死亡20 861例。其中肺癌新发病例7401例,占所有癌症的13.8%,排第2位;死亡2885例,占所有癌症的18.7%,排第2位。由此可见,与全球及国内情况一样,甘肃省的肺癌防控形势依然十分严峻。

目前,肺癌的治疗通常采取多学科联合诊疗与精准治疗相结合的原则,即根据患者的机体状况、病理组织学类型和分子分型、侵及范围和发展趋向,通常应用手术、化疗、放疗和分子靶向治疗、中医中药等手段,以期达到最大程度地延长患者的生存时间、提高生存率、控制肿瘤进展和改善患者的生活质量。现代医学治疗(包括手术、化疗、放疗和生物治疗等)在肺癌的多学科联合诊疗模式中发挥了不可替代的作用,是目前治疗肺癌特别是早期肺癌的主要手段,但同时也存在许多不足和问题,如毒副反应大、易复发转移及化疗药物耐药等。中医药参与下的多学科联合诊疗模式在提升整体疗效的同时,填补了现代医学在肺癌治疗中的不足,并获得了较多的诊治经验,比如在稳定瘤灶、延长带瘤生存时间、增加机体免疫功能、改善临床症状、提高生活质量、减轻放化疗毒副作用等方面,均显示出一定的特色和优势。

始建于1972年的甘肃省肿瘤医院、甘肃省医学科学研究院为两院一体的领导体制,是集医疗、科研、教学、肿瘤防治、康复、卫生信息化为一体,是面向西北地区乃至全国的大型医学科研及肿瘤专业防治机构,"预防与治疗并重,临床与科研并重,中医与西医并重"是本院宗旨。经过数十年几代人的不懈努力,医院在中医、中西医结合肿瘤防治方面逐渐形成了自身的特色与优势。2016年获批加挂甘肃省中西医结合肿瘤医院牌子,系迄今为止全国唯一一所省级中西医结合肿瘤医院。2017年,以该院为依托,成立了中国肿瘤防治联盟甘肃省联盟;2018年,又牵头组建了中国西北中医药肿瘤防治联盟及中国西部中医药肿瘤防治联盟。建立了包括甘肃省第二人民医院等5家医疗机构的紧密型医联体;在宁县第二人民医院等建立4所分院;与全省94家二级以上医疗机构签署医疗合作战略协议,组建医联体;指导迭部县人民医院等8所医疗机构建立了肿瘤科。

近年来,甘肃省肿瘤医院大力推行肺癌中医药综合防治工作。2018年申请到甘肃省中医药防治重大疑难疾病科研攻关项目——"肺癌中医药综合防治研究",项目编号:GZKZD-2018-03,资助经费103万元;2020年,牵头成立中国肿瘤防治联盟甘肃省联盟中西医结合肺癌专业委员会。同时,分别与中国中医科学院广安门医院、北京中医药大学东直门医院、中国医学科学院肿瘤医院等国内知名的医疗机构建立了协作关系,采取上下联动的形式,指导项目实施。与新西兰中医学院、匈牙利中医中心、法国西部肿瘤研究所等医疗机构建立了友好关系,定期选派人员学习交流培训,内外联动,促进发展。

为及时总结在肺癌中医药综合防治及研究中所取得的成绩,便于向全国范围内推广应用,甘肃省肿瘤医院成立了"肺癌中医药综合防治特色丛书"编辑委员会,经充分酝酿和讨论,确定了本书的主导思想为"科学性、专业性、实用性、可读性",并在这一主导思想的基础上制定了编写大纲、编写体例、编写细则。内容涵盖理论探讨、名医经验、方药汇萃、预防控制、综合治疗、特色护理、肺癌康复、制剂研发、科学普及、成果列举等十个方面。其中所涉及的肺癌中医药防治方药、方法等内容,均基于大量临床实践,其内容丰富、资料翔实、疗效可靠、实用性强、特色优势明显、学术价值较高,可谓集近代中医、中西医结合肺癌防治之大成,创肺癌综合防治之规范,对中医、中西医结合肺癌防治事业发展的贡献自是难能可贵。

在该丛书的编写和出版过程中,得到了甘肃省卫生健康委员会、甘肃省中医药管理局、甘肃省肿瘤医院等部门及领导的高度重视和支持,得到中国肿瘤防治联盟、中国中医药肿瘤防治联盟、甘肃省肿瘤防治联盟中医、中西医结合科专家学者们方方面面的支持和配合。本书主编夏小军撰写了第一篇,第五篇第三章第一节,第七篇第一章及附录等内容,共计约21万字,以及全书书稿审定工作;雷旭东完成第二篇,第七篇第四章,第八篇第二章,共计约18万字;陈浩方完成第三篇,第四篇第二章、第三章,第十篇第一章第六、七、八、九、十二节等内容,共计9万余字;李亚红完成第四篇第一章第一、二节,第五篇第三章第二、三、四节,第十篇第一章第一、二节,共计约8.5万字;陈静完成第六篇、第九篇,约14万字;另外,段赟、郭炳涛刘玉琴、陈莉莉、丁高恒、迟婷、侯堆鹏、白兆琴、戴晓燕、冯永笑、张熙均参与本书相关内容的编撰。各章节的编者们利用大量业余时间,不辞辛苦、认真编撰。在丛书出版之际,谨向他们致以深切的谢意!

在丛书编写过程中,离不开每一位编委对中医药事业的热爱和执着,更凝注了他们的智慧和心血。期间曾遇到很多问题和困难,虽经多方努力,但由于学术和临床水平有限,书中难免存在瑕疵疏漏,诚望医界同道批评指正、不吝赐教,多提宝贵意见,以助丛书更臻完善。同时,编者也参阅了相关大量专业的书籍、文献,在此对相关作者也表示衷心感谢!

夏小军

2021 年 12 月 1 日

目　录

第四篇　预防控制

第五篇　综合治疗

第六篇　特色护理

第七篇　肺癌康复

第八篇　制剂研发

第九篇　科学普及

第十篇　成果列举

附　录

第一篇 理论探析

　　肺癌是由于机体正气内虚,邪毒外侵,肺失宣降,痰浊内聚,气滞血瘀,痰瘀蕴肺,日久形成肺部积块的恶性肿瘤。中华医学博大精深,源远流长。历代医家在长期的医疗实践中积累了极为丰富的经验,给我们留下了大量宝贵的文献资料,也为中医药防治肺癌奠定了坚实可靠的理论与诊治基础。自20世纪50年代开始,大批中医、中西医结合工作者致力于中医药治疗肺癌的临床实践和基础研究,不仅为中医药防治肺癌形成了一整套较为完整、行之有效的理论体系,而且衷中参西,在中医药配合手术、放疗、化疗、靶向、免疫治疗等方面逐渐形成了独立的、较为完整的学术思想。因此,将这些宝贵的文献资料、理论体系及学术思想进行系统地挖掘、整理,对中医药防治肺癌具有十分重要的意义,也是广大中医、中西医结合肿瘤工作者的一项重要任务。鉴于此,我们在既往研究的基础上,历时四载,查阅中医书籍100余种,搜集公开发表报道的文献资料1000余份,经认真分析研究,归纳整理,进行了中医药防治肺癌的理论探讨。

　　本篇内容分为经典传承与衷中参西两部分分别进行论述。

第一章　经典传承

　　中医学是以中医药理论与实践经验为主体,研究人类生命活动中健康与疾病转化规律及其预防、诊断、治疗、康复和保健的综合性科学。传统中医学历史悠久,理论体系完整,疗法独特,蕴藏着丰富的实践经验。

　　纵览历史发展进程,中医诞生于原始社会,由于太古时期文字未兴,此期的医学知识及医疗技术是通过言传口授,或者口耳相传;随着文字的发明,便逐渐记录下来,出现了医药学书籍,这些书籍起到了总结前人经验并便于流传和推广的作用。中医学的精华也就沉淀在这汗牛充栋的历代中医书籍中,流传在历代中医大家的临床实践中,散落在疗效显著的民间奇方中。这是中医学深厚的根基,也是中医药事业发展的命脉。传承精华,守正创新,才能使中医学获得无限生机,并能为人类健康提供新动力。

　　肺癌是目前最为常见的恶性肿瘤之一,虽然受历史条件所限,传统中医学对其疾病的认识尚未统一,但自春秋战国时期成书的《黄帝内经》开始,历代医家在长期的医疗实践中,对其疾病认识、发病机理及主要症状等,已有了较为准确的描述,提出了一些行之有效的治则治法,并能判断预后及转归。鉴于此,我们利用文献学的研究方法,通过对古代中医典籍中有关肺癌的疾病命名、病因病机、证治方法、预后及转归等内容进行复习和整理,同时结合自身研究成果进行系统地分析与归纳,目的是梳理出肺癌在祖国医学史中的发展脉络,并在理论上有所创新,为中医药防治肺癌奠定更为坚实的理论基础。

第一节　肺与肺癌

一、对肺的认识

　　明代赵献可《医贯·内经十二官论》云:"喉下为肺,两叶白莹,谓之华盖,以复诸脏,虚如蜂窠,下无透窍,故吸之则满,呼之则虚,一吸一呼,本之有源,无有穷也。乃清浊之交运,人身之橐籥。"中医理论认为,肺为五脏之一,位于胸腔,左右各一,居于高位,称为"华盖"。肺有分叶,左二右三。肺的功能体现在肺气的运动,即为肺气宣、降运动。通过宣发,排出浊气;输布津液,外达皮毛;宣散卫气;排泄汗液;输布气血。通过肃降,吸入清气;通调水道,下输膀胱;汇聚气血。肺的宣发和肃降,属于两种相反的运动。生理情况下,相互制约、相互配合、相互协调,在运动中维持平衡;病理情况下,常常相互影响。肺的宣发肃降正常,则生理功能正常;若运动失衡,则清气不升,浊气不降,出现咳喘、胸闷等肺系病症。

（一）肺的生理功能
　　肺的生理功能主要有以下几点。

1.主气,司呼吸

肺主要是主呼吸的,为人体内外气体交换的主要器官。肺呼出浊气,吸入清气,清气又和饮食经消化后产生的"谷气"相结合而输布、供养人体脏腑器官各部分,并能统管全身之气。《素问·阴阳应象大论》云:"天气通于肺。"肺是机体内外气体交换的场所,司呼吸功能正常,机体生命活动才得以维持。肺主气还体现在对全身气机的调节,即为肺的宣降和呼吸功能。反之,气虚和升降出入运动异常,也势必影响肺的宣降运动,而出现呼吸异常。亦如《素问·六节藏象论》所云:"肺者,气之本。"总之,肺主气主要取决于肺司呼吸的功能,而肺司呼吸的功能,又依赖于肺气的宣发和肃降运动。

2.通调水道

肺有调节体液和通调水道的作用,人体内水液的运行,与肺气的作用有关。《素问·经脉别论》云:"饮入于胃,游溢精气,上输于脾,脾气散精,上归于肺,通调水道,下输膀胱,水精四布,五经并行。"通调水道,是指肺气运动对津液的输布、运行和排泄有疏通和调节作用。故有"肺主行水""肺为水之上源"之说。

3.宣散卫气

卫气乃脾胃所化生的水谷精微,卫气散发全身,护卫肌表,温养脏腑、肌肉、皮毛,司腠理开合。肺具有宣散肺气的功能。《灵枢·决气》云:"上焦开发,宣五谷味,熏肤、充身、泽毛,若雾露之溉,是谓气。"肺气不宣,或肺气虚弱,则卫气布散失常。症虽在卫,但治宜在肺。

4.朝百脉,主治节

肺朝百脉指全身的血液都通过百脉会聚于肺,经肺气运动,吸清呼浊,将含清气的血液经百脉输至全身。肺朝百脉,是肺气的运动在血液循环中的具体体现。亦如清代高世栻《医学真传·气血》所云:"人之一身,皆气血之所行,气非血不和,血非气不运。"肺朝百脉,即为助心行血。

《素问·灵兰秘典论》云:"肺者,相傅之官,治节出焉。"肺主治节指治理调节全身气血运行的作用,其中以调节气机为其关键,肺主治节是肺主气的一种表现。亦如明代张介宾《类经·藏象类》所云:"肺主气,气调则营卫脏腑无所不治。"另外,肺的生理功能活动的物质基础和动力来源是肺之气血,肺之气血充沛,则各种功能活动正常而有力,呼吸均匀,卫气充足,水道通调,血行流畅,且全身治节有度。

5.主皮毛

《素问·痿论》云:"肺主一身之皮毛。"肺主皮毛是指肺与皮毛在人体生理、病理上的关系。即皮毛赖肺的精气以滋养和温煦,皮毛的散气与汗孔的开合也与肺之宣发功能密切相关。故亦有肺"其华在毛,其充在皮"之说。

6.开窍于鼻

《素问·金匮真言论》云:"肺开窍于鼻,藏精于肺。"《灵枢·脉度》亦云:"肺气通于鼻,肺和则鼻能知香臭矣。"肺主呼吸,鼻为呼吸出入之门户,故曰"肺开窍于鼻"。

(二)肺与其他脏腑

1.肺与心

肺与心的关系,主要是指肺主呼吸、主气与心主血、主行血之间的关系。《素问·五脏生成》云:"诸气者,皆属于肺。""诸血者,皆属于心。"肺主宣发肃降和朝百脉,可助心行血。无论是肺的气虚或肺失宣肃,均可影响心的行血功能,而导致血液的运行失常,临床上可以出现胸闷,甚则出现唇青、舌紫等血瘀之病理表现。

2.肺与脾

肺与脾的关系,主要是气的生成和津液的输布代谢两个方面。机体气的生成,主要依赖于肺的呼吸功能和脾的运化功能。肺所吸入的清气和脾胃所运化的水谷精微,是组成气的主要物质基础。亦如清代何梦瑶《医碥·脏腑说》所云:"饮食入胃,得脾消运,其精华之气,上升于肺。"因此,肺的呼吸功能和脾的运化功能是否健旺,与气的盛衰密切相关。津液的输布代谢,则主要是由肺的宣发肃降、通调水道和脾的运化水液、输布津液所构成。肺的宣发肃降和通调水道,有助于脾的运化水液功能,防止内湿的产生;而脾的转输津液、散精于肺,不仅是肺通调水道的前提,实际上也为肺的生理活动提供了必要的营养。在病理方面,两者主要表现于气的生成不足和水液代谢失常两个方面。另外,根据五行理论,脾肺关系为母子关系,母病及子,子病及母,在临床上息息相关,故有"脾为生痰之源,肺为贮痰之器"之说。

3.肺与肝

肺与肝的关系,主要表现于气机的升降方面。肺主降而肝主升,若肝升太过,或肺降不及,则多致气火上逆,可出现咳逆上气,甚则咯血等病理表现,临床上称之为"肝火犯肺"。相反,肺失清肃,燥热内盛,亦可影响及肝,则在咳嗽的同时,出现胸胁引痛胀满、头晕头痛、面红目赤等症。亦如清代何梦瑶《医碥·五脏生克》所云:"气有降则有升,无降则不升,纯降则无升。何则? 浊阴从肺右降,则胸中旷若太虚,无有窒塞。清阳则以从肝左升,是谓有降有升。"

4.肺与肾

肺与肾的关系,主要表现于呼吸运动和水液的代谢两个方面。肺为"水之上源",肺的宣发肃降和通调水道,有赖于肾阳的推动作用。肾为主水之脏,亦有赖于肺的宣发肃降和通调水道。因此,肺失宣降,通调水道失常,必累及于肾,而致尿少,甚则水肿。肾阳不足,关门不利,则水泛为肿,甚则上为喘促,咳逆倚息短气而不得平卧。亦如《素问·水热穴论》所云:"其本在肾,其末在肺,皆积水也。"肺主呼气,肾主纳气,肺为气之主,肾为气之根。此外,肾阴为一身阴气之根本,肾阴虚则不能上滋肺阴;反之,肺阴虚亦可累及肾阴,肺肾之阴是相互滋生的。

5.肺与大肠

《灵枢·本输》云:"肺合大肠,大肠者,传道之腑。"肺与大肠为阴阳表里的关系,有经脉互相络属。肺气的肃降,有助于大肠传导功能的发挥。大肠传导功能正常,则有助于肺的肃降;大肠功能异常,可影响肺的生理功能。临床常见因大肠实热、腑气不通,影响肺的肃降,出现或加重胸满、喘咳等症状,故保持大便通畅对肺系疾病来说具有重要意义。

二、肺癌的认识

（一）病名

古代中医典籍中无"肺癌"这一病名,结合肺癌患者的临床表现特点,通过对文献中类似肺癌症状、体征、预后及不同病期等临床特征的描述进行研究,可将其归属于中医的"息贲""肺积""肺岩""肺痿""积聚""肺疽""肺痈""肺花疮""虚劳""痞癖""劳咳""咳嗽""喘息""胸痛""痰饮""咯血"等病症之中。如《素问·奇病论》所云:"病胁下满气上逆,二三岁不已,是为何病? 岐伯云:病名云息积,此不妨于食。"《素问·咳论》云:"肺咳之状,咳而喘息有音,甚则唾血。"《灵枢·经筋》云:"其病当所过者,肢转筋痛,甚成息贲,胁急吐血。"均较早地记载了与肺癌相类似的病症及症状。

1.息贲

"息贲"病名,最早见于《灵枢·本脏》。其云:"肝高,则上支贲切胁悗,为息贲。"《灵枢·邪气脏腑病形》云:"肺脉急甚,为癫疾……滑甚为息贲,上气。""肺脉……微急为肺寒热,怠惰,咳唾血,引腰背胸。"战国秦越人《难经·五十四难》云:"肺之积,名曰息贲,在右胁下,覆大如杯,喘息贲溢,是为肺积。久不已,令人洒淅寒热,喘咳,发肺壅。"明确了息贲的病位及病状,系人体胁下的肿块。唐代杨玄操《难经集注》有对"息贲"相关补充。其云:"息,长也。贲,鬲也。言肺在隔也,其气不行,渐长而通于隔,故曰息贲。一曰:贲,聚也,言其渐长而聚蓄。"宋代陈无择《三因极一病证方论·息积证治》云:"喜则伤心,心以所胜传肺,遇春肝旺,传克不行,故成肺积,名曰息贲;息贲者,以积气喘息贲溢也。"描述了息贲的脉象、症状及传变规律。严用和《济生方·卷四》云:"息贲之状,在右胁下,覆大如杯,喘息贲溢,是为肺积;诊其脉浮而毛,其色白,其病气逆,背痛少气,喜忘目瞑,肤寒,皮中时痛,或如虱喙,或如针刺。"治用息贲丸、调息丸、息贲汤等。记载了"息贲"的相关症状、脉象及治疗等。明代王肯堂《证治准绳·积聚》云:"息积乃气息痞滞于胁下,不在脏腑荣卫之间,积久形成,气不干胃,故不妨食,病者胁下满,气逆息难,频岁不已。"指出因胁下有积块而气逆于上导致的息贲,其主要表现为寒热、喘息气急、咳嗽、胁下包块、满闷、咳吐脓血等症状。皆表明息贲与肺癌的症状表现十分相似。

2.肺积

"肺积"之名,首见于晋代王叔和《脉经·平五脏积聚脉证》。其云:"诊得肺积脉浮而毛,按之辟易,胁下气逆,背相引痛,少气,善忘,目瞑,皮肤寒,秋瘥夏剧。主皮中时痛,如虱喙之状,甚者如针刺,时痒,其色白。"首次对"肺积"的脉象结合症状进行了描述。宋代太医院《圣济总录·积聚门》曰:"肺积、息贲,气胀满咳嗽,涕唾脓血……凡积气在右胁下,覆大如杯者,肺积也;气上贲冲,息有所妨,名曰息贲。"提出可用"桑白皮汤"治之。对"肺积""息贲"的病名、病症特点及临证治法进行了阐释,皆与肺癌的脉症相似。

3.肺痿

汉代张仲景《金匮要略·肺痿肺痈咳嗽上气病脉证治》云:"热在上焦者,因咳为肺痿……寸口脉数,其人咳,口中反有浊唾涎沫。"最早提出了"肺痿"之病名,并描述了肺痿的症状及特点。清代王大德《青囊秘诀·肺痈论》云:"人有久咳之后,肺管损伤,皮肤黄瘦,咽喉雌哑……人以为肺中痈也,谁知是肺痿而生疮乎? 此等之症,不易解救。"指出"肺痿"而生疮有别于"肺痈",属不治之症,此与肺癌的临床预后相似。

4.肺花疮

清代冯兆张《冯氏锦囊秘录·卷六》云:"阴虚咳嗽,久之喉中痛者,必有疮,名肺花疮。"张璐《张氏医通·咽喉》亦云:"阴虚咳嗽,久之喉中痛者,必有肺花疮,难治。""肺花疮"与肺癌的症状及预后相似。

5.积聚

积聚之名,首见于《灵枢·五变》。其云:"人之善肠中积聚者……皮肤薄而不泽,肉不坚而淖泽。如此,则肠胃弱,恶则邪气留止,积聚乃伤。"清朝时期丹波元坚(日本)《杂病广要·积聚》中引《活人心统》云:"积如大盘,形脱不食,呕吐肿胀者,不治。"此处虽言"积聚",然其所言亦宛若肺癌晚期部分症状。

6.肺癌

癌,是指人及动物身体由于某些因素的作用,细胞恶性增生而形成的恶性肿瘤。纵观浩如烟海的古籍文献,远在甲骨文时代就有"瘤"的记载。释义"瘤"与"癌"的最早文献,当属汉代许慎《说文解字》。其云:"瘤,肿也。从病,留声。"认为"瘤"是一种"肿物"。"癌"是一个形声字,字形采用"疒"做边旁,采用"嵒"做声旁。"疒"表示是一种病;"嵒"同现在岩石的"岩"字,高峻的山崖,既表示音,也表示病重如山。

在中医典籍中,"癌"首见于宋代东轩居士《卫济宝书·痈疽五发》。其云:"癌疾初发者,却无头绪,只是肉热痛。"但其意绝非"恶性肿瘤"之癌,而是"深部脓肿"之"无头疽"。宋代杨士瀛《仁斋直指附遗方论·卷二十二·发癌方论》云:"癌者,上高下深,岩穴之状,颗颗累垂,裂如瞽眼,其中带青,由是簇头各露一舌,毒根深藏,穿孔透里,男则多发于腹,女则多发于乳,或项或肩或臂,外症令人昏迷。"此症状描述正与"恶性肿瘤"之"火山口样"溃疡和"翻花石榴"溃疡相似,其"癌"才具有"肿瘤"之意。

明代申斗垣《外科启玄·论癌发》云:"癌发四十岁以上,血气亏虚,厚味过多,所生者,十愈一二。"1995年出版的《中医大辞典》解释"癌"为"肿块凹凸不平,边缘不齐,坚硬难移,状如岩石。溃后血水淋漓,臭秽难闻,不易收敛,甚至危及生命"。

"肺癌"作为中医病名,最早见于方药中等主编1996年出版的《实用中医内科学》,系借鉴吸收西医病名而为中医所用,也系规范中医病名方式之一。此后,《中西医病名对照目录》及第六版《中医内科学》也沿用"肺癌"作为中医病名的做法。命名为"肺癌",此举,既一定程度上规范统一了中医病名,又体现了中医发展的时代需求与特色。

目前,对于中医"肺癌"的定义,多沿用王永炎主编1997年出版的《中医内科学》的描述。其云:肺癌是"由正气内虚,邪毒外侵,痰浊内聚,气滞血瘀,阻结于肺,肺失肃降所致,是以咳嗽、咳血、胸痛、发热、气急为主要临床表现的恶性疾病"。

中医病名的定义是对疾病认识不断深入而逐步发展和完善的过程,中医肺癌的定义也在不断探索创新之中。如骆文斌等人建议,中医"肺癌"病名应以病位加病理形式命名,反映出肺、血瘀、痰凝、毒聚、水停等病位病性内容。其将中医肺癌定义为:"由正气内虚,邪毒外侵,肺失宣降,痰浊内聚,气滞血瘀,痰瘀蕴肺,日久形成肺部积块,经细胞学或病理组织学证实的肺部恶性肿瘤。其临床表现取决于肿瘤的部位、大小、分型及并发症。早期无症状或症状不明显,到中、晚期才出现呼吸症状,一般可见咳嗽、咯血、胸闷、气急、发热、消瘦和恶病质等症状。"充实了中医病名内容,又体现了时代特色,比较确切。

(二)症状

1.局部症状

《中医内科学》将"肺癌"定义为"是以咳嗽、咳血、胸痛、发热、气急为主要临床表现的恶性疾病"。其中咳嗽、咳血、胸痛、气急属局部症状,除此之外,还有痰中带血、胸闷、声音嘶哑等,历代医家也多有论述。《素问·咳论》云:"肺咳之状,咳而喘息有音,甚则唾血。"描述了"肺咳"之咳嗽、气喘、咳血的症状,与肺癌的症状相似。《灵枢·邪气脏腑病形》云:"肺脉……微急,为肺寒热,怠惰,咳唾血,引腰背胸,若鼻息肉不通。"记载了与肺癌症状相似的咳嗽、咳血、困倦、胸痛、气短、鼻塞等。战国秦越人《难经·五十六难》云:"肺之积,名曰息贲,在右胁下,覆大如杯,久不已,令人洒淅寒热,喘咳发肺壅,以春甲乙日得之。"其中除喘、咳之外,右胁下痞块为肺癌肝转移的症状。汉代张仲景《金匮要略·痰饮咳嗽病脉证治》云:"饮后水流在胁下,咳唾引痛,谓之悬饮……咳逆倚息,短气不得卧,其形如肿,谓之支饮。"描述的咳、唾、短气、胸痛、胸闷、肿胀等症状,与肺癌晚期出现恶性胸腔积液的症状相似,提出的苓桂术甘汤、小青龙汤、苓甘五味姜辛汤、葶苈大枣泻肺汤等沿用至今。在其《肺痿肺痈咳嗽上气病脉证治》篇中,又记载了类似于肺癌症状的"咳""口中反有浊唾涎沫""胸中隐隐痛""咳唾脓血""咽喉不利""大逆上气""脉反滑数"等,同时提出辨治纲要及具体治法。晋代王叔和《脉经·平五脏积聚脉证》云:"诊得肺积,脉浮而毛,按之辟易,胁下气逆,背相引痛,少气,善忘,目瞑,皮肤寒,秋瘥夏剧,主皮中时痛,如虱喙之状,甚者如针刺,时痒,其色白。"比较详细地记载了类似"肺癌"的症状。隋代巢元方《诸病源候论·咳嗽病诸候》云:"肺感于寒,微者,则成咳嗽;咳嗽极甚,伤于经络,血液蕴结,故有脓血,气血俱伤,故连滞积久,其血黯瘀,与脓相杂而出。"阐述了肺癌的咳嗽、咳血及瘀血的见症。明代张介宾《景岳全书·虚损》云:"劳嗽音哑,声不能出,或喘急气促者,肺脏之败也。"与晚期肺癌纵隔转移压迫喉返神经而致声音嘶哑的临床表现相似。由此可见,历代医家对肺癌的局部症状论述是比较全面的。

2.全身症状

肺癌临床表现除咳嗽、气喘、咯血、胸痛等局部症状之外,疾病过程中还容易出现消瘦、乏力、发热、疼痛等诸多全身症状,对此,中医典籍中记载也颇多。《素问·玉机真脏论》云:"大骨枯槁,大肉陷下,胸中气满,喘息不便,内痛引肩项,身热,脱肉破䐃,真脏见,十日之内死。"此描述与肺癌的恶液质、气喘、乏力、咳血、胸痛等晚期症状相似。《灵枢·邪气脏腑病形》云:"肺脉……微急为肺寒热,怠惰,咳唾血,引腰背胸。"类似于肺癌发热的全身症状。战国秦越人《难经·五十六难》云:"肺之积……久不已,令人洒淅寒热,喘咳,发肺壅。"指出肺癌日久,可出现怕冷、发热等全身症状。晋代王叔和《脉经·平五脏积聚脉证》云:"肺积……皮肿时痛,或如虱喙,或如针刺。"描述了肺癌患者皮肤瘙痒、疼痛等全身症状。朝鲜许浚《东医宝鉴·痈疽》云:"痈疽发于内者,当审脏腑,如中府隐隐而痛者,肺疽也。"明代张介宾《景岳全书·积聚论治》云:"劳嗽,音哑,声不能出或喘息气促者,此肺脏积也,必死。"指出了肺癌主要症状及预后不良。明代陈实功《外科正宗·肺痈论》云:"久咳劳伤,咳吐痰血,寒热往来,形体消削,咯吐瘀脓,声哑咽痛,其候传为肺痿,如此者百死一生之病也。"与肺癌晚期恶病质的症状相似,并指出预后不良。清代王大德《青囊秘诀·肺痈论》云:"人有久咳之后,肺管损伤,皮肤黄瘦,咽喉雌哑……气息奄奄,全无振兴之状者,人以为肺中痈也,谁知是肺痿而生疮乎?此等之症,不易解救,然治之得法,调理又善,亦有生者。"描述的内容与肺癌晚期恶病质的状态类似。清代任贤斗《瞻山医案》云:"始则咳嗽吐痰,继而微嘶,渐至于瘤,乃声瘖中最危之候也。"清代赵濂《医门补要》认为本病"虽迁延,终不治"。也明确了肺癌预后不良。清代怀远《古今医彻·杂症》云:"若久咳不已,则肺腑精华、肌肉血脉,俱为耗伤,消竭于痰,此由脱气、脱血,何多逊矣。独不见久嗽者,始而色瘁,继而肉消,继而骨痿,皆津液不能敷布乃至此,夫岂容渺视哉!"阐述了肺癌晚期,可见脱气、脱血、色瘁、肉消、骨痿等诸多全身症状。以上论述,至今仍有效地指导着临床实践。

第二节　病因病机

金代张从正《儒门事亲·五积六聚治同郁断》云:"积之成也,或因暴怒喜悲思恐之气,或伤酸苦甘辛咸之食,或停温凉寒热之饮,或受风暑燥寒火湿之邪。"中医理论认为,肺癌是一种本虚标实的全身性疾病在局部的表现。其发病原因主要分为外因和内因两个方面。外因多责之于六淫之邪及四时不正之气侵袭、饮食不节等外邪入侵;内因见于年老体衰、旧病迁延、脏腑气血阴阳失调、经络气血运行障碍等正气虚损。正虚则外邪得以乘虚而袭肺,以致肺的宣发肃降功能失常,气机失调,津液布散不利,聚津而为痰,痰浊蕴肺;肺气不利,血瘀难行;痰瘀内停,而致积块。如清代沈金鳌《杂病源流犀烛·积聚癥瘕痃癖源流》所云:"邪积胸中,阻塞气道,气不得通,为痰、为食、为血,皆得与正相搏,邪既胜,正不得而制之,遂结成形而有块。"

由此可见,肺癌总的病因病机为正气虚损,阴阳失调,邪毒乘虚入肺,邪滞于肺,肺气不足,血行受阻,气虚血瘀;肺气不畅,宣降失司;热(火)邪袭肺,炼液为痰;寒邪客肺,损伤阳气,阴寒内盛,津液失于输布,聚津为痰,痰凝气滞,瘀阻络脉,日久形成气滞血瘀、痰凝胶结,导致肺脏功能失调而致。其病位在肺,病性为本虚标实,本虚以肺脾两虚、肺肾气阴两虚为主,标实则以气滞血瘀、痰瘀热毒为主。兹将肺癌常见病因病机总结列举如下。

一、病因病机

(一)正气虚损

中医理论认为,肺癌的基本病因为正气虚损所致。《素问·刺法论》云:"正气存内,邪不可干。"《素问·评热病论》云:"邪之所凑,其气必虚。"元代朱丹溪在《活法机要》引张洁古云:"壮人无积,虚人则有之。"明代李中梓《医宗必读·积聚》云:"积之成也,正气不足,而后邪气踞之。"正气亏虚则卫外不固,邪气乘虚入内,正虚无力祛邪外出,邪气留滞于胸中,肺气失于宣肃,气机不畅,气滞痰阻,凝结成积,而发肺癌。汉代华佗《中藏经·积聚癥瘕杂虫论》云:"积聚癥瘕杂虫者,皆五脏六腑。真气失而邪气并,遂乃生焉,久之不除也。"说明癥瘕积聚是因五脏六腑之真气丧失,邪气入侵所致。隋代巢元方《诸病源候论·积聚候》云:"积聚者,由阴阳不和,脏腑虚弱,受于风邪,搏于脏腑之气所为也……诸脏受邪,初未能为积聚,留滞不去,乃成积聚。"认识到积聚主要由正虚感邪所致,并指明积聚是一个逐渐发展的过程。晚清余听鸿《外证医案汇编·乳岩论》云:"正气虚则为岩。"指出正气亏虚,六淫疫毒之气乘虚而入,侵袭机体,聚积于肺,而发肺癌。

由此可见,正气虚损是肺癌发病的关键因素。其包括脏腑功能衰弱和气血阴阳虚损。脏腑功能衰弱主要与肺、脾胃、肾脏相关,而气血阴阳失调主要是气、阴、阳的虚损。此外,久患咳喘等慢性肺部疾患,肺气、肺阴渐耗,气虚无力布津,津聚为痰;运血无力,血行瘀阻,阴虚内热,虚火灼津,炼液为痰。劳倦过度则伤及气、血、肉、骨、筋;气血亏虚或运行不畅,筋骨、血脉和肌肉失于濡养,更易招致内生之湿浊、瘀血的停聚。若过度安逸少动,易使人体气血运行不畅,脾胃功能减弱,气血生化乏源,终致痰浊瘀血内生,痰瘀胶结于肺,形成积块,亦可发为肺癌。

(二)六淫侵袭

《灵枢·顺气一日分为四时》云:"夫百病之所始生也,必起于燥湿寒暑、风雨、阴阳、喜怒、饮食、居处。""六淫学说"是中医病因学说的重要理论之一。六淫可理解为自然界异常的天气因素、气候因素、生物因素、物理因素、化学因素与机体的体质反应性等综合性因素。肺癌的发病与风、寒、暑、湿、燥、火侵淫有关,在中医典籍中记载亦颇多。《灵枢·九针论》云:"四时八风之客于经络之中,为瘤病者也。"《灵枢·刺节真邪》云:"虚邪之入于身也深,寒与热相搏,久留而内著……邪气居其间而不反,发为瘤。"隋代巢元方《诸病源候论·积聚病诸候》云:"积聚者,由阴阳不和,脏腑虚弱,受于风邪,搏于腑脏之气所为也。"肺为娇脏,不耐寒热,六淫邪毒趁虚而入,肺之宣降失司,气机不利,气滞导致血瘀,毒瘀结聚,日久成积块。明代薛己《外科枢要·论瘤赘》云:"若劳伤肺气,腠理不密,外邪所搏而壅肿者……名曰气瘤……夫瘤者,留也。随气凝滞,皆因脏腑受伤,气血乖违。"以上文献记载均印证了六淫侵袭可导致肺癌发病,其中风、寒、燥火之邪与肺癌的发病息息相关。

晋代陈延之《小品方·治恶肉恶脉诸方》云:"有恶肉病,身中忽有肉如赤豆粒,突出便长,推出不息,如牛马乳,亦如鸡冠状也。不治其为自推出不肯止,亦不痛痒也。此由春冬时受恶风入肌脉中,变成此疾也。"宋代严用和《济生方·积聚门》云:"积者,生于五脏六腑之阴气也……此由阴阳不和,脏腑虚弱,风邪搏之,所以为积为聚也。"皆指出风邪为积成之因,亦为肺癌发病的主因之一。

《灵枢·百病始生》云:"积之始生,得寒乃生,厥乃成积也。""虚邪之中人也……传舍于肠胃之外,募原之间,留著于脉,稽留而不去,息而成积。"寒邪侵袭,经胃肠留滞于经脉,气血瘀滞,日久成积。隋代巢元方《诸病源候论·寒疝积聚候》云:"积聚者,由寒气在内所生也。血气虚弱,风邪搏于腑脏,寒多则气涩,气涩则生积聚也。"元代朱丹溪《活法机要·积聚门》云:"壮人无积,虚人则有之。脾胃怯弱,气血两衰,四时有感,皆能成积。"以上皆说明寒邪可由内生亦可由外感,都可引起"积"证,也是肺癌发病的主要因素。

《素问·阴阳别论》云:"二阳之病发心脾,有不得隐曲,女子不月,其传为风消,其传为息贲者,死不治。"清代张志聪《黄帝内经素问集注》云:"此病本于二阳而发于心脾也。精血两虚,则热盛而生风,风热交织,则津液愈消竭矣。火热烁金,而传为喘急息肩者,死不治。"其论应以燥火言之,胃肠之燥,病久传入于肺,则发为"息贲"。论述了火热之邪可致肺癌。

(三)七情内伤

肺癌的发生与情志因素关系密切。《素问·阴阳别论》云:"卒然外中于寒,著而不去,若内伤于忧怒,则气上逆……著而不去,而积皆成矣。"可见,情志内伤也可诱发积聚。《素问·五脏生成》云:"诸气者,皆属于肺。"《灵枢·百病始生》云:"若内伤于忧怒则气上逆,气上逆则六输不通,温气不行,凝血蕴裹而不散,津液涩渗,著而不去,而积皆成矣。"宋代严用和《济生方·积聚门》云:"忧伤喜怒之气,人之所不能无者,过则伤乎五脏。逆于四时,传克不行,乃留结而为五积。"明代武之望《女科经纶·癥瘕癖证》云:"癥瘕积聚,并起于气,故有气积气聚之说。"肺气膹郁,宣降失司,气机不畅,由气滞而致血瘀,阻塞脉络,津液输布不利,壅结为痰,痰与气交阻于肺,日久逐渐形成肺癌。

情志不舒,肝气郁滞,木火刑金;或木不疏土,脾土失运,可直接或间接伤肺,致使气滞、火(热)、血瘀、痰湿等病理产物内生为患。悲和忧同为肺所志,过度悲忧可直接伤肺。其他情志失节,亦可通过五行生克制化关系间接伤及肺脏,如恐伤肾,肾气亏虚,子盗母气,则肺气亦亏;喜伤心,火乘肺金;思伤脾,母病及子,则肺脏受损等。因此,七情过激均可伤肺,引起肺气膹郁,肺失治节,气机不畅,津聚为痰,血滞为瘀,日久渐渐痰瘀胶结,形成积块,而发肺癌。

(四)饮食所伤

1.饮食不节

《素问·痹论》云:"饮食自倍,肠胃乃伤。淫气喘息,痹聚在肺。"《灵枢·百病始生》云:"积之始生,得寒乃生,厥乃成积也。"隋代巢元方《诸病源候论·癖结候》云:"此由饮水停聚不散,复因饮食相搏,致使结积在于胁下,时有弦亘起,或胀痛,或喘息,短气,故云癖结。"其在《癥瘕候》中又指出:"癥瘕者,皆由寒温不调,饮食不化,与脏气相搏所生也。"

饮食失调,损伤脾胃,致脾失健运,湿聚生痰,痰浊阻肺,痰瘀为患,结于胸中,肿块逐渐形成。饮食不节,或过食生冷、肥甘,阻遏脾阳,壅滞中焦,助湿生痰,痰饮湿浊蓄积,留而为患;或嗜食醇酒辛辣厚味及酸咸煎炸炙煿之品,致使脾胃腐熟运化功能失常,水谷精微不归正化,蕴湿蒸痰,痰热互结而为内邪。脾为生痰之源,肺为贮痰之器。痰阻肺络,日久伤肺,宣降失常,痰凝气滞,进而导致气血瘀阻。饮食有所偏嗜,以致相关脏腑机能偏盛偏衰,直接或间接伤肺,肺气膹郁,久而痰瘀胶结,形成积块。亦如清代王大德《青囊秘诀·背痈论》所云:"膏粱子弟,多食浓厚气味,燔炙煎炒之物,时时吞嚼,或美酝香醪,乘兴酣饮,遂至咽干舌燥,吐痰吐血,喘息膈痛,不得安眠者,人以为肺经火热也,谁知是肺痿以成疮乎?"由此可见,饮食不节也可导致肺癌的发生。

2.嗜食烟酒

烟草,最初作为药物被收入于明代张景岳的《景岳全书·本草正》中。至明末清初起,烟草逐渐演变成普遍的吸食之物,从旱烟、水烟、鼻烟的衍变,到成为一种有害健康的不良生活方式。清代吴澄在《不居集》一书中列有《烟论》一章,提出了"虚损之人,最易戒此"的观点。他认为"无病之人频频熏灼,津固液枯,暗损天年"。指出吸烟是妄损脏腑、无益长寿的恶习,是造成脏腑虚损的原因之一。清代吴仪洛在《本草从新》中将烟草归为毒药类,指出吸烟能够导致"喉风咽痛、咳血、失音之症";发出了"卫生者易远之"的告诫。赵学敏指出,烟草"耗肺损血,世多阴受其祸而不觉"。在其所著的《本草纲目拾遗》一书中,将吸烟的危害归纳为"伤气、伤神、损血;损容、耗肺、折寿";劝告人们"宜远之""宜戒之"。

酒,在我国应用已有着数千年的历史。考繁体的"醫"字,下面是个"酉"字,就像酒坛之形。2009年中华书局出版的《中华小字典》云:"酉,酒本字",即酉就是酒。东汉许慎《说文解字》云:"醫,治病工也……酒所以治病也。"说明酒与中医药是密不可分的。酒是药物,既能养人,亦可害人。隋代巢元方《诸病源候论·饮酒后诸病候》云:"酒精有毒,而复大热,饮之过多,故毒热气,渗溢经络,浸溢脏腑,而生诸病也。"明代李时珍《本草纲目·谷部·酒》云:"酒……少饮则和血行气,多饮则杀人顷刻。""少饮则伤神耗血,损胃亡精,生痰动火。"清代赵濂《医门补要·肺热极便烂臭》云:"表邪遏伏于肺,失于宣散,并嗜烟酒,火毒上熏,久郁热炽,烁腐肺叶。"

嗜食烟酒,火毒上攻,或热毒灼液,炼液为痰,日久耗伤正气,正不能抗邪,痰瘀胶结于肺,形成积块;或烟毒辛燥直损肺络,耗气伤阴,络脉瘀阻,久而成积,乃发肺癌。

(五)痰瘀内结

痰和瘀既是肺癌的主要致病因素之一,又是肺癌疾病过程中的病理产物。元代朱丹溪《丹溪心法·痰》云:"凡人身上中下有块者,多是痰。"清代沈金鳌《杂病源流犀烛·肺病》云:"息贲,肺之积也,在右胁下,如覆盆状,令人洒洒寒热,背痛,呕逆,喘咳,发肺痈,脉必浮而长,皆由肺气虚,痰热壅结也。"说明痰热互结是肺癌发病的主要因素之一。

《灵枢·百病始生》云:"温气不行,凝血蕴里而不散,津液涩渗,著而不去,而积皆成矣。"元代朱丹溪《丹溪心法·痰饮》云:"自郁成积,自积成痰,痰挟瘀血,遂成窠囊。"清代王清任《医林改错·膈下逐瘀汤》云:"无论何处,皆由气血……结块者,必有形之血也。血受寒则凝结成块,血受热则煎熬成块。"皆说明肺癌的形成与气滞血瘀有密切的关系。清代沈金鳌《杂病源流犀烛·积聚癥瘕痃癖痞源流》云:"邪积胸中,阻塞气道,气不得通,为痰、为食、为血,皆邪正相搏,邪既胜,正不得制之,遂结成形而有块。"认为痰瘀互结可引发肺癌。

由此可见,在肺癌的发病过程中,痰和瘀既是邪毒侵肺、脏腑功能失调的病理产物,又是导致正气内虚、邪毒胶结成块的致病因素。因此,痰瘀互结在肺癌发病中的重要性不容忽视,且贯穿于整个疾病过程。

(六)体质因素

《素问·经脉别论》云:"当是之时,勇者气行则已,怯者则著而为病也。"《灵枢·百病始生》云:"积之始生,得寒乃生,厥乃成积。"说明人体阳气虚衰,阴寒内盛,寒凝成形,癌瘤由此发生。明代张介宾《景岳全书·积聚》云:"脾肾不足及虚弱失调之人,多有积聚之病。"明代申斗垣《外科启玄·论癌发》云:"癌发四十岁以上,血气亏损,厚味过多,所生者,十痊一二。"

体质现象是人体生命活动的一种重要表现形式,是由先天遗传和后天获得所形成的、在形态结构和功能活动方面所固有的、相对稳定的特性,其与心理性格具有相关性。肺癌的发生是一种体质性的变化,从正常到癌前病变,再到癌变的较长过程。肺癌的发生并不是在病因作用下即刻发病,而是通过长期暴露在高危因素下而逐渐产生的。体质类型决定了对某种致病因素或疾病存在易感性,也可决定疾病的亚型或中医证型,甚至可左右疾病的传变与转归。肺癌呈现地域、人种分布的差异性,或者在相同的环境暴露下,肺癌发病人群也有所不同。从这一个侧面反映出肺癌的发生中也可能存在体质因素的作用。因此,肺癌发病也与体质因素有着密切的关系。

二、论点归类

肺癌的发生是由于人体正气不足,气血阴阳失调,致使脏腑经络的功能发生障碍,机体抗病能力下降,邪气乘虚而入,滞留于肺,气痰瘀毒互结,日久渐生肿块而成。历代医家经过大量的临床实践,对肺癌的发病进行了多方面的探索与研究,现总结归纳如下。

(一)正虚论

虚是指机体防御、自稳功能失常,从而导致外邪侵袭,或者脏腑失能,病理产物聚积,致使疾病的发生发展。对肺癌而言,正虚是其发生的前提,是因虚而致病,因虚而成实;疾病的性质整体属虚、局部为实,故属本虚标实。《素问·刺法论》云:"正气存内,邪不可干。"《素问·评热病论》云:"邪之所凑,其气必虚。"清代陈士铎《外科秘录·岩》云:"天地之六气,无岁不有,人身之七情,何时不发,乃有病,有不病者何也?盖气血旺而外邪不能感,气血衰而内正不能拒,故六淫所伤,伤于气血之亏也;七情所伤,伤于气血之乏也。"均说明凡病皆有正虚的一面,肺癌的发生尤其如此。隋代巢元方《诸病源候论·虚劳积聚候》云:"虚劳之人,阴阳伤损,血气凝滞,不能宣通经络,故积聚于内也。"明代李中梓《医宗必读·积聚》云:"积之成也,正气不足,而后邪气踞之。"皆指出正气虚损是肺癌发生的根本原因。反观肺癌的发病人群,随着年龄的增长,其发病率也呈上升态势,进一步印证了老年患者正气虚弱是发病的关键因素。

(二)气郁论

气是构成人体和维持生命活动的最基本物质之一。气运行不息,以充足顺畅为常,五脏气机调和,气血津液畅通。若气运受阻,局部涩滞,升降出入失常,津液营血随之而凝,久可发为肺癌。《灵枢·百病始生》云:"若内伤于忧怒则气上逆,气上逆则六输不通,温气不行,凝血蕴裹而不散,津液涩渗,著而不去,而积皆成矣。"指出积聚是由气郁痰瘀凝结而成。气郁与瘀血、痰饮的产生亦有密切的关系,常由气滞产生血瘀、痰饮,进而引发癌肿。亦如清代尤在泾《金匮翼·积聚统论》所云:"气滞成积也。""积聚之病非独痰食气血。"元代朱丹溪《丹溪心法·六郁》云:"气血冲和,万病不生,一有怫郁,诸病生焉。"如若七情太过或不及,或因正气虚损,邪气乘虚袭肺,郁结胸中,造成肺气郁阻,宣降失司,积聚成痰,痰凝气滞,瘀阻肺络,日久则成肺癌。

(三)痰邪论

痰邪与肺癌的发病关系密切,痰结于肺是肺癌的病理基础。《素问·经脉别论》云:"脾土虚弱,清者难升,浊者难降,留中滞膈,凝聚为痰。"肺为贮痰之器,脾为生痰之源,肺脾气虚,阴阳失和,受于风寒或风热之邪,初未能成积聚,久则结痰为积。脾虚不运,津液失布,聚湿生痰;停痰留饮,胶着不化,久而成积。正虚祛邪不力,日久留滞成痰,痰气胶结,乃成肺积。明代陈实功《外科正宗·瘰论》云:"痰病者……致脾运化失司,遂成痰结。"明代王纶《明医杂著·卷一》云:"老痰郁痰,结成黏块……肺气被郁,凝浊郁结而成,岁月积久,根深蒂固。"明代张介宾《景岳全书·痰饮》云:"盖痰涎之化,本由水谷,使果脾强胃健,如少壮者流,则随食随化,皆成血气,焉得留而为痰?惟其不能尽化,而十留其一二,则一二为痰矣,十留其三四,则三四为痰矣,甚至留其七八,则但见血气日削,而痰证日多矣。"中焦脾胃运化不力,水谷精微输布不及,化为痰湿,阻遏肺气,痰久则结,发为癌肿。痰郁化热,灼伤血脉,则咳唾痰血。痰与外邪互相胶结于肺络,日久可变生恶肉,肺积则成;痰与烟毒搏结,积聚于肺亦可形成肺积。

痰邪在癌症发病过程中无时不在,易与其他病邪胶结,遂成积块,故治痰必须贯穿于肺癌辨证论治的始末。痰既是邪毒侵肺、肺脏功能失调的病理产物,又是导致正气内虚、肺脏功能失调的致病因素。无论正虚或邪蕴,皆可导致肺之宣降失常,津聚为痰;气机不利,血行瘀阻,终致痰瘀胶结,日久形成肺部积块。因此,正虚邪蕴是肺癌发病的基本病机,痰瘀蕴肺是肺癌的病理本质。

肺癌的脏腑病机与肺、脾二脏密切相关,痰结贯穿于肺癌早期到晚期转移的整个病程。因此在治疗上要针对病因,重在利湿化痰、消瘀蠲毒,饮食上避免食用助湿之品。因痰湿为阴邪,痰湿内阻是积聚形成的重要病理机制,湿邪留恋不去,往往造成病情缠绵难愈且易复发之弊。晚期肺癌患者往往出现阳虚或阴虚,也与痰湿有关。痰湿属阴邪,易损真阳;痰湿易化热,暗耗真阴,最终出现阴阳两虚,亡阴亡阳之证。

(四)瘀血论

《素问·经脉别论》云:"肺朝百脉。"经脉循行全身上下,脉中营血通过经脉而最终朝聚于肺。"肺主气、司呼吸",经过肺的呼吸营血与气体进行交换之后,再通过经脉输布全身、濡养全身。若肺脏受邪,肺气不宣,气滞而致血阻,或气虚而血迟,或痰浊阻于体内,形成瘀积,则肺癌之瘀证形成。《灵枢·痈疽》云:"血泣则不通。"东汉许慎《说文解字》云:"瘀,积血也。"《灵枢·百病始生》云:"若内伤于忧怒则气上逆,气上逆则六输不通,温气不行,凝血蕴裹而不散,津液涩渗,著而不去,而积皆成矣。"瘀血的形成,与寒、热、气相关。清代王清任《医林改错·积块》云:"气无形不能结块,结块者,必有形之血也。血受寒则凝结成块,血受热则煎熬成块。横竖有血管皆凝结,必接连成片,片凝日久,厚而成块。"清代唐容川《血证论·阴阳水火血气论》云:"气为血之帅,血随之而运行;血为气之守,气得之而静谧。气结则血凝,气虚则血脱,气迫则血走。"由此可见,历代医家从临床观察及诊治体验中已认识到肿瘤的发病与"血瘀"有关,并十分重视活血化瘀、行气理气、温中散寒等法的融会贯通,肺癌也不例外。以上经验为后世从温经散寒、活血通络,清热凉血、凉血散瘀,行气散结、活血化瘀,补气养血、化瘀和脉等角度辨治"血瘀"、辨治癌肿和肺癌提供了丰富的理论依据。

(五)阳虚论

《素问·生气通天论》云:"阳气者,若天与日,失其所则折寿而不彰。"中医理论认为,肿瘤的形成与阳气不足、寒凝瘀滞有关。肺阳与其他各脏之阳相同,具有温煦、推动等作用。其不同之处在于肺主气、司呼吸,通调水道,助心推动血液行于周身血脉之中,并能抗御外来阴寒邪气的侵扰。肺阳虚,不能温化水湿,津液不得四布,水津留聚,则痰饮内生;不能温运气血,寒凝血脉,则血滞不行。久而痰瘀胶结,形成积块。《灵枢·百病始生》云:"积之始生,得寒乃生,厥乃成积矣。"《灵枢·水胀》云:"寒气客于肠外,与卫气相搏,气不得荣,因有所系,癖而内著,恶气乃起,息肉乃生。"战国秦越人《难经·五十五难》云:"积者,阴气也。"明代窦默《疮疡经验全书·乳岩》云:"阴极而阳衰,阴虚积聚,血无阳不敛所致,岩之坚硬如石,阴也。"清代唐容川《血证论·咳血》云:"咳喘之病,多属肺肾之阳俱虚……元气不支,喘息困惫。"近代张锡纯《医学衷中参西录·理饮汤》云:"心肺阳虚,致脾湿不升,胃郁不降,饮食不能运化精微,变为饮邪,停于胃口为满闷,溢于膈上为短气,渍满肺窍为喘促,滞腻咽喉为咳吐黏涎,甚或阴霾布满上焦……"由此可见,以上医家论述已内涵肺阳,认识到肺癌的发病实与"阳虚"有关。

(六)癌毒论

汉代华佗《中藏经·论痈疽疮肿第四十一》云:"夫痈疽疮肿之所作也,皆五脏六腑蓄毒之不流则生矣,非独营卫壅塞而发者也。"隋代巢元方《诸病源候论·恶核肿候》云:"恶核者,肉里忽有核,累累如梅李,小如豆粒,皮肉燥痛,左右走身中,卒然而起,此风邪挟毒所成。"中医理论将对人体有明显伤害性的外来因素或内在因素统称为毒邪,如"物之能害人者,皆谓之毒";"邪之凶险者谓之毒"。其具有潜隐性、猛烈性、失控性、顽固性、播散性(侵袭性、浸润性、转移性)、善变性(包括恶性程度进一步增加和可分化与逆转性)。致生肿瘤的毒称之为癌毒。常见与肺癌相关的毒邪包括六淫邪盛化毒、烟酒食毒、药毒、环境毒,以及内生五邪之毒等因素综合作用,导致气滞血瘀、痰湿凝聚、邪毒蕴结、正气亏虚,进而产生的一种强烈的致病物质。其既是致病因素,又是病理产物。癌毒贯穿肺癌发生发展的全过程。

正气虚是肺癌发生的根本,而毒邪是肺癌发展的直接因素,治则以扶正培本和祛除毒邪为主,或以毒攻毒。癌毒流聚于体内,阻滞经脉气机循行,影响津、血正常循环输布,则为痰为瘀。癌毒与痰瘀胶着为患,久则形成肺癌。癌肿不断消耗机体精微物质,致使正气更虚,而癌毒愈强,终致难以回复之境。癌毒深重,重阴必阳,化热化火,更伤气阴,其害人之速,病势之凶险,也反映了肺癌毒性猛烈的一面。

古人认为,肺癌的发生也与长期喜嗜烟酒相关。明代万全《万氏家传点点经》云:"酒毒湿热非常,肆意痛饮,脏腑受害,病态不一。"清代顾文垣《顾氏医案》云:"烟为辛热之魁,酒为湿热之最。"清代赵濂《医门补要·肺热极便烂臭》云:"表邪遏伏于肺,失于宣散,并嗜烟酒,火毒上熏,久郁热炽,烁腐肺叶。"嗜食烟酒,火毒上攻,致使肺气郁滞不宣,血瘀不行;宣降失司,津聚为痰;或热毒灼液,炼液为痰,日久耗伤正气,正不能抗邪,痰瘀胶结于肺,形成积块。烟毒辛燥还可直损肺络,耗气伤阴,烟毒入络,致使络脉瘀阻,久而成积,乃发肺癌。

第三节　治则治法

与其他疾病一样,肺癌的中医治疗也经历了由先秦简单药物应用到明清的理法方药体系完善的长期发展过程。秦汉时期,开肺癌治疗之先河;魏晋南北朝及隋唐时期,以攻邪为主;金元时期,多法并立;明清及民国时期,攻补兼施;新中国成立以后,以益气养阴、化痰解毒为主。在治法方面,周代周公旦《周礼·天官》云:"疡医下士八人,掌肿疡、溃疡、金疡、折疡之祝药,刮杀之剂。"描述了疡医的分工,类似于现代外科医生的分工,其中居分工第一位的"肿疡"类似现代的肿瘤外科医生。唐代孙思邈所著的《千金要方》中,记载了几十首治疗肿瘤的药方,多用攻邪毒虫之类。元代朱丹溪所著的《丹溪心法》中,记载用逐瘀、化痰、健脾之法,并创十味大七气汤、尊贵红丸子治疗肺积。元代朱丹溪所著《丹溪手镜》中治疗肺积采用五积丸加桔梗、天门冬、三棱、青皮、陈皮、白豆蔻、川椒、紫菀。元代危亦林《世医得效方·集治说》云:"宿血滞气停凝,结为癥瘕,腹中痞块,坚硬作痛,当以破气药伐之,或以类相从。"明代李中梓《医宗必读·卷七》云:"尝制阴阳攻积丸,通治五积六聚,七癥八瘕,痃癖蛊血痰食,不问阴阳皆效。"清代沈金鳌《杂病源流犀烛·积聚癥瘕痃癖痞源流》云:"息贲,肺之积也……皆由肺气虚,痰热壅结也。宜调息丸、息贲丸,当以降气清热、开痰散结为主。"指出治疗肺积,当降气清热、开痰散结,宜用调息丸、息贲丸。清代叶天士喜用虫类药物治疗本病,在其所著的《临证指南医案》中载:"其通络之法,每取虫蚁迅速飞走诸灵。"此外,晋代皇甫谧在其所著的《针灸甲乙经》中提出:"息贲唾血,巨阙主之。"最早提出用针灸治疗肺癌。

肺癌治疗原则,源自于《黄帝内经》。如"治病必求于本";"急则治其标,缓则治其本";"结者散之";"留者攻之";"虚则补之"等。在后世诊疗实践中,医家们逐步形成了"扶正祛邪"的治疗原则。《素问·六元正纪大论》云:"大积大聚,其可犯也,衰其大半而止。"制定攻邪气、固正气的治则,提出了在治疗过程中顾护正气的重要性。战国时秦越人编撰的《难经》中,将"补不足,损有余"作为诊治理念,不仅扶正还要祛邪。金代张元素《医学启源·卷上》云:"故治积者,当先养正则积自除。"提出宜用扶正祛邪之法治疗积聚,不可过用攻伐之剂。又云:"实中有积,大毒之剂治之……邪正盛衰,固宜详审。"提出以毒攻毒之法治疗积证。金代李东垣《脾胃论·脾胃胜衰论》云:"肺金受邪,由脾胃虚弱不能生肺,乃所生受病也。"认识到脾胃虚弱与肺癌的发病和治疗都有一定的关系,并将调补脾胃之气作为治疗肺癌的重要原则。元代朱丹溪《活法机要·积聚门》云:"壮人无积,虚人则有之……故治积者,宜先养正则积自除。"强调扶正的重要性。

明代李中梓《医宗必读·积聚》云:"正气与邪气势不两立……初者病邪初起……则任受攻;中者受病渐久……任受且攻且补;末者病魔经久……则任受补。"认为肺癌早期,正气尚可,邪实不盛,可以祛邪为主;肺癌中期,虚实夹杂,应攻补兼施;肺癌晚期,迁延日久,邪实壅盛,正气耗损,机体不堪攻伐,当以扶正为主。提出分期论治的观点,实现肺癌中医治疗趋于精准化,沿用至今。明代李梴《医学入门·积聚门》云:"五积六聚皆属脾,阳虚有积易治,惟阴虚难以峻补。"指出肺癌阴虚比阳虚更加难以恢复,主张在肺癌治疗中要以养阴生津法为主。清代吴谦《医宗金鉴·治诸积大法》云:"形虚病盛先扶正,形证俱实去疾病,大积大聚衰其半,须知养正积自除。"提出"养正积自除"的治疗原则,至今仍有临床指导意义。

由此可见,历代中医典籍中有关肺癌治则治法的记载颇多,但大多是以每位医家的个人经验和认识为基础总结出来的,并不能反映大部分群体的客观诊疗规律,且未建立中医特色优势突出的、规范的肺癌中医治疗体系。鉴于此,兹将肺癌常见的中医治法归纳为三个方面,一是内治法,二是外治法,三是其他治法。其中内治法最为常用,可分为两个方面。一方面扶正,以增强机体的抗癌能力;

二方面祛邪,以杀死癌细胞,消除肿瘤。分述如下。

一、内治法

中医内治法是指在辨证的基础上内服中草药。清代程国彭《医学心悟·八法论略》云:"论病之原,以内伤、外感四字括之;论病之情,则以寒、热、虚、实、表、里、阴、阳八字统之;而论治病之方,则又以汗、和、下、消、吐、清、温、补八法尽之。盖一法之中,八法备焉;八法之中,百法备焉。病变虽多,而法归于一。"明代张介宾《景岳全书·扶正祛邪论》云:"治病之则,当知邪正,当权重轻。"与其他疾病一样,肺癌的中医辨证内治也遵循以上八纲八法,具体应用时当分邪正盛衰,治以扶正祛邪。

(一)扶正

扶正就是使用扶正的药物或其他方法,以增强体质,提高抗病能力,达到战胜疾病、恢复健康的目的。肺癌的中医扶正治疗可归纳为七种治法:扶正补虚、滋阴养血、温阳益气、养阴生津、健脾渗湿、气血双补、培土生金等。

1.扶正补虚法

适用于肺癌气血阴阳亏虚证的治疗。《素问·三部九候论》云:"虚则补之。"《素问·阴阳应象大论》云:"形不足者,温之以气;精不足者,补之以味。"扶正补虚法属于中医治法中的补法,是祖国医学治疗法则之一。肺癌的主要病机为本虚标实,以正气虚弱为本,痰瘀互结为标,故扶正补虚是其总的治疗原则,辅以止咳化痰、清热解毒、活血化瘀等治其标。适用于肺癌的各类虚证。元代朱丹溪的《活法机要·积聚门》云:"故治积者,当先养正,则积自除。"明代王肯堂《证治准绳·杂病》云:"故善治者,当先补虚,使血气壮,积自消……遽以大毒之剂攻之,积不能除,反伤正气,终难复也。"正所谓"养正积自除"。认为治疗肺癌当先扶正,多以补益气血、健脾补肾作为主要治法,适用于虚实夹杂的早中期肺癌及以本虚为主的中晚期肺癌。

历代医家也依此潜心探索,结合临床实践,提出了"正虚致瘤,扶正治癌"的观点。常选用黄芪、党参、山药、白术益气健脾;当归、白芍、阿胶、熟地黄补血滋阴;沙参、麦门冬、石斛、生地黄润肺生津;枸杞子、女贞子滋补肾阴;补骨脂、肉桂温补肾阳、纳气平喘;茯苓、陈皮、半夏、川贝母健脾渗湿、理气化痰;甘草益气补脾、调和诸药。明代张景岳《景岳全书·积聚》云:"凡治虚邪者,当从缓治,只宜专培脾胃以固其本。"说明健脾益气固本在治疗肺癌中的重要性。常选用人参、黄芪、当归、阿胶、女贞子、鹿角胶等。代表方有明代龚廷贤《寿世保元》中补心宁神、益气护阴的茯苓补心汤(人参、白茯苓、陈皮、半夏、当归、白芍、熟地黄、川芎、桔梗、枳壳、前胡、葛根、紫苏、木香、甘草)。宋代太医院编撰的《圣济总录》中用于治疗"肺劳虚损,咳嗽唾血,下焦冷惫,腹胁疼痛"的肉苁蓉丸(肉苁蓉、杜仲、胡桃肉、附子、巴戟天、白术、龙骨、远志、丁香、鹿角胶、杏仁)。其他代表方还有元代李仲南《永类铃方》补肺汤(人参、黄芪、熟地黄、五味子、紫菀、桑白皮)补益肺气、止咳平喘;金代张元素《医学启源》生脉散(人参、麦门冬、五味子)益气生津、敛阴止汗;宋代《太平惠民和剂局方》陈夏六君子汤(人参、茯苓、白术、陈皮、半夏、大枣、生姜)健脾益气、和胃化痰;汉代张仲景《金匮要略》金匮肾气丸(熟地黄、山药、山茱萸、茯苓、牡丹皮、泽泻、桂枝、制附子)温阳散寒、补肾纳气等。

扶正补虚法是肺癌的支柱疗法,贯穿于癌症治疗的全过程,尤其对晚期肺癌患者,可显著提高生存质量,最能体现中医治癌优势和"带瘤生存"的特色。肺主气司呼吸。肺癌扶正补虚法中,最常用的是补气法,通过健脾益气、补血生气、养阴益气等具体方法,常能达到扶正抗癌的目的。

2.滋阴养血法

适用于肺癌阴血亏虚证的治疗。《素问·调经论》云:"阴虚则内热。"指出虚火内热的产生皆是由阴虚引起,阴虚是内热产生的病理基础。隋代巢元方《诸病源候论·虚劳积聚候》云:"虚劳之人,阴阳伤损,血虚凝涩,不能宣通经络,故积聚于内也。"明代申斗垣《外科启玄·论癌发》云:"癌发四十岁以上,血气亏虚,厚味过多,所生者,十痊一二。"清代叶天士《临症指南医案·肺痿门》云:"肺痿一症,概属津枯液燥,多由汗下伤正所致。夫痿者,萎也。如草木之萎而不荣,为津亡而气竭也。"陈士铎《石室秘录·软治法》云:"病有坚劲而不肯轻易散者,当用软治。如人生块于胸中,积痞于腹内是也。法用药以软之。心中生块,此气血坚凝之故,法当用补血补气之中,少加软坚之味,则气血活而坚块自消。倘徒攻其块,而不知温补之药,则坚终不得消。"中医理论认为,从肺癌病机的发展变化来看,"阳损及阴""气血同源",疾病产生的时间越久,阴血亏虚的表现越明显,尤其是晚期肺癌患者,临床常见明显的面色萎黄、形体消瘦、心悸烦躁、口咽干燥,或午后低热,失眠,舌质淡,脉虚细。由于"有形之血不能速生",因此,本法应在肺癌开始治疗时即适量应用,随着病情的变化再进行调整。代表方有当归补血汤(《内外伤辨惑论》)、四物汤(《太平惠民和剂局方》)。常用人参、黄芪、党参、当归、川芎、熟地黄、山茱萸、天门冬、麦门冬、沙参、石斛、枸杞子、白芍、阿胶、女贞子等。由于气血同源而互根,故在临证应用时常加补气药以"补气生血",以"阳中求阴"。

3.温阳益气法

适用于肺癌阴寒内盛证的治疗。受"寒主收引、主凝滞、主痛"的启发,认识到"寒凝血脉"是肺癌发病的重要机制之一,特别是中晚期肺癌或经放、化疗及其相关治疗后,气血虚弱至极,阳气严重亏损,而产生阴寒内盛、血脉凝滞的复杂病理过程。因此,温阳益气法在晚期肺癌治疗中具有重要地位。《素问·阴阳应象大论》云:"阳化气,阴成形。"描述了阳气的生理功能。《灵枢·百病始生》云:"温气不行,凝血蕴里而不散,津液涩渗,著而不去,而积皆成矣。"描述了阳气虚弱与肿瘤生成的关系。明代张介宾《景岳全书·积聚》云:"凡脾肾不足及虚弱失调之人,多有积聚之病。"论述了阳气亏虚,温煦通达之力减弱,寒积内生,久而成积,生成癌肿。

中晚期肺癌常见肺脾肾阳气亏虚证,症见畏寒肢冷,面浮肢肿,面色㿠白,胸闷气喘,痰稀色清,咳嗽,唇绀舌黯,脉细弱等症状。治疗中常采取温阳益气散寒法为主,配伍其他治法联合应用。如温阳益气法:多用于中晚期肺癌脾肾亏虚证者,症见畏寒乏力,恶风怕冷,纳少,便溏,自汗,舌质淡胖,脉细或濡滑等;常选用生黄芪、党参、红参、附子、干姜等。温阳解毒法:常用于肺癌中晚期久病致寒、素体虚寒者,症见少气无力,舌质黯淡,苔薄白,脉沉缓或沉迟等;常选用蟾皮、蛇床子、雄黄等。温阳化瘀法:常用于肺癌晚期阳虚血瘀者,此类患者可伴局部或全身疼痛,舌质黯,舌体紫黯斑块,脉沉迟等;常选用制附子、肉桂、桂枝等。温阳化痰法:常用于肺癌阳气不足、寒痰阻滞证者,症见胃脘胀满,舌苔白腻,不欲饮食等;常选用川贝母、浙贝母、白芥子等。

4.养阴生津法

适用于肺癌阴津亏虚证的治疗。肺癌的发生,多由正气不足,气血阴阳失衡,脏腑功能紊乱,使机体抗病能力下降,邪气乘虚而入所致。邪气入内,留滞不去,阻于胸中,肺气膹郁,宣降失常,气机不畅,气滞血瘀,阻塞脉络,津液输布不利,壅而为痰,痰瘀胶结,从而形成肿块。肺为娇脏,易受邪侵,而伤及津液;肺癌诸症,本身可耗气伤津;加之在治疗过程中亦可使津液损伤;肺癌患者情志郁久,还可化火伤阴。凡此种种,尤其是病至后期,正虚多表现为肺阴津亏虚。因此,养阴生津法也就成为肺癌常用的和较为重要的治疗大法。《素问·脏气法时论》云:"肺病者,喘咳逆气,肩背痛……虚则少气不能报息,耳聋嗌干。"汉代张仲景《金匮要略·肺痿肺痈咳嗽上气病脉证治》云:"热在上焦者,因咳为肺痿。肺痿之病,从何得之?师曰:或从汗出,或从呕吐,或从消渴,小便利数,或从便难,又被快药下利,重亡津液,故得之。"明代李用粹《证治汇补·咳嗽》云:"久咳肺虚,寒热往来,皮毛枯燥,声音不清,或嗽血线,口中有浊唾涎沫,脉数而虚,为肺痿之病。"明代喻昌《医门法律·肺痿肺痈门》云:"大要缓而图之,生胃津,润肺燥,下逆气,开积痰,止浊唾,补真气以通肺之小管,散火热以复肺之清肃。"在其《虚劳门》中又云："阴虚者,十常八九;阳虚者,十之一二。"

肺癌患者肺阴虚临床常见神疲乏力,口干咽燥,面色㿠白,少气懒言,或自汗、盗汗,舌质淡红或偏红,舌体胖或边有齿痕,脉细或细弱等见症。常用治法有甘寒生津养阴法、苦寒清热生津养阴法、咸寒清热生津养阴法及酸甘化阴法。代表方有麦门冬汤(《金匮要略》)、益胃汤(《温病条辨》)、白虎汤(《伤寒论》)、沙参麦门冬汤(《温病条辨》)。常选用沙参、麦门冬、桑叶、玄参、百合、石斛、知母、生石膏、龟板、鳖甲、白芍、乌梅、山茱萸、五味子、木瓜、芦根、甘草等。

5.健脾渗湿法

适用于肺癌脾虚湿盛证的治疗。《素问·阴阳别论》云："二阳之病发心脾,有不得隐曲,女子不月,其传为风消,其传为息贲者,死不治。"《素问·咳论》云："肺咳之状,咳而喘息,有音,甚则唾血……而面浮气逆。"战国秦越人《难经·五十六难》云："肺之积,名曰息贲,在右胁下,覆大如杯,喘息贲溢,是为肺积。久不已,令人洒淅寒热,喘咳,发肺痈。"金代李东垣《脾胃论·脾胃虚实传变论》云："内伤脾胃,百病由生。"清代沈金鳌《杂病源流犀烛·积聚癥瘕痃癖痞源流》云："邪积胸中,阻塞气道,气不得通,为痰、为食、为血,皆得与正相搏,邪既胜,正不得制之,遂结成形而有块。"脾为后天之本,气血生化之源,又为生痰之源。肺癌患者,邪毒袭肺,痰瘀互结,日久耗伤正气,肺之通降涩滞,脾之转运无权,两者相互影响,水液停积而为痰饮,痰凝气滞,郁阻络脉,痰气瘀毒胶结,致使病情加重,且无愈期。特别是疾病过程中合并胸腔积液者,更易见此证。因此,痰湿内聚是肺癌的重要病机之一,并贯穿于整个发病过程。临证常见咳嗽痰多,胸闷气短,纳少腹胀,神疲乏力,大便溏薄,舌质淡,舌边有齿痕,苔白腻,脉濡缓或濡滑。治当健脾渗湿,理气化痰。代表方有二陈汤(《太平惠民和剂局方》)、六君子汤(《医学正传》)等。常选用党参、茯苓、白术、陈皮、半夏、薏苡仁、扁豆、山药、川贝母、杏仁、泽泻、滑石等。

6.气血双补法

适用于肺癌气血亏虚证的治疗。《灵枢·营卫生会》云："中焦亦并胃中,出上焦之后,此所受气者,泌糟粕,蒸津液,化其精微,上注于肺脉,乃化而为血,以奉生身,莫贵于此。"说明人体气血的生成皆与肺有关。隋代巢元方《诸病源候论·疝病诸候》云："七疝者,厥疝、癥疝、寒疝、气疝、盘疝、胕疝、狼疝,此名七疝……凡七疝皆由血气虚弱,饮食寒温不调之所生。"其在《痞噎病诸候·久寒积冷候》中,也指出由于"血气衰少,腑脏虚弱"而引起肿瘤。明代申斗垣《外科启玄·论癌发》云："癌发四十岁以上,血气亏虚,厚味过多。"清代程国彭《医学心悟·积聚》云："更有虚人患积者,必先补其虚,然后用药攻其积,斯为善治,此先后攻补之法也。"

罹患肺癌者,多缘体虚,或元气不足,或气血亏虚;特别是病至晚期及疾病过程中接受放、化疗者,其气血损伤更加严重,轻则妨碍放、化疗继续进行,甚则危及生命。故气血两虚在肺癌疾病过程中亦属多见。临证可表现为面色淡白或萎黄,少气懒言,神疲乏力,自汗,眩晕,心悸失眠,舌质淡,脉细弱。治宜气血双补。代表方有归脾汤(《济生方》)、八珍汤(《瑞竹堂经验方》)、十全大补汤(《太平惠民和剂局方》)。常选用人参、黄芪、党参、当归、熟地黄、茯苓、白术、白芍、川芎、山药、大枣、肉桂、炙甘草、阿胶等。

7.培土生金法

适用于肺癌肺脾气虚证的治疗。肺脾气虚是肺癌发生发展的重要病机。《灵枢·经脉》云："虚则补之。"明代李中梓《医宗必读·水肿》云："盖脾土主运行,肺金主气化,肾水主五液,凡五液所化之气,悉属于肺,转输二脏,以制水生金者,皆属于脾。"清代陈士铎《石室秘录·论肺经生痈》云："治肺之法,正治甚难,当转治以脾,脾气有养,则土自生金。"按照五行相生理论,肺属金,脾属土,脾土生肺金。通过调理中焦,使气血生化得源,肺受到水谷精微的滋养,则肺气有所生,此种治法为"培土生金法"。

汉代张仲景《金匮要略·肺痿肺痈咳嗽上气病脉证治》云："火逆上气,咽喉不利,止逆下气者,麦门冬汤主之。"首次以培土生金法立方治疗肺病。麦门冬汤中除了使用麦门冬滋养肺阴外，又着重使用人参、大枣、甘草温补脾气，以生气血津液而濡润肺脏，达到治疗肺胀咳逆上气的作用，体现了培脾土生肺金的思想。宋代《太平惠民和剂局方》所载参苓白术散同样以培土生金法立方，方中人参、白术、茯苓、甘草补气健脾；山药、扁豆、莲肉补脾渗湿；砂仁醒脾；桔梗升清，宣肺利气，用以载药上行。诸药合用共成健脾益气，和胃渗湿之功。

肺癌患者化疗后肺脾气虚证较为多见，临床症状多以咳嗽咳痰，气短，乏力倦怠，纳呆，便溏，形体消瘦为主，脉象多弱。考虑晚期患者多虚实夹杂，或有痰或有瘀，故选用培土生金法，以参苓白术散为主，合二陈汤（《太平惠民和剂局方》）随证加减，常可取效。

（二）祛邪

祛邪是指祛除体内的邪气，以达到邪去正复的目的，适用于以邪气为主的疾病。是《黄帝内经》"实则泻之"的具体应用。肺癌的中医祛邪治疗可归纳为清热解毒、软坚散结、活血化瘀、祛痰除湿、化痰消瘀、理气散结、止咳化痰、以毒攻毒等八种治法，分述如下。

1.清热解毒法

适用于肺癌热毒蕴结证的治疗。热毒蕴结是肺癌发生、发展的重要因素之一。热邪久留体内，血遇热则凝，津遇火则炼液成痰，火热之邪与痰瘀搏结，化生热毒；热毒阻遏经络气血，气血凝滞则可形成肺癌。症见咳吐黄痰，痰中带血，发热，胸胁灼痛，口苦，小便短赤，便秘，舌红苔黄，脉数。临证有肺部肿块快速增大或转移，体表肿块病变局部灼热等见症。清代赵濂《医门补要·肺热极便烂臭》曰："表邪遏伏于肺，失于宣散，并嗜烟酒，火毒上熏，久郁热积，灼腐肺叶，则出秽气，如臭蛋逼人。虽迁延，终不治。"随着吸烟嗜酒人群的增多，各类污染物的释放，各种射线等"热毒物质"的增加，热毒蕴结已是肺癌发生的主要病因病机之一。治疗宜采用"热者寒之""温者清之"的清热解毒之法，以达清热散结、泻火解毒的作用。清热解毒法是用寒凉药物清泄内蕴之热毒，常与具有清化热痰、凉血止血、解毒、养阴等功效的药物相须而使。常用治疗肺癌的清热解毒中药有黄芩、穿心莲、金银花、夏枯草、仙鹤草、地骨皮、知母、鱼腥草、芦荟、芦根、青蒿、野菊花、竹叶、桑白皮、半枝莲、白花蛇舌草、紫草、白英、牛蒡子等。以上治则治法及方药，都可用于肺癌热毒蕴结证的治疗。

在采用清热解毒法治疗肺癌方面，历代医家在长期的医疗实践中也积累了十分丰富的经验。《灵枢·官能》云："爪苦手毒，为事善伤者，可使按积抑痹。"首次提出可用苦毒之物治疗本病。唐代孙思邈《备急千金要方》中所记载的千金苇茎汤，则以善清肺热之苇茎为君药；冬瓜仁清热化痰、利湿排脓，与清热利湿排脓之薏苡仁共为臣药；桃仁活血逐瘀消痈，为佐药。冬瓜仁能清上彻下、肃降肺气，与苇茎配合则清肺宣壅，涤痰排脓；薏苡仁可上清肺热而排脓，下利肠胃而渗湿；桃仁活血化瘀通利肠道。诸药合用，共奏清热化痰、逐瘀排脓之效。宋代寇宗奭《本草衍义》云："治久咳不愈，肺积虚热成痈，咳出脓血，晓夕不止，喉中气塞，胸膈噎痛，用蛤蚧、阿胶、鹿角胶、犀角、羚羊角各二钱半，用河水三升，银石器内文火熬。"阐述了阴虚毒热肺积的症状及治则方药。宋代严用和《济生方·诸虚门》中也提到该病的治法："治劳嗽，并咳血唾血，阿胶、生地黄、卷柏叶、山药、大蓟根、五味子、鸡苏各一两，柏子仁、人参、茯苓、百部、防风、远志、麦门冬各半两。"金代张元素《医学启源》所载的生脉散，以益气、补肺、生津之人参为君药，取养阴清热、润肺生津之麦门冬为臣药，两药合用，益气养阴之功益彰；再加敛肺止汗、生津止咳的五味子为佐药。三药合用，一补一润一敛，共奏益气生津、敛阴止汗之功，可用于肺癌之热毒蕴结、气阴两伤之证。清代沈金鳌《杂病源流犀烛》所载的五汁膏，由犀角、羚羊角、生地黄、牡丹皮、天门冬、麦门冬、薄荷、川贝母、茯苓、梨汁、藕汁、绿菜汁、蔗汁、乳汁组成，可用于治疗肺癌嗽血痰喘。

2.软坚散结法

适用于肺癌痰瘀互结证的治疗。软坚散结法属于中医治法中的消法范畴,为治疗痰浊瘀血等结聚而形成结块诸证的重要治法之一。《黄帝内经》有"坚者削之""结者散之""客者除之"等记载,以此为据之后,逐渐形成软坚散结之法。对肺癌而言,无论是毒邪侵淫,还是气滞、血瘀、痰凝等病理产物壅聚不散所形成的结块,总病机为正虚邪实,局部表现有肿块。治疗当扶正祛邪,软坚散结便成为最主要的祛邪方法之一。临床应用时可根据肺癌早、中、晚期的不同分期而有所侧重,其目标是消散肿块,且将肿块消散程度作为判定疗效的主要依据之一。亦如清代程国彭《医学心悟·积聚》所云:"治积聚者,当按初、中、末三法焉。邪气初客,积聚未坚,宜直消之,而后和之。若积聚日久,邪盛正虚,法从中治,须以补泻相兼为用。若块消及半,使以末治,即住攻击之药,但和中养胃,导达经脉,俾荣卫流通,而块自消矣。"

就肺癌的临床治疗而言,结合辨病与辨证的特点,软坚散结法应针对不同的病因病机而与其他治法联合应用。如治疗因痰湿凝聚而成肺癌者,治以化痰散结,常用浮海石、海蛤壳、海藻、昆布、浙贝母、黄药子、牡蛎、白附子、白芥子、瓦楞子、制南星等;因毒邪而成肺癌者,治以解毒散结,常用山慈菇、半枝莲、白花蛇舌草、连翘、苦参、夏枯草、牛蒡子、蜈蚣、白僵蚕、露蜂房、蛇六谷、石上柏、龙葵、蛇莓等;因血瘀而致肺癌者,治以祛瘀散结,常用穿山甲、土鳖虫、水蛭、虻虫、三棱、莪术、壁虎、山楂、牛膝、石见穿、血竭等;对于痰邪胶着难除的肺癌患者,则治以逐饮散结,常用商陆、大戟、甘遂、泽漆等;因气血阴阳失调或者虚弱而致肺癌者,治以扶正散结,宜用本类药物配伍补益气血阴阳的药物,以起到扶正抗瘤作用。常用黄芪、党参、白术、茯苓、枸杞子、当归、龟板、鳖甲、淫羊藿、肉苁蓉、山茱萸等。但在具体应用时,应遵循《素问·六元正纪大论》提出的"大积大聚,其可犯者,衰其大半而止"之旨,不可过剂。

3.活血化瘀法

适用于肺癌瘀血凝滞证的治疗。在肺癌临床治疗过程中,凡中医辨证属血瘀者,症见疼痛如针刺或刀割,痛有定处拒按;或咯血反复不止,色泽紫黯;或肌肤甲错,口唇爪甲紫青,皮下紫斑;或下肢筋青胀痛,舌质紫黯或见有瘀斑瘀点,脉细涩者,均可运用活血化瘀法治之。

《灵枢·百病始生》云:"温气不行,凝血蕴里而不散,津液涩渗,著而不去,而积皆成矣。"《素问·阴阳应象大论》云:"血实宜决之。"元代朱丹溪《丹溪心法心要·咳嗽》云:"肺胀嗽,左右不得眠,此痰挟瘀血,碍气而病。养血以降其火,疏肝以清其痰,四物汤加桃仁、诃子、青皮、竹沥。血碍气作嗽者,桃仁、大黄、姜汁为丸。"活血化瘀法治疗肺癌,临床常用如下三种方法。一是活血法,具有活血行血之作用;代表方为桃红四物汤(《医宗金鉴》);常用川芎、蒲黄、红花、桃仁、当归、五灵脂、牛膝等。二是破血法,具有破血逐瘀、攻坚消积之效;代表方为抵当汤(《伤寒论》);常用水蛭、虻虫、三棱、莪术、桃仁、川芎、大黄等。三是和血法,具有调和血气、疏通脉络之功;代表方为四物汤(《太平惠民和剂局方》);常用当归、丹参、牡丹皮、生地黄、赤芍、鸡血藤等。具体应用时亦应"中病即止,不必尽剂"。

4.祛痰除湿法

适用于肺癌痰湿阻滞证的治疗。痰湿是肺癌疾病发生发展过程中水液代谢失调的病理产物。肺脾肾皆为主水之脏,因此,三脏的功能代谢失调与痰饮的生成密切相关。中医理论有"怪病皆属于痰""百病兼痰"等。针对肺癌患者而言,疾病过程中因痰致病的同时更能因病致痰。因此,明代张三锡《医学六要·痰门》提出了治痰之法:"痰之为患大矣,须分所兼之邪而治。有热痰,有湿痰,有食积痰,有风痰,郁痰。内因于七情,外感于六气,俱能助痰为患。"进一步强调了痰邪兼夹致病的特点。在治则方面,汉代张仲景《金匮要略·痰饮咳嗽病脉证治》云:"治痰饮者,当以温药和之。"明代张介宾《景岳全书·痰》云:"治痰者,必当温脾强肾,以治痰之本,使根本渐充,则痰将不治而自去矣。"清代赵晴初《存存斋医话稿》强调"不治痰而治气"的治痰原则。程钟龄认为痰以燥湿分,饮以表里别的"随其部位而分治之"的治痰之法,进一步丰富了痰饮治疗的内容。宋代《太平惠民和剂局方》中所记载的二陈汤(半夏、陈皮、白茯苓、甘草),为后世治痰病的基础方,具有燥湿化痰、理气和中之功效,历代沿用经久不衰。现代临床研究也发现二陈汤治疗晚期痰湿阻滞证肺癌患者,不但能够减轻放化疗毒副反应,改善症状,而且能提高生存质量。其他代表方还有明代李梴《医学入门》祛湿化痰汤(茯苓、陈皮、防己、薄荷、南星、白术、苍术、威灵仙、香附、甘草、当归、猪苓、半夏)消痰破结;明代陈实功《外科正宗》海藻玉壶汤(海藻、昆布、川贝母、半夏、青皮、陈皮、当归、川芎、连翘、甘草)化痰软坚、理气散结等。

5.化痰消瘀法

适用于肺癌痰瘀互结证的治疗。正气内虚,脏腑功能失调,邪毒侵肺,导致肺气郁闭,宣降失司,津聚成痰,痰凝气滞,气滞血瘀,痰气瘀毒交结,日久罹患肺癌。病程中,痰与瘀互为因果,相互为害,使病情迁延难愈。《灵枢·百病始生》云:"温气不行,凝血蕴里而不散,津液涩渗,著而不去,而积皆成矣。"隋代巢元方《诸病源候论·痰饮候》云:"痰饮者,由血脉闭塞,津液不通,水饮气停在胸腑,结而成痰。"明代罗赤诚《医宗粹言·瘀血》云:"若素有郁痰所积,后因伤血,故血随蓄滞与痰相聚,名曰痰挟瘀血……治宜导痰消血。"清代唐容川《血证论·咳嗽》云:"须知痰水之壅,由瘀血使然,但去瘀血,则痰水自消。"

由此可见,在肺癌的发病机制中,痰瘀既是邪毒侵肺、脏腑功能失调的病理产物,又是导致正气内虚、邪毒胶结成块的致病因素。因此,痰湿内聚是肺癌的重要病机之一,痰瘀毒结贯穿于肺癌的整个发病过程。肺癌痰瘀互结证,临床主要表现为胸背刺痛,咳嗽多痰,或痰中带紫黯色血块,面色晦黯,舌质紫黯或有瘀斑,苔腻,脉弦涩。治疗上必须痰瘀并治,即应用化痰消瘀法。代表方为清代王清任《医林改错》癫狂梦醒汤(桃仁、柴胡、香附、木通、赤芍、半夏、大腹皮、青皮、陈皮、桑白皮、紫苏子、甘草)。明代龚廷贤《寿世保元》大七气汤(莪术、三棱、青皮、陈皮、香附、藿香、益智仁、桔梗、肉桂、甘草)加桑白皮、半夏、杏仁(见戴原礼《证治要诀·论证治》方)。临证常选用桃仁、红花、赤芍、半夏、陈皮、紫苏子、川芎、瓜蒌、胆南星、莪术等。

6.理气散结法

适用于肺癌肝郁气滞证的治疗。《素问·调经论》云:"血气不和,百病乃变化而生。"《灵枢·百病始生》云:"若内伤于忧怒则气上逆,气上逆则主输不通,温气不行,凝血蕴裹而不散,津液涩渗,著而不去,而积皆成矣。"清代尤在泾《金匮翼·积聚统论》云:"治积之法,理气为先,气既升降,津液流畅,积聚向由而生。"清代沈金鳌《杂病源流犀烛·积聚癥瘕痃癖痞源流》云:"邪积胸中,阻塞气道,气不得通,为痰、为食、为血,皆邪正相搏,邪既胜,正不得制之,遂结成形而有块。"肺主气,司呼吸,为水之上源;肝主疏泄,性喜调达。若肝气调达,则能调畅气机,促进血液运行及津液输布。肺癌的发生与气血运行失调关系极为密切。肝主升发,肺主肃降,出入交替,升降得宜,人体气机的正常升降运动才得以维持。肝气郁滞可影响一身之气调畅,从而引起血瘀、痰凝、毒聚等病理产物的产生和堆积,乃发肺癌。同时,气机不畅与病理产物缠绵交阻,可使疾病迁延难愈或复发、加重。因此,理气散结法也是肺癌治疗过程中祛邪的一种重要方法。

气为血之帅,血为气之母。理气可以活血,活血则能利气。对于因瘀血停滞而致的肺癌,在活血化瘀治疗的同时,常配合应用理气散结之品,以起到行气活血、软坚散结之功。常用代表方如明代龚廷贤《寿世保元》治疗"积聚"的大七气汤;常用莪术、三棱、香附、青皮、陈皮、桔梗、官桂、藿香、益智仁、杏仁、半夏、甘草等。该法单用祛邪有伤正之虞,故多与扶正补虚法相须而用。

肺为贮痰之气。罹患肺癌,肺气郁闭,宣降失司,津聚为痰,痰凝气滞,瘀阻脉络,亦为其主要病机之一。对此,临证常采用理气化痰之法进行治疗,代表方为二陈汤(《太平惠民和剂局方》)合瓜蒌薤白半夏汤(《金匮要略》);常用陈皮、半夏、茯苓、瓜蒌、薤白、枳壳、佛手、莱菔子、川楝子、昆布、牡蛎等。

7.止咳化痰法

适用于肺癌疾病过程中咳嗽症状的治疗。《素问·咳论》云:"肺咳之状,咳而喘息有音者,甚则唾血。"明代戴原礼《证治要诀·咳嗽门》云:"劳嗽……补肺汤半帖,加杏仁、川贝母、款冬花、阿胶、百合各半钱。"龚廷贤《万病回春·劳嗽》云:"劳嗽者,干咳,声哑,痰中有血丝、血屑者是也。"咳嗽为肺系疾病的主要症状,也是肺癌疾病早期最为常见的症状之一,常表现为无痰或少痰的阵发性刺激性干咳,一些患者早期还会出现痰中带血或咯血、喘促。

金代刘完素《河间六书·咳嗽论》云:"若咳而无痰者,以辛甘润其肺,故咳嗽者,治痰为先,治痰者,下气为上,是以南星、半夏胜其痰,而咳嗽自愈;枳壳、陈皮利其气,而痰自下。痰而能食者,大承气汤微下之,少利为度;痰而不能食者,厚朴汤治之。"对肺癌引发咳嗽的治疗,实具十分重要的指导意义。止咳化痰法有温化寒痰以止咳与清化热痰以止咳之别。汉代张仲景《金匮要略》苓甘五味姜辛汤为温化寒痰的代表方;常用茯苓、甘草、干姜、细辛、五味子、杏仁、厚朴、陈皮、紫菀、款冬花等。明代吴琨《医方考》清气化痰汤为清化热痰的代表方;常用陈皮、杏仁、枳实、瓜蒌仁、茯苓、胆南星、半夏、鱼腥草、桑白皮、竹沥等。临证在应用止咳化痰法治疗肺癌时,多配伍应用理气类药物,以调理气机。

8.以毒攻毒法

适用于肺癌邪毒壅盛证的治疗。《灵枢·官能》云:"爪苦手毒,为事善伤者,可使按积抑痹。"揭示了可用苦毒之物治疗癌症。元代罗天益《卫生宝鉴·养正积自消》云:"凡治积,非有毒之剂攻之则不可。"元代朱丹溪《活法机要·积聚》云:"实中有积,大毒之剂治之,尚不可过,况虚而有积乎? 此治积之一端也。邪正盛衰,固宜详审。"以毒攻毒法是指用有毒之药以清除癌毒的一种治法。外邪侵淫、邪毒积蕴为肺癌的主要病因病机之一。历代医家在长期的诊疗实践中积累了丰富的治疗经验,以毒攻毒法治疗肺癌就具有代表性。宋代许叔微《普济本事方·积聚凝滞五·噎膈气》云:"大抵治积,或以所恶者攻之,以所喜者诱之,则易愈。如硇砂、水银治肉积;神曲、麦芽治酒积;水蛭、虻虫治血积;木香、槟榔治气积;牵牛、甘遂治水积;雄黄、腻粉治涎积;礞石、巴豆治食积,各从其类也。"列举诸多有毒中药治疗积证。以毒攻毒法治疗肺癌,主要适用于有瘤体存在,或有转移灶存在,或有转移复发倾向的患者。常用蟾酥、生天南星、狼毒、黄药子、雄黄、雷公藤、木鳖子、鸦胆子、蜈蚣、壁虎、全蝎、蛇六谷等。除历代医家积累了诸多经验之外,民间也有不少治疗成功的案例。但在具体应用时,必须正确把握好分寸,切忌盲目使用。对于肺癌症状严重及晚期患者,还可以适当配伍一些补虚之品,做到标本兼顾。否则,则如金代李东垣《东垣试效方·五积门》所云:"不然,遽以大毒之剂攻之,积不能除,反伤正气,终难治也。医者不可不慎。"

明代张介宾《景岳全书·积聚》云治疗积聚"总其要不过四法,曰攻、曰消、曰散、曰补"。并认为凡"积痞势缓而攻补具有不便者,当专宜调理脾胃为主";"脾胃不足及虚弱失调之人……皆以正气为主"。而"攻补之宜,当于孰缓孰急中辨之"。若"积聚未久而元气未损者","此其所急在积,速攻可也"。不然病势恶化,反为难治。若"积聚渐久,元气日虚",此时攻伐,因邪深病远不易达之,反伤胃气,致使越攻正气越虚。故"治虚邪者,当从缓治,只宜专培脾胃以固本,或灸或膏以疏经,但使正气渐强,经气日通,则积痞自消"。

综上所述,肺癌的中医治则治法总体分扶正与祛邪两大方面,历代医家在长期医疗实践中积累了极为丰富的经验,为我们留下了大量的宝贵文献资料。但由于肺癌病情复杂而凶险,临证也不能以一法一方统治之。亦如清代赵晴初《存存斋医话稿·随证以立方》所云:"古人随证以立方,非立方以待病……其所以设立方名者,规矩准绳,昭示来学,非谓某方一定治其病,某病一定用某方也。古方伙矣,岂能尽记,纵能尽记,而未能变通,虽多奚益。"只有辨证准确,选法精确,用药精当,灵活掌握应用,才能取得满意疗效。

二、外治法

外治法是指用药物或手术直接作用于病人体表部位,而达到治疗疾病的目的。外治法治疗癌肿,最早见于《黄帝内经》。《灵枢·痈疽》云:"发于腋下赤坚者,名曰米疽。治之以砭石,欲细而长,疏砭之,涂以豕膏,六日已,勿裹之。其痈坚而不溃者,名马刀挟瘿,急治之。"中医外治法内容十分丰富,有外敷法、薄贴法、涂搽法、喷吹法、含漱法、吸入法、点滴法、塞入法、灌注法、熏洗法、插药法及其他特殊方法等。

肺癌外治法,临床上应用最多的是通过各种膏药、熏洗等作用于体表皮肤,从而达到治疗的目的。对此,历代医家也积累了十分丰富的临床经验。如宋代王怀隐《太平圣惠方·治久积癥瘕诸方》云:"熨癥癖方:吴茱萸一升,川乌头二(三)两。上件药捣碎,用醋拌炒令热。分作二包,更番熨之。"明代周慎斋《慎斋遗书·积聚》云:"贴秋块方:甘草、芫花、海藻。共末,醋调敷块上。"清代赵学敏《串雅补编·贴法门·痞块》云:"红芥菜子不拘多少,生姜汁浸一宿;大约芥菜子一酒杯,加麝香一钱、阿魏三钱。捣烂如膏,摊布上,贴患处,汗巾扎紧。一宵贴过,断无不消。"

清代吴师机《理瀹骈文》云:"外治与内治有殊途同归之妙。"亦云:"外治之理即内治之理,外治之药即内治之药,所异者法耳。"阐述了中医外治法的作用机理。中医外治疗法治疗肺癌具有简、便、廉、效的特点。例如膏药,可根据治疗的目的不同而选择不同的药物配方。中医外治临床选用的部位一般根据病变部位及针灸经络学说选用阿是穴和经穴。中医外治法主要分为中药外治法及非药物疗法两大类。

中药外治法是指将药物配制加工成散剂(外用散剂)、膏药剂(又称硬膏)、油膏(又称软膏)、药捻、洗剂、栓剂、灌肠剂、雾剂、糊剂、滴剂等剂型,涂敷、粘贴、撒布、点滴、灌导、拭洗于体表穴位或病灶局部;药物经透皮吸收后,对经络穴位或局部产生刺激,以达到调理阴阳脏腑气血、祛邪拔毒的目的。亦可将药物经燃烧、煎煮、热熨等法加热后,产生温热作用,对患部进行熏、洗、熨、烘等。除药物本身作用以外,还有温热的物理作用。在选用时,应在辨证施治原则指导下,根据病证不同而使用不同方药加以配制。近年来,中医外治中药剂型也有很大的发展,从比较传统的制剂如硬膏、软膏、油膏,到现在应用较多的巴布制剂,从而使临床应用更方便,吸收更平稳,作用更持久。

肺癌病情复杂而凶险,在疾病本身发展或治疗过程中,往往会出现较为严重的咳嗽、疼痛、气急、胸腔积液等症状及并发症,轻者严重影响患者的生活质量或中断治疗,重则危及生命。特别是进展至中晚期后,多数处于本虚标实、虚实夹杂的状况,由于正气已虚,患者体质差,常规的清热解毒、化痰软坚、活血化瘀等抗癌大法以及用药都受到限制,再加上出现诸多并发症的影响,单纯内治法往往达不到理想的治疗效果。从中医的整体观来看,充分利用各种途径,内外兼治,一方面用内服药进行综合调理,并在此基础上配合外治法以缓解局部症状,减轻痛苦,是肺癌中医治疗的又一大特色。亦如明代张介宾《景岳全书·积聚》所云:"凡积聚之治,不过四法,曰攻、曰消、曰散、曰补。治积之要,在知攻补之宜,而攻补之宜,当于孰缓孰急中辨之。凡坚硬之积,必在肠胃之外,募原之间,原非药力所能猝至,宜用阿魏膏、琥珀膏,或水红花膏、三圣膏之类,以攻其外;再用长桑君针法,以攻其内。"这种内外兼施,针、药、膏并用的方法,对肺癌临床堪称实用。兹结合实践,将肺癌临床常用的外治法归纳总结如下。

(一)中药贴敷疗法

清代吴师机《理瀹骈文·论膏药》云:"膏药治病,一是拔,一是截。凡病所结聚之处,拔之则病自出,无深入内陷之患;病所经由之处,截之则邪自断,无妄行传变之虞。"中药贴敷疗法是指将药物贴敷于身体某部,病在内者贴敷要穴或循经取穴,病在局限浅表者贴于局部,通过药物透皮吸收、穴位刺激发挥作用,达到改善症状、调节免疫、控制病灶,以及康复保健等目的。

1.中药贴敷方

(1)十枣汤(《伤寒论》)

【组成】 芫花(熬)、甘遂、大戟各等份。

【功效】 攻逐水饮。治疗悬饮或支饮,停于胸胁,咳唾胸胁引痛,心下痞硬,干呕短气,头痛目眩,或胸背掣痛不得息;水肿腹胀,二便不利,属于实证者。

【应用】 用于肺癌合并有胸腔积液者。

【用法】 煎浓汁为溶剂,用时取基质药粉60~80g,溶剂50~100ml,混合调匀成膏,做成饼状,厚1cm左右,5cm×10cm大小,上撒少许冰片。每日外敷背部肺俞、膏肓俞和胸腔积液病变部位,2~4h/次。每敷2d停用1d。

(2)蟾乌巴布膏(林洪生)

【组成】 蟾酥、川乌、两面针、重楼、关白附、三棱、莪术、细辛、丁香、肉桂、乳香、冰片等。

【功效】 活血化瘀,消肿止痛。

【应用】 用于肺癌引起的疼痛。

【用法】 外用。1帖/次,1~2d换药1次;或遵医嘱。

(3)癌理通(田华琴)

【组成】 白药膏、蟾酥、制马钱子、毛麝香、寮刁竹、大梅片、金牛皮、冰片等。

【功效】 活血化瘀,消肿止痛。

【应用】 用于肺癌引起的疼痛。

【用法】 外用。外敷前洗净患处皮肤,癌理通膏药1张,烘热软化,敷贴局部或疼痛部位,用手轻轻在膏药上按摩3~5min,使之贴附紧密。2次/d,1疗程/10d。

(4)胃宁散(纪文岩)

【组成】 制半夏、生姜等份共捣为末,醋调备用。

【功效】 降逆止呕。

【应用】 用于肺癌化疗引起的恶心呕吐。

【用法】 化疗前1d开始,选取患者一侧内关穴和足三里穴,以取穴为中心直径2cm范围敷药,以无菌敷贴固定,每日更换,左右交替。

(5)四黄膏(林洪生)

【组成】 黄连、黄芩、土大黄、黄柏、芙蓉叶、泽兰叶。

【功效】 清热解毒,消肿。

【应用】 用于肺癌化疗引起的静脉炎。

【用法】 上药共研细末,另用麻油500ml,入锅加温,加入黄蜡125g熔化,离火再加入上述药末调和成膏。用纱布块涂药一层,贴肿块上,胶布固定。

(6)新癀片(许静华)

【组成】 红米曲、人工牛黄、三七、水牛角浓缩粉、肖梵天花、吲哚美辛等。

【功效】 清热解毒,活血化瘀,消肿止痛。

【应用】 用于肺癌化疗引起的静脉炎。

【用法】 外用。用冷开水调化,敷患处,数次/d。

(7)如意金黄散(刘艳琼)

【组成】　姜黄、大黄、黄柏、苍术、厚朴、陈皮、甘草、生天南星、白芷、天花粉。

【功效】　消肿止痛。

【应用】　用于肺癌化疗引起的静脉炎,放疗引起的皮肤损伤。

【用法】　外用。红肿、热痛,用清茶调敷;漫肿无头,用醋或葱酒调敷;亦可用植物油或蜂蜜调敷;数次/d。

(8)生肌玉红膏(《外科正宗》)

【组成】　甘草、白芷、当归、紫草、虫白蜡、血竭、轻粉。

【功效】　解毒生肌。

【应用】　用于肺癌放疗引起的皮肤损伤。

【用法】　外用。将患处用生理盐水洗净,然后敷上本膏,1次/d。

(9)锡类散(《金匮翼》引张瑞符方)

【组成】　青黛、壁钱炭、珍珠、冰片、牛黄等。

【功效】　解毒化腐。

【应用】　用于肺癌放疗或化疗引起的口腔黏膜溃疡、咽喉炎。

【用法】　每用少许,吹敷患处,1~2次/d。

(10)冰硼散(《外科正宗》)

【组成】　珍珠、朱砂、冰片、硼砂、玄明粉。

【功效】　去腐,解毒,消炎止痛。

【应用】　用于肺癌放疗或化疗引起的口腔黏膜溃疡、咽喉炎。

【用法】　外用少许,吹涂患处,3次/d。

(11)抗癌膏(邹晓阳)

【组成】　西洋参、黄芪、急性子、水蛭、山慈姑、白花蛇舌草、蚤休、冰片、雄黄等。

【功效】　化痰祛瘀,扶正化毒。

【应用】　用于肺癌的治疗。

【用法】　外用。选择肺俞穴及肺部病灶对应的体表部位进行敷贴,1次/隔日。

2.注意事项

(1)贴敷前要详细询问病史及皮肤过敏史。皮肤溃烂及过敏、慢性湿疹者禁用外敷治疗。

(2)穴位贴敷时必须选穴准确。

(3)敷药前宜用75%乙醇溶液进行消毒,认真覆盖,束紧固定或橡皮膏贴紧固定。

(4)外敷穴位可轮流交替使用,以减少皮肤刺激。

(5)外敷1次/d,敷药4~6h/次,8~10次为1疗程。

(6)发生皮肤过敏者,应立即取下药帖,用生理盐水冲洗后自然晾干,令其自愈,严重者应对症处理。

(7)中药贴敷期间忌服螃蟹、无鳞鱼类。

3.取穴原则

(1)病症在上焦者,贴敷病灶局部,或循经取穴(膻中、肺俞、劳宫、内关等)。

(2)病症在中焦者,贴敷病灶局部,或循经取穴(神阙、中脘、脾俞等)。

(3)病症在下焦者,贴敷病灶局部,或循经取穴(丹田、关元、气海、肾俞、大肠俞等)。

(二)中药雾化吸入疗法

中药雾化吸入能缓解支气管痉挛,减少呼吸道黏膜水肿,改善呼吸道的自洁机制和通气功能,发挥镇咳、祛痰、消炎等作用。使用该疗法,药物可直接作用于呼吸道局部,使局部药物浓度高,药效明显,往往起效迅速,用量小,仅为其他给药途径用量的1/10左右,减少了药物的毒副作用。其中,超声雾化吸入是利用超声的空化作用,使液体在气相中分散,将药液变成雾状颗粒(气溶胶),通过吸入直接作用于呼吸道病灶局部的一种治疗方法。应用超声雾化器产生的气雾,其雾量大,雾滴小(直径为1~8μm)而均匀,吸入时可深达肺泡,适合药液在呼吸道深部沉积。可解除支气管痉挛,利于痰液自呼吸道排出,并且可以刺激和改善通气功能,利于支气管炎症过程的控制。

1.中药雾化吸入方

(1)鱼腥草注射液(中成药)

【组成】　鱼腥草挥发油。

【功效】　清热解毒,消肿排脓。

【应用】　治疗痰热壅肺所致的肺脓肿。用于肺癌合并支气管炎或肺炎者。

【用法】　鱼腥草注射液20ml,雾化吸入,2次/d,每疗程3~7d。

(2)复方鲜竹沥液(中成药)

【组成】　鲜竹沥、鱼腥草、枇杷叶、桔梗、生半夏、生姜、薄荷油。

【功效】　清热化痰,止咳。

【应用】　治疗痰热咳嗽,痰黄黏稠。用于治疗肺癌合并支气管炎或肺炎者。

【用法】　复方鲜竹沥液20ml,雾化吸入,2次/d,每疗程3~7d。

(3)痰热清注射液(中成药)

【组成】　黄芩、熊胆粉、山羊角、金银花、连翘。

【功效】　清热,解毒,化痰。

【应用】　治疗风温肺热病属痰热阻肺证,症见发热,咳嗽,咯痰不爽,口渴,舌红,苔黄等。用于肺癌合并支气管炎或肺炎者。

【用法】　痰热清注射液10ml,雾化吸入,2次/d,每疗程3~7d。

(4)复方丹参注射液(中成药)

【组成】　丹参、降香。

【功效】　祛瘀止痛,活血通经,清心除烦。

【应用】　用于降低肺癌术后痰黏性,促进排痰。

【用法】　复方丹参注射液2ml加入10ml蒸馏水,于手术当天下午开始超声雾化吸入,4次/d,15min/次,至术后第5d。

(5)灵仙丹(杨葆康)

【组成】　麝香1g、牛黄2g、珍珠10g、雄黄15g、洋金花25g、薏苡仁20g、蟾酥1.5g。

【功效】　软坚散结,化痰通络,祛瘀止痛,解毒消肿。

【应用】　用于肺癌的治疗。

【用法】　将上药制成1分钱大小片,片上剌出5个洞,将"灵仙丹"放置在特制的"熏吸器"上然后通电源,1min后由热能将"灵仙丹"化为烟云而由上口喷出,患者可直接吸入。熏吸2次/d,1片/次,1个月为1疗程,间隔1周,再开始下个疗程。3个疗程后如不见效不能再用。熏吸此药时,口中含口凉水为宜,饮食宜清淡,戒烟忌酒,保持精神饱满,情绪乐观。

2.注意事项

(1)雾化吸入的中药制剂应为水溶性,无强烈刺激,无毒性,不引起过敏反应;pH接近中性;能适应组织的胶体渗透压;有较好的雾化效果与稳定性。

(2)雾化液每日应新鲜配制,每次吸入药量用蒸馏水或生理盐水30~50ml稀释后放入雾化罐内。通常吸入10~20min/次,2~3次/d,7~14d为1疗程。

(3)治疗前先将痰液咳出或吸尽,以免妨碍雾滴深入。

(4)治疗时嘱患者进行慢而深的吸气,吸气末稍停片刻,使雾滴吸入更深。

(5)治疗开始后要注意有无呛咳和支气管痉挛。如雾量过大、雾化吸入时间过长、水分过多或应用对呼吸道有刺激的药物时,可引起支气管痉挛或水中毒。

(6)治疗后1~2h内注意拍击患者胸背,并鼓励患者咳嗽。

(7)每日治疗结束时,面罩、雾化罐及管道要清洗,及用1‰新洁尔灭浸泡消毒。铜绿假单胞菌的污染要用福尔马林在密闭箱内熏蒸。

(三)中药灌肠疗法

中药灌肠是将一定量的中药液态制剂由肛门经直肠灌入结肠,以帮助患者清洁肠道、排便、排气或由肠道供给药物的方法,可分为不保留灌肠和保留灌肠。中药灌肠通过肠壁半透膜的渗透性,使中药迅速吸收,生物利用度高,或通过中药对肠道黏膜免疫的刺激作用,而引起全身治疗作用;或者利用肠道内渗透压的改变,发挥肠道透析作用,达到解除便秘和肠胀气、清洁肠道内的有害物质、降温等治疗作用;对邻近的器官,如盆腔、腹腔等作用更为显著。此外,中药灌肠通过肠黏膜的直接吸收,减少了肝脏的首过效应及药物对肝脏的影响,在一定程度上减轻了肝脏的负担,起到护肝作用。

1.中药灌肠方

(1)大承气汤(《伤寒论》)

【组成】　大黄、厚朴、枳实、芒硝。

【功效】　峻下热结。

【应用】　用于肺癌本身或放化疗、吗啡类镇痛药等引起的便秘、腹胀等症状。

【用法】　煎汤200~300ml,灌肠1~2次/d,100~150ml/次,温度在40℃左右。

【加减】　气滞腹胀者,加延胡索、八月札、莱菔子;寒积腹痛者,去芒硝,加乌药;气血亏虚者,加黄芪、当归;阴津不足者,加生地黄、玄参、麦门冬。

(2)竹叶石膏汤(《伤寒论》)

【组成】　竹叶、石膏、半夏、麦门冬、人参、粳米、甘草。

【功效】　清热生津,益气和胃。

【应用】　用于肺癌发热难退者。

【用法】　煎汤200~300ml,灌肠1~2次/d,100~150ml/次,温度在30℃左右。

2.注意事项

(1)灌肠用的中药制剂应能溶于水或混溶于水。药液温度根据气候、病症等因素调整,以39~41℃为宜,压力要低。高热需降温者可30℃左右,甚至4℃冷盐水。

(2)灌肠前嘱病人排便,必要时先行灌肠清洁肠道。

(3)一般取左侧卧位,臀部垫高10cm,肛管插入深度15cm左右。

(4)采用直肠注入法者,使用50ml针筒抽吸药物,接上合适型号的肛管或导尿管,涂上润滑剂,轻轻插入直肠,以10ml/min速度缓缓注入。注毕嘱患者静卧0.5~1h。一般药量不超过80ml。

(5)采用直肠滴入法者,可用灌肠筒、输液瓶或皮管,以30~40滴/min的速度滴入,如患者有便意,可暂停滴注,休息片刻,嘱做深呼吸以防止药物外溢。灌毕静卧1~2h。一般药量为100~200ml。

(6)一般灌肠1~2次/d,病症缓解后即可停用,不能长期使用。

（7）肛门、直肠、结肠术后，严重腹泻、肛瘘、消化道出血，妊娠，严重心血管疾病、急腹症疑有肠坏死穿孔者禁用。

（8）女性患者应避开月经期、产褥期。

（9）严格做好消毒隔离，避免交叉感染。如患者出现脉速、面色苍白、出冷汗、剧烈腹痛、心慌气促等症，应立即停止灌肠，及时给予处理。

（四）针灸疗法

针灸是针刺和艾灸的合称。是中医治疗疾病的特有手段，是一种"从外治内"的治疗方法。通过经络、俞穴的作用，应用一定的手法，以通经脉，调气血，使阴阳归于相对平衡，使脏腑功能趋于调和，扶正祛邪，从而达到防治疾病的目的。循证医学研究表明，对于肺癌患者，针刺治疗可以改善肿瘤患者的临床症状，减轻放化疗不良反应，例如缓解疼痛，减轻化疗相关恶心呕吐。此外，针刺治疗还可以帮助肺癌患者戒烟。

1.针灸方

（1）耳穴止痛

【选穴】　耳部的阿是穴。

【功效】　镇痛。

【应用】　用于肺癌本身或者治疗引起的周围性或中枢性神经源性疼痛。

【用法】　耳针及耳穴局部酒精消毒，针直刺入穴0.7mm，持续按压25~55min，以局部微痛为度。

（2）耳穴压豆止呕

【选穴】　主穴：神门、胃、交感、皮质下；配穴：脾、肝。或主穴：胃、膈、贲门、食管、交感、神门；配穴：肝气犯胃者配肝、胆，脾胃虚弱者配脾。

【功效】　降逆止呕。

【应用】　用于肺癌化疗引起的恶心、呕吐。

【用法】　化疗前30min，耳穴局部酒精消毒，将备用的王不留行贴敷于耳穴的敏感点处，适当按压，使耳郭有发热、胀痛感为度。每次每穴3~5min，5~6次/d，两耳轮流，2~3d一换，直至1个疗程化疗结束。

（3）针刺止呕

【选穴】　内关，或足三里。

【功效】　降逆止呕。

【应用】　用于肺癌化疗引起的恶心、呕吐。

【用法】　取双侧内关穴，常规消毒，垂直进针，得气后留针15~30min，针刺1~2次/d。化疗开始时至化疗后5d。

（4）针刺戒烟

【选穴】　合谷，耳穴神门、交感、肺、肾、肝。

【功效】　戒烟。

【应用】　用于帮助肺癌患者戒烟。

【用法】　取双侧合谷穴，一侧耳穴，针刺得气后留针30min，5次/周，连续4周。

（5）麝香灯火灸（谢利）

【制法】　选用麝香仁、艾绒等混匀，搓成0.2~0.5cm粗细药线，密封备用。

【功效】　扶正固本。

【应用】　用于肺癌康复期患者。

【用法】　根据临床辨证,选取风池、风府、大椎、心俞、肺俞、胸夹脊穴等俞穴,取药线一节,点燃待灭,对准所选俞穴轻点一次为1壮,视体质强弱,病情轻重,以1~5壮为宜。

(6)中药艾箱灸(谢利)

【制法】　用女贞树木、檀香树木烘干,掏空其内,制成盒型,将艾条置其内。

【功效】　扶正固本。

【应用】　用于肺癌康复期患者。

【用法】　常选肺俞、膈俞、三焦俞穴,将艾箱固定其相应位置,10~20min/次,1~2次/d。

(7)中药敷熨法(谢利)

【制法】　选用川芎、川陈皮、川细辛、川楝子、川木香、陈艾、石菖蒲、生大黄、生栀子等共研细末,密封备用。

【功效】　舒筋通络。

【应用】　用于肺癌康复期手足综合征患者。

【用法】　取药末250g,用纱布包好,放入开水内浸泡,待微温时提出,用于手足浸泡。

2.注意事项

(1)过度劳累、饥饿、精神紧张的患者,不宜立即针灸,需待其恢复后再治疗。

(2)对身体瘦弱、气虚血亏的患者,进行针灸时手法不宜过强,并应尽量选用卧位。

(3)如妇女行经时,若非为了调经,亦不应针灸。

(4)自发性出血或损伤后出血不止的患者,不宜针灸。

(5)皮肤有感染、溃疡、瘢痕的部位,肿瘤原发和转移部位,肢体淋巴水肿部位以及由于手术等原因导致解剖学畸形部位,不宜针灸。

(6)对胸、胁、腰、背脏腑所居之处的俞穴,不宜直刺、深刺。肝脾肿大、肺气肿的患者更应注意。

(7)针刺眼区和项部的风府、哑门等穴及脊椎部俞穴,要注意掌握一定的角度,更不宜大幅度提插、捻转和长时间留针,以免伤及重要组织器官,产生严重不良后果。

(8)进针时有触电感,疼痛明显或针尖触及坚硬组织时,应退针而不宜继续进针。

(9)针灸治疗应由取得国家卫生部门颁发的针灸执业证书的医师严格按照专业操作规范进行。

三、其他治法

在浩如烟海的中医典籍中,对于肺癌患者,除传统的中医内治法及外治法之外,还有诸如心理疗法、养生导引、针灸疗法、饮食疗法、手术治疗、生活调摄等各具特色的治疗方法,并取得了一定的成就。简述如下。

(一)心理疗法

《素问·汤液醪醴论》云:"精神不进,志意不治,故病不可愈。"清代高秉钧《疡科心得集·肺痈肺痿论》云:"凡犯此者,百人百死,如能清心静养,无挂无碍,不必勉治,尚可苟延。当以加味逍遥散、归脾汤或益气养营汤主之。"论述"失营"时,亦云:"此证为四绝之一,难以治疗,若犯之者,宜戒七情,适心志,更以养气血、解郁之药,常常服之,庶可绵延岁月。"

中医心理疗法早在《黄帝内经》中就有相关记载,后世医家在此基础上有所发挥。然而近几十年来,随着科技的发达,生活水平的提高,心理疗法的内容也变得多种多样。心理因素在肺癌的发生、发展和转归过程中始终具有非常重要的作用,不可忽视所有的肺癌患者都具有不同程度的心理障碍,如恐惧、焦虑、紧张等。肺癌患者在相当长的一段时间内,随时都会面临复发和转移的威胁。相当多的肺癌患者在手术治疗后,会留有终身的残疾。肺癌患者的心理治疗,就是医生根据心理学的原理,掌握并分析患者过去和现在的心理和病理状态,在适当的时机,以针对性的语言或适当的方法,作用于患者,从而改变患者的精神状态和机体状态,达到治疗效果的一种医疗方法。这种疗法,已被越来越多的医者所采用,也已被越来越多的患者所接受。心理治疗的方法是多种多样的,其形式和内容也是很丰富的。肺癌的心理疗法从形式上分个别治疗和集体治疗;从方法上分单独使用心理治疗,也可以结合其他的物理或药物等治疗;从种类上有移情易性法、情志相胜法、顺情从欲法、娱乐疗法等,历代医家也积累了不少行之有效的经验,并沿用至今。因此,在肺癌治疗的不同时期,中医心理疗法都可选择配合应用,以促进疾病的康复。

(二)养生导引

隋代巢元方《诸病源候论·积聚病诸候》云:"病心下积聚,端坐生腰,向日仰头,徐以口内气,因而咽之三十过而止,开目。""以左手按右胁,举右手极形,除积及老血。""闭口微息,正坐向王气,张鼻取气,逼置脐下,小口微出十二通气,以除积聚。"元代危亦林《世医得效方·大方脉杂医科·息积》云:"导引法:以两手拇指压无名指本节,作拳按髀趺坐,扣齿三十六,屏气二十一息,咽气三口,再屏息再咽,如是三作,以气通为效。"均记载了采用养生导引法治疗瘤积。

养生导引在我国民间流传已经有数千年的历史,中医学认为其可以调和气血、疏通经络、协调阴阳、强筋骨、壮精阳,使气滞通、痰凝化、湿留除、血瘀消,起到邪去本自固、本固邪不驻的作用。现代医学研究证实,养生导引确能改善机体的特异性与非特异性免疫机制,从而调动人体自身监控癌变细胞的能力。肺癌是由于外邪所致的气血不调,经络不通,阴阳失衡,加之正气不足,终以成疾。故在治疗及康复过程中,正确配合应用养生导引,也可以取得满意的疗效,并可提高患者的生活质量,延长生存期。

(三)饮食疗法

《素问·脏气法时论》云:"毒药攻邪,五谷为养,五果为助,五畜为益,五菜为充,气味和而服之,以补益精气。"清代王士雄《随息居饮食谱·疏食类》云:"海带:咸甘凉,软坚散结,行水化湿。故内而痰饮、带浊、疝胀、疬瘕、水肿、奔豚……并能治之。"

食疗是中医药体系的重要组成部分,在我国应用已有2000多年的历史。食疗与肺癌的临床治疗密切相关,饮食不当或不洁可引发肺癌,或使症状加重;合理的饮食有助于患者的治疗和康复。脾胃为后天之本,肺癌的手术、放疗、化疗等治疗手段,易致脾胃不和,耗伤胃气,出现纳差、纳呆等症状,造成疾病后期患者形神俱伤,身体羸瘦,加速疾病的进展。《素问·平人气象论》云:"平人常禀气于胃,胃者,平人之常气也。人无胃气,曰逆,逆者死……人以水谷为本,故人绝水谷则死,脉无胃气亦死。"饮食疗法可以扶助人体正气,固护胃气,故在肺癌治疗过程中,配合应用,可以达到"养正积自除"的效果,对于疾病后期的恢复也具有十分重要的意义。

(四)手术治疗

周代周公旦《周礼·天官》云:"疡医下士八人,掌肿疡、溃疡、金疡、折疡之祝药,刮杀之剂。"其中疡医就是外科医生,只能进行一些简单的手术。南朝范晔《后汉书》记载:"若疾病发结于内,针药所不能及者,乃会先以酒服麻沸散,即醉无所觉,因刳破腹背,抽割积聚。"说明早在汉代,名医华佗就发明和使用了麻醉法,并在病人麻醉状态下为其行腹、背积聚切除术。明代王肯堂《证治准绳·疡医·瘿瘤》云:"六瘤者……按之推移得动者,可用取法去之;如推之不动者,不可取也。瘤无大小,不量可否而妄取之,必妨人命。俗云:瘤者留也,不可轻去,不为无理。"阐述了中医肿瘤外科适应证及注意事项。

中医外科是以中医药理论为指导,研究外科疾病发生、发展及其防治规律的一门临床学科,有着非常悠久的历史。对于肺癌患者而言,尽管西医目前临床上仍采用手术、放疗、化疗、靶向治疗等手段为主,中医外科手术由于历史的原因,发展较为缓慢,但在中医药发展史上,也曾为保障人类的健康做出过巨大贡献,因此,还需要我们进一步去挖掘整理提高。

（五）生活调摄

《素问·四气调神大论》云:"秋三月,此谓容平,天气以急,地气以明,早卧早起,与鸡俱兴,使志安宁,以缓秋刑,收敛神气,使秋气平,无外其志,使肺气清,此秋气之应,养收之道也。逆之则伤肺,冬为飧泄,奉藏者少。"论述了秋养收,故应顺应秋季阳气的闭藏以养肺气的养生调摄理论。金代张子和《儒门事亲·五积六聚治同郁断》云:"积之成也,或因暴怒喜悲思恐之气,或伤酸苦甘辛咸之食,或停温凉热寒之饮,或受风暑燥寒火湿之邪。"从情志、饮食、外邪等多方面阐述了肺癌的病因。明代虞抟《医学正传·积聚》云:"积块……节饮食,慎起居,和其中外,可使必已。"朝鲜康命吉《济众新编·积聚》云:"真气实,胃气强,积自消,断厚味,节色欲,戒暴怒,正思虑。"日本丹波元坚《杂病广要·积聚》云:"人之患此二者,须节欲以养性,内观以养神,淡泊自如,从容自得,然后委之于医。不然,虽刘张李诸子复生,亦不能为我得也。"均阐述了肺癌患者生活调摄的重要性。清代赵濂《医门补要·肺热极便烂臭》云:"表邪遏伏于肺,失于宣散,并嗜烟酒,火毒上熏,久郁热炽,烁腐肺叶,则出秽气,如臭蛋逼人,虽迁延终不治。"指出不善调摄,嗜食烟酒,所致肺癌而产生的恶果。

对肺癌患者而言,生活调摄也尤为重要,历代医家也在长期的医疗实践中积累了相当丰富的经验。生活调摄主要包括医疗机构和家庭调摄。首先,患者的居住环境必须安静、整洁、温度适宜,定时通风换气,避免吸入灰尘、烟雾、煤气及一切刺激性物质及有害物质;禁止和控制吸烟;心烦寐差者,入睡前可用温水泡脚,睡前不看刺激性的影视剧或者书刊;忌浓茶;适当安排肺功能康复锻炼,保护良好状态,积极配合治疗。同时,还可配合中医药膳食疗及心理疏导进行综合调摄。只有这样,才有利于疾病的治疗和康复。

四、证治分类

目前,临床上对于肺癌的辨证分型常根据患者症状的阴阳偏颇、气血虚实、脏腑病机,以及邪毒盛衰等特点确定。一般而言,肺癌初期以"邪实"为主,中晚期以虚证(或虚中夹实)为多见。然而,由于受地域环境、饮食习惯、体质差异等客观因素的影响,以及医者诊疗经验、用药习惯等因素的制约,截至目前,尚无统一的肺癌辨证分型标准。

分析归纳整理古今文献资料,肺癌的临床辨证分型可归纳为肺气不足、脾气亏虚、气阴两虚、肺脾气虚、脾虚痰热、阴虚热毒、肺肾两虚、痰瘀阻肺、痰热壅肺、气滞痰郁、气滞血瘀、热毒炽盛等证型。从气血阴阳角度,辨证有气虚、阴虚、阳虚、气阴两虚证、阴阳两虚证;从脏腑角度,辨证有肺气虚、脾气虚、肺脾两虚、肺肾两虚证;从病机病理角度,分型有气滞血瘀、痰毒瘀滞、痰湿瘀阻等证。现将肺癌常见证型从正虚、邪实及虚实夹杂三个方面归纳总结如下。

（一）正虚

1.气阴两虚

【症状】 干咳少痰,咳声低微,或有血痰,神疲乏力,气短懒言,咽干口燥,烦渴欲饮,午后颧红,小便短少,排便无力,溏秘不调,舌体淡红瘦薄或胖,苔少而干,脉虚数或细弱。

【治法】 补肺益气,滋阴润肺。

【选方】 百合固金汤(《慎斋遗书》)加减。

【组成】 黄芪30g、沙参15g、麦门冬10g、五味子15g、百合15g、玄参15g、桔梗10g、白茅根20g、白花蛇舌草15g、莪术10g、女贞子10g、川贝母10g、甘草10g。

2.肺气不足

【症状】　咳喘气短,胸痛隐隐,乏力,少气懒言,声音低怯,自汗畏风,易感外邪,面白神疲,舌质淡,苔薄白,脉虚或细弱。

【治法】　益气固肺。

【选方】　四君子汤(《太平惠民和剂局方》)合玉屏风散(《究原方》)加减。

【组成】　黄芪30g、白术15g、防风10g、沙参15g、麦门冬15g、五味子15g、百合10g、山茱萸12g、龙葵10g、陈皮10g、炒麦芽10g、浮小麦15g、生牡蛎15g、甘草10g。

3.脾气亏虚

【症状】　咳嗽无力,干咳少痰或无痰,神疲乏力,少气懒言,纳呆,食后腹胀,大便溏薄,头晕目眩,舌质淡,苔薄白,脉虚弱。

【治法】　益气健脾,化痰除湿。

【选方】　参苓白术散(《太平惠民和剂局方》)加减。

【组成】　党参20g、茯苓15g、白术10g、薏苡仁15g、炒麦芽10g、白扁豆10g、陈皮10g、半夏10g、山药15g、猫爪草10g、金荞麦15g、炙甘草10g。

4.肺肾两虚

【症状】　面色㿠白,咳嗽无力,动则气喘,自汗怕冷,眩晕耳鸣,胸背隐痛,腰膝酸软,气短,倦怠乏力,尿少浮肿,舌质淡,苔薄腻,脉弱或濡。

【治法】　补肺益肾。

【选方】　左归丸(《景岳全书》)加减。

【组成】　西洋参15g、黄芪30g、沙参15g、麦门冬15g、熟地黄15g、鹿角胶10g、杏仁10g、石见穿15g、茯苓10g、山茱萸10g、枸杞子10g、陈皮10g、玄参15g、甘草10g。

5.脾肾阳虚

【症状】　干咳少痰或无痰,面色㿠白,畏寒肢冷,纳差乏力,小便清长,夜尿频多,大便溏薄,完谷不化,晨起可见眼睑浮肿,午后易出现下肢肿胀,舌质淡,苔润胖嫩,脉沉微或沉迟。

【治法】　健脾补肾,温阳散结。

【选方】　麻黄附子细辛汤(《伤寒论》)加味。

【组成】　黄芪30g、制附子10g、细辛3g、炙麻黄5g、杏仁15g、补骨脂15g、肉苁蓉15g、白术10g、白芥子10g、胆南星10g、莪术10g、鸡内金10g、山药15g。

6.阴阳两虚

【症状】　咳嗽气急,动则喘促,胸闷,耳鸣,腰膝酸软,夜间尿频,畏寒肢冷,神疲乏力,舌质淡红或黯,苔薄,脉细沉。

【治法】　滋阴补肾,消肿散结。

【选方】　沙参麦门冬汤(《温病条辨》)合赞育丹(《景岳全书》)加减。

【组成】　沙参15g、麦门冬15g、玉竹10g、天花粉15g、玄参15g、夏枯草15g、熟地黄15g、仙茅10g、淫羊藿10g、山茱萸10g、肉苁蓉10g、川贝母10g、生牡蛎15g、炙甘草10g。

（二）邪实

1.气滞血瘀

【症状】　咳嗽不畅,或有血痰,气急,或颈部及胸部有青筋显露,胸胁脘腹胀满疼痛,偶有刺痛,或有痞块,时消时聚,面色黯黑,身有瘀斑,痛有定处,甚则肌肤甲错,舌质紫黯,苔薄黄,脉沉细涩、细弦或涩。

【治法】　理气散结，活血化瘀。

【选方】　瓜蒌薤白半夏汤(《金匮要略》)合复元活血汤(《医学发明》)加减。

【组成】　瓜蒌15g、薤白10g、半夏10g、川芎10g、桃仁10g、红花10g、赤芍10g、元胡12g、郁金15g、丹参20g、枳壳10g、龙葵15g、白花蛇舌草15g。

2.痰瘀互结

【症状】　头晕目眩，神疲肢软，面色少华，胸痛阵作，纳呆腹胀，恶心呕吐，咳嗽多痰或痰中带血，失眠多梦，脱发，便后不爽，口干而饮水不多，舌质黯有瘀斑，苔白少津，或苔花剥或光剥无苔，脉细软无力或沉细而数。部分患者可兼有自汗、盗汗不止，或有出血倾向。

【治法】　化痰祛瘀。

【选方】　癫狂梦醒汤(《医林改错》)加减。

【组成】　桃仁10g、赤芍10g、川芎15g、莪术10g、金荞麦20g、胆南星10g、半夏10g、陈皮10g、瓜蒌15g、紫苏子10g、柴胡15g、香附10g、丹参20g、薏苡仁15g、桔梗10g。

3.痰热壅肺

【症状】　发热口渴，咳嗽气喘，吐痰黄稠，胸闷胸痛，唇焦口干，大便秘结，舌质红，苔黄腻，脉滑数。

【治法】　清热解毒，化痰止咳。

【选方】　清气化痰丸(北京同仁堂研制)加减。

【组成】　瓜蒌15g、黄芩10g、胆南星10g、陈皮10g、半夏10g、杏仁10g、茯苓10g、枳实10g、川贝母10g、鱼腥草15g、金荞麦15g、炒麦芽15g。

4.气滞痰郁

【症状】　心悸乏力，腰膝酸软，纳差腹胀，胁肋胀痛，兼见恶心，呕吐痰涎，形体消瘦，舌质淡胖，舌苔黄腻或白腻，脉弦滑或见弦细。

【治法】　理气化痰。

【选方】　海藻玉壶汤(《外科正宗》)加减。

【组成】　党参15g、当归10g、陈皮10g、半夏10g、木香6g、薤白10g、枳壳10g、杏仁10g、桔梗10g、苏子10g、川芎10g、昆布10g、海藻10g。

(三)虚实夹杂

1.脾虚痰湿

【症状】　咳嗽痰多，咯痰稀薄、色白，胸闷气短，乏力懒言，脘腹胀满，痞塞不通，食欲不佳，或有呕吐，纳少便溏，面色苍白，舌质淡胖，边有齿印，苔白腻，脉濡缓或濡滑。

【治法】　健脾燥湿，理气化痰。

【选方】　六君子汤(《医学正传》)合导痰汤(《校注妇人良方》)加减。

【组成】　胆南星12g、半夏12g、白术10g、茯苓10g、党参15g、薏苡仁15g、瓜蒌10g、浙贝母10g、桔梗10g、枳实10g、黄芩10g、焦麦芽15g、甘草10g。

2.脾虚痰热

【症状】　食少便溏，身热不扬，身体困重，咳嗽气喘，吐痰黄稠，舌质红，苔黄腻，脉滑数。

【治法】　益气健脾，清热化痰。

【选方】　六君子汤(《医学正传》)合泻白散(《小儿药证直诀》)加减。

【组成】　党参15g、陈皮10g、半夏10g、茯苓10g、白术10g、地骨皮15g、桑白皮15g、金荞麦15g、鱼腥草15g、枇杷叶15g、浙贝母10g、莱菔子15g、甘草10g。

3.阴虚内热

【症状】 干咳无痰,或咳嗽痰少,或痰中带血,胸闷气急,咽干声哑,胸痛,低热盗汗,心烦口干,舌质红或黯红,苔花剥或无苔,脉细数。

【治法】 清热养阴,化痰解毒。

【选方】 清气化毒饮(《医宗金鉴》)合桔梗杏仁煎(《景岳全书》)加减。

【组成】 前胡10g、桔梗10g、瓜蒌15g、金银花15g、连翘15g、黄芩10g、杏仁10g、川贝母10g、玄参15g、麦门冬10g、夏枯草15g、阿胶10g、百合10g、枳壳10g。

4.阴虚痰热

【症状】 咳嗽痰少,或干咳无痰,痰中带血,胸闷,气促,心烦失眠,口干,大便秘结,潮热盗汗,舌质红,苔少或薄黄,脉细数。

【治法】 清热化痰,润肺止咳。

【选方】 沙参麦门冬汤(《温病条辨》)加减。

【组成】 沙参15g、麦门冬15g、玉竹10g、天花粉15g、制鳖甲10g、浙贝母10g、桑白皮10g、百合10g、桑叶15g、猫爪草15g、僵蚕10g、桔梗10g、甘草10g。

5.阴虚热毒

【症状】 咳嗽气短,或发喘息,壮热口渴,或口干不欲饮,烦躁不宁,面赤唇焦,潮热盗汗、少汗或无汗,便结尿黄,舌质红绛而干,或有裂纹,少苔甚至舌苔剥脱,脉沉细数。

【治法】 清热养阴,润肺化痰。

【选方】 白虎汤(《伤寒论》)合百合固金汤(《慎斋遗书》)加减。

【组成】 生石膏30g、知母20g、金荞麦15g、鱼腥草15g、黄芩10g、白花蛇舌草15g、麦门冬10g、杏仁10g、玄参15g、当归10g、熟地黄10g、百合10g、浙贝母10g。

第四节 预后转归

预后指根据经验预测的疾病发展情况;转归指病情的转移和发展。对此,历代医家也在长期临床实践中积累了丰富的经验。就肺癌疾病而言,《素问·玉机真脏论》云:"大骨枯槁,大肉陷下,胸中气满,喘息不便,内痛引肩项,身热,脱肉破䐃,真脏见,十日之内死。"明代陈实功《外科正宗·肺痈论》云:"久咳劳伤,咳吐痰血,寒热往来,形体消削,咯吐瘀脓,声哑咽痛,其候传为肺痿,如此者百死一生之病也。"明代张介宾《景岳全书·虚损》云:"劳嗽,音哑,声不能出,或喘息气促者,此肺脏败也,必死。"清代张璐《张氏医通·脱营失精》云:"阴虚咳嗽,久之喉中痛者,必有肺花疮,难治。"

一般而言,肺癌初期多为邪毒痰瘀壅滞于肺,侧重实证,虚损不明显,机体正气尚强,通过调治,病情可好转。若未控制,邪毒伤正,肺脾气虚,遏邪乏权,邪毒可进一步向肺外传变,或流窜于皮下肌肤,或流注于脏腑筋膜,或着于肢节骨骼,淫髓蚀骨,或邪毒上扰清窍,甚至蒙蔽清窍。虚损渐重,耗气伤血,伤阴损阳,若见面削形瘦,"大肉尽脱"等虚损衰竭之症,常预示着患者已进入了生命垂危阶段。至于部分术后复发的肺癌患者,可出现由气虚进而阳虚,又渐变为精血亏虚,临床可以呈现肺脾肾三脏之气阴两伤、阴阳两虚的见证,多预示病势极其严重,治疗效果极差。亦如明代张介宾《景岳全书·善恶顺逆》所云:"痈疽证,有五善七恶,不可不辨:凡饮食如常,动息自宁,一善也;便利调匀,成微见干涩,二善也;脓溃肿消,水浆不臭,内外相应,三善也;神彩精明,语声清亮,肌肉好恶分明,四善也;体气和平,病药相应,五善也。七恶者:烦躁时嗽,腹痛渴甚,眼角向鼻,泻利无度,小便如淋,一恶也;气息绵绵,脉病相反,脓血既泄,肿尤甚,脓色臭败,痛不可近,二恶也;目视不正,黑睛紧小,白睛青赤,瞳子上视,睛明内陷,三恶也;喘粗短气,恍惚嗜卧,面青唇黑,便污未溃,肉黑而陷,四恶也;肩背不便,四肢沉重,已溃青黑,筋腐骨黑,五恶也;不能下食,服药而呕,食不知味,发痰呕吐,气噎痞塞,身冷自汗,耳聋惊悸,语言颠倒,六恶也;声嘶色败,唇鼻青赤,面目四肢浮肿,七恶也。五善者,病在腑,在腑者轻。七恶者,病在脏,在脏者危也。"虽言痈疽,对肺癌疾病,同样实用。

第二章 衷中参西

中医药治疗肺癌历史悠久，方法多样，疗效可靠。在肺癌的治疗过程中，中医药既可单独应用，也可与手术、放疗、化疗等现代医学治疗手段配合应用。实践证实，中医药在减少放、化疗毒副作用，增强其治疗效应，以及提高对手术耐受性方面，均具有其独特的优势；在肺癌的预防及病后康复方面，也能发挥十分重要的作用。因此，在肺癌的整个防治过程中，都可衷中参西，辨证应用中药，这对于减少发病率、提高治愈率、改善临床症状、提高生活质量、延长生存期、减少医疗费用等方面，都具有十分重要的意义。

肺癌的辨证防治基于患者治疗所处的疾病阶段和（或）所接受的治疗方式。因此，诸多中医及中西医结合专家提出"分期论治"。"分期论治"或"辨期论治"是对肺癌中医辨证论治的补充，是按照肺癌治疗的实际情况而提出的新的治疗思路。临床常见的有"五期"辨治法、"三期"辨治法等。"五期"辨治法具体分为手术期、化疗期、放疗期、缓解期、晚期；三期辨治法分为疾病早期、中期、晚期。

"五期"辨治法，是指依据肺癌分阶段规范化综合治疗的基本原则，临证时提倡个体化治疗。手术期：手术前后期固护卫气，常用玉屏风散（《究原方》黄芪、白术、防风）加养血、养阴之品，以提高病人的耐受力及抵抗力。化疗期：多用健脾和胃、滋补肝肾等方法，以减轻消化道反应及骨髓抑制；放疗期：针对其热毒伤阴而采用滋阴清热解毒之品，常用方剂是在沙参麦门冬汤（《温病条辨》沙参、麦门冬、玉竹、冬桑叶、生扁豆、天花粉、甘草）或增液汤（《温病条辨》玄参、生地黄、麦门冬）基础上加味。靶向治疗期：靶向药物常引起腹泻、皮疹等副作用，多用健脾止泻、养血凉血、祛风止痒之品治之。晚期：对于失去手术及放化疗机会的晚期肺癌病人，在辨证论治的基础上，加用软坚散结之品而达到祛邪抗癌的目的。分阶段规范化综合治疗蕴含着中医辨期治疗的思想。

"三期"辨证法，是指在临床诊治过程中分三期治疗肺癌。肺癌疾病初期在西医手术根治的同时，中医以养阴清肺为治疗原则进行治疗，并重用解毒散结之品；中期病人放化疗时适度配合中医以扶正培本为主；晚期则以扶正为主，慎用祛邪之品。

现将中医药配合手术、化疗、放疗及靶向药物治疗的辨证论治体系归纳总结如下。

第一节 围手术期

围手术期指从患者决定接受手术治疗开始，到手术治疗直至基本康复的一段时间，约术前1周至术后2周这段时间。以手术为节点，可分为术前及术后两个阶段。

一、术前阶段

肺癌术前阶段，大多数肺癌患者往往有肿瘤占位效应，同时伴有不同程度的"恐癌""麻醉"及"有创治疗"等焦虑。术前阶段以促进患者耐受手术为首要治疗目标，该阶段中医病机以邪实为主，痰、瘀、毒为主要病理因素。同时，在以完善术前准备为治疗主线情况下，重在改善患者心肺功能和抑郁、失眠、纳差等症状,同时给予患者心理上的鼓励、宽慰和疏导,宜"肝胃同治",以"疏肝和胃"为法,提高免疫功能,预防手术并发症。治疗以疏肝解郁、和胃宽中、安神定志为主要原则,可运用丹栀逍遥散(《方剂学》牡丹皮、栀子、当归、柴胡、白芍、茯苓、白术、甘草、薄荷、生姜)、黄连温胆汤(《六因条辨》黄连、竹茹、枳实、半夏、陈皮、甘草、生姜、茯苓)等加减;如果伴有心脾两虚,则可合用归脾汤(《正体类要》白术、人参、黄芪、当归、甘草、茯苓、远志、酸枣仁、木香、龙眼肉、生姜、大枣)。手术前后期宜固护卫气,常用玉屏风散(《究原方》黄芪、白术、防风)加养血、养阴之品,以提高病人的耐受力及抵抗力。

二、术后阶段

肺癌术后阶段,随着肿瘤伴随症状不同程度的消失,患者往往有"大病已去"的自我暗示,心理状态趋于稳定,但同时存在因麻醉效应、手术创伤等造成的不良反应,如创口疼痛、汗出异常、乏力体倦、头目眩晕、腰酸腰痛、食欲下降等。此阶段因患者经过手术创伤,故机体的整体病理状态往往由实转虚,同时容易夹杂气滞血瘀,故此阶段治疗的要点在于促进机体对创伤的修复,以及术后一系列并发症的消除等。

肺癌术后阶段病机多因元气损伤,脏腑气机不畅,气滞血瘀,故当予以调补元气、理气化瘀等法,常用王清任的血府逐瘀汤(《医林改错》桃仁、红花、当归、生地黄、牛膝、川芎、桔梗、赤芍、枳壳、柴胡、甘草)、复元活血汤(《医学发明》柴胡、瓜蒌根、当归、红花、甘草、穿山甲、大黄、桃仁)等加减,以促进患者尽早复原,以利于后续治疗及时进行。

三、维持阶段

肺癌术后维持阶段,主要治疗目的为预防复发、转移。根据文献及以往经验,将术后维持阶段治疗分为三个病程。

第一病程是术后"扶正培本"。术后1周开始,以中医药扶正培本治疗为主,为期2~3周,尽快恢复患者体力,通过辨证,"谨察阴阳所在而调之,以平为期"。

第二病程是术后配合放、化疗以"祛邪",中医减毒增效阶段。也就是术后辅助化疗阶段(对于ⅠA期和部分ⅠB期患者则不需化疗,无此阶段),或者术后辅助放化疗。本阶段以放、化疗"祛邪"为主,辅以中医药扶正减毒增效。

第三病程是中医"扶正祛邪"阶段。以抗复发、转移为主要治疗目的。经过术后4~6个疗程的常规辅助化疗,患者处于临床完全缓解阶段,但体内残存的癌细胞在一定条件下,易发生复发或转移。因此,此阶段仍需中药扶正祛邪、巩固治疗,并应"扶正祛邪并重",以固疗效。这一阶段最重要,持续时间也最长。

第二节　化疗期间

化疗药物治疗(简称化疗)已成为肺癌治疗的最主要手段之一。化疗药物对大部分的肿瘤细胞具有抑制作用,但由于其缺乏特异选择性,亦同时给体内正常增殖旺盛的细胞带来损伤,主要表现为骨髓造血功能抑制、消化道不良反应,以及心脏、肝脏和肾脏等功能受损。中医药治疗在调理机体内环境、提高机体免疫功能、提高化疗效果,减轻化疗毒副作用、延长生存期、改善生活质量等方面具有很大优势。因此,化疗联合中医药治疗已经成为肺癌综合治疗中的有效手段。

中医理论认为,化疗药物属于"药毒""邪毒"范畴,在肺癌治疗中起到"以毒攻毒"的治疗效果,但同时耗伤机体的气血精津,引起气机失宜,从而导致脏腑、气血阴阳失调、精神损害等。此期病性为本虚标实,正气不足,外邪侵袭,致气血亏虚,进而痰湿内停,瘀毒阻滞。根据文献报道及临床经验的总结,将化疗药物不良反应可归纳为以下几点:①直接损伤机体正气,耗气伤阴,损及阴阳,致使正气亏虚;②伤及脾胃,影响脾胃运化功能,导致气血生化无源,脾失运化,痰湿内生;③损害肾脏及骨髓,以致肾精不足,骨髓空虚,造成气血精髓生化无源;④损伤肝脏,致使肝阴不足,疏泄失调,导致肝郁气滞,瘀血内阻。故化疗后中医辨证多以虚证为主,也可见痰湿阻滞与瘀血内阻之证。

《素问·五常政大论》云:"大毒治病,十去其六;常毒治病,十去其七;小毒治病,十去其八;无毒治病,十去其九。"肺癌患者化疗期间常出现恶心,呕吐,食欲不振,疲乏倦怠,头晕目眩,自汗恶风,咽干舌燥,心烦失眠,齿摇脱发,脘腹胀满,大便溏稀或干结等症状。结合实践,将肺癌临床常见的胃肠道不良反应及骨髓抑制的中医药防治经验总结归纳如下。

一、胃肠道不良反应

胃肠道不良反应是肺癌化疗后出现的各种毒副作用中比较常见的临床症状之一。祖国医学认为,化疗药物为"寒凉之毒药",其作为一种外邪损伤脾胃,而致脾胃虚弱,脾不化湿,湿浊内生。湿邪困脾,脾胃运化失职,则出现恶心呕吐、腹泻、便秘、呃逆、食欲不振等。本病多属本虚标实,正虚邪实是疾病的重点,贯穿于肺癌化疗的始终。

(一)化疗致恶心呕吐

化疗所致恶心呕吐(chemotherapy induced nausea and vomiting,CINV),根据其症状应属祖国医学"呕吐""呃逆""痞症"范畴。肺癌化疗属于攻邪疗法,化疗药物多属"寒凉之毒药",其攻伐癌毒的同时也损伤脾胃,致使患者脾胃虚弱、运化失职、气机失调、胃气上逆,则出现恶心呕吐。

宋代太医院《圣济总录·呕吐》云:"呕吐者,胃气上而不下也。"明代严用和《济生方·呕吐翻胃噎膈》云:"若脾胃无所伤,则无呕吐之患。"肺癌CINV临床辨证,当按照明代张介宾《景岳全书·呕吐》中指出的"呕吐一证,最当详辨虚实"进行。CINV根据邪实正虚的不同,分为实证、虚证、虚实夹杂证。实证多见于初次化疗的肺癌患者或年轻患者手术后,正气尚强,药邪初犯胃腑引起;可分为药邪犯胃、痰饮内阻等。虚证多见于多次化疗、久病或年老手术后的患者,本身胃气虚弱,复加药邪为害所致;可分为脾胃气虚、脾胃阳虚、胃阴不足等。此外,亦有与情志有关者,多见于女性患者,病机为肝气不疏,横逆犯胃,或忧思伤脾,脾失健运,致胃失和降,引发呕吐。

总之,CINV由于七情、化学药物等因素,损伤脾胃,胃气虚寒,浊邪入胃,和降失调,胃气上逆所致。故治宜补益正气,顾护脾胃。正气充足则脾胃运化有常,胃气和则恶心呕吐自止。故可将CINV辨证分为胃热型、胃寒型。胃热者宜清胃止呕,方用陈皮竹茹汤(《金匮要略》陈皮、竹茹、大枣、生姜、甘草、人参)加减;胃寒者宜温胃散寒,方用丁香柿蒂汤(《症因脉治》丁香、柿蒂、生姜、人参)加减。若兼呕吐、反腐宿食、嗳气吞酸,可加神曲、鸡内金等消食导滞之品,并可同时针刺内关、足三里、中脘等穴位。

(二)化疗相关性腹泻

化疗相关性腹泻(chemotherapy induced diarrhea,CID),即肺癌患者在使用化疗药物治疗过程中出现的腹泻,是一特殊类型的腹泻,临床表现为大便次数增多,无痛性腹泻伴轻度腹痛,大便呈喷射性水样便,每天数次或数十次,持续5~14d。

根据其临床表现,属于中医学"泄泻"的范畴。肺癌化疗药物属于"寒凉邪毒",邪毒内侵,造成脏腑、气血阴阳亏虚,其中又以脾胃及肾脏受损为著。脾胃受损,脾失健运,胃失和降,水谷不化,清气不升,浊气下注大肠,大肠传导功能失常而发病。其主要病机为本虚标实。明代张介宾《景岳全书·泄泻》云:"泄泻之本,无不由于脾胃。"此外,肺癌患者多数情志抑郁,肝气郁滞,肝郁乘脾,脾胃气机升降失调,脾虚湿滞,滞留肠道,大肠传导失司,亦可发生泄泻。CID 的治疗应在辨证辨病相结合前提下,在健脾祛湿的基础上配合佐金平木或抑木扶土法为主要原则,以调理阴阳,补益虚损。化疗相关性腹泻临床可分为五种证治分型。

1.脾胃气虚

化疗药物耗伤正气,伤脾败胃,导致脾胃虚弱,中阳不健,运化无权,清气下陷,遂成泄泻。

【症状】 气短懒言,神疲乏力,纳呆食少,大便溏薄,完谷不化,舌质黯淡,苔薄白,脉细弱。

【治法】 补气健脾。

【选方】 参苓白术散(《太平惠民和剂局方》)、六君子汤(《医学正传》)、补中益气汤(《内外伤辨惑论》)等加减。

【组成】 生晒参 10g、党参 15g、黄芪 20g、白术 10g、山药 12g、茯苓 10g、陈皮 10g、半夏 10g、砂仁 10g、甘草 6g。

2.湿邪困脾

脾胃受损,无以运化水湿,水湿内蕴,困阻脾阳,以致泄泻。

【症状】 泛泛欲吐,倦怠乏力,嗜睡,口干不欲饮,大便溏垢,舌质黯,苔厚白腻,脉濡细。

【治法】 健脾利湿。

【选方】 升阳益胃汤(《内外伤辨惑论》)加减。

【组成】 苍术 10g、白术 12g、陈皮 10g、厚朴 10g、半夏 10g、石菖蒲 12g、木瓜 10g、炒谷芽 15g、炒麦芽 10g、神曲 10g、六一散(滑石 10g、甘草 6g)、生姜 10g。

3.脾肾阳虚

年老体弱,化疗后脾胃虚弱加重,易被生冷所伤,寒邪直中,伤及肾阳,关门不利,则大便泄下如注。

【症状】 神疲倦怠,四肢不温,面色苍白,舌淡胖,苔白,脉细弱。

【治法】 健脾温肾。

【选方】 四神丸(《方剂学》)合理中汤(《金匮要略》)加减。

【组成】 吴茱萸 10g、五味子 10g、肉豆蔻 10g、党参 15g、炒白术 12g、补骨脂 15g、木香 6g、黄连 10g、诃子 6g、干姜 6g、赤石脂 10g、车前子 10g。

4.肝脾不和

精神紧张,肝气郁结,加之脾胃虚弱,土虚木乘,导致泄泻。

【症状】 胸胁胀痛,嗳气食少,肠鸣腹痛,泄后痛缓,每因抑郁恼怒或紧张而发作,舌质淡,苔薄白,脉弦细。

【治法】 疏肝健脾。

【选方】 痛泄要方(《丹溪心法》)加减。

【组成】 陈皮 10g、白术 12g、茯苓 10g、白芍 12g、防风 15g、柴胡 10g、郁金 10g、八月札 10g、山药 15g、甘草 10g。

(三)化疗相关性便秘

化疗相关性便秘(chemotherapy induced constipation,CIC),是肺癌患者尤其是老年患者及晚期患者的常见症状,其发生率约为 15%,晚期患者的发生率可高达 50%~70%,住院患者更高。CIC 可归属于中医学"便秘"的范畴,中医古籍中对其也有诸多记载。"便秘"在汉代张仲景所著的《伤寒论》中称为"脾约""阳结""阴结""津竭"等。宋代太医院《圣济总录·大便秘涩》云:"大便秘涩……皆营卫不调……病后重亡津液……老弱血气不足。"明代张介宾《景岳全书·秘结》云:"秘结证,凡属老人、虚人、阴脏人及产后、病后、多汗后,或小水过多,或亡血失血、大吐大泻之后,多有病为燥结者,盖此非气血之亏,即津液之耗。"肺癌患者CIC多因化疗药物损伤脾胃,运化失职,气血乏源,加之化疗期间进食减少,常伴有恶心、呕吐,导致气血津液亏虚,气虚则传送无力,血虚津亏则便干不行。另外,由于情志因素影响,气机郁滞,腑气不通,则发腹胀、排便不畅;郁热内生,灼伤津液,则肠燥便秘。化疗药物为"寒凉之毒",阳气受损,排便无力,而成斯疾。便秘的临床治疗当以益气以行气血,燥肠之湿热为原则。

CIC虽属大肠传导功能失常,但与脾胃及肝肾的关系密切,多以脾肾亏虚为本,以大肠腑实为标,临床论治多以虚者居多,以气虚、血虚及阳虚最为常见。故肺癌患者CIC在治疗上应以健脾补肾、润肠通便为主。潘胜美认为,肿瘤患者常常气阴两虚,化疗引起的便秘为本虚标实之证,临床治疗当以补气滋阴、润肠通便为原则,可选用苁蓉通便口服液(中成药)(肉苁蓉、何首乌、枳实、蜂蜜)预防化疗所致便秘。李冬梅认为,肿瘤化疗所致便秘临床以气虚津亏和肝脾气滞两型居多,分别选用黄芪汤(《金匮翼》黄芪、陈皮、白蜜、火麻仁)、生脉饮(《内外伤辨惑论》人参、麦门冬、五味子)、增液汤(《温病条辨》玄参、麦门冬、生地黄)合方加减及四逆散(《伤寒论》柴胡、枳实、白芍、甘草)合六磨汤(《世医得效方》槟榔、沉香、木香、乌药、大黄、枳壳)加减治疗。陈青在临床中,将肿瘤化疗后便秘分为肾阳虚证、脾阴虚证、气机郁滞证三型,分别应用济川煎(《景岳全书》当归、牛膝、肉苁蓉、泽泻、升麻、枳壳)、麻子仁丸(《伤寒论》麻子仁、枳实、厚朴、大黄、杏仁、白芍)、四磨汤(《重订严氏济生方》木香、枳壳、乌药、槟榔)辨证加减治疗,皆取得良好的疗效。

(四)化疗致食欲减退

肿瘤相关性食欲不振(cancerrelated anorexia and cachexia syndrome,CACS),是一种以食欲减退、体重下降、体内代谢异常,后期出现多器官功能衰竭为特征的临床综合征。CACS在肿瘤中晚期病人中发病率高达80%以上,在临床肿瘤致死患者中出现率接近100%。化疗药物易耗伤正气,损及脾胃,使脾失健运,胃不受纳,气机不畅,运化腐熟功能减弱,食难消化,痰湿内生,痰浊中阻,致使胃脘胀满、不思饮食、"恶闻食臭",身体羸瘦,直至形神衰败、衰竭而亡。

CACS属中医学"纳差""痞满"的范畴。与"痞""吐""呕"等证关系密切。根据其病因、病机,CACS论治当首辨虚实。明代张介宾《景岳全书·痞满》云:"凡有邪有滞而痞者,实痞也;无物无滞而痞者,虚痞也。有胀有痛而满者,实满也;无胀无痛而满者,虚满也。实痞、实满者,可散可消;虚痞、虚满者,非大加温补不可。"对此,临床上多给予健脾益气、益胃养阴、疏肝理气、渗湿化浊、温中补虚等法,以促进脾胃功能的恢复,达到抗癌、治癌的目标,提高患者的生存质量。结合前人经验总结出CACS的五种证型。

1.脾胃虚弱

【症状】　厌食或食欲不振,面色萎黄,形体消瘦,倦怠少言,腹胀便溏,舌质淡,苔白,脉细。

【治法】　健脾益气和胃。

【选方】　参苓白术散(《太平惠民和剂局方》)加减。

【组成】　党参15g、白术12g、茯苓12g、薏苡仁30g、砂仁10g、扁豆30g、山药30g、陈皮10g、桔梗10g、甘草10g、焦三仙各10g。

2.脾胃阴虚

【症状】　食欲不振或不欲饮食,口渴心烦,手足心热,倦怠乏力,肌肉消瘦,唇干舌燥,舌质红,少苔或无苔,脉细数。

【治法】　健脾益胃养阴。

【选方】　益胃汤(《温病条辨》)或沙参麦门冬汤(《温病条辨》)加减。

【组成】　沙参15g、麦门冬15g、茯苓12g、玉竹15g、石斛15g、黄精15g、山药30g、扁豆30g、莲子10g、山楂10g、谷芽30g、麦芽30g。

3.肝郁脾虚

【症状】　食欲不振或纳呆拒食,腹胀,便溏不爽,肠鸣矢气,或大便溏结不调,或腹痛欲泻,泻后痛减,伴见郁闷不乐,或急躁易怒,舌苔白或腻,脉弦或弦缓。

【治法】　疏肝理气,健脾益胃。

【选方】　柴芍六君子汤(《医宗金鉴》)加味。

【组成】　人参10g、白术10g、茯苓10g、甘草10g、陈皮10g、半夏10g、柴胡10g、白芍15g、佛手10g、谷芽30g、麦芽30g。

4.脾虚湿阻

【症状】　食欲不振或不欲饮食,胸痞腹胀,倦怠嗜卧,午后或夜间发热,大便泄泻或不爽,小便短少,舌质淡,苔白而腻,脉滑。

【治法】　健脾渗湿,和胃化浊。

【选方】　四君子汤(《太平惠民和剂局方》)合藿香正气散(《太平惠民和剂局方》)加减。

【组成】　党参15g、白术10g、茯苓10g、藿香10g、白芷10g、陈皮10g、厚朴10g、佩兰10g、薄荷10g、薏苡仁30g、白蔻仁10g、甘草10g、砂仁10g。

5.脾胃阳虚

【症状】　食欲不振,或不欲饮食,或拒食,胃脘痞满,腹痛绵绵,面黄神疲,舌质淡,苔白腻,脉沉迟。

【治法】　温中健脾。

【选方】　黄芪建中汤(《金匮要略》)或香砂六君子汤(《古今名医方论》)加减。

【组成】　党参12g、黄芪30g、白术12g、茯苓10g、干姜6g、丁香6g、桂枝10g、砂仁10g、白芍10g、木香10g、麦芽30g、谷芽30g、陈皮10g、炙甘草10g。

二、化疗致骨髓抑制

化疗后骨髓抑制(bone marrow inhibition,BMI),是化疗药物对造血系统常见的、可危及生命的最为严重的毒性反应,主要临床表现为血小板、红系、粒系细胞数目的减少,临床根据实验室指标,多从粒细胞减少性发热(febrile neutropenia,FN)、肿瘤相关性贫血(cancer related anemia,CRA)、肿瘤化疗相关性血小板减少症(chemotherapy induced thrombocytopenia,CIT)分别进行治疗。根据其临床症状如头晕、头痛、倦怠乏力、腰膝酸软、纳呆、身体羸瘦,或心悸气短、多梦、易醒、发热及出血、畏寒肢冷、皮肤苍白或萎黄、脉虚无力等症状,大多将骨髓抑制归属于中医学"虚劳""血证""发热"等范畴。BMI西医治疗常采用粒细胞集落刺激因子(G-CSF)、白介素-11(IL-11)、促血小板生成素(TPO)、促红细胞生成素(EPO)等,虽见效迅速,但会出现骨痛、肌肉疼痛、发热等一系列医源性疾病,且药物持续时间短,用药不方便,而且价格昂贵,往往导致患者依从性降低、经济负担加重。鉴于此,中医药被广泛应用于肺癌化疗骨髓抑制的预防及治疗,按照辨证论治原则,加减治疗,可取得满意的疗效。

(一)病因病机

"药毒"(化疗药物)是肺癌患者BMI发病的直接病因,正气不足是肺癌发生内在因素。BMI发生是一个逐渐加重的动态变化过程。药毒入脉,与气血相搏,毒邪亢盛,损伤气血,累及心脾,脾失健运,气血两虚;药毒入髓,损伤阴血(骨髓损伤),累及肝肾,骨髓功能失司;损伤精血(骨髓抑制),肾精亏损,精不养髓,髓不化血,肾精亏损则骨髓不充,精血不能复生;蓄积"药毒",瘀阻骨髓,精髓空虚,先天之本枯竭;新血生化无源,瘀滞骨髓,乃发斯病。

肺癌患者主要病理机制为"脾肾虚损、毒瘀互结",脾肾虚损是病理基础,毒瘀互结是病理产物,以脾肾二脏亏虚为主,病位在骨髓,累及心、肝、脾等脏器。故防治肺癌患者BMI应从健脾补肾入手。

（二）治则治法

肺癌患者骨髓抑制治疗以扶正补益为主要原则,即补气养血、健脾和胃、滋补肾精,同时佐以活血化瘀为治疗大法。

（三）辨证论治

根据脏腑辨证方法,肺癌患者BMI临床常见证型有心脾两虚、肝肾阴虚、脾肾阳虚、肾精亏虚等,临床辨证尤以心脾两虚为主;特别是在预防性治疗时可采用气血阴阳辨证方法,气虚、血虚、阴虚、阳虚四类证候中,以气血两虚、肝肾阴虚的复合证候居多;其他辨证还有瘀血内阻、痰湿瘀阻等证型。现将其主要证型总结归纳如下。

1.心脾两虚

【症状】 面色萎黄,疲倦乏力,心悸气短,失眠多梦,头目眩晕,食欲不振,腹胀便溏,舌质淡嫩,脉细弱。

【治法】 健脾养心,补益气血。

【选方】 归脾汤(《正体类要》)加减。

【组成】 党参30g、当归15g、山药15g、茯苓12g、白术10g、酸枣仁15g、远志10g、黄芪15,生姜6g、大枣10g、木香6g、熟地黄10g、炙甘草10g、炒麦芽15g。

2.肝肾阴虚

【症状】 头晕目眩,耳鸣健忘,失眠多梦,咽干口燥,腰膝酸软,五心烦热,额红盗汗,舌红少苔,脉细数。

【治法】 滋补肝肾,滋养阴血。

【选方】 左归丸(《景岳全书》)加减。

【组成】 熟地黄15g、山药15g、枸杞子12g、山茱萸12g、川牛膝10g、菟丝子15g、鹿角胶12g、龟板胶12g、女贞子12g、旱莲草12g、炒麦芽15g、炙甘草6g。

3.脾肾阳虚

【症状】 面色㿠白,畏寒肢冷,腰膝酸软,泄泻,腹胀,或小便不利,舌质淡胖,苔白滑,脉沉细。

【治法】 温补脾肾,助阳益髓。

【选方】 右归丸(《景岳全书》)加减。

【组成】 肉桂10g、炮附子10g、鹿角胶12g、杜仲15g、菟丝子15g、山茱萸12g、熟地黄15g、山药15g、当归12g、补骨脂15g、炒麦芽15g、炙甘草10g。

4.肾精亏虚

【症状】 头目眩晕,耳鸣耳聋,腰膝酸软,神疲健忘,畏寒肢冷,舌质淡,苔少,脉沉细。

【治法】 补肾填精,滋养骨髓。

【选方】 大补阴丸(《丹溪心法》)合龟鹿二仙胶(《医便》)加减。

【组成】 熟地黄15g、黄柏10g、龟板胶12g、知母15g、鹿角胶12g、人参10g、枸杞子12g、炒麦芽15g、山药15g、炙甘草10g。

（四）用药加减

作用于白细胞的中药:黄芪、太子参、黄精、冬虫夏草、枸杞子、女贞子、鸡血藤、淫羊藿、夏枯草、人参、西洋参、白术、生地黄、熟地黄、丹参、阿胶、鹿角胶、山茱萸、补骨脂、灵芝、石韦、三七等。

作用于红细胞、血红蛋白的中药:党参、太子参、红参、白参、鹿茸、当归、生地黄、熟地黄、阿胶、龟板胶、紫河车、鸡血藤、枸杞子、龙眼肉、锁阳、巴戟天等。

作用于血小板的中药:紫河车、黄芪、鹿角胶、花生衣、黄精、旱莲草、仙鹤草等。

第三节　放疗期间

放射治疗(简称放疗)是肺癌临床常用的治疗方法之一。放射线在有效杀灭肺癌细胞的同时,对人体正常细胞及组织也造成一系列毒副反应,其中包括局部反应和全身反应。局部反应主要表现为放射性肺损伤(炎)、放射性食管炎、放射性皮炎、放射性口腔炎等;全身反应主要表现为疲乏、四肢酸软、易疲劳、头晕头痛、嗜睡失眠,以及食欲下降、恶心、呕吐、腹痛、腹泻或便秘等消化道反应,白细胞下降、血小板减少、贫血等骨髓抑制。现就肺癌放射治疗常见的几种不良反应中医辨治经验归纳总结如下。

一、放射性肺损伤

放射性肺损伤(radiation induced lung injury,RILI)是胸部肿瘤放疗后常见的并发症之一,国内报道RILI的发病率为8.25%,国外报道为14.6%~37.2%。其早期主要表现为放射性肺炎,常有刺激性干咳、气急等症状;部分患者在后期可表现为肺纤维化,发展为呼吸功能受损,甚至呼吸衰竭,严重影响患者的生活质量。

(一)病因病机

根据RILI的临床症状,将其归属于中医的"咳嗽""肺痿""肺痹"等范畴。现代中医认为,放射线为"火热毒邪",火热为阳邪,伤阴耗气;直袭肺脏,损伤肺络,灼津为痰,痰湿内蕴,阻塞肺络,气机阻滞,日久郁而化热,耗伤正气,气阴两虚,气虚无以鼓动血脉,血行不畅,瘀血内生;瘀血为有形之邪,阻滞脏腑经络,加重气机阻滞;瘀血阻脉,则血行不畅,痰瘀互结,阻滞肺络,乃发斯证。气血阻滞,新血难生,则脏腑失养;气血虚弱,痰瘀互结,互为因果。故早期出现口干口渴、干咳无痰、低热等症状;如病情不能得到及时控制,更加耗伤肺气,久病入络,病情缠绵难愈,甚至出现喘脱、阳虚水泛等临床危重症候。

本病基本病机是本虚标实,阴伤、气虚、血瘀、热毒是病机要点,虚、痰、瘀、毒为其基本病理因素。放疗初期,患者正气尚足,多以痰热互结证、瘀血内阻证多见;放疗后期,热毒日久,耗气伤阴,以肺阴亏虚证、脾肾双亏证多见。

(二)治则治法

中医药治疗肺癌患者RILI应根据患者临床症状,结合放疗时间、放疗面积等进行综合辨证治疗,常用清热化痰、益气养阴、活血化瘀等治法。而在疾病实际发展过程中,这些证型常常并不完全单独出现,因此可能需要在治疗主证的基础上配以其他药物来治疗次要症状。

(三)辨证论治

现代医学临床常将RILI分为急性期、迁延期、纤维化期,中医临床可将其分为热毒炽盛、气阴两虚、痰瘀互结三期分别进行辨证论治。

1.热毒炽盛

【症状】　发热,咽喉红热肿痛,或咳嗽咳痰,痰稠色黄,咳吐不爽,口干咽燥,胸膈烦躁,气短,大便秘结难下,或口舌生疮,口干口臭,舌质红,苔黄腻,脉滑数。

【治法】　清热化痰,清营养阴。

【选方】　白虎汤(《伤寒论》)、千金苇茎汤(《外台秘要》)、凉膈散(《太平惠民和剂局方》)、麻杏石甘汤(《伤寒论》)加减。

【组成】　生石膏20g、知母12g、杏仁12g、瓜蒌12g、鱼腥草12g、黄芩12g、金银花18g、浙贝母15g、大黄8g、芒硝10g、栀子12g、连翘20g、薄荷12g、竹叶6g、生甘草6g。

2.瘀血内阻

【症状】 面色晦黯或口唇发绀,咳嗽无痰,或咳黯黑色黏痰,呼吸困难,胸胁疼痛,痛有固定,倦怠无力或肌肤甲错,舌质紫黯或有瘀点、瘀斑,脉涩或弦结代。

【治法】 活血化瘀,凉血解毒。

【选方】 桃红四物汤(《玉机微义》引《医垒元戎》方)、血府逐瘀汤(《医林改错》)加减。

【组成】 柴胡6g、赤芍12g、枳壳12g、当归15g、生地黄15g、桃仁9g、丹参20g、红花3g、生黄芪15g、青皮6g、陈皮6g、桔梗15g、白花蛇舌草30g、半枝莲30g、石见穿15g、炙甘草6g。

3.肺阴亏虚

【症状】 刺激性干咳,无痰或少痰,咽痛,咳声短促,或痰中带血丝,或声音逐渐嘶哑,口干咽燥喜冷饮,或午后潮热,颧红、盗汗、纳食不香,日渐消瘦,神疲,舌质红,少苔、少津,脉细数。

【治法】 益肺补肾,化瘀通络。

【选方】 清燥救肺汤(《医门法律》)、百合固金汤(《慎斋遗书》)、沙参麦门冬汤(《温病条辨》)、生脉散(《医学启源》)加减。

【组成】 北沙参15g、麦门冬10g、玉竹10g、天花粉10g、白扁豆6g、杏仁10g、枇杷叶10g、桑叶10g、川贝母10g、银柴胡10g、白薇10g。

二、放射性食管炎

放射性食管炎(radiation induced esophagitis,RIE)是指食管黏膜受到放射线照射后黏膜充血、水肿,上皮细胞损伤、坏死,出现食管黏膜炎症、溃疡、食管狭窄,损伤程度与照射剂量正相关。临床表现为吞咽梗塞感、吞咽疼痛、胸骨后烧灼感、反酸等,严重者可并发食孔、食管气管瘘,消化道出血等,使患者难以耐受,甚至间断或终止放疗,影响临床疗效。因此,积极有效地防治RIE对肺癌患者治疗的顺利完成、疗效及生活质量的提高等均具有重要意义。临床多采用糖皮质激素类药物、抗生素、麻醉剂、黏膜保护剂等对症治疗,有一定的止痛疗效,但在预防或推迟放射性食管炎发生方面疗效甚微。中医药在防治放射性食管炎方面取得了一定临床疗效。现将甘肃省肿瘤医院防治经验介绍如下。

(一)病因病机

放射性食管炎多属中医"噎膈""反胃"范畴。中医理论认为,放射线属"火毒之邪",最易伤津耗气。火热毒邪直中入里,损伤人体,侵犯脏腑,致毒热炽盛,阴津耗伤,胃失和降;或毒伤血络,瘀血内阻,以致食管干涩,食物难入。同时,因暴受外邪,痰湿内阻,水谷不化,脾胃运化功能失调,以致痰饮上逆。热毒郁久,又可出现瘀血内阻。其既有邪实的一面,即气结、痰凝、血瘀,又有本虚的一面,即气阴虚损、脾肾亏虚。病理性质为本虚标实。疾病初起以实证为主,病至中期,热毒炽盛,气虚阴亏;病之日久,正虚表现则逐渐明显,表现为气阴、脏腑亏虚,可兼有热毒、痰火、瘀血等。

(二)治则治法

放射性食管炎防治基于中医"治未病"的观点。《素问·四气调神大论》云:"是故圣人不治已病治未病,不治已乱治未乱,此之谓也。夫病已成而后药之,乱已成而后治之,譬犹渴而穿井,斗而铸锥,不亦晚乎。"提出了"治未病"的思想,其包含两个方面,一是未病先防,一是已病防变。肺癌患者在放射治疗的同时,预防性给予药物治疗可获良效;若等到放射性食管炎症状出现后再行辨证用药,往往疗效欠佳。

根据中医理论,肺癌放疗患者长期、多次接受照射,反复遭受"热毒侵袭",热毒久伤,则耗伤气阴,导致气阴两伤;同时,食管属脾胃的范畴,胃气以降为顺,胃气损伤则不降反升,导致胃气上逆。

基于放射性食管炎"气阴两伤,胃失和降"的病因病机,确立益气养阴的基本治法,并在此基础上加以清热解毒、和胃降逆等治法,可获良效。

(三)辨证论治

1.肺胃阴虚

【症状】 咽喉干涩,烧灼不适,口干咽燥,干咳少痰,气短,乏力,舌质红,少苔,脉细数。

【治法】 清热解毒,滋阴降火。

【选方】 沙参麦门冬汤(《温病条辨》)加减。

【组成】 沙参15g、玉竹6g、生甘草6g、桑叶12g、麦门冬12g、扁豆12g、天花粉15g、生地黄15g、玄参15g、延胡索15g、白头翁15g、菊花15g、白芍15g、牡丹皮10g。

2.痰热互结

【症状】 吞咽困难,或咽下疼痛,呃逆,嗳气,恶心呕吐,纳呆,腹胀,大便稀溏或便秘,舌苔白腻,脉细滑。

【治法】 清热化痰,降逆和胃。

【选方】 瓜蒌薤白半夏汤(《金匮要略》)合旋覆代赭汤(《伤寒论》)加减。

【组成】 瓜蒌15g、黄连6g、苦参10g、半夏12g、薏苡仁15g、茯苓15g、白术12g、延胡索15g、川楝子15g、旋覆花15g、生姜6g、代赭石15g、党参12g、陈皮6g、竹茹12g、丁香6g、柿蒂6g、莱菔子12g、炒麦芽12g。

3.脾肾双亏

【症状】 进食哽噎隐痛不适,或咳吐痰涎、纳差、乏力、面色萎黄,兼见头晕、耳鸣、腰膝酸软无力、夜晚尿频、大便溏泻或干结,舌质淡,苔薄白,脉沉弱。

【治法】 益气化痰,健脾补肾。

【选方】 百合固金汤(《慎斋遗书》)加减。

【组成】 百合15g、西洋参15g、茯苓15g、白术12g、陈皮12g、木香6g、砂仁6g、白扁豆15g、生地黄12g、山药10g、山茱萸30g、麦门冬10g、五味子10g、桂枝12g、白芍12g、浮小麦30g、甘草6g、生姜6g、大枣10g。

三、放射性皮炎

放射性皮炎(radiation dermatitis,RD)是由于放射线照射引起的皮肤黏膜炎症性损害。表现为可逆性的毛发脱落、皮炎、色素沉着及不可逆的皮肤萎缩,皮脂腺、汗腺的毁灭和永久性的毛发缺失,以致放射性坏死,继之形成溃疡。

(一)病因病机

现代中医认为放射线为"火热毒邪"。热邪伤阴,引起热蕴肌肤,而致脱屑、红斑、瘙痒、溃疡等,与日光晒伤、烧伤相类似,属中医"丹""紫癜风"和"疮疡"的范畴。其病机责之于热毒外袭,内有郁热,耗伤阴津。清代吴谦《医宗金鉴·外科心法要诀》云:"痈疽原是火毒生,经络阻隔气血凝。"肺癌多属痰湿瘀结聚而成,而放疗本身又属暴热,外热与内毒相结合,则火毒壅盛搏结于肌肤;或外热与内湿相合,则湿热蕴结于肌肤,遂致放射性皮炎表现。火、热、毒、湿是导致体表溃疡的直接病因。

(二)治则治法

疼痛为放射性皮炎的主要临床症状。依据放射性皮炎临床表现及病机特点,中医理论认为"痛则不通"。故放射性皮炎的治疗和防护应以清热解毒,消肿止痛,健脾益肾,活血化瘀为治疗大法。

(三)辨证论治

【症状】 皮肤色红或黯黑,自觉瘙痒,脱屑或溃疡。

【治法】 清热解毒,活血化瘀。

【选方】 促愈灵(甘肃省肿瘤医院院内制剂)。

【组成】 沙棘油、紫草、冰片等。

验方1:白玉膏(熟石膏900g、制炉甘石100g,研粉和匀,以麻油调成膏,再加凡士林使成软膏)。具有润肤、生肌的作用,可促进伤口愈合,可广泛应用于本病皮肤溃疡后期。

验方2:冰片滑石散(冰片与滑石按1∶2比例制成)。冰片苦凉,可止痛防腐;滑石甘寒,可清热收湿。故可用于防治本病。

第四节 靶向治疗

随着基因组学、分子生物学技术的发展,个体化靶向治疗应运而生。近年来,以表皮生长因子受体等为靶点的靶向药物研制取得重大进展,有些药物已经应用于临床,并取得了满意的效果,但其临床不良反应也不容忽视。肺癌靶向药物治疗中常见的不良反应是皮肤毒性,运用中医辨证治疗,患者相应皮肤不良反应的发生率可有效降低,但其发生皮疹的概率仍较高。

靶向药物治疗可使晚期肺癌患者无进展生存期明显提高,是肺癌治疗新的里程碑。在基因组学、分子生物学技术的基础上,靶向药物个体化治疗对正常细胞的损伤比传统治疗大大减少,可降低患者骨髓抑制、消化道反应、免疫力下降等不良反应的发生率,但其引发的新的不良反应也越来越引起了人们的重视。作用于表皮生长因子受体(EGFR)靶点上的临床药物如吉非替尼、厄罗替尼、埃克替尼等,主要机制在于EGFR在促进表皮生长、抑制表皮细胞分化、抑制炎症、促进伤口愈合、防止紫外线损伤等方面发挥着重要作用。但其最易发生皮肤不良反应,该不良反应的发生率高达79%~88%。EGFR抑制剂导致皮肤毒性的主要原因是其可影响在表皮的角质形成细胞,这些细胞在皮肤的基底层、基底上层及外毛根鞘均有分布,另外在毛囊上皮细胞、外分泌腺及皮脂腺中均有表达。皮肤不良反应的主要表现为皮疹,皮肤干燥瘙痒,甲沟炎或甲裂,皮肤色素沉着,毛发异常,毛细血管扩张,口腔黏膜炎等。现就肺癌患者接受靶向药物治疗所致皮肤不良反应的中医药防治方法归纳总结如下。

一、皮疹

肺癌患者应用靶向药物所致的皮疹以皮肤起疹、瘙痒、多形损害、水疱及斑疹等为主要临床表现。在祖国医学中属于"药疹""药毒""痤疮"的范畴。金代张子和《儒门事亲·推原补法利害非轻说》云:"凡药品皆有毒,非大毒小毒才可称之为毒。"甘草、人参类也可称之为毒,服用时间日久,对脏腑皆有所影响,说明了药物致毒的不可避免性。明代张景岳《类经·本草正》云:"药以治病,因毒为能。所谓毒者,是以气味之有偏也。"阐述了但凡可祛邪扶正之品,"偏性以纠偏",也可称之为毒药。故毒即药也,药即毒也。用之得当,可祛邪安正;用之不当,反为毒害。

(一)病因病机

中医理论认为,肺癌患者靶向药物所致的皮疹,其病机多为先天禀赋不足,邪毒侵犯所致;或因风热之邪侵袭腠理,或湿热蕴蒸,郁于肌肤;或外邪侵袭,日久化火,灼伤营血,血热妄行,溢于肌肤;或火毒外发肌肤,内攻脏腑,日久阴液损耗,浮阳外越,使风、热、湿、毒等滞于皮肤腠理所致。

(二)治则治法

由于肺癌患者靶向药物所致皮疹的发病,内因是脏腑功能失调,湿热蕴郁;外因是药毒侵袭,内外交合,合而为病,外泛于肌肤而成,故临床上可见皮疹潮红肿胀作痒、纳差、腹泻、舌苔腻等湿蕴热重之症。故在治疗上当以清解湿热为基本治疗方法。在疾病初期阶段,皮疹多限于身半以上,尤以头面部为甚,皮疹虽红,但不艳红,而焮热作痒较甚,伴有发热头痛等表证,治宜解表清解为主;药疹后期,病情渐深,气阴两伤,可见低热烦渴,头昏乏力,口干口渴,皮疹红肿渐退,大片脱屑,舌红绛无苔,脉细数等,治宜养阴益气,兼清余毒。

（三）辨证论治

1.湿热蕴郁

【症状】 皮疹多限于身半以上,尤以头面部为甚,以痤疮样皮疹为主,皮疹虽红,但不艳红,而焮热作痒较甚,伴有发热头痛,或伴脓疱,易糜烂渗出,伴大便黏滞,小便色黄,舌质红,苔黄腻,脉滑数。

【治法】 解表清解。

【选方】 荆防败毒饮（《摄生众妙方》）加减。

【组成】 荆芥15g、防风15g、桑叶15g、菊花15g、黄芩10g、连翘10g、蝉蜕6g、金银花15g、甘草10g。

2.气阴两伤

【症状】 低热烦渴,头昏乏力,口干口渴,皮疹红肿渐退,大片脱屑,舌质红绛无苔,脉细数。

【治法】 养阴益气,兼清余毒。

【选方】 沙参麦门冬汤（《温病条辨》）加减。

【组成】 沙参15g、玄参15g、薏苡仁30g、牡丹皮12g、地骨皮12g、麦门冬12g、生地黄15g、白芍10g、当归10g、地肤子10g、白鲜皮12g、甘草10g。

二、其他不良反应

（一）皮肤干燥瘙痒

肺癌患者应用靶向药物所致的皮肤干燥、瘙痒、皲裂属中医"燥症"范畴。历代医家对燥症的描述范围较广,其主要包括皮肤干燥、手足干燥皲裂、眼睛干涩、口渴、口干、阴道干涩、白带过少、便秘、便干等,与本病相关的主要是皮肤干燥及手足干燥皲裂症。隋代巢元方《诸病源候论·唇口面皲候》云:"唇口面皲者,寒时触冒风冷,冷折腠理,伤其皮肤,故令皲劈……若血气实者,虽劲风严寒,不能伤之;虚则腠理开而受邪,故得风冷而皲劈也。"从病因方面解释血气虚是"唇口面皲"的主因。

燥症病因较多,与肺癌相关的原因主要是长期应用放化疗之"火毒"及药食温燥,伤灼阴精导致阴血不足而生内燥。"燥者润之"是治疗本病的总原则,无论外燥或内燥,治疗均以濡润之品为主。故治疗应从补下焦之阴开始,以纯阴之药柔敛肝肾之阴,临证可选用大补阴丸（《丹溪心法》熟地黄、黄柏、知母、龟板）或六味地黄汤（《小儿药证直诀》熟地黄、山药、山茱萸、牡丹皮、泽泻、茯苓）为主进行加减治疗。

（二）甲沟炎

肺癌患者应用靶向药物所致的甲沟炎在中医理论中称之为"蛇眼疔"。其生在指（趾）甲旁,因其色紫而凸,或溃后胬肉高凸,形如蛇眼而得名。甲沟炎初起较局限,多长于指（趾）甲边缘近端,若治疗不及时,可能损伤筋骨,导致手足功能下降。清代吴谦《医宗金鉴·外科心法要诀》云:"蛇眼疔在甲旁生,甲后名为蛇背疔……总由脏腑火毒成。"认为其发病机制与脏腑火毒热盛相关。罹患肺癌,或长期接受放疗"火毒",或应用"毒药"攻邪,或恣食醇酒厚味、辛辣炙煿,致使脏腑火毒热结所致。肺癌患者出现甲沟炎主要与应用靶向药物有关,多因药物导致气血凝滞而成疔。治以清热解毒为主,临证可选用五味消毒饮（《医宗金鉴》金银花、野菊花、蒲公英、紫花地丁、紫背天葵）或清瘟败毒饮（《疫疹一得》生地黄、黄连、黄芩、牡丹皮、石膏、栀子、甘草、竹叶、玄参、连翘、赤芍、知母、桔梗、水牛角）为主进行加减治疗。

第二篇　名医经验

　　中医药学历数千年而不衰，并不断发展壮大，主要依靠历代医学家临床经验的积累、整理与提高。名中医经验，或秉家学，或承师传，都经长期的临床实践，反复验证，不断发展补充而成。这些宝贵经验对于充实祖国医学宝库，提高和指导临床实际工作能力具有十分重要的意义。

　　肺癌是严重危害人类健康的恶性肿瘤之一。近年来，通过广大中医药工作者的辛勤努力，在对其病因病机、微观辨证、治则治法及中西医结合等方面都取得了可喜的成绩，其中名中医经验功不可没。鉴于此，我们参考了众多近现代著名中医的学术著作，以及全国各种中医杂志中名中医的论文精华，收集归纳整理了数十位名中医对肺癌疾病的认识、辨证论治及遣方用药经验。这些独具特色的理论见解、自成体系的治疗规律和弥足珍贵的方药应用经验，都将为中医药理论体系的发展提供重要的素材，对中医药学术发展产生极大的推动作用。

　　本篇内容将分为名医名方与诊疗经验两部分分别进行论述。

第一章 名医名方

　　中国医学,源远流长;中医名家,历代辈出。近年来,中医药在肺癌的防治方面取得了丰硕的成果,积累了丰富的临床实践经验,成就了一大批名医大家,也总结出了一大批行之有效的专病专方专药。鉴于此,我们对近现代名中医治疗肺癌的组方、治则治法及适应证进行了系统地归纳整理,所收集的处方均为各位医家长期临床实践经验的总结,其中有的是建立在对肺癌中医病因病机、辨证分型认识的基础之上而拟定;有的是参考抗癌中药的药理研究成果,结合肺癌的病理分期,根据中药君臣佐使组方原则而创制;其中既有针对肺癌疾病本身治疗的专方验方,又有防治疾病过程中毒副反应的专方验方;既有专病专方,又有系列方剂;且均经临床灵活加减运用,疗效明显,并能执简驭繁,堪称实用。体现了辨病论治与辨证论治相结合,宏观辨证与微观辨证相结合,整体治疗与局部治疗相结合的治疗原则。

　　由于文献资料来源不一,撰写格式也不尽相同,为保持原貌,诸多内容未加改动,且排序不分先后。

　　一、邓铁涛——金福安汤

　　【组成】　生南星15g、生半夏15g、生薏苡仁30g、太子参30g、浙贝母15g、守宫6g、山慈姑10g、莶苓30g、丹参15g、桃仁10g。

　　【治则治法】　化痰祛瘀,消癥散结。

　　【方解】　生南星、生半夏、浙贝母、山慈姑均可化痰,消肿散结;桃仁、丹参活血祛瘀;莶苓清肺解毒;薏苡仁利水渗湿,解毒散结;再以虫类药守宫增其攻积之力。全方诸药合用,共奏化痰祛瘀、消癥散结之功效。

　　【加减】　气阴两虚者,加五爪龙、麦门冬;肝肾不足者,加女贞子、旱莲草;气血亏虚者,加鸡血藤、黄芪;阴虚内热者,加知母、地骨皮;气滞血瘀者,加三七、郁金;纳差者,加麦芽、鸡内金;咯血者,加仙鹤草、白茅根等。

　　二、林洪生——益肺清化膏

　　【组成】　黄芪、党参、北沙参、麦门冬、仙鹤草、拳参、败酱草、白花蛇舌草、川贝母、紫菀、桔梗、苦杏仁、甘草。

　　【治则治法】　益气养阴,活血解毒。

　　【应用】　适用于晚期肺癌气阴两虚所致气短、乏力、咳嗽、咯血、胸痛等证候的辅助治疗。

　　【方解】　方中黄芪、党参益肺补气;沙参、麦门冬养阴利肺;川贝母、杏仁润肺止咳化痰;白花蛇舌草清热散瘀,消痈解毒;败酱草清热解毒,祛腐排脓;仙鹤草清热凉血止血。诸药合用,共奏益气养阴、化痰止咳、清热解毒、凉血止血之功效。

　　三、刘嘉湘——益肺消积方

　　【组成】　生黄芪30g、生白术12g、北沙参30g、天门冬12g、石上柏30g、石见穿30g、白花蛇舌草

30g、金银花15g、山豆根15g、夏枯草15g、海藻15g、昆布12g、生南星30g、瓜蒌皮15g、生牡蛎30g。

【治则治法】　益气养阴,清热解毒,软坚化痰。

【方解】　方中黄芪、白术益气;天门冬、北沙参养阴;石见穿、白花蛇舌草、山豆根、生南星、夏枯草等清热解毒,化痰软坚;再结合辨证加减,治疗晚期肺鳞癌、腺癌可取得良好的疗效。

【加减】　阴虚去黄芪、白术,加南沙参、麦门冬、玄参、百合、生地黄;气虚去北沙参、天门冬,加党参、人参、茯苓;肾阳虚加补骨脂、淫羊藿、菟丝子、肉苁蓉、锁阳。

四、曹利平——健脾清肺汤

【组成】　枳壳10g、桔梗10g、陈皮10g、法半夏9g、茯苓15g、黄芩10g、桑白皮15g、浙贝母15g、夏枯草15g、忍冬藤15g、炒白术10g、太子参15g、炒麦芽30g、防风10g、苏叶10g、薏苡仁15g、乌贼骨15g、甘草6g。

【治则治法】　健脾气,清肺热。

【应用】　适用于肺癌患者症见咳嗽、咳痰,痰白或为黄痰或痰中带血,伴乏力、气短,活动加重,舌质淡红,苔白腻或黄腻,脉沉细或弦滑。

【方解】　方中陈皮、太子参健运脾胃以固本;黄芩、浙贝母清肺散结以治标,此四味药物为君药。炒白术、茯苓、半夏健脾益气,增加固本之效;桑白皮清泄肺热;生薏苡仁、忍冬藤、夏枯草清肺抗肿瘤为臣药。乌贼骨制酸以顾护脾胃黏膜;防风、苏叶辛温解表给肺中邪气以出路,同时利气化湿护中焦;枳壳降气调畅气机;炒麦芽促进脾胃运化功能共为佐药。桔梗载药上行,甘草调和诸药,共为使药。

五、路志正——益肺化积汤

【组成】　人参6g、石见穿30g、泽漆15g、清半夏15g、山慈姑15g、仙鹤草15g、白前15g、桂枝10g、黄芩10g、薏苡仁30g、甘草6g、生姜3片。

【治则治法】　益气养阴,理气化痰,祛瘀散结,解毒抗癌。

【应用】　适用于肺系疾病见久咳不愈,迁延入里,正虚痰饮内生,甚而化热,主治水饮内停、喘咳身肿之证。

【方解】　方中泽漆为君,味辛、苦,微寒,滋肾阴,止嗽泻水散结;人参、白前、甘草补脾宣肺,脾健可化湿利水,宣肺可通调水道;石见穿、山慈姑、仙鹤草散结消积;桂枝通阳导寒水,黄芩苦泄清邪热;半夏、生姜辛散,降逆止咳、祛痰化饮。

六、李佩文——平肺方

【组成】　百合20g、生地黄10g、熟地黄10g、玄参15g、浙贝母15g、桔梗20g、甘草5g、沙参10g、青蒿10g、地骨皮10g、石斛20g、麦门冬15g、桑白皮10g、百部15g、山海螺15g、矮地茶10g、黄药子10g、金荞麦30g、枇杷叶15g。

【治则治法】　益气养阴,解毒散结。

【方解】　方中沙参、百合、麦门冬、石斛养阴润肺,桑白皮、百部、桔梗、枇杷叶降气化痰,合用生地黄、熟地黄,养肾阴以达到金水相生,山海螺、金荞麦、黄药子、矮地茶均为清热解毒散结药物。全方在清热的同时又兼滋养肺阴、攻补兼施,既扶正又祛邪。

七、朴炳奎

(一)肺瘤平膏

【组成】　黄芪、西洋参、沙参、麦门冬、拳参、败酱草、白花蛇舌草、仙鹤草、桔梗、川贝母、杏仁、桃仁。

【治则治法】　扶正解毒，标本兼治。

【方解】　方中黄芪、西洋参、沙参、麦门冬益气养阴；拳参、败酱草、白花蛇舌草、仙鹤草清热解毒，辅以桔梗、川贝母、杏仁化痰止咳，并以桃仁活血化瘀。全方共奏扶正解毒、标本兼治之功，可防治肺癌复发转移。

（二）解毒消疹方

【组成】　蝉蜕5g、地肤子10g、白芍10g、金银花10g。

【治则治法】　清热解毒，凉血利湿，祛风止痒。

【方解】　君药金银花，清热解毒；臣药白芍、地肤子，凉血利湿；佐药蝉蜕，祛风止痒。四药合用，共奏清热解毒、凉血利湿、祛风止痒之效，用于治疗肺癌靶向治疗所致皮疹伴有瘙痒症状，辨证为湿热内蕴、风热相搏者。

八、孙秉严——经验方

【组成】　白花蛇舌草、白茅根、鱼腥草、薏苡仁、藤梨根、冬葵子、半夏、海藻、牡蛎各15g，干蛤蟆、急性子、陈皮、竹茹、党参各10g，黄芪、代赭石各30g，百部20~30g，生姜5片，大枣5枚。

【治则治法】　祛邪除积，标本兼治。

九、潘敏求

（一）肺复方

【组成】　人参10g、北沙参10g、黄芪15g、茯苓10g、白术10g、枸杞子10g、菟丝子10g、女贞子10g、夏枯草10g、浙贝母10g、生牡蛎30g、莪术9g、蚤休30g、半枝莲30g、白花蛇舌草30g、甘草5g。

【治则治法】　健脾益气，化痰祛瘀。

【方解】　方以四君子汤为基础，从补虚益肾入手，以人参、黄芪、白术、茯苓、甘草健脾益气，补肺生津，正是取"培土生金"之意；枸杞子、菟丝子、北沙参、女贞子益肾润肺，俾金水相生；夏枯草、浙贝母清热化痰，宽胸解郁；生牡蛎、莪术活血化瘀，软坚散结；蚤休、半枝莲、白花蛇舌草清热解毒。诸药合用，使肺脾肾同补，土金水相生，化瘀解毒之类以消积，寓攻于补，补中有消，实为攻补兼顾之方。

（二）手术后——扶正抗癌方

【组成】　太子参15g、北沙参15g、丹参12g、麦门冬15g、五味子10g、川贝母10g、薏苡仁15g、鱼腥草20g、蚤休20g、白花蛇舌草30g、甘草5g。

【治则治法】　益气养阴，解毒抗癌。

【加减】　气促、自汗者，加黄芪、白参；低热盗汗、口干、舌质红少苔、脉细者，加石斛、天花粉、炙鳖甲、地骨皮；咳嗽不爽、胸部闷痛、唇舌紫黯或舌见瘀点、脉弦者，加重丹参的剂量，并加当归、赤芍、瓜蒌皮、三七粉（冲服）；发热胸痛、咳嗽气急、痰多黄稠、心烦口干、便秘、舌质红、苔薄黄、脉细而数者，加黄芩、玄参、桑白皮、瓜蒌皮、天竺黄。

（三）化疗期间及化疗后——癌复康方

【组成】　白参10g、黄芪30g、白术10g、茯苓10g、枸杞子10g、女贞子10g、菟丝子10g、广木香10g、淫羊藿10g、法半夏10g、砂仁5g、旱莲草15g、夏枯草15g、甘草5g。

【治则治法】　健脾益肾，和胃理气。

【加减】　恶心呕吐甚者，加姜竹茹、代赭石；气虚多汗者，加黄芪、防风；腹泻者，加神曲。

（四）放疗期间及放疗后——金石清解方

【组成】　黄芪30g、参须10g、麦门冬10g、石斛15g、金银花30g、连翘10g、蚤休30g、淮山药15g、茯苓10g、生地黄10g、玄参10g、竹茹10g、女贞子10g、旱莲草10g、白花蛇舌草30g、夏枯草15g。

【治则治法】 益气养阴,清热解毒。

【加减】 恶心呕吐者,加法半夏、砂仁;白细胞下降者,加锁阳、淫羊藿。

十、徐振晔

(一)化疗期间——抗瘤增效方

【组成】 生黄芪30g、黄精30g、绞股蓝15g、黄连6g、苍术9g。

【治则治法】 益气养精,化湿和中,顾护脾胃。

(二)化疗后——肺岩宁方

【组成】 党参15g、白术12g、茯苓15g、石见穿30g、石上柏30g、蛇六谷30g、干蟾皮9g、生黄芪30g、黄精30g、灵芝15g、淫羊藿15g、桃仁9g。

【治则治法】 益气养精,解毒散结。

【方解】 方中党参、白术、茯苓、生黄芪健脾益气补肺,灵芝、黄精、淫羊藿补肾养精,石见穿、石上柏、蛇六谷、干蟾皮清热解毒散结,桃仁活血化瘀;全方共奏益气养精,解毒散结之效。

【加减】 失眠加夜交藤、合欢皮;纳差加麦谷芽、鸡内金;口干加天、麦门冬,北沙参;便秘加制大黄、瓜蒌仁;腹泻加山药、扁豆,去女贞子。有咳嗽者加杏仁、芦根、枇杷叶;痰色黄者加黄芩、鱼腥草、车前草;瘀较重者加丹参、川芎;有胸腔积液者加人参、川椒目、龙葵;骨转移者加蜈蚣、自然铜、骨碎补;纳差者加鸡内金、炒谷麦芽;便秘者加制大黄、瓜蒌子;脾胃虚弱、腹泻者去桃仁、干蟾皮,加白扁豆、生薏苡仁、炒山药;口苦、舌苔浊腻者加黄连、苍术;潮热盗汗者加知母、黄柏;气短乏力较甚者,重用黄芪。

十一、米逸颖——肺癌方

【组成】 浙贝母10g、夏枯草10g、莪术10g、猪苓30g、茯苓30g、清半夏10g、砂仁5g、白蔻仁5g、枳壳10g、苏梗20g、生白术10g、桑寄生10g、生杜仲10g、菟丝子10g、白花蛇舌草10g。

【治则治法】 扶正培本,健脾和胃。

【方解】 方中茯苓、砂仁、蔻仁、枳壳健脾和胃理气,以培土生金;桑寄生、生杜仲、菟丝子滋补肝肾而不腻,温养肾阳而不燥,多药共用以扶正培本。夏枯草、白花蛇舌草、浙贝母、猪苓、莪术以清热、化痰、散结、利湿、消瘀,祛除标实。此方祛邪与补虚并重,是健脾益肾、清热化痰、散结利湿多法的联用。主治肺癌中期肺热、痰浊、脾肾亏虚并重者。

十二、刘松江——扶正抑瘤汤

【组成】 黄芪30g、太子参15g、白术15g、茯苓15g、桔梗15g、苦杏仁15g、浙贝母20g、山慈姑15g、白花蛇舌草30g、半枝莲30g、薏苡仁30g、当归15g、地龙15g、鸡血藤25g、焦山楂20g、鸡内金20g、香附10g、甘草5g。

【治则治法】 益气补虚,活血化瘀。

【方解】 黄芪味甘,性微温,归脾肺经,功效以补气升阳、益卫固表为主,用于肺气虚弱、咳喘气短等;太子参味甘微苦,性平,归脾肺经,功效为补气生津,用于气虚肺燥之咳嗽;白术味苦甘,性温,归脾胃经,功效以补气健脾、燥湿利水为主,燥湿利水宜生用,补气健脾宜炒用,本方则应用炒白术,用于脾气虚弱,食少神疲;茯苓味甘淡,性平,归心脾肾经,功效为利水渗湿、健脾安神,常与白术同用以健脾补中,治疗脾胃虚弱、神疲乏力。上述四味药共同使用,旨在补肺脾之气,补益身之元气。桔梗味苦辛,性平,归肺经,功效为宣肺祛痰,利咽,用于肺气不宣的咳嗽痰多,胸闷不畅;苦杏仁味苦,性微温,归肺、大肠经,功效为止咳平喘、润肠通便,降肺气之中兼有宣肺之功而用于止咳平喘,为治咳喘之要药;浙贝母味苦,性寒,归肺心经,功效为清热化痰、开郁散结,用于痰热郁肺之咳嗽;山慈姑味甘微辛,性寒,归肝胃经,功效为清热解毒、消痈散结,可广泛应用于消散癥瘕痞块和抗肿瘤。上述四味药共同使用旨在化痰止咳平喘、清热散结、抗肿瘤。白花蛇舌草味微苦甘,性寒,归胃、大肠、小肠经,功效为清热解毒、利湿通淋;半枝莲味辛苦,性寒,归肺肝肾经,功效为清热解毒、化瘀利尿;薏苡仁(生)味甘淡,性微寒,归脾胃肺经,功效为利水渗湿、健脾、除痹、清热排脓。上述三味药同用,具有很强的抑制肿瘤生长、增殖及转移的作用。当归味甘辛,性温,归肝心脾经,功效为补血、活血、调经、止痛、润肠,具有活血通络而不伤血的特性;地龙味咸,性寒,归肝脾膀胱经,功效为清热熄风、通络、平喘、利尿,用于气虚血滞,长于通行经络;鸡血藤味苦甘,性温,归肝经,功效为行血补血、调经、舒筋活络,用于血虚血瘀之证。上述三味药均为活血之品,共同发挥活血化瘀而不伤正的作用特点。山楂味酸甘,性微温,归脾胃肝经,功效为消食化积、行气散瘀,本方剂应用的是焦山楂,用于止泻止痢;鸡内金味甘,性平,归脾、胃、小肠、膀胱经,功效为消食健胃、涩精止遗,用于食滞症。上述两味药共同用于肺癌患者,主要在于具有较强的健运脾胃的功能,对于久病、经过放化疗等食欲较差的患者效果尤为明显。香附味辛、微苦、微甘,性平,归肝、脾、三焦经,功效为疏肝理气、调经止痛,为疏肝解郁、行气止痛之要药。甘草味甘,性平,归心肺脾胃经,具有调和药性、益气补中的功效。

十三、牛春风——补肺化积汤

【组成】　黄芪30g、党参10g、沙参10g、麦门冬10g、陈皮10g、半夏10g、川贝母10g、当归10g、三七5g、白花蛇舌草30g、半枝莲15g、茯苓15g、白术10g、浙贝母10g、薏苡仁30g、紫菀10g、百部10g、桔梗10g、炙甘草10g。

【治则治法】　益气养阴,化痰活血,解毒散结。

【方解】　方中党参甘温,补中益气,健脾益肺;黄芪味甘,气微温,专司补气;共为君药。沙参甘微苦,养阴清热、润肺化痰、益胃生津;麦门冬味甘微苦,养阴润肺;陈皮辛苦温,燥湿化痰;半夏辛温,燥湿化痰、消痞散结;川贝母苦甘微寒,清热化痰、润肺止咳、散结消肿;当归甘辛温,补血活血止痛;三七甘微苦温,化瘀止血、活血定痛;半枝莲辛平,清热解毒、活血化瘀、消肿止痛;白花蛇舌草微苦甘寒,清热解毒利湿;共为臣药。茯苓甘淡平,健脾利水渗湿;白术甘苦温,补气健脾、燥湿利水;浙贝母苦寒,清热化痰、散结消痈;薏苡仁甘淡凉,利水渗湿、清热排脓除痹;紫菀苦辛甘微温,润肺止咳化痰;百部甘苦微温,润肺止咳;桔梗苦辛平,宣肺化痰;共为佐药。炙甘草甘平,补中益气、祛痰止咳、缓急止痛、清热解毒、调和诸药,为使药。诸药合用,共奏益气养阴、化痰活血、解毒散结之效。

十四、李斯文——肺癌1号

【组成】　太子参30g、沙参20g、西洋参10g、白术20g、茯苓10g、薏苡仁30g、砂仁10g、虎杖15g、石见穿15g、天龙10g、地龙10g、龙葵10g、甘草6g。

【治则治法】　健脾益肾,解毒散结。

十五、刘胜伟——消积饮

【组成】　黄芪、云芝、半枝莲、白花蛇舌草、全蝎、蜈蚣、鱼腥草、薏苡仁、补骨脂、大黄、莪术等。

【治则治法】　清热解毒,祛痰散结,活血化瘀,扶正固本。

【方解】　方中黄芪、云芝、薏苡仁、补骨脂益气健脾补肾、扶正固本;半枝莲、白花蛇舌草、鱼腥草、全蝎、蜈蚣清热解毒、祛痰散结;莪术活血化瘀,以助散结大黄攻积导滞、清热凉血,使一切毒邪泄泻而出。方剂组成,既顾及中医辨证,又选择了经现代药理研究证实有抗癌作用的中药,例如云芝、半枝莲、白花蛇舌草、全蝎、蜈蚣等药物均有抗癌作用。

十六、荣远明——补肺消积饮

【组成】　黄芪30g、北沙参15g、麦门冬10g、桑白皮15g、杏仁10g、浙贝母15g、三棱15g、半枝莲30g、白花蛇舌草30g、鳖甲24g、紫菀20g、款冬花20g、莪术10g、三七15g、女贞子30g、五味子12g。

【治则治法】　益气养阴,清热解毒,化痰祛瘀。

【方解】　方中选用黄芪、麦门冬、北沙参益气养阴润肺;杏仁、紫菀、浙贝母、款冬花润肺化痰、止咳散结;女贞子补益肝肾;五味子收敛固涩、益气生津、补肾宁心;白花蛇舌草、半枝莲、桑白皮清肺解毒;三棱、莪术、鳖甲祛瘀软坚散结;三七活血止血。全方扶正固本、消瘤散结、标本兼治。

十七、舒琦瑾——益气养阴解毒方

【组成】　黄芪30g,猫爪草、白花蛇舌草、浙贝母、北沙参、麦门冬各15g,百合、石斛、玉竹各12g,南方红豆杉、土鳖虫各9g。

【治则治法】　益气养阴,清热解毒,化痰祛瘀。

【加减】　干咳者,加桔梗、杏仁、桑叶;咯血者,加牡丹皮、茜草;心悸者,加丹参、五味子;脾虚食少者,加党参、茯苓、鸡内金;虚烦失眠者,加合欢皮、酸枣仁;潮热盗汗者,加青蒿、银柴胡;胸痛血瘀者,加郁金、延胡索、桃仁;肾虚乏力者,加杜仲、牛膝、山药等。

十八、李平——益气养阴解毒通络方

【组成】　黄芪40g,炙鸡内金20g,天花粉、白花蛇舌草、山慈姑各15g,太子参12g,炒白术、茯苓、炒白芍、路路通、鳖甲各10g,甘草5g,蜈蚣2条。

【治则治法】　益气养阴,解毒通络。

【方解】　方中以大剂量黄芪益气扶正;以炒白术、茯苓、炙鸡内金健脾益胃、扶正祛邪;天花粉、太子参、炒白芍加强养阴之功;以白花蛇舌草、山慈姑清热解毒散结;路路通、蜈蚣活血通络;配以鳖甲养阴收敛;甘草调和诸药。

十九、张炳秀——清肺消瘀汤

【组成】　三棱、莪术、陈皮、阿胶、桔梗各10g,三七粉6~10g,重楼、太子参、麦门冬、炒鸡内金各15g,鱼腥草、白花蛇舌草各30g,甘草6g。

【治则治法】　清肺消瘀。

【方解】　方中白花蛇舌草、丹参、三棱、莪术具有活血化瘀散结作用;太子参、麦门冬补益脾胃肺、生津润肺止咳;陈皮、炒鸡内金理气消食健脾;三七、阿胶有止血生血作用;重楼、仙鹤草、鱼腥草有解毒化痰作用。诸药合用,有祛瘀散结、化痰止咳、解毒清热作用,与化疗药同用,增加化疗药的抗癌作用,使肿块明显缩小;同时该方具有补益脾胃、益气补虚、减轻化疗药的副作用的功效,有扶助正气之功。通观全方,祛邪不忘扶正,祛邪不忘固护正气。

【加减】　痰热内蕴者,加白英、黄芩、瓜蒌皮、浙贝母等;痰瘀阻络者,加丹参、仙鹤草等;肺脾两虚者,加四君子汤、冬虫夏草等;肺肾阴虚者,加南、北沙参,百合,二至丸等。

二十、张念志——肺积 1 号方

【组成】　灵芝 30g、黄精 30g、党参 10g、百合 20g、南沙参 20g、麦门冬 10g、玉竹 10g、石斛 10g、陈皮 10g、茯苓 24g、黄芪 15g、薏苡仁 30g、丹参 10g、牡丹皮 10g、白花蛇舌草 10g、山慈姑 10g、炙甘草 6g。

【治则治法】　益气养阴，解毒散结。

【方解】　灵芝、黄芪、党参、百合、麦门冬、玉竹等益气养阴；牡丹皮、丹参、白花蛇舌草、山慈姑等解毒散瘀。

【加减】　咳痰色黄为痰热阻肺，常选用桑白皮、黄芩、鱼腥草、冬瓜子、芦根等；如痰中带血，常选用仙鹤草、血余炭、大蓟、小蓟等；若胸闷不舒，常选用瓜蒌皮、薤白、枳壳；若兼胸痛，常选用延胡索、乳香、没药、土鳖虫等；若见化疗后骨髓抑制、血象偏低者，常选用大枣、当归、鸡血藤等。肺癌的发热多为低热或中度热，无明显的感染征象，辨证多属阴虚火旺，治以滋阴潜阳、清退虚热为法，药用青蒿、鳖甲、牡丹皮、地骨皮等；肺癌患者常常兼有消化道的症状，表现为纳差和脘腹不舒，治疗以健脾和胃为主，药用白术、茯苓、半夏、陈皮、鸡内金、谷芽、麦芽等；若兼腹胀便秘，则加以槟榔、木香、大腹皮等。

二十一、罗秀丽——肺积方

【组成】　党参 15g、射干 10g、紫菀 15g、款冬花 15g、枇杷叶 15g、桔梗 30、芦根 30g、茯苓 20g、薏苡仁 30g、仙鹤草 30g、葶苈子 20g、山慈姑 15g。

【治则治法】　益气养阴，化瘀散结。

【加减】　气虚甚者，加黄芪 30g；阴虚甚者，加沙参 15g、麦门冬 15g、五味子 15g；痰中带血者，加紫草 20g、茜草 20g；胸痛甚者，加延胡索 20g、丝瓜络 30g、路路通 20g；胸腔积液者，加茯苓皮 20g、车前草 20g、桂枝 15g。

二十二、朱佳——肺消瘤散方

【组成】　黄芪 15g、黄精 10g、薏苡仁 30g、半枝莲 30g、猫爪草 15g、白芥子 10g、八月札 10g、白英 30g。

【治则治法】　解毒化痰，消癥散结。

【方解】　方中黄芪益气扶正；半枝莲，味辛，微苦，性寒，归肺、肝、肾经，具有清热解毒、散瘀止血、利尿消肿等功效；黄芪配半枝莲为君药；黄精、白英、白芥子、猫爪草、薏苡仁共为臣药，益气养阴、祛湿化痰、清热解毒；八月札疏肝理气为佐药。该方配伍工整，体现了肺癌的治疗原则，有着益气养阴、清热解毒、祛湿化痰、疏肝理气等功效。

二十三、曾梅——补气化瘀方

【组成】　西洋参 15g、麦门冬 15g、黄芪 30g、半夏 15g、陈皮 15g、茯苓 20g、山慈姑 15g、天花粉 15g、白术 15g、黄柏 10g、苦参 10g、甘草 5g。

【治则治法】　益气养阴，化瘀止痛。

二十四、徐荷芬——养阴补肺解毒方

【组成】　南北沙参各 15g、麦门冬 12g、生黄芪 15g、炒白术 12g、仙鹤草 15g、白花蛇舌草 15g、金荞麦 20g、杏仁 10g、浙贝母 12g、枸杞子 15g、玄参 15g、山药 15g、熟地黄 15g、红景天 15g、炒谷麦芽各 12g、生甘草 3g。

【治则治法】　补肺养阴,解毒散结。

【方解】　方中南北沙参、麦门冬、枸杞子、玄参、熟地黄直入肺肾,滋补肺肾之阴;黄芪益气生津;仙鹤草、白花蛇舌草、红景天清热解毒活血;金荞麦、杏仁、浙贝母化痰软坚;炒白术、炒谷麦芽顾护中焦,使精血化生有源。全方共奏补肺养阴、解毒散结之功。

二十五、顾乃龙——扶正祛瘀消癥方

【组成】　黄芪30g、党参10g、白术10g、茯苓10g、山药10g、三棱10g、莪术10g、丹参15g、郁金10g、苦参10g、白花蛇舌草15g、焦神曲15g、焦麦芽15g、焦山楂15g、陈皮10g、法半夏10g、炙甘草15g。

【治则治法】　扶正祛瘀。

【方解】　方中黄芪长于补气生阳、益卫固表、补益肺脾,中焦得健,肺脾得补,诸症自除。党参补气之力较为平和,专于补益脾肺之气,兼能补血。肿瘤患者多体质虚弱,二者合用具有补气生津、生血之功效,常相须为用,相互增效。白术、茯苓健脾益气,益脾气而助运除湿。陈皮理气健脾,法半夏温化寒痰、降逆和胃止呕,二者合用辛开苦降、宣肺止咳化痰。山药补脾养胃、生津养肺,主治脾胃虚弱、肺肾虚证,常与黄芪、党参、茯苓、白术共奏益气扶正之效。三棱与莪术配伍,破血祛瘀、行气消积止痛之力更雄。郁金与丹参配伍,起到气行则血行、活血行气止痛之功。现代研究证实,丹参、郁金具有抗肿瘤作用。苦参、白花蛇舌草为清热解毒抗肿瘤要药,相互配伍,共奏清热解毒、消积散结之效。焦神曲、焦麦芽、焦山楂健脾胃、消积化滞,因肿瘤疾患病程较长,呈慢性虚损疾病,往往影响到脾胃,神曲、麦芽、山楂能起到健脾胃助消化的作用,可改善患者食欲不振、乏力等症状。全方共奏扶正、祛邪并重之意。

【加减】　咳喘痰多者,加紫苏子、杏仁、川贝母;胸闷喘甚者,加葶苈子、白芥子、大枣;咳吐黄脓痰且热甚者加鱼腥草、黄芩、金银花、连翘;咯血、血痰者,加仙鹤草、茜草根、白茅根;阴虚潮热者,加知母、麦门冬、牡丹皮;纳呆脘闷者,加莱菔子、鸡内金。

二十六、宋爱英——毓金方

【组成】　(君)紫菀30g、紫杉5g,(臣)炙百部20g、茯苓15g、陈皮15g、蛇莓10g,(佐)党参15g、龙葵15g、瓜蒌15g、诃子5g,(使)炙甘草10g。

【治则治法】　化痰止咳,补益脾肺,解毒散结。

二十七、庞德湘——肺金生方

【组成】　泽漆30g、石见穿30g、生晒参9g、黄芩10g、白前10g、桂枝9g、制半夏9g、露蜂房15g、红豆杉8g、制胆南星6g、生姜6g、甘草6g。

【治则治法】　化痰解毒,益气扶正。

【方解】　方中君药化痰为祛水、解毒散结的泽漆;臣以化痰散结的半夏、石见穿、白前、胆南星、露蜂房;佐以清热解毒的黄芩、红豆杉;再以人参、桂枝、生姜、甘草辅助正气。

二十八、郑心——肺抑瘤膏

【组成】　党参24g、黄芪18g、茯苓15g、白术12g、麦门冬20g、薏苡仁30g、黄精24g、女贞子21g、浙贝母15g、白花蛇舌草24g、夏枯草18g、山慈姑21g、半枝莲24g、露蜂房15g、贯众15g、莪术18g、甘草6g。

【治则治法】　益气养阴,清热解毒,化痰散瘀。

【方解】　方中党参性甘味平,可补中益气、健运中气、润肺生津;黄芪大补肺脾元气,以资气血生

化之源。二药相伍为用有补肺健脾、益气养阴之效,共为方中之君药。臣以白术、茯苓助君药补脾益气、健脾燥湿利水;麦门冬补益肺胃之阴,与茯苓、白术三者共为臣药,加强君药党参、黄芪补脾益肺除湿、补气养阴的功效。薏苡仁淡可健脾渗湿、甘可补益,可助君臣之药补气健脾;贯众清气分之实热,解血分之热毒,又可凉血止血;露蜂房清热解毒、攻毒破积;莪术善解癥瘕积聚;女贞子滋阴,归肝肾经;黄精补气养阴,可加强方中益气养阴之效;白花蛇舌草、半枝莲、浙贝母、夏枯草、山慈姑共奏散结消肿之效,为清热消散痰结之常用之品。以上药物共为佐药,有健脾除湿、清热解毒、散结除痞之效。以甘草为使药,补中气、清热、调和诸药。

二十九、黎月恒——百合沙参汤

【组成】　百合9g、熟地黄12g、生地黄15g、玄参15g、当归9g、麦门冬9g、白芍9g、沙参15g、桑白皮12g、黄芩9g、臭牡丹15g、蚤休15g、白花蛇舌草30g。

【治则治法】　养阴润肺,清热解毒。

【方解】　方中百合、生地黄、麦门冬、玄参、沙参养阴润肺;当归、白芍、熟地黄滋阴补血;桑白皮、黄芩泻肺清热;臭牡丹、蚤休、白花蛇舌草清热解毒消肿。

【加减】　气短乏力加黄芪、党参;胸痛、舌质紫黯有瘀斑加红花、桃仁、川芎;痰血加蒲黄炭、藕节炭、仙鹤草;胸腔积液加葶苈子、芫花;痰多加生南星、生半夏;低热加银柴胡、地骨皮;高热加石膏。

三十、王希胜——祛瘀养肺汤

【组成】　黄芪30g、党参30g、炒白术30g、女贞子12g、石斛15g、薏苡仁30g、补骨脂15g、枸杞子12g、山茱萸12g、莪术15g、全瓜蒌12g、百部12g、桔梗10g、甘草5g、桑白皮10g。

【治则治法】　益气健脾,滋阴补肾,化痰祛瘀,散结解毒。

【应用】　适用于肺癌气阴两虚、痰瘀互结证的治疗。

【方解】　方中黄芪为君,益气固表;党参、炒白术、枸杞子、山茱萸为臣,以补气强精、健脾益肾;辅以女贞子补益肝肾、清虚热;石斛益胃生津、滋阴清热;薏苡仁健脾祛湿;补骨脂补肾助阳、纳气平喘;莪术破瘀行气、消积止痛;全瓜蒌宽胸散结、润肺祛瘀;百部润肺下气止咳;桔梗宣肺、化痰、排脓;桑白皮止咳平喘;甘草则止咳并调和诸药。上药合用,共奏益气健脾、滋阴补肾、化痰祛瘀、散结解毒之功效。

三十一、龙志雄——扶正肺癌方

【组成】　仙鹤草15g、白花蛇舌草20g、山慈姑15g、莪术10g、三棱10g、姜半夏10g、麦芽10g、神曲10g、焦山楂10g、麦门冬15g、南沙参15g、白术15g、党参20g、黄芪20g。

【治则治法】　健脾养胃,益气养阴,解毒散结。

【加减】　伴有胸腔积液者,加用车前草10g、茯苓15g、猪苓15g及泽泻10g;伴有明显的发烧症状,加入生石膏20g、寒水石15g、丹皮10g和大青叶10g;伴有明显呕吐、恶心者,加用佩兰10g、藿香10g、丁香3g及代赭石15g;伴有腹泻者,加用吴茱萸10g、肉豆蔻10g、五味子10g、陈皮10g及苍术10g;伴有便秘者,加入火麻仁10g、郁李仁15g、生地黄15g、大黄10g;伴有气虚自汗者,加用五味子10g、煅牡蛎15g及浮小麦15g;伴有夜尿偏多、腰膝酸软者,加用淫羊藿10g、补骨脂10g、肉苁蓉10g及杜仲10g;伴有低热盗汗者,加入枸杞子15g、女贞子15g、白薇10g、五味子10g、银柴胡10g和地骨皮10g;伴有胸满胀闷、咳喘较甚者,加用陈皮10g、大枣15g及葶苈子10g;伴有咳黄黏稠痰者,加入栀子10g、黄芩10g、鱼腥草15g及川贝母10g;伴有干咳少痰、咳出不易者,加用冬花10g、紫菀10g、生地黄15g及百合15g;

伴有便溏、纳呆及神疲者,加用苍术10g、砂仁10g、茯苓15g及橘皮10g;伴有口燥咽干者,加用瓜蒌根10g、玄参10g及知母10g;反复咳血者,加入茜草根10g和白及10g,同时将莪术和三棱去除;伴有明显胸痛者,加用丹参15g、玄胡10g、郁金10g及香附10g。

三十二、唐福安——抗肺癌方

【组成】 绞股蓝15g、藤梨根30g、白花蛇舌草20g、人参15g、半边莲30g、薏苡仁30g、郁金12g、枳壳12g、生甘草6g。

【治则治法】 化痰利湿,祛瘀蠲毒。

【方解】 方中绞股蓝、藤梨根、白花蛇舌草、人参、半边莲、薏苡仁等均有清热利湿、解毒消肿作用;枳壳配郁金有行气化痰破瘀之力;生甘草润肺解毒调和诸药。诸药合用,共奏化痰利湿、消瘀蠲毒之功。

【加减】 痰多伴咳嗽者,加浙贝母10g、竹沥10ml、半夏12g、黛蛤散24g(包)、桔梗9g、前胡12g、百部6g、炙紫菀9g;气短乏力者,加党参15g、黄芪20g;伴胸痛者,加延胡索12g、红花9g、桃仁12g、瓜蒌20g;湿重者加冬瓜子、皮各20g;痰中带血者,加仙鹤草30g、白茅根30g、三七粉6g(分吞);热重痰稠者,加金银花20g、黄芩12g、鱼腥草30g;伴胸腔积液者,加葶苈子15g、大戟3g、紫苏子10g;患过肺结核者,浙贝母改用川贝母6g。

三十三、蒋益兰——肺复方

【组成】 明党参15g(偏热象者,用西洋参、太子参、生晒参、沙参)、黄芪30g、白术15g、茯苓15g、法半夏9g、灵芝15g、桔梗10g、白花蛇舌草20g、臭牡丹20g、甘草6g、枸杞子10g、淫羊藿10g、百合30g、麦门冬15g、南沙参15g。

【治则治法】 益气养阴,化瘀解毒。

【方解】 方中明党参、白术、茯苓、甘草、法半夏、黄芪实取四君子汤益气健脾之意;白花蛇舌草、臭牡丹解毒散结;桔梗、甘草、百合,取宣肺止咳祛痰之效,且桔梗可引诸药归肺经,合四君子汤达培土生金之功;枸杞子、淫羊藿补益肝肾以补先天,因肺癌患者病情发展到晚期,往往肺肾同病。

【加减】 咳重者,加川贝母、炙枇杷叶;痰不利者,加全瓜蒌;咯血者,加白及、藕节、仙鹤草、侧柏叶炭、生地炒炭;声音嘶哑者,加木蝴蝶、川芎、玄参、蝉衣;胸痛不止者,加制乳香、没药、瓜蒌皮、橘络、延胡索、三七;自汗短气者,加人参、五味子、炙黄芪;吐酸者,加乌贼骨;便溏者,加藿香、砂仁、吴茱萸、炒山药、薏苡仁;便秘甚者,加大黄、火麻仁、肉苁蓉等;失眠者,加夜交藤、合欢皮、酸枣仁;纳呆者,加鸡内金、焦三仙;腰酸痛者,加川断、杜仲、枸杞子。

三十四、林丽珠——益气除痰方

【组成】 党参30g、白术15g、茯苓25g、浙贝15g、杏仁15g、法半夏10g、土鳖虫6g、桃仁10g、壁虎6g、僵蚕10g、地龙10g、山慈姑15g、半枝莲30g、龙葵30g、肿节风30g、全蝎10g、红豆杉6g、泽泻15g、甘草6g。

【治则治法】 补肺健脾,除痰散结。

【方解】 方中山慈姑、半枝莲、龙葵、肿节风清热解毒、活血祛瘀;红豆杉消癥散结;非搜风通络之虫类药难以引药入脑,故选用全蝎、壁虎、僵蚕、地龙等虫类药物以搜风走窜、化痰解毒、通络定痛、活血消癥;浙贝母、杏仁、法半夏除痰散结通络;桃仁、土鳖虫攻坚破积;党参、白术及茯苓益气利水;泽泻利水不伤阴,增淡渗利湿之功;甘草既可以调和诸药,同时可减轻药物对正常机体的毒性作用。

三十五、吴一纯——自拟平消片

【组成】　炒枳壳50g,郁金、仙鹤草、白矾、火硝各30g,制马钱子20g,五灵脂25g,干漆10g。制成片剂,每片0.5g。每次4~8片,每日3次。

【治则治法】　行气蠲浊,攻坚破积,推陈出新。

【方解】　方中枳壳质轻量重,配郁金、仙鹤草、马钱子共奏行气通络之功;郁金、五灵脂、干漆活血破瘀;白矾、火硝化湿祛痰消癖。诸药合用,行气蠲浊,攻坚破积,推陈出新。

三十六、淄博市中医医院——肺积丸

【组成】　葶苈子20g、川贝母10g、半枝莲15g、瓜蒌皮15g、白花蛇舌草15g、桔梗9g、紫菀10g、款冬花10g、炙百部10g、沙参10g、山茱萸6g、蚤休12g、百合15g、杏仁10g、薏苡仁10g、天竺黄6g、陈皮10g、天门冬6g、甘草6g、露蜂房6g、紫苏子9g。制蜜丸,1丸(约6g)/次,3次/d,每周期口服10d。

【治则治法】　清热化痰,止咳平喘,消积散结。

【方解】　方中半枝莲、白花蛇舌草、蚤休清热泻火解毒,并辅助抗肿瘤,共为君药;川贝母、瓜蒌皮、天竺黄、桔梗清热化痰,杏仁、紫苏子、百部、紫菀、款冬花、葶苈子止咳平喘,共为臣药;更加沙参、百合、天门冬滋阴润肺为佐药,以防攻伐太过;甘草调和诸药。

三十七、安徽中医药大学第一附属医院——益气散结方

【组成】　生黄芪20g、天门冬10g、白蚤休20g、淫羊藿10g、山慈姑10g、石见穿20g、女贞子12g、夏枯草15g、枳壳10g、桔梗10g、瓜蒌皮10g、法半夏12g、北沙参15g、甘草5g。

【治则治法】　益气养阴,解毒散结。

【方解】　本方中以生黄芪、女贞子为君,用黄芪甘温之气健脾补中、益气强卫以固表,配伍性味甘寒、功能滋养肝肾之阴的女贞子。二药同用,共奏益气养阴之功,以固其根本,对于中晚期非小细胞肺癌气阴两虚的患者,最为适宜。北沙参,《本草从新》言其专补肺阴、清肺火、养肺胃之阴,治久咳肺痿;天门冬功擅养阴生津、清心润肺、镇咳祛痰;二药为臣,增强君药养阴之力。

【加减】　胸痛、胸膜受侵者,加川芎15g、瓜蒌20g、延胡索20g,以行气活血止痛;胸腔积液、气急者,加龙葵15g、葶苈子20g、半边莲25g、猪苓15g,泻肺利水抗癌;咯血不止者,加三七末6g、白茅根20g、仙鹤草15g,凉血养血止血;身热、舌质红、咽痛者,加山豆根10g、漏芦10g、茜草20g,解毒利咽;气促声低、形寒肢冷者,加仙茅10g、巴戟天10g、三七根15g、补骨脂10g,温阳散寒、补肾纳气;潮热盗汗者,加地骨皮、白薇、五味子各15g,滋阴清热;大便干结者,加瓜蒌仁、桃仁各15g,润肠通便;消瘦、恶病质者,加太子参20g、熟地黄12g、当归10g、肉桂3g,温补气血。

三十八、江苏省第二中医院——化瘤逐瘀散

【组成】　黄芪100g、白术80g、莪术60g、三七60g、葶苈子60g、全蝎40g、蜈蚣6条、大枣60g。

【治则治法】　活血化瘀,解毒散结。

【方解】　方中黄芪为君药;白术为臣药,充分体现了古今方所倡导的补气扶正之意。又取古方中的实用药对青皮—三棱的破气破瘀之意,配伍莪术、三七等以活血行气;取今方白花蛇舌草—半枝莲、仙鹤草—守宫之解毒组合之用意;予全蝎、蜈蚣攻毒散结。另取葶苈大枣泻肺汤之意泻肺祛痰。方中药性以温为主,味多甘辛苦,归经以肺肝脾胃经为多。

三十九、夏小军

（一）早期——清金消积丸

【组成】　猫爪草15g、白僵蚕10g、酒制大黄6g、皂角刺10g、莪术10g、夏枯草15g、龙葵10g、石见穿15g、醋制鳖甲10g、昆布10g、薏苡仁15g、山楂10g、西洋参10g、金荞麦15g、百合10g、射干10g、全蝎3g、三七粉3g。

【治则治法】　清热解毒，消肿散结。

【方解】　方中主药猫爪草化痰消瘀散结；西洋参补气养阴生津。辅药昆布、皂角刺化痰软坚、消肿散结；龙葵、石见穿散瘀消肿、消热解毒；莪术破血祛瘀、止痛消积；酒制大黄清热解毒、活血化瘀；金荞麦、夏枯草、射干、白僵蚕清热解毒、化痰散结；三七化瘀止血、活血止痛；全蝎解毒散结、通络止痛。佐药醋制鳖甲滋阴潜阳、软坚散结；百合润肺止咳、清心安神。使药薏苡仁渗湿健脾；山楂散瘀化积、助运脾胃。诸药合用，对因气滞、血瘀、痰凝、毒聚而致的肺积，可奏化痰消瘀、解毒散结之功效。

（二）中晚期——扶金化积丸

【组成】　西洋参20g、黄芪30g、岷当归15g、麦门冬10g、五味子10g、女贞子10g、旱莲草10g、山茱萸15g、鸡血藤10g、百合15g、龙葵10g、川芎10g、莪术10g、玄参10g、浙贝母10g、生牡蛎10g、薏苡仁15g、山楂10g。

【治则治法】　益气养阴，扶正祛邪。

【方解】　方中主药西洋参补气养阴、清热生津。辅药黄芪补气固表；岷当归补血止血；鸡血藤行血补血；生脉散（《内外伤辨惑论》西洋参、麦门冬、五味子）、百合养阴润肺、生津止咳；二至丸（《医便》女贞子、旱莲草）、山茱萸补益肝肾、滋阴止血。佐药消瘰丸（《中医方剂临床手册》玄参、浙贝母、生牡蛎）清热化痰、软坚散结；龙葵散瘀消肿、清热解毒；莪术、川芎活血行气止痛。使药薏苡仁渗湿健脾；山楂散瘀化积、助运脾胃。诸药合用，对因痰、瘀、毒而致气阴两虚的肺积，可奏益气养阴、扶正祛邪之功效。

第二章　诊疗经验

中医承载着中国古代人民同疾病做斗争的经验和理论知识,是在古代朴素唯物论和自然辩证法的思想指导下,通过长期医疗实践逐步形成并发展成的医学理论体系。整体观念和辨证论治是中医两大特色;名医是中医药理论体系及实践经验传承的桥梁和纽带。中医学对肺癌的认识和治疗有着数千年的历史,积累了丰富而宝贵的临床经验,特别是近年来,经过广大中医、中西医结合肿瘤工作者的不懈努力,中医药防治肺癌在基础研究和临床研究方面都取得了很多的成绩,理论上也有诸多创新与突破,成为肺癌防治中不可替代的角色。鉴于此,我们对近现代名中医治疗肺癌的经验进行了系统地总结。内容涵盖病因病机、辨证分型、辨治经验等内容,部分还附有典型的病案。目的是更加深入地讨论肺癌的病机体系,证候规律、论治特点等,以为中医药规范化、系统化防治肺癌做出积极的贡献。

由于文献资料来源不一,撰写格式也不尽相同,为保持原貌,诸多内容未加改动,且顺序不分先后。

一、张代钊——中日友好医院

(一)病因病机

认为肺癌早期患者往往有气虚表现,多见乏力;中期部分患者出现阴虚合并气虚,兼有内热症状,部分患者出现痰湿阻肺的表现;晚期瘀毒渐显,伴有疼痛等症状,肺阴虚也渐渐发展至肾阴虚,导致肺肾阴虚,最终出现气血双亏、阴阳俱虚。

(二)辨证分型

1.脾肺气虚型

【症状】　久咳痰稀,胸闷气短,气促浮肿,纳呆食少,腹胀便溏,四肢无力,舌质淡有齿痕或舌体胖大,苔薄或腻,脉细无力。

【治则治法】　益肺健脾,化痰散结。

【选方】　六君子汤加减。

【组成】　黄芪、党参、白术、茯苓、薏苡仁、陈皮、清半夏、桔梗、甘草、桑白皮、鸡内金、焦三仙、海藻。

2.阴虚内热型

【症状】　干咳无痰或痰少而黏,或痰中带血,气短胸痛,心烦寐差,潮热盗汗,午后颧红,咽干声粗,或口干舌燥,便干溲赤,舌质红或红绛,苔少或薄黄少津,脉细数。

【治则治法】　滋阴润肺,清热解毒。

【选方】　生脉饮合养阴清肺汤加减。

【组成】　沙参、麦门冬、五味子、生地黄、玄参、贝母、百合、全瓜蒌、鱼腥草、牡丹皮、白芍、半枝莲、白花蛇舌草。

3.痰湿蕴肺型

【症状】　痰多咳重,喉中痰鸣,痰或白或黄,胸闷气短,或胸痛发作,颜面浮肿,纳呆便溏,神疲乏力,舌质淡,苔白厚腻或黄腻,脉滑或滑数。

【治则治法】　健脾化痰,散结解毒。

【选方】　二陈汤合涤痰汤加减。

【组成】　陈皮、半夏、茯苓、甘草、南星、石菖蒲、枳实、党参、杏仁、龙葵、白花蛇舌草、半枝莲。

4.气滞血瘀型

【症状】　咳嗽咳痰带血,气急胸痛,如锥如刺,痛有定处,心烦口渴,唇色紫黯,大便秘结,舌质黯有瘀斑,苔薄黄,脉弦或细濡。

【治则治法】　理气活血,化瘀解毒。

【选方】　瓜蒌薤白半夏汤加减。

【组成】　全瓜蒌、薤白、半夏、赤芍、杏仁、元胡、郁金、丹参、枳壳、仙鹤草、夏枯草、龙葵、白花蛇舌草。

5.肺肾两虚型

【症状】　咳嗽气短,动则加重,咳痰无力,面色㿠白,纳差腹胀,腰膝酸软,身倦乏力,遗精盗汗,肢凉畏寒,自汗便溏,小便清长或尿少,舌体瘦小,舌赤或淡红,苔薄或白,脉沉细无力。

【治则治法】　补肺滋肾,益气解毒。

【选方】　麦味地黄丸合生脉饮加减。

【组成】　冬虫夏草、熟地黄、山茱萸、山药、泽泻、牡丹皮、芦荟、五味子、沙参、麦门冬、川贝母、枸杞子、女贞子、草河车。

【加减】　咳重者,加炙枇杷叶;痰不利者,加全瓜蒌;咯血者,加仙鹤草、白及、藕节、侧柏炭、生地黄炭;声音嘶哑者,加木蝴蝶、川芎、玄参、蝉衣;胸痛不止者,加郁金、瓜蒌皮、橘络、延胡索;自汗短气者,加太子参、五味子、麻黄根;脘腹凉者,加干姜、制附子;吐酸者,加乌贼骨;便溏者,加炒山药、补骨脂;便秘者,加大黄、麻子仁;失眠者,加夜交藤、酸枣仁、合欢花、生龙牡;纳呆者,加鸡内金、焦三仙;腰困酸痛者,加川断、杜仲。

二、郁仁存——北京中医医院

(一)病因病机

认为肺癌的病因病机主要可归纳为以下三点:邪毒侵肺;痰湿内聚;正气内虚。其中正气内虚是患病的主要内在原因,正所谓"正气存内,邪不可干",此为其在研究过程中所提出的观点"内虚学说"。肺、脾与肾出现气虚的现象,都会导致肺气不足,如若吸烟时间很长,会导致热烁津液,阴液出现了内耗的现象,肺阴呈现出匮乏状态,则出现气阴两虚的现象。在"内虚"学说的指导下,治疗肺癌时不但要消除癌灶,而且同时要扶正祛邪,增强抗病能力,防止疾病的进一步发展。

(二)辨证分型

1.阴虚毒热型

治以养阴清热,解毒散结。此型多见于较早病期,以鳞癌较多见。常用前胡、杏仁、浙贝母止咳化痰,沙参、生地黄、麦门冬等达到良好的养阴清热目的,并配合使用白花蛇舌草与石见穿、金荞麦、仙鹤草等解毒抗癌。

2.痰湿蕴肺型

治以健脾化痰,解毒清肺。该类型的疾病,主要是在慢性支气管炎疾病的基础上,出现脾虚痰湿的症结,采用传统药物的治疗效果很低。常用茯苓、生薏苡仁健脾益气;陈皮、半夏、浙贝母、前胡、杏仁、制南星化痰止嗽;金荞麦、石上柏、龙葵、白英、白花蛇舌草解毒抗癌;焦三仙、砂仁和胃助消化。此类病症在实际分析中可以发现,其寒湿较为严重,如若为阳气匮乏所导致的寒痰者,应当合理采用温阳补肺的方式进行治疗。例如采用白芥子、干姜、附子等。需要注意的是服用期间应谨慎对待,以免出现中毒现象。

3.血瘀毒结型

治以理气化滞,活血解毒。这个类型的病症较为严重,胸膜组织与骨组织等都受到侵蚀,出现了剧痛症状,导致气机不畅,使得气滞毒瘀,出现了痰气互阻的现象,导致病情加重。常用桔梗、枳壳、杏仁理气化痰;桃仁、鸡血藤、草河车、徐长卿、龙葵、苦参、大黄活血化瘀解毒;茜草、牡丹皮凉血止血、祛瘀生新。

4.肺肾两虚型

治以温肾健脾,益气解毒。此型常见于发病晚期的患者,由于疾病晚期气血亏耗较为严重,呈现出阴损及阳,致肺肾双亏,并且正气大虚,邪毒留滞不去,表现出正虚邪实的症状。此阶段的患者不任攻伐,常用生黄芪、太子参、党参、白术、茯苓、山药补肺脾之气,培土生金;同时予以补骨脂、女贞子、枸杞子、山茱萸、五味子补肾,阴阳并补,以金水相生。在选用这些扶正药物时还参考中药现代药理学研究成果。证实这些扶正药物不仅抑瘤抗癌,而且不伤正气,甚至有提高免疫力的作用。

以上证型虽较为典型,但临床中常常夹杂出现,应辨证加减取舍,分清邪正虚实,于扶正祛邪大法中平衡机体邪正、阴阳等,并注重后天之本脾胃功能的健运正常,处方中常常应用焦三仙、鸡内金、砂仁健脾和胃,以改善消化功能。

(三)典型医案

患者女,51岁。病史:右肺癌术后1年,病理:侵袭性腺癌,LNM:0/11,术后化疗7个疗程。2017年4月20日复查B超:双侧颈部多发淋巴结结构异常,中度脂肪肝。既往血压升高20年,手部湿疹10年余。现症见:心慌,手关节痛,膝关节痛,纳可,夜寐安,二便调,舌黯胖,苔白稍腻,脉沉细。处方:草河车15g、白花蛇舌草30g、白英30g、龙葵20g、鸡血藤30g、草决明15g、茵陈15g、泽泻15g、杜仲10g、牛膝15g、生黄芪30g、党参15g、柏子仁10g、女贞子15g、枸杞子10g、白鲜皮10g、焦三仙30g、鸡内金10g、砂仁10g、浙贝母15g。1剂/d,水煎服,2次/d,早晚餐后服。

【按】　治疗肺癌时应扶正与祛邪相结合治疗,随症加减。肺腺癌时祛邪常选用白英、龙葵、蛇莓、白花蛇舌草等抗肿瘤治疗;而扶正多选用黄芪、党参、女贞子、枸杞子、白术、茯苓、山茱萸等滋阴补肾、补肺健脾,培土生金、金水相生,长期使用对病情控制、提高机体免疫功能均有很好地帮助,以期做到长期带瘤生存。

三、林洪生——中国中医科学院广安门医院

(一)病因病机

认为肺癌发病原因主要与正虚有关,正气虚贯穿肺癌的整个发病过程,其中尤以中晚期肺癌最为明显。主要病机是正气虚损,阴阳失调,六淫之邪乘虚而入,邪滞于肺,导致肺脏功能失调,肺气郁阻,宣降失司,气机不利,血行不畅,津液失于输布,津聚为痰,痰凝气滞,气滞血瘀,瘀阻络脉,于是痰气瘀毒胶结,日久形成肺部积块。本病是一种全身属虚、局部属实的疾病,虚则以气虚、阴虚、气血两虚为多见,实则以痰凝、气滞、血瘀、毒结为多见。在治疗上,采用扶正培本与清热解毒、软坚化痰、活血化瘀等治则治法,酌情相互配合。

(二)辨证用药

认为肺癌中医维持治疗的目的是控制病情的复发及进展,改善患者的生存质量,尽可能地延长患者的生存期。针对肿瘤缓解期、稳定期及无法手术、放化疗而单用中医药治疗的患者,可以着重从以下5个治法入手。

1.益气扶正

中医理论认为"邪之所凑,其气必虚"。肺癌的发生发展与正气不足或正气虚衰密不可分,无论是疾病的哪个阶段都不同程度地伴有正气的不足。因此,益气扶正固本应贯穿治疗的始终,该法是肿瘤治疗的基本大法,可以很好地提高患者的生活质量,改善疲乏无力、气短懒言、纳少等症状,常用药物有党参、黄芪、山药、白术、红景天、太子参等。

2.滋阴养血

《素问·调经论》云:"阴虚生内热。"指出虚火内热的产生皆是由阴虚引起。阴虚是内热产生的病理基础。清代叶天士《临症指南医案·肺痿门》云:"肺痿一症,概属津枯液燥,多由汗下伤正所致。夫痿者,萎也。如草木之萎而不荣,为津亡而气竭也。"中医认为,从肺癌病机的发展变化来看,"阳损及阴",疾病产生的时间越久,阴血亏虚的表现越明显,尤其是晚期肿瘤患者,临床常见明显的消瘦、烦躁、口咽干燥、午后低热,都存在阴血不足。"有形之阴不能速生。"本法应在开始治疗时即适量应用,随着病情的变化进行调整,常用药物有天门冬、麦门冬、沙参、石斛、生地黄、枸杞子、当归、白芍、阿胶、女贞子等。

3.活血化瘀

活血化瘀法是针对肿瘤的病理产物的治疗。明代张介宾《景岳全书·积聚》曰:"积聚之病,凡饮食、血气、风寒之属,皆能致之……诸有形者,或以饮食之滞,或以脓血之留,凡汁沫凝聚,旋成癥块者,皆积之类,其病多在血分,血有形而静也。"故积之病与血有关,其病在血分。积是有形,固定不移,痛有定处,病属血分,乃为脏病。中医认为肿瘤患者的"定痛不移""昼轻夜重""舌黯紫瘀"等特征与中医血瘀证密切相关。由于肿瘤的生长及转移的特点,以及肿瘤造成的血液高凝状态,都属于中医"血瘀证"范畴,所以活血化瘀法具有较好地控制肿瘤、稳定瘤体的作用,是中医药用于维持治疗的较佳选择。常用的中草药有延胡索、郁金、莪术、丹参、虎杖、鸡血藤、牛膝、水红花子、三七等。

4.化痰祛湿

元代朱丹溪《丹溪心法·痰》云:"诸病多因痰而生,凡人身上中下有块者多是痰。"百般疾病多是由于痰邪而造成,可以说人体出现肿块多是痰邪的侵害而造成。痰湿证常见症状为不思饮食,腹胀如鼓,下腹坠胀,身重如蒙,下肢水肿,按之皮肤凹陷,小便短少,大便溏薄等。本法能够很好地改善上述症状,常用药物有陈皮、法半夏、桔梗、瓜蒌皮、竹茹、茯苓、猪苓、泽泻、薏苡仁等。

5.清热解毒

"热毒"在肿瘤的发病中非常常见,古今文献中有很多关于恶性肿瘤的发生因热(火)毒蕴结所致的论述,而晚期患者瘤邪未去,从中医来说本身属"余毒未尽"。肺癌患者肿块增大、发热、烦躁易怒、局部灼热疼痛拒按、口渴欲饮或不欲饮、大便干燥或秘结、小便黄赤等,即认为有邪热蕴毒之征象,宜选用金荞麦、半枝莲、白花蛇舌草、蒲公英、拳参、山慈姑、夏枯草、苦参等,在抗肿瘤治疗的同时,控制和减轻肿瘤引起的炎症反应。

(三)典型医案

患者男,58岁,初诊时间:2009年7月。患者2008年8月底行左肺肿物切除术,术后病理为中分化非小细胞肺癌,行6期化疗。2009年4月结束化疗。症见:自觉轻度口干,头晕,轻度乏力,咳嗽,食纳可,大便日行3次。舌质红苔白,脉细略弦。现代医学诊断:非小细胞肺癌。中医诊断:肺积。证型:气阴两虚型。治则:益气养阴,清热散结。处方:天门冬12g、麦门冬12g、沙参10g、知母10g、石斛15g、浙贝母10g、夏枯草10g、党参12g、太子参10g、枸杞子12g、陈皮6g、补骨脂10g、怀牛膝10g、芡实10g、白花蛇舌草15g、半枝莲15g、金荞麦15g。1剂/d,配合中成药健脾益肾颗粒。

2009年11月二诊:自觉口干症状明显好转,大便次数减少,咳黄痰,动则气短,轻度乏力,食纳可。舌质红苔白,脉细略弦。处方:法半夏10g、竹茹12g、浙贝母10g、百合12g、天门冬12g、麦门冬

12g、沙参12g、石斛15g、莪术10g、党参12g、苏梗10g、补骨脂12g、柏子仁12g、桑白皮10g、八月札15g、土茯苓15g、白英15g。1剂/d,配合中成药健脾益肾颗粒。患者服药后复查胸部CT,没有明显变化,癌胚抗原稳定在正常范围内。继续门诊治疗至今,患者咳嗽、气短症状消失,体力明显恢复。

【按】　该患者属于中晚期非小细胞肺癌手术和化疗后恢复阶段,化疗药物虽然消灭了对人体有害的肿瘤细胞,但对人体正常细胞如骨髓细胞、胃肠道黏膜细胞等也有相当程度的损害。临床常出现的毒副反应有免疫功能下降、身体衰弱、消化障碍等。该患者化疗后,出现轻度口干、乏力、大便不调等症,结合舌脉。属热毒损伤机体耗气伤阴、火热刑金耗伤阴液,故辨证为气阴两虚证。一诊治法以益气养阴为主扶正固本、清热解毒活血化瘀治疗标实,防止肿瘤复发转移,以沙参麦门冬汤加减治疗。复诊服药效果明显,二诊继以益气养阴为主,同时针对痰多酌情配伍化痰散结药物,如法半夏、竹茹、浙贝母等。最后为避免患者对抗癌中药耐药,交替轮换使用抗癌药物。通过准确地辨证施治,明显改善了患者的症状,提高患者生活质量,临床取得满意疗效。

四、花宝金——中国中医科学院广安门医院

(一)病因病机

气机升降失调是百病产生的基本病理过程,如正气虚弱、情志内伤、邪气内扰等引起的升降失序是引起百病(包括肿瘤)的基本病理过程。肿瘤的发生是由于机体与肿瘤处于失衡状态,肿瘤的复发转移亦是机体内环境稳态失调所致,因此,通过各种方式(包括手术干预、药物干预、情志干预等)来调节气机的失衡,使机体逐渐趋于气机平衡的状态是防治肿瘤复发转移或者使"带瘤患者"长期生存的根本手段。

(二)辨治经验

在应用升降理论时,应从辨证、制定治则、遣方用药、治疗转归等方面综合使用,如根据升降理论的特点,辨证以辨病势为主,辅以辨病位、虚实寒热;制定法则方面则应根据脏腑的生理特性,注意各脏腑之间的升降相因(左升右降、脾升胃降);遣方用药方面则应掌握药物升降浮沉的规律及特征;治疗转归方面则应根据升降互助互制的规律,分析升降失衡后所导致的种种病变,典型的转归特征如木炎则土燥金逆,水寒多土湿木郁。同时,肺癌应顺应肺的生理特性,以"宣通气机、肃降肺气"作为治疗肺癌的基本法则之一。肺主宣发肃降,然毕竟以降为主。《素问·脏气法时论》"肺苦气上逆,急食苦以泻之",简明指出了肺的病理特性,并提出相应的苦降泻肺法。

临床上运用降肺法治疗肺癌的具体形式主要有以下几种。

1.补气降肺法

适用于高龄老年人群或者放化疗期间体质偏弱的人群,症见以气短、乏力、咳嗽为主,常以生黄芪或者太子参、生白术、茯苓、陈皮为基础方。

2.利水降肺法

适用于恶性胸腔积液的患者,常以葶苈大枣泻肺汤合木防己汤合己椒苈黄丸为基础方。

3.化痰降肺法

适用于咳嗽、痰浊内阻的患者,或者化疗后呕吐的患者,常以旋覆花、代赭石、姜半夏、黄连为基础药物组方。

4.敛肺降肺法

适用于咳嗽日久、迁延不愈、气阴两伤的患者,常以乌梅、五味子为基础药物组方。

5.润燥降肺法

适用于放疗后津液损伤严重的患者,常以南沙参、北沙参、麦门冬、天门冬、桑叶、杏仁、桔梗为基

66 肺癌中医药综合防治

础药物组方。

6.清肺降肺法

适用于肺有伏热、肺失肃降、气急喘息、吐黄痰而黏的患者,常以瓜蒌、薤白、桑叶、杏仁、桑白皮为基础药物组方。

(三)典型医案

患者男,67岁,2010年11月2日因体检发现右肺中叶片状影,考虑肺癌可能性大,遂于天津市肿瘤医院行右肺中下叶切除术,术后病理示:(右下肺)鳞状细胞癌;(右中叶)淋巴上皮癌伴神经内分泌癌分化,术后未行其他治疗。2011年8月复查,胸部CT示:左肺结节,建议观察未予处理。2012年2月28日PET-CT示:左肺门肿物2.7cm×2.3cm,左肾门水平肾占位3.5cm×2.4cm,均代谢增高。2012年3月肺部行射波刀治疗。患者为求中医药治疗,2012月5月5日慕名而至求诊。患者一诊时症状及处方:气短,乏力,轻咳,少痰,色白,偶有反酸,烧心,纳可,眠可,二便调,舌质淡,苔薄白,脉弦。辨证属肺脾气虚,肝胃不和;治宜补气降肺,佐以疏肝和胃;处方:生黄芪45g,生白术30g,茯苓20g,防己、黄芩、龙葵、白英、生地黄、牡丹皮、炒谷芽、炒麦芽各15g,姜半夏9g,陈皮、黄连各6g,吴茱萸3g,柴胡、紫苏子、紫苏梗、前胡各12g,生姜5片,大枣5枚。辅以院内制剂中成药西黄解毒胶囊以清热解毒抗癌。原方服用半年后,复查各项检查均未见异常,左肺肿物大小未见明显变化,左肾肿物亦未见明显变化。

五、孙桂芝——中国中医科学院广安门医院

(一)病因病机

肺癌的病因病机为机体正气虚损,阴阳失调,六淫之邪乘虚而入,邪滞于肺,导致肺脏功能失调,肺气郁阻,宣降失司,气机不利,血行受阻,津液失于输布,津聚为痰,痰凝气滞,气滞血瘀,瘀阻络脉,痰气瘀毒胶结,日久形成肺部积块。

(二)辨证分型

1.肺失清肃、燥热津伤型

肺为娇脏,喜润恶燥,失润则宣发肃降失于正常,津液不布,津聚为痰,痰凝气滞,气滞血瘀,瘀阻络脉,日久则形成肺部积块。

【症状】 口干口渴,鼻干,干咳无痰或痰少,痰中带血丝,小便短赤,大便干燥,每3~5d一行,舌质红,苔薄黄,舌中有裂纹,脉细涩。

【治则治法】 清肺润燥,养阴润肺。

【选方】 清燥救肺汤加减治疗,同时酌加相应抗肿瘤药物,如白花蛇舌草、半枝莲、半边莲等;若患者皮肤瘙痒难耐者,可加用地肤子、白鲜皮、浮萍、蝉蜕等药物,以其"肺主皮毛"也;咽部干痒者,可加木蝴蝶、桔梗、金银花之类轻清上浮者,以利咽祛风止痒。

【典型医案】 患者男,68岁,2012年2月25日初诊。左肺癌术后2年9个月,中分化腺癌,伴淋巴结转移(7/17),放疗、化疗后。现症见:口鼻干燥,口渴喜饮,干咳少痰,走路不稳,纳差,二便可,眠不实,舌质红,苔黄腻,脉细。证属燥热伤肺,肺失清肃,热扰经络,阴津不足;治宜清燥润肺,清热养阴。方以清燥救肺汤加减治疗:炒白术15g、桑叶10g、枇杷叶10g、麦门冬10g、沙参10g、生石膏30g、百合30g、生地黄15g、川贝母10g、浙贝母10g、桔梗10g、白芍15g、石斛15g、炮穿山甲8g、鳖甲10g、鼠妇10g、僵蚕10g、金荞麦10g、生蒲黄10g、露蜂房6g、重楼15g、甘草10g。14剂,1剂/2d。每剂煎2次,合在一起约400ml,分早、晚2次服。

2.痰热蕴肺、灼伤肺络型

患者素体阳盛,感受燥邪后化热,心肝火起,木火刑金,煎灼阴液,炼液成痰,痰热阻络,灼伤肺

络,络脉出血,血脉瘀阻,久则瘀结成块。

【症状】　咳嗽咳痰,痰黄而黏,或痰中带血,甚则吐血、衄血,如《河间六书》所云:"故燥若火,是金极而反兼火化也,故病血液衰也。燥金之化极甚,则烦热气郁,痿弱而手足无力,不能收持也。"心烦失眠或烦躁易怒,面红目赤,发热,口渴喜饮,口燥咽干,小便短赤,大便秘结,舌质红,苔黄厚,脉数。

【治则治法】　清热化痰,凉血活血,软坚散结。

【选方】　千金苇茎汤加减治疗。如果湿热较重者,或以三仁汤化裁治疗。对于痰黏难化者,常用旋覆花、海浮石化痰散结治疗。

【典型医案】　患者男,57岁,2012年10月29日初诊。右肺癌7年余,低分化腺癌,未行相关手术治疗,放疗、化疗后,纵隔支气管肺门淋巴结转移。现症见:胸闷气短,咳嗽咳痰,痰黄黏稠,心烦失眠,口渴喜饮,口燥咽干,小便短赤,大便秘结,舌质红、苔黄,脉数。相关检查:胸部CT示:右肺上叶后段及下叶较前增大;双肺多发转移瘤,双侧胸腔积液。证属火燥交攻,痰热蕴肺,肺失清肃;治宜清火宣肺,化痰通络。采用千金苇茎汤加减治疗:芦根30g、苦杏仁10g、薏苡仁15g、冬瓜仁15g、桃仁6g、生地黄15g、玄参15g、川贝母15g、浙贝母15g、桔梗15g、麦门冬15g、桑叶10g、枇杷叶15g、沙参15g、生石膏30g、僵蚕10g、鼠妇10g、九香虫6g、穿山甲10g、鳖甲10g、鱼腥草30g、甘草10g、白花蛇舌草30g、赭石15g、鸡内金30g、生麦芽30g。14剂。1剂/2d。每剂煎2次,合在一起约400ml,分早、晚2次服。

3.燥热伤肺、肺肾阴虚型

患者久病耗伤气血,可导致肺肾阴虚,加之燥热袭肺,阴津损伤,肺络失养,气血虚损,血行不通,兼夹痰、瘀阻络,久则集结成块,正虚邪结。

【症状】　咳嗽咳痰,无痰或少痰,或痰中带血丝,口干咽燥,乏力体虚,心烦失眠,潮热盗汗,手足心热,颧红,低热,小便量少,夜尿频多,大便干燥,舌质红或有裂纹,苔薄少,脉细数。

【治则治法】　清肺润燥,补益肺肾之阴。

【选方】　百合地黄汤加减治疗;若燥热较重者,常合用清燥救肺汤治疗;若肾虚明显者,可加用何首乌、炒杜仲等药物治疗。

【典型医案】　患者男,58岁,2011年4月20日初诊。右肺中叶癌4年余,中分化腺癌,未行手术治疗,放疗、化疗后。现症见:咳嗽咳痰,咯少许血,潮热盗汗,睡眠欠佳,纳食尚可,夜尿每夜1~2次,大便干结,需口服通便药物方能正常排出,舌质红、苔薄少有裂纹,脉细数。既往有冠心病、腔隙性脑梗死、结肠多发息肉,右侧甲状腺切除术后,前列腺增生病史。相关检查:胸部CT示:右肺中叶近心缘旁斑块状密度增高阴影,伴纵隔淋巴结肿大;左上肺陈旧性病变。证属燥热伤肺,肺肾阴虚;治宜补益肺肾之阴,润肺清燥。方选百合固金汤加减治疗:百合30g、生地黄10g、熟地黄10g、玄参10g、川贝母10g、浙贝母10g、桔梗10g、麦门冬10g、何首乌15g、僵蚕10g、九香虫6g、白术40g、合欢皮30g、炒酸枣仁30g、龟甲15g、鳖甲15g、灵芝15g、桃仁6g、赭石15g、鸡内金30g、麦芽30g、白果6g、金荞麦15g、甘草10g。14剂。1剂/2d。每剂煎2次,合在一起约400ml,分早、晚2次服。

六、贾英杰——天津中医药大学第一附属医院

(一)病因病机

认为老年之人似风中残烛,脏腑已衰,正气亏虚,尤以肺、肾气虚多见。肺为气主,其气亏虚,则一身之气皆虚;肾乃先天之本,内蕴一身之元气,老年人天癸衰竭,元气亏耗,则气虚更重。气虚则血迟,迟而凝滞乃成血瘀之状,血瘀则稽留不散,同气相求而留止于肺,肺气失宣则痰凝,痰瘀互结酿生癌毒,久成肺癌。癌毒留滞更伤正气,气虚失摄,则癌毒流窜,变生他证,即为转移。久则五脏皆伤,六腑失荣,气衰血败,终则阴阳离断。

（二）辨证分型

1.痰热郁肺型

【症状】　咳嗽,咯痰,痰黄而黏,胸闷憋气,纳呆,发热,舌质红,苔黄或厚腻,脉滑或数。

【治则治法】　清热化痰,解毒散结。

【选方】　小陷胸汤加减。

【组成】　瓜蒌皮30g、冬瓜子15g、清半夏10g、胆南星12g、郁金10g、姜黄10g、浙贝母15g、天花粉15g、连翘15g、白花蛇舌草15g、炒薏苡仁15g、茯苓15g。

2.痰瘀阻肺型

【症状】　咳嗽,咳痰,偶见痰黄,喘息胸闷,心胸刺痛,面色多晦黯,可见唇甲紫绀或肌肤甲错,舌质紫黯有瘀斑,苔薄或微腻,脉弦或沉细。

【治则治法】　行气活血,化痰散结。

【选方】　四物汤加减。

【组成】　当归10g、赤芍药15g、川芎20g、桔梗10g、浙贝母15g、清半夏15g、枳实10g、天南星15g、铁包金15g、猫爪草15g、薏苡仁15g、鸡内金15g。

3.肺脾气虚型

【症状】　久咳痰稀,咳痰无力,少气而神疲乏力,纳呆腹胀,便溏,面浮足肿,舌质淡,苔薄或微腻,脉沉细或濡。

【治则治法】　健脾补肺,化痰散结。

【选方】　六君子汤加减。

【组成】　生黄芪30g、党参15g、清半夏10g、砂仁6g、夏枯草15g、生牡蛎30g、茯苓15g、陈皮10g、杏仁10g、桔梗10g、白术15g、炒薏苡仁15g、炙甘草10g。

4.气阴两虚型

【症状】　咳嗽,咯黏痰或无痰,神疲乏力,气短自汗,口干,低热,手足心热,午后潮热,偶有心悸,舌质淡,苔薄,脉细弱或沉细。

【治则治法】　益气养阴,解毒散结。

【选方】　生脉散加减。

【组成】　生黄芪30g、太子参15g、麦门冬15g、五味子10g、玄参15g、清半夏10g、桑白皮15g、沙参15g、生牡蛎30g、夏枯草15g、青蒿30g、地骨皮15g。

5.肺肾阴虚型

【症状】　咳嗽气逆,干咳少痰,偶见痰中带血,口干咽痛,声音嘶哑,潮热盗汗,五心烦热,舌质红少苔,或舌体瘦小,苔薄,脉细数。

【治则治法】　养阴清热,化痰散结。

【选方】　麦味地黄汤加减。

【组成】　熟地黄15g、麦门冬15g、牡丹皮15g、赤芍10g、五味子10g、山茱萸15g、地骨皮15g、浙贝母15g、夏枯草15g、百合15g、百部20g、天花粉15g、砂仁6g。

6.肺肾气虚型

【症状】　咳嗽气短,咳痰无力,声低气怯,甚至倚息不能平卧,胸闷,心悸,形寒肢冷,或见腰膝酸软,小便清长,舌质淡黯,苔薄,脉沉细。

【治则治法】　补肺益肾,扶正抗癌。

【选方】　金匮肾气丸加减。

【组成】 山茱萸15g、熟地黄20g、山药15g、补骨脂15g、桂枝10g、生地黄30g、炙甘草10g、沉香3g、清半夏10g、茯苓15g、浙贝母15g。

(三)典型病例

患者女,74岁。2009年8月7日初诊。咳嗽、咳痰,伴乏力、气短6个月。患者于2009年2月无明显诱因出现咳嗽、气短、咯白色泡沫痰,遂就诊于天津医科大学总医院胸外科。胸部CT示:右肺散在结节占位,右侧胸腔积液。后就诊于天津市肿瘤医院,胸腔穿刺引流胸腔积液,胸腔积液病理检测示:找到腺癌细胞。行培美曲塞+卡铂化疗2个周期。复查胸部CT示:胸腔积液较前减少,右肺结节较前增多。遂停止化疗,改吉非替尼片口服靶向治疗3个月。复查胸部CT示:右侧胸腔少量积液,右肺病灶未见明显进展,左肺上叶散在小结节,考虑转移。遂停服吉非替尼,求中医治疗。刻诊:咳嗽,咯白色黏痰,气短,稍喘憋、胸闷,乏力,腰酸怕冷,纳差,排便无力而干结,小便可,舌紫黯,苔薄黄,脉沉细。西医诊断:肺腺癌。中医诊断:肺岩。证属气阴两虚;治宜益气养阴,解毒散结。方用生脉散加减。药物组成:生黄芪60g、太子参15g、麦门冬15g、五味子10g、连翘15g、生牡蛎30g、姜黄10g、郁金10g、薏苡仁15g、川贝母10g、山茱萸10g、瓜蒌皮15g、生大黄6g、清半夏10g、夏枯草15g、鸡内金15g、炒莱菔子15g、白花蛇舌草15g。7剂,1剂/d,水煎取汁400ml,分早、晚2次温服。2009年8月14日二诊,诉咳嗽、咳痰、痰黏、乏力、气短明显减轻,偶有喘憋,大便干,小便可,舌质淡黯,苔薄黄,脉沉细。上方去麦门冬、五味子,加杏仁10g、桔梗10g、枇杷叶10g,生大黄加至10g。继服7剂。2009年8月21日三诊,诉咳嗽减轻,咯少量白痰,稍乏力,仍有腰酸,纳可,偶有喘憋,大便干结减轻,小便可,舌质淡黯,苔薄,脉沉细。二诊方去川贝母、连翘、姜黄、鸡内金,加川芎10g、当归10g、川续断15g、桑寄生15g。继服14剂。2009年9月4日四诊,咳嗽减轻,咯少量白痰,易咯出,稍乏力,腰酸减轻,偶有喘憋,纳可,二便调,舌质淡黯,苔白,脉沉细。复查胸部CT示:双肺结节未见明显进展,右侧胸腔积液。三诊方去生大黄、山茱萸,加泽泻15g、猪苓15g、紫苏子10g、葶苈子10g、桂枝10g。以此方为基础临证加减,坚持服药,随访2年,病情稳定。

【按】 患者年逾古稀,正气衰败。初诊咳嗽,咯白色黏痰,气短,喘憋,胸闷,表明患者肺气亏虚,失于宣肃;腰酸怕冷为肾气不足之象,肺肾气虚共见乏力之态;肺与大肠相表里,肺气亏虚,宣肃失常,则见排便无力,日久则大便干结;久经西药攻伐,脾胃已伤,运化失常,则纳差;舌紫黯、脉沉细为内有瘀滞、正气亏虚之象。故以生黄芪、太子参、麦门冬、五味子、山茱萸为主,以补益肺肾,金水相生;佐连翘、清半夏、白花蛇舌草以解癌毒;辅以姜黄、郁金、夏枯草、生牡蛎以理气散结;薏苡仁、鸡内金健脾渗湿助运;川贝母、瓜蒌皮宽胸化痰;生大黄、炒莱菔子下气助便,患者体虚,不耐攻伐,故稍稍佐之。二诊,患者仍咳嗽、咳痰、痰黏,偶有喘憋,故予杏仁、桔梗、枇杷叶以肃肺化痰止咳;乏力、气短明显减轻,故减麦门冬、五味子以防滋腻,而继以黄芪补气;仍大便干,故生大黄改为10g以荡涤宿便,清内毒。三诊,邪气已减,诸症减轻,此刻当逐渐加强补虚,兼以清邪。故去川贝母、连翘、姜黄、鸡内金,予川续断、桑寄生以补肾气;川芎、当归以活血养血,其中川芎为血中之气药,活血兼以理气,当归性温而不燥,善活血补血。四诊,正虚得补,余邪尚存,视其状,当补虚泻实兼施,而患者气虚为主,且二便调畅,故去山茱萸以防滋腻,去生大黄以防久用伤气。加泽泻、猪苓、紫苏子、葶苈子以逐饮利水,使胸腔积液得消;少佐桂枝,取温药和之之意。总之,老年人正气本虚,加之毒瘀并存,故在治疗过程中,当详辨其证,审慎用药,达到"祛邪而不伤正""扶正而不助邪"的最佳状态。

七、高萍——河南中医药大学第一附属医院

(一)病因病机

认为本虚标实、虚实错杂是肺癌的基本病机,其病位在肺,与脾肾相关,后期可病变及肝,虚证以

气阴两虚、脾肾亏虚多见,同时兼夹气滞、血瘀、痰凝的病理变化。

(二)辨证分型

强调中西医结合治疗,扶正与祛邪结合,辨病与辨证结合,整体与局部结合,根据肺癌的临床分期和患者的体质、年龄等因素综合考虑,个体化选择治疗方案。

1.气阴两虚型

【症状】　干咳少痰,咳声低弱,或痰少带血,面色萎黄黯淡,神疲乏力,气短,自汗或盗汗,口干不多饮,舌质红或淡红,苔薄,脉细弱。

【治则治法】　益气养阴,清热化痰。

【组成】　党参、黄芪、北沙参、麦门冬、百合益气养阴;猪苓、茯苓、薏苡仁、白术、浙贝母、桔梗健脾化痰。

2.阴虚内热型

【症状】　干咳少痰,或痰少而黏,不易咳出,或痰中带血,气短胸痛,或低热盗汗,口干多饮,大便偏干,舌质红或黯红,舌苔少或薄黄,脉细数。

【治则治法】　养阴化痰,清热解毒,佐以抗癌。

【组成】　南北沙参、天麦门冬、生地黄、百合、川贝、瓜蒌皮、杏仁、半枝莲、薏苡仁、龙葵、蛇六谷等。

3.痰瘀互结型

【症状】　咳嗽不畅,痰中带血,胸闷气急,唇紫口干,大便偏干,舌质黯红,瘀斑瘀点,苔白或黄,脉弦滑。

【治则治法】　化瘀除痰,理气散结。

【组成】　枳壳、瓜蒌皮、僵蚕、南星理气化痰;降香、全蝎、壁虎活血化瘀解毒;三七、紫草祛瘀生新。

4.脾虚痰湿型

【症状】　咳嗽痰多,胸闷纳呆,神疲乏力,腹胀便溏,四肢沉重,舌质淡胖、边多齿痕,苔白,脉缓滑。

【治则治法】　益气健脾,宣肺化痰。

【组成】　太子参、白术、茯苓、陈皮、薏苡仁健脾利湿、培土生金;清半夏、南星、浙贝母化痰散结清肺。

八、刘怀民——河南省肿瘤医院

(一)病因病机

认为肺癌病位主要在肺,与脾肾关系密切,多因先天禀赋不足或因六淫、饮食、邪毒,导致肺失宣降,气机不利,血行瘀滞,痰浊内生,毒邪结聚而成。其发病与痰、热、虚密切相关。肺失肃降,脾失健运,痰浊内生;"肺为娇脏,喜润恶燥",肺肾阴虚,肺叶失润,或"肺热叶焦";肺气不足,肺脾肾虚,痰热互结,终成本病。

(二)辨证分型

1.早期——痰瘀互结、湿浊内生型

【治则治法】　健脾利湿,化痰逐瘀。

【选方】　健脾化痰逐瘀方。

【组成】　制南星15g、制半夏15g、全瓜蒌15g、浙贝母15g、炒苦杏仁10g、炒桃仁10g、喜树果30g、蜈蚣4条、全蝎6g、海藻30g、昆布30g、皂角刺15g、猫爪草30g、黄芪30g、山药20g、薏苡仁30g、桔梗10g。

【方解】　方中以制南星、制半夏、全瓜蒌、浙贝母、炒苦杏仁燥湿化痰、理气宽胸;炒桃仁、喜树果、蜈蚣、全蝎活血化瘀、通络止痛;海藻、昆布、皂角刺、猫爪草以增强散结消肿之力;黄芪、山药、薏苡仁健脾利湿;桔梗引诸药直达病所。诸药合用,共奏健脾利湿、化痰逐瘀之功。胁肋胀痛者,加乳

香、没药、延胡索;咯血者,加三七粉、仙鹤草;痰瘀发热者,加二花、黄芩。

2.中晚期——气阴两虚、癌毒结聚型

【治则治法】　益气养阴、润肺解毒。

【选方】　养金护肺汤加减。

【组成】　黄芪30g、沙参15g、麦门冬15g、天花粉20g、芦根30g、桃仁10g、炒冬瓜子30g、薏苡仁30g、鱼腥草12g、蜀羊泉30g、夏枯草30g、龙葵30g、炒僵蚕10g、全蝎6g、桔梗10g、炙甘草10g。

【方解】　方中以黄芪、沙参、麦门冬、天花粉补脾益肺、润肺生津;芦根、桃仁、冬瓜子、薏苡仁、鱼腥草清肺化痰、逐瘀排脓;蜀羊泉、夏枯草、龙葵、炒僵蚕、全蝎清热解毒、攻毒散结;桔梗载药上行;炙甘草调和诸药;诸药合用,共奏益气养阴、润肺解毒之效。认为不同治疗阶段出现的症状不同,应充分利用中医的优势进行辨证论治。

3.加减

化疗之后,多出现气血两虚、肝胃不和之象,可酌情加党参、陈皮、半夏、藿香、佩兰、焦三仙等;放疗之后,多出现热毒伤阴的症状,可加重沙参、麦门冬的剂量;白细胞减少,可加当归、鸡血藤、山茱萸、女贞子;血小板减少者,可加阿胶、鹿角霜;面肢浮肿者,可加葶苈子、郁金;咯血者,可加仙鹤草、侧柏叶、白茅根;咯泡沫痰多者,可加瓜蒌、浙贝母。

（三）典型病案

患者女,68岁,患者病重,活动不利,其女代诉,患者于2016年2月在某医院诊断为右肺门癌,右肺门及纵隔、腋窝淋巴结转移,右侧胸腔积液,患者及其家属考虑患者年龄较大,拒绝行放化疗治疗。于2016年2月21日首次至门诊口服中药治疗。其女代诉患者咳嗽、咳痰、胸闷,烦躁,夜间汗出较多,乏力懒言,发热,38.8℃左右,食欲欠佳,消瘦,小便可,大便干。在当地医院行抗生素治疗,药停热升,药用热停,证属气阴两虚、癌毒结聚。治以养金护肺汤加石膏90g、炒紫苏子12g、炒白芥子10g。4剂,水煎,1剂/d,早晚温服,嘱患者停用抗生素,口服中药治疗。2016年3月1日二诊,其女代诉服完4剂后,烧已退,未再发热,为巩固疗效按原方另服3剂;诉其母精神较前好转,食欲增加,无发热,仍咳嗽、咳痰、胸闷减轻,守上方去掉石膏,继服1剂;2016年3月10日三诊,其女诉3d前不慎受凉,咳嗽加重,余未诉不适,守2016年3月1日方子加紫菀15g、百部12g,1剂/d;2016年3月15日四诊,其女代诉患者现精神可,纳食可,偶有咳嗽,已无咳痰、胸闷等症,且可自行下床活动。3个月、6个月电话随访,未诉特殊不适。

九、王晞星——山西省中医院

（一）病因病机

肺癌病机特点为五脏皆虚,因虚致实;晚期肺癌表现为虚实夹杂,传变多脏;气血失和,升降失常,寒热并存;其病势多变,病机复杂,兼夹证多。

（二）辨证分型

1.阴虚肺热型

【症状】　咳嗽,咳声短促,痰少黏白且难咳,或痰中偶带血丝,或声音逐渐嘶哑,口干咽燥,或午后潮热,颧红,盗汗,日渐消瘦,神疲,舌质红有裂纹,苔黄燥或无苔,脉细数。

【证型分析】　此为老年非小细胞肺癌最常见的证型。老年人久病体衰,阴液亏损,体质偏于阴虚;或放化疗后,损伤阴液,阴虚则生内热,灼津为痰。肺阴亏损,虚火灼肺,肺气上逆,故见咳声短促,痰少或无,或声音嘶哑;亦可兼见午后潮热、颧红、盗汗等阴虚证常见症状,舌质红、苔黄燥或无苔、脉细数,均为阴虚内热之征。

【治则治法】　滋阴清肺,化痰止咳。

【选方】　一贯煎合清气化痰丸加减。

【组成】　生地黄、沙参、麦门冬、瓜蒌皮、清半夏、芦根、黄芩、浙贝母、冬瓜子、鱼腥草、猫爪草、冬凌草、百合、龙葵、天南星、甘草。

【加减】　咳痰带血丝或咳血者,加仙鹤草、白及、藕节收敛止血;为防收涩留瘀,再适当加三七、茜草等活血止血药。发热、胸胁部不适、疼痛者,加柴胡、半夏、黄芩以清肺热;片姜黄行气活血止痛。肺热症状明显者,可再加金荞麦、竹茹等清热之品。胸痛、胁痛者,可加川楝子、延胡索等活血散结、理气止痛药物。烘热汗出、盗汗明显者,加黄连、黄柏、牡丹皮、栀子清解虚热。睡眠不稳、多梦者,加黄连、肉桂交通心肾、清火安神。若患者同时出现口苦、烧心、易怒等肝胃阴虚症状,可加用太子参、女贞子、墨旱莲等滋阴药。咽干咽痛者,加金银花、山豆根、木蝴蝶清热利咽。

2.气阴两虚型

【症状】　咳嗽痰少,质稀,咳声低弱,气短,喘促,神疲乏力,面色㿠白,形瘦恶风,自汗或盗汗,口干少饮,舌胖,舌质红或淡,苔花剥,脉细弱。

【证型分析】　患者年老体弱,疾病迁延不愈,耗气伤阴,肺主气司呼吸的功能不再正常,以致肺失宣降,肺气上逆作咳。气虚则见气短喘促、神疲乏力等症;阴虚则见盗汗、口干等表现;舌胖质红苔花剥,均为气阴两虚之象。

【治则治法】　益气养阴,润肺止咳。

【选方】　四君子汤合一贯煎或生脉散加减。

【组成】　太子参、白术、云茯苓、生地黄、沙参、麦门冬、黄芩、浙贝母、芦根、冬瓜子、鱼腥草、猫爪草、天南星、龙葵、百合、冬凌草、甘草。

【加减】　大便不成形或泄泻者,加薏苡仁、砂仁、莲子肉或生姜健脾温中止泻。胃脘不适者,加陈皮、清半夏、砂仁等和胃之品,若兼有消化不良者,可加谷芽、麦芽。胸憋、气紧者,加黄芪、杏仁、瓜蒌皮、桔梗理气宽胸、调畅气机。咽喉肿痛者,加山豆根、金银花、芙蓉叶清热凉血、消肿利咽。气虚症状明显者,可加用补气温阳药,如黄芪、淫羊藿,太子参变为党参等。阴虚症状明显者,可加用滋阴药,如五味子、沙参、墨旱莲、女贞子等。辨证适当加用具有抗肿瘤作用的中药,如八月札、山慈姑、天龙等。

3.痰热互结型

【症状】　咳嗽,气息粗壮,痰多,质黏腻,色稠黄,或咳痰带血或咯血,胸胁满闷,咳时引痛,面赤,或有身热,口干,口黏,舌质红,舌苔黄厚,脉滑数。

【证型分析】　该证多由饮食失于节制、嗜食辛辣刺激之品,酿生痰热;或过食肥甘厚腻,痰湿内生;情志不遂,郁怒伤肝,肝气不畅,气郁化火。痰火交结,阻于肺脏,故见咳嗽痰多、质黏色黄;热邪损及肺络,或肿瘤破溃,则见咳痰带血,或痰热内扰,可见面赤、身热、口干口黏等表现;舌质红,苔黄厚,脉滑数均为痰热之征。

【治则治法】　清热化痰,肃肺止咳。

【选方】　苇茎汤合清气化痰丸加减。

【组成】　杏仁、瓜蒌皮、黄芩、桑白皮、地骨皮、芦根、冬瓜子、鱼腥草、猫爪草、浙贝母、秦艽、金银花、金荞麦、山豆根、甘草。

【加减】　难以入睡者,加黄连、栀子清心火;石菖蒲、远志镇静安神,失眠严重者可加龙骨、牡蛎重镇安神。气喘严重者,加竹茹、射干、地龙清热化痰、泻肺平喘。咯血者,加白茅根、大蓟、小蓟、侧柏叶凉血止血;仙鹤草、藕节收敛止血。耳鸣耳聋者,加石菖蒲、磁石安神开窍;水蛭、川芎、葛根疏通耳络。

咽痒、咽痛、咽肿者,加蝉蜕、木蝴蝶、僵蚕、金银花、山豆根利咽消肿。皮疹、肤痒者,加土茯苓、地肤子、蛇床子解毒除湿止痒。

4.肺肾两虚型

【症状】　咳嗽气短,或短气息粗,动则加重,脑转耳鸣,心慌,腰膝酸软。或颧红口干,五心烦热,舌质红,苔少,脉细数;或畏寒身冷,面色苍白,舌苔淡白,质胖,脉沉细。

【证型分析】　此证型常见于老年病人、放化疗后期病人以及合并有心脏病、慢性支气管炎、肺气肿、间质性肺炎的病人。肺主气,司呼吸,肾主纳气,患者久病迁延,肺病及肾,导致肺肾两虚。肺气阴两虚者,肺的主气功能失常,可见短气息粗,动则加剧等虚象;肾气虚则可见腰膝酸软等症状,肾阴虚可见五心烦热等阴虚表现。舌质淡胖,脉沉细均为虚象。

【治则治法】　补肺益肾。

【选方】　补肺汤合生脉散加减。

【组成】　生黄芪、党参(太子参)、桑白皮、生地黄(熟地黄)、山茱萸、麦门冬、五味子、天龙、浙贝母、甘草。

【加减】　若以肺气虚为主要表现,则选用党参,加用云茯苓、白术等补气之品;若以肺阴虚为主,则可去生黄芪,改用太子参,加沙参、百合、石斛等滋肺阴药;若以肾气虚为主,则需加山药以补肾气;若肾阴虚表现明显,则加枸杞子、女贞子、墨旱莲等滋补肾阴;病程迁延日久,往往肺病及肾,若以肾阴亏虚、虚火内灼为主要表现时,可选用知柏地黄丸为主方进行治疗。胃脘不适者,在清半夏、陈皮、云茯苓、砂仁、生姜等和胃之品中,根据患者的不适程度,选择1~3味用于方中。心悸失眠者,加酸枣仁、柏子仁、合欢皮、远志养心安神;严重者,可加用磁石、龙骨、牡蛎重镇安神。颈项、肢体麻木者,加木瓜、伸筋草舒经活络;并配合川芎、丹参等活血之品。五更泻者,可选用四神丸合参苓白术散加减:肉豆蔻、补骨脂、五味子、吴茱萸、巴戟天、党参、云茯苓、白术、陈皮、莲子、山药、砂仁、薏苡仁、甘草。现在临床中单用四神丸治疗五更泻效果并不明显者,加用参苓白术散后疗效则大大提高。周身疼痛者,除根据疼痛部位归经辨证施治以外,需加川楝子行气止痛;并加用延胡索、五灵脂活血止痛;若疗效仍不佳,可加用九香虫、血竭等虫类药。

十、刘嘉湘——上海中医药大学附属龙华医院

(一)病因病机

认为肺癌为正气虚损、痰气瘀毒胶结肺部而成的疾病,通常是整体属虚、局部属实,属本虚标实之证。根据长期对肺癌证型的研究,认为治疗应采取辨证与辨病、扶正与祛邪相结合的原则。早期,病程尚短,病情较轻,以标实为主,治当攻邪为主、扶正为辅;晚期患者多以正虚为主,治当以扶正为主、祛邪为辅。由于正气虚损是肺癌发生、发展的根本原因,因此,在治疗中应始终注意扶助正气、顾护胃气,扶正时不要过用滋腻苦寒之品,以免碍胃伤胃。

(二)辨证分型

1.阴虚内热型

【症状】　咳嗽无痰,或痰少,或泡沫黏痰,或痰中带血,口干,气急,胸痛,低热,盗汗,心烦失眠,舌质红或黯红,少苔或光剥无苔,脉细数。

【治则治法】　养阴清肺,软坚解毒。

【选方】　养阴清肺消积汤加减。

【组成】　南沙参30g、北沙参30g、天门冬15g、麦门冬15g、百合9g、杏仁9g、鱼腥草30g、百部12g、全瓜蒌30g、生薏苡仁30g、冬瓜子30g、八月札15g、石见穿30g、石上柏30g、白花蛇舌草30g、苦参12g、干蟾皮9g、夏枯草12g、生牡蛎30g。

【加减】　若见血痰加仙鹤草30g、生地黄榆30g、白茅根30g;低热加银柴胡30g、地骨皮30g;不寐加酸枣仁12g、合欢皮30g、夜交藤30g;盗汗加糯稻根30g、浮小麦30g。

2.脾虚痰湿型

【症状】　咳嗽痰多色白,胸闷气短,纳少便溏,神疲乏力,面色㿠白,舌质淡胖,有齿印,苔白腻,脉濡缓或濡滑。

【治则治法】　益气健脾,肃肺化痰。

【选方】　六君子汤合导痰汤加减。

【组成】　党参12g、白术9g、茯苓15g、陈皮9g、半夏9g、胆南星15g、杏仁9g、百部12g、山海螺30g、石见穿30g、石上柏30g、龙葵15g、生薏苡仁30g、紫菀12g、款冬花12g、焦山楂9g、焦神曲9g。

【加减】　若痰多加白芥子9g、天浆壳15g;便溏肢冷加补骨脂12g、葫芦巴15g、菟丝子12g;胸腔积液加猫人参30g、葶苈子15g、大枣5枚。

3.气阴两虚型

【症状】　咳嗽少痰,咳声低弱,血痰,气短,神疲乏力,自汗或盗汗,口干不多饮,舌质淡红有齿痕,苔薄,脉细弱。

【治则治法】　益气养阴,清化痰热。

【选方】　四君子汤合沙参麦门冬汤加减。

【组成】　生黄芪15g、生白术9g、北沙参15g、天门冬15g、麦门冬12g、杏仁9g、百部12g、瓜蒌皮15g、胆南星15g、五味子6g、石上柏30g、石见穿30g、白花蛇舌草30g、夏枯草12g、川贝母9g。

【加减】　若偏阴虚加女贞子9g、西洋参6g;偏气虚加生晒参6g、太子参9g;痰黄加桑白皮9g、黄芩9g、野荞麦根30g。

4.阴阳两虚型

【症状】　咳嗽气急,动则喘促,胸闷,耳鸣,腰膝酸软,夜间尿频,畏寒肢冷,神疲乏力,舌质淡红或黯,苔薄,脉细沉。

【治则治法】　滋阴温肾,消肿散结。

【选方】　沙参麦门冬汤合赞育丹加减。

【组成】　北沙参15g、天门冬9g、生地黄15g、熟地黄12g、仙茅9g、淫羊藿12g、锁阳9g、肉苁蓉9g、川贝母9g、山豆根9g、王不留行9g、石上柏30g、石见穿30g、芙蓉叶30g、蚕蛹12g、薜荔果30g。

【加减】　气急较甚加参蛤散3g(分2次吞服)、紫石英15g、菟丝子12g;肾阳虚肢冷加附子6g。

5.气滞血瘀型

【症状】　咳嗽不畅,或有血痰,胸闷气急,胸胁胀痛或剧痛,痛有定处,或颈部及胸部青筋显露,大便干结,唇甲紫黯,舌质黯红或青紫,有瘀斑或瘀点,苔薄黄,脉细弦或涩。此证常见于肺癌晚期伴有上腔静脉压迫综合征或骨转移者。

【治则治法】　理气化瘀,软坚散结。

【选方】　复元活血汤加减。

【组成】　桃仁9g、王不留行15g、丹参12g、三棱9g、莪术9g、露蜂房9g、八月札15g、川郁金9g、全瓜蒌30g、生鳖甲15g、夏枯草15g、海藻12g、昆布12g、猫爪草15g、石见穿30g、白花蛇舌草30g、山慈菇15g、生牡蛎30g。

【加减】　痰中带血去桃仁、丹参、王不留行,加仙鹤草30g、生地黄榆30g、茜草根30g、参三七6g;头面部肿加生黄芪15g、防己15g、车前子30g、桂枝6g、茯苓30g;疼痛甚加延胡索30g、没药9g、乳香9g。蟾乌巴布膏贴于痛处或内服新癀片4片,3次/d。

（三）老年晚期非小细胞肺癌

1.肺脾气虚型

【症状】　咳嗽痰多色白而黏,纳差,神疲乏力,面色无华,自汗,便溏,舌质淡胖,脉濡滑。

【治则治法】　健脾益气。

【选方】　六君子汤加减。

【组成】　党参15g、白术12g、茯苓12g、炙甘草9g、陈皮12g、半夏12g、谷芽30g、麦芽30g、鸡内金15g。

2.阴虚内热型

【症状】　咳嗽痰少,口干,盗汗,心烦失眠,低热,舌质红,脉细数。

【治则治法】　养阴清热。

【选方】　沙参麦门冬汤合百合固金汤加减。

【组成】　北沙参30g、麦门冬15g、玉竹12g、白扁豆15g、桑叶12g、百合15g、生地黄15g、浙贝母12g、桔梗6g、甘草6g、谷芽30g、麦芽30g、鸡内金15g。

3.气阴两虚型

【症状】　咳嗽少痰,气短,神疲乏力,口干不多饮,自汗,盗汗,舌偏红或有齿印,脉细弱。

【治则治法】　益气养阴。

【选方】　生脉饮合沙参麦门冬汤加减。

【组成】　北沙参30g、麦门冬15g、五味子9g、玉竹12g、桑叶12g、浙贝母12g、白扁豆15g、甘草6g、谷芽30g、麦芽30g、鸡内金15g。

4.气滞血瘀型

【症状】　咳痰不畅,痰血黯红夹有瘀块,胸胁胀痛或刺痛,痛有定处,颈部及胸壁青筋暴露,唇甲紫黯,舌黯红或青紫,有瘀点、瘀斑、苔薄黄,脉细弦或涩。

【治则治法】　活血化瘀。

【选方】　复元活血汤加减。

【组成】　柴胡12g、当归12g、枳壳12g、桃仁9g、天花粉12g、酒大黄12g、谷芽30g、麦芽30g、鸡内金15g。

5.加减

以上各型在临床应用时,常选加清热解毒、化痰散结之抗癌中药:如七叶一枝花15g、白花蛇舌草30g、石上柏30g、石见穿30g、山慈姑12g等。治疗处方由辨证方药加辨病之抗肿瘤药物组成,若患者兼有恶心、呕吐,加姜半夏12g、姜竹茹10g、生姜9g等降逆止呕;若神疲乏力、气血亏虚,加鸡血藤30g、大枣15g、熟地黄15g、当归15g等养血补血。

十一、周维顺——浙江省中医院

（一）病因病机

认为肺癌的发生与正气虚损有关,过度劳伤,肺之气阴耗损是发生肺癌的内在原因。邪毒内侵,比如长期吸烟,烟毒内蕴稽留肺窍,气血运行失常,且烟毒耗损肺之阴津;再如环境污染,辐射损伤,内袭娇脏,肺气郁滞,毒瘀互结,形成瘤块;饮食劳役损伤脾胃,水谷精微不布,内聚成痰,储于肺络,阻滞气血,痰瘀互结,形成肿物。饮食不节,毒邪外侵踞之。积块形成,更是阻滞气机,损耗正气,其虚益甚。肺癌发病,首由气虚,卫外失司,癌毒乘虚而入;又因气虚、阴虚致肺内痰凝血瘀,与癌毒互结成积,更加耗气伤阴而发。肿瘤形成的根本原因是正虚邪实,多为阴阳失调、正气虚弱、邪毒内生所致。肺癌的形成主要是由于正气不足,邪毒滞于肺,致肺失宣降,气滞痰凝,瘀阻络脉,瘀痰胶结,日久形成积块。如清代沈金鳌《杂病源流犀烛·积聚癥瘕痃癖痞源流》所述:"邪积胸中,阻塞气道,气不得通,为痰、为食、为血,皆得与正相搏,邪即胜,正不得制之,遂结成形而有块。"

正气虚损,脏腑气血阴阳失调是肺癌的主要基础,肺癌正虚多气虚、阴虚。隋代巢元方《诸病源候论》谓:"积聚者,由于阴阳不和,脏腑虚弱,受于风邪,博于脏腑之气所谓也。"明代李中梓《医宗必读》曰:"积之所成,正气不足,而后邪气踞之。"比如年老体衰,慢性肺部疾病,耗损肺气;或七情内伤,气机升降失气。另外,肺癌患者大多屡经手术、放疗、化疗,手术中失血、化疗中剧烈呕吐、利尿均可致津血亏乏加重阴伤,而放射治疗更是大热峻剂,耗伤人体阴液;中医药治疗中过用破瘀、苦寒之剂,亦是加重气阴两虚的常见原因。

认为癌是因虚而得、因虚致实,是一种全身属虚、局部属实,本虚标实之病。虚以阴虚、气虚为主,实则不外气滞、血瘀、痰凝、毒聚。

(二)辨证分型

1.痰湿蕴肺型

【症状】 咳嗽,痰多而白黏,胸闷,纳呆,便溏,乏力,胸痛而闷,舌黯淡、苔白腻,脉滑数。

【治则治法】 健脾化痰,解毒清肺。

【组成】 茯苓15g、陈皮10g、半夏10g、生薏苡仁30g、苍术10g、白术10g、生黄芪30g、浙贝母10g、猫爪草30g、半枝莲30g、白花蛇舌草30g、党参12g。

2.阴虚毒热型

【症状】 干咳少痰或痰少而黏,痰中带血,口干咽燥,低热,便干,舌质红或黯红、苔薄黄或黄白相兼,脉细数。

【治则治法】 养阴清热解毒,软坚散结。

【组成】 南北沙参各12g、天麦门冬各10g、炙鳖甲30g、山海螺30g、浙贝母10g、川贝母10g、半枝莲30g、白花蛇舌草30g、杏仁10g、仙鹤草30g、白英30g、黛蛤散24g。

3.气滞血瘀型

【症状】 咳嗽,气急胸痛,痛如锥刺,口干便秘,时有痰血,舌质红或绛见瘀斑瘀点,苔薄黄,脉弦或细涩。

【治则治法】 理气化滞,活血解毒。

【组成】 鱼腥草30g、葶苈子30g、枳壳10g、杏仁10g、瓜蒌皮30g、铁树叶30g、桔梗10g、远志6g、炙甘草5g、茜草根10g。

4.肝肾两虚型

【症状】 多因久病气血亏损,阴损及阳而致脾胃两虚,瘀阻气道而痰不易咳出。

【治则治法】 温补脾肾,益气解毒。

【组成】 生黄芪30g、太子参30g、茯苓15g、白术10g、补骨脂15g、菟丝子15g、冬虫夏草10g、山海螺30g。

十二、傅华洲——杭州市第一人民医院

(一)病因病机

认为肺癌患者多为先天禀赋不足及长期不良生活习惯所致,熬夜、吸烟或内外环境因素,致燥火煎灼肺阴,肺阴亏虚而宣发肃降失运,气滞痰凝,血瘀积聚成为癌毒。肝升肺降,中焦气机调畅而气血上下贯通,人体气血运行得畅;肝气郁结而气郁化火,长期煎灼肺阴即为木火刑金,发为肺脏积聚而成癌毒。肺又为水之上源,气水的转化得益于脾主运化,而脾运化水谷又必须依赖肺宣发输布全身;脾虚运化失健,水湿聚而成痰,积聚于肺,长此以往宣发肃降受累。临证主张病证结合,健脾化湿、培土生金治疗各期肺癌,同时兼顾疏肝理气、清肺化痰等相关治疗思路。

（二）辨证分型

1.脾虚湿盛型

【症状】 纳差及食后腹胀,身体困重,大便溏薄等脾虚证候,时兼湿热、寒湿及风湿,多伴舌苔厚腻。

【治则治法】 健脾化湿,培土生金。

【选方】 人参二苓汤加减。

【加减】 湿盛者,可加厚朴、苍术化湿,并配伍茯苓、薏苡仁、炒白术等甘淡渗湿健脾之药,合苏梗12g、豆蔻6g理气宽中;或合焦三仙、炒二芽各15g健胃消食积。诸药共奏健运脾胃、培土生金之效。

肺癌患者放化疗或靶向治疗伤及脾阳,表现食欲欠佳兼胃脘胀满,脾胃素虚者,组方加茯苓45g、炒白术15g、薏苡仁30g、党参20g,加强健脾化湿固本,调节免疫祛除癌毒。肺癌晚期化疗出现恶心呕吐较著者,配伍姜竹茹15g、姜半夏12g降逆止呕;脾虚腹泻频频者,配伍石榴皮15g、凤尾草30g、煨葛根15g;临证治疗脾虚湿困诸证,喜用甘淡渗湿及苦温之品,配伍健胃消食中药起到相得益彰之效。

2.疏肝郁气滞型

【症状】 胁肋部胀满,常叹息,情志不畅,遇事易烦躁,伴有反酸嗳气等表现,面色黯淡,舌黯红或黯紫有瘀斑,脉弦细或涩滞。

【治则治法】 疏肝理气。

【选方】 柴胡疏肝散加减。

【组成】 柴胡12g、郁金15g、枳壳12g、预知子12g、佛手12g、远志15g、合欢皮12g等。

【加减】 伴有心血不足虚烦失眠者,常配伍酸枣仁汤加减,失眠较重者可加龙骨、牡蛎或紫贝齿30g等重镇之药;伴头晕头痛血压增高者常用天麻钩藤饮加减平抑肝阳、熄风定眩。肝气犯胃反酸者加炒黄连5g和吴茱萸3g配伍清肝降逆行气止痛;瘀血较重者可加荔枝核12g、橘核9g、川楝子12g等;肝失疏泄,视物模糊者常加密蒙花12g、菊花6g、决明子9g、枸杞子12g等养肝明目;脂肪肝伴有肥胖者可加绞股蓝12g、泽泻9g、山楂12g或荷叶9g清热调脂清肝。多数女性肺癌患者临床可见喉中有痰,难咽难吐伴脉弦滑的表现,可按梅核气类似少阳枢机不利辨证,临床组方加半夏12g、厚朴9g、生姜6g、茯苓15g、苏叶5g合甘麦大枣汤效果更佳;虚烦兼痰湿较甚者加用黄连温胆汤,兼加合欢皮15g、远志15g或佛手15g养心解郁安神。肝阳偏亢者伴心烦急躁、胁肋隐痛、头晕目眩,常用天麻9g、钩藤12g;伴目赤口苦兼加龙胆草3g清肝胆火热。患者放化疗及靶向治疗期间手足发麻、气血经络运行不畅,排除皮肤破溃,可用艾叶12g、红花6g、鸡血藤15g、桂枝30g煎汤每天泡洗患肢,内外兼治,疗效显著。

3.肺肾两虚型

【症状】 倦怠乏力,少气懒言,动则气喘,腰膝酸软,五心烦热,毛发枯黄或脱落,舌质红、苔薄白、少津,脉细。

【治则治法】 滋补肝肾,滋肾宁心。

【选方】 柴胡疏肝散加减。

【组成】 盐杜仲15g,盐补骨脂、淫羊藿各12g,刺五加、巴戟肉各15g等。

【加减】 肺癌放化疗出现骨髓抑制,临证较轻者多配伍生地黄、女贞子、桑椹各12g和黄芪20g等,较重者可加鹿角片12g、阿胶6g、龟板15g或鳖甲15g等动物类有情补血之品。长期癌毒的侵袭,肾阴亏虚出现虚热盗汗,临证常加糯稻根12g、瘪桃干10g、稆豆衣6g或白薇9g等清透虚热;或加墨旱莲15g、女贞子12g、枸杞子12g、南北沙参各12g滋补肾阴;肾阴亏虚日久心火偏亢,心肾不交多应用交泰丸加减,如黄连5g、肉桂3g等。心阳虚失眠多应用桂枝6g、甘草9g,兼配伍龙骨牡蛎各30g,心烦伴有躯体化表现明显者加用珍珠母15g或紫贝齿30g。因肺癌放化疗期间的毒副作用出现脱发,常在滋补肝肾的同时配伍人参叶10g,人参叶质轻上浮兼补气益津,临床用于脱发效果显著。

4.痰热壅肺型

【症状】　咳嗽咳痰或咳痰带血。

【选方】　二陈汤合三子养亲汤加减。

【组成】　陈皮、姜半夏各12g,炒白芥子、炒莱菔子各9g等。

【加减】　咳嗽咳黄痰,临床加蜜麻黄、蜜紫菀、蜜枇杷叶各12g,杏仁6g,石膏15g等。阴液亏损严重,临证常常应用沙参麦门冬汤配伍加减,如南北沙参各15g,墨旱莲、冬桑叶、麦门冬各12g及制玉竹15g等诸药养阴生津润肺止咳。

肺癌早期治咳以降肺气为主,肺气降则咳嗽缓解,胃气的升降又可影响肺气,方中擅用党参15g、茯苓30g健脾益气,配合姜半夏9g及厚朴12g降逆行气,杏仁10g止咳降气,桔梗9g宣肺利咽,大枣15g合甘草9g缓急温中补气,临床应用效果显著。肺癌放疗期间火毒侵袭肺脏出现干咳、口干及咽喉轻微烧灼感等不适,临证多配伍石膏20g、知母12g、杏仁6g、桔梗12g、蜜百部12g、陈皮9g、前胡12g、甘草9g等辛凉疏泄理气止咳。

（三）典型医案

金某,女,69岁,右肺癌术(2016年5月3日)后2年余,分期TIaN0M0,术前肿瘤指标正常(CEA 2.49μg/L,CA125 10.6kU/L),术后病理提示:肺乳头状腺癌,部分腺泡状腺癌(约占20%),肿瘤大小1.7cm×0.8cm×0.6cm,紧贴肺膜。特染:弹力纤维+VG示脏层胸膜未累及,EGFR(＋),21号外显子L861Q(突变);2016年8月8日胸部CT提示:右肺中叶肺癌术后改变,右中肺野纵隔旁见片状致密影,右肺上叶及左肺下叶纤维灶。2018年7月27日就诊:口淡乏味,咽部时有痰液,吞之不下,吐之不出,睡眠障碍伴早醒,倦怠乏力,小便尚可,大便次数较多,舌苔白腻,脉弦细。中医诊断气阴两虚兼肝郁。拟方:炒苍术20g、茯苓30g、薏苡仁30g、党参24g、豆蔻5g、紫苏梗12g、沙苑子30g、香茶菜15g、石斛12g、蛇六谷30g、煅牡蛎30g、马齿苋30g、炙甘草5g、炒白术15g、石榴皮12g、姜半夏12g、厚朴15g、凤尾草30g、淮小麦45g、大枣15g、平地木30g、滑石20g、珍珠母30g,14剂,1剂/d,早晚分服。2018年8月17日二诊:倦怠乏力缓解,睡眠改善,大便次数减少,1~2次/d,仍便溏,口淡乏味,食欲一般,舌苔白脉细弦。原方去滑石,加六神曲30g、合欢皮10g,继14剂服用。2018年8月31日三诊:纳寐尚可,大便1次/d,基本恢复正常,乏力好转,舌质淡红苔薄白脉细弦。守方加减继续巩固治疗。

【按】　患者舌苔厚腻,湿邪困脾,炒苍术化湿健脾;肺癌术后机体处于恢复期,脾胃功能渐愈,茯苓、薏苡仁、党参、炒白术健脾益气,调节食欲,改善体质;豆蔻、紫苏梗温中理气,破气消积,减缓脘腹胀着;煅牡蛎、珍珠母重镇安神,调节睡眠;石榴皮、马齿苋清热解毒,配伍凤尾草收敛止泻;淮小麦、大枣寓意甘麦大枣汤和中缓急、养血安神;合欢皮,安五脏,利心志;半夏、厚朴、茯苓三者共用行气散结降逆化痰;石斛滋阴降火,患者肺癌日久耗伤阴液,适当配伍应用;平地木、香茶菜化湿祛痰,兼活血消肿;蛇六谷清热解毒祛癌,其有效成分可抑制肿瘤兼抗肿瘤转移作用。统方健脾益气顾护脾胃,兼清热散结祛癌毒,同时疏肝解郁安神调节肿瘤相关性抑郁情志。

十三、周岱翰——广州中医药大学第一附属医院

（一）病因病机

肺主气司呼吸,与外界大气相通,燥热毒邪侵袭,则耗损肺阴,津液受灼,黏稠成痰;肺为五脏之华盖,其气贯百脉而通他脏,故内脏之火,上炎于肺,火邪刑金,炼液为痰,痰阻肺络,血停为瘀,痰瘀胶结,日久变成肺积。燥热愈甚则阴液愈虚,阴液愈虚则燥热愈甚,痰愈黏稠,瘀血愈涩,痰瘀互结愈重,肺部积块愈固。肺阴亏损在发病中起主要作用,亦如明代龚居中《痰火点雪》所云:"人身生生之本,根本于金水二脏,则一水即亏,五火随炽,上炎烁金,伤其化源,则生生之机已息。"痰邪耗气碍气,

热邪伤阴劫阴。痰甚于热则气虚甚于阴虚,热甚于痰则阴虚甚于气虚。阴虚因痰与热所致,又能加重痰与热的程度,病及晚期则气阴两亏。肺阴亏损与痰瘀凝结始终相伴全程,表现为阴虚为本、痰瘀为标的病理特征。

（二）辨证分型

1.肺郁痰瘀型

【症状】 咳嗽不畅,痰中带血,胸胁胀痛或胸闷气急唇紫,口干,大便秘结,舌质黯红,有瘀斑、瘀点,舌苔白或黄,脉弦滑。

【治则治法】 宣肺理气,祛瘀除痰。

【选方】 星夏涤痰饮。

【组成】 生南星15g(先煎1h)、生半夏15g(先煎1h)、壁虎6g、薏苡仁30g、鱼腥草30g、仙鹤草30g、夏枯草30g、桔梗12g、北杏仁12g、全瓜蒌15g、浙贝母12g、田七6g、桃仁15g。

2.脾虚痰湿型

【症状】 咳嗽痰多,胸闷气短,疲乏懒言,纳呆消瘦,腹胀便溏,舌边有齿痕,舌苔白腻,脉濡、缓、滑。

【治则治法】 益气健脾,宣肺除痰。

【选方】 星夏健脾饮。

【组成】 生南星15g(先煎1h)、生半夏15g(先煎1h)、壁虎6g、薏苡仁30g、桔梗12g、全瓜蒌15g、浙贝母12g、猪苓25g、茯苓25g、党参15g、白术15g。

3.阴虚痰热型

【症状】 咳嗽痰少,干咳无痰,或痰带血丝,咯血胸闷气急,潮热盗汗,头晕耳鸣,心烦口干,尿赤便结,舌质红绛,苔花剥或舌光无苔,脉细数无力。

【治则治法】 滋阴清肺,化痰散结。

【选方】 清金散结汤加减。

【组成】 壁虎6g、薏苡仁30g、仙鹤草30g、猪苓25g、夏枯草30g、桔梗12g、浙贝母12g、沙参15g、麦门冬15g、鳖甲20g、生地黄20g。

4.气阴两虚型

【症状】 干咳少痰,咳声低微,或痰少带血,颜面萎黄黯淡,唇红,神疲乏力,口干短气,纳呆肉削,舌嫩红或胖,舌苔白干或无苔,脉细如丝。

【治则治法】 益气养阴、扶正磨积法。

【选方】 固本磨积汤。

【组成】 壁虎6g、薏苡仁30g、仙鹤草30g、桔梗12g、浙贝母12g、猪苓25g、百合15g、沙参15g、西洋参12g、党参15g、麦门冬15g、五味子6g。

（三）典型医案

患者男,70岁。X线片号50986。因咳嗽、右胸痛,于1977年元月初就医。放射学检查:右中肺近肺门处新生物约3cm×4.5cm,右侧第6~8肋骨有明显破坏;右上肺陈旧性肺结核;肺动脉瘤。痰液脱落细胞学检查发现腺癌细胞。周围淋巴结未见明显肿大,右肺呼吸音减弱,自觉咳嗽痰稠,时而咳痰见血丝,胸闷气急,常右胸痛,头晕,口干,溺黄,舌苔白厚,舌中剥苔,舌质红绛,脉细数。证属肾水亏虚,热灼肺阴,拟诊为右肺中央型支气管肺癌并肋骨转移;中医分型属阴虚痰热型;治宜清热滋阴,化痰散结。用石上柏、白花蛇舌草、夏枯草、仙鹤草、珍珠粉、桑白皮、地骨皮、天花粉、麦门冬、葶苈子、猪苓、生地黄等加减化裁,配合吞服六神丸,早晚各10粒,并曾服用过三七、莪术、七叶一枝花、琥珀、鱼腥草、穿山甲、鳖甲、海藻、昆布、薏苡仁等药物。服药后症状逐渐好转,已无血痰,胸痛减轻,精神好转,体重增加,但仍有咳嗽痰稠,动则气促感。1979年11月胸片复查:右中肺近肺门处椭圆形阴影已消失,有数处大小约0.5cm×0.5cm片状阴影,右侧第6~8肋骨骨质破坏有明显好转,余体征同前。

十四、刘伟胜——广东省中医院

(一)病因病机

在对肺癌的病机认识上强调整体观察,认为肺癌发生是人体整体的反应,而非仅仅是局部的病变。正气的不足是肿瘤发病的关键,而癌毒是肺癌发生的直接因素。由于外因(六淫)、内因(情志所伤、饮食劳倦等)致正气虚损,脏腑功能失调,抗病能力低下,邪毒乘虚而作用机体,致使痰凝结聚、气滞血瘀、热毒内蕴、痰瘀热毒互结于肺脏,日久发生质变产生癌毒,故发生肿瘤。尤其强调正虚在发病中的作用。正如明代张景岳《景岳全书·积聚》所云:"脾肾不足及虚弱失调之人,多有积聚之病。"亦如明代李中梓《医宗必读》所云:"积之成也,正气不足,而后邪气踞之。"

(二)辨证分型

1.气滞血瘀型

【症状】 咳嗽不畅,胸痛如锥刺,痛有定处,或胸闷气急,或痰血黯红,便秘口干,口唇紫黯。舌黯红或紫黯,有瘀斑、瘀点,苔薄,脉细涩或弦细等。

【治则治法】 活血化瘀,行气散结。

【组成】 生桃仁15g、枳壳12g、柴胡12g、川芎15g、桔梗12g、牡丹皮15g、延胡索15g、香附15g、姜黄15g。

2.阴虚毒热型

【症状】 咳嗽无痰或痰少而黏,或痰中带血,伴胸痛气急,心烦少寐,潮热盗汗,头晕耳鸣,舌质红绛,苔花剥或无苔,脉细数无力。

【治则治法】 滋阴清热,润肺止咳。

【组成】 沙参30g、麦门冬15g、生甘草6g、天花粉20g、金银花20g、蒲公英20g、野菊花20g、白花蛇舌草30g。

3.气阴两虚型

【症状】 咳嗽痰少或痰稀黏稠,咳声低弱,气短喘促,神疲乏力,微恶风寒,或有胸背部隐痛,自汗或盗汗,口干少饮,舌质淡红,苔薄白,脉细弱。

【治则治法】 益气养阴,化痰散结。

【组成】 党参20g、麦门冬15g、五味子10g、生黄芪20g、太子参30g、白术15g、茯苓20g、桑椹15g、淮山药20g。

4.气虚痰湿型

【症状】 咳嗽,咳痰,痰白黏稠,或黄黏痰,伴气喘,疲倦,纳差,舌质淡红有齿印,苔薄白,脉濡细。

【治则治法】 健脾补中,燥湿化痰。

【组成】 半夏15g、陈皮6g、党参20g、茯苓20g、白术15g、炙甘草6g、瓜蒌皮15g。

5.热毒炽盛型

【症状】 咳嗽,咳痰黄稠,或伴血丝,发热,口干喜饮,舌质红,苔黄腻,脉滑数。

【治则治法】 清热宣肺,化痰散结。

【组成】 苇茎20g、薏苡仁30g、冬瓜仁30g、桃仁15g、浙贝母12g、黄芩15g、鱼腥草30g。

6.阳虚水泛型

【症状】 咳嗽气逆,痰涎清稀,头晕心悸,畏寒肢冷,体倦乏力,舌质淡,苔白润,脉沉。

【治则治法】 温阳化气,宣肺行水。

【组成】　熟附子15g、白术15g、茯苓15g、白芍10g、干姜10g、炙麻黄10g、细辛6g、党参30g、五味子10g、杏仁12g。

【加减】　痰中带血者,加藕节、白茅根、仙鹤草、三七粉、云南白药等。高热不退者,加大青叶、生石膏、水牛角、安宫牛黄丸、柴胡注射液、清开灵注射液等。胸背痛者,加延胡索、没药、川乌头、三七粉等。悬饮胸胁满闷者,加葶苈子、大枣、商陆、车前草,也可选用康莱特、艾迪注射液、榄香烯注射液等胸腔内定期给药。

十五、黄贵华——广西中医药大学第一附属医院

(一)病因病机

认为肺癌的基本病机为正虚邪实,虚实夹杂。本虚主要以肾虚或气阴两虚多见,邪实以气阻、瘀血、痰浊多见。肺癌后期正虚日甚,正如清代沈金鳌《杂病源流犀烛》所提到的"邪积胸中,阻塞气道,气不宣通,为痰、为食、为血,皆得与正相搏,邪既胜,正不得而制之,遂结成形而有块"。瘀血、痰浊互结,胶着于肺,而发病时,多有咳嗽、咳痰、痰多黏腻难出,剧烈时可连续呛咳,且伴有胸部的牵拉疼痛,属于中医学"胸痹"范畴。胸痹的主症为"喘息咳唾胸痛",为浊痰、瘀血阻塞于肺,致肺之升发肃降生理功能障碍。肺癌患者发病初期正气尚存,以标实为主,常表现为咳嗽咳痰,痰多黏腻难咳出,咳时引痛心胸。后期则以本虚为主,正气不足,表现为汗出、乏力、易疲劳等症。

(二)辨治经验

在治疗肺癌的过程中,要标本兼治。《金匮要略·胸痹心痛短气病脉证治》"胸痹不得卧,心痛彻背者,瓜蒌薤白半夏汤主之"以治标实为主,而"心中痞,留气结在胸,胸满,胁下逆抢心,枳实薤白桂枝汤主之,人参汤亦主之"则是对后期患者治疗的提纲挈领。瘀、热、痰为标,肺癌患者主要表现为热痰、寒痰、痰湿。

【治则治法】　补气,开痹,通阳化痰。

【选方】　人参汤合瓜蒌薤白半夏汤加减。

【组成】　紫菀15g、白术15g、瓜蒌皮15g、木蝴蝶15g、朱茯神15g、陈皮15g、杏仁10g、紫苏子15g、生晒参15g、北沙参30g、炙甘草5g、生姜25g、半夏25g。

《伤寒论》载:"大病差后,喜唾,久不了了,胸上有寒,当以丸药温之,宜理中丸。"肺癌患者久病后多为痰盛瘀阻,痰多黏腻难咳出,伴胸痛,或自觉涎唾从口角流出,咳而久久不能平复,方用半夏燥湿化痰;配瓜蒌皮润肺、化痰、散结;紫菀化痰止咳;杏仁止咳平喘;紫苏子理气宽胸止咳;北沙参益养肺阴;人参补中益气;白术燥湿实脾;甘草益气调脾;生姜祛邪止咳。标本兼治,攻邪的同时照顾到肺癌患者本质为虚,使痰去气顺,固护正气。

【加减】　咳嗽黄痰,心烦急躁,可加黄芩、浙贝母轻泄肺热;寒痰加干姜、细辛燥湿化痰,温肺化饮,加白附子辛温燥烈,主走上焦,治风痰诸疾。治疗过程中需要全程固护脾胃,因脾为生痰之源,正所谓有胃气则生,无胃气则死,常添加南山楂、陈皮、苍术等健脾益胃,固护胃气。肺癌脑转,头晕、头痛难忍等时,加蜈蚣3条、全蝎10g(实际应用根据患者身体耐受情况加减)。骨转者,可加女贞子、菟丝子、淫羊藿、巴戟天等,配合虫类搜刮通络类中药,补肾填精,通络解毒。

常使用大量的生半夏和生姜同煎,促痰浊排出,生半夏与等量生姜同煎,既解其毒性,又保留祛顽痰、散瘀结的功效,使体内的瘀结之痰咳出。治疗到后期,待患者体内瘀痰邪毒已去大半,此时则应填补肾精,以改善患者的内环境,常用扶正祛邪2号方,方中包含补气健脾之四君子汤及补脾益气之黄芪,使后天得固;菟丝子补肾益精,使先天得实;人参大补元气、扶正祛邪;饴糖、炙甘草补益气血;砂仁纳气归元;木蝴蝶疏肝和胃兼清热;姜炭温经止血、温脾止泻;陈皮、茯苓行气祛痰兼能健脾;

蜈蚣、全蝎攻毒散结;生半夏祛痰力强,尚能散结。

(三)典型医案

患者男,49岁,因咳嗽咳痰伴胸痛10d来诊。患者行肺癌切除术后出现纳差,不思饮食,时伴咳嗽咳痰,痰黏、色白,时感胸背疼痛不适,乏力,活动后易汗出,寐欠佳,大便偏干、量少,小便调,舌边尖红、有齿痕,苔黄略腻,脉细。证属虚劳(肺脾肾虚)。处方:紫菀15g、白术15g、瓜蒌皮15g、木蝴蝶15g、黄芩10g、陈皮15g、半夏20g、杏仁15g、紫苏子15g、全蝎10g、生晒参15g、北沙参30g、生姜20g、炙甘草5g。7剂,1剂/d,水煎服。

二诊:患者自述症状好转,纳差、乏力、汗出、头痛、头晕较前减轻,但仍时有咳嗽咳痰,大便先干后稀,舌边尖红,苔白略腻。继上方生晒参改为10g,北沙参改为15g,加制白附子15g,7剂。

三诊:患者诉纳差、乏力、咳嗽咳痰明显好转,时有头痛、眼睛胀痛(诊断有脑转移),口干,大便略干,舌边尖红,继上方,北沙参改为30g,7剂。

四诊:患者精神较前明显好转,语声有力,痰多易咳出,认为肿瘤乃痰瘀附着筋骨而成,治疗时需清痰、化瘀,患者服药后出现咳痰量多是祛邪外出的表现。头痛、眼睛胀痛亦较前好转,右眼角原有一米粒样大小的小结节,现已消失。舌质红,苔薄略黄,寸关脉有力,尺脉稍弱。2016年6月20日广西肿瘤医院复查MRI头颅平扫+增强,结果示:右侧额叶、左侧枕叶可见一约0.6cm×0.5cm大小结节。与之前结果对比,脑部肿瘤已经较前缩小。黄教授予上方去苍术,加白术15g,人参片改为15g,15剂,继续用生半夏25g,生姜25g同煎服。

【按】 此患者前期湿气重,苔白厚腻,痰不易咳出,予生半夏25g、生姜25g同煎服,湿气较前明显消退,痰能咳出;患者有脑转移,故加蜈蚣、全蝎等虫类药物入络搜剔,亦能加强祛痰散结之功。

十六、严桂珍——福建中医药大学第一附属医院

(一)病因病机

对于肺癌的发病机制,可将其归于"正虚"及"邪毒",其邪毒大多为气、痰、瘀、火等病理因素。其病位虽在肺,但与脾、肾两脏关系密切。肺癌患者术前与术后皆以虚证或虚实夹杂为主,多伴有肺脾气虚或气阴亏虚;常因手术、放化疗、靶向治疗等进一步加重气阴亏虚,累及脾肾两脏。痰瘀互结是肺癌发病过程中的重要病机,也是肺癌患者最常见证型;其次,气阴两虚的肺癌患者也较多。气阴两虚多为肺癌中晚期肿瘤耗气伤津,抑或因常规西医治疗后损伤气阴所致。治疗肺癌全程,必须时时顾护正气,而倘若肿瘤发生转移,往往就提示其正气已虚。正如《素问·刺法论》所云:"不相染者,正气存内,邪不可干,避其毒气,天牝从来,复得其往,气出于脑,即不邪干。"不过祛邪亦非常重要,因为病灶存在或者清除不干净,按中医说就是提示邪气仍在,理当祛邪,哪怕已处晚期。

(二)分阶段治疗

根据实际情况,又将肺癌的治疗分为几个阶段。

1.治疗期间

放化疗本身属于毒邪,类似中医"以毒攻毒"杀除肿瘤细胞,消灭癌块,此时若予大剂量的清热解毒药是不妥当的。因此,此时介入中药时,无须配伍大量解毒的中药。

2.治疗间歇期

2个疗程之间,此时需要大剂量的扶助正气,再加上解毒、活血、散结之药。用药方面除运用大量党参(30~40g)、黄芪(30~50g)、白术(15~18g)、炒谷芽(20~30g)、炒麦芽(20~30g)等扶助正气、健脾助运的药物以外,常再加上活血散结之药,如既可解毒散结又可活血化瘀的山慈姑,虫类"以毒攻毒"的药物,如蜈蚣、全蝎、蟑螂等;既可以清热解毒,又可以散结、消肿、化瘀的鱼腥草、蒲公英、白花蛇舌

草、菝葜、石见穿等，可选用1~2味，剂量根据情况而定。

3.姑息治疗

针对晚期癌肿失去放化疗机会的患者，临证主张尽量延长寿命，给予生活关怀。此类患者正气大量耗伤，脏腑功能衰竭，气血耗损显著，疲劳症状明显。此时治疗上宜减轻患者痛苦，扶助正气。用药方面癌痛明显者，予活血止痛药，像延胡索、川楝子之类，因为乳香、没药口感不佳，临床并不推荐。咯血、出血者应该予以凉血止血或化瘀止血，如白及、白茅根、藕节炭等，尽量减少出血量或咯血次数，避免患者见到大量血液而慌张、精神崩溃。寐差者予以解郁、重镇、养心安神，如茯神、磁石、龙骨、珍珠母等。咳嗽、气喘剧者，可用降气止咳、平喘药物，如紫苏子、地龙、苦杏仁等，使咳嗽引起的头痛、气喘等症状得到减轻。

（三）典型病例

患者潘某，男，53岁，2015年3月于福建××医院行PET-CT时发现"左肺上叶前段支气管狭窄伴结节影，代谢增高，考虑中央型肺癌可能；左肺上叶阻塞性炎症，肺不张；纵隔内气管隆突前间隙、主动脉窗间隙、主动脉弓左旁及左侧肺门区多发结节影，代谢增高，考虑淋巴结转移可能"。该院认为患者肿瘤大，与血管粘连，无法进行手术。询问病史，认真查体，详阅各项报告单等后，予自拟方：半枝莲30g、蜈蚣2g、山慈姑9g、黄芪30g、党参30g、苦杏仁9g、薏苡仁30g、姜厚朴9g、灵芝15g、陈皮9g、甘草3g、蜜紫菀15g。其后随症加减，治疗半年后病情稳定，病灶有所缩小。患者为寻求手术治疗转诊福建医科大学附属协和医院，住院期间复查胸部CT提示："1.左肺上叶舌段肺门旁团块影，考虑MT伴阻塞性炎症；2.左肺上叶气管病变，MT待除；纵隔内可见稍大淋巴结。"完善其他检查，考虑"左上肺癌"可能，于全麻下行"单孔胸腔镜下左上肺癌根治术（左上肺支气管袖状肺叶切除＋纵隔淋巴结清扫术）"，手术顺利，术中病理诊断为："（左上叶）低分化鳞状细胞癌，肿瘤大小2.4cm×1.6cm×1.0cm，侵及软骨组织，未累及脏层胸膜；送检'左上肺支气管残端'干净，各组淋巴结未见癌转移。"术后予常规抑酸、保胃、化痰、解痉等治疗，无放化疗或靶向治疗，复查胸片无明显胸腔积液和气胸后出院。

出院后患者继续在门诊行中医药治疗。辨证为气阴亏虚、痰瘀互结证；以益气化痰、通络化瘀为治疗大法；予自拟方：黄芪30g、党参30g、天麻9g、白芍9g、山慈姑9g、蜈蚣2条、川芎9g、山药9g、薏苡仁15g、石决明18g、桃仁9g、路路通15g、紫苏子12g、菟丝子12g、山茱萸15g、厚朴9g、蒲公英30g、甘草3g。后随症加减。患者中药采用自行煎煮，1剂/d，早晚饭后30min温服，期间未再使用其他西药辅助。治疗过程中每3个月复查血清癌胚抗原和胸部CT，不定期复查血常规、生化，患者每半个月到严师门诊调整中医药治疗至今。患者血清癌胚抗原现基本稳定在5.5~7.0ng/ml，胸部CT均未提示病灶复发，结合生化、血常规等检查，均未提示转移征象，且患者术后疲乏、口干、胸痛等症状完全缓解，与常人无异。

【按】　本则患者，以气阴两虚、痰瘀互结为主要辨证，益气养阴、化痰行瘀贯穿治疗全过程，术后尤重肺脾肾的调理。概先天不足加之起居不慎，耗伤正气，气机升降失常，水湿聚而不散，遂成痰饮，痰饮阻滞气血运行，瘀血内生，痰瘀互结于肺络而发此病。肺癌本身就为消耗性疾病，耗气伤血，加之手术金刀进一步加重气阴亏虚，肺脾肾三脏均受损。其主方中，黄芪、党参益气扶正；白芍配合甘草酸甘化阴；山药、薏苡仁健脾以滋后天；路路通、川芎通络活血，配合蜈蚣入络搜邪散结。因患者血压高，予天麻、石决明平肝；菟丝子配合山茱萸补肾；寓有"金水相生"之意。蒲公英清热；厚朴行气，防止气滞；甘草调和诸药。扶正祛邪既是对立，也是统一的，对于肿瘤的治疗，尤为重要。针对患者病情的表现，适当调整扶正祛邪的侧重，展示中医特色治疗，充分体现中医以人为本、以整体治疗为主的特点，值得借鉴。

十七、曹利平——陕西省中医医院

(一)病因病机

认为六淫太过或不及,七情不适,气血郁滞不通,均可导致肺癌的发生和发展,而人体本虚标实是肺癌发生发展的主要病因病机。肺癌主要由痰凝、气滞、血瘀、热毒互结而成,由邪毒内犯、正气衰败而致。人体正气虚损,邪毒乘虚而入,其毒犯肺,肺气膹郁,宣降失司,气机不畅,津液输布不利,积聚成痰,痰瘀涩滞,气血运行受阻,气滞血瘀,络脉阻滞,宿久成积,积聚成核,则发为肺积,发生的基本病机是正虚邪实。肺癌是全身性疾病表现于局部平衡失调而致。根本原因在于正气不足,肺脾气虚是本。临床表现为标实本虚、正虚邪实,邪热蕴肺是肺癌之标,脾气亏虚是肺癌之本。

正气亏虚,阴阳失调是肺癌发生发展的重要病因。脾气亏虚,健运失司,痰浊内生,上犯于肺,痰湿阻络,日久气血瘀滞,瘀久化热,痰、湿、瘀、热交阻而成肺积。脾气亏虚是肺癌之本,邪热蕴肺是肺癌之标,肺癌总属本虚标实,标实为多,脾虚肺热是肺癌临床常见证型之一。

(二)治则治法

认为脾虚肺热是形成肺癌的一个重要原因。脾气亏虚,健运失司,痰浊内生,上犯于肺,痰湿阻络,日久气血瘀滞,瘀久化热,痰、湿、瘀、热交阻而成肺积。气虚是肺癌之本,痰、热是肺癌之标,形成肺积后反过来又会损伤人体正气使气更虚,临床表现为标实本虚。故而针对肺癌脾虚肺热证型,确立以"健脾清肺"为主的治疗法则,以健脾气、清肺热为具体治法,使诸多患者临床获益。

(三)典型医案

患者女,65岁。肺癌治疗后1年余。行化疗6疗程,药用VP-160 1g,d$_{1-5}$,CBp0.4g,d$_1$;后行双肺叶加双颈部淋巴结照射21d,缩野照射12d。症见:咳嗽、咳吐黄痰,伴气短、气喘,纳差,乏力,二便正常。舌质淡红、苔白腻,脉沉细。患者既往有慢阻肺病史,因心脏快慢综合征安装起搏器。

【西医诊断】 (右中间支气管口)小细胞未分化癌伴机械性损伤。

【中医诊断】 肺积(气虚肺热型)。

【治则治法】 健脾益气,清肺化痰。

【选方】 健脾清肺汤加味。

【组成】 枳壳10g、桔梗10g、陈皮10g、法半夏9g、茯苓15g、黄芩10g、桑白皮15g、浙贝母15g、夏枯草15g、忍冬藤15g、炒白术10g、太子参15g、炒麦芽30g、防风10g、苏叶10g、薏苡仁15g、乌贼骨15g、莱菔子15g、瓜蒌皮15g、鱼腥草15g、甘草6g。

服药6剂后咳嗽、咳痰减轻,气短减轻,纳食较前增加,继上方加太子参15g、白术10g继服。复诊,病情稳定。患者诉胃脘部不适,有时胃胀,纳食一般,痰多,处方以枳桔六君子汤合乌贝散各15g,加蒲公英15g、紫苏子10g、白芥子10g、浙贝母15g、忍冬藤15g。7剂后胃胀减轻,纳食有所改善,痰量减少,效不更方,继上方加炒麦芽15g、太子参15g、白术10g。

十八、张洪亮——新疆维吾尔自治区中医医院

(一)病因病机

认为肺失宣肃、痰瘀互结是肺癌的病因病机,肺癌病位在肺,且肺系症状最为明显,原因在于肺部肿块的形成是病邪首先影响肺脏的阴阳、气血、津液,造成肺脏的生理功能障碍,而出现一系列的肺系证候。肺气的宣发与肃降,是肺脏生理特性的高度概括,是相互制约、相互为用的两个方面,一切肺脏功能的正常进行俱与此相关;临床的诊治过程中,务必切守此核心病机,正所谓"知标与本,用之不殆,明知逆顺,正行无问"。

由于"痰挟瘀血,遂成窠囊"(《丹溪心法》),谈及肺癌,首先需想到肺之宣发肃降的失常(直接表现:咳嗽与咳痰,非咳即痰、非痰即咳、痰咳俱存);其次要由此进一步想到肺朝百脉、辅心行血行津液功能的失常(病机进程:痰阻脉道→血聚气结→癌块形成)。这就是肺癌及肺癌的病理产物的形成与危害。"凝血蕴里而不散,津液涩渗,著而不去,而积皆成矣"(《灵枢·百病始生》),临床辨治,结合痰瘀互结病机,化痰活血之法,不可不察。

认为新疆地处大西北气候干燥则机体易出现伤阴内燥,昼夜温差大则入夜及晨起易感受外来风寒邪气,根据体质致病学,少数部分的患者阳热体质,凉燥邪气经过体质的"从化""质化"作用而出现热燥证候。新疆肺癌患者的中医病机可归纳为肺失宣肃、痰瘀互结、西北凉燥。

(二)辨证分型

1.肺脾气虚型

【治则治法】　益气补肺,健脾化痰。

【选方】　六君子汤加减。

2.肺阴不足型

【治则治法】　滋阴润肺。

【选方】　麦味地黄汤加减。

3.气滞血瘀型

【治则治法】　行气活血,化瘀解毒。

【选方】　膈下逐瘀汤加减。

4.痰湿蕴肺型

【治则治法】　燥湿化痰,理气和胃。

【选方】　二陈汤加减。

5.热毒蕴结型

【治则治法】　清热解毒,祛痰散结。

【选方】　清气化痰汤加减。

6.加减

以上各型中,若痰多,酌加贝母、僵蚕;咳嗽者,酌加紫菀、款冬花宣肺止咳;咯血者,酌加白及、三七化瘀止血;发热者,酌加银柴胡、石膏解表退热;胸痛者,酌加元胡、瓜蒌皮、薤白宣痹止痛;消瘦者,酌加山药、山楂开胃进食;水肿者,酌加薏苡仁、赤小豆、泽泻、车前草利水消肿;肝转移胁痛者,酌加鳖甲、皂角刺、元胡软坚散结、行气止痛;脑转移眩晕者,酌加石菖蒲、刺蒺藜、沙苑子化痰开窍、补肾固精。术后正虚血瘀,要在各种辨治的基础上酌选天龙化瘀通络,人参、绞股蓝益气扶正,当归活血补血,同时运用新疆果蔬进行药膳食疗。

针对化疗后骨髓抑制,酌选黄芪、当归、鸡血藤、酒黄精、白术、核桃、枸杞子以益气补血、培护脾肾;对胃肠道反应的呕恶、吐泄,酌加陈皮、生姜、砂仁、藿香、竹茹、柿蒂、代赭石以理气、燥湿、降逆、止呕。针对放疗后气阴两虚证,酌加沙参、石膏、生地黄、玄参、麦门冬、桑椹子、当归等。

十九、郭志雄——四川省中西医结合医院

(一)病因病机

认为肺之生理功能主气,司呼吸,主宣发肃降。肺气舒畅能辅助心脏贯血脉而通达全身,肺气肃降可以通畅水道;"肺气壅浊,则周身之气易横逆而犯上。"肺气滞则肺失肃降上逆为喘咳;肺热灼伤肺阴则可出现痰热内结或气滞血瘀;肺损及脾,脾失健运,蕴湿化痰而致痰郁瘀肺;肺损及肾,肾水不

能上濡肺阴而致肺之气阴两虚。从中医整体观看,肺癌是一个全身性疾病,肺部肿瘤是一个局部表现,全身属虚,局部属实,其病本在肺,涉及脾、肾两脏,属本虚标实证,病理因素有气滞、血瘀、热毒、痰结、正气虚等。肺癌的发生发展有一个由轻到重,正气渐衰,邪气渐长的过程,在其不同的时期,病机略有不同,各期有偏重。早中期,症在肺脏,或肺脾同病,正气尚可,邪毒尚不强大;晚期正气衰弱,邪毒日盛,形成恶病质之象。从病机来看正气亏虚是肺癌发病根本原因。

(二)辨证分型

1.肺郁痰瘀型

【症状】　咳嗽不畅,痰中带血,胸胁痛或胸闷气促,唇燥口干,大便秘结,舌质红或黯红,苔白,脉弦或弦细。

【治则治法】　宣肺理气,化瘀除痰。

【选方】　千金苇茎汤加减。

【组成】　苇茎、桃仁、生薏苡仁、茯苓、冬瓜仁、浙贝母、桑叶、仙鹤草、藕节、三七、守宫、法半夏、陈皮、甘草。

【加减】　若痰郁化热,加黄芩、鱼腥草、金银花、连翘;若胸胁胀痛,加全瓜蒌、延胡索、乳香、没药。

2.气虚痰湿型

【症状】　咳嗽痰多,胸闷短气,少气懒言,纳呆消瘦,腹胀便溏,舌质淡胖或淡红,边有齿印,苔白腻,脉濡或滑。

【治则治法】　补气健脾,化痰散结。

【选方】　六君子汤加减。

【组成】　党参、茯苓、白术、陈皮、法半夏、浙贝母、白扁豆、山药、桔梗、生薏苡仁、砂仁(后下)、黄芪、甘草。

【加减】　若气虚喘咳,加西洋参、冬虫夏草;若痰热壅肺,加半枝莲、白花蛇舌草。

3.阴虚痰热型

【症状】　咳嗽少痰,或干咳,咽干不适,或咳痰带血红,胸满气促,潮热盗汗,头晕耳鸣,心烦口干,小便黄,大便干,舌质红,苔少或舌光无苔,脉细数无力。

【治则治法】　滋肾清肺,除痰清热。

【选方】　一贯煎合泻白散加减。

【组成】　桑白皮、生地黄、知母、沙参、麦门冬、浙贝母、鳖甲、生薏苡仁、鱼腥草、甘草。

【加减】　若咯血不止,加白茅根、白及、三七粉;若自汗气短,加人参、冬虫夏草、黄芪、五味子;若便秘,加麻子仁、大黄。

4.气阴两虚型

【症状】　干咳痰少,咳声低微,或痰少带血,消瘦,神倦乏力,口干不多饮,目瞑少寐,心悸,纳差,舌质红干或嫩红、苔薄或无苔,脉沉细。

【治则治法】　益气养阴,扶正除积。

【选方】　生脉散合六味地黄汤加减。

【组成】　党参、麦门冬、五味子、茯苓、熟地黄、山茱萸、百合、浙贝母、山药、桔梗、冬虫夏草、甘草。

【加减】　痰中带血,加白及、三七粉;若胸背疼痛,加延胡索、枳壳、郁金;若高热不退,加水牛角、白薇、紫雪丹;若大便干燥,加生地黄、大黄;若有胸腔积液,加桑白皮、葶苈子、大枣、龙葵。

(三)典型病例

患者女,78岁。1991年6月20日初诊。主诉咳嗽、胸痛、发热1月,伴心烦,头晕目眩,口干便结,少寐多梦。检查:胸透发现左上肺阴影,血白细胞总数及中性增高,痰查见腺癌细胞。诊见:咳嗽,吐泡沫痰,乏力消瘦,舌体胖淡红,苔黄腻滑,脉细滑数。证属气阴两虚,阴虚夹湿。治拟益气养阴,清热除湿。方用扶正抑癌汤加减:生晒参、陈皮、法半夏、杏仁、浙贝母各15g,白术、云苓、黄芪、无花果、滑石、夏枯草各30g,生地黄、薏苡仁各60g,三七12g,泽漆25g,蚤休、苦荞头各20g,甘草10g。水煎,1剂/2d。服上方3个月,X片复查,病灶缩小。继按上方加减治疗观察5年,多次复查痰未见癌细胞。目前仅有少寐一症,已由汤剂改服强尔系列胶囊合灵芝胶囊巩固疗效,随访17年仍健在。

二十、郑卫琴——重庆市中医院

(一)病因病机

认为肺癌病机特点是本虚标实。肺癌病因主要是吸烟,肺为娇嫩之脏,喜润而恶燥,烟为辛燥之物,长期吸烟损伤肺脏,或肺病日久,导致肺气阴亏虚。癌毒(致癌物质)在肺气阴亏虚的基础上乘机内侵,损伤肺脏,则肺失宣肃而津液不布,积聚成痰。毒聚痰凝,壅塞肺部,阻滞气机,气滞血瘀,痰瘀毒互结则积聚成核,发生恶变,形成肺癌。诚如清代沈金鳌《杂病源流犀烛》所云:"邪积胸中,阻塞气道,气不宣通。为痰、为食、为血,皆得与正相搏,邪既胜,正不得制之,遂结成形而有块。"肺癌早期特点是气阴受损、虚不受邪而邪积,主要特征是气道受损、燥热内生,表现为咳嗽、吐痰有血丝。中期特点是邪积正伤,痰瘀内生,与毒搏结,表现为咳嗽、胸痛、肺部肿块。晚期因气道壅塞,清气难入,宗气、真气生化乏源,肺源乏竭而肺脏败坏,五脏受累,气化不利,津液停积而为水,表现出胸腔积液、形体消瘦;痰窜经络则发生转移。病机关键以肺气阴亏虚为本,毒聚痰凝血瘀为标。

(二)辨证分型

1.阴虚型

【症状】 干咳,少痰或痰有血丝,肌肤干燥或形体消瘦,五心烦热,舌质红少津,脉细数。

【治则治法】 解毒攻癌,养阴润燥。

【组成】 鱼腥草、白花蛇舌草、薏苡仁各30g,七叶一枝花、半边莲、半枝莲、沙参、麦门冬各15g,丹参、赤芍、桔梗、桑叶各10g。

2.气虚型

【症状】 神疲乏力、纳差,易感冒自汗,咳嗽,咯白痰,舌质淡苔薄、脉细弱。

【治则治法】 解毒抗癌,健脾益气。

【组成】 薏苡仁30g,茯苓、党参、炒扁豆、白术、半枝莲、半边莲、白花蛇舌草各15g,丹参10g。

3.脾虚痰湿型

【症状】 形体肥胖,咳嗽,胸闷,舌胖边有齿痕,苔腻,脉滑。

【治则治法】 化痰解毒。

【组成】 茯苓、白术、陈皮、百部、浙贝母各10g,七叶一枝花、半枝莲、半边莲、瓜蒌皮、山楂各15g,地龙、海藻、昆布各10g。

4.阴虚痰热型

【症状】 咳嗽,痰少或痰中带血,口干舌燥,潮热盗汗,舌质红,苔黄腻,脉滑数。

【治则治法】 养阴润肺,清热解毒散结。

【组成】 鱼腥草30g,沙参、麦门冬、白英、瓜蒌皮、半枝莲、半边莲、夏枯草、白花蛇舌草、七叶一枝花各15g,桑白皮、黄芩、赤芍、桃仁、三棱、莪术、胆南星、天竺黄、百部各10g。

5.气虚痰瘀型

【症状】 咳嗽,痰清稀或夹大量白色泡沫痰,短气,胸痛,神疲乏力,纳少,舌质淡或舌胖边有齿痕,苔白腻,脉细弱或滑。

【治则治法】 益气健脾,化痰解毒散结。

【组成】 黄芪、党参、薏苡仁、白花蛇舌草各30g,陈皮、法半夏、天南星、浙贝母各10g,半边莲、半枝莲各15g,黄药子8g,地龙、丹参、延胡索、三棱、莪术各10g。

6.痰瘀互结型

【症状】 咳嗽,咯血,胸痛胸闷,喘息,舌紫黯,舌底脉络迂曲,脉迟涩。

【治则治法】 扶正涤痰,破瘀散结。

【组成】 杏仁、桔梗、浙贝母、仙鹤草、丝瓜络、白芥子、胆南星各10g,海藻、昆布各15g,三棱、莪术各10g,蜈蚣2条。

【加减】 咯血者,加大黄、白及;气虚者,加黄芪、党参各30g;阴虚者,加石斛15g;郁热者,加百部10g、鱼腥草30g、夏枯草15g。

7.气阴两虚型

【症状】 咳嗽、咳声低弱,气短、形疲,形体消瘦,自汗盗汗,口干不欲多饮,纳差腹胀,大便干结或先结后溏,舌质淡红少苔或有齿印,脉细数。

【治则治法】 益气养阴,解毒散结。

【组成】 薏苡仁、山药、黄芪各30g,沙参、麦门冬、五味子、玉竹各15g,西洋参、冬虫夏草各6g,浙贝母10g,半边莲、半枝莲、白花蛇舌草、石斛、天花粉各15g,丹参、桃仁、红花、赤芍各10g。

8.肺肾阴虚型

【症状】 干咳无痰,或痰少不易咯出,或兼见咯血,心烦口渴,潮热盗汗,午后颧红,头晕目胀,耳鸣,腰腿酸软,声音嘶哑,舌质红少津,苔薄或剥脱,脉细数。

【治则治法】 滋水救肺,解毒散结。

【组成】 黄精、何首乌、百合各20g,沙参、麦门冬、五味子各15g,冬虫夏草8g,白英、山茱萸、熟地黄、党参、鳖甲各10g,枸杞子20g,鱼腥草、半枝莲、半边莲各15g,白花蛇舌草30g。

9.阴阳两虚型

【症状】 面色㿠白,咳嗽,痰少,胸闷,气急喘息,汗出,耳鸣,腰腿酸软,形体消瘦,畏寒肢冷,舌质淡苔白,脉沉细。

【治则治法】 补肾救肺,阴阳两调。

【组成】 黄芪30g,天门冬、麦门冬、五味子、黄精各15g,淫羊藿、山茱萸、巴戟天、蛤蚧各10g,枸杞子20g,冬虫夏草、半边莲、半枝莲、白花蛇舌草、石仙桃各15g。

10.加减

晚期有胸腔积液者,加葶苈子、泽泻、槟榔。鳞癌加山豆根、牡荆叶、马兜铃;腺癌加山慈姑、龙葵、蛇莓;未分化癌加徐长卿、黄药子;淋巴结转移加海藻、昆布、山慈姑;骨转移者,加川乌、闹羊花、肿节风;脑转移者,加蜈蚣、全蝎、僵蚕。

二十一、李斯文——云南中医学院第一附属医院

(一)病因病机

认为本虚与邪实是导致肿瘤发生的两大根本条件。由于肺脏本身"肺为娇脏,不耐寒热,喜润恶燥"及"肺主一身之气"等生理特点,肺癌的发生与其他肿瘤不同,有其自身的特殊性,主要是外感六淫邪气及内生诸邪乘虚袭肺,导致肺脏蕴热而耗伤肺阴,内火偏旺,邪毒从阳化热,邪滞胸中,肺气膹郁,宣降失司,气机不利,血行受阻,津液失于输布,津聚为痰,痰凝气滞,瘀阻络脉,痰热瘀毒胶结,

日久形成肺部肿块。正如清代沈金鳌《杂病源流犀烛》所云:"邪积胸中,阻塞气管,气不得通,为痰、为食、为血……遂结成形而有块。"由于个体禀赋不同,肺癌随病情进展可出现气虚、阳虚等不同临床表现,但由于气的损伤和阴液的耗散,肺阴亏虚会贯穿疾病始终,痰热瘀毒是其主要病理表现。其病位主要在肺,与脾肾密切相关。肺癌乃因虚而得病,因虚而致实,是一种全身属虚、局部属实的疾病。

(二)辨证分型

1.瘀毒内阻型

【症状】 咳嗽不畅,痰血黯红,气急胸痛如锥刺,喘憋不得卧,大便秘结;舌绛红有瘀斑,苔薄黄,脉细弦或涩。

【治则治法】 活血化瘀,清热解毒。

【选方】 银翘沙麦汤合桃红四物汤加减。

2.气虚痰湿型

【症状】 咳重痰多,胸闷纳呆,神疲乏力,腹胀便溏,四肢沉重;舌质淡胖,苔白腻,脉滑或滑数。

【治则治法】 益气健脾,化痰止咳。

【选方】 六君子汤加减。

3.阴虚热毒型

【症状】 干咳少痰,或痰少而黏,不易咳出,或痰中带血,气短胸痛,心烦不眠,或低热盗汗,口干便燥,咽干声哑;舌质红少苔或苔黄,脉细数。

【治则治法】 滋阴清热,解毒抗癌。

【选方】 银翘沙麦汤加减。

4.气阴两虚型

【症状】 咳嗽气短,动则喘促,咳痰无力,胸闷腹胀,乏力,腰酸,耳鸣,自汗或盗汗,大便溏或秘,舌质淡红苔薄,脉细无力。

【治则治法】 益气养阴,兼清虚热。

【选方】 生脉饮或沙参麦门冬汤加减。

5.加减

肺热独盛,酌加鱼腥草、白花蛇舌草、半枝莲、芦根、白茅根等;肺热津伤,酌加南沙参、天花粉、石斛、知母、绞股蓝等;痰浊阻肺,酌加法半夏、制南星、瓜蒌皮、桔梗、前胡、葶苈子、杏仁等;络伤咯血,酌加仙鹤草、三七粉、白及、藕节炭、血余炭等;络阻疼痛,酌加元胡、全蝎、蜈蚣、地鳖虫、香橼、丹参等;气虚自汗,酌加生黄芪、浮小麦、麻黄根等;肾脏气阴不足,酌加炒杜仲、山茱萸、女贞子、旱莲草等;骨痛明显,加骨碎补、续断、乌梢蛇等;脑转移头晕头痛,酌加天麻、川芎、钩藤、蛇六谷等;热结肠腑导致大便秘结,酌加大黄、火麻仁、郁李仁、杏仁、桃仁、肉苁蓉等;水热结胸,酌加葶苈子、泽泻、猪苓、车前子、龙葵等。

(三)典型病案

患者男,68岁。2013年12月因反复咳嗽,经抗感染治疗无效,在当地医院行胸部X线检查发现右肺占位。2014年初,患者在云南省肿瘤医院复查胸部CT(201400234)示:右肺癌并双肺转移,最大病灶3cm×4.5cm。纤维支气管镜检查取病检提示为肺腺癌。因患者无手术指征并不愿接受放、化疗及靶向治疗,遂于2014年1月20日就诊。刻下见:呛咳,以夜间为甚,痰中带血,量中等,时感胸闷、心悸、气短,动则尤甚,神疲乏力,精神萎靡,纳呆食少,眠差,大便干,小便调。舌质红苔白少津,脉细数。诊断:右肺腺癌并双肺转移(Ⅳ期),辨证:阴虚热毒,痰瘀内阻。治宜养阴清热,化痰散瘀。方选银翘沙麦汤加减。处方:银花20g、连翘15g、沙参20g、玄参20g、麦门冬15g、百合20g、白及20g、白茅根 30g、芦根 30g、红豆杉 12g、炒黄芩 15g、炒栀子 15g、炒知母 15g、白花蛇舌草 30g、半枝莲 15g、重楼 15g、浙贝母 20g、生牡蛎 60g、瓦楞子 60g、姜南星 40g、姜半夏 40g、夏枯草 30g、蜈蚣 2 条、全蝎 10g、金钱白花蛇 1 条、炒鸡内金 15g、甘草 5g。免煎剂：天龙、地龙、龙葵、猫爪草、八月札、石见穿、血余炭、藕节炭各 2 包。共 10 剂，1 剂/2d，水煎服。

2014 年 2 月 17 日二诊：患者诉口服上方后呛咳及咯血有所减少，精神体力较前好转，进食增加，眠差，大便每日 2~3 次，质稀，小便调。舌质红苔白，脉细数。在原方基础上将红豆杉加至 18g，金钱白花蛇加至 2 条加强抗肿瘤作用，血余炭、藕节炭改为各 4 袋以加强止血。续进 15 剂。

2014 年 3 月 24 日三诊：患者诉呛咳明显减少，偶有发作，咯血消失，胸闷气短明显缓解，精神体力好转，纳眠可，二便调。舌质淡红嫩苔薄白，脉细。患者热毒消退明显，气虚不足出现，建议将南沙参量加至 30g 加强益气养阴。续进 15 剂。

此后一直在上方基础上根据患者临床症状调整用药。2014 年 6 月患者在云南省肿瘤医院复查 CT 提示双肺转移灶较前有所减少，最大病灶较前无明显变化。目前患者仍坚持口服中药汤剂，病情平稳。

【按】 该例患者确诊时已属于非小细胞肺癌晚期，就诊初期，患者临床表现较重，李师根据患者临床表现及舌脉象辨证为阴虚肺热、痰瘀互结，采用清补法治疗，方选自拟的银翘沙麦汤加减。方中银花、连翘、炒黄芩、炒栀子、炒知母、白花蛇舌草、半枝莲、重楼、红豆杉、龙葵清热解毒、清宣肺热；沙参、玄参、麦门冬、百合、白及、白茅根、芦根养阴清热；浙贝母、生牡蛎、瓦楞子、姜南星、姜半夏、夏枯草、猫爪草化痰散结；蜈蚣、全蝎、金钱白花蛇、天龙、地龙、石见穿化瘀通络；血余炭、藕节炭对症止血；鸡内金消积化滞；甘草调和诸药。全方共奏养阴清热解毒，软坚化痰散瘀之功。因药证合拍，诸症皆平，收到满意疗效。同时也说明清补法治疗肺癌疗效确切，值得推广。

二十二、刘尚义——贵州省中医院

（一）病因病机

认为肺癌主要病机为正气不足，邪毒外侵，痰浊内聚，气滞血瘀，阻结于肺，在本病发展过程中应注意辨别不同病机。早期邪实尚盛，正气未虚，痰毒内蕴，瘀血内结，此二型因病邪虽盛，正气尚旺，正邪交争剧烈，以攻邪为主，治宜化痰清热、解毒散瘀；疾病发展至中期，邪气仍盛，正气已衰，治疗以攻邪不忘扶正，散结同时顾护正气、胃气；疾病至晚期，患者经手术、多次放化疗后正气大衰，此时以培补元气不忘适当散结消积。辨证应注意病情虚实、正邪盛衰，久病多虚，新病多实，实则攻邪，虚则补益，单一肺脏病变无他脏传变者，预后尚佳，合并多脏腑病变，甚则阴损及阳、阳损及阴，乃至阴阳大虚者预后极差，治疗应注意远离致病源(吸烟、空气污染等)及用药禁忌，切忌犯虚虚实实之戒。

（二）辨证分型

1.痰毒内蕴型

【症状】 咳嗽，痰血，痰多血少，痰呈白色清稀痰，面色晦黯，头身困重，乏力，舌质黯，苔黄厚腻，脉细数。

【治则治法】 化痰散毒。

【选方】 小陷胸汤加减。

【组成】 瓜蒌皮 20g，法半夏 10g，黄连 6g，紫菀、百部、款冬花各 20g，白花蛇舌草、薤白各 30g，半枝莲、皂角刺各 20g。

【加减】 热盛者，加虎杖；胸痛者，加羌活、葛根；血多者，加花蕊石、侧柏叶、陈棕炭。

2.瘀血内结型

【症状】 面色黧黑，咯血块，喘促，胸痛明显，夜不能寐，舌质紫黯，有瘀斑，苔黄燥，脉细涩。

【治则治法】　化瘀散结。

【选方】　失笑散加减。

【组成】　蒲黄10g、五灵脂10g、浙贝母15g、皂角刺15g、赤芍10g、川芎10g。

【加减】　胸痛难忍者,加葶苈花20g;喘促甚者,加炙麻黄10g、地龙20g。

3.阴虚火旺型

【症状】　咳嗽剧烈,咯血鲜红,量多,口干咽燥,盗汗,舌质红,少苔,脉细数。

【治则治法】　养阴散结。

【选方】　大补阴丸加减。

【组成】　龟板或鳖甲20g、莪术10g、黄柏10g、知母20g、冬凌草20g、猫爪草20g。

【加减】　阴伤甚者,换鳖甲为龟板或各取10g共用于内。

4.气阴两虚型

【症状】　咳嗽,咳声低弱,气短神疲,自汗,盗汗,口干不欲饮,纳差,腹胀,大便干,胸腔积液,舌少苔或有齿痕,脉细数。

【治则治法】　养阴补气,杀毒散结。

【选方】　滋水救肺汤。

【组成】　百合、薏苡仁各30g、玉竹、石斛各20g、鳖甲10g、北沙参、二冬各20g、五味子10g。

5.阴阳两虚型

【症状】　面色㿠白,咳嗽,痰少,胸闷,喘急汗出,耳鸣,腰腿酸软,形瘦,畏寒肢冷,舌质淡苔白,脉沉细。

【治则治法】　阴阳双补。

【选方】　一贯煎加减。

【组成】　沙参、枸杞子、麦门冬、当归、生熟地黄、生熟枣仁、枣皮各20g。

（三）典型病例

患者男,57岁,1年前于贵州省人民医院确诊肺癌,经化疗4次、放疗1次,前来寻求中医治疗。初诊时间2017年2月15日。刻下症:咳嗽、咳痰,痰色黄质黏、不易咳出,胸闷,大便干结、6~7d/次,舌质红、有瘀斑、苔黄腻,脉滑数。中医诊断:肺积。证属痰瘀互结,治宜清热化痰,祛瘀散结,佐以养阴为法。方用化癥扶正汤合小陷胸汤加减。处方:醋鳖甲20g、莪术10g、冬凌草20g、猫爪草20g、瓜蒌皮20g、法半夏12g、酒黄连6g、北沙参20g。14剂,水煎服,1剂/d。二诊:患者诉服用上方后诸症好转,方有良效,继续服用20剂。三诊:患者诉精神状态好转,近日未见咳嗽、咳痰,二便正常,饮食可,舌质淡黯苔白少津,脉象细涩,病情平稳,易方醋鳖甲20g、莪术10g、冬凌草20g、猫爪草20g、北沙参20g、麦门冬20g、天门冬20g、蜈蚣4g,继续服用,随访半年,病情平稳。

【按】　该患者放、化疗后肺气更虚,气不布津,痰浊内生,阻滞气机,气滞血瘀,痰瘀互结,久而生热,而成痰瘀互结之证。放疗为火热之毒,耗气的同时,又伤阴液,故伴有阴虚的表现,所以治宜清热化痰,祛瘀散结,佐以养阴为法。因患者痰热瘀阻较重,故连服34剂本方,病情平稳,痰热之证始无,此时患者以阴虚兼有瘀毒为主证,故原方去小陷胸汤加大养阴药续服。

二十三、潘敏求——湖南省中医院

（一）病因病机

认为肺癌的病因虽尚未完全明了,但已认识到与吸烟、电离辐射、化学致癌物、烟炱、煤的其他燃烧物、大气污染等因素有关。这些因素祖国医学病因学说称之为"邪毒",为外因。其内因方面与慢性肺疾病、营养、细胞遗传、基因异常、精神创伤、情志变化等因素有关。肺主气、司呼吸,长期吸烟,烟毒辛热之气内蕴,郁积肺窍,阻塞气道,灼伤津液,阴液内耗,肺阴不足,气随阴亏,导致肺气阴两虚。当人体正气虚弱时,易于感受外来邪毒侵袭。如工业废气、烟炱、化学、物理致癌物等邪毒入侵,蕴郁于肺,致使肺气受阻,宣降失司,津液失于输布,聚结为痰,痰凝与邪毒互结,瘀阻脉络,聚积胸中,逐渐形成肺部肿块。清代沈金鳌《杂病源流犀烛》中记载:"邪积胸中,阻塞气道,气不宣通,为痰、为食、为血,皆得与正相搏,邪既胜,正不得制之,遂结成形而有块。"因此肺癌的主要病因病机为肺气阴虚,邪毒蕴郁,痰毒互结,瘀积成块。

(二)辨证分型

1.阴虚内热型

【症状】　咳嗽无痰或少痰或痰中带血,气急,口渴,心烦,失眠,潮热,盗汗,舌质红或绛,少苔或光剥无苔,脉细数。

【治则治法】　滋阴生津,润肺化痰。

【选方】　百合固金汤加减。

【组成】　百合10g、生地黄10g、熟地黄10g、玄参12g、麦门冬15g、当归15g、白芍10g、沙参15g、杏仁10g、桑白皮20g、瓜蒌皮20g、黄芩15g、蚤休30g、臭牡丹30g、白花蛇舌草30g、甘草5g。

2.气阴两虚型

【症状】　咳嗽少痰或痰中带血,气短,神疲乏力,自汗或盗汗,口干不多饮,面白无华,舌质淡红,苔薄,脉细弱。

【治则治法】　益气养阴,解毒清肺。

【选方】　生脉散合沙参麦门冬汤加减。

【组成】　白参(蒸兑)10g、黄芪20g、麦门冬15g、五味子12g、北沙参15g、天门冬15g、杏仁10g、百部15g、瓜蒌皮20g、桑白皮20g、蚤休30g、白花蛇舌草30g、半枝莲30g、甘草5g。

3.脾虚痰湿型

【症状】　咳嗽痰多,胸闷气短,纳少腹胀,神疲乏力,大便溏薄,面色萎黄,舌质淡胖有齿印,苔白腻,脉濡缓或濡滑。

【治则治法】　健脾祛痰利湿。

【选方】　六君子汤加减。

【组成】　党参15g、白术12g、茯苓12g、陈皮10g、法半夏10g、黄芪15g、淮山药20g、薏苡仁20g、扁豆10g、神曲15g、补骨脂15g、淫羊藿15g、臭牡丹30g、白花蛇舌草30g、甘草5g。

4.肾阳亏虚型

【症状】　咳嗽气急,动则喘促,耳鸣目眩,腰膝酸软,形瘦神惫,面青肢冷,舌质淡红,苔薄白,脉沉细。

【治则治法】　滋肾壮阳,解毒软坚。

【选方】　金匮肾气丸加减。

【组成】　熟地黄12g、山茱萸15g、肉桂6g、山药20g、北沙参15g、胡桃肉15g、五味子10g、牛膝15g、肉苁蓉15g、补骨脂15g、陈皮12g、蚤休20g、白花蛇舌草20g、甘草5g。

5.气滞血瘀型

【症状】　咳嗽不畅,血痰或咯血、气急,胸胁胀痛,痛有定处,失眠,唇黯,大便秘结,颈部及前胸臂青筋暴露,舌有瘀斑或瘀点,脉细涩或弦细。

【治则治法】　理气活血,软坚散结。

【选方】　桃红四物汤加减。

【组成】　桃仁10g、红花10g、当归10g、赤芍10g、生地黄10g、郁金15g、丹参15g、三棱10g、莪术10g、枳实10g、露蜂房10g、瓜蒌皮30g、八月札20g、白花蛇舌草30g、石见穿30g、甘草5g。

二十四、陈焕朝——湖北省肿瘤医院

(一)病因病机

认为肿瘤的形成主要由于正气不足,脏腑功能失调,以致邪毒乘虚而入,蕴聚于经络、脏腑,使机体阴阳失调,气血功能障碍,导致气滞、血瘀、痰凝、毒聚等相互胶结,日久形成肿瘤。明代陈实功《外科正宗》明确指出:"正气虚则成岩。"明代李中梓《医宗必读·积聚篇》谓:"积之成者,正气不足,而后邪气踞之。"各种邪气,不论是风、寒、暑、湿、燥、火四时不正之六淫邪气,还是内伤七情、饮食、劳逸,以及痰湿瘀血等各种病理因素的损伤,只有通过正虚这一内因才能引起肿瘤的发生,正气虚损是形成肿瘤的内在依据,邪毒外侵是形成肿瘤的条件。肺癌相当于中医的"肺积""息贲""咳嗽""胸痛"的范畴。其发病机理主要是正气不足、邪毒内结致肺内癌肿形成,与肺、脾、肾三脏有关。如外界致病邪毒内侵致肺气宣降失司,导致肺气壅郁不宣,脉络受阻,气滞血瘀。由于"脾为生痰之源,肺为贮痰之器",七情内伤,脾虚运化失司,痰湿内生,痰贮肺络,郁久化热,痰凝毒聚,加上脏腑阴阳失调,正气内虚。尤其肺脾肾三脏气虚而致肺气不足,加之常年吸烟,热灼津伤致肺阴不足,气阴两虚,升降失调,外邪乘虚而入,客邪留而不去,气机不畅,血行瘀滞,则痰、瘀、毒互结而成肺积。病理特征为阴虚为本,痰瘀为标。

(二)辨证分型

1.阴虚毒热型

【症状】　干咳少痰,或痰少而黏,或痰中带血,气短胸痛,心烦寐差,或低热盗汗,口干便干,或咽干声哑,舌质红,苔薄黄或黄白,脉细数。

【治则治法】　养阴清热,解毒散结。

【组成】　南北沙参、生地黄、前胡、天麦门冬、地骨皮、桃仁、杏仁、贝母、炙鳖甲、全瓜蒌、半枝莲、白花蛇舌草、石见穿、徐长卿、山海螺。

【方解】　方中沙参、生地黄、天麦门冬、地骨皮、炙鳖甲养阴清虚热;前胡、桃仁、杏仁、贝母、全瓜蒌化痰散结;半枝莲、白花蛇舌草、石见穿、徐长卿、山海螺解毒抗癌。

2.肺脾气虚型

【症状】　咳嗽痰多,胸闷气短,纳少便溏,神疲乏力,面色少华,舌质淡胖有齿印,苔白腻,脉濡缓或濡滑。

【治则治法】　益气健脾,肃肺化痰。

【组成】　苍白术、茯苓、党参、生薏苡仁、陈皮、半夏、制南星、前胡、桃杏仁、牙皂、马兜铃、猫爪草、半枝莲、白花蛇舌草、龙葵。

【方解】　苍白术、茯苓、党参、生薏苡仁健脾利湿;陈皮、半夏、制南星、前胡、桃杏仁、牙皂、马兜铃化痰散结清肺;猫爪草、半枝莲、白花蛇舌草、龙葵解毒抗癌。此型如果寒湿较重,阳气不足以温化寒痰者,可予温阳补肺之品,以化寒痰凝湿,如麻黄、白芥子、干姜、附子、生南星、生半夏,但应用时应严防中毒。

3.气阴两虚型

【症状】　咳嗽少痰或带血,咳声低弱,神疲乏力气短,自汗或盗汗,口干不多饮,舌质红或淡红,有齿印,苔薄,脉细弱。

【治则治法】　益气养阴,清热化痰。

【组成】　太子参、白术、沙参、麦门冬、玉竹、茯苓,尚可酌情加用石上柏、石见穿、白花蛇舌草、夏枯草、生牡蛎等清热解毒、化痰散结药物。

4.肺肾两虚型

【症状】　咳嗽气短,动则喘促,咳痰无力,胸闷腹胀,面色㿠白,腰膝酸软,身倦乏力,自汗便溏,肢凉畏寒,舌质偏淡,苔白或白腻,脉沉细无力,右寸、尺脉弱。

【治则治法】　温补脾肾,益气解毒。

【组成】　生黄芪、太子参、白术、茯苓、五味子、补骨脂、炮姜、制南星、生晒参(另煎)、仙茅、山海螺、冬虫夏草(冲)、露蜂房、僵蚕。病久气血耗亏,阴损及阳致肺肾双亏,正气大虚,但邪毒留恋不去,瘀阻气道而痰不易出,故以生黄芪、太子参、白术、茯苓补肺脾之气;脾旺则肺气充沛,脾强则肾气亦充;同时以五味子、补骨脂、仙茅温肾益气;炮姜、制南星温化寒痰;冬虫夏草益气润肺;露蜂房、僵蚕解毒散结。

5.加减

口干舌燥加沙参、天花粉、生地黄、玄参、知母;咳嗽痰黏加桔梗、瓜蒌皮、葶苈子、前胡、满山红、杏仁、马兜铃、紫菀、消咳喘(成药)等;痰多难咳加海浮石、鹅管石、牙皂刺、蛇胆、陈皮末(冲服);痰中带血加藕节、白茅根、仙鹤草、旱莲草、露蜂房、三七、白及、花蕊石、地榆、云南白药等;自汗气短加人参、冬虫夏草、浮小麦、五味子、煅龙牡、生黄芪;高热不退加大青叶、牡丹皮、寒水石、生石膏、紫草、羚羊角、紫雪散;胸痛背疼加元胡、乳香、没药、枳壳、乌头、全蝎;大便干结加大黄、生地黄、玄参、知母、郁李仁、麻子仁;胸腔积液加葶苈子、芫花、泽漆、水红花子、商陆、车前草、猪苓;颈部肿核加猫爪草、山慈姑、夏枯草、土贝母、生蛤壳、穿山甲、水蛭、僵蚕、斑蝥、犀黄丸、小金丹。

(三)典型病例

患者男,65岁,退休工人。2005年11月初诊。诉干咳3月,时有痰中带血丝,气短胸痛,心烦寐差,午后低热,多汗,口干便干,舌质红,苔薄黄,脉细数。肺部CT示:左上肺肿块,考虑肺癌。行肺穿刺病检示:Ⅳ期肺腺癌。患者及其家属拒绝化疗。遂以中药治疗,辨证属阴虚内热、毒热蕴结。治法:养阴清热,解毒散结。处方以南北沙参、生地黄、前胡、天麦门冬、地骨皮、桃仁、杏仁、贝母、炙鳖甲、全瓜蒌、半枝莲、白花蛇舌草、石见穿、白茅根、仙鹤草、旱莲草、徐长卿、山海螺、浮小麦、五味子、煅龙牡、生黄芪。半月后复诊,多汗气短缓解,遂上方去浮小麦、五味子、煅龙牡、生黄芪。以后症状逐渐缓解,坚持服中药,根据症状辨证用药至今已1年余。

二十五、刘松江——黑龙江省中医院

(一)病因病机

认为肺癌病机特点为痰、瘀、郁、毒,正虚为其病理基础。病位主要在肺,但由于五行生克制化关系及疾病的发展又兼及他脏,流注周身。病性早期正气不虚,邪气尚浅,以标实为主;中期邪气日盛而正气渐虚,虚实夹杂;后期正气大虚,以本虚为主。正虚邪实是肺癌发生发展的病理基础和必然结果,并贯穿病程的始终。

(二)辨证分型

1.气阴两虚型

【症状】　口干,咳嗽,干咳,少痰或无痰,气短,乏力,气怯声低或手足心热,潮热盗汗,消瘦,舌质红,苔少。

【治则治法】　补气养血,养阴生津。

【组成】 黄芪、沙参、麦门冬、生地黄、百合、玉竹等。

2.脾肺气虚型

【症状】 食欲不振,腹胀便溏,久咳不止,气短而喘,声低懒言,乏力少气,或吐痰清稀而多,或见面浮肢肿,面白无华,舌质淡,苔白滑,脉细弱。

【治则治法】 健脾益气,培土生金。

【组成】 白术、茯苓、党参、薏苡仁、甘草等。

3.脾肾亏虚型

【症状】 头晕,耳鸣,神疲困倦,动则气促,腰膝酸软无力,夜晚尿频,大便溏泻或干结难排,舌质淡,脉沉弱。

【治则治法】 补肾滋阴,金水相生。

【组成】 黄精、山茱萸、熟地黄、菟丝子、何首乌等。

（三）典型病例

患者男,64岁,2017年6月18日初诊。患者半年前因咳嗽、痰中带血、胸痛至当地某三甲级医院就诊。行肺CT示:右肺占位病变;病理示:右下肺低分化腺癌,癌肿大小2.7cm×1.8cm×1.6cm,部分淋巴结转移。于该院行肺癌根治手术,术后常规放、化疗治疗。几个疗程的治疗因身体不能耐受来我院就诊。诊见:咳嗽、少痰、胸闷痛,神疲乏力,少气懒言,消瘦,咽干,纳食不佳,二便尚可,舌质红、苔中微黄腻、边紫黯,脉滑数,舌下可见脉络迂曲。辨证为气阴亏耗,痰瘀互结,肺窍失养。治宜益气养阴、化痰活血,佐以清热解毒。处方:黄芪50g、太子参15g、北沙参15g、麦门冬15g、百合15g、生地黄20g、山慈菇15g、半夏15g、桔梗15g、浙贝母20g、苦杏仁15g、全蝎15g、地龙10g、红花15g、半边莲20g、白花蛇舌草20g、露蜂房10g、薏苡仁20g、甘草15g。14剂,1剂/d,水煎服,早晚2次温服,300ml/次。

二诊:咳嗽、咳痰减轻,胸闷不重,口稍干,体力渐增,患者心情明显好转,但食后偶见腹胀,舌质红、苔薄黯紫,脉细数。效不更方,继以上方加厚朴10g、木香10g、砂仁15g。继服14剂。

三诊:咳嗽、胸闷等明显好转,余无明显不适症状。随症加减调理方药,而后数月至半年随诊2~3次,嘱其避风寒、勿劳累,饮食注意荤素搭配,少食辛辣、不易消化之品。2018年6月15日复查肺CT示:病灶稳定,未见明显肿块。而后患者坚持定期复诊,至今已行中医药治疗1年余,现病情稳定,一般情况良好。

【按】 该患男性,64岁,为中晚期肺癌患者,年事已高,而且经手术攻伐及几个疗程的放、化疗治疗后正气日耗,体质虚弱,患者及家属拒绝进一步放、化疗。患者肺气亏虚,宣降失常,水液代谢失司,津停为痰,而邪毒聚集不化,结于肺络,致血停为瘀,正气亏虚,痰瘀毒互结而成肺癌。同时结合患者舌脉,其病机特点不离痰、瘀、毒、虚,故在治疗上以益气养阴、化痰活血佐以清热解毒为基本大法。首诊处方黄芪、太子参、麦门冬、百合、生地黄益气养阴,半夏、桔梗、浙贝母、苦杏仁止咳化痰,全蝎、地龙、红花活血通络,半边莲、白花蛇舌草、露蜂房、薏苡仁清热解毒,甘草调和诸药。二诊根据患者食后腹胀的症状选用厚朴、木香、砂仁等对症治疗。而后随诊患者病情好转,基本稳定。

二十六、牛春风——吉林省中医院

（一）病因病机

认为肺癌的发生多是由于人体正气内虚,感受邪毒,饮食所伤,情志失调,旧有宿疾或久病伤正,年老体衰等因素,使得机体脏腑功能失调,气血运行不畅,从而产生气滞、血瘀、痰凝、毒结等一系列的病理变化,蕴结于脏腑组织,正邪交争,相互搏结,日久而发病。晚期非小细胞肺癌的病因病机为"正虚毒结",正虚即气阴两虚,毒结即痰瘀毒结。

（二）辨证分型

晚期非小细胞肺癌的主要治则治法是益气养阴、化痰活血、清热解毒，临床处方用药以补益药为主，以益气养阴、固护人体正气，并佐以止咳化痰平喘药、清热解毒药以及活血化瘀药等。临床治疗时，常以六君子汤（党参代替人参）加黄芪为底方进行加减。

二十七、贾立群——中日友好医院

1.肺毒血热型

【症状】 咳痰带血（多为痰夹血丝，或夹血块，少见大量血痰），胸背疼痛，心悸气短，面青唇紫，偶先发烧，大便偏干，小便黄赤，多有瘀斑，脉象洪数，舌质红绛。

【治则治法】 解毒祛瘀，清热凉血。

【选方】 小蓟饮子加减。

【组成】 小蓟30g、白茅根30g、侧柏炭15g、牡丹皮30g、紫草10g、紫河车20g、仙鹤草30g、白英30g、蛇莓20g、龙葵30g、三七粉3g。

2.肺瘀痰结型

【症状】 咳嗽痰盛，痰难咯出，气憋喘息，甚则大汗淋漓，不能平卧，胸闷气短，胃纳欠佳，有时恶心呕吐，面部浮肿，病到晚期可见锁骨上窝及颈部、腋下等瘰疬形成。舌黯苔腻，脉沉弦或沉。

【治则治法】 健脾利湿，化痰散结。

【选方】 平胃散加减。

【组成】 苍白术各10g、厚朴10g、清半夏10g、胆南星10g、猪苓30g、龙葵30g、白英30g、蛇莓30g、瓜蒌皮30g、草带子30g、黛蛤散30g。

3.肺热阴虚型

【症状】 发热不退，五心烦热，夜间盗汗，疲乏无力，胸闷气短，咽干口燥，干咳少痰，大便干涩，胃纳不佳。形体消瘦，舌质黯红，脉细数或沉细数。

【治则治法】 养阴润肺，清热解毒。

【选方】 清燥救肺汤加减。

【组成】 沙参30g、麦门冬15g、玉竹30g、杏仁10g、芦根30g、党参30g、石斛30g、生地黄20g、女贞子20g、天花粉30g、鱼腥草30g、夏枯草20g。

4.加减

以上各型中，咳嗽频繁者，加百部、杏仁、枇杷叶、浙贝母或川贝粉；痰不易咳出者，加海蛤粉、海浮石；胸痛者，加乳香、没药、延胡索、郁金、瓜蒌皮，并可外用冰片酒或冰蟾酒；气短者，加化脓排痰及清热解毒药；咯血或痰中带血者，加花蕊石粉、白及粉、血余炭、阿胶；发热者，加紫草、芙蓉叶，或并用新癀片；感染发热者，加金银花、连翘、蒲公英、黄芩等；咳吐大量脓痰者，加金银花、连翘、黄芩、青黛等，并配合抗生素治疗；胸腔积液者，加半枝莲、龙葵、葶苈子、桑白皮等。

二十八、郭勇——浙江省中医院

（一）病因病机

认为肺癌发生的本质是由于肺气不足。其病因多归属于先天禀赋不足，或因六淫、饮食、邪毒，导致肺失宣降，气机不利，血行瘀滞，痰浊内生，毒邪结聚而成。

(二)辨证分型

1.辨治主法

(1)健脾理气法

脾以升为健,脾气升发,则元气充沛,人体始有生生之机,故对于肺癌患者脾胃虚弱的体质状态,常以党参、陈皮、半夏健脾理气,合以白术、茯苓健脾气、化湿浊。

(2)化湿和胃法

胃以降为和,以通为顺,正如明代张介宾《景岳全书》所云"凡欲察病者,必先察胃气;凡欲治病者,必须常顾胃气。胃气无损,诸疴无虑。"对此,临床着重强调顾护胃气的重要性。常以广木香、阳春砂粉、白豆蔻仁化湿和胃、行气宽中;合以炒薏苡仁、炒稻芽、炒麦芽消食和胃;若兼有糖尿病史者则以六神曲、鸡内金健脾消食。

(3)补益肺气法

盖"正气存内,邪不可干","邪之所凑,其气必虚"。故对于肺癌患者久咳伤肺、阴虚肺热或气阴两虚的体质状态,常以太子参、麦门冬、五味子益气养阴、生津止渴、敛肺止咳,从而使气阴两复、正气充沛,则诸症可除。

2.辨病治法

认为抗癌解毒法应主要运用于肺癌随访观察期及姑息治疗期,此两期现代医学手术、放化疗治疗手段已经结束,肿瘤的复发率高,应在扶正的同时兼以祛邪,以降低肿瘤复发与转移风险,延长无瘤生存期。故对于此期肺热壅盛的体质状态,常以鱼腥草、鸭跖草、金荞麦抗癌解毒、清解痰热、排脓祛瘀;或合以猫爪草、猫人参加强抗癌解毒之功效。

3.兼证治法

(1)养阴清热法

肺癌后期,由于放疗热邪或久病体虚,出现阴虚内热偏盛之象,常以青蒿、荷叶、淡竹叶既清肝胆郁热又泄肺中浮火,清热而不伤阴,合以生玉竹、干芦根滋阴清热、益胃生津。

(2)活血化瘀法

活血化瘀为治疗癥瘕积聚之传统治法,针对肺癌夹瘀之症,常以牡丹皮、赤芍凉血活血,散瘀止痛,合以郁金、八月札行气活血疏肝,使气行推动血行,则血瘀自除。

(3)化痰散结法

肺癌为有形之肿,多为痰毒结聚,常以陈皮、半夏、夏枯草化痰散结,合以山慈姑清热解毒、消痈散结。

4.灵活加减

临证应根据患者年龄、体质、性格、伴随症状而加减变化用药,调整体质平衡,使其恢复阴平阳秘,增强自身的免疫力,控制疾病的转归。对于年迈之人酌加补肾之品,年轻、体质壮实之人可加大攻伐之品的用量;急躁者酌加白芍、玄参、麦门冬、川楝子养阴柔肝;平时抑郁不舒者,可酌加郁金、八月札、佛手、绿萼梅之类疏肝理气;失眠者酌加合欢皮、酸枣仁、夜交藤以安神。

二十九、山广志——宁波市中医医院

(一)病因病机

认为肺癌病机特点为肺阴亏损,痰瘀胶结是发病基础。痰、瘀是形成肺癌的主要病因,而痰结于肺是形成肺癌的病理基础。故本病乃气阴两虚,因虚致实,本虚标实,病位在肺,与肝、脾、肾密切相关,阴虚、痰凝、血瘀、痰瘀胶结于肺,日久而成肺部肿瘤。

（二）辨证分型

1.气阴两虚型

【症状】 咳嗽少痰,咳声低弱,气短,神疲乏力,自汗或盗汗,口干不多饮,舌质淡红或有齿痕,苔薄,脉细弱。

【治则治法】 健脾益气,养阴生津。

【选方】 四君参麦汤。

【组成】 太子参、白术、茯苓、沙参、麦门冬、石斛、芦根、百合、山药、桔梗、生甘草。

2.脾虚痰湿型

【症状】 痰多咳重,气喘痰鸣,胸闷纳呆,便溏虚肿,神疲乏力,胸痛发憋,舌质黯或淡,苔白腻或黄腻,脉弦滑或滑数。

【治则治法】 益气健脾,肃肺化痰。

【选方】 导痰汤合葶苈大枣泻肺汤加减。

【组成】 苍白术、茯苓、焦三仙、生薏苡仁、清半夏、制南星、桃杏仁、葶苈子、半枝莲、白花蛇舌草、龙葵、大枣。

3.气滞血瘀型

【症状】 症见咳嗽不畅,或有血痰,胸闷气急,胸胁胀痛或剧痛,痛有定处,或颈部及胸部青筋显露,大便干结,唇甲紫黯,舌质黯红或青紫,有瘀斑或瘀点,苔薄黄,脉细弦或涩。

【治则治法】 理气化瘀,软坚散结。

【选方】 桃红四物汤合五灵散加减。

【组成】 桃仁、红花、赤芍、三七粉、杏仁、五灵脂、蒲黄、焦三仙、桔梗、川象贝、猫爪草、干蟾、石见穿、茜草根。

4.阴虚毒热型

【症状】 症见咳嗽,咯痰黄稠,或伴血丝,发热,口干喜饮,心烦少寐,潮热盗汗,口干便干,咽燥声哑,舌质红,苔黄腻,脉滑数。

【治则治法】 清热宣肺,养阴生津。

【选方】 沙参麦门冬汤合百合固金汤加减。

【组成】 南北沙参、天麦门冬、百合、玄参、桔梗、地骨皮、桃杏仁、川象贝、炙鳖甲、全瓜蒌、猫爪草、半枝莲、白花蛇舌草、藤梨根、鱼腥草、红豆杉。

5.加减

以上各型中,痰中带血者,加藕节、白茅根、仙鹤草、三七粉、旱莲草等;自汗气短者,加党参、浮小麦、五味子、煅龙牡、生黄芪等;高热不退者,加大青叶、生石膏、水牛角、牡丹皮等;胸背痛者,加延胡索、没药、三七粉等;悬饮胸胁满闷者,加葶苈子、大枣、车前草、猪苓等;颈部肿核者,加猫爪草、山慈姑、夏枯草、土贝母、生蛤壳、穿山甲、僵蚕等;大便干结者,加大黄、生地黄、玄参、知母、郁李仁、麻子仁等。

（三）典型病例

患者女,68岁,退休工人,浙江省宁波市镇海人。2005年8月开始无明显诱因下出现咳嗽咳痰,阵发性,痰少色白不易咳出,无咳血,无畏寒发热,无胸痛胸闷,无盗汗气促,无腹痛,大小便无殊,未予重视。1年来咳嗽加剧,食欲不佳,易疲劳乏力,体重呈进行性下降,约减轻5kg。2006年7月去李惠利医院检查,CT示:左肺门部可见一约3.5cm×2.5cm大小软组织影,形态不规则,密度不均匀,并阻塞左下肺主支气管,增强后病灶强化明显,纵隔内未见明显肿大淋巴结影,影像诊断:左肺门部占位,考虑肿瘤(CT号:44593)。并在该院行纤维支气管镜检查,病理切片示:中-低分化鳞癌。因年事已高,患者及家属拒绝行手术治疗及放化疗,故求治于中医。

诊见:消瘦面貌,神疲乏力,咳嗽咳痰,痰少色白不易咳出,无痰中带血,咳声低弱,无发热畏寒,无胸痛,腹胀纳呆,大小便无殊,舌质淡红有齿痕,苔腻脉细弱。中医诊断:肺积。证属气阴两虚,治以健脾益气,养阴润肺。处方:太子参20g、白术15g、茯苓10g、焦三仙各15g、枳实15g、南沙参15g、麦门冬15g、石斛10g、芦根10g、百合10g、山药25g、桔梗10g、生甘草6g、紫菀10g、百部10g。1剂/d,水煎服。

服用7剂后,患者腹胀纳呆明显好转,但仍有咳嗽咳痰,痰少不易咳出,无咳血,舌质淡红苔白脉细,原方去焦三仙、枳实,加款冬花15g、玉竹15g。以方为基础,随证加减,患者长期服用。

2007年2月5日宁波市中医院复查CT示:左肺门紧贴降主动脉见一大小约3.0cm×4.0cm不规则软组织肿块影,边缘不清,密度欠匀,左上叶支气管开口狭窄,余肺未见实质性病灶,纵隔内各结构正常,未见肿大淋巴结影(CT号:21406)。患者一般情况尚可,食欲恢复,无腹胀腹泻,体重增加约3kg,仍偶有咳嗽咳痰,痰少色白,无咳血,余无明显不适,继续原方随证加减服用。

2008年2月21日宁波市中医院复查CT示:左肺门见团块软组织影,形态不规则,大小约2.8cm×4.2cm,左肺下叶见片状模糊影,纵隔内未见肿大淋巴结影,两侧胸腔未见积液影(CT号:26455)。患者咳嗽咳痰好转,无发热畏寒,纳食佳,无腹胀腹痛,体重较之前又增加约4kg,睡眠可,大小便无殊。该患者属带瘤生存,目前生活质量如常人,仍在门诊坚持服用中药。

三十、蒋益兰——湖南省中医药研究院附属医院

(一)病因病机

认为气阴两虚、痰瘀毒蕴为肺癌的基本病机;虚实夹杂,相间为病,变化多端。故而临床工作中遇到的患者,或全身虚损情况明显,或局部实证为主要,而虚损或为阴虚,或为气虚,或为气阴两虚,不可混为一谈。局部实证则为痰、瘀、毒三者或重于某一方面,或两者甚至三者相互搏杂,所以在诊断及治疗时不能单纯从某证型入手,而应该通过患者的主要临床表现、舌脉象及病程而进行综合分析,全面考虑,认识到肺脾肾气阴两虚、痰浊瘀毒互结是肺癌的特殊本质变化。

(二)辨证分型

1.气阴两虚型

【症状】　咳嗽痰少,或咯血痰,神疲乏力,纳少,口干喜饮,自汗或盗汗,大便干结,舌质红或淡,脉细弱或沉细。

【治则治法】　益气养阴,解毒清肺。

【选方】　生脉散合沙参麦门冬汤加减。

【组成】　太子参、麦门冬、北沙参、天花粉、法半夏、黄芪、白术、浙贝母、白花蛇舌草、臭牡丹、甘草等。

2.气滞血瘀型

【症状】　咳痰不爽,痰血色黯,胸痛气急,痛处固定,大便秘结,唇甲紫黯。舌质黯有紫斑或瘀点,苔薄或黄,脉弦或涩。

【治则治法】　理气活血,化痰软坚。

【选方】　四物汤加减。

【组成】　当归、生地黄、枳壳、白芍、田三七、龙葵、莪术、瓜蒌、浙贝母、石见穿、露蜂房、桔梗、竹茹等。

3.脾虚痰湿型

【症状】　咳嗽痰多,胸闷气短,自汗,纳呆,腹胀,神疲乏力,大便溏薄,面色萎黄,舌质淡胖有齿印,苔白腻,脉濡缓或濡滑。

【治则治法】　健脾益肺,祛痰解毒。

【选方】　六君子汤加减。

【组成】　党参、白术、茯苓、法半夏、黄芪、枳壳、制南星、薏苡仁、砂仁、臭牡丹、白花蛇舌草、半枝莲、桑白皮、款冬花、甘草等。

4.肺肾阴虚型

【症状】　干咳无痰或痰少而黏,或兼咯血,胸闷气短,心烦口渴,潮热盗汗,声嘶,舌质红干,苔薄或无,脉细数。

【治则治法】　养阴滋肾,清热解毒。

【选方】　百合固金汤加减。

【组成】　枣皮、生地黄、茯苓、丹皮、麦门冬、浙贝母、百合、白芍、沙参、桔梗、白花蛇舌草、半枝莲、甘草。

5.加减

以上各型中,若胸痛甚者,加郁金、延胡索;痰热甚者,加鱼腥草、制南星、葶苈子;咯血甚者,加白茅根、蒲黄炭、仙鹤草;汗多者,加枣皮、煅牡蛎、白芍;阳虚甚者,加巴戟天、淫羊藿、锁阳。

三十一、尤建良——无锡市中医医院

(一)病因病机

认为肺癌是全身疾病的局部表现,其发病不单纯是肺气虚弱,而是肺、脾、肾三脏正气亏虚,痰浊、水湿、血瘀等邪毒内聚。

(二)辨证分型

1.痰热蕴肺型

【症状】　咳嗽痰多,痰黄稠黏,喘促气急,喉中痰鸣,鼻扇或痰中带血,发热,面赤唇红,口渴,大便干燥,小便色黄,舌质红,苔黄,脉数。

【治则治法】　清热化痰,散结消肿。

【选方】　清金散结方加减。

【组成】　黄芩20g、胆南星10g、瓜蒌皮15g、浙贝母10g、旋覆花10g、紫苏子10g、白芥子10g、莱菔子10g、黛蛤散10g、猫爪草30g、鱼腥草30g、蛇六角20g、红豆杉10g、僵蚕10g、白术10g、茯苓10g、桔梗6g、炙甘草6g。

2.气滞血瘀型

【症状】　咳嗽不畅,胸闷气憋,胸痛如锥刺,痛有定处,或痰血黯红,便干,口唇紫黯,舌质紫黯,或有瘀斑瘀点,苔薄,脉弦或涩。

【治则治法】　理气活血,软坚散结。

【选方】　桃红四物汤合失笑散加减。

【组成】　红花6g、桃仁10g、赤芍20g、枳壳12g、炒当归15g、生地黄10g、川芎15g、丹参10g、制香附15g、蒲黄10g、五灵脂6g、延胡索20g、桔梗10g、鳖甲15g、僵蚕10g、地龙10g、炒莱菔子10g、紫苏子10g、鱼腥草15g、金荞麦15g、杏仁10g。

3.气阴两虚型

【症状】　咳嗽,痰少,或稀而黏,或痰中带血,咳声低弱,乏力,气短喘促,面色白,恶风,自汗或盗汗,口干少饮。舌质红,有齿印,苔薄,脉细弱。

【治则治法】　益气养阴,化痰消癥。

【选方】　生脉饮合沙参麦门冬汤加减。

【组成】　西洋参10g、麦门冬15g、五味子6g、炒山药15g、炙黄芪15g、黄精15g、党参10g、炒白术10g、茯苓12g、北沙参30g、白花蛇舌草30g、半枝莲20g、浙贝母10g、天花粉10g、瓜蒌15g、芦根30g。

4.脾肾亏虚型

【症状】　咳嗽咯痰,或痰中带血,气短乏力,面色无华,食欲不振,腰膝酸软,耳鸣,便溏,舌质淡,苔白,脉沉细无力。

【治则治法】　健脾益气,补肺益肾。

【选方】　芪脂固本方加减。

【组成】　黄芪30g、党参10g、白术10g、补骨脂20g、陈皮6g、薏苡仁30g、山药30g、茯苓15g、姜半夏6g、鸡血藤30g、仙鹤草30g、淫羊藿10g、炙甘草6g。

5.加减

以上各型中,若气短乏力者,加大剂量黄芪、党参等,配合艾灸神阙、气海、关元穴;痰少黏难咯者,加黄芩、礞石、桔梗、控涎丹等;胸闷气喘者,加旋覆花、生代赭石、紫苏子、蛤蚧、山茱萸等;咯痰带血者,加三七粉、仙鹤草、花蕊石、蒲黄等,配合孔最穴注射血凝酶;气虚自汗者,加瘪桃干、浮小麦、生黄芪等;津亏便秘者,加生白术、火麻仁、肉苁蓉等;低热者,加地骨皮、牡丹皮、清水豆卷、淡豆豉等;恶心呕吐者,加黄连、吴茱萸、干姜、生姜等。如有胸膜转移疼痛者,治宜理气活血,选用复元活血汤加减,配合局部刺络拔罐;有胸腹水者,治宜泻水逐饮,加龙葵、葶苈子、桑白皮、附子、泽泻、车前子、防己、椒目等;有心包积液者,治宜振奋心阳、温化水饮,加桂枝、甘草、干姜、附片等;有脑转移者,治宜化痰祛浊、开窍通络,加苍术、泽泻、川芎、石菖蒲、羌活、葛根等,配合灸百会、关元穴;有肝转移者,治宜健脾疏肝和胃,加白芍、山茱萸、木香、砂仁、陈皮、姜半夏等;有淋巴结转移者,治宜温阳化湿,加海藻、地龙、守宫、僵蚕、附片、干姜、水蛭等;有骨转移者,治宜益髓健骨、通络止痛,加熟地黄、土鳖虫、补骨脂、骨碎补、当归、延胡索、白屈菜等;肺癌空洞咯血者,选用合欢皮水煎止血。

三十二、邓中甲——成都中医药大学

(一)病因病机

认为肺癌是一种虚实夹杂、实多虚少的疾病,对本病研究的着眼点应集中在邪正势力的对比以及不同阶段患者生命活动的总体水平,同时考虑精神、生活、环境等多方面因素对患者的影响。论治肺癌,眼光并不总盯着癌细胞,而是主张审时度势、扶正祛邪、斡旋升降、排污除废,以此来恢复脏腑功能,挽救生机,实现治癌留人,使患者带瘤生存。

(二)分期论证

1.肺癌早期——攻邪为主

肺癌早期,在辨证前提下,适当选用与证型相符的抗癌中药。如肺癌气滞血瘀型,常配合运用莪术、三七等化瘀抗癌药;痰浊壅盛型,配合选用薏苡仁、半夏、胆南星等化痰抗癌药;热毒内蕴型,配合选用黄药子、山慈姑、白花蛇舌草等解毒抗癌药,再根据《黄帝内经》"坚者削之,结者散之"的治疗原则,配合服用海藻、昆布、浙贝母、白芥子等化痰软坚药,以促进肿块消散。辨病与辨证相结合,软坚散结与化瘀、消痰、解毒并举,给邪以生路,旨在将污废之碍降至最低程度。

2.肺癌中期——攻补兼施

此期癌毒结聚已甚,侵入较深,患者大多在接受放、化疗,正气耗伤的程度较为突出,治疗当攻补兼施,祛邪与扶正并重。祛邪的目标不在消灭癌细胞,而在助机体排除痰、湿、瘀、毒等病理产物;扶正的目标不在重建一个全新的健康机体,而在提高机体的气血生化能力。这种祛邪与扶正并重的措施,可

使机体维持相对良好的内环境和相对高水平的生命状态,有助于患者完成全程放、化疗。此时由于邪毒反复犯肺,久则化火伤阴,肺阴受损,肺气随之而虚;加之经放疗、化疗之后,患者往往出现气阴两虚证。故对于此类患者,主张采用益气养阴法,常选用西洋参、麦门冬、五味子等益气养阴、培土生金治本。因放、化疗导致胃气上逆呕吐者,配伍法半夏、竹茹、代赭石以降逆和胃;脘痞纳呆者则伍用炒谷芽、神曲以开胃健脾;化疗后部分患者出现骨髓抑制,白细胞减少,予以归脾汤加补骨脂补益气血。

3.肺癌晚期——扶正补虚

此期癌毒扩散,邪气盛极,脏腑虚衰,正气虚极,倾颓之势已难挽回。治疗为减轻患者痛苦,提高其生存质量,力救患者阴阳,延长其生命。故对于此类患者,主张采用扶正补虚法,辅以行气活血、解毒散结。因癌肿侵犯胸膜,致胸腔血性积液者,采用葶苈大枣泻肺汤加猪苓、车前子、大腹皮等泻肺行水;咳嗽痰多黏者,选用三子养亲汤加瓜蒌仁、法半夏等降气化痰;久咳不止者,选用麻黄、白果、枳壳、桔梗等宣降气机;淋巴结转移者,合用海藻玉壶汤以化痰散结;骨转移者,选用独活寄生汤加薏苡仁、牛膝、木瓜等舒筋活络。对于此类老年患者,除肺部肿瘤外往往还并发其他疾病,如高血压、冠心病、糖尿病等,加之已无法耐受放、化疗,因此,即使祛邪扶正双管齐下,治疗仍然比较棘手。扶正必须建立在调整气血津液的虚实与运行状态,建立在机体能有效地"排污去废"的状态之上;而祛邪亦须尽量考虑"治癌留人""带瘤生存"的情况。

三十三、谷铭三——大连市中医研究所

(一)病因病机

认为肺中积块的产生与正虚邪侵、气机不通、痰血搏结有关,对后世研究肺癌的发病和治疗具有重要的启迪意义。晚期肺癌多正虚邪实,虚实夹杂,且以正气不足为主。由于精气亏虚为病机的主要方面。因此,治疗晚期肺癌应体现扶正祛邪兼施、以扶正为主的原则。组建了基本处方:生百合、黄芪、白参、生地黄、瓜蒌、鱼腥草、山慈姑、白花蛇舌草、浙贝、重楼。

(二)辨证分型

1.肺阴亏损型

【症状】 干咳无痰或少痰,咽干口燥,心烦发热,大便秘结,舌质红少苔,脉细数。

【治则治法】 滋阴生津,润肺止咳。

【选方】 基本方基础上随证加减。

【加减】 咳无痰伴有咽喉干痒、声音嘶哑或属放疗期间者,加沙参、麦门冬、天门冬、石斛、天花粉、黄精、元参等。

2.肺燥伤络型

【症状】 咯痰带血,咽干燥热,胸背疼痛,胸闷气短,便干溲赤,舌质红,苔燥,脉数。

【治则治法】 清热凉血,滋阴润燥。

【选方】 基本方基础上随证加减。

【加减】 咯血者,加大方中生百合用量,另加阿胶(烊化)、三七粉(冲)或云南白药(冲)。在抗癌药的选择上,常选用的是山慈姑与白花蛇舌草,其次较常用的还有半边莲、重楼等。

3.痰热壅盛型

【症状】 咳嗽痰多或咯黄黏痰,胸痛气促,发热口渴,便秘尿黄,舌质红,苔黄腻,脉滑数。

【治则治法】 清肺化痰,清热止咳。

【选方】 基本方基础上随证加减。

【加减】 若咯吐黄痰者,加金银花、半枝莲,亦可加大鱼腥草用量;若痰黏不易咯出者,加川贝

母、苇茎、冬瓜仁。

4.肺脾两虚型

【症状】　咳嗽痰多,胸闷气促,倦怠乏力,面黄虚肿,纳呆便溏,舌质淡胖,苔白腻,脉滑。

【治则治法】　健脾益肺,化痰祛湿。

【选方】　基本方基础上随证加减。

【加减】　肺癌晚期出现胸腔积液多属脾肺两虚,故治疗选药上要注意加强补益脾肺,另加用葶苈子、半边莲、卷柏、龙葵等。在治晚期肺癌的处方中,扶正的着眼点是益气养阴。益气重点在脾,养阴重点在肺肾。

(三)典型病例

患者男,62岁。患者干咳、胸痛3个月,时有少量黏痰,痰中带血丝。胸部CT检查提示:右上肺肺癌并淋巴结转移。近日出现胸闷气急,胸腔B超提示:右胸腔积液。舌质淡紫,少苔,脉细弦略数,治宜润肺止咳、化痰散结、益气利水。药用百合20g、生地黄15g、天门冬15g、西洋参5g、川贝母15g、瓜蒌20g、鱼腥草20g、白花蛇舌草25g、三七粉5g、白芍15g、半边莲15g、葶苈子30g、白术20g、茯苓15g、大枣20枚。在上方基础上辨证加减治疗6个月,患者上述症状明显缓解,复查胸腔B超,提示胸腔积液明显减少。

三十四、陆明——新疆医科大学附属中医医院

(一)病因病机

认为肺癌是因虚而得病,因虚而致实,整体属虚、局部属实的疾病。临证常辨病与辨证相结合,根据肺癌的病因、病机、病理变化、临床证候的规律和特点,以痰湿蕴肺型、气阴两虚型、气滞血瘀型为肺癌的主要证型。

(二)辨证分型

1.痰湿蕴肺型

【症状】　干咳痰多,色白而黏,胸闷气短,腹胀纳少,神疲乏力,面色㿠白,大便溏薄。舌质淡胖有齿痕、苔白腻,脉濡缓或濡滑。

【治则治法】　化痰祛湿,健脾益肺。

【选方】　香砂六君子汤加减。

【组成】　半夏、陈皮、茯苓、党参、白术、甘草、木香、砂仁等。

2.气阴两虚型

【症状】　咳嗽少痰,咳声低弱,痰中带血或咯血,神疲乏力,气短,面色苍白,自汗盗汗,口干咽燥。舌质淡红或舌质红有齿痕,苔薄,脉细弱。

【治则治法】　益气养阴。

【选方】　予生脉饮合补肺汤加减。

【组成】　人参、麦门冬、五味子、黄芪、熟地黄、紫菀、桑白皮等。

3.气滞血瘀型

【症状】　咯痰不畅,痰血黯红夹有血块,胸胁胀痛或刺痛,痛有定处,颈部及胸壁青筋显露,唇甲紫黯。舌黯红或青紫、有瘀点瘀斑,苔薄黄,脉细弦或涩。

【治则治法】　活血散瘀,行气化滞。

【选方】　血府逐瘀汤加减。

【组成】　当归、生地黄、桃仁、红花、枳壳、赤芍、柴胡、川芎、牛膝、甘草等。

4.辨病用药

全蝎、蜈蚣、土元、天龙、露蜂房、白花蛇舌草、半边莲、半枝莲、红豆杉、石上柏、炙鳖甲、龙葵。

5.加减

以上各型中,气阴两虚者,可加入太子参、沙参、百合、五味子、麦门冬、天门冬;咳血者,可加入白及、仙鹤草、三七粉、白茅根;咳嗽者,可加入川贝母、知母、薤白;喘者,可用定喘汤或苏子降气汤(白果、麻黄、款冬花、桑白皮、紫苏子、甘草、杏仁、黄芩、法半夏);痰湿偏盛者,可用三子养亲汤(白芥子、紫苏子、莱菔子);胸痛者,可用瓜蒌薤白桂枝汤(瓜蒌、薤白、桂枝);咳痰困难者,可加入海浮石、海蛤壳。对于胸腔积液,腹部肿块疼痛,化疗引起的静脉炎、恶心呕吐等,配合中药(消水散)贴敷于患处,外用塑料薄膜覆盖,固定治疗,可配合TDP治疗。对于化疗引起的末梢神经炎可配合中药(鸡血藤、桂枝、红花,水煎1000ml)外洗手足。

(三)典型病例

患者男,73岁,退休,2009年9月初诊。主诉:咳嗽咯痰3月,白色黏痰,时有痰中带血丝,乏力,气短胸痛,心烦寐差,午后低热,多汗,口干便干,舌质红、苔薄黄,脉细数。查PET-CT示:右肺上叶后段近胸膜处见35mm×12mm大小软组织肿块影,周围见毛刺影;行肺穿刺病检示:小细胞肺癌。向患者交代病情,肿瘤多发转移,病属晚期,患者拒绝放化疗。遂以中医药治疗,辨证属痰湿蕴肺型。治法:化痰祛湿,健脾益肺。处方:半夏、陈皮、茯苓、党参、白术、天麦门冬、地骨皮、桃仁、杏仁、川贝母、知母、炙鳖甲、全瓜蒌、白花蛇舌草、生薏苡仁、红豆杉、蜂房、白茅根、仙鹤草、浮小麦、五味子、煅龙牡。半月后复诊,多汗气短缓解,遂上方去浮小麦、五味子、煅龙牡。以后症状逐渐缓解,坚持服中药,根据症状辨证用药至今已一年余。

三十五、吴一纯——空军军医大学唐都医院

(一)病因病机

认为肺癌多因正气先伤,邪毒犯肺,以致肺气䐗郁,宣降失司,气机不利,致气、血、痰、食、郁胶结积聚于肺,形成肺癌。其病机以气滞为主,其发病是全身疾病的局部反映。本病从动态观察,其标、本矛盾双方的变化随疾病的发展而变化。即在疾病发展的不同阶段,癌组织(邪)与自身的抵抗能力及反应状态(正)的标本地位有所不同。肺癌的早、中期,正气可支,胃气、神气尚存,应以癌组织为病本;而疾病晚期,正气不支,全身衰竭时,以正气及机体的反应状态为病本。辨证施治,疾病早、中期以祛邪为主,晚期以扶正固本为主。

(二)辨证分型

1.阴虚毒热型

【症状】　咳嗽,少痰,或痰中带血,或为脓痰腥臭,便干溲赤,舌质红而干,脉细数。

【治则治法】　养阴清热,解毒散结。

【选方】　南沙参、北沙参、天门冬、麦门冬、百部、天花粉、桑叶、鱼腥草、阿胶、生扁豆、金银花、白花蛇舌草、半枝莲、浙贝母、川贝母等。

2.脾虚痰湿型

【症状】　咳嗽痰多,胸闷气短,乏力倦怠,纳少腹胀,面色萎黄不华,或见肢体浮肿,大便溏薄,舌淡胖,边有齿痕,苔白腻,脉濡细。

【治则治法】　健脾燥湿,清肺化痰。

【组成】　党参、黄芪、苍术、白术、茯苓、陈皮、半夏、薏苡仁、桔梗、白前、百部、紫菀、甘草等。

3.气滞血瘀型

【症状】 咳嗽不畅,气急胸闷或胸痛,痛有定处,大便秘结,舌有瘀斑或瘀点罗布,脉弦。

【治则治法】 理气化滞,活血化瘀。

【组成】 仙鹤草、五灵脂、郁金、三棱、莪术、制马钱子、黄芪、枳壳、降香、桔梗、紫菀、桃仁、杏仁等。

4.毒热瘀阻型

【症状】 咳嗽,痰黏色黄,或咳吐腥臭脓血痰,胸闷气喘,便干溲黄,舌质红或有瘀斑、苔黄干,脉滑数。

【治则治法】 清肺化痰,解毒逐瘀排脓。

【组成】 金银花、连翘、芦根、薏苡仁、冬瓜仁、桃仁、浙贝母、桔梗、甘草、鱼腥草、牡丹皮、丹参、半枝莲、白花蛇舌草等。

5.气血两亏型

【症状】 咳嗽,咳声低微,气短不足以息,乏力倦怠,动则自汗,纳呆食少,面色苍白,消瘦神疲,舌质淡或黯淡,或舌体瘦小,脉沉细无力,或虚大无根。

【治则治法】 益气养血,扶正固本。

【组成】 黄芪、当归、党参、白术、茯苓、鸡血藤、黄精、何首乌、女贞子、百合、补骨脂等。

三十六、郑玉玲——河南省肿瘤医院

(一)病因病机

认为本病主要由于正气虚损,阴阳失调,继而六淫之邪乘虚而入,浸淫于肺,邪滞胸中,肺气抑郁,宣降失司,气滞血瘀,津液不布,聚而成痰,痰瘀毒胶结,日久而成肺部肿瘤。

(二)辨证分型

1.阴虚毒热型

【症状】 咳嗽,无痰或痰黄稠,或痰中带血,气促胸痛,口渴心烦,便秘尿黄,舌质红苔黄,脉细数。

【治则治法】 滋阴清热解毒。

【选方】 百合固金汤加减。

2.气阴两虚型

【症状】 干咳少痰,气短喘促,乏力消瘦,口干纳差,自汗盗汗,舌质淡红或红绛,脉细数无力。

【治则治法】 益气养阴。

【选方】 生脉饮合沙参麦门冬汤加减。

3.气滞血瘀型

【症状】 咳嗽不畅,胸闷不舒,咳痰不爽,胸痛如锥刺,或痰中带血,气急口干,便秘,头晕头胀,舌有瘀斑、瘀点,苔薄腻,脉弦或弦细。

【治则治法】 行气活血解毒。

【选方】 血府逐瘀汤加减。

4.脾虚痰湿型

【症状】 咳嗽咯痰,胸闷气短,倦怠乏力,纳差便溏,舌质淡胖苔白腻,脉濡滑。

【治则治法】 益气健脾,化痰散结。

【选方】 六君子汤加减。

5.阴阳两虚型

【症状】 咳嗽气短,神疲乏力,动则喘促,腰膝酸软,畏寒肢冷,舌质淡胖有齿痕,脉沉细。

【治则治法】 温阳滋阴。

【选方】 金匮肾气丸加减。

(三)分段治疗,增效减毒

1.化疗阶段

肺癌患者接受化疗常损伤正气,而见气血亏虚、脾胃不和之症,如头晕乏力、纳差、恶心呕吐、气短、舌质淡苔腻、脉细弱等。常用生黄芪、当归、党参、陈皮、姜半夏、茯苓、砂仁、白术、藿香、佩兰、焦三仙等药益气健脾、和胃降逆。

2.放疗阶段

肺癌患者接受放疗常出现热毒伤阴的表现,可用沙参、麦门冬、生地黄、玄参、金银花、生黄芪、当归、竹茹、清半夏、生薏苡仁等清热解毒、益气养阴生津。加丹参、鸡血藤可产生放疗增敏效应。白细胞减少者,常用生黄芪、当归、鸡血藤、菟丝子、枸杞子、山茱萸、淫羊藿、女贞子等益肾健脾生血。血小板减少者,加用阿胶、鹿角霜等。

3.加减

以上各阶段中,如咯血者,加仙鹤草、侧柏叶、白茅根;胸痛者,加制乳香、没药、延胡索等;胸腔积液者,加葶苈子、猪苓等;并发肺部感染者,加鱼腥草、浙贝母等;淋巴结转移者,合用消瘤丸;咳嗽痰多黏者,加莱菔子、半夏等;骨转移者,加川乌头、透骨草、补骨脂等。

三十七、天津市滨海新区大港医院

1.痰湿蕴肺型

【症状】 咳嗽,咳痰,气憋,痰质稠黏,痰白或黄白相兼,胸闷胸痛,纳呆便溏,神疲乏力,舌质黯,苔白黄腻或黄厚腻,脉弦滑。

【治则治法】 行气祛痰,健脾燥湿。

【组成】 陈皮10g、半夏12g、茯苓15g、瓜蒌皮15g、薤白10g、生甘草10g、半枝莲30g、白花蛇舌草30g。

【加减】 若见胸腔胀闷、喘咳较甚者,可加用葶苈子10g、大枣5枚;痰郁化热、痰黄稠黏难出者,加海蛤壳15g、鱼腥草30g、黄芩10g;胸痛甚且瘀象明显者,加郁金10g、川芎10g、延胡索10g;神疲食少者,加西洋参6g、白术12g、鸡内金10g。

2.气血瘀滞型

【症状】 咳嗽不畅,胸闷气憋,胸痛有定处,如锥如刺,或痰血黯红,口唇紫黯,舌质黯或有瘀斑,苔薄,脉细弦或细涩。

【治则治法】 活血散瘀,行气化滞。

【组成】 当归12g、川芎10g、赤芍10g、生地黄15g、桃仁6g、红花6g、牡丹皮10g、香附6g、延胡索6g、白花蛇舌草30g。

【加减】 若反复咯血、血色黯红者加蒲黄6g、藕节6g、仙鹤草15g、三七粉3g;瘀滞化热、口干舌燥者加北沙参15g、天花粉12g、玄参6g、知母6g;食少、乏力、气短者加生黄芪30g、党参15g、白术12g。

3.气阴两虚型

【症状】 咳嗽痰少,或痰稀而黏,咳声低弱,气短端促,神疲乏力,面色㿠白,形瘦恶风,自汗或盗汗,口干少饮,舌质红或淡,脉细弱。

【治则治法】 益气养阴。

【组成】 党参15g、麦门冬12g、五味子6g。

【加减】 若气虚症象明显者,加生黄芪15g、太子参15g、白术12g;偏于阴虚者,加北沙参15g、天门冬12g、玄参6g、百合15g;咳痰不利,痰少而黏者,加川贝母10g、瓜蒌12g、杏仁10g;若肺肾同病,阴损及阳,出现阳气偏虚者,可加仙茅10g、淫羊藿10g;喘息、胸腔积液、颜面或下肢水肿者,酌加葶苈子10g、猪苓12g、炙麻黄6g。

4.阴虚毒热型

【症状】　咳嗽无痰或少痰,或痰中带血,甚则咯血不止,胸痛,心烦寐差,低热盗汗,或热势壮盛,久积不退,口渴,大便干结,舌质红,舌苔薄黄,脉细数或数大。

【治则治法】　养阴清热,解毒散结。

【组成】　北沙参15g、玉竹12g、麦门冬12g、生甘草10g、桑叶10g、天花粉15g、生扁豆15g、金银花15g、野菊花12g、蒲公英15g、紫花地丁12g、紫背天葵10g。

【加减】　若见咯血不止,可选加生地黄15g、白茅根30g、仙鹤草15g、三七粉3g;大便干结加瓜蒌12g、桃仁10g;低热盗汗加地骨皮10g、白薇10g、五味子10g。

三十八、裴正学——甘肃省肿瘤医院

(一)病因病机

认为肺属金,唯火能克,故古有"肺之为病,火热为首"之说。火热犯肺,症见高热喘咳,痰多脓臭,痰中带血。克肺之火热当为壮火,此火既能食气,又能伤阴。食气则肺气虚损,伤阴则肺阴耗竭,肺气虚损久之则子病累母,乃见脾肺同病,症见颜面白,食欲不振,体乏无力,短气懒言,嗽而有痰,自汗怕冷,颜面及下肢时有轻度浮肿,此为脾肺气虚。肺阴耗竭久之则母病及子,乃见肺肾同病,症见胸闷气短,咳嗽吐痰,痰黏不利,痰中带血,骨蒸潮热,五心烦热,盗汗,此为肺肾阴虚。肺之虚证最易招致风寒之邪乘虚而入,此所谓"邪之所凑,其气必虚"。寒邪犯肺即从阳化火,症见头痛,寒热,身痛,咳嗽吐痰,此为风寒犯肺。肺病既久,久病入络,除胸痛咯血、身体羸之外,胁肋下可见肿块积聚。

(二)辨证分型

1.肺肾阴虚

【症状】　胸闷气短,头晕目眩,咳嗽吐痰,痰黏不利,痰中带血,骨蒸潮热,五心烦热,盗汗,腰酸耳鸣,腿困,舌质红,苔少,脉细数,尺脉弱。

【治则治法】　滋阴降火,化痰止血。

【选方】　沙参麦门冬汤、乌鱼合剂、抗癌五味消毒饮加减。

【组成】　北沙参15g、麦门冬10g、玉竹6g、石斛6g、鱼腥草15g、乌梅4枚、汉三七3g、生赭石20g、知母10g、浙贝母10g、五味子3g、白花蛇舌草15g、半枝莲15g、虎杖15g、蚤休15g、夏枯草15g。

2.火热犯肺

【症状】　高热,烦渴,胸痛胸闷,咳嗽气短,痰中带血,偶有咯血,舌质红,苔黄腻,脉弦滑数。

【治则治法】　宣肺泻火,止咳止血。

【选方】　麻杏石甘汤、三黄泻心汤、凉膈散、泻白散、葶苈大枣泻肺汤加减。

【组成】　麻黄10g、杏仁10g、生石膏30g、甘草6g、大黄10g、黄芩10g、黄连3g、桑白皮10g、地骨皮10g、葶苈子10g、连翘15g、薄荷6g、山栀10g、芒硝10g。

3.病久入络

【症状】　症见消瘦尪羸,面目黧黑,胸痛咳喘,痰中带血,颈项结节,肋下积块,舌质红而少苔,有瘀斑,脉沉细数。

【治则治法】　活血化瘀,通络化积。

【选方】　兰州方、复元活血汤、香砂六君子汤加减。

【组成】 太子参15g、北沙参15g、人参须15g、党参15g、麦门冬10g、五味子3g、桂枝10g、白芍15g、柴胡12g、天花粉10g、当归10g、桃仁10g、红花6g、穿山甲3g、白术10g、茯苓12g、甘草6g、半夏6g、陈皮6g、木香3g、草蔻3g、生地黄12g、山茱萸6g、山药10g、牡丹皮6g。

（三）典型医案

患者男,70岁,2010年10月6日初诊。主诉:咳嗽、咳痰,痰中带血1月余。现病史:患者1个月前无明显诱因出现咳嗽、咳痰,痰中带血,血色鲜红,呈渐进性加重,伴胸闷气短、食欲不振、体乏无力、五心烦热、盗汗、头晕目眩,脉细数,尺脉弱,舌质红,舌体胖伴有齿痕,苔少。CT检查示左肺中下叶占位性病变,支气管镜活检病理示鳞状细胞癌。西医诊断:支气管肺癌。中医诊断:肺积,属肺、脾、肾气阴两虚。治宜培土生金,滋阴降火,化痰止血。方用杏苏散、沙参麦门冬汤、乌鱼合剂。处方:北沙参15g、麦门冬10g、玉竹6g、石斛6g、苏叶10g、杏仁10g、半夏6g、陈皮6g、茯苓12g、甘草6g、枳壳10g、桔梗10g、党参10g、五味子3g、白术10g、鱼腥草20g、乌贼骨20g、汉三七3g(分2次冲)、生代赭石20g、知母10g、浙贝母10g。水煎服,1剂/d。服药10剂后,患者无痰中带血,食欲不振,体乏无力明显好转,咳嗽吐痰,咳痰量少,五心烦热,盗汗,头晕目眩减轻大半,现发热,舌质红,苔薄白,尺脉弱。上方去杏苏散,加抗癌五味消毒饮加味:白花蛇舌草15g、半枝莲15g、草河车15g、虎杖15g、蚤休15g、蒲公英15g、败酱草15g。水煎服,1剂/d。服药15剂后,患者诸症趋好。取上方10倍量药材研末,过筛,炼蜜为丸,9g/丸,1丸/次,2次/d。3个月后复诊病情仍平稳,生活自理。

【按】 临证治疗肺癌咯血者,总以乌鱼合剂(乌梅、鱼腥草、汉三七、生赭石、知母、浙贝母、党参、麦门冬、五味子)为主方,临症加减,每获奇效。咯血因阴虚火旺、气不摄血者居多,鱼腥草、知母配伍,阴虚可补、火旺可消;生脉散益气养阴摄血;乌梅、浙贝母引经,同时,乌梅尚有收敛止血之功;生赭石降逆止血、汉三七止血而不留瘀。

三十九、夏小军——甘肃省肿瘤医院

（一）病因病机

认为本病乃本虚标实,治疗上当以扶正祛邪为治疗大法,兼顾痰、毒、瘀之病候要素,权衡病情标本缓急,分清主次,如此则可提高临床疗效。

（二）辨证分型

1.气虚型

【主症】 神疲乏力,少气懒言,咳喘无力,舌质淡胖,脉虚。

或见症:面色淡白或㿠白,自汗,纳少,腹胀,气短,夜尿频多,畏寒肢冷。

或见舌:舌边齿痕,苔白滑,薄白苔。

或见脉:脉沉细,脉细弱,脉沉迟。

【治则治法】 补气益肺,化痰散结。

【选方】 补气益肺化积汤。

【组成】 黄芪30g、党参20g、茯苓15g、炒白术15g、山药15g、枸杞子15g、山茱萸15g、岷当归15g、麦门冬15g、玄参15g、五味子15g、百合10g、浙贝母10g、生牡蛎10g、白花蛇舌草15g、半枝莲15g、炙甘草6g。

【方解】 方中主药黄芪补气固表、托毒消肿;辅药四君子汤(《太平惠民和剂局方》党参、茯苓、白术、炙甘草)健脾益气;生脉散(《内外伤辨惑论》党参、麦门冬、五味子)益气生津,敛阴止汗;佐药消瘰丸(《中医方剂手册》玄参、浙贝母、生牡蛎)清润化痰、软坚散结;使药山药健脾益胃、益肺止咳;百合润肺止咳;山茱萸补益肝肾。诸药合用,共奏补气益肺、化痰散结之功效。

【加减】 胸痛明显者,加延胡索、川楝子以理气通络、活血定痛;癌毒较重者,加白花蛇舌草、半枝莲、红豆杉、山慈姑以解毒抗癌;周身骨节疼痛者,加独活、桑寄生、透骨草、伸筋草、杜仲、续断以补益肝肾、通络止痛;痰瘀互结、胸满闷痛、苔浊腻者,加薤白、瓜蒌、半夏以宽胸理气化痰。

2.阴虚型

【主症】　五心烦热、口干咽燥,干咳少痰,咳嗽痰少,舌质红少苔,脉细数。

或见症:痰中带血,盗汗,大便干,小便短少,声音嘶哑,失眠。

或见舌:舌干裂,苔薄白或薄黄而干,花剥苔,无苔。

或见脉证:脉浮数,脉弦细数,脉沉细数。

【治则治法】　养阴润肺,益气生津。

【选方】　养阴润肺化积汤。

【组成】　太子参15g、生地黄12g、麦门冬12g、玄参12g、五味子10g、生牡蛎12g、浙贝母10g、黄精10g、玉竹10g、天花粉15g、山茱萸10g、百合10g、阿胶10g、炙甘草6g。

【方解】　方中主药生脉散(《内外伤辨惑论》太子参、麦门冬、五味子)益气生津、敛阴止汗;辅药增液汤(《温病条辨》麦门冬、生地黄、玄参)养阴润燥,玉竹、天花粉、百合清热养阴生津;佐药山茱萸滋补肝肾,黄精益气养阴、健脾润肺,阿胶补血和血、滋阴润燥;使药炙甘草益气和中。诸药合用,共奏养阴润肺、益气生津之功效。

【加减】　咳嗽潮热盗汗较重者,加银柴胡、炙鳖甲、乌梅、浮小麦以滋阴止汗;胸痛较重者,加沉香、檀香、元胡以活血行气止痛;气促较重者,加黄芪、诃子肉以补气固摄。

3.痰湿型

【主症】　胸脘痞闷,恶心纳呆,咳吐痰涎,舌质淡苔白腻,脉滑或濡。

或见证:胸闷喘憋,面浮肢肿,脘腹痞满,头晕目眩,恶心呕吐,大便溏稀,痰核。

或见舌:舌胖嫩,苔白滑,苔滑腻,脓腐苔。

或见脉:脉浮滑,脉弦滑,脉濡滑,脉濡缓。

【治则治法】　化痰止咳,解毒祛湿。

【选方】　化痰利肺化积汤。

【组成】　猫爪草15g、白僵蚕10g、瓜蒌12g、薏苡仁20g、莪术12g、皂角刺10g、陈皮10g、半夏10g、杏仁10g、甘草6g、桔梗10g、茯苓10g。

【方解】　方中主药猫爪草、白僵蚕化痰散结、解毒消肿;佐药瓜蒌清热化痰、散结消痈,莪术破血祛瘀、消积止痛,皂角刺活血消肿、化痰软坚;辅药二陈汤(《太平惠民和剂局方》陈皮、半夏、茯苓、甘草)燥湿化痰、理气和中,杏仁、桔梗宣肺止咳、化痰平喘;使药薏苡仁健脾渗湿。诸药合用,共奏化痰祛湿、宣肺止咳、活血解毒之功效。

【加减】　痰湿较重,脘痞、嗳气、舌苔厚腻者,加苍术、厚朴、香附、砂仁以燥湿理气;痰从寒化,畏寒者,加干姜、细辛以温阳化痰;痰浊郁而化热,咳黄痰者,加鱼腥草、桑白皮、黄芩以清热肃肺化痰;痰热扰神,心烦不寐欲呕者,加竹茹、栀子清热除烦止呕;肺脾气虚,易出汗,短气乏力,痰量不多者,加党参、白术、防风健脾益气、补肺固表;痰中夹有血丝者,加藕节炭、侧柏叶炭、白茅根炭以收敛止血;饮停胸胁,胸闷气促者,加葶苈子、泽泻、车前子、猪苓以泻肺利水;痰湿流注,结于颈项、缺盆,成有形之痰核者,加玄参、生牡蛎、浙贝母以化痰软坚;食滞腹胀者,加麦芽、六神曲、鸡内金消食导滞;口黏腻者,加藿香、佩兰、白豆蔻芳香化湿。

4.瘀血型

【主症】　胸部疼痛,刺痛固定,肌肤甲错,舌质紫黯或有瘀斑、瘀点,脉涩。

或见症:肢体麻木,出血、健忘,脉络瘀血(口唇、爪甲、肌表等),皮下瘀斑,癥积。

或见舌:舌胖嫩,苔白滑,苔滑腻,脓腐苔。

或见脉:脉沉弦,脉结代,脉弦涩,脉沉细涩,牢脉。

【治则治法】 活血化瘀,消肿散结。

【选方】 祛瘀通肺化积汤。

【组成】 黄芪20g、岷当归10g、桃仁10g、红花10g、三七粉3g、川芎10g、茜草10g、鬼箭羽12g、莪术10g、郁金12g、龙葵15g、藕节12g、山楂10g、甘草6g。

【方解】 方中主药桃仁、红花活血化瘀;辅药莪术、川芎、郁金行气活血、消积止痛,黄芪补气活血,岷当归养血和血,三七、茜草化瘀止血、活血止血;佐药龙葵、鬼箭羽解毒化瘀、消肿散结,藕节止血化瘀、清热生津;使药山楂散瘀化积、助运脾胃,甘草调和诸药。诸药合用,共奏活血化瘀、消肿散结之功效。

【加减】 咳嗽较重者,加前胡、杏仁、紫菀、款冬花、百部以宣降肺气、行气宽胸;胸痛明显者,加延胡索、川楝子以理气通络、活血定痛;反复咯血者,加蒲黄、五灵脂、白茅根、仙鹤草以祛瘀止血;气滞胸胁者,加柴胡、郁金、青皮、陈皮以疏肝理气;食少乏力、胸闷气短者,加党参、茯苓、白术以益气健脾;潮热者,加地骨皮、银柴胡、青蒿以清虚热;癌毒较重者,加白花蛇舌草、半枝莲、红豆杉、山慈姑以解毒抗癌;周身骨节疼痛着,加独活、桑寄生、透骨草、伸筋草、杜仲、续断以补益肝肾、通络止痛;瘀滞化热、耗伤气津、口干舌燥者,加北沙参、天花粉、生地黄、玄参以清热养阴生津;瘀从寒化、兼见寒象者,加桂枝、附子、干姜以散寒化瘀;痰瘀互结、胸满闷痛、苔浊腻者,加薤白、瓜蒌、半夏以宽胸理气化痰。

5.热毒型

【主症】 口苦身热,尿赤便结,咳吐黄痰,舌质红或绛,苔黄而干,脉滑数。

或见症:面红目赤,口苦便秘,小便黄,出血,疮疡痈肿,口渴饮冷,发热。

或见舌:舌有红点或芒刺,苔黄燥,苔黄厚黏腻。

或见脉:脉洪数,脉数,脉弦数。

【治则治法】 清热解毒,化痰祛瘀。

【选方】 解毒清肺化积汤。

【组成】 金荞麦20g、猫爪草15g、石见穿15g、黄芩10g、山豆根10g、龙葵10g、薏苡仁20g、百部10g、半枝莲20g、白花蛇舌草20g、白茅根20g、甘草6g。

【方解】 方中主药金荞麦、猫爪草清热解毒、化痰散结;辅药半枝莲、白花蛇舌草清热解毒、活血散结,龙葵、石见穿解毒散瘀,山豆根解毒消肿,黄芩清热泻火,薏苡仁清热利湿;佐药百部止咳化痰,白茅根凉血止血;使药甘草解毒和中。诸药合用,共奏清热解毒、化痰祛瘀之功效。

【加减】 咯血较重者,加藕节炭、侧柏叶炭、白茅根炭以凉血止血;伴有便秘较重者,加枳实、火麻子仁、郁李仁以通腑泄热。

四十、薛文翰——甘肃省肿瘤医院

(一)病因病机

认为肺癌发病取决于正气和邪气两大因素。正气包括先天禀赋与气血阴阳的盛衰。邪气则有多因素、综合性特点:烟毒邪毒侵袭,灼伤肺金,耗损正气,使肺生积;七情失调,气机紊乱而血行瘀滞,结而成积;或气郁化火蕴毒,炼液成痰,痰气交阻而成结块。

(二)辨证分型

1.痰湿阻肺型

【症状】 咳嗽痰多,痰稠不易咳出,胸闷短气,甚则气喘痰鸣,唇燥口干,舌质淡苔白腻,脉滑,或见胸痛咳喘,咯痰黄稠,或咳痰腥臭,烦闷发热,苔黄腻、脉滑数。

【治则治法】　轻宣凉燥,理肺化痰。

【选方】　杏苏散加减。

【组成】　苏叶10g、半夏6g、茯苓12g、前胡10g、杏仁10g、桔梗20g、枳壳10g、橘皮6g、甘草6g、大枣4枚。

【加减】　若痰热重,加黄芩10g、鱼腥草10g;若发热,加生石膏30g、知母20g。

2.肝火犯肺型

【症状】　咳嗽阵作,气逆,咳痰黄稠,甚则咳吐鲜血,胸胁痛,性急易怒,心烦口苦,头晕目赤,大便干结,小便短赤,舌边红,苔薄黄,脉弦数。

【治则治法】　泻肝清肺。

【选方】　梅鱼三代方加减。

【组成】　乌梅4枚、鱼腥草15g、汉三七3g、浙贝母10g、知母20g、代赭石15g、党参10g、麦门冬10g、五味子3g。

3.脾虚痰湿型

【症状】　痰多咳嗽,胸闷纳呆,大便溏薄,神疲乏力,面色㿠白,舌质淡胖,苔白腻,脉濡或滑。

【治则治法】　健脾祛湿,化痰散结。

【选方】　六君子汤加减。

【组成】　党参20g、白术10g、茯苓12g、陈皮8g、半夏10g、生薏仁30g、胆南星6g、甘草6g。

【加减】　若气促痰多,加杏仁10g、浙贝母10g、黄芪20g;若厌食溏泻,加木香10g、砂仁6g。

4.阴虚内热型

【症状】　咳嗽无痰,或痰少而黏,或痰中带血,甚至咯血不止,胸痛气促,心烦失眠,咽干声嘶,低热盗汗,口渴便秘,舌质红或黯红,舌苔薄白或花剥,脉细数。

【治则治法】　益气养阴。

【选方】　百合固金汤加减。

【组成】　百合12g、生熟地黄各12g、麦门冬10g、白芍10g、玄参10g、桔梗20g、川贝母10g、当归10g、天花粉10g、北沙参10g。

【加减】　若口干舌燥、咳嗽痰稠,加玉竹10g、海浮石10g、海蛤粉10g;若痰中血多,加藕节炭10g、白茅根15g、白及10g。

5.气阴两虚型

【症状】　咳嗽少痰,咳声低弱,痰血,气短,动则喘促,神疲乏力,面色苍白,自汗或盗汗,恶风,纳呆,口干不多饮,舌质红,苔薄白,脉细弱。

【治则治法】　益气养阴。

【选方】　四君子汤合生脉散加减。

【组成】　党参30g、白术10g、茯苓12g、甘草6g、麦门冬10g、生地黄12g、五味子3g。

【加减】　若自汗、气短严重,加西洋参10g、浮小麦30g、黄芪20g、煅龙牡15g;若大便涩结,加火麻子仁15g、郁李仁15g。

第三篇　方药荟萃

清代陈其瑞《本草撮要·序二》云："医师之用药,犹大将之用兵,兵不得力,将罔克成功;药不得力,病罕有起色。行军辨主客要害,用药分君臣佐使。医门多疾,未有药性不明而能着手奏效者也。"中医药学是一个伟大的宝库。中医典籍,汗牛充栋;本草专著,浩如烟海。历代医药学家在数千年的医疗实践中,对各种药物的挖掘运用积累了丰富的经验,且各具心得,别具匠心。而这些心得、经验及匠心独到之处,又散存于各位医家的著作之中。

在肺癌的防治过程中,如何了解每味中药的特性,如何恰如其分地临床应用,如何进行合理地配伍,如何加用特殊的药物,如何合理地选用成药制剂等,对于提高肺癌的中医药防治水平都具有十分重要的意义。鉴于此,我们在查阅大量中医药文献资料的基础上,结合自身实践经验及现代药理学研究成果,对防治肺癌的中药进行了系统地研究。

本篇内容分常用中药、常用药对、中成药选三部分分别进行论述。

第一章 常用中药

中药是指在中医理论指导下,用于预防、治疗、诊断疾病,并具有康复与保健作用的物质。中药以中国传统医药理论为指导,经过采集、炮制、制剂等过程,说明作用机制,指导临床作用。其包括植物药、动物药、矿物药及部分化学、生物制品类药物。基本理论包括四气五味、升降沉浮、归经、有毒无毒、配伍、禁忌等方面。临床防治疾病时或辨证应用,或辨病应用;或单用,或配伍应用。

中医药治疗肺癌历史悠久。在我国现存最早、约成书于东汉时期的本草专著《神农本草经》中,记载有365种中药,其中治疗癥瘕积聚的药物就达71种。历代医家在此基础上多有发挥,从而形成了比较完整的中医药治疗肺癌的理论、临床及方药体系。特别是近现代以来,随着科学技术的不断发展,中药药理学研究的不断深入,肺癌的中医药治疗取得了可喜的成绩,治疗肺癌中药的研究也有了长足的进步。兹结合实践,将临床治疗肺癌的常用中药,按分类归纳总结如下。

第一节 扶正培本类

一、人参

【别名】 野山参、生晒参、红参、皮尾参、白参、西洋参、朝鲜参。

【性味归经】 味甘、微苦,性温。归脾、肺、心经。

【功效】 大补元气,补肺益脾,生津,安神。

【应用】 用于肺癌正气虚弱,肺气不足者。症见形体消瘦,咳嗽气急,胸闷喘促,神疲乏力,舌质淡,脉细弱等,常与生黄芪、五味子、生甘草、麦门冬等配合应用。

还常用于中晚期肺癌有气虚表现者;或经放疗或化疗后,正气虚弱,气血不足,出现神疲乏力、肢体倦怠,口干津少及白细胞下降者。

此外,亦可用于肺癌气短喘促、汗出肢冷、脉微欲绝,或大量失血引起的虚脱等危重证候;以及久病肺虚气喘、脾胃虚弱、心脾两虚的心悸、失眠健忘、津少口渴等。

现代研究表明,人参皂苷Rh2联合化疗用于肺癌的近期疗效良好,可降低肿瘤标志物水平,保护免疫功能,减少化疗药物的毒性反应。人参皂苷20(S)-Rh2可抑制肺癌A549细胞增殖,诱导其凋亡。人参皂苷Rg3可以通过下调TGF-β_1/ERK信号通路的转导水平抑制VEGF-C、VEGF-3蛋白的表达,从而抑制淋巴管的生成,降低肺癌的淋巴转移率。丹参-人参组分配伍可通过降低肺癌A549细胞ERK1/2磷酸化水平显著降低肺癌A549细胞迁移侵袭的能力。人参-五味子药对可能通过调控炎症反应,免疫状态,细胞增殖、凋亡和自噬及耐药机制,从而达到对肺癌发生和发展的干预和治疗作用。

二、党参

【别名】 潞党参、台党参。

【性味归经】 味甘,性平。归肺、脾经。

【功效】　补中益气。

【应用】　用于中晚期肺癌脾气虚弱,肺失治节者。症见咳嗽,胸闷,气急,动则气促,面色㿠白,气虚乏力等;常与茯苓、黄芪、当归、麦门冬、白术、陈皮等配合应用。

也可用于中晚期肺癌,因手术、放化疗后,出现正气虚弱,气血不足,形体消瘦,倦怠乏力,动辄气短,面色萎黄等症;常与黄芪、白术、熟地黄、当归、大枣等配合应用。

现代研究表明,党参多糖具有抗肿瘤活性,且能增强人体免疫。同时,党参可与化疗药物配合,起到增效减毒作用。有研究发现,党参与甲氨蝶呤协同比单独给予甲氨蝶呤对人肺腺癌 A549 细胞有更明显的抑制作用。

三、太子参

【别名】　孩儿参、童参、米参、四叶参、四叶菜、双批七。

【性味归经】　味甘、微苦,平。归脾、肺经。

【功效】　益气健脾,生津润肺。

【应用】　用于肺癌气阴两虚者。症见脾虚体倦,食欲不振,病后虚弱,气阴不足,自汗口渴,肺燥干咳等。

现代研究表明,太子参多糖可显著促进一氧化氮(NO)的释放,并使肿瘤坏死因子-α(TNF-α)含量上调,且不受多黏菌素的影响,说明太子参多糖能够激活巨噬细胞,具有潜在的免疫调节活性。实验表明太子参多糖显著增强非特异性免疫功能,提高其抗病能力。

四、白术

【别名】　生白术、炒白术、制白术。

【性味归经】　甘、苦,温。归脾、胃经。

【功效】　补脾益气,燥湿利水,固表止汗。

【应用】　用于肺癌脾失健运,水湿停滞者。症见胸腹胀满,胸腔积液,腹水等;常与猪苓、茯苓、泽泻、大腹皮等配合应用。

也可用于中晚期肺癌脾胃虚弱,脾虚湿聚者。症见食少便溏,脘腹胀满,倦怠无力等;常与党参、陈皮、茯苓、扁豆等配合应用。

现代研究表明,白术内酯类成分具有抗肿瘤活性。实验表明,白术多糖能够提高肺癌模型大鼠免疫功能,且能剂量依赖性抑制癌细胞增殖并诱导凋亡。另外,白术内酯 I 可通过抑制 TLR4/MyD88 通路抑制肺癌 A549 细胞侵袭转移。白术与党参、茯苓等合用,可明显改善肺癌术后咳嗽患者的临床症状。

五、山药

【别名】　麸炒山药、怀山药、生山药。

【性味归经】　甘,平。归脾、肺、肾经。

【功效】　补脾养胃,生津益肺,补肾涩精。

【应用】　用于肺癌脾虚食少,久泻不止,肺虚喘咳者。

现代研究表明,怀山药多糖能够明显提高外周血 T 淋巴细胞比率,增强免疫细胞功能。而怀山药—怀地黄对药多糖促淋巴细胞增殖的作用更是优于其单一中药。且怀山药肿瘤细胞有细胞毒作用,能够抑制多种肿瘤细胞在体内外的生长。实验证明,纳米山药多糖能明显抑制肿瘤细胞的增殖与生长,其机制可能与促进肿瘤细胞凋亡蛋白酶原活化有关,另外紫山药花青素具有明显抗癌活性。

六、大枣

【别名】　华枣、红枣。

【性味归经】　味甘,性温。归脾、胃、心经。

【功效】　补中益气,养血安神。

【应用】　用于肺癌脾虚食少,乏力便溏者;也可用于肺癌放化疗后骨髓抑制者。

现代研究表明,大枣多糖能增强机体免疫功能的活性,具有较强的抗肿瘤作用。大枣与甘草、浮小麦配伍,可改善骨髓抑制、促进造血功能恢复进而提高外周血白细胞水平的作用,且可增强机体免疫力与自身对抗肿瘤的能力,在化疗过程中起着增效减毒的作用。大枣与葶苈子等药物配伍,可以配合顺铂化疗以提高肺癌恶性胸腔积液的疗效和临床安全性。

七、甘草

【别名】　生甘草、粉甘草、甘草梢。

【性味归经】　甘,平。归心、肺、脾、胃经。

【功效】　补中益气,泻火解毒,润肺祛痰,缓和药性,缓急止痛。

【应用】　用于邪热炽盛,肺阴耗损型肺癌。症见干咳无痰,胸闷气喘,神疲乏力,口干津少等;常与知母、石韦、沙参、麦门冬等配合使用。

也可用于中气不足,气血两亏的各种中晚期肺癌。症见气短乏力,面色无华,头晕目眩,食少便溏,舌质淡,脉弱等;常与黄芪、党参、白术、茯苓等配合应用。

现代研究表明,甘草查尔酮A(LCA)可有效抑制人肺腺癌A549细胞的增殖和迁移;异甘草素对人肺癌NCI-H460细胞有明显的抗肿瘤活性。甘草和金银花相配伍,可增强放射性肺炎的临床疗效。

八、当归

【别名】　当归身、当归尾、当归须、酒当归。

【性味归经】　甘、辛,温。归心、肝、脾经。

【功效】　补血调经,活血止痛。

【应用】　用于血虚体弱的中晚期肺癌患者。症见面色萎黄,皮肤干燥,头晕目眩,神疲乏力,便秘等;常与人参、黄芪、熟地黄、何首乌等配合应用。

现代研究表明,当归多糖有很好的抗肿瘤作用,除了抑制肿瘤细胞的生长、诱导细胞凋亡之外,还能增强抗肿瘤药物的作用效果。当归与黄芪配伍,能缓解肺癌放化疗后的骨髓抑制。当归与赤小豆配伍,对小鼠肺癌模型有预防作用。

九、灵芝

【别名】　灵芝草、仙草。

【性味归经】　甘,微温。归心、肺、肝、肾经。

【功效】　益气补血,养心安神,止咳平喘。

【应用】　用于肺癌脾气虚弱,肺气壅塞者。症见久咳不止,咳痰不畅,喘促胸痛等;常与紫菀、百部、党参、瓜蒌等配合应用。

也可用于肺癌正气虚弱,气血不足,脏腑功能失调,客邪留滞而致气滞血瘀,痰凝毒聚者。症见体虚乏力,面黄无华,形体消瘦,心悸,失眠,胃脘隐痛,食入梗阻等;常与茯苓、白术、人参等配合应用。

用于经放化疗治疗后的晚期肺癌者。症见体虚乏力,心悸气短,面色无华等;常与黄芪、党参、女贞子、旱莲草等配合应用。

现代研究表明,大分子灵芝多糖可以显著抑制A549和NCI-H1299细胞增殖、迁移和侵袭,提示该灵芝多糖对非小细胞肺癌的直接抑制活性。

十、百合

【别名】　蜜百合。

【性味归经】　甘,寒。归心、肺经。

【功效】　养阴润肺,清心安神。

【应用】　用于肺癌阴虚燥咳,劳嗽咯血,虚烦惊悸,失眠多梦,精神恍惚者。

现代研究表明,百合地黄汤高剂量组对肝癌 H_{22} 荷瘤小鼠有抑瘤作用,并提示百合地黄汤抑瘤作用呈剂量依赖关系。黄建波等探讨加味百合地黄汤对肺癌转移小鼠肿瘤转移干预作用及机制。结果表明,加味百合地黄汤对Lewis肺癌有非常显著的抑制作用,可抑制肿瘤细胞增殖。

十一、天门冬

【别名】　天冬、明天门冬。

【性味归经】　甘、苦,寒。归肺、胃、肾经。

【功效】　养阴清肺,滋补肺肾。

【应用】　用于肺癌阴虚内热,肺阴亏损者。症见燥咳,咳痰不畅或咯血等;常与北沙参、麦门冬、蒲公英等配合应用。

也可用于肺癌经放化疗治疗后,舌质红绛,津少口渴者。常与天花粉、地骨皮、玄参、生甘草等配合应用。

此外,亦可用于肺癌肺热燥咳,阴虚潮热,盗汗以及热病后津亏便秘者。

现代研究表明,天门冬中的多糖成分具有抗肿瘤作用,可抑制乳腺癌、肺癌等多种恶性肿瘤细胞的增殖和生存。天门冬提取物的免疫保护治疗,可显著增加白细胞计数、血细胞凝集、溶血抗体滴度,对恶性肿瘤化疗支持治疗具有重要作用。

十二、石斛

【别名】　金石斛、金银石斛。

【性味归经】　甘、淡,微寒。归胃、肾经。

【功效】　益胃生津,养阴清热。

【应用】　用于痰热壅盛,肺阴亏损的纵隔肿瘤、肺癌等。症见胸痛气短,咳嗽无痰,或痰中带血,发热口渴等;常与沙参、麦门冬、七叶一枝花、石韦等配合应用。

也可用于肺癌经放化疗治疗后津液耗损,咽干口燥,潮热盗汗,舌绛无苔者。常与麦门冬、天花粉、知母、玉竹等配合应用。

现代研究表明,石斛碱及石斛多糖可通过下调荷瘤小鼠VEFG、MVD、PCNA表达而抑制肺癌血管形成、阻遏细胞增殖,发挥抗肺癌作用。亦有研究表明,石斛提取物通过增加免疫细胞数量、相关介质和因子发挥抗肺癌作用。

十三、麦门冬

【别名】 麦冬、寸麦门冬。

【性味归经】 甘、微苦,微寒。归肺、胃、心经。

【功效】 清心润肺,养胃生津。

【应用】 用于肺癌邪热恋肺,损伤肺阴者。症见干咳无痰,胸前疼痛,心烦发热等;常与天门冬、沙参、瓜蒌皮、石韦等配合应用。

也可用于肺癌经放化疗治疗后热毒壅盛,耗伤胃阴,阴虚内热者。症见津少口渴,便秘,舌质红绛等;常与石斛、天花粉、玉竹、沙参等配合应用。

此外,亦可用于肺癌热伤津液,咽干口渴,大便燥结;阴虚燥咳,咳逆上气;心烦失眠,心悸怔忡等。

现代研究表明,麦门冬醇提物对肺癌A549细胞株有抑制作用。麦门冬与北沙参配伍,对于肺癌晚期或者接受放化疗或靶向药物治疗后出现气阴两虚证的患者有良好疗效。

十四、玄参

【别名】 元参、乌玄参、黑玄参。

【性味归经】 甘、咸,寒。归肺、胃、肾经。

【功效】 清热养阴,解毒散结。

【应用】 用于肺癌痰热壅盛,肺阴亏损者。症见咳嗽,胸痛,痰中带血,发热,口渴,便秘等;常与蒲公英、瓜蒌、生地黄、沙参等配合应用。

也可用于肺癌经放化疗治疗后,阴液耗损,出现咽喉干燥,舌质红绛等。常与天花粉、沙参、麦门冬、玉竹等配合应用。

现代研究表明,玄参多糖能够较好地抑制肿瘤生长,延长荷瘤小鼠的生存时间,同时还能保护免疫器官,提高机体免疫作用。

十五、龟板

【别名】 炙龟板。

【性味归经】 咸、甘,平。归心、肝、肾经。

【功效】 滋阴潜阳,益肾健骨。

【应用】 用于肺癌肝肾不足,阴液耗损,阴虚火旺者。症见胁下刺痛,发热烦渴,头晕目眩等;常与熟地黄、知母、牡蛎、鳖甲等配合应用。

也可用于肺癌经放化疗治疗后,邪火炽盛,阴液耗损,出现津少口渴,舌质红绛等。常与玉竹、生地黄、麦门冬、沙参等配合应用。

十六、冬虫夏草

【别名】 冬虫草、虫草。

【性味归经】 甘,温。归肺、肾经。

【功效】 补肺肾,止咳喘。

【应用】 用于中晚期肺癌肺气不足,脾肾两虚者。症见咳嗽,胸闷气急,动则气促,腰膝酸软,体倦乏力等;常与黄芪、蜀羊泉、海蛤壳、胡桃肉等配合应用。对肺癌出现久咳虚喘,咯血胸痛者;常与仙鹤草、麦门冬、山海螺、浙贝母等配合应用。

现代研究表明,冬虫夏草蛋白提取物(OSPE)可通过上调Bax诱导凋亡,抑制A549细胞增殖;也可促进正常巨噬细胞分泌因子TNF-α、IL-1、IL-12的分泌,推测OSPE可通过诱导凋亡和激活免疫两种方式抑制肿瘤。

十七、仙鹤草

【别名】　脱力草、龙牙草、石打穿、狼牙草。

【性味归经】　苦、涩,平。归心、肝经。

【功效】　收敛止血,解毒疗疮,补虚。

【应用】　用于肺癌气不摄血者。症见齿龈出血,皮肤瘀斑等;常与栀子、三白草、白花蛇舌草、白茅根等配合使用。

现代研究表明,仙鹤草中的鞣酸成分,可以抑制肿瘤细胞,增强免疫细胞活性。实验表明,仙鹤草水提液可对人肺癌细胞系A549细胞具有显著的体外增殖抑制作用。仙鹤草水提物还可能通过活化外源凝血途径并增加血液黏度而具有促凝作用,有效抑制肺癌咯血。且重用仙鹤草对癌症相关性疲乏有较好疗效。

第二节　清热解毒类

一、黄芩

【别名】　淡芩、枯芩、条芩、子芩。

【性味归经】　苦,寒。归肺、胆、脾、大肠、小肠经。

【功效】　清热燥湿,泻火解毒。

【应用】　用于肺癌痰热壅盛,肺气上逆者。症见发热,咳嗽,气急,胸痛,痰中夹血,口渴,便秘等;常与蒲公英、鱼腥草、桑白皮等配合应用。

现代研究表明,黄芩素能够增强人肺癌细胞A549/CDDP细胞株顺铂细胞的毒性。黄芩苷能诱导人肺癌SPC-A1细胞凋亡,并对肺癌细胞A549的增殖和迁移具有明显的抑制作用。黄芩油膏还能预防肺癌分子靶向药物引起的皮肤毒性反应。

二、山豆根

【别名】　广豆根。

【性味归经】　苦,寒。归肺、胃经。

【功效】　清热解毒,消肿止痛。

【应用】　用于肺癌痰热恋肺,热毒壅盛者。症见发热咳嗽,痰多黏腻,舌苔黄腻等;常与黄芩、石韦、蒲公英、七叶一枝花等配合应用。

现代研究表明,山豆根多糖通过提高免疫能力,可以抑制Lewis肺癌小鼠的肿瘤生长。山豆根提取物在体外对A549肺癌细胞有抑制作用,其作用机制与诱导肿瘤细胞的凋亡和干扰细胞周期分布有关。

三、七叶一枝花

【别名】　蚤休、重楼。

【性味归经】　苦,微寒。有小毒。归肝经。

【功效】 清热解毒,消肿止痛,解痉定惊。

【应用】 用于肺癌痰热恋肺,痰火胶结者。症见咳嗽胸痛,胸闷气急,咳吐黄黏稠痰、痰血等;常与石韦、蒲公英、黄芩等配合应用。

现代研究表明,重楼皂苷可通过抑制肿瘤细胞增殖、诱导肿瘤细胞凋亡、抗血管生成、诱导肿瘤细胞分化、抑制肿瘤细胞转移、逆转肿瘤细胞的多药耐药性等方面发挥抗肿瘤作用。其中,重楼皂苷 I 能抑制肺腺癌 A549 细胞侵袭转移,诱导肺癌 NCI-H661 细胞凋亡;重楼皂苷 II 联合喜树碱可加速肺癌 H460、H446 细胞的凋亡。

四、天花粉

【别名】 栝楼根、花粉、楼根。

【性味归经】 苦、微苦、酸,微寒。归肺、胃经。

【功效】 清热生津,消肿排脓。

【应用】 用于肺癌痰热壅盛,肺失清肃,损伤肺阴者。症见咽干口燥,干咳少痰,痰中带血等;常与沙参、麦门冬、瓜蒌皮等配合应用。

也可用于肺癌经放化疗治疗后,津液灼伤,出现津少、口渴、舌质光绛等症;常与石斛、玄参、知母等配合应用。

现代研究表明,天花粉蛋白能抑制肺癌 A549 细胞的增殖和分化,并诱导其凋亡。

五、白英

【别名】 蜀羊泉。

【性味归经】 苦,微寒。归肝、胆、肾经。

【功效】 清热解毒,祛风利湿。

【应用】 用于肺癌痰湿壅滞者。症见咳嗽痰多,咳痰稠腻,胸痛气急,发热口渴,便秘溲少等;常与鱼腥草、半枝莲、蒲公英、黄药子等配合使用。

现代研究表明,白英总碱可明显抑制 Lewis 肺癌移植小鼠肿瘤生长,联合顺铂使用具有协同增效作用。常与仙鹤草配伍,用于肺癌的治疗。

六、白花蛇舌草

【别名】 鹤舌草、羊须草、蛇舌癀。

【性味归经】 苦、甘,寒。归胃、大肠、小肠经。

【功效】 清热解毒,散瘀利湿。

【应用】 用于肺癌邪毒内蕴,痰热恋肺者。症见咳嗽气急,咳痰不爽,胸闷,苔黄,脉弱等;常与夏枯草、贝母、昆布、牡蛎等配合应用。

现代研究表明,白花蛇舌草在预防肿瘤、抗肿瘤、防止肿瘤发生复发和转移等方面均有明显作用。白花蛇舌草水提物能够通过抑制肺癌细胞 MAPK 通路的活化,促进肺癌细胞凋亡,从而抑制肺癌的体内体外增殖,并且能提高患者对化疗的耐受性,减轻化疗治疗过程对患者生活质量及免疫功能损伤程度。

七、半枝莲

【别名】 半支莲。

【性味归经】　辛、苦,寒。归肺、肝、肾经。

【功效】　清热解毒,利尿。

【应用】　用于肺癌热痰恋肺,壅遏气机者。症见咳嗽气逆,胸痛,痰多黄黏等;常与白英、寻骨风、鱼腥草、前胡等配伍应用。

现代研究表明,半枝莲总黄酮可抑制人肺腺癌A549细胞的增殖和迁移,与白花蛇舌草配伍,能更好地发挥抗肿瘤作用。

八、石上柏

【别名】　龙鳞草、山扁柏。

【性味归经】　甘,平。归肺、肝经。

【功效】　清热解毒,抗癌。

【应用】　用于肺癌邪热恋肺,痰热壅盛者。症见咳嗽胸痛,痰多黄稠,时有痰中夹血和发热,舌苔黄,脉数等;常与蒲公英、黄芩、七叶一枝花等配伍应用。

现代研究表明,石上柏乙酸乙酯提取物在体外对肺癌A549细胞具有抑制作用。

九、鱼腥草

【别名】　折耳根。

【性味归经】　辛,微寒。归肺经。

【功效】　清热解毒,消痈散肿。

【应用】　用于肺癌热毒壅盛者。症见咳嗽,痰黄稠或痰中夹血,胸闷,发热,舌苔黄,脉数等;常与蒲公英、瓜蒌皮、石韦、佛耳草等配合应用。

现代研究表明,鱼腥草中的黄酮提取物可抑制肿瘤细胞的生长并且可以诱导其死亡。鱼腥草生物碱能抑制H460肺癌细胞的生长,且具有诱导其发生凋亡的作用。

十、蒲公英

【别名】　公英、婆婆丁、蒲公草。

【性味归经】　苦、甘,寒。归肝、胃经。

【功效】　清热解毒,消痈散结。

【应用】　用于肺癌痰热恋肺,邪热炽盛者;或肺癌继发感染。症见咳嗽痰多,痰中带血,胸闷胸痛,发热,苔黄,脉数等;常与石韦、山海螺、黄芩、七叶一枝花等配合应用。

现代研究表明,蒲公英萜醇可影响肺癌细胞糖酵解水平,从而抑制细胞增殖。蒲公英的提取物还可通过抑制IFN-γ的表达,抑制新生血管形成,减少对肿瘤细胞的营养供应,改善肿瘤微环境。

十一、龙葵

【别名】　龙葵草。

【性味归经】　苦、寒。有小毒。归膀胱经。

【功效】　清热解毒,利尿。

【应用】　用于肺癌痰湿壅盛者。症见胸闷,胸痛,咳嗽痰多等;常与白英、半枝莲、鱼腥草、蒲公英等配合应用。

现代研究表明,本品对小鼠子宫颈癌14、肉瘤180、艾氏腹水癌转实体有抑制作用。本品提取物对动物有抗炎作用;澳洲茄碱有可的松草样作用,能降低血管通透性及透明质酸酶的活性;对动物的过敏性、烧伤型、组织胺性休克有某些保护作用,还能增加小鼠胰岛素休克的存活率,并能促进抗体形成。

第三节　化痰散结类

一、半夏

【别名】　制半夏、姜半夏、法半夏、生半夏。

【性味归经】　辛,温。有毒。归肺、脾、胃经。

【功效】　燥湿化痰,降逆止呕,消痞散结。

【应用】　用于肺癌脾虚湿聚,痰涎壅滞者。症见咳嗽气逆,痰多黏腻等;常与杏仁、昆布、海藻、白术等配合应用。

也可用于肺癌因放化疗治疗后,出现胸脘胀闷,恶心呕吐,胃纳不佳等;常与陈皮、姜竹茹、焦山楂、六神曲、茯苓等配合应用。

此外,亦可用于肺癌痰湿内聚而致咳嗽痰多,或痰湿上犯所致的心悸、失眠、眩晕,以及肺癌痰湿犯胃、和降失司所致的恶心呕吐、食欲不振、胸下痞结等。

现代研究表明,半夏具有抗炎、抗肿瘤作用。其中,掌叶半夏蛋白可调节人肺癌细胞株A549抗凋亡/促凋亡因子(Bcl-2/Bax)平衡,从而起到抑制细胞增殖的作用。半夏和生姜配伍,可降低化疗患者胃肠道不良反应,提高患者的生活质量。

二、瓜蒌

【别名】　全瓜蒌、瓜蒌皮、瓜蒌仁、栝楼、栝蒌。

【性味归经】　甘,寒。归肺、胃、大肠经。

【功效】　清热化痰,宽胸散结,润肠通便。

【应用】　用于肺癌气滞不宣,肺气壅遏,痰火互结者。症见胸膈痞闷作痛,咳嗽气逆,咯痰黄稠等;常与浙贝母、前胡、石韦、白毛藤、夏枯草等配合使用。

亦可用于中晚期肺癌,阴液损耗,津枯肠燥,出现便秘者。常与火麻仁、生地黄、知母等配合应用。

现代研究表明,瓜蒌能抗炎、抗菌、止咳,同时具有抗肿瘤以及提高免疫的作用。

三、浙贝母

【别名】　浙贝、象贝母。

【性味归经】　苦,寒。归肺、心经。

【功效】　止咳化痰,清热散结。

【应用】　用于肺癌肺气壅滞,痰热互结者。症见咳嗽痰多,咯血胸痛,胸闷气促等;常与山海螺、鱼腥草、杏仁、石韦等配合应用。

现代研究表明,浙贝母中的抗肿瘤成分浙贝母甲素、浙贝母乙素,可逆转肿瘤细胞的耐药性,并且能和其他抗肿瘤药物起协同作用。浙贝母与瓜蒌、紫菀配伍,可用于支气管肺癌的治疗。

四、杏仁

【别名】　苦杏仁、光杏仁。

【性味归经】　苦、温,有小毒。归肺、大肠经。

【功效】　止咳平喘,润肠通便。

【应用】　用于肺癌痰湿壅肺、肺气不宣者。症见咳逆气喘,痰多胸闷等;常与前胡、紫菀、百部、浙贝母等配合应用。

现代研究表明,苦杏仁苷可显著抑制 H1299 细胞体外增殖,且具有抗转移性非小细胞肺癌的作用。

五、百部

【别名】　炙百部。

【性味归经】　甘、苦,微温。归肺经。

【功效】　润肺止咳。

【应用】　用于肺癌痰热恋肺,耗伤肺阴者。症见咳嗽痰多黏稠,气急胸闷,或见发热,口渴便秘等;常与开金锁、黄芩、石韦、桔梗等配合使用。

现代研究表明,百部具有抗菌、止咳、逆转癌症多药耐药性等作用,常用于肺癌各阶段咳嗽的治疗。

六、昆布

【别名】　淡昆布、海带。

【性味归经】　咸,寒。归肝、胃、肾经。

【功效】　消痰软坚,利水。

【应用】　用于肺癌痰热壅盛者。症见咳嗽痰多,或咳痰稠黏,胸闷气急发热等;常与海藻、浙贝母、石韦、瓜蒌皮等配合应用。

现代研究表明,昆布多糖具有抗肿瘤、调节免疫的功能。据统计发现,抗肿瘤海洋中药以牡蛎、海藻、昆布使用最多,取其化痰软坚散结之效。

七、泽泻

【别名】　建泽泻、福泽泻。

【性味归经】　甘、淡,寒。归肾、膀胱经。

【功效】　利水渗湿,泄热。

【应用】　用于肺癌肺失清肃、痰热壅盛者。症见咳嗽痰多,胸痛气急等;常与石韦、前胡、杏仁、瓜蒌等配合应用。

现代研究表明,泽泻具有阻滞肿瘤细胞增殖周期、诱导细胞凋亡、逆转多药耐药、诱导自噬等抗肿瘤的作用。有学者认为,泽泻能够较为显著地对 Lewis 肺癌的自发性转移进行抑制。

八、猪苓

【别名】　粉猪苓。

【性味归经】　甘,平。归肾、膀胱经。

【功效】　利水渗湿。

【应用】　用于肺癌脾虚湿阻,肺失通调,痰凝湿聚者。症见咳嗽胸痛,呼吸急促,面目浮肿,舌苔薄腻等;常与茯苓、葶苈子、薏苡仁、煅牡蛎、白术等配合应用。

现代研究表明,猪苓具有抗炎、抗肿瘤作用。其主要成分猪苓多糖可抑制 A549 肺癌细胞增殖,且具有改善荷瘤小鼠免疫器官的功能。

九、葶苈子

【别名】　葶苈、甜葶苈。

【性味归经】　辛、苦,寒。归肺、膀胱经。

【功效】　祛痰平喘,下气行水。

【应用】　用于肺癌痰涎壅盛,肺气壅塞者。症见咳嗽痰喘,胸痛,水肿胀满,喘不得卧等;常与薏苡仁、瓜蒌、蒲公英、鱼腥草、煅牡蛎等配合应用。

现代研究表明,葶苈子主要活性成分乙酸乙酯浸膏能显著诱导人非小细胞肺癌 H1975 细胞发生凋亡,降低蛋白 Bcl-2、Akt 的表达,增加蛋白 Bax 的表达,表现出较好的体内抗肿瘤活性,对裸鼠体质量和器官的毒性较小。另外,葶苈子配伍猫人参治疗肺癌伴恶性胸腔积液,具有显著疗效。

十、黄药子

【别名】　黄药脂、黄独。

【性味归经】　苦、辛,凉。归肺、肝经。

【功效】　化痰消瘿,凉血解毒。

【应用】　用于肺癌痰涎壅盛者。症见咳嗽痰多,咯血胸痛等;常与蒲公英、瓜蒌皮、石韦、黄芩等配合应用。

现代研究表明,黄药子在治疗肿瘤方面应用广泛,黄药子素 A、B、C 以及薯蓣皂苷等均具有抗肿瘤作用。此外,还有抗炎抗菌作用。

十一、马兜铃

【别名】　蛇参果、三角草。

【性味归经】　苦、微辛,寒。归肺、大肠经。

【功效】　清肺化痰,止咳平喘。

【应用】　用于肺癌痰壅气促,肺虚久咳,痰中带血者。或肺癌并发感染或肺部肿块压迫,出现咳喘气急等;常与蒲公英、白花蛇舌草、浙贝母、葶苈子等配合应用。

第四节　活血化瘀类

一、白及

【别名】　白芨、白及粉。

【性味归经】　苦、甘、涩,微寒。归肺、肝、胃经。

【功效】　收敛止血,消肿生肌。

【应用】　用于肺癌邪毒郁肺,痰热蕴盛,积聚成核者。症见咳嗽,血痰不止,发热等;常与沙参、生地黄、石韦、白茅根等配合应用。

现代研究表明,白及中提取的菲醌类化学物质,对癌细胞有明显的细胞毒性,可诱导癌细胞的周期停滞和细胞凋亡。此外,白及还具有良好的免疫调节作用。

二、桃仁

【别名】 光桃仁。

【性味归经】 苦、甘,平。归心、肝、大肠经。

【功效】 活血祛瘀,止咳平喘。

【应用】 用于肺癌痰凝气滞,血行受阻,经络阻滞,瘀血凝结者。症见咳嗽不畅,胸痛彻背,痰中带血等;常与蒲公英、仙鹤草、桔梗、白毛夏枯草等配合应用。

现代研究表明,桃仁中的主要成分桃仁总蛋白和苦杏仁苷均有抗肿瘤作用,并且具有免疫调节和肝肾保护作用。

三、姜黄

【别名】 片姜黄。

【性味归经】 苦、辛,温。归脾、肝经。

【功效】 破血行气,通经止痛。

【应用】 用于肺癌气滞气郁,寒湿凝聚,瘀毒内阻者。症见胸闷不舒,胃脘疼痛,心下痞块胀满等;常与枳壳、白术、陈皮、延胡索、合欢皮等配合应用。

也可用于气滞湿阻,瘀血凝滞的肺癌骨转移。症见肢臂酸痛,麻木,关节不利等;常与牛膝、乳香、没药、羌活、汉防己等配合应用。

现代研究表明,姜黄素具有抑制肿瘤细胞增殖、侵袭、转移和抑制肿瘤血管生成等多重作用。实验证明,姜黄素可通过调节 ILK 的活性进而抑制肺癌 A549 细胞的增殖;还能有效逆转 NCI-H1975 细胞 TKI 靶向药物耐药性,抑制细胞增殖并促进其凋亡。

四、石见穿

【别名】 华鼠尾草。

【性味归经】 苦、辛,平。归肝、脾经。

【功效】 活血止痛。

【应用】 用于肺癌气滞血瘀,瘀毒内阻,凝结成积者。症见胃脘疼痛、灼痛、进食梗阻,腹部肿块坚硬拒按等;常与石打穿、急性子、延胡索等配合应用。

也可用于肺癌气滞瘀阻的骨转移。症见骨节疼痛;常与寻骨风、鸡血藤、姜黄等配合应用。

现代研究表明,石见穿提取物具有抑制肺癌细胞增殖,抑制肿瘤血管生成和肿瘤细胞转移的作用。石见穿多糖注射液对于 Lewis 肺癌小鼠有明显治疗作用,且能显著缓解环磷酰胺诱导的小鼠免疫低下。

五、延胡索

【别名】 玄胡索、元胡、元胡索、炒延胡。

【性味归经】 辛、苦,温。归肝、脾经。

【功效】 活血,行气,止痛。

【应用】 用于肺癌气血凝滞,瘀阻不通者。症见脘腹疼痛等;常与八月札、香附、石见穿等配合应用。

也可用于中晚期肺癌癌性疼痛。常与全蝎、天龙、白花蛇舌草、川楝子等配伍应用。

现代研究表明,延胡索总生物碱是抗肿瘤作用的主要活性部位,体外具有较强地抑制肿瘤细胞增殖作用。实验显示,延胡索酸可增加肺癌细胞对化疗药物的敏感性。

六、儿茶

【别名】　孩儿茶、铁儿茶、珠儿茶。

【性味归经】　苦、涩,平。归肺、心经。

【功效】　活血疗伤,止血生肌,收湿敛疮,清肺化痰。

【应用】　用于肺癌毒邪恋肺,肺阴不足者。症见咳嗽痰多,痰中带血,津少口渴,舌红苔少等;常与蒲公英、沙参、瓜蒌皮等配合应用。

现代研究表明,儿茶具有抗自由基、抗肿瘤、抗病毒作用,在慢性疾病防治中起到重要作用。

七、牡丹皮

【别名】　粉牡丹皮、炒牡丹皮、牡丹皮炭。

【性味归经】　辛、苦,微寒。归心、肝、肾经。

【功效】　清热凉血,活血散瘀。

【应用】　用于肺癌瘀毒蕴结,耗伤阴液,热入营阴者。症见低热不退,骨蒸潮热,口干咽燥,鼻衄,齿龈出血等;常与青蒿、赤芍、地骨皮、大蓟、栀子等配合应用。

现代研究表明,牡丹皮具有抗菌消炎、抗肿瘤作用,其主要成分牡丹皮酚在抑制肿瘤细胞增殖分化、抑制瘤细胞迁移与肿瘤新生血管形成方面均有明显作用。另外,还能明显增强机体的免疫功能。

八、地榆

【别名】　生地榆、地榆炭。

【性味归经】　苦、酸,微寒。归肝、大肠经。

【功效】　凉血止血,泻火敛疮。

【应用】　用于肺癌热毒壅滞,血热妄行者。症见吐血,衄血,便血,尿血等;常与仙鹤草、白茅根、白及、七叶一枝花等配合应用。

现代研究表明,地榆具有明显的体内外抗肿瘤作用,其活性成分地榆总皂苷对肺癌A549细胞具有抑制作用,鞣花酸能抗肿瘤血管生成。实验证实,地榆总皂苷还能显著增强细胞因子刺激的小鼠骨髓细胞体外增殖,临床可用于肺癌放化疗后的骨髓抑制。

九、喜树

【别名】　喜树根皮、喜树果。

【性味归经】　苦,寒。有毒。归脾、胃、肝经。

【功效】　破血化瘀。

【应用】　用于肺癌瘀毒内阻,气滞血凝者。症见胃脘胸腹胀痛,灼热,心下痞块胀满拒按等;常与石打穿、蒲黄、丹参等配合应用。

现代研究表明,羟基喜树碱(HCPT)在同类别植物来源生物碱的抗肿瘤单体中抗肿瘤作用最强,能抑制肺癌A549细胞增殖并诱导其发生自噬,从而达到对肺癌的治疗目的。且与其他常用的抗肿瘤药物无交叉耐药,因此对耐药肿瘤有治疗作用。

十、三七

【别名】 参三七、田七、山漆、三七粉。

【性味归经】 甘、微苦,温。归肝、胃经。

【功效】 化瘀止血,消肿定痛。

【应用】 用于肺癌气血凝滞,瘀阻互结者。症见痞块疼痛拒按,面色黧黑等;常与白花蛇舌草、牡丹皮、赤芍、三棱等配伍应用。

也可用于肺癌出现吐血、衄血、齿龈出血等;常与紫草根、茜草炭、小蓟炭、仙鹤草等配合应用。

现代研究表明,三七醋酸乙酯提取物能通过促进Bax的表达和抑制Bcl-2的表达诱导肺癌细胞凋亡。三七多糖也具有抗肿瘤、调节免疫的作用,常用于各种肿瘤的治疗。

第五节 攻逐水饮类

一、牵牛子

【别名】 牵牛、黑丑、白丑、二丑。

【性味归经】 苦,寒。有毒。归肺、肾、大肠经。

【功效】 泻水通便,祛痰逐饮,杀虫消积。

【应用】 用于肺癌湿热气滞,壅结胀满者。症见腹水鼓胀,下肢浮肿等;常与大腹皮、大黄、厚朴、八月札等配合应用。

现代研究表明,牵牛子有效成分能抑制肺癌细胞株增殖,并且能诱导多种肺癌细胞凋亡。李佳恒等通过实验证实,牵牛子醇提取物能够阻止Lewis肺癌生长和转移。

二、千金子

【别名】 续随子、千金子霜。

【性味归经】 辛,温。有毒。归肝、肾、大肠经。

【功效】 泻下逐水,破血消癥。

【应用】 用于中晚期肺癌气滞湿阻,水湿停聚者。症见胸腔积液,腹水等;常与葶苈子、桑白皮、牡蛎、蒲公英等配合应用。

现代研究表明,千金子具有抗肿瘤作用,其提取物能明显抑制肿瘤细胞增殖;并且有抗肿瘤多药耐药作用。

三、大戟

【别名】 红芽大戟。

【性味归经】 苦,寒。归肺、脾、肾经。

【功效】 泻水逐饮,消肿散结。

【应用】 用于肺癌热毒内蕴,痰湿积聚,瘀血凝滞者。症见胁下刺痛胀闷,发热,便秘,黄疸,腹部胀满,腹水等实证;常与半枝莲、半边莲、垂盆草等配合应用。

现代研究表明,京大戟中多种活性成分具有抗肿瘤作用,其中二萜类化合物效果最为显著。另有实验表明,乳浆大戟提取物可通过诱导A549细胞凋亡而抑制细胞增殖。

第六节　以毒攻毒类

一、砒霜

【别名】　砒石、信石、人言。

【性味归经】　辛,大热。有大毒。归肺、肝经。

【功效】　内服劫痰平喘;外用攻毒杀虫,蚀疮去腐。

【应用】　用于肺癌寒痰咳喘,久治不愈者。外用可治疗腐肉不脱之恶疮,瘰疬,顽癣,牙疳,痔疮等。

现代研究表明,砒霜中的有效成分三氧化二砷可在诱导肿瘤细胞凋亡、抑制端粒酶活性、抑制肿瘤血管生成等多环节发挥对实体瘤的对抗作用。实验证明,砒霜炮制前后均有明显的体外抗A549细胞株的作用。

二、细辛

【别名】　辽细辛。

【性味归经】　辛、温。有小毒。归心、肺、肾经。

【功效】　解表散寒,祛风止痛,温肺化饮。

【应用】　用于肺癌寒痰瘀滞者。症见咳嗽,气喘,痰多清稀等;常与麻黄、桂枝、干姜等同用。若咳嗽胸满、气逆喘急者,可配伍茯苓、干姜、五味子等。

现代研究表明,辽细辛提取物具有抗肿瘤特效功能,同时具有抗炎、抗变态反应、免疫抑制等作用。实验证实,新加麻黄附子细辛汤能够延长Lewis原位肺癌模型小鼠的生存时间,对小鼠Lewis原位肺癌具有治疗作用。

第七节　消肿止痛类

一、马钱子

【别名】　番木鳖。

【性味归经】　苦,寒。有大毒。归肝、脾经。

【功效】　消结肿,通经络,止疼痛。

【应用】　用于肺癌瘀毒凝结者,若出现癌性疼痛,常与甘草等解毒药制成丸剂应用。

现代研究表明,马钱子水煎液能有效抑制体外肿瘤细胞增殖和迁移,并且具有体内抗肿瘤作用。马钱子碱通过阻滞细胞周期可明显抑制人肺癌细胞株PC-9的增殖。另外,马钱子有调节免疫和较强的镇痛作用;通过控制用药剂量、炮制加工和配伍等方法,可提高临床应用的安全性。

二、泽漆

【别名】　猫儿眼睛草。

【性味归经】　辛、苦,微寒。有小毒。归肺、大肠、小肠经。

【功效】　利水消肿,化瘀散结。

【应用】　用于肺癌痰湿留滞,水肿胀满者。症见中晚期肺癌出现腹水或面目四肢浮肿等;常与半枝莲、半边莲、白术、茯苓等配合应用。

也可用于肺癌出现淋巴结肿大者,常与牡蛎、昆布、黄药子等配合应用。

此外,还可用于肺癌所致的痰饮喘咳等;常与前胡、鱼腥草、杏仁等配合应用。

现代研究证明,泽漆汤可显著延长非小细胞肺癌原位模型小鼠的生存期。通过临床观察,表明葶苈泽漆汤联合顺铂胸腔灌注化疗能延长肺癌合并恶性胸腔积液患者的生存期,还能调节 Th1、Th2 细胞因子失衡。

三、全蝎

【别名】 蝎尾、淡全虫。

【性味归经】 辛,平。有毒。归肝经。

【功效】 熄风解痉,祛风止痛,解毒散结。

【应用】 用于肺癌风痰上扰,瘀血凝结者。症见头胀头痛,惊痫抽搐等;常与羚羊角、天龙、僵蚕等配合应用。

亦可用于瘀毒内阻的中晚期肺癌出现的癌性疼痛,常与天龙、露蜂房、乳香、没药等配合应用。

现代研究表明,全蝎提取物对多种肿瘤均有良好的抑制作用,同时还有镇痛、镇静作用,可应用于癌性疼痛患者。实验表明,高剂量全蝎水煎剂对肺癌具有明显的抑瘤作用。

四、蜈蚣

【别名】 金头蜈蚣。

【性味归经】 辛,温。有毒。归肝经。

【功效】 熄风止痉,解毒散结,通络止痛。

【应用】 用于痰浊凝聚,瘀血阻络的颅脑肿瘤术后,或肺癌脑转移者。症见巅顶剧烈疼痛,口眼歪斜,惊痫抽搐等;常与全蝎、白芷、乳香、没药等配合应用。

亦可用于晚期肺癌阴寒凝滞、经络痞塞出现的剧烈疼痛;常与僵蚕、䗪虫、菝葜等配合应用。

现代研究表明,蜈蚣提取物可使 A549 细胞停滞于 G_2/M 期,从而抑制人肺癌细胞的增殖,诱导其凋亡。同时,蜈蚣血清对常氧及乏氧培养的 A549 肺癌细胞增殖也有一定的抑制作用,由此可推测,蜈蚣尚能抑制肿瘤血管新生及转移的发生。

五、天龙

【别名】 壁虎、守官。

【性味归经】 咸,寒。有小毒。入肝经。

【功效】 祛风,定惊,止痛,散结。

【应用】 用于肺癌痰瘀凝滞者。症见咳嗽胸痛等;常与姜半夏、参三七、瓜蒌皮等配伍应用。

现代研究表明,天龙主要通过诱导肿瘤细胞凋亡、分化,抑制肿瘤新生血管形成,以及通过免疫调节来抑制肿瘤的生长。临床研究也表明,天龙消瘤方能够提高ⅢB、Ⅳ期非小细胞肺癌临床疗效,增强患者免疫力,降低化疗毒副反应。

第二章　常用药对

　　药对为两味中药配对应用,故又称对药、兄弟药、姊妹药与搭档配伍。药对是介于药学和方剂学之间的一门学科,也是中药配伍应用中的基本形式。实践表明,两药同时应用,相互依赖,相互制约;既比一般的复方为简单,却又具备复方配伍的基本特点;不仅可以增强疗效,还可减少毒性和副作用。中医经典理论中的"七情合和"即与药对有很大的关系。

　　中医药学很早就重视中药药对的配伍应用,约成书于东汉时期的《神农本草经》中就有"有单行者,有相须者,有相使者,有相畏者,有相恶者,有相反者,有相杀者。凡此七情,合和视之,当用相须、相使者良,勿用相恶、相反者"的记载,为药对的应用提供了坚实的理论基础。

　　梁代陶弘景《本草经集注》中引有《药对》;南北朝徐之才著《雷公药对》二卷。近现代以来,更有《施金墨药对》《药对论》《中医临床常用对药配伍》等专著问世,极大地丰富了中药药对的内容。中医药治疗肺癌是中医药防治恶性肿瘤的特色之一,精准用药及合理配伍是取得良好疗效的前提。因此,药对的合理应用也十分关键,近年来也取得了较大进展。现结合实践,将临床治疗肺癌过程中常用中药药对按分类归纳总结如下。

第一节　补中益气类

一、党参-白术

　　党参味甘,性平,归脾、肺二经;有补脾肺气、补血、生津之功。白术味甘苦,性温,归脾、胃经;为"脾脏补气健脾第一要药"。白术可加强党参益气助运之功,又能燥湿利尿以除湿邪,两者同用,标本兼治,既可化既生之痰,又可健脾以杜绝新痰再生,常用于肺癌患者中气不足引起倦怠食少、血虚萎黄、津伤口渴等。

　　应用虫类或清热解毒等药治疗肺癌时,性猛伤正,需顾护胃气,保证中焦运化,此时宜用该药对;肺癌经历手术、放疗、化疗等耗损气阴的治疗后,更应养护其后天之本,尤宜用此药对;正气足方可抗邪,缓以图功,延缓生命。

二、白术-茯苓

　　白术味苦、甘,性温,入脾、胃经;有补气健脾,燥湿利水,止汗,安胎之效。《神农本草经》载其"主风寒湿痹死肌,痉,疸,止汗,除热,消食"。茯苓味甘、淡,性平,入心、脾、肾经;有利水渗湿,健脾宁心等功效。《神农本草经》言其"主胸胁逆气,忧惊恚邪恐悸,心下结痛,寒热烦满,咳逆,口焦舌干,利小便。久服安魂、养神、不饥、延年"。白术功善健脾燥湿,茯苓功偏扶脾渗湿,二药皆平淡之性,补而不腻,利而不峻,扶正与祛邪兼顾,补泻并行,故合而用之可使肺癌脾健湿去。

三、黄芪-党参

黄芪味甘,性微温,归肺、肝、脾、肾经;有补气升阳,益卫固表,托毒生肌,利水消肿之效。《神农本草经》"主痈疽,久败疮,排脓,止痛,大风癞疾,五痔,鼠瘘。补虚,小儿百病"。党参味甘,性平,归肺、脾经;有补中益气,健脾益肺之效。清代吴仪洛著《本草从新》谓其能"通、下行"。清代严洁等著《得配本草》云:"上党参,得黄芪实卫。"肺癌由于气机紊乱及放化疗损伤,常致脾胃不运,功能失调;黄芪、党参二药相合,一升一降,可健脾补中益肺,共同增强患者免疫功能。此外,临床应用时常加用陈皮等理气之品,使补而不滞。

四、太子参-沙参

太子参味甘、微苦,性平,入脾肺经。清代叶天士《本草再新》云:"治气虚肺燥,补脾土,消水肿,化痰止咳。"近代王一仁《饮片新参》云:"补肺脾元气,止汗,生津,定虚悸。"北沙参味甘、微苦,性微寒,入肺、胃经。明代倪朱谟《本草汇言》云:"治一切阴虚火炎,似虚似实,逆气不降,清气不升,为烦、为渴、为胀、为满、不食。用北沙参五钱水煎服。"太子参、沙参合用,一为补气,一为养阴,两者相须为用,药力大增;既能补气生津,又可养阴清肺,起到了协同增效的作用。尤适用疾病过程中以气阴两虚为主要表证的肺癌患者应用。

五、薏苡仁-益智仁

薏苡仁甘、淡,微寒,健脾补肺。唐代甄权《药性论》载其"主肺痿肺气,吐脓血,咳嗽涕唾上气。煎服之破五溪毒肿"。临证常取其健脾补肺之效,治疗肺癌证见脾虚便溏、食欲不振、乏力者;取其清热排脓作用,治疗肺癌合并感染、咯吐脓血者。益智仁辛温,功擅补肾固精、温脾止泻。金代张元素《医学启源》云:"治脾胃中寒邪,和中益气。"宋代《太平惠民和剂局方·益智散》载:"治心腹痛满,呕吐泄利,手足厥冷……心胁脐腹胀满绞痛。"临证多用于治疗肺癌脾肾阳虚泄泻,取其固涩作用。此两药不仅都具有一定的抗肿瘤作用,而且均能够健脾益肾;一方面扶助先天之本,另一方面培补后天之脾土,故常配对。

第二节　滋阴养血类

一、天门冬-麦门冬

天门冬味甘、苦,性寒,归肺、肾经。明代李时珍《本草纲目》谓其能"润燥滋阴,清金降火"。唐代孙思邈《千金方》更谓其能"治虚劳绝伤,老年虚损羸瘦……心腹积聚,恶疮,痈疽肿癞"。麦门冬味甘、微苦,性微寒,归心、肺、胃经。能养阴生津,润肺清心。清代姚澜《本草分经》言其"润肺清心,泄热生津,化痰止呕,治嗽行水"。天门冬配麦门冬,在滋阴润燥、清退虚热的同时,尚有一定的消痈除疮作用。肺癌患者在放化疗后,出现口干口渴、痰少干咳甚则咯血等肺胃阴伤的表现时,皆可用之。"善补阴者,阳中求阴;善补阳者,阴中求阳。"由于肺癌临证常见气阴两虚表现,故以此对药与黄芪、防风、白术药对同时使用,则益气养阴之效大增。

二、鸡血藤-白芍

鸡血藤味苦、甘,性温,归肝、肾经。近代王一仁《饮片新参》谓其能"去瘀血,生新血,流利经脉"。清代赵学敏《本草纲目拾遗》谓其能"大补气血,与老人妇女更为得益"。白芍苦、酸,微寒,归肝、脾经。功能养血调经,平肝止痛,敛阴止汗。瘀血是肺癌疾病过程中的病理因素,肺癌作为一种慢性疾病,古人亦有"久病多瘀""久虚多瘀""久病入络"之说,且"瘀血不去,新血难生"。故当肺癌出现血虚表现时,此药对既可养血,又可活血,再适当配伍活血化瘀药物,以生新血而去瘀血,养血不留瘀,祛瘀不伤正;临证多用于肺癌放化疗后贫血及白细胞低下者。

第三节 补肾益精类

一、补骨脂-淫羊藿

补骨脂辛、苦、温,归肾、脾经。功善补肾壮阳,固精缩尿,温脾止泄,纳气平喘,乃"壮水益土之要药"。淫羊藿辛、苦、温,归肾、肝经。长于治疗肾阳虚衰及风寒湿痹。二者相伍,补肾温阳力强,故常用于预防和治疗肺癌病久及肾,气喘无力、腰膝冷乏者。

二、女贞子-墨旱莲

女贞子味甘、苦,性凉,归肝、肾经。可补益肝肾,明目,清热。墨旱莲味甘、酸,性寒,归肝、肾经。有滋阴益肾,凉血止血之效。晚清凌绶曾《饲鹤亭集方》载:"二至丸,益肝阴,补肾精,壮筋骨,调阴阳,乌须发。"肺癌放化疗患者,容易出现骨髓抑制、肝肾功能受损等。女贞子、墨旱莲二者相伍为"二至丸",功善补肝益肾,滋阴止血。两者相配,补阴而不滋腻,故适用于肺癌阴虚之候。

三、菟丝子-补骨脂

菟丝子味辛、甘,性平,归肝、肾、脾经。能滋补肝肾,补阳益阴,固精缩尿,明目,止泻,安胎。补骨脂味苦、辛,性温,归肾、脾经。能补肾壮阳,固精缩尿,温脾止泻。由于母病及子,肺病及肾,故在治疗肺癌的同时,当补肾固精。菟丝子补肾益精,温而不燥;补骨脂补助肾阳,且能温补中焦,纳气固阳。两者联用,可使肾精充,肾气固,故常用于肺癌肺肾两虚、以肾为主者。

第四节 清热解毒类

一、白花蛇舌草-半枝莲

白花蛇舌草微苦、甘,性寒;半枝莲辛、苦,性寒。二者皆属清热解毒类中药,具有较强解毒消肿、活血化瘀作用,故对肺癌证属热毒蕴积型最为对症。

二、重楼-鱼腥草

重楼苦,寒,归肝经;有清热解毒,消肿止痛,凉肝定惊之功。鱼腥草辛,微寒,归肺经;功善清热解毒,消痈排脓,利尿通淋,以清解肺热见长。肺癌伴咯痰量多、色黄质黏者,乃热毒之邪蕴结,临床常以二药相合,以奏清热解毒、化痰软坚之效。

三、猫爪草-山慈姑

猫爪草能化痰散结,解毒消肿;山慈姑功善清热解毒,消肿散结。两药合用,化痰散结之力更著,常用于肺癌癌肿的消除和控制;对于合并瘰疬痰核者亦可使用。

四、白花蛇舌草−土茯苓

　　白花蛇舌草味微苦、甘,性寒,入胃、大肠、小肠经。具有清热解毒,消痈活血作用。《广西中药志》载:"治小儿疳积,毒蛇咬伤,癌肿。"《泉州本草》云:"清热散瘀,消肿解毒。治肺热喘促,咳逆胸闷。"土茯苓味甘淡而性平,为利湿解毒之佳品,常用于湿热毒盛的各种肿瘤。清代何谏《生草药性备要》云:"消毒疮、疔疮。"白花蛇舌草、土茯苓两药相伍为用,既能直接抑制肺癌细胞生长,又能增强机体免疫功能,临证常用治因热毒壅盛、痰湿郁滞所致的肺癌及肺癌骨转移所引起的骨痛。

第五节　以毒攻毒类

一、全蝎−蜈蚣

　　蜈蚣味辛,性温;全蝎味辛,性平。二者均归肝经,性善走窜,通经达络,搜风通络止痛和攻毒散结力强;又同为血肉有情之品,可强壮滋补。全蝎、蜈蚣相须配伍,"走脏腑,行经络",活血化瘀,软坚散结,故善消肺癌肺络中胶着的、痰瘀的癌肿毒邪。考虑虫类药的性峻有毒,临证常以全蝎、蜈蚣各每日3g,小剂量起用;且体质虚弱者,短期间断使用。

二、全蝎−露蜂房

　　全蝎味辛,性平,有毒;其色青,归肝经。能祛风止痉,通络止痛,攻毒散结,为治风之要药。清代严洁等《得配本草》曰:"一切风木致病,耳聋掉眩,痰疟惊痫,无乎不疗。且引风药达病所,以扫其根。"露蜂房味辛,性平,有毒;归肝、胃经。攻毒杀虫,祛风止痛,攻坚破积。《神农本草经》云:"主惊痫瘛疭,寒热邪气,癫疾、肠痔。"虫蚁之品药性善走窜,攻逐脏腑间剔邪搜络,无微不入,无坚不破。东汉张仲景《伤寒杂病论》首倡虫药通络以化瘀通络,祛瘀生新。故此二药合用能解肺癌积聚之毒,使临床症状缓解,肿块软缩,并可延长患者生存期。临证常用全蝎3~6g,露蜂房12~15g。

三、生半夏−生南星

　　天南星、半夏均属天南星科植物的块茎,而具消痞化痰散结之功,均为有毒之品。但半夏善治脾胃之湿痰;南星辛散之功胜于半夏,善治经络之风痰,其散结消痞之力强。二者相配且生用,则化痰散结之力非一般药物可比,故可用于肺癌疾病的各个阶段。

第六节　利水渗湿类

一、椒目−龙葵

　　椒目味苦,性寒,归肺、肾、膀胱经;功可消饮逐水,顺气降逆。龙葵味苦,性寒,具有清热解毒、活血消肿作用。明代李时珍《本草纲目》载:龙葵能"消热散血"。明代朱橚《救荒本草》载其"敷贴肿毒金疮,拔毒"。两药均善化痰饮,合用则相辅相成,功专消饮通痹、逐饮宽胸,故常用于肺癌伴胸腔积液的治疗。

二、猪苓–茯苓

猪苓与茯苓均能利水消肿、渗湿。然猪苓利水作用强,无补益之功,而茯苓性平和,能补能利,既能渗泻水湿,又能健脾宁心。二者配伍应用,既可健脾宁心,又可增强利水渗湿之功,故对于肺癌伴胸腔积液者,常可选择应用。

三、生薏苡仁–炒薏苡仁

薏苡仁味甘、淡,性凉,归脾、胃、肺经。明代李时珍《本草纲目》云:"薏苡仁,阳明药也,能健脾益胃。虚则补其母,故肺痿、肺痈用之。筋骨之病,以治阳明为本,故拘挛筋急、风痹者用之。土能胜水除湿,故泄泻、水肿用之。"本品能升能降,升少降多。上行清肺热,使水上之源清净;下行理脾湿,渗利肠胃之湿。生品入药,能清热渗湿,利水消肿,祛湿除痹,缓和拘挛;炒用可健脾止泻。生、炒薏苡仁合用,共奏健脾补肺、渗湿利水之功,故对于肺癌合并胸腔积液者,最相适宜。

四、泽漆–石见穿

泽漆,《广雅》称猫眼草,辛、苦、微寒。利水消肿,化痰止咳,解毒杀虫。清代黄元御《长沙药解》曰:"泽漆苦寒之性,长于泄水,故能治痰饮阻络之咳。"石见穿,即为《神农本草经》所载紫参,功能活血散坚。《苏州本产药材》载其能"治噎膈,痰饮气喘"。《金匮要略·咳嗽上气病脉证并治》载泽漆汤一方,以二药相伍,共奏活血逐水消肿之功。临证以大剂泽漆为君,久煎去其毒性,再配伍石见穿,以达到利水消肿、化痰散瘀的功效。故可用于肺癌症见喘咳浮肿,小便不利,脉沉者。

第七节　化痰止咳类

一、桔梗–款冬花

桔梗升提肺气,宣肺祛痰,消痈排脓;款冬花润肺下气,化痰止咳。二药合用,一升一降,一宣一敛;桔梗开肺气之郁,款冬花降肺气之逆,二者调理气机、宽胸利膈、开降肺气、宣郁下痰、利气止咳;加之品性中和,故无论寒热、气滞郁肺、咳嗽咳痰而胸膈满闷、咳引胸胁掣痛的肺癌,皆可随证用之。

二、旋覆花–海浮石

旋覆花味苦、辛、咸,性微温,入肺、胃、大肠经,具有消痰利水、降逆止呕、通利大肠之功。海浮石又名浮海石,味咸、性寒,入肺经,寒能降火,咸能软坚。其体轻上浮,专走上焦,既能清肺化痰,又能软坚散结。二者均属体轻上浮之品,均具软坚消痰、辛开苦降之效,常用于治疗痰液胶结成块、不易咯出者。临证所见,由于肺癌热毒壅盛,灼伤津液,加之放疗伤阴,以及老年患者肺气虚弱等因素,常导致痰质黏腻不爽,胶结于气道,难于咯出;故常用此药对以稀释痰液,化浊排痰,药证合拍。

三、川贝母–桔梗

明代倪朱谟《本草汇言》云:"贝母,开郁,下气,化痰之药也,润肺消痰,止咳定喘,则虚劳火结之证,贝母专司首剂。"清代赵学敏《本草纲目拾遗》云:"解毒利痰,开宣肺气,凡肺家夹风火有痰者宜此。"桔梗味苦、辛,性平,归肺经。金代李东垣《珍珠囊药性赋》云:"疗咽喉痛,利肺气,治鼻塞。"清代黄宫绣《本草求真》云:"桔梗系开肺气之药,可谓诸药舟楫,载之上浮,能引苦泄峻下剂。"桔梗升提肺气助卫气之布化;川贝母下气化痰。此二药一宣一降,共奏宣降肺气之功。临证常用于肺癌咳嗽痰多者,既可清热化痰,又能理气止咳。

四、杏仁-浙贝母

杏仁善于宣肺止咳,降气平喘;浙贝母长于清肺化痰,止咳。杏仁以宣降肺气为主,气降则咳喘止,郁滞散,痰浊消;浙贝母以化痰为主,痰化则气顺,咳止喘宁。二药配伍为用,痰气并治,共奏宣肺降气、清热化痰止咳之功。故对于肺癌肺虚久咳或痰热壅肺者最为对症。

五、紫菀-款冬花

紫菀味甘、苦,温,归肺经;化痰止咳。款冬花味辛、温,入肺经;润肺下气,止咳化痰。两药相须配伍,能温肺化痰,痰去咳自止;蜜炙则润肺止咳效著,合用则温润不燥,宣肺祛痰而不伤正,故可用于肺癌痰浊壅盛者的治疗。

六、南沙参-北沙参

古时沙参并无南北之分,至清代赵学敏《本草纲目拾遗》、清代张璐《本草逢原》始分南北两种。北者质坚,南者质松;北者力强,南者力弱。晚清张兆嘉《本草便读》云:"清养之功,北逊于南,润降之性,南不及北。"南沙参养阴生津,润肺止咳之力弱;北沙参养阴生津,润肺止咳之力强。合而用之,对肺癌证属气阴两虚者,实可增强药效。

七、瓜蒌皮-薤白

《中药志》载瓜蒌皮"涤痰结,舒肝郁。治痰热咳嗽,胸胁作痛"。薤白辛、苦,温,归肺、心经,通阳散结,行气导滞。《金匮要略》中瓜蒌薤白白酒汤、瓜蒌薤白半夏汤,以二药配伍治疗寒痰阻滞、胸阳不振所致胸痹证。肺癌胸中气机不畅,津液输布不利,痰浊瘀毒聚于胸中,阻遏胸阳者,亦可选用。症见胸闷气急,心悸,或胸痛彻背,背痛彻心,舌质紫黯,苔薄白腻,脉弦或沉缓。

第八节　收敛止血类

一、侧柏炭-仙鹤草

侧柏叶性微寒而苦涩,既可凉血止血,又能化痰止咳,止血多炒炭用。明代贾所学《药品化义》云:"侧柏叶,味苦滋阴,带涩敛血,专清上部逆血。"仙鹤草味涩收敛而性平和,归肺、肝、脾经;具有收敛止血作用,在临床上广泛用于各种出血之证。仙鹤草与侧柏叶配伍应用,可用于治疗肺癌肺阴虚之咯血者。

二、茜草-蒲黄

茜草苦寒,凉血止血,行血祛瘀,止血不留瘀,祛瘀不伤正;蒲黄甘平,收敛止血,活血祛瘀,止血不留瘀,又能祛瘀止痛。二药伍用,共奏凉血、活血、止血之功。临床常用于治疗肺癌因血热或血热瘀滞所致的咯血者。

第九节 健脾开胃类

一、炒麦芽-炒谷芽

炒麦芽、炒谷芽功效类同,均有启脾增食、宽中消积、和胃补中之功。麦芽消食力强,谷芽和养功胜;麦芽力猛,谷芽力缓;麦芽消面食,谷芽消米食,故二者常常相须为用,治疗肺癌患者疾病过程中特别是因放化疗而引起的食欲不振。

二、焦山楂-鸡内金

焦山楂健脾开胃,消食化滞,活血化瘀;鸡内金生发胃气,健脾消食。两者合用,可使胃气生、脾气健、肝气疏、胃口开、食欲增。故对肺癌放化疗后的胃阴受损、胃气大伤者堪称实用。

第三章 中成药选

中成药是以中药材为原料,在中医药理论指导下,为了预防及治疗疾病的需要而制备的不同给药形式,也是临床使用的最终形式。药物必须以一定的剂型给予人体才能发挥疗效,一种药物可以制备成多种剂型,但剂型和给药途径不同,则可能产生不同的疗效。临床常见中成药剂型有注射剂、口服液体剂型(溶液型、混悬液、乳剂)、口服固体剂型(散剂、胶囊剂、片剂、丸剂)等。具有性质稳定、疗效确切、毒副作用相对较少和服用、携带、贮藏方便等特点。

肺癌是由正气内虚、邪毒外侵引起的一种恶性疾病;以痰浊内聚、气滞血瘀、蕴结于肺,以致肺失宣降为基本病机;以咳嗽、咯血、胸痛、发热、气急为主要临床表现。其病位在肺,是一种邪实正虚、虚实夹杂之证。故其治疗原则是扶正祛邪、标本兼治。

早在2000多年前的《黄帝内经》中,就有应用中成药治疗疾病的记载。如记载的"十三方"中,其剂型就有汤剂及丸、散、膏、丹、酒剂等;临床应用既有治疗,又有预防。汉代张仲景《伤寒杂病论》中的鳖甲煎丸、大黄䗪虫丸、桂枝茯苓丸及抵挡丸等,开创了中成药治疗肿瘤的先河。金代李东垣《东垣试效方》记载的息贲丸,专门治疗肺癌,沿用至今。后世在此基础之上,亦多有发挥,硕果累累。

近年来,随着医学科学的发展及中药制剂现代化步伐的不断推进,中成药研发方面也有了很大的进展,许多传统中药及植物药的有效成分被深度挖掘,研制出了一大批针对严重危害人类健康的恶性肿瘤的治疗药物,其中有的能够治疗多种恶性肿瘤,有的主要用于治疗肺癌,皆取得了明显的成效。兹结合临床,根据"扶正祛邪"的治疗总则,在辨证论治原则指导下,将常用治疗肺癌的中成药按照祛邪类、扶正类及祛邪扶正类分别归纳总结如下。

第一节 祛邪类

一、复方苦参注射液

【通用名称】 复方苦参注射液。

【成分】 苦参、白土苓、聚山梨酯80、氢氧化钠、醋酸。

【适应证】 清热利湿,凉血解毒,散结止痛。用于癌肿疼痛、出血。

【用法用量】 肌内注射,2~4ml/次,2次/d;或静脉滴注,20ml/次,用氯化钠注射液200ml稀释后应用,1次/d,儿童酌减,全身用药总量200ml为1个疗程,一般可连续使用2~3个疗程。

二、消癌平注射液

【通用名称】 消癌平注射液。

【成分】 通关藤。

【适应证】 清热解毒,化痰软坚。用于食管癌、胃癌、肺癌、肝癌,并可配合放疗、化疗的辅助治疗。

【用法用量】　肌内注射,2~4ml/次,1~2次/d;或遵医嘱。静脉滴注用5%或10%葡萄糖注射液稀释后滴注,20~100ml/次,1次/d;或遵医嘱。

三、榄香烯注射液

【通用名称】　榄香烯注射液。

【成分】　β、γ、σ-榄香烯混合液,辅料为大豆磷脂、胆固醇、乙醇、磷酸氢二钠、磷酸二氢钠。

【适应证】　本品合并放、化疗常规方案对肺癌、肝癌、食管癌、鼻咽癌、脑瘤、骨转移癌等恶性肿瘤可以增强疗效,降低放、化疗毒副作用。并可用于介入、腔内化疗及癌性胸腹水的治疗。

【用法用量】　静注:0.4~0.6g/次,1次/d,2~3周为1疗程。用于恶性胸腹水治疗:一般200~400mg/m²,抽胸腹水后,胸腔内或腹腔内注射,1~2次/周或遵医嘱。

四、华蟾素注射液/华蟾素胶囊

【通用名称】　华蟾素注射液。

【成分】　干蟾皮。

【适应证】　解毒,消肿,止痛。用于中、晚期肿瘤,慢性乙型肝炎等症。

【用法用量】　肌内注射,2~4ml(2/5~4/5支)/次,2次/d;静脉滴注,1次/d,10~20ml(2~4支)/次,用5%的葡萄糖注射液500ml稀释后缓缓滴注,用药7d,休息1~2d,4周为1疗程,或遵医嘱。口服,2粒/次,3~4次/d。

五、鸦胆子油乳注射液

【通用名称】　鸦胆子油乳注射液。

【成分】　精制鸦胆子油,辅料为精制磷脂、甘油、注射用水。

【适应证】　抗癌药。用于肺癌、肺癌脑转移及消化道肿瘤。

【用法用量】　静脉注射,10~30ml/次,1次/d(本品须加灭菌生理盐水250ml,稀释后立即使用)。

六、西(犀)黄丸

【通用名称】　西黄丸。

【成分】　牛黄、麝香、乳香(醋制)、没药(醋制)。

【适应证】　清热解毒,和营消肿。用于痈疽疔毒、瘰疬、流注、癌肿等。

【用法用量】　口服。1瓶(3g)/次,2次/d。

七、抗癌平丸

【通用名称】　抗癌平丸。

【成分】　珍珠菜、藤梨根、香茶菜、肿节风、蛇莓、半枝莲、兰香草、白花蛇舌草、石上柏、蟾酥。

【适应证】　清热解毒,散瘀止痛。用于热毒瘀血壅滞肠胃而致的胃癌、食管癌、贲门癌、直肠癌等消化道肿瘤。

【用法用量】　口服,0.5~1g/次,3次/d。饭后0.5h服,或遵医嘱。

八、回生口服液

【通用名称】　回生口服液。

【成分】 益母草、鳖甲、水蛭(制)、虻虫、干漆(煅)、桃仁、红花、川芎、延胡索(醋炙)、三棱(醋炙)、乳香(醋炙)、没药(醋炙)等34味。辅料为聚山梨酯80、甜蜜素。

【适应证】 消癥化瘀,用于原发性肝癌、肺癌。

【用法用量】 口服,10ml/次,3次/d;或遵医嘱。

九、斑蝥胶囊

【通用名称】 复方斑蝥胶囊。

【成分】 斑蝥、人参、黄芪、刺五加、三棱、半枝莲、莪术、山茱萸、女贞子、熊胆粉、甘草。

【适应证】 破血消瘀,攻毒蚀疮。用于原发性肝癌、肺癌、直肠癌、恶性淋巴瘤、妇科恶性肿瘤等。

【用法用量】 口服,3粒/次,2次/d。

第二节　扶正类

一、参芪扶正注射液

【通用名称】 参芪扶正注射液。

【成分】 党参、黄芪、氯化钠(注射用);辅料为焦亚硫酸钠、依地酸二钠。

【适应证】 益气扶正。用于肺脾气虚引起的神疲乏力,少气懒言,自汗,眩晕;肺癌、胃癌见上述证候者的辅助治疗。

【用法用量】 静脉滴注:250ml(1瓶)/次,1次/d,疗程21d;与化疗合用,在化疗前3d开始使用,疗程可与化疗同步结束。

二、贞芪扶正胶囊／颗粒

【通用名称】 贞芪扶正胶囊/颗粒。

【成分】 女贞子、黄芪。

【适应证】 补气养阴。用于久病虚损、气阴不足。配合手术、放射治疗、化学治疗,促进正常功能的恢复。

【用法用量】 胶囊口服,4粒/次,2次/d。颗粒口服,1袋/次,2次/d。

三、参一胶囊

【通用名称】 参一胶囊。

【成分】 人参皂苷Rg3。

【适应证】 培元固本,补益气血。与化疗配合用药,有助于提高原发性肺癌、肝癌的疗效,可改善肿瘤患者的气虚症状,提高机体免疫功能。

【用法用量】 饭前空腹口服,2粒/次,2次/d。8周为1疗程。

四、益肾颗粒／冲剂

【通用名称】 健脾益肾颗粒/冲剂。

【成分】 党参、枸杞子、女贞子、白术、菟丝子、补骨脂(盐炙)。

【适应证】 健脾益肾。用于减轻肿瘤病人术后,放、化疗副反应,提高机体免疫功能已经脾肾虚弱所引起的疾病。

【用法用量】 开水冲服,5g/次,2次/d。

五、金水宝胶囊／片

【通用名称】 金水宝胶囊/片。

【成分】 发酵虫草菌粉(Cs-4)。

【适应证】 补益肺肾,秘精益气。用于肺肾两虚,精气不足,久咳虚喘,神疲乏力,不寐健忘,腰膝酸软,月经不调,阳痿早泄;慢性支气管炎、慢性肾功能不全、高脂血症、肝硬化见上述证候者。

【用法用量】 胶囊口服,3粒/次,3次/d;用于慢性肾功能不全者,6粒/次,3次/d。片剂口服,2片/次,3次/d;或遵医嘱。

六、百令胶囊

【通用名称】 百令胶囊。

【成分】 发酵冬虫夏草菌粉。

【适应证】 补肺肾,益精气。用于肺肾两虚引起的咳嗽、气喘、咯血、腰背酸痛;慢性支气管炎的辅助治疗。

【用法用量】 口服,5~15粒/次,3次/d。慢性肾功能不全:10粒/次,3次/d;疗程8周。

七、参芪片

【通用名称】 十一味参芪片。

【成分】 人参(去芦)、黄芪、天麻、当归、熟地黄、泽泻、决明子、菟丝子、鹿角、枸杞子、细辛。

【适应证】 补气养血,健脾益肾。用于癌症应用放、化疗所致白细胞减少及因放、化疗引起的头昏、倦怠乏力、消瘦、恶心呕吐等症。

【用法用量】 口服,4片/次,3次/d。

八、黄芪注射液

【通用名称】 黄芪注射液。

【成分】 黄芪;辅料为依地酸二钠、碳酸氢钠、甘油。

【适应证】 益气养元,扶正祛邪,养心通脉,健脾利湿。用于心气虚损、血脉瘀阻之病毒性心肌炎、心功能不全及脾虚湿困之肝炎。

【用法用量】 肌内注射,2~4ml/次,1~2次/d。静脉滴注,10~20ml/次,1次/d;或遵医嘱。

九、参麦注射液

【通用名称】 参麦注射液。

【成分】 红参、麦门冬;辅料为聚山梨酯80、氯化钠。

【适应证】 益气固脱,养阴生津,生脉。用于治疗气阴两虚型之休克、冠心病、病毒性心肌炎、慢性肺心病、粒细胞减少症。能提高肿瘤病人的免疫机能。与化疗药物合用时,有一定的增效作用。并能减少化疗药物所引起的毒副反应。

【用法用量】 肌内注射:2~4ml/次,1次/d。静脉滴注:20~100ml/次(用5%葡萄糖注射液250~500ml稀释后应用)或遵医嘱,也可直接滴注。

第三节　扶正祛邪类

一、平消胶囊/片

【通用名称】　平消胶囊/片。

【成分】　郁金、仙鹤草、五灵脂、白矾、硝石、干漆(制)、枳壳(麸炒)、马钱子粉。

【适应证】　活血化瘀,止痛散结,清热解毒,扶正祛邪。对肿瘤具有一定的缓解症状、缩小瘤体、抑制肿瘤生长、提高人体免疫力以及延长患者生命的作用。

【用法用量】　胶囊口服,4~8粒/次,3次/d。片剂口服,4~8片/次,3次/d。

二、金复康口服液

【通用名称】　金复康口服液。

【成分】　黄芪、北沙参、麦门冬、女贞子(酒制)、山茱萸、绞股蓝、葫芦巴(盐炒)、石上柏、石见穿、重楼、天门冬。

【适应证】　益气养阴,清热解毒。用于原发性非小细胞肺癌气阴两虚证不适合手术、放疗、化疗的患者,或与化疗并用,有助于提高化疗效果,改善免疫功能,减轻化疗引起的白细胞下降等副作用。

【用法用量】　口服,30ml/次,3次/d,30d为1疗程,可连续使用2个疗程,或遵医嘱。

三、康艾注射液

【通用名称】　康艾注射液。

【成分】　黄芪、人参、苦参素。

【适应证】　益气扶正,增强机体免疫功能。用于原发性肝癌、肺癌、直肠癌、恶性淋巴瘤、妇科恶性肿瘤;各种原因引起的白细胞低下及减少症;慢性乙型肝炎的治疗。

【用法用量】　缓慢静脉注射或滴注,1~2次/d,40~60ml/次,用5%葡萄糖或0.9%生理盐水250~500ml稀释后使用。30d为1疗程,或遵医嘱。

四、艾迪注射液

【通用名称】　艾迪注射液。

【成分】　斑蝥、人参、黄芪、刺五加;辅料为甘油(供注射用)。

【适应证】　清热解毒,消瘀散结。用于原发性肝癌、肺癌、直肠癌、恶性淋巴瘤、妇科恶性肿瘤等。

【用法用量】　静脉滴注,成人50~100ml/次,加入0.9%氯化钠注射液或5%~10%葡萄糖注射液400~450ml中,1次/d;与放、化疗合用时,疗程与放、化疗同步;手术前后使用本品10d为1疗程;介入治疗10d为1疗程;单独使用15d为1周期,间隔3d,2周期为1疗程;晚期恶病质病人,连用30d为1疗程,或视病情而定。

五、康莱特注射液

【通用名称】　康莱特注射液。

【成分】　注射用薏苡仁油;辅料为注射用大豆磷脂、注射用甘油。

【适应证】　益气养阴,消癥散结。适用于不宜手术的气阴两虚、脾虚湿困型原发性非小细胞肺癌及原发性肝癌。配合放、化疗有一定的增效作用。对中晚期肿瘤患者具有一定的抗恶病质和止痛作用。

【用法用量】　缓慢静脉滴注,200ml/次,1次/d,21d为1疗程,间隔3~5d后可进行下一疗程。联合放、化疗时,可酌减剂量。首次使用,滴注速度应缓慢,开始10min滴速应为20滴/min,20min后可持续增加,30min后可控制在40~60滴/min。

六、益肺清化颗粒/膏

【通用名称】　益肺清化颗粒/膏。

【成分】　黄芪、党参、北沙参、麦门冬、仙鹤草、拳参、败酱草、白花蛇舌草、川贝母、紫菀、桔梗、苦杏仁、甘草。

【适应证】　益气养阴,清热解毒,化痰止咳。适用于气阴两虚、阴虚内热型晚期肺癌的辅助治疗。症见气短、乏力、咳嗽、咯血、胸痛等。

【用法用量】　口服,2袋/次,3次/d。2个月为1疗程,或遵医嘱。

七、威麦宁胶囊

【通用名称】　威麦宁胶囊。

【成分】　威麦宁。

【适应证】　活血化瘀,清热解毒,祛邪扶正。配合放、化疗治疗肿瘤有增效、减毒作用;单独使用可用于不适宜放、化疗的肺癌的治疗。

【用法用量】　饭后口服,6~8粒/次,3次/d,或遵医嘱。

八、复方斑蝥胶囊

【通用名称】　复方斑蝥胶囊。

【成分】　斑蝥、人参、黄芪、刺五加、三棱、半枝莲、莪术、山茱萸、女贞子、熊胆粉、甘草。

【适应证】　破血消瘀,攻毒蚀疮。用于原发性肝癌、肺癌、直肠癌、恶性淋巴瘤、妇科恶性肿瘤等。

【用法用量】　口服,3粒/次,2次/d。

九、参莲胶囊

【通用名称】　参莲胶囊。

【成分】　苦参、山豆根、半枝莲、防己、三棱、莪术、丹参、补骨脂、苦杏仁、乌梅、白扁豆。

【适应证】　清热解毒,活血化瘀,软坚散结。用于由气血瘀滞、热毒内阻而致的中晚期肺癌、胃癌患者。

【用法用量】　口服,6粒/次,3次/d。

十、紫龙金片

【通用名称】　紫龙金片。

【成分】　黄芪、当归、白英、龙葵、丹参、半枝莲、蛇莓、郁金。

【适应证】　益气养血,清热解毒,理气化瘀。本品为肺癌气血两虚兼瘀热证患者化疗的辅助用药,具有一定的改善临床症状、改善体力状况的作用,对免疫指标NK细胞、CD4细胞等有改善作用,可减少化疗所致的外周血象降低等。

【用法用量】　口服,4片/次,3次/d,与化疗同时使用。每4周为1周期,2个周期为1疗程。

十一、博尔宁胶囊

【通用名称】　博尔宁胶囊。

【成分】　炙黄芪、女贞子(酒制)、光慈姑、马齿苋、重楼、龙葵、紫苏子(炒)、鸡内金(炒)、大黄、冰片、僵蚕(炒)。

【适应证】　扶正祛邪,益气活血,软坚散结,消肿止痛。本品为癌症辅助治疗药物,可配合化疗使用,有一定减毒、增效作用。

【用法用量】　口服,3次/d,4粒/次,或遵医嘱。

十二、槐耳颗粒

【通用名称】　槐耳颗粒。

【成分】　槐耳菌质。

【适应证】　扶正固本,活血消癥。适用于正气虚弱、瘀血阻滞、原发性肝癌不宜手术和化疗者辅助治疗用药,有改善肝区疼痛、腹胀、乏力等症状的作用。在标准的化学药品抗癌治疗基础上,可用于肺癌、胃肠癌和乳腺癌所致的神疲乏力、少气懒言、脘腹疼痛或胀闷、纳谷少馨、大便干结或溏泄,或气促、咳嗽、多痰、面色㿠白、胸痛、痰中带血、胸胁不适等症,改善患者生活质量。

【用法用量】　口服,20g/次,3次/d。1个月为1个疗程,或遵医嘱。肺癌、胃肠癌和乳腺癌的辅助治疗6周为1个疗程。

十三、生血丸

【通用名称】　生血丸。

【成分】　鹿茸、黄柏、山药、炒白术、桑枝、炒白扁豆、稻芽、紫河车。

【适应证】　补肾健脾,填精养血。用于脾肾虚弱所致的面黄肌瘦、体倦乏力、眩晕、食少、便溏;放、化疗后全血细胞减少及再生障碍性贫血见上述症候者。

【用法用量】　口服,5g/次,3次/d;小儿酌减。

十四、养阴清肺丸

【通用名称】　养阴清肺丸。

【成分】　生地黄、麦门冬、玄参、川贝母、白芍、牡丹皮、薄荷、甘草;辅料为赋形剂蜂蜜。

【适应证】　养阴润燥,清肺利咽。用于阴虚肺燥,咽喉干痛,干咳少痰。

【用法用量】　口服,1丸/次,2次/d。

十五、肺宁片

【通用名称】　肺宁片。

【成分】　返魂草。

【适应证】　清热祛痰,镇咳平喘。用于肺内感染、慢性支气管炎、喘息性支气管炎、急性呼吸道感染等。

【用法用量】　口服,5片/次,3次/d。

十六、肺泰胶囊

【通用名称】 肺泰胶囊。

【成分】 苦荬菜、黄芩、北沙参、瓜蒌皮、太子参、百部、枇杷叶、川贝母、白及。

【适应证】 清热化痰,润肺杀虫。与抗结核化学药品联合使用,用于浸润型肺结核病属痰热兼阴虚症。症见发热,或咯血,咳嗽,或痰中带血、乏力、纳差、颧红、盗汗等。有加快病灶吸收和症状缓解的作用。

【用法用量】 口服,5粒/次,3次/d,初治者6个月为1疗程;复治者8个月为1疗程。

第四篇　预防控制

　　人民健康是民族昌盛和国家富强的重要标志。在我国,随着工业化、城镇化、人口老龄化发展及生态环境、生活行为方式变化,慢性非传染性疾病已成为居民的主要死亡原因和疾病负担。心脑血管疾病、癌症、慢性呼吸系统疾病、糖尿病等慢性病导致的负担占总疾病负担的70%以上,成为制约健康预期寿命提高的重要因素。党的十九大做出了实现健康中国战略的重大决策部署,充分体现了对维护人民健康的坚定决心。为积极应对当前突出健康问题,必须关口前移,争取有效干预措施,努力使群众不生病、少生病,提高生活质量,延长健康寿命。这是以较低成本取得较高健康绩效的有效策略,是解决当前健康问题的现实途径,是落实健康中国战略的重要举措。

　　肺癌作为危害人类健康最大的慢性病之一,在全球范围内,其发病率、死亡率都极高且呈上升趋势。由于其病因至今未完全明确,目前尚无有效的预防方法。祖国医学历来特别重视疾病预防和养生保健。《素问·四气调神大论》云:"圣人不治已病治未病。"这种"治未病"的预防思想包含"未病先防"及"已病防变",是指在中医辨证论治的原则指导下,进行审机、求因、因地、因时和防止疾病传变的预防思想进行辨证用药、辨证饮食、辨证施术和辨证防病,故对于肺癌的防治具有十分重要的意义。

　　本章内容将分发病现状、治疗未病及体质辨识三部分分别进行论述。

第一章　发病现状

疾病预防是指防止疾病在人群中发生。疾病控制是指降低疾病的发病率和(或)现患率。预防控制疾病首先应该从了解疾病开始。人的一生中难免遇到这样那样的疾病,而且得病的时候会很焦虑,很着急。但疾病一定会有一个发展过程,如果能正确地认识疾病,合理地应用药物,改变不良的生活习惯,积极预防疾病的发生,这样才能享受到健康人生。亦如清代医家徐灵胎《医学传心录》所云:"欲治疾者,必先识疾之名,一疾必有主方,一疾必有主药。"要正确认识疾病,就必须准确地了解其发病率及死亡率;只有掌握了这些精准的数据,才能制定出有效的防控计划及措施,肺癌疾病也不例外。鉴于此,我们开展了肺癌最新的发病及死亡情况调查研究工作,现总结如下。

第一节　全球现状

一、全球肺癌的发病情况

根据国际癌症研究机构(International Agency for Research on Cancer,IARC)/国际癌症登记协会(International Association for Cryptologic Research,IACR)发布的全球癌症数据库(GLOBOCAN 2018),选取包括了全球 2018 年 185 个国家分性别的肺癌发病和死亡估计数据显示,肺癌仍然是全球发病第一的癌种,见图 4-1-1、2。2018 年全球肺癌新发病例 209 万,粗发病率 27/10 万,世标率 22.5/10 万。其中男性新发病例 137 万,粗发病率 35.5/10 万,世标率 31.5/10 万;女性新发病例 73 万,粗发病率 19.2/10 万,世标率 14.6/10 万。南美洲的肺癌发病率最高,世标率为 34.5/10 万;其次为欧洲,29.8/10 万;大洋洲 24.8/10 万;亚洲 22.7/10 万;拉丁美洲及加比勒地区 11.8/10 万;而非洲的肺癌发病率最低,仅为 5.5/10 万。见表 4-1-1。

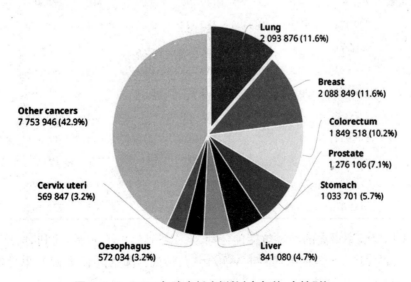

图 4-1-1　2018 年肺癌新病例数(全年龄,全性别)

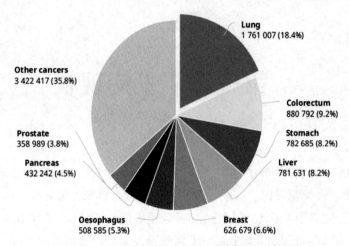

图4-1-2 2018年肺癌死亡例数(全年龄,全性别)

表4-1-1 世界肺癌预测发病率(2018)

		总体			男性			女性		
		人数	粗发病率(1/10⁵)	世标发病率(1/10⁵)	人数	粗发病率(1/10⁵)	世标发病率(1/10⁵)	人数	粗发病率(1/10⁵)	世标发病率(1/10⁵)
大洲	亚洲	39 353	3.1	5.5	28 310	4.4	8.5	11 043	1.7	2.8
	非洲	1 225 029	27	22.7	833 461	35.9	32.3	391 568	17.6	13.9
	欧洲	470 039	63.2	29.8	311 843	86.7	44.3	158 196	41.2	18.3
	拉丁美洲和加勒比海	89 772	13.8	11.8	51 757	16.1	15.1	38 015	11.5	9.2
	北美洲	252 746	69.5	34.5	133 950	74.3	39.1	118 796	64.7	30.7
	大洋洲	169 37	41	24.8	9203	44.6	27.9	7734	37.5	22.2
人类发展指数	极高发展指数	884 313	63.7	30.0	545 020	79.5	40.4	339 293	48.3	21.4
	中等发展指数	151 159	7.9	9.1	105 841	11	13.4	45 318	4.8	5.1
	低等发展指数	15 006	1.5	3.0	9024	1.8	3.9	5982	1.2	2.2
	高等发展指数	200 306	39.6	28.2	140 797	52.9	40	59 509	26	17.4
收入水平	高收入	799 421	65.7	30.4	480 822	79.3	39.1	318 599	52.2	23.1
	低收入	28 250	3.8	7.2	15 563	4.2	8.7	12 687	3.4	5.9
	中低收入	217 661	7.2	8.5	159 031	10.4	12.9	58 630	4	4.3
	中上收入	1 032 425	39.3	28.2	703 317	53.1	40.7	329 108	25.3	16.9
国家	美国	227 356	69.6	35.1	121 408	75	40.1	105 948	64.2	30.8
	日本	118 971	93.5	27.5	79 431	127.9	41.4	39 540	60.7	15.6
	印度	67 795	5	5.4	48 698	6.9	7.8	19 097	2.9	3
	中国	774 323	54.4	35.1	518 547	70.8	47.8	255 776	37.1	22.8
	全球	2 093 876	27.4	22.5	1 368 524	35.5	31.5	725 352	19.2	14.6

　　全球肺癌世标发病率最高的国家包括匈牙利、塞尔维亚、法国、希腊、比利时、丹麦、波兰、朝鲜、萨摩亚、中国、美国等,其世标发病率均高于35.0/10万;最低的国家包括科摩罗、尼日尔、坦桑尼亚、贝宁等非洲国家,其世标发病率低于1.0/10万。

人类发展指数(human development index,HDI)是用于衡量各国人类发展三大维度取得成就的一项综合指标,包括健康长寿、受教育水平及体面的生活水平。国际癌症研究机构在 GLOBOCAN 2012 和 2018 的报告中,均增加了新的国际区域划分,即按照 HDI 分为极高、高、中、低 4 个水平。从 GLOBOCAN 2018 的数据可以看出,不同的 HDI 水平肺癌的发病率不同,高 HDI 水平地区肺癌的发病率相对较高,而低 HDI 水平地区肺癌的发病率较低。同样,将全球地区按收入水平划分为四个组别:高收入、中等偏上收入、中等偏下收入以及低收入,可以看出社会经济水平与肺癌发病率呈正比,收入水平越高的地区肺癌的发病率相对较高,而社会经济水平越低的地区则发病率相对较低。见表 4-1-1,图 4-1-1。

二、全球肺癌死亡情况

2018 年,全球肺癌死亡病例 176 万,占所有癌种死亡病例第一位,见表 4-1-2。其中粗死亡率 23.1/10 万,世标死亡率 18.6/10 万。男性死亡病例 118 万,其中粗死亡率 30.8/10 万,世标死亡率 27.1/10 万;女性死亡病例 58 万,其中粗死亡率 15.2/10 万,世标死亡率 11.2/10 万。从几大洲的肺癌死亡情况看,欧洲的肺癌死亡率最高,世标死亡率为 23.5/10 万;其次为南美洲 22.3/10 万,亚洲 19.6/10 万,大洋洲 16.9/10 万,拉丁美洲及加比勒地区 10.6/10 万;非洲的肺癌死亡率也是最低,仅为 5.3/10 万。见表 4-1-2,图 4-1-2。

表 4-1-2　世界肺癌预测死亡率(2018)

		总体						女性		
		人数	粗发病率 $(1/10^5)$	世标发病率 $(1/10^5)$	人数	粗发病率 $(1/10^5)$	世标发病率 $(1/10^5)$	人数	粗发病率 $(1/10^5)$	世标发病率 $(1/0^5)$
大洲	亚洲	37 748	2.9	5.3	27 531	4.3	8.3	10 217	1.6	2.6
	非洲	1 068 862	23.5	19.6	743 253	32	28.7	325 609	14.7	11.3
	欧洲	387 913	52.2	23.5	267 316	74.3	36.8	120 597	31.4	13
	拉丁美洲和加勒比海	81 384	12.5	10.6	48 058	14.9	13.9	33 326	10.1	8
	北美洲	173 278	47.6	22.3	91 957	51	25.8	81 321	44.3	19.4
	大洋洲	11 822	28.7	16.9	6832	33.1	20.4	4990	24.2	13.7
人类发展指数	极高发展指数	671 628	48.4	21.5	430 958	62.8	30.8	240 670	34.3	14
	中等发展指数	138 198	7.3	8.4	97 492	10.2	12.4	40 706	4.3	4.7
	低等发展指数	14 526	1.4	3.0	8854	1.7	3.9	5672	1.1	2.1
	高等发展指数	181 819	35.5	25	129 632	48.3	36.4	52 187	22.3	14.6
收入水平	高收入	597 985	49.1	21.3	372 770	61.5	29	225 215	36.9	15
	低收入	26 591	3.5	6.8	14 541	3.9	8.2	12 050	3.2	5.6
	中低收入	199 796	6.6	7.8	146 959	9.6	12	52 837	3.6	3.9
	中上收入	924 483	35.2	24.9	642 604	48.5	37.1	281 879	21.7	14.1
国家	美国	152 423	46.6	22.1	81 307	50.3	25.9	71 116	43.1	19
	日本	81 820	64.3	16.2	57 320	92.3	26.5	24 500	37.6	7.8
	印度	63 475	4.7	5	45 363	6.5	7.3	18 112	2.8	2.8
	中国	690 567	48.5	30.9	472 142	64.4	43.4	218 425	31.6	19
	全球	1 761 007	23.1	18.6	1 184 947	30.8	27.1	576 060	15.2	11.2

综上所述,全球肺癌世标死亡率最高的国家包括了匈牙利、塞尔维亚、波兰、朝鲜、法国、希腊、中国、克罗地亚等,其世标发病率均高于30.0/10万;最低的国家包括科摩罗、尼日尔、坦桑尼亚、贝宁等非洲国家,其世标死亡率低于1.0/10万。

第二节　中国现状

一、中国肺癌发病情况

2015年肺癌新发病例数为189 052例(男性125 475例,女性63 577例),位居恶性肿瘤发病首位。发病率、中标率和世标率分别为58.91/10万、35.57/10万和35.54/10万,0~74岁患者的累积发病率为4.34%。城市地区肺癌新发病例约为96 292例(男性62 816例,女性30 101例),位居城市地区恶性肿瘤发病首位。发病率、中标率和世标率分别为62.48/10万、35.76/10万和34.76/10万,0~74岁患者的累积发病率为4.34%。农村地区肺癌新发病例为92 760例(男性62 659例,女性30 101例),位居农村地区恶性肿瘤发病首位。发病率、中标率和世标率分别为55.61/10万、35.33/10万和35.26/10万,0~74岁患者的累积发病率为4.34%。城市地区发病率略高于农村地区。经年龄调整后,农村地区略高于城市地区。男性肺癌发病率、中标率、世标率均明显高于女性,见表4-1-3。

表4-1-3　中国登记区肺癌发病率(2015)

地区	性别	发病例数	粗发病率 (1/10^5)	构成比	中标率 (1/10^5)	世标率 (1/10^5)	累积率 (0~74岁) (%)	顺位
城市	男性	62 816	81.12	24.39	48.01	48.27	5.94	1
	女性	33 476	43.65	15.14	24.19	23.92	2.79	2
	总体	96 292	62.48	20.48	35.76	35.76	4.34	1
乡村	男性	62 659	73.44	24.39	48.01	48.62	5.94	1
	女性	30 101	36.95	15.14	24.39	22.31	2.79	1
	总体	92 760	55.61	20.12	35.33	35.26	4.34	1
总体	男性	125 475	77.09	24.59	48.32	48.49	5.99	1
	女性	63 577	40.20	15.40	23.36	23.13	2.71	2
	总体	189 052	58.91	20.48	35.57	35.54	4.34	1

肺癌发病率随着年龄的增长而逐渐升高,在35岁之前处于较低水平,之后快速升高,于80~84岁年龄组达到高峰,除<25岁年龄组发病率略有波动外,男性发病率明显高于女性。城乡发病率随年龄变化趋势与全国相似,均于35岁之后快速升高,于80~84岁年龄组达到高峰。70岁以前农村地区肺癌发病率普遍高于城市地区,70岁以后城市地区高于农村地区。

二、中国肺癌死亡情况

近年来,中国肺癌发病率和死亡率大致呈现上升趋势,给肺癌患者、家庭及整个社会带来严重负担。据GBD官网公布的数据显示,2013~2017年我国肺癌实际监测到的发病率分别为46.68/10万、50.35/10万、54.45/10万、57.10/10万、57.57/10万;死亡率分别为41.49/10万、44.04/10万、47.01/10万、48.82/10万、49.02/10万。

根据《中国死因监测数据集(2016)》,中国2016年肺癌死亡粗率为44.92/10万;根据2010年人口普查的结果得到的变化率为36.54/10万。其中男性粗死亡率为61.61/10万,标化率为52.90/10万

（2010）；女性罹患肺癌的粗死亡率为27.61/10万，标化率为21.11/10万（2010）；城市的肺癌粗死亡率为47.95/10万，标化率为39.67/10万（2010）；乡村的粗死亡率为43.40/10万，标化率为35.11/10万（2010）。中国45岁以后因肺癌死亡的人数剧增，其中男性中因肺癌死亡的死亡率是女性的2~4倍，且随着年龄的增加，男性和女性之间因罹患肺癌导致的差距逐渐增大。55岁之前农村肺癌患者因肺癌死亡的粗死亡率要高于城市，但在55岁之后则是城市的肺癌患者粗死亡率高于农村的。我国东部肺癌的粗死亡率最高（51.76/10万），西部最低（36.31/10万），中部粗死亡率为43.83/10万。在我国，不论分地区、分性别还是分城乡，肺癌均居死因顺位第一。见表4-1-4。

表4-1-4　全国监测地区分性别、年龄别、地域肺癌粗死亡率

年龄	肺癌死亡人数		肺癌粗死亡率(1/10⁵)		肺癌死亡率(1/10⁵)	
	男性	女性	男性	女性	城市	乡村
0	0	2	0.00	0.15	0.00	0.09
1	1	2	0.02	0.04	0.00	0.03
5	1	1	0.01	0.01	0.02	0.01
10	5	0	0.08	0.00	0.03	0.05
15	10	8	0.13	0.11	0.15	0.10
20	34	18	0.28	0.15	0.09	0.29
25	93	46	0.97	0.48	0.49	0.86
30	179	96	2.22	1.22	1.50	1.86
35	398	235	3.92	2.39	2.57	3.51
40	1079	631	9.18	5.52	6.55	7.78
45	2657	1277	19.83	9.58	12.61	15.84
50	5446	2161	65.66	27.56	44.42	48.54
55	7484	2408	81.16	26.53	55.15	53.47
60	12 736	4507	180.61	66.04	139.64	117.23
65	13 617	4918	265.57	95.74	194.08	174.54
70	13 023	4959	339.87	125.87	236.74	228.72
75	12 236	5770	415.49	174.69	306.74	278.60
80+	14 040	8851	1 175.07	539.76	468.93	320.26
All age	83 039	35 890	50.80	21.12	47.95	43.40

三、中国肺癌的疾病负担

20世纪90年代，世界银行与哈佛大学、世界公共卫生组织共同认为DALY是目前公认的、最具代表性的GBD指标，该指标构成主要分两部分，第一是早死造成健康生命年的损失（YLL，Years of Life Lose），第二是因伤残造成健康生命年的损失（YLD，Years of Life Lived with Disability）。本文旨在用传统指标DALY、YLL、YLD等指标来描述我国疾病负担现况。

随着我国肺癌的发病率、死亡率的上升，其导致的疾病负担也是相当严峻，目前，肺癌仍然是我国最常见的恶性肿瘤，近几年其死因顺位均居第一。根据GBD官网公布的数据显示，自1990年，我国肺癌的DALYs从530.38DALYs年/10万人上升到2017年1 079.87DALYs年/10万人，大约增长了1倍，相较于全球公布的数据，我们国家目前肺癌造成的疾病负担是东亚的1.23倍，是中欧、东欧以及亚洲中部的1.20倍，是拉丁美洲、北非以及中东的4.32倍。来自2013年全球疾病负担研究的结果表明，我国肺癌的疾病负担分布呈现了东中部地区其标化死亡率和DALY标化率相对高于西部地

区的特征,从区域分布来看,东北、华北地区,西南的四川、重庆等地区2013年肺癌的标化死亡率、DA-LY标化率明显高于其他地区,西部地区相对较低;其中标化死亡率辽宁省最高(56.40/10万),西藏自治区最低(5.88/10万);DALY标化率辽宁省最高(1 058.50/10万),西藏自治区最低(126.20/10万)。

　　我国肺癌的发病率、死亡率、YLDs、DALYs自2011年起,逐渐呈现上升趋势,而且由下列图4-1-3~6可看出2014、2015年的曲线变陡峭,说明发病率、死亡率、YLDs、DALYs加快,这可能与我国医疗技术进步,人群就诊观念改变以及国家医保政策扶持导致肺癌的检出率增加以及肺癌患者的易感人群就诊率增加有关。反观全球肺癌发病率在2011~2015年基本保持在较平稳的水平,而且就全球肺癌发病率与我国肺癌发病率相比,其基数较我国低。

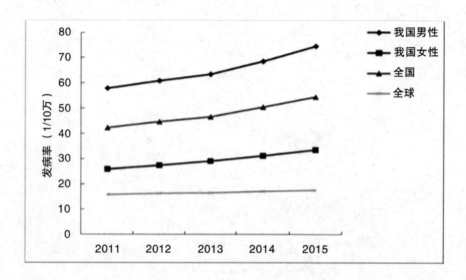

图4-1-3　2011~2015年肺癌发病率的变化趋势图

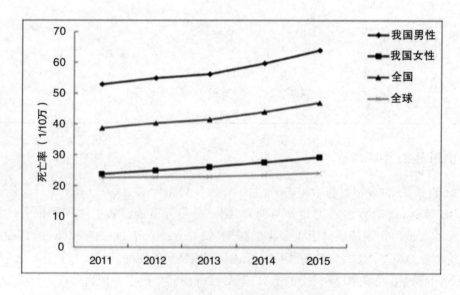

图4-1-4　2011~2015年肺癌死亡率的变化趋势图

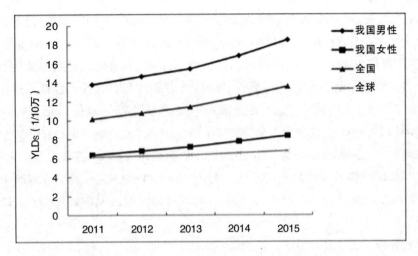

图4-1-5　2011~2015年肺癌YLDs的变化趋势图

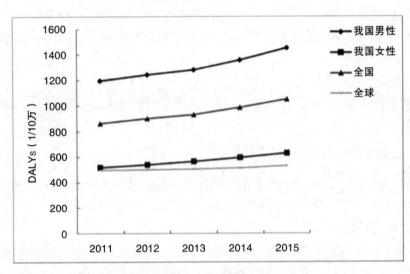

图4-1-6　2011~2015年肺癌DALYs的变化趋势图

第三节　甘肃现状

一、资料与方法

（一）资料来源

本部分数据资料均来源于甘肃省肿瘤登记中心2016年上报的肿瘤登记资料。2016年甘肃省7个肿瘤登记处上报了2013年肿瘤登记资料,登记地区覆盖人口2 991 083人(男性1 541 284人,女性1 449 799人),男女性比例为1.06∶1。其中城市地区为2 180 906人(男性1 124 166人,女性1 056 740人),占登记人口的72.91%;农村地区为810 177人(男性417 118人,女性393 059人),占27.09%。报告恶性肿瘤新发病例数7788例(男性4552例,女性3236例),恶性肿瘤死亡病例4898例(男性3055例,女性1843例)。

（二）质量评价

甘肃省肿瘤登记中心根据《中国肿瘤登记工作指导手册》,并参照《五大洲癌症发病率(Cancer

Incidence in Five Continents)第Ⅸ卷》和国际癌症研究中心(IARC)/国际癌症登记协会(IACR)对登记质量的有关要求,使用数据库软件 MSFoxPro、MS-Excel、SAS 以及 IARC/IACR 的 IARCcrgTools 软件,对数据进行审核与评价。通过病理学诊断比例(MV%)、只有死亡证明书比例(DCO%)、死亡/发病比(M/I)等主要指标,评价资料的可靠性、完整性、有效性和时效性。数据入选标准按照项目方案要求,分为 A、B 级和 D 级,其中,A 级、B 级纳入年报,D 级拒绝。具体包括 MV%在 66%~85%,0< DCO%<10%,M/I 在 0.6~0.8 的数据为 A 类,MV%在 55%~95%,DCO%<20%,M/I 在 0.55~0.85 为 B 类。

　　2013 年甘肃省 7 个肿瘤登记处提交的数据中,3 个达到 A 级标准,占登记处的 42.9%,4 个达到 B 级标准,占 57.1%。2013 年甘肃省登记覆盖地区 MV%为 68.44%,DCO%为 0.75%,M/I 为 0.62;城市登记地区 MV%为 69.73%,DCO%为 0.23%,M/I 为 0.64;农村登记地区 MV%为 64.66%,DCO%为 2.25%,M/I 为 0.56。

（三）统计指标

　　对符合标准的数据进行合并汇总分析,并按地级以上城市和县(县级市)划分城市和农村,分别计算地区别、性别、年龄别发病(死亡)率、标化发病(死亡)率、构成比、累积发病(死亡)率,中国人口标化率采用 2000 年全国普查标准人口年龄构成(简称中标率),世界人口标化率采用 Segi's 世界标准人口年龄构成(简称世标率)。

1.年平均人口数

　　年均人口数是计算发病(死亡)率指标的分母,常用年初和年末人口数的算术平均数作为年平均人口数的近似值。

$$年均人口数 = \frac{年初（上年末）人口数 + 年末人口数}{2}$$

　　如果人口数变化均匀,年中人口数(7 月 1 日零时人口数)等于年平均人口数,可以用年中人口数代替年平均人口数。

2.性别、年龄别人口数

　　性别、年龄别人口数是指按男、女性别和不同年龄分组的人口数。性别年龄的分组,除 0 岁组、1~4 岁组及 85 岁及以上年龄组外,常用 5 岁一个年龄组分组。常用的 19 个年龄分组分别为:不满 1 岁、1~4 岁、5~9 岁、10~14 岁、…、75~79 岁、80~84 岁、85 岁及以上。

3.发病(死亡)率

　　发病(死亡)率又称为粗发病(死亡)率,是人口发病(死亡)情况的基本指标,反映了人群的疾病发病(死亡)水平。发病(死亡)率是一定期间内,某人群发生某疾病新病例(死亡)的频率,通常以 10 万分率表示,整数后保留小数点两位,计算公式为:

$$恶性肿瘤发病（死亡）率 = \frac{某年某地恶性肿瘤新病例（死亡）数}{某年某地年平均人口数} \times 100\,000（1/10万）$$

4.性别、年龄别发病(死亡)率

　　人口的性别年龄结构是影响癌症发病(死亡)水平的重要因素,性别、年龄别发病(死亡)率是统计研究的重要指标,计算公式如下:

$$某年龄组发病（死亡）率 = \frac{某年龄组发病（死亡）人数}{同年龄组人口数} \times 100\,000（1/10万）$$

5.年龄调整率(标准化率)

　　由于年龄因素影响癌症的发病率与死亡率,因此,在分析比较不同地区的发病(死亡)率或同一地区人群不同时期的发病(死亡)水平时,为消除人口年龄结构对发病(死亡)水平的影响,需要计算年龄标准化发病(死亡)率,即指按照某一标准人口的年龄结构所计算的发病(死亡)率。中国标准人口是2000年全国第五次人口普查的人口年龄构成,世界标准人口采用Segi's标准人口构成。

年龄标化发病(死亡)率的计算(直接法):

(1)计算年龄组发病(死亡)率。

(2)以各年龄组发病(死亡)率乘以相应的标准人口年龄构成百分比,得到相应的理论发病(死亡)率。

(3)将各年龄组的理论发病(死亡)率相加之和,即是年龄标化发病(死亡)率。

$$标准化发病（死亡）率=\frac{\sum 标准人口年龄构成×年龄别发病（死亡）率}{\sum 标准人口年龄构成}$$

6.分类构成

各类癌症发病(死亡)构成百分比可以反映各类癌症对居民健康危害的情况。癌症发病(死亡)分类构成百分比的计算公式如下:

$$某癌症构成=\frac{某癌症发病（死亡）人数}{总发病（死亡）人数}×100\%$$

7.累计发病(死亡)率

累计发病(死亡)率是指某病在某一年龄阶段内的按年龄(岁)的发病(死亡)率进行累积的总指标。累计发病(死亡)率消除了年龄构成不同的影响,故不需要标准化便可以于不同地区直接进行比较。癌症一般是计算0~74岁的累积发病(死亡)率。

$$累积发病（死亡）率=\left\{\sum [年龄组发病（死亡）率×年龄组距]\right\}×100\%$$

二、结果

(一)甘肃省肿瘤登记地区恶性肿瘤发病与死亡情况

2013年甘肃省肿瘤登记地区恶性肿瘤发病数7788例(男性4552例,女性3236例);城市地区新发病例数为6009例,占新发病例数的77.16%;农村地区为1779例,占新发病例数的22.84%。2013年甘肃省恶性肿瘤发病率232.18/10万(男性263.45/10万,女性198.97/10万),中标率为188.32/10万,世标率为188.36/10万,累积率(0~74岁)为23.04%。其中城市地区恶性肿瘤发病率为275.53/10万(男性320.24/10万,女性227.97/10万),中标率为217.31/10万,世标率为217.78/10万,累积率(0~74岁)为26.85%;农村地区发病率为219.58/10万(男性228.23/10万,女性210.40/10万),中标率为194.37/10万,世标率为191.82/10万,累积率(0~74岁)为23.01%。城市与农村相比,发病率、中标发病率、世标发病率、累积发病率均高于农村。见表4-1-5。

表4-1-5 甘肃省肿瘤登记地区恶性肿瘤发病情况(2013)

地域	性别	发病例数	粗发病率 (1/10⁵)	中标率 (1/10⁵)	世标率 (1/10⁵)	累积发病率 (0~74岁)(%)
总体	总体	7788	232.18	188.32	188.36	23.04
	男性	4552	263.45	219.73	223.10	28.11
	女性	3236	198.97	157.49	154.08	17.97
城市	总体	6009	275.53	217.30	217.78	26.85
	男性	3600	320.24	256.78	260.83	33.11
	女性	2387	227.97	176.59	173.26	20.38
乡村	总体	1779	219.58	194.37	191.82	23.01
	男性	952	228.23	216.01	215.93	26.52
	女性	827	210.40	177.63	172.33	19.91

2013年甘肃省肿瘤登记地区恶性肿瘤死亡数4898例(男性3055例,女性1843例)。其中城市地区的死亡病例数3875例,占79.11%;农村地区1023例,占20.89%。2013年甘肃省恶性肿瘤死亡率为144.47/10万(男性175.06/10万,女性111.97/10万),中标率为122.30/10万,世标率为119.17/10万,累积率(0~74岁)为14.30%。其中城市地区死亡率为177.68/10万(男性216.61/10万,女性136.27/10万),中标率为148.74/10万,世标率为143.63/10万,累积率(0~74岁)为17.08%;农村地区死亡率为126.27/10万(男性148.64/10万,女性102.53/10万),中标率为113.85/10万,世标率为113.23/10万,累积率(0~74岁)为13.92%。城市地区与农村地区相比,城市地区死亡率、中标率、世界标化率和累积率均高于农村。见表4-1-6。

表4-1-6　甘肃省肿瘤登记地区恶性肿瘤死亡情况(2013)

地域	性别	死亡例数	粗死亡率 (1/10⁵)	中标率 (1/10⁵)	世标率 (1/10⁵)	累积死亡率 (0~74岁)(%)
总体	总体	4898	144.47	122.30	119.17	14.30
	男性	3055	175.06	150.35	149.87	18.42
	女性	1843	111.97	94.95	88.96	10.20
城市	总体	3875	177.68	148.74	143.63	17.08
	男性	2435	216.61	179.97	178.34	21.90
	女性	1440	136.27	116.91	107.97	12.10
乡村	总体	1023	126.27	113.85	113.23	13.92
	男性	620	148.64	143.71	144.13	17.67
	女性	403	102.53	87.27	85.34	10.41

(二)甘肃省肿瘤登记地区肺癌发病情况

2013年甘肃省肿瘤登记地区肺癌发病数894例(男性601例,女性293例),城市地区新发病例数为623例,占新发病例数的69.69%;农村地区为271例,占新发病例数的30.31%。

2013年甘肃省肺癌发病率29.89/10万,占全部恶性肿瘤发病的11.51%,居全部恶性肿瘤发病顺位第2位,中标率为24.22/10万,世标率为24.26/10万,累积率(0~74岁)为3.16%。其中男性发病率38.99/10万,占全部恶性肿瘤发病的13.22%,居全部恶性肿瘤发病顺位第2位,中标率为32.68/10万,世标率为32.94/10万,累积率(0~74岁)为4.36%;女性发病率20.21/10万,占全部恶性肿瘤发病的9.09%,居全部恶性肿瘤发病顺位第4位,中标率为15.79/10万,世标率为15.60/10万,累积率(0~74岁)为1.96%。男性发病率高于女性,男性中标率为女性的2.07倍。

城市地区肺癌发病率为28.57/10万(男性37.54/10万,女性19.02/10万),占全部恶性肿瘤发病的10.38%,居全部恶性肿瘤发病顺位第3位,中标率为22.44/10万,世标率为22.49/10万,累积率(0~74岁)为2.94%。农村地区发病率为33.45/10万(男性42.91/10万,女性23.41/10万),占全部恶性肿瘤发病的15.31%,居全部恶性肿瘤发病顺位第2位,中标率为30.20/10万,世标率为30.10/10万,累积率(0~74岁)为3.95%。城市与农村相比,发病率、中标发病率、世标发病率、累积发病率均低于农村。见表4-1-7。

表4-1-7　甘肃省肿瘤登记地区肺癌发病情况（2013）

地域	性别	例数	粗率 (1/10⁵)	构成比 (%)	中标率 (1/10⁵)	世标率 (1/10⁵)	累积率 (0~74岁)(%)	顺位
总体	总体	894	29.89	11.51	24.22	24.26	3.16	2
	男性	601	38.99	13.22	32.68	32.94	4.36	2
	女性	293	20.21	9.09	15.79	15.60	1.96	4
城市	总体	623	28.57	10.38	22.44	22.49	2.94	3
	男性	422	37.54	11.74	30.28	30.49	4.03	3
	女性	201	19.02	8.36	14.41	14.28	1.81	4
乡村	总体	271	33.45	15.31	30.20	30.10	3.95	2
	男性	179	42.91	18.82	41.43	41.71	5.61	2
	女性	92	23.41	11.23	19.92	19.47	2.41	4

（三）甘肃省肿瘤登记地区肺癌死亡情况

2013年甘肃省肿瘤登记地区肺癌死亡数721例（男性489例，女性232例），城市地区死亡例数为536例，占死亡例数的74.34%，农村地区为185例，占死亡例数的25.66%。

2013年甘肃省肺癌死亡率24.10/10万，占全部恶性肿瘤死亡的14.72%，居全部恶性肿瘤死亡顺位第2位，中标率为19.98/10万，世标率为19.83/10万，累积率（0~74岁）为2.47%。其中男性死亡率31.73/10万，占全部恶性肿瘤死亡的16.01%，居全部恶性肿瘤死亡顺位第2位，中标率为27.03/10万，世标率为27.05/10万，累积率（0~74岁）为3.40%；女性死亡率16.00/10万，占全部恶性肿瘤的12.59%，居全部恶性肿瘤死亡顺位第2位，中标率为12.98/10万，世标率为12.66/10万，累积率（0~74岁）为1.52%。男性死亡率高于女性。

城市地区肺癌死亡率为24.58/10万（男性32.47/10万，女性16.18/10万），占全部恶性肿瘤死亡的13.83%，居全部恶性肿瘤死亡顺位第3位，中标率为19.77/10万，世标率为19.40/10万，累积率（0~74岁）为2.42%。农村地区死亡率为22.83/10万（男性29.73/10万，女性15.52/10万），占全部恶性肿瘤死亡的18.10%，居全部恶性肿瘤死亡顺位第2位，中标率为21.00/10万，世标率为21.35/10万，累积率（0~74岁）为2.68%。城市与农村相比，中标死亡率、世标死亡率、累积死亡率均低于农村。见表4-1-8。

表4-1-8　甘肃省肿瘤登记地区肺癌死亡情况（2013）

地域	性别	例数	粗率 (1/10⁵)	构成比 (%)	中标率 (1/10⁵)	世标率 (1/10⁵)	累积率 (0~74岁)(%)	顺位
总体	总体	721	24.10	14.72	19.98	19.83	2.47	2
	男性	489	31.73	16.01	27.03	27.05	3.40	2
	女性	232	16.00	12.59	12.98	12.66	1.52	2
城市	总体	536	24.58	13.83	19.77	19.40	2.42	3
	男性	365	32.47	14.99	26.43	26.20	3.35	3
	女性	171	16.18	11.88	12.94	12.40	1.46	3
乡村	总体	185	22.83	18.10	21.00	21.35	2.68	2
	男性	124	29.73	20.03	29.77	30.33	3.69	2
	女性	61	15.52	15.14	13.26	13.42	1.73	2

（四）甘肃省肿瘤登记地区肺癌年龄别发病情况

肺癌年龄别发病率在0~45岁年龄组处于较低水平，50岁年龄组以后快速上升，在70岁年龄组达到高峰（223.45/10万），后逐渐下降。其中男性发病率在70岁年龄组达高峰后逐渐下降，在85岁年龄组出现第二个小高峰；女性发病率在75岁年龄组达高峰。

　　城市和农村肿瘤登记地区年龄别发病率的水平有一定的差异。城市和农村肿瘤登记地区男性发病率均70岁年龄组达到高峰,但农村肿瘤登记地区男性发病率达高峰后出现明显的下降趋势后又迅速增高,城市地区女性发病率在75岁年龄组达高峰,农村地区女性发病率在80岁年龄组达高峰。见图4-1-7~10。

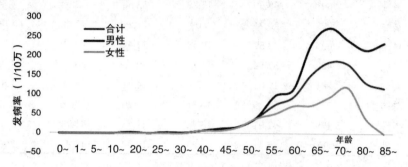

图4-1-7　甘肃省肿瘤登记地区肺癌发病率随年龄变化图(2013)

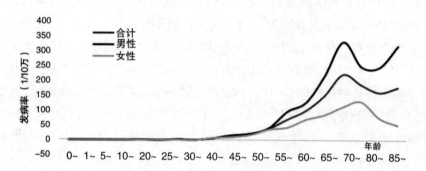

图4-1-8　甘肃省肿瘤登记地区肺癌死亡率随年龄变化图(2013)

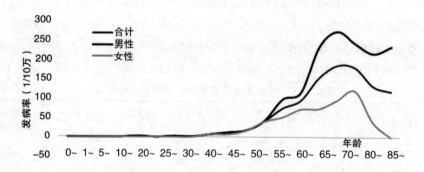

4-1-9　甘肃省肿瘤登记地区城市肺癌随年龄发病率变化(2013)

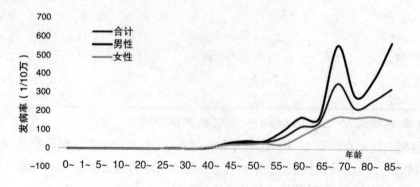

图4-1-10　甘肃省肿瘤登记地区乡村肺癌随年龄发病率变化(2013)

(五)甘肃省肺癌发病率和死亡率与国际比较

根据GLOBOCAN 2018年全球癌症报告结果显示,肺癌在全世界平均发病世标率为22.5/10万,世标死亡率为18.6/10万。其中高收入国家肺癌发病世标率为30.4/10万,世标死亡率为21.3/10万;低收入国家发病世标率为7.2/10万,世标死亡率为6.8/10万。亚洲平均发病世标率为22.7/10万,世标死亡率为19.6/10万。中国肺癌发病世标率为36.1/10万,世标死亡率为28.41/10万。甘肃省肺癌发病世标率为24.3/10万,死亡世标率为19.8/10万,均高于世界、亚洲及低收入国家平均发病水平,低于中国平均发病水平。见图4-1-11。

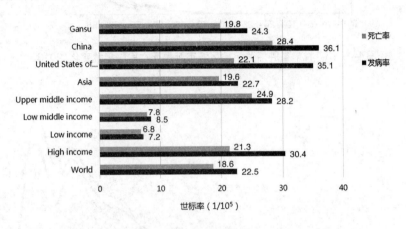

图4-1-11　甘肃与全球平均肺癌发病率与死亡率的比较

(六)甘肃省肿瘤登记地区肺癌年龄别死亡情况

甘肃省肺癌年龄别死亡率和发病率一样在0~45岁年龄组处于较低水平,50岁年龄组以后快速上升,但在80岁年龄组达到高峰。男性死年龄别死亡率变化趋势同整体情况,而女性年龄别死亡率则在70岁年龄组达高峰。

城市肿瘤登记地区年龄别死亡率变化趋势同整体情况。农村肿瘤登记地区年龄别死亡率无论整体、男性、女性均在70岁年龄组达到一个小高峰后在75岁年龄组有所下降,而后在80岁年龄组达高峰,见图4-1-12~14。

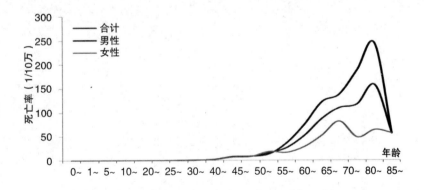

图4-1-12　甘肃省肿瘤登记地区肺癌死亡率随年龄变化(2013)

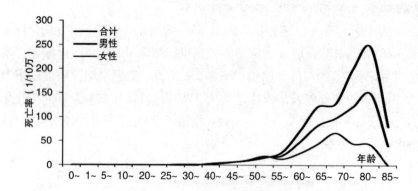

图4-1-13　甘肃省肿瘤登记地区城市肺癌死亡率随年龄变化(2013)

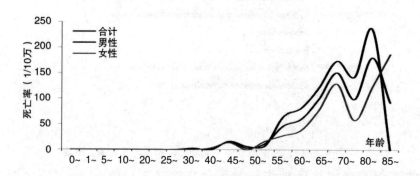

图4-1-14　甘肃省肿瘤登记地区乡村肺癌死亡率随年龄变化(2013)

三、讨论

由于肺癌给人群带来的疾病负担已经上升到严重的公共卫生层面,全球包括中国已经进行全方位的战略布局。因此准确、快速、有效地掌握肺癌的群体疾病负担,可以为决策者在卫生资源分布、制定干预措施,全人群、全方位战略布局等方面提供参考和建议。

第二章 治疗未病

《"健康中国2030"规划纲要》指出："到2030年,中医药在治未病中的主导作用、在重大疾病治疗中的协同作用,在疾病康复中的核心作用得到充分发挥。""实施中医治未病健康工程,将中医药的优势与健康管理结合,探索融健康文化、健康管理、健康保险为一体的中医健康保障模式。"

"治未病"是古代医家提出的预防疾病的学术思想,是指预先采取一定的干预措施,以防止某些疾病的发生发展。《素问·四气调神大论》云:"圣人不治已病治未病,不治已乱治未乱,此之谓也。夫病已成而后药之,乱已成而后治之,譬犹渴而穿井、斗而铸锥,不亦晚乎。"首次提出治未病的思想。唐代孙思邈《备急千金要方》书中提出"上工治未病,中工治欲病,下工治已病"的理论,是最早的预防医学理论。其将疾病分为"未病""欲病""已病"三个层次,要求医者要消未起之患,治未病之疾,医之于无事之前。

元代朱震亨《丹溪心法·不治已病治未病》云:"与其救疗于有疾之后,不若摄养于无疾之先。盖疾成而后药者,徒劳而已。是故已病而不治,所以为医家之法;未病而先治,所以明摄生之理。长如是则思患而预防之者,何患之有哉? 此圣人不治已病治未病之意也。"提出了治未病的摄生调养思路。

清代叶天士《温热论》中指出的"务在先安未受邪之地"的理论,进一步阐明了治未病的"既病防变"思想。即在疾病过程中要主动采取措施,防变于先,控制病势的发展。由此可见,中医"治未病"经过历代医家的继承创新,已逐步发展成为一门较为完善的疾病预防体系。

"治未病"的思想对肺癌防治而言,具有以下三个层面的意义:一是未病先防,针对普通大众及肺癌高危人群;二是既病防变,包括针对具有癌前病变人群和肺癌确诊人群;三是愈后防复,针对肺癌治疗后康复期患者。分述如下。

一、未病先防(预防)

(一)普通人群及肺癌高危人群

《素问·刺法论》云:"正气存内,邪不可干。"强调养护人体正气,可防御各种致病因素的侵袭,是不得病的关键。《素问·上古天真论》云:"上古之人,知其道者,法于阴阳,和于术数,食饮有节,起居有常,不妄作劳,故能形与神俱,而尽终其天年,度百岁乃去。"《灵枢·邪客》云:"人与天地相应也";"春夏养阳,秋冬养阴";"恬淡虚无,精神内守,病安从来"。可见,古人早就认识到了疾病的发生与所处环境、七情过度、人体正气盛衰、脏腑功能强弱密切相关,强调摄生养生的重要性。

汉代张仲景《金匮要略·脏腑经络先后病脉证》云:"若人能养慎,不令邪风干忤经络";"更能无犯王法,禽兽灾伤,房室勿令竭乏,服食节其冷、热、苦、酸、辛、甘";"不遗形体有衰,病则无由入其腠理"。提出平时应注意调养以增强体质,可减少疾病的发生;若能集精全神、顺应天时调和阴阳、注意饮食起居、七情适宜、劳逸适度、进行药物保健和体育锻炼,便可减少疾病的发生。此论述对预防肺癌的发生具有十分重要的指导意义。

针对年龄大于45岁,或者有致癌因素的暴露,如有吸烟史,或肺癌高危职业接触史(如石棉工人)的人群,首要任务就是要消除或减少致癌因素,防止肺癌的发生,降低人群中肺癌的发病率和死亡率。肺癌发生的关键因素是在人体正气不足、脏腑阴阳气血失调的基础上,气、血、痰、瘀、毒等相互搏结日久,渐积而成。因此,对于有肿瘤家族史或不良生活习惯的高危人群,应在癌肿尚未发生之前,针对可能导致其发病的各种内外因素,如遗传因素、免疫因素、慢性疾病等加以防范。在日常生活中,可采取调情志、适起居、节饮食、慎劳作,防止病邪侵袭等摄生措施,防止或减少肿瘤的发生,正如《素问·上古天真论》所云:"法于阴阳,和于术数,食饮有节,起居有常,不妄作劳,故能形与神俱,而尽终其天年,度百岁乃去。"此外,在用药物保健方面,平素应以补益脾肾、扶正固本为主进行预防。

(二)癌前病变

肺癌的发生也是一个渐变的过程,疾病将起时必有先兆。此时,可通过人群筛检,早期预防、早期发现、早期诊断和早期治疗,及时把疾病消灭在萌芽状态,以提高生存率、降低死亡率。对肺癌出现的前兆,早期筛查能够提供对诊断癌前病变的依据,并可收到良好的效果。汉代张仲景《金匮要略·脏腑经络先后病脉证》云:"适中经络,未流传脏腑,即医治之,四肢才觉重滞,即导引、吐纳、针灸、膏摩,勿令九窍闭塞。"说明疾病将起时必有先兆,此时宜急治其先,把肿瘤疾病消灭在萌芽阶段,防止其由轻变重,由小变大,由局部向其他脏腑蔓延。只有这样,才能收到良好的治疗效果,并可避免病邪深入,病情加重,同时可使患病之体早日康复。针对一些致癌因素已经导致某些疾病,或者出现肺癌前期病变者,应该采取积极的措施,防止发展成为肺癌。

二、既病防变(转移)

既病防变属于中医"治未病"中的第二个阶段,也属于疾病的第一病程。在此阶段,应掌握疾病的传变方向,提前进行干预,阻止病情的进一步发展和传变。"既病防变"中的"病"主要有两种情况。一是正病之时,包括疾病的急性发作期及慢性缓解期。其中慢性非传染性疾病具有长期、不能自愈、几乎不能被治愈的特点而严重危害人类的健康,如肿瘤、慢阻肺(COPD)等。二是疾病间期,即疾病凶险的势头暂时得到控制,而并未治愈的情况,如哮喘、过敏性鼻炎、消化道溃疡等一些间歇发作甚或反复发作的疾病。《素问·阴阳应象大论》云:"善治者治皮毛,其次治肌肤,其次治筋脉,其次治六腑,其次治五脏,治五脏者,半死半生也。"提出把疾病消灭在萌芽阶段,防止其由轻变重,由小变大,由局部向其他脏腑扩散、转移或蔓延。

汉代张仲景《金匮要略·脏腑经络先后病脉证》云:"夫治未病者,见肝之病,知肝传脾,当先实脾。"强调肝之病,多传变至脾,治疗当"先安未受邪之地",注意照顾未病的脏腑,以防疾病传变,加重病情。五脏六腑虽各有其生理功能,但彼此间存在生克乘侮关系,故某脏有病,最易传之于其所克之脏。肝病实则疏泄太过,易传于脾,故"当先实脾",以防肝病之传;肝病虚则疏泄不及,也可影响及脾。不单肝病如此,所有脏腑之病,无论实与虚,皆能传病或影响及其所克之脏。对于肺癌确诊正在接受或将要接受手术、化疗、放疗等为主的现代医学治疗者,要针对治疗引起的一系列副反应进行早期干预。此外,由于肺主气,故对于肺癌确诊患者,更需要提高整体未侵犯部位的正气,此即"先安未受邪之地",从而消除肺癌转移基础,即阻止癌症建立"转移前环境",防止其转移。

(一)防止肺癌转移

对于肺癌转移的防止,可以从"通道""邪盛""正虚"三大因素综合考虑。"先安未受邪之地"是防治肺癌转移的主要治疗原则,在治疗方法上,常以补益脾肾、益气养阴的方法补助正气,以达养正除积之功;通过化痰散结、活血化瘀、温通降浊以祛除体内的邪毒因素。多法合参以杜绝转移的发生或抑制其发展进程,对稳定病灶、延长患者生命有着不可替代的作用。肺癌常见的转移脏器有肺内、骨骼、颅内、肝脏等。故在未出现重要脏器转移之前,要根据肺癌脏器转移的特点,针对性地做好事先预防。

肺癌可通过淋巴管和血管向同侧肺内或对侧肺内转移。肺癌的肺转移主要是由于肺气亏虚,正气不足以抵抗癌毒侵袭所致,故预防肺转移多用补益脾肺之法,根据脾肺土金相生理论,通过补益脾气来增强肺气,提高肺自身的抵抗力,预防肺内转移。由于肺内肿块也易向胸膜转移,而胸膜又具有较多的血管、淋巴管和神经,往往引起胸腔积液、胸膜粘连疼痛等。对于胸腔积液,中医主张运用宽胸通阳法施治;对于胸膜粘连,则采用通络散结法施治。肺癌骨转移部位最常见的是肋骨和胸椎,其次是腰椎、骶尾骨处。通过肾主骨生髓理论,骨转移预防和治疗,都在于补肾壮骨,常用鹿衔草、补骨脂、骨碎补等进行治疗。肺癌脑转移,常引起颅内压升高,出现脑水肿、恶心、呕吐,甚至抽搐。此时须根据病情予以脱水、止吐、重镇、熄风等对症治疗。常用半夏白术天麻汤化裁,加用全蝎、蜈蚣、白花蛇舌草等以镇痉熄风。

(二)转移后,防止进一步传变

肺癌患者已发生重要脏器转移的,应积极予以对应措施处理,减少脏器功能损害,以延长生命。重要脏器的功能支撑着人体正常机能发挥,如果重要脏器出现转移,代偿功能急剧下降,就会危及生命。因此,要积极重点保护重要脏器的生理机能,减少肿瘤毒害。肺癌最严重的转移就是颅内转移,如病人身体能够承受,往往还可以行放疗以缓解症状。放疗后脑细胞机能受损,可导致脑水肿,颅内压急剧升高,容易引起头痛。此时需要积极脱水护脑,以保证脑细胞功能恢复。中药可随证予以半夏白术天麻汤加减,以脱水、解痉、安神、护脑。肺癌胸膜转移可引起大量胸腔积液,而当恶性胸腔积液难以有效控制时,则可因挤压肺组织引起肺不张,肺代偿功能下降而喘憋不适;压迫心脏则引起憋气、心悸等。此时应予以宽胸通阳、利水除饮等法,蠲除水饮,缓解症状。由于肺癌骨转移后极易出现骨质疏松,易发生长骨骨折和椎骨压缩性骨折,此时除适当予以固定外,还需要根据病情使用唑来磷酸或帕米磷酸二钠,并予以中药益肾壮骨、通络止痛。

三、瘥后防复(复发)

肺癌患者经规范有序的治疗,肿瘤得到有效控制,患者虽可达到"愈"的状态,但有些肿瘤细胞仍处于"潜伏"状态。一旦机体免疫力下降,其就会爆发,导致肿瘤的加重、复发。汉代张仲景《金匮要略·呕吐哕下利病脉证治》云:"下利已差,至其年月日时复发者,以病不尽故也,当下之,宜大承气汤。"正所谓"炉烟虽熄,需防灰中有火",也是张仲景治未病思想的重要组成部分。

(一)防止复发

肺癌患者在早、中期,经过根治手术,或经过规范的放化疗后,达到了完全缓解,但是仍有一定的复发率。中医药在防止复发方面具有较大的优势。中医理论认为,疾病初愈,虽然症状消失,但此时邪气未尽,正气未复,气血未定,阴阳未平。所以在病后,通过培补正气,调理脏腑功能,方可使其紊乱的状态得以恢复。

扶助正气,主要从气、血、阴、阳四个方面入手,使气血冲和,阴阳平衡。扶正的同时兼以祛除余邪,缘由实瘤已去,但癌毒未尽。现代医学研究也证实,即使早期肿瘤患者在根治术后,仍有微小转移灶的浸润,这也是行术后辅助化疗与放疗的原因。对此,中医常用化瘀解毒散结等治法,以清除余毒,防其复发。另外,还应配合饮食调养,注意劳逸适当,生活起居规律。否则,此时若适逢新感病邪,或饮食不慎,或过于劳累,或情绪抑郁,均可助邪伤正,使正气更虚,余邪复盛,引起宿疾复萌。因此,做好肺癌患者疾病后期的善后治疗与调理,方能巩固疗效,提高生存质量,延长生存期。

防止肺癌复发要有依据,更要有针对性。首先是要做好临床预判,即哪些病人相对较容易复发,比如肺癌分化程度低而手术切除范围过小的、术后需要放化疗而拒绝放化疗的、术后体质过于虚弱而未及序贯治疗的、手术病理虽然属偏早期但是肿瘤标志物持续异常升高的等等,这些都是肺癌患者将来有可能会复发的高危因素。对此,除了建议或劝导患者适当配合西医药完成序贯放化疗或其他相应治疗之外,还应予以相应扶正培本法以提高患者免疫机能,同时应用适当祛邪以抑制可能残存的肿瘤细胞,从而预防疾病复发。

(二)复发后防止传变

肺癌疾病发生后如何防止肿瘤侵袭及远处转移,亦为治疗的关键,也能体现中医"治未病"的思想。如肺癌患者经过手术、化疗、放疗及生物治疗等综合治疗后,其瘤灶已不复存在,或瘤体已显著缩小,甚至部分病人已达到临床治愈,但由于恶性肿瘤生物学的特点,转移及复发在所难免。因此,病后调摄、防其复发,对肺癌的治疗具有十分重要的意义。

对于肺癌患者局部已复发者,应不断予以中药扶正,并适当强化治疗,防治疾病转移。肺癌疾病复发后,往往治疗难度明显增大,理由主要有二:一是二次手术创伤过大,病人不大可能承受;二是化疗可能引起耐药或身体不能耐受,如持续给予化疗也可能因为患者体质持续下降、免疫力降低而导致广泛转移,最终预后不佳。

因此,中医扶正培本法对此期患者的应用尤为重要,临证中应不断中药扶正,并适当强化治疗。只有身体"正气"足够强大,才能有足够的代偿功能有效地配合西医治疗控制病情,也只有"气血充足",才能防止病情变化进一步危及生命。

"瘥后防复"属于一个调养的过程,对于肺癌患者的康复调养,可以从以下方面入手,以达阴阳的动态平衡,减少疾病复发或转移。

第一是调理精神。对于痊愈患者,因担心肿瘤复发而忧心忡忡,这种心态不利于后期的康复和调养,故应在"治未病"思想的指导下,通过有效途径疏导后期患者心理压力,对于促进康复,防止疾病复发或转移均具有重要指导意义。

第二是合理饮食。《灵枢·百病始生》云:"卒然多食饮,则脉满,起居不节,用力过度,则络脉伤……肠胃之络伤,则血溢于肠外,肠外有寒,汁沫与血相抟,则并合凝聚不得散,而积成矣。"故合理饮食对于肿瘤患者亦十分重要。应配置合理的、健康的、营养的饮食,补充每日所需的基本营养物质,以提高患者自身免疫力。

第三是适量运动。生命在于运动,运动可以调畅气血,扶助正气,故应在充分评估者体质等前提下,鼓励其参与慢跑、慢走、太极拳等微运动量的活动。

第四是科学用药。肺癌患者疾病后期应通过调理,以达"阴阳平衡"的状态,防止复发或转移。当正确配伍药物,如采用益气、养阴、温阳等,以调理阴阳、扶正祛邪,使患者整体处于动态平衡时,可有效防止疾病的复发转移,以达延年益寿。因此,只有在"治未病"思想的指导下,坚持"瘥后防复",通过调养达阴阳平衡,则有利于防止肺癌的复发,延长患者生命。

总之,由于肺癌疾病的发展阶段不是各自独立的,从以上论点可知,即便只是在疾病后期,"治未病"思想都应贯穿始终,且相互关联,"未病先防"为"既病防变"做了铺垫,"既病防变"是"未病先防"的加深;"未病先防"和"既病防变"共同为"瘥后防复"打下基础,"瘥后防复"又为"未病先防"埋下伏笔。三种方式环环相扣,整体相连,故临床当灵活掌握运用。

四、治未病在手术并发症中的应用

早、中期肺癌患者,经根治性手术及放化疗等治疗后,疾病虽可缓解,但仍有一定的复发、转移风险。因此,对于肺癌患者,术后、放化疗后防止复发和转移是治疗的一个重要环节。李斯文教授认为,患癌必正虚,再经手术、放化疗的打击,机体正气骤减,自身抗癌能力削弱,加之痰毒内停为残存癌毒的复发和转移提供了有利的条件。对此,强调在手术、放化疗后要始终注意保护患者的正气,以提高机体的抗癌能力,此外还应适时攻补、化瘀通络,遏制肺癌的复发、转移。

肺癌早、中期,如条件允许,一般鼓励患者采取手术治疗。对于不符合条件的患者,可以通过中药调理,尽可能为手术治疗创造条件。在中医"治未病"思想的指导下,于手术前、手术后均可配合应用中药。手术后,为防止虚而感邪,同时促使尽早康复,减轻痛苦,可予补气养阴、调养脏腑之品;术后恢复期,扶正御邪,以防治疾病的复发与转移。由此可见,在肺癌手术患者疾病不同过程中,都能够在中医"治未病"理论指导下,辨证应用中药,以提高临床疗效。

五、治未病在化疗副反应中的应用

(一)化疗副反应

肺癌患者在接受化疗时,常常出现较为严重的毒副反应,诸如消化道反应、骨髓抑制和肺、肝、肾功能损害等等。主要原因为化疗药物损伤脏腑,耗伤气血所致。其病机主要是精气亏损、脾胃失调及气血损伤。因此,对于此类并发症的治疗,应及早采用健脾和胃、降逆止呕、益气养血、滋补肝肾等疗法以扶助正气、培植本元,防止或减少毒副反应的产生,以确保治疗的顺利进行,为患者长期有质量的生存奠定基础。

(二)胃肠道反应

对于接受化疗的肺癌患者,由于化疗药物可对消化道黏膜产生各种炎症刺激,以及对植物神经系统和对延髓化学感觉区的毒副作用,故可引发较为严重的消化道反应。其基本病机是脾胃气机升降失司,邪蕴中焦。毒邪直中中焦脾胃,脾胃失于运化,故见脘腹疼痛、纳呆;胃气不降则恶心、呕吐、便秘;脾不升清则腹泻、头晕。若毒邪与中焦的水谷相蕴结,郁而化热,脾胃湿热上蒸,则见发热、口干、舌苔厚腻等症状。其治疗常以健脾、和胃、降逆、燥湿,常用处方有半夏泻心汤、黄连温胆汤、四逆散等。若病机以胃气不降为主,症见恶心、呕吐、嗳气、呃逆,当在处方中增加降胃气药物的量,如厚朴、枳实等。若病机以脾不升清为主,症见泄泻严重者,则应在处方中加大健脾燥湿药的量,如苍术、薏苡仁、白扁豆等。若出现便秘、腹胀,除适当运用消食导滞法之外,还可用神曲、麦芽、谷芽、鸡内金等,可促进食欲恢复,增加食物摄入,有助于肺癌患者化疗后体质的恢复,并能尽量避免西药强力止呕所带来的不良反应。

(三)骨髓抑制

肺癌患者接受化疗后引起的骨髓抑制,可按中医"虚劳"或"血虚"进行辨证论治。中医理论认为,化疗后骨髓抑制的主要机制是"药毒",大致分为4个阶段。首先,"药毒"损伤气血,心、脾二脏受累;其次,"药毒"损伤阴血,肝、肾二脏受累;再次,"药毒"损伤精血,脾、肾二脏受累;最后,"药毒"蓄积,损伤骨髓,精髓损伤,气血生化无源。由此可见,骨髓抑制的严重程度,是随着受累脏器的不同,耗伤气血阴阳的加重而进一步加重的。因此,肺癌患者接受化疗前、化疗中及化疗后,都可选择应用补气养血、益气养阴、滋阴补血、温阳益气等中药,以保障化疗的顺利进行,并改善预后,提高生存质量。

六、治未病在放疗副反应中的应用

放疗作为肺癌治疗的重要手段之一,临床应用广泛。但大剂量的放疗往往会引起放射性肺炎、放射性食管炎及骨髓抑制等副作用,对患者的生活质量及依从性都会有较大影响。中医药在防治肺癌患者放射性肺炎方面具有其特色作用,辨证应用后可有效减少肺损伤的发生;同时,临床上重视中医"治未病"的思想,强调预防放射性肺纤维化的发生,达到未病先防的目的。防治并重,则能够从根源上减少放射性肺炎的发生。

七、治未病在靶向药物治疗副反应中的应用

　　肺癌靶向治疗近几年来发展迅猛,也备受关注。因其具有高度选择性,能够在肿瘤部位形成较高的药物浓度,且留存时间较化疗药物长,目前在非小细胞肺癌患者中应用较多。但其与放化疗一样,对人体都具有一定的毒副作用,如大面积皮疹、肝肾毒性、水肿等。当副作用较重时,患者往往只能被迫停药或减少剂量。而中医药联合靶向治疗则具有减毒增效的作用,辨证应用则可减轻症状,保障靶向治疗的顺利进行。

八、带瘤生存

　　带瘤生存,就是努力使人体和肿瘤之间处于一个相对平衡的状态,也就是尽量使肿瘤细胞处于"静止"或"休眠",这样的话,人的机体仍会具有一定的免疫力,患者也因此一般状况良好,病情在一定时期内稳定并趋于好转。"长期带瘤生存"和"长期带病无症生存"则是中医药融洽平衡抗癌疗效特点。肺癌患者带瘤生存,就是在中医治未病思想指导下的带瘤生存,一方面要防其复发、转移,另一方面要防其恶化,出现并发症。具体体现在通过合理辨证施治,调整人体阴阳气血,使机体处于"阴平阳秘"的状态,以保证一定的生活质量。

　　"带瘤生存"所体现的是生存质量与生存时间并重的理念。以往对于肺癌的治疗,多片面地追求把患者体内的肿瘤细胞清除完全,往往出现"生命不息,化疗不止"及"一边治疗,一边转移"的现象。但要达到完全清除体内的肿瘤细胞往往不太现实。对于肺癌的治疗,首先要以提高患者的生存时间为目的,但不能以牺牲其生存质量为代价。对于难以延长其生存时间的患者来说,应当以改善和提高其生存质量为目的,以达到机体与肿瘤"和平共处",同时应重视姑息治疗,重视临终关怀。对于中晚期肺癌患者,临床多以咳嗽、胸闷、气喘、纳差、消瘦等症为主要表现,此时不适合手术治疗。当身体不能耐受放疗、化疗时,切不可过度治疗,应该把握整体与局部,兼顾扶正与祛邪,根据患者的体质进行辨证论治,发挥中医药特色,以期改善患者的临床症状,提高机体自身调控抗病的能力,使瘤体逐渐缩小或稳定,使患者在生存质量及生存期等方面获益,从而出现"带瘤生存"的相对稳定状态。这也是中医药在中晚期肺癌治疗方面的特色之所在,同时也符合现代的生物–心理–社会医学模式,更加强调"以人为本"的思想。

第三章　体质辨识

肺癌的发生是由综合因素引起,其中和人的体质有着密切的关系。中医学早在《黄帝内经》中,就有"息贲""息积""肺积"等类似于肺癌疾病的记载,并能够依据病人的体质类型来诊断疾病。《素问·三部九候论》云:"必先度其肥瘦、骨肉、皮肤,能知其情,以为诊法也。"可见体质辨识向来为历代医家所重视。体质是人体在先天禀赋和后天调养基础上表现出来的功能,包括心理气质和形态结构上相对稳定的固有特性,这种特性也决定着它对致病因子的易感性及其所产生病变类型的倾向性。体质在人体的发病及辨证、治疗中发挥着重要的作用。尽管目前虽不能肯定体质辨识可以作为肺癌防治的一项有意义的手段,但是作为一种辅助手段,对于中医药早期干预肺癌禀赋、预防肺癌发病、防止疾病的传变等方面都具有深远的意义。分述如下。

第一节　体质学说历史演变

体质是指人体内在的气血、阴阳、脏腑平和或偏颇的外在表现的综合反映,体质影响着疾病的发生、发展及预后。中医对体质的研究有着悠久的历史。中医古典医籍中有诸多体质与疾病的记载,涉及预防、护理、康复、预后转归等方面。兹结合历代医家经验,将体质学说的历史演变归纳总结如下。

一、秦汉时期

(一)萌芽时期

对体质最早的论述见于秦汉时的《周礼·地官·司徒》,其云:"一曰山林,其动物宜毛物,其植物宜皂物,其民毛而方;二曰川泽,其动物宜鳞物,其植物宜膏物,其民黑而津;三曰丘陵,其动物宜羽物,其植物宜核物,其民专而长;四曰坟衍,其动物宜介物,其植物宜荚物,其民皙而瘠;五曰原隰,其动物宜臝物,其植物宜丛物,其民丰肉而庳。"反映出先民已认识到个体差异的存在,指出生存环境与人的体质密切相关。

(二)学说形成

中医体质学说的形成可以追溯至战国时期的《黄帝内经》,其开创了中医体质理论研究的先河。如《素问·逆调论》记载"是人者,素肾气胜"。《素问·厥论》记载"是人者,质壮,秋冬夺所用"。文中所提的"素"与"质"与现今的体质类似。《黄帝内经》认为体质形成的影响因素有先天因素、年龄因素、性别差异、饮食因素、劳逸状况、情志因素、社会因素、疾病作用、生理结构因素、地域结构因素、社会因素和其他因素(包括生活规律因素及因感邪、用药及针刺导致的机体失调等)。《素问·异法方宜论》云:"人以天地之气生,四时之法成。"将人按地域分为东、南、西、北、中五方之人,详细论述了由于五方地域不同,气候、物候的差异,导致生活条件和饮食习惯等不同,进而造成体质的地域差异。

1.先天因素与体质关系

人的生长发育状况禀受于父母的生殖之精,称作"胎禀"。《素问·宝命全形论》云:"人以天地之气生,四时之法成。"认为人体体质的形成秉承于先天,得养于后天。《灵枢·寿夭刚柔》云:"人之生也,有刚有柔,有弱有强,有短有长,有阴有阳。"说明人出生之时,已经初步具备了体质的特征。此外,先天因素还决定着个体对某些疾病的易感性和倾向性,是由父母遗传的特异性体质,子女出生后并不立即发病,而是在一定时期、一定诱因作用下才发病。清代陈复正《幼幼集成·胎病论》进一步论述了该观点:"小儿有头破颅解,神慢气怯,项软头倾,手足痿软,齿生不齐,发生不黑,行住坐立,须人扶掖者,此皆胎禀不足之故也。"

《灵枢·天年》云:"人之始生,以母为基,以父为楯。"《灵枢·论痛》云:"筋骨之强弱,肌肉之坚脆,皮肤之厚薄,腠理之疏密,各不同……肠胃之厚薄坚脆亦不等。"提出先天禀赋与体质形成的关系,即为人自出生就存在着个体体质与人群体质特征性的差异。

2.年龄因素与体质关系

《黄帝内经》中也多次论述了后天获得对人的体质的影响。如《灵枢·天年》中指出以十岁为阶段,详细描述从十岁直到百岁,随着年龄递增的脏腑气血形质改变过程,说明人体气血及内脏盛衰与年龄的关系。

《素问·上古天真论》详细记载了男女两性在生长发育、生殖、壮老等方面的规律,即男子以8岁为一个生理阶段,女子以7岁为一个生理阶段,脏腑精气随着年龄的增长由盛转衰,人体体质也随之发生变化。《素问·阴阳应象大论》云:"年四十,而阴气自半也,起居衰矣。年五十,体重,耳目不聪明矣。年六十,阴痿,气大衰,九窍不利,下虚上实,涕泣俱出矣。"皆论述了年龄不同,体质也迥异。

3.膳食营养与体质关系

《黄帝内经》认为,膳食营养状况对体质有明显的影响。《素问·五脏生成》云:"是故多食咸,则脉凝泣而变色;多食苦,则皮槁而毛拔……多食甘,则骨痛而发落。此五味之所伤也。"在《素问·生气通天论》《灵枢·五味》等篇章中,也有五味偏嗜伤人的论述。此外,《黄帝内经》中也描述了偏食、饮食不节导致体质偏颇,如《素问·奇病论》所记载的"肥者令人内热,甘者令人中满"等。

4.起居劳作与体质关系

适度的劳作或形体锻炼,可使气机通畅,气血调和,脏腑功能活动旺盛而体质健壮;过于安逸则气血流行不畅,使体质下降。《素问·宣明五气》云:"久卧伤气,久坐伤肉。"《素问·举痛论》云:"劳则气耗。"《素问·宣明五气》云:"久视伤血""久立伤骨""久行伤筋"。《素问·疏五过论》中记载经历过"尝贵后贱""尝富后贫""暴乐暴苦""始乐后苦"变化的人,其"身体日减,气虚无精";"精气竭绝,形体毁沮"。呈现出体质虚衰之象。

5.疾病与体质关系

《素问·疟论》云:"温疟者……脑髓烁,肌肉消,腠理发泄。""瘅疟者……令人消烁脱肉。"《素问·痰论》所论的痰证、《素问·风论》中的偏枯、《素问·痹论》中的痹病等,均说明疾病可以导致体质的变化。

《灵枢·根结》云:"形气不足,病气不足,此阴阳气俱不足也,不可刺之,刺之则重不足,重不足则阴阳俱竭,血气皆尽,五脏空虚,筋骨髓枯,老者绝灭,壮者不复矣。"说明体质不同者,患病后治疗方法也不同。

6.体质分类

(1)二十五体质分类法

在《黄帝内经》中,除提到影响体质的相关因素之外,还描述了五行五音二十五体质分类法,为最系统、全面、详细的体质分类方法。《灵枢·阴阳二十五人》云:"先立五行金木水火土,别其五色,异其五行之人,而二十五人具矣。"以五行学说的运用为主线,采用取象比类法,根据人体的体型、肤色、性格、心理特征等,将人群体质划分为木行、火行、土行、金行和水行等五种基本体质类型,着重从体态方面而归纳出"瘦弱而苍褐""强悍而赤白""丰腴而黄润""纤小而晰白""粗壮而黝黑"等五种不同形质,分别命名为"木形之人""火形之人""土形之人""金形之人""水形之人";再根据五音(角、徵、宫、商、羽)的不同属性,手足三阳经在人体的上下左右循行及气血的盛衰变化,将上述木、火、土、金、水五型中的每一类型再分为五个亚型,即"阴阳二十五人"。这二十五种人,无论在体形、举止、禀性、肤色,所属阴阳经脉等方面,或是对自然界的适应能力方面都各有不同,而这些特点是用五行属性加以描述的,如"木形之人……苍色小头,长面,大肩背,直身,小手足,好有才,劳心少力,多忧劳于事,能春夏不能秋冬,感而病生"等。从多维度探讨体质差异与体病相关,是中医体质分类最早的全景式构图,对当今中医体质分类研究具有参考和借鉴作用。

(2)阴阳划分法

除五行五音二十五体质分类法外,《黄帝内经》的体质分类法还有阴阳划分法(阴阳两分法、阴阳四分法和阴阳五分法)、外在体型划分法(将体质分为肥人、瘦人、常人三种类型)等。如《灵枢·通天》认为,人体阴阳有盛阴、多阳、少阴、盛阳、阴阳和平之分,从而将人体分为太阴、少阴、太阳、少阳、阴阳和平之人五类。以太阴人为例,生理上"多阴无阳,其阴血浊,其卫气阴阳不和";在禀赋上"贪而不仁,下齐湛湛,好内而恶出,心和而不发,不务于时,动而后之";在体态上"其状黔黯然黑色,念然下意,临临然长大胭,然未楼"。又如《灵枢·逆顺肥瘦》所云:"此肥人也,广肩腋,项肉薄,厚皮而黑色……其气涩以迟。""瘦人者,皮薄色少,肉廉廉然,……其血清气滑,易脱于气,易损于血。""视其白黑,各为调之,其端正敦厚者,其血气和调。"将人体分为肥人、瘦人、肥瘦适中人三型。《灵枢·卫气失常》则将肥瘦之人分为膏人、肥人、肉人。这种分类有助于区别肥、瘦、常人的生理和形态特征及论述不同类型的人体,在表象、质能和发病后治疗方法的不同。同时提出治疗时"必先别其三形,血之多少,气之清浊,而后调之"。由此可见,《黄帝内经》为中医体质学说的形成奠定了坚实的理论基础。

(3)心理特征

在《黄帝内经》中,还有心理特征划分法(勇怯两分法、血气形志五分法)等内容。《素问·经脉别论》云:"勇者气行则已,怯者则着而为病也。"强调勇者刚强之体,抗病有力而不病;怯者懦弱之质,抗病无力而多疾。《灵枢·论勇》则根据人之不同禀性,结合体态、生理等特征,将人的体质分为两类:一是心肝胆功能旺盛,形体健壮者,多为勇敢刚强之体;二是心肝胆功能衰减,体质衰弱者,多为懦弱多疾之人。这样的分类有利于以体质分析病机、诊断疾病、指导治疗。

总之,《黄帝内经》的体质分类以阴阳五行学说为依据,总结出的多种分类方法都是以人体体态、禀性、生理特征等体现整体恒动观,同时提出了体质对季节的适应特征等内容,并依此指导临床实践,极大地丰富和完善了中医基础理论及中医体质学说。

(三)学说发展

东汉末年张仲景在《黄帝内经》体质学说基础上,结合自身临床经验,进一步丰富了中医体质学说的内涵,使其与中医临床相结合,为体质学说的临床应用奠定了基础。在其所著的《伤寒杂病论》中,将人体体质分为平人、瘦人、强人、亡血家、衄家、喘家、酒客、汗家、老小等。指出对于平素体质出现偏颇的患者,辨证施治的方式应该"观其脉证,知犯何逆",从而做出指导性的治疗。同时指出,在疾病的发生、发展、传变、治疗和转归过程中,体质因素起着非常重要的作用。体质不仅决定发病与否,还决定发病类型。如同属风寒外邪引发的表证,由于体质差异而有"病发于阳"和"病发于阴"之不同,有"外感风寒表虚证"与"外感风寒表实证"的差别。另一方面,在相同致病因素下,不同体质的患者所引发的同一种疾病证型,其临床症状也各有不同。例如患者感受外邪,同时发为外感风寒表实证,也有"或已发热,或未发热,必恶寒"的差别。治疗上,张仲景也充分考虑到体质因素,结合体质制定相应的治则治法,如《伤寒论·辨太阳病脉证并治》中的"若酒客病,不可与桂枝汤,得之则呕,以酒客不喜甘故也"。此外,《伤寒杂病论》中的"汗法""下法"等治法,针对不同体质也有"解肌""峻汗""微汗""峻下""缓下""润下""禁用"的区别。由此可见,《伤寒杂病论》从临证的角度,在体质与发病、体质与病证、体质与治疗、体质与预后等方面,对中医体质理论进行了更为贴近临床实际的探讨。

二、晋隋唐宋时期

(一)晋代——脉象的理论

晋代王叔和《脉经·平脉视人大小长短男女顺逆法第五》云:"凡诊脉,当视其人大、小、长、短,及性气缓急……脉三部大都欲等,只如小人、细人、妇人脉小软。"表明在中医理论体系中,脉象表述也是中医体质理论的重要特色之一。

(二)隋代——特禀体质的理论

隋代巢元方在《诸病源候论·漆疮候》中详细地描述了"漆疮"的典型症状,"漆有毒,人有禀性畏漆。但见漆,便中其毒,喜面痒……小者如麻豆,大者如枣、杏,脓掀疼痛,摘破小定,或小瘥,随次更生。若火烧漆,其毒气则厉,著人急重。亦有性自耐者,终日浇煮,竟不为害者。"以漆中毒为例,明确指出过敏性疾病的发生是其体质特点决定的,提出了中医特禀体质的理论。

(三)唐代——体质调理的理论

唐代孙思邈十分注重通过调理体质以益寿延年,在其所著的《千金要方》《千金翼方》中,专列《食治》《养性》《辟谷》《退居》等篇章,均是通过调理身心体质,来达到延年益寿、养身祛病的目的。

(四)宋代——小儿体质的理论

宋代钱乙在小儿体质方面具有许多著名论点。如在其所著的《小儿药证直诀·虚实腹胀》中云:"小儿易为虚实,脾虚不受寒温,服寒则生冷,服温则生热,当识此勿误也。"明确提出了小儿脏腑柔弱、易虚易实、易寒易热和脾脏多弱的体质特点,为后世对小儿体质的认识与干预提供了理论依据。

三、金元时期

中医体质学说在金元时期得到了进一步发展。其中以"金元四家"最为突出。

(一)张从正——攻邪学派

攻邪学派代表张从正,根据地理环境、时间气候、正气强弱影响体质的因素,阐述了在不同环境下治则治法的区别。如在其所著的《儒门事亲·立诸气解利禁忌式三》中云:"南陲之地多热,宜辛凉之剂解之;朔方之地多寒,宜辛温之剂解之;午未之月多暑,宜辛凉解之;子丑之月多冻,宜辛温解之;少壮气实之人,宜辛凉解之;老耄气衰之人,宜辛温解之。"在体质理论应用方面,提出了祛邪与扶正的关系,认为人体发病都因邪气而起。亦如《儒门事亲·汗吐下三法该尽治病诠》所云:"夫病一物,非人身素有之也。或自外而入内,或由内而生,皆邪气也。"

(二)李东垣——补土学派

补土派医家李东垣,特别强调饮食失调对体质的影响。他提出"内伤脾胃,百病由生"的思想,强调了日常饮食对体质的影响作用,同时注重"元气"的生理作用,对气虚体质的形成与治疗有重要启发。其首创治疗气虚内热证的益气升阳之法,对气虚体质的调治及相关疾病的治疗具有明显的临床疗效。

(三)朱丹溪——滋阴学派

滋阴派医家朱丹溪,提出"阳常有余,阴常不足"的论点,强调顾护阴精的重要性。在其所著的《格致余论·阳有余而阴不足论》中云:"人之情欲无涯,此难成易亏之阴气,若之何而可以供给也。"在辨证论治的基础上指出"形色既殊,脏腑亦异。外证虽同,治法迥别",论述了体型与疾病之间的关系。亦如《格致余论·治病先观形色然后察脉问证论》所云:"而况肥人湿多,瘦人火多。"在治法上则如《丹溪手镜·带》所云:"肥白人多痰湿,用附子、乌头行经。"

(四)张景岳——温补学派

温补派医家张景岳,对人体的体质差异与后天失养所产生的影响非常重视,在其代表作《景岳全书·传中录》中云:"藏象之义,余所类于经文者,不营详矣,然经有所未及,而同中有不同,及先同而后异者,俱不可以不辨也……若同中之不同者,则脏气各有强弱,禀赋各有阴阳。"《景岳全书·藏象别论》云:"……脏气各有强弱,禀赋各有阴阳。脏有强弱,则神志有辨也,颜色有辨也,声音有辨也,性情有辨也,筋骨有辨也,饮食有辨也,劳逸有辨也,精血有辨也,勇怯有辨也,柔刚有辨也。"充分说明人体体质存在着差异,而不同体质的辨识可以从神志、色泽、性格、声音、性情、饮食、起居、体形、习惯等方面进行。

四、明清时期

明清时期是中医体质学说的重要发展时期。此期涌现了诸多医家,编撰了大量医籍及医案,充分阐述了体质在疾病发生发展及转归中的重要作用,并总结出针对不同体质的用药经验和治则治法,极大地丰富了中医体质学说的内容,提高了临床疗效。

清代名医叶天士,在体质分类方面做出了较大贡献。他将体质分为"阴虚体质""气虚体质""阳虚体质""血虚体质""木火体质""水土体质"等,并将其运用于临床诊治之中。如在其所著的《外感温热篇》中云:"如面色白者,须要顾其阳气。"即体质学说的临床应用。然而"体质"的称谓是在其所著的《临证指南医案》中明确得以提出,而后沿用至今。清代吴德汉《医理辑要·锦囊觉后篇》云:"要知易风为病者,表气素虚;易寒为病者,阳气素弱;易热为病者……"明确指出了发病与不同体质类型有关。晚清张锡纯认为,滑胎多与肾虚体质相关,提出滑胎从"肾"论治等。

五、近现代研究

1977年,上海中医药大学匡调元首次通过阴阳为纲,将体质病理学和体质学说联系起来,提出"匡式病理体质分型",即为正常质、晦涩质、腻滞质、燥红质、迟冷质、倦㿠质六种。并提出调质六法,促进了近现代对于中医体质学说的深入探讨。

"中医体质学说"概念的提出,是由北京中医药大学王琦教授经过40年的研究,归纳、分析每个时代的医家对体质形成的认识、体质分型的划分、体质与疾病之间的相互关系,编著了《中医体质学》,提出人体九种体质的基本分型,构成了中医体质学说的基本理论框架,从而使中医体质理论完成了由"学说"到"学科门类"的转变,标志着中医体质学说正式建立。

随着时代的发展,经诸多学者的共同努力,中医体质学说也在不断完善,目前已经深入到中医学理、法、方、药各个方面。同时,为对中医体质更标准的评价,王琦等人按照量表开发的科学程序和方法,编制了中医体质量表。该量表由王琦带领相关课题组成员,历时30年,调查区域遍布我国东、西、南、北、中区域的9省26市,进行了2万多例的流行病学调查证明其可靠性。该量表《中医体质分类与判定》(ZYYXH/T 157—2009)已于2009年4月9日由中华中医药学会认定正式发布,将中医体质分为正常体质和偏颇体质,包括平和质(A型)、气虚质(B型)、阳虚质(C型)、阴虚质(D型)、痰湿质(E型)、湿热质(F型)、血瘀质(G型)、气郁质(H型)和特禀质(I型)9个类型。该标准是我国第一部指导和规范中医体质分类和体质辨识研究及应用的规范性文件,而且该量表因其具有较好的操作性而被许多研究者所采用。

第二节 体质与肺癌的防治

《"健康中国2030"规划纲要》指出："到2030年,中医药在治未病中的主导作用、在重大疾病治疗中的协同作用、在疾病康复中的核心作用得到充分发挥。"要"实施中医治未病健康工程,将中医药优势与健康合理结合,探索融健康文化、健康管理、健康保险为一体的中医健康保障模式"。

肺癌的发生是由综合因素引起的,其中和人的体质有着密切的关系。中医学早在《黄帝内经》中就有"息贲""息积""肺积"等类似于肺癌疾病的记载,并能够依据病人的体质类型来诊断疾病。《素问·三部九候论》云:"必先度其肥瘦、骨肉、皮肤,能知其情,以为诊法也。"可见体质辨识向来为历代医家所重视。体质是人体在先天禀赋和后天调养基础上表现出来的功能,包括心理气质和形态结构上相对稳定的固有特性,这种特性也决定着它对致病因子的易感性及其所产生病变类型的倾向性。体质在人体的发病及辨证、治疗中发挥着重要的作用。尽管目前虽不能肯定体质辨识可以作为肺癌防治的一项有意义的手段,但是作为一种辅助手段,对于中医药早期干预肺癌禀赋、预防肺癌发病、防止疾病的传变等方面都具有深远的意义。

一、体质辨识在肺癌预防中的应用

(一)体质与肺癌的发病

体质强弱和体质状态决定着肺癌的发病及发展倾向性。《灵枢·刺节真邪》云:"虚邪之入于身也深,寒与热相搏,久留而内著……邪气居其间而不反,发为瘤。"《灵枢·百病始生》云:"壮人无积,虚人则有之。"金代张元素《活法机要·养正邪自除》云:"壮人无积,虚人则有之。脾胃怯弱,气血两衰,四时有感,皆能成积。"明代张介宾《景岳全书·积聚》云:"脾肾不足及虚弱失调之人,多有积聚之病。"申斗垣《外科启玄·论癌发》云:"癌发四十岁以上,血气亏损,厚味过多,所生者,十痊一二。"晚清余听鸿《外证医案汇编·乳岩论》云:"正气虚则为岩。"以上皆指出正气虚弱是"积聚""岩""癌"发病的关键因素。与其他疾病一样,肺癌的发病也与人体体质息息相关,正气虚弱之人更易罹患肺癌,且40岁以上者多发。

隋代巢元方《诸病源候论·虚劳积聚候》云:"虚劳之人,阴阳伤损,血气凝涩,不能宣通经络,故积聚于内也。"《积聚病诸候》又云:"积聚者,由阴阳不和,脏腑虚弱,受于风邪,搏于脏腑之气所为也。"《虚劳咳嗽候》亦云:"虚劳而咳嗽者,脏腑气衰,邪伤于肺也。"明代朱橚《普济方·虚劳门·虚劳积聚》云:"虚劳之人,阴阳伤损,血气涩滞,不能宣通,各随其脏腑之气而留结,故成积聚之病也。"以上皆说明虚劳体质者易患积聚之病,包括肺癌。与现代医学认为既往患有肺部疾病,如肺结核、支气管扩张症等,会增加肺癌发生的危险性的理论相符。

《素问·痹论》云:"饮食自倍,肠胃乃伤。淫气喘息,痹聚在肺。"隋代巢元方《诸病源候论·饮酒后诸病候》云:"酒精有毒,而复大热,饮之过多,故毒热气,渗溢经络,浸溢脏腑,而生诸病也。"明代万全《万氏家传点点经》云:"酒毒湿热非常,肆意痛饮,脏腑受害,病态不一。"清代王大德《青囊秘诀·背痈论》云:"膏粱子弟,多食浓厚气味,燔炙煎炒之物,时时吞嚼,或美酝香醪,乘兴酣饮,遂至咽干舌燥,吐痰吐血,喘息膈痛,不得安眠者,人以为肺经火热也,谁知是肺痿以成疮乎?"说明嗜食膏粱厚味、煎炒炙煿者,以及饮食不节、长期嗜酒体质之人,容易引发肺癌。

清代顾文垣《顾氏医案》云:"烟为辛热之魁,酒为湿热之最。"赵濂《医门补要·肺热极便烂臭》云:"表邪遏伏于肺,失于宣肺,并嗜烟酒,火毒上熏,久郁热炽,烁腐肺叶。"认为吸烟体质者更易患肺癌。现代医学研究认为,吸烟是肺癌最常见的原因。同不吸烟者相比,吸烟者发生肺癌的风险高20

倍。吸烟者死亡率比不吸烟者高 4~10 倍,并且与吸烟的初始年龄、时间长短、吸烟量等因素相关。被动吸烟与环境吸烟也是肺癌的病因之一。由此可见,祖国医学对吸烟体质者易患肺癌的理论是具有科学依据的。

(二)体质与肺癌的诊断

肺癌是以咳嗽、咳血、胸痛、发热、气急为主要临床表现的恶性疾病。《素问·咳论》云:"肺咳之状,咳而喘息有音,甚则唾血。"《灵枢·邪气脏腑病形》云:"肺脉……微急,为肺寒热,怠惰,咳唾血,引腰背胸,若鼻息肉不通。"均论述了肺癌的临床症状。《素问·五脏生成》云:"白脉之至也喘而浮,上虚下实,惊,有积气在胸中,喘而虚,名曰肺痹。"明确了根据脉象和面色诊断"肺痹",将"肺痹"的脉象称之为"喘而浮"。《灵枢·邪气脏腑病形》云:"肺脉滑者,为息贲上气。"首次提出"脉滑者"是息贲脉象。汉代张仲景《金匮要略·五脏风寒积聚病脉证并治》云:"诸积之法,脉来细而附骨,乃积也。寸口,积在胸中……脉两出,积在中央,各以其部处之。"提出积病脉象为"细而附骨",并根据脉位诊断"积"所在位置。晋代王叔和《脉经·平五脏积聚脉证》云:"诊得肺积,脉浮而毛,按之辟易,胁下气逆,背相引痛,少气,善忘,目瞑,皮肤寒,秋差夏剧,主皮中时痛,如虫喙之状,甚者如针刺,时痒,其色白。"详细论述了肺积的脉象及症状。

脉诊是中医十分重要的一种诊断方法,历代医家在长期的医疗实践中也积累了丰富的经验。对于肺癌患者,通过脉诊可了解患者的体质状况,掌握病情的顺逆变化,有效指导临床治疗。

(三)体质与肺癌的治疗

《素问·三部九候论》云:"虚则补之。"《素问·至真要大论》云:"寒者热之,热者寒之,微者逆之,甚者从之,坚者消之,客者除之,劳者温之,结者散之,留者攻之,燥者濡之,急者缓之,散者收之,损者温之,逸者行之,惊者平之,上之下之,摩之浴之,薄之劫之,开之发之,适事为故。"古人在长期大量的临床实践中,总结出一整套行之有效的治则治法,时至今日,仍对肺癌的治疗具有重要指导意义。但这些治则及治法的具体应用,均应结合患者的体质状况,中医体质学说对肺癌的临床治疗同样具有十分重要的指导意义。

总体而言,肺癌的临床治疗分为扶正与祛邪两大方面。在扶正方面,常用的治法有扶正补虚法、滋阴养血法、益气温阳法、养阴生津法、健脾渗湿法、气血双补法、培土生金法。在祛邪方面,常用的治法有清热解毒法、软坚散结法、活血化瘀法、祛瘀除湿法、活血祛痰法、理气散结法、止咳化痰法、以毒攻毒法。在每一种治法的临床应用时,都应进行体质辨识,灵活掌握"治病必求于本""标本缓急""证型交错""辨病辨证""分期论治""衰其大半而止"等原则,只有这样,才能有的放矢,提高疗效。亦如明代李中梓《医宗必读·积聚》所云:"初者病邪初起,正气尚强,邪气尚浅,则任受攻;中者受病渐久,邪气较深,正气较弱,任受且攻且补;末者病势经久,邪气侵凌,正气消残,则任受补。"这也是中医体质学说指导肺癌临床治疗的具体体现。

(四)体质与肺癌的预后

《素问·玉机真脏论》云:"大骨枯槁,大肉陷下,胸中气满,喘息不便,内痛引肩项,身热,脱肉破䐃,真脏见,十月之内死。"明代陈实功《外科正宗·肺痈论》云:"久咳劳伤,咳吐痰血,寒热往来,形体削削,声哑咽痛,其候传为肺痿,如此者百死一生之病也。"张介宾《景岳全书·虚损》云:"劳嗽,音哑,声不能出,或喘息气促者,此肺脏败也,必死。"清代张璐《张氏医通·脱营失精》云:"阴虚咳嗽,久之喉中痛者,必有肺花疮,难治。"王大德《青囊秘诀·肺痈论》云:"人有久咳之后,肺管损伤,皮肤黄瘦,咽喉雌哑……人以为肺中痈也,谁知是肺痿而生疮乎?此等之症,不易解救。"日本丹波元坚《杂病广要·积聚》中引《活人心统》云:"积如大盘,形脱不食,呕吐肿胀者,不治。"1995 年出版的《中医大辞典》解释"癌"为"肿块凹凸不平,边缘不齐,坚硬难移,状如岩石。溃后血水淋漓,臭秽难闻,不易收敛,甚至危及生命"。

肺癌是最常见的恶性肿瘤之一,目前总的治愈率很低。一般而言,疾病初起多为邪毒痰瘀壅滞于肺,患者体质侧重实证,虚损不明显,机体正气尚强,通过调治,病情可获好转。若未控制,邪毒伤正,肺脾气虚,遏邪乏极,邪毒可进一步向肺外传变,或流窜于皮下肌肤,或流注于脏腑筋膜,或着于肢节骨骼,淫髓蚀骨,或邪毒上扰清窍,甚至蒙蔽清窍。此时虚损加重,耗气伤血,伤阴损阳,呈现一派"虚"的体质;若见面削形瘦,"大肉尽脱"等虚损衰竭之体质,常预示着患者已进入了生命垂危阶段。至于部分术后复发的肺癌患者,可出现由气虚进而阳虚,又渐变为精血亏虚,临床可以呈现肺脾肾三脏之气阴两伤、阴阳两虚的体质及见证,多预示病情极其严重,治疗效果极差。由此可见,中医体质学说还可有效指导临床对于肺癌疾病转归及预后的判定。

二、体质辨识在肺癌治疗中的应用

随着体质与疾病关系的全面研究,以调整体质、恢复健康为中心的体质治疗学将得以发展。疾病过程中证候的类型、性质,病机发展的趋向和预后取决于病因与体质两个方面,其中体质是内因,占主导地位。证候的表达方式和变化趋向始终受体质因素的制约。所以,要做到及时治疗,防止疾病恶化,必须积极调整和改善疾病赖以形成的体质基础,才能从根本上控制证候,治愈疾病。

由于体质自身的相对稳定性和动态可变性,使体质具有可调性。中医对肺癌尚无确切定义,肺癌是一种慢性疾病,治疗周期长,治疗手段有明显的体质特点,因此,运用中医药调节改善患者体质,阻断肺癌进一步恶化的治疗途径,对肺癌的治疗有积极意义。

目前肺癌的治疗手段是以手术、放疗、化疗、生物治疗和中医药治疗为主。无论是辅助还是姑息治疗,中医药始终参与其中。正气虚弱和邪气侵袭是发病的两大因素,对于手术及辅助放化疗患者,邪气已经去除,临床上已处于无瘤状态,但肺癌有复发转移的特点,临床治疗目的是预防复发转移,通过中医药方法调节肺癌患者偏颇体质,提高人体正气,增强抵抗力,使肺癌失去复发转移的基础。肺癌晚期患者,正邪交争,邪盛正衰,虽然此时病程进展和邪气亢盛有很大关系,但正气充实可以延缓病程进展,补益正气,调节体质是肺癌患者预后的主要干预手段。

第五篇　综合治疗

中医理论认为,肺癌是由于机体正气内虚,邪毒外侵,肺失宣降,痰浊内聚,气滞血瘀,痰瘀蕴肺,日久形成肺部积块的一种恶性疾病。中医药治疗肺癌从整体观念出发,以"扶正祛邪"为原则,根据患者全身及局部情况、不同阶段邪正虚实情况,既重视中医辨证论治,选用扶助正气、培植本元、治疗虚损不足的中药以扶正补虚,调整阴阳气血和脏腑经络的生理功能,调解机体内循环,增强机体内在抗病能力,提高免疫功能,抑制肺癌疾病发展,缓解病情,延长生命;又不忽视与现代医学手术、放射治疗、化学药物、靶向药物、免疫治疗以及祛邪中药辨病治疗等有效措施相结合。在肺癌的治疗中,将中医扶正祛邪方法与西医治疗方法进行有机结合,取长补短,相辅相成,综合治疗,发挥两者最大优势,取得延长生存期、提高生存质量的良好疗效,使患者"带瘤生存"成为可能,这是中医治疗肺癌有别于单纯西医治疗的显著特征。

临床上,一般早中期肺癌以手术治疗为主。大量临床研究证实。中医药在肺癌综合治疗中有以下重要作用:一是对早期肺癌术后患者进行中医药治疗,有助于术后康复,减轻症状,减少术后并发症,长期应用中医药在一定程度上还可防止或减少复发、转移。二是术后辅助治疗阶段,中医药配合放疗和化疗,具有减轻放、化疗毒性和增加治疗效果的作用,并能提高生存质量。三是手术后及放化疗结束后,长期应用中医药,有稳定病情、巩固疗效、防止或减少复发转移、提高远期疗效的作用。四是对晚期或不适合于手术及放化疗的患者,应用中医药治疗可改善临床症状,减轻病痛,改善生存质量,并在一定程度上控制肿瘤发展,延长生存时间。

中医药及中西医结合治疗肺癌,在国内目前已成为与手术、放疗、化疗并存的第四种肺癌综合治疗手段的重要组成部分,越来越被患者所接受,也逐渐得到国内外学者的认可。因此,中医药治疗肺癌的方法,应该以整体观念和辨证论治思想为指导,实行个体化治疗,突出以人为本,引入循证医学的方法进行临床研究,同时优化综合诊疗方案以使其规范化。只有这样,才能为人类肺癌的防治事业做出积极的贡献。

鉴于此,我们进行了肺癌中西医结合诊疗方案的制定,进行了覆盖西北5省(区)6所医疗机构948例肺癌患者中西医结合的临床对照研究,并归纳总结了针灸治疗肺癌及其并发症的经验,以为中医药及中西医结合治疗肺癌提供规范的临床应用方案,并为验证中医药及中西医结合治疗肺癌的疗效提供可靠的循证医学证据。

本篇内容分诊疗方案、针灸治疗、临床研究三部分分别进行论述。

第一章　诊疗方案

原发性支气管肺癌又称肺癌,是指源于支气管黏膜上皮的恶性肿瘤,生长在叶、段支气管开口以上的肿瘤称中央型肺癌;位于段以下支气管的癌肿称周围型肺癌。生长在气管或其分叉处的为气管癌,很少见。根据生物学特性,肺癌可分为非小细胞肺癌和小细胞肺癌两大类,非小细胞肺癌又包括鳞癌、腺癌、大细胞癌和腺鳞癌等。肺癌是当今世界上对人类健康危害最大的肿瘤之一,近年来肺癌的发病率和死亡率有不断上升的趋势。

中医虽无"肺癌"之病名,但与其相似的记载,散见于"肺积""息贲""肺花疮""咳嗽""咯血""积聚""肺痈""肺痿""胸痛"等病症中,尤与"肺积""息贲""息积"中描述的症状相似。战国秦越人《难经·五十四难》云:"肺之积,名曰息贲,在右胁下,覆大如杯,久不已,令人洒淅寒热,喘咳,发肺壅。"首载"肺积"病名。《素问·奇病论》云:"帝曰:病胁下满气逆,二三岁不已,是为何病? 岐伯曰:病名曰息积,此不妨于食,不可灸刺,积为导引服药,药不能独治也。"首次提出"息积"病名。宋代太医院《圣济总录·积聚门》云:"肺积、息贲,气胀满,咳嗽涕唾脓血。"明代吴昆《内经素问吴注》亦云:"息积,即息贲。"至清代叶天士《叶选医衡》云:"息贲者,五积中之肺积也,喘息奔急,亦名息积,右胁下必有积块以别之。"故后世及当代诸多医家皆以此作为其中医病名。此外,肺癌的相关论述亦多见于"肺花疮""咳嗽""咯血"等文献中。清代王大德《青囊秘诀·肺痈论》云:"人有久咳之后,肺管损伤,皮肤黄瘦,咽喉雌哑,自汗盗汗,卧眠不得,口吐稠痰,腥臭难闻,惟闻喘急,毛悴急焦。喘嗽之时,必须忍气须臾,轻轻吐痰,始觉膈上不痛,否则大痛难堪,气息奄奄,全无振兴之状者,人以为肺中痈也,谁知是肺痿而生疮乎? 此等之症,不易解救。"张璐《张氏医通·咳嗽》云:"阴虚咳嗽,久之喉中痛者,必有肺花疮,难治。"首次提出"肺花疮"之名。以上描述内容与肺癌症状亦有相似之处,且与晚期肺癌纵隔转移,压迫或侵犯喉返神经导致的证候比较相近。《素问·咳论》云:"肺咳之状,咳而喘息有音,甚则咳血。"《灵枢·经筋》云:"其病当所过者,支转筋,痛甚成息贲,胁急吐血。"《灵枢·邪气脏腑病形》亦云:"肺脉……微急为肺寒热,怠惰,咳唾血,引腰背胸。"明代张介宾《景岳全书·虚损》云:"劳嗽,声哑,声不能出或喘息气促者,此肺脏积也,必死。"清代沈金鳌《杂病源流犀烛·积聚癥瘕痃癖痞源流》云:"邪积胸中,阻塞气道,气不宣通,为痰、为食、为血……"以上所述之咳嗽、咯血等症状,为肺癌最常见症状。在中医古籍中,"癌"字最早见于宋代东轩居士《卫济宝书·痈疽五发》,被列为痈疽五发之一。1996年,近代名医方药中等主编《实用中医内科学》一书中最早提及中医"肺癌"之病名。而"肺癌"这一病名恰能反映肺恶性肿瘤之本质属性,以"肺"言病位,"癌"表病性、病状及病势,既对其"发在肺、预后差、肿块成、病情险"这一本质属性予以形象概括,又在一定程度上体现了中医病名之"准确性、特异性、实用性、先进性"等规范化的命名原则;不仅方便临床实际应用,促进中西医的相互融合、学习与交流,更有利于普及推广中医药防治肺癌知识,且对于临床、教学、科研及信息检索等多方面工作顺利开展与交流大有裨益,故值得进一步推广认识和应用。

第一节　病因病理

一、西医病因病理

（一）病因及发病机制

1.病因

肺癌的病因主要与吸烟、职业性致癌因子（如无机砷、石棉、煤焦油等）、大气污染、电离辐射等有关。

（1）吸烟：吸烟是肺癌的主要病因，研究发现，长期吸烟患者肺癌发病率是不吸烟者的16倍；流行病学调查表明，肺癌的发病概率与吸烟量及年龄有关。肺癌发生率与日吸烟量呈线性关系；被动吸烟也是肺癌发生的主要原因。

（2）职业性因子：如长期接触无机砷、石棉、铬、镍、煤焦油、二氯甲醚等有害物质，可诱发肺癌的发生。

（3）电离辐射：任何体内、体外的放射性都可引起肺癌的发病，如与矿工有关的职业性肺癌，因长期接触放射性矿石，引起肺癌高发。

（4）空气污染：随着工业化的不断发展，城市空气污染越来越严重，城市肺癌的发病率明显高于农村或郊区，提示大气污染可能是城市居民肺癌高发的一个原因。

（5）肺部慢性炎症，如肺结核、慢性支气管炎也和肺癌的发生有一定的关系。

2.发病机制

肺癌的发生可能是由于长时间的吸烟、接触电离辐射及有害化学物质等诸多外因，诱发基因不可逆的改变、细胞的恶性转化。主要包括原癌基因的激活、抑癌基因的失活、自反馈分泌环的活化或细胞凋亡的抑制，从而导致细胞生长失控。许多基因发生癌变的机制目前尚不完全清楚，但这些改变最终涉及细胞关键性生理功能的失控，包括增殖、凋亡、分化、信号传递等。与肺癌密切相关的癌基因主要有ras和myc基因家族、Bcl-2以及c-jun基因等。相关的抑癌基因包括P53、Rb、CDKN2等。与肺癌发生、发展相关的分子机制还包括错配修复基因的异常、端粒酶的表达等。

（二）病理

1.非小细胞肺癌

（1）鳞状上皮细胞癌（简称鳞癌）：常见于中老年男性，与吸烟有密切关系，属中央型肺癌者较多，因其经常侵犯叶段以上支气管，并在黏膜下生长，因而容易造成支气管狭窄，在发病之早期即可导致肺不张和阻塞性肺炎。鳞癌组织容易变性、坏死，并形成空洞和脓肿、出血。典型的鳞癌细胞呈鳞状上皮样排列，细胞为多边形，有核分裂现象，癌细胞间可有细胞间桥或角化珠。鳞癌细胞生长较慢，转移较晚，但常有局部肋骨破坏。因其转移较晚，故手术机会较多，5年生存率高。

（2）腺癌：包括腺泡状腺癌、乳头状腺癌、细支气管-肺泡细胞癌等，此癌多见于女性，以中老年为多见，与吸烟关系不大。癌组织易侵犯叶段以下支气管，因此周围型肺癌中以此型为多见。癌细胞多呈乳头状结构，细胞大小比较一致，核大、核仁清晰、染色较深、核膜比较清楚。癌组织易转移，主要是通过血行转移，因此常在脑、肝、骨等远在器官发现转移灶，当然也常转移至胸膜，成血性胸水。

（3）大细胞癌：包括巨细胞癌、透明细胞癌。可发生在肺门附近或肺边缘的支气管。细胞较大，转移较小细胞未分化癌晚，手术切除机会较大。

（4）其他：腺鳞癌、类癌、肉瘤样癌、唾液腺癌等。

2.小细胞肺癌

包括燕麦细胞型、中间细胞型、复合燕麦细胞型。癌细胞多为类圆形或菱形,胞浆少,类似淋巴细胞。燕麦细胞型和中间型可能起源于神经外胚层。细胞浆内含有神经内分泌颗粒,具有分泌和化学受体功能,能分泌出肽类物质,可引起类癌综合征。小细胞肺癌在其发展的早期多已转移到肺门和淋巴结,并由于其侵犯血管,在诊断时大多已有肺外转移。

二、中医病因病机

肺癌之病变在肺,但其病因不外虚、实两个方面,正如《杂病源流犀烛·积聚癥瘕痃癖痞源流》所云:"邪积胸中,阻塞气道,气不宣通,为痰、为食、为血,皆得与正相搏,邪既胜,正不得而制之,遂结成形而有块。"明确指出肺之积块形成与正虚、痰饮、气滞、瘀血、饮食等关系密切,即正气亏虚、外邪袭肺、久成积块。

(一)正虚邪恋,伏感而发

《素问遗篇·刺法论》云:"正气存内,邪不可干。"《素问·评热病论》云:"邪之所凑,其气必虚。"清代余景和《外证医案》云:"正气虚则成岩。"正气亏虚,六淫疫毒之气乘虚而入,侵袭机体,聚积于肺,而发癌肿。正如明代李中梓《医宗必读·积聚》云:"积之成也,正气不足,而后邪气踞之。"同时,肺癌之人,多年老体衰,五脏六腑虚损,气血阴阳亏虚,更易感邪触发。元代朱丹溪《活法机要》引张洁古云:"壮人无积,虚人则有之,脾胃虚弱,气血两衰,四时有感,皆能成积。"明代张介宾《景岳全书·积聚》云:"凡脾肾不足及虚弱失调之人,多有积聚之病。"肺为娇脏,主呼吸之气及一身之气。《素问·五脏生成》云:"诸气者,皆属于肺。"肺气耗损,肃降失司,气机不畅,诸气不足,抗邪无力,邪留不去,日久渐盛,正气愈虚,邪毒愈盛,即所谓"因虚致癌,因癌致虚"。

(二)毒邪伤肺,结为瘤块

毒之论述,由来已久。如《黄帝内经》中有"寒毒""湿毒""热毒""清毒""燥毒""大风苛毒"等论述;汉代张仲景《金匮要略》首次提出"阴阳毒",既是一种病证,又是一种病因。"毒"字上"圭"从生,下"母"从毋,有生有死,非生即死,暗指毒邪之凶险、多端、隐匿。国医大师周仲瑛教授首倡"癌毒学说",提出癌邪为患,必夹毒伤人,认为癌毒阻肺是肺癌发生、发展及加重的关键,且具有暴戾性、隐匿性、难治性、多发性、内损性、依附性等特点。宋代杨士瀛《仁斋直指附遗方论·卷二十二·癌》云:"癌者上高下深,岩穴之状,颗颗累垂……毒根深藏,穿孔透里。"言明癌症具有"毒根深藏,穿孔透里"之病邪特征。毒之病因繁多,错综复杂,不外内毒与外毒两端。内毒包括先天之胎毒,饮食之食毒,体内之湿毒、痰毒、瘀毒、郁毒等;外毒包括烹调、尾气、吸烟等之烟毒,乙肝病毒、EB病毒、流感、细菌等病毒,化疗药物、靶向药物、部分有毒中药之药毒等。诸毒交扰,邪犯娇脏,羁留肺窍,气阴渐亏,肃降失司,结为瘤块,则发肺癌。

(三)痰饮停肺,留而成积

古代医家有"怪病多痰""百病皆由痰作祟"等论述。痰乃津液输布障碍,其性黏浊,致病广泛,随处流窜,难于祛除。元代朱丹溪《丹溪心法》云:"凡人身上、中、下有块者,多是痰。"清代李用粹《证治汇补·痰证》云:"脾为生痰之源,肺为贮痰之器。"体虚之人,或脾虚失运,津液失布,湿聚成痰,贮于肺脏;或饮食不节,酿湿生痰,痰湿内聚,留于肺腑;或肾阳虚衰,蒸化不利,水饮犯肺,日久成积;或肝气郁结,痰饮留滞,郁结胸中,肿块渐成,皆可引发肺癌。若痰饮聚于颈项、腋下、骨骼等处,而发肺癌转移。

(四)瘀阻肺络,渐成积块

中医对瘀血的认识由来已久,《黄帝内经》中"血脉凝泣""血凝泣""留血""血聚""脉不通""恶血"等论述,是瘀血理论的肇始,历代医家亦多发挥。如汉代张仲景《金匮要略》之"内结为血瘀",清代唐容川《血证论》之"离经之血,与好血不相合,是谓瘀血",清代王清任《医林改错》之"久病入络为血瘀",明代王肯堂《证治准绳·杂病·蓄血》之"百病由污血者多……血污于下者,桃仁煎、代抵当丸、牛膝膏"等,均是对瘀血理论的补充。清代唐容川《血证论》云:"瘀血在脏腑经络之间,则结为癥瘕。"清代王清任《医林改错》云:"气无形不能结块,结块者,必有形之瘀也。"皆言瘀血与癥瘕、肿块的发生、发展密切相关。基于《灵枢·百病始生》之"凝血蕴里而不散,津液涩渗,著而不去,而积皆成矣"理论,结合前人有关"瘀血致积块"形成之学说,认为气滞日久,瘀血内结,或外伤致瘀,或久病成瘀,或污血上行,留于肺络,日久不消,结为肿块,而发肺癌。

综上所论,肺癌之为病,不外乎虚、毒、痰、瘀四因为患,诸因交扰,互为因果,促生癌瘤,或使病情加重。宋代太医院《圣济总录》云:"毒热内壅,则变生为瘀血。"清代俞根初《重订通俗伤寒论》亦云:"变从毒起,瘀从毒结。"瘀、毒之间相互化生,互为因果,毒热日久则致血瘀,血瘀日久则生癌毒,即所谓"瘀久化毒,毒留生瘀"。明代虞抟《医学正传·痰饮》:"丹溪云'痰挟瘀血,遂成窠囊'。"清代高秉钧《疡科心得集》云:"癌瘤者,非阴阳正气所结,乃五脏瘀血,浊气痰滞而成。"指出痰瘀同病,痰瘀交阻,久聚成积。清代王怀隐等《太平圣惠方》亦云:"夫痰毒者,由肺脏壅热,过饮水浆,积聚在于胸膈,冷热之气相搏,结实不消……皆由痰毒壅滞也。"明谓痰毒夹杂,聚于胸肺,积而成癌。同时,正气亏虚易致毒、痰、瘀之邪滋生,而毒、痰、瘀之邪日盛,则更伤正气,出现因瘀致虚、因痰致虚、因毒致虚诸端。即所谓"正虚邪亦盛,邪盛正愈亏"。由此可见,肺癌病位在肺,病性属本虚标实,由于虚、毒、痰、瘀之间互为根本,恶性循环,故"虚"为发病之本、致病之根,"毒、痰、瘀"为发病之标,其中"毒"为病变之枢,"痰、瘀"为病变之由。

第二节　临床表现

一、主要症状

1.支气管-肺局部症状

(1)咳嗽:是最常见的早期症状,肿瘤在气管内可有刺激性干咳或咳少量黏液痰。细支气管-肺泡细胞癌可有大量黏液痰,当癌组织进一步增大引起支气管狭窄时,则咳嗽加重,并可出现高音调金属音,肺部合并感染时,咳喘亦加重,并伴大量脓性痰液。

(2)咯血:是癌组织侵犯血管所致,是肺癌最常见症状之一,多呈持续性痰中带血,不易控制。有时癌组织侵犯大血管可出现大咯血。

(3)喘鸣:是由于肿瘤引起支气管部分阻塞,约有2%的患者可引起局限性喘鸣。

(4)气短:有以下情况可出现:①肿瘤引起支气管狭窄,特别是中央型肺癌。②肿瘤转移到肺门淋巴结,肿大的淋巴结压迫主支气管或隆突。③转移至胸膜,发生大量胸腔积液。④转移至心包,发生心包积液。⑤有膈肌麻痹、上腔静脉阻塞以及肺部广泛受累。

2.胸外胸内扩展症状

(1)胸痛:约有30%的肿瘤直接侵犯胸膜、肋骨和胸壁,可引起不同程度的胸痛。若肿瘤位于胸膜附近,则产生不规则的钝痛或隐痛,疼痛于呼吸、咳嗽时加重。肋骨、脊柱受侵犯时,则有压痛点,而与呼吸、咳嗽无关。肿瘤压迫肋间神经,胸痛可累及其分布区域。

(2)呼吸困难:肿瘤压迫大气道,可出现吸气性呼吸困难。

(3)咽下困难:癌肿侵犯压迫食管,可引起咽下困难。

(4)声音嘶哑:癌肿直接压迫或转移致纵隔淋巴结压迫喉返神经,可出现声音嘶哑。

3.胸腔外转移的症状

(1)转移至脑、中枢神经系统:可发生头痛、呕吐、眩晕、复视、共济失调、脑神经麻痹症、一侧肢体无力甚至偏瘫等神经系统表现。严重时可出现颅内高压的症状。

(2)转移至骨骼:特别是肋骨、脊椎、骨盆。引起局部疼痛,部分病人有病理性骨折、高钙血症及神经脊髓压迫症状。

(3)转移至腹部:肝转移可有厌食、肝区疼痛、肝大、黄疸和腹水等表现。部分患者还可出现肾上腺等其他器官转移。

(4)转移至淋巴结:锁骨上淋巴结是肺癌转移的常见部位,可毫无症状。典型的多位于前斜角肌区,固定而坚硬,逐渐增大、增多,可以融合。多无痛感。淋巴结的大小不一定反映病程的早晚。

4.全身症状和副肿瘤综合征

(1)分泌促性腺激素:可引起男性乳房发育,常同时伴有肥大性肺源性骨关节病。

(2)分泌抗利尿激素:引起稀释性低钠血症,表现为食欲不佳、恶心、呕吐、乏力,严重者可有嗜睡、定向障碍等水中毒症状。

(3)神经肌肉综合征:包括小脑皮质变性、脊髓小脑变性、周围神经病变、重症肌无力和肌病等,发生原因不明确,但多见于小细胞未分化癌。

二、体征

1.局限性哮鸣音:多为吸气阶段出现,咳嗽后并不消失是肺癌的重要体征之一。

2.出现淋巴转移、胸水和骨、脑、肝等脏器转移出现相应的临床体征。

3.上腔静脉压迫综合征:癌肿侵犯纵隔压迫上腔静脉时,上腔静脉回流受阻,产生头、面部、颈部和上肢水肿以及胸前部瘀血和静脉曲张,可引起头痛、头昏或眩晕。

4.Horner综合征:位于肺尖部的肺癌称肺上沟癌,可压迫颈部交感神经,引起病侧眼睑下垂、瞳孔缩小、眼球内陷,同侧额部与胸壁无汗或少汗。也常有肿瘤压迫臂丛神经造成以腋下为主、向上肢内侧放射的火灼样疼痛,在夜间尤甚。

5.肥大性肺源性骨关节病:常见于肺癌,也见于胸膜局限型间皮瘤和肺转移癌。多侵犯上、下肢长骨远端,发生杵状指和肥大性骨关节病。前者具有发生快、指端疼痛、甲床周围环绕红晕的特点。两者常同时存在,多见于鳞癌。切除肺癌后可减轻或消失,肿瘤复发又可出现。

三、并发症

1.肺部感染:是肺癌最常见的并发症,治疗效果差,常危及生命,临床可见咳嗽、咳痰、气短加重,伴有发烧、肺部出现啰音、血象升高等。

2.咯血:多为肿瘤侵犯支气管动脉引起血管破裂,出现大咯血可使患者窒息死亡。

第三节　相关检查

一、肿瘤标志物的检查

肿瘤标志物是癌细胞产生、分泌、释放的,或人体对于新生物反应而产生的进入体液或组织中的物质。与肺癌相关的肿瘤相关标志物包括癌胚抗原(CEA)、鳞状上皮细胞癌抗原(SCC)、神经元特异性烯醇化酶(NSE)、细胞角蛋白19的可溶性片段(CYFRA21-1)、糖类抗原125(CA125)、糖类抗原

153(CA153)等。

二、影像学检查

X线是最基本的检查手段,CT是最主要和最常用的检查方法。此外,根据病情选择性应用支气管镜检查、B超、MRI、PET-CT等。其中纤维支气管镜检查对明确诊断和获取活体组织、提供组织学诊断具有重要意义。

(一)X线检查

周围型肺癌呈圆形或类圆型,内见分叶、边有毛刺或脐样切迹,早期密度较淡,晚期则增高,边界清楚。中心型肺癌常见肺门不规则肿块,此种肿块由原发癌与肺门淋巴结、纵隔淋巴结之转移融合而成。由于癌组织对支气管之阻塞,可出现叶段支气管范围内之局限性肺气肿、肺不张、阻塞性肺炎等。

(二)CT检查

CT的优点在于能够发现一些普通X线检查所不能发现的病变,包括小病灶和位于心脏后、脊柱旁、肺尖、近膈面及肋骨头部位的病灶。CT还可早期发现肺门和纵隔淋巴结的肿大,更易发现肿瘤有无侵犯邻近器官,增强CT检查较平扫更有价值。

(三)核磁共振显像(MR)

与CT检查相比,在明确肿瘤与大血管的关系方面有优越性。

(四)正电子发射计算机体层扫描(PET-CT)

与正常细胞相比肺癌细胞的代谢加快,对葡萄糖的摄取增加,注入体内的葡萄糖相应地在肿瘤细胞内大量积聚,故可用于肺癌及淋巴结转移的定性诊断。

(五)放射性核素肺显像

γ照相为现代放射性核素显像的主要工具,亲肿瘤药物^{67}Ga对肺肿瘤显像有独特价值。对肺癌的阳性显像高达85%,肺癌病灶压迫或浸润邻近肺血管,可导致灌注局部血流减少,其显影出现相应的放射性减低区,因此手术前后或化疗前后进行此项检查,有利于判断手术指征,亦有利于施行化疗方案,同时有利于疗效判定。

(六)同位素放免检测

癌胚抗原(CEA)、唾液酸(SA)、神经特异性烯醇酶(NSE)等放免指标对肺癌的诊断均有一定的参考意义。

三、病理学检查

(一)细胞组织病理学检查

1.痰液脱落细胞检查

送检次数越多阳性率越高,痰液标本必须新鲜,并在1h内完成涂片染色,否则细胞溶解不易辨认,影响检出率。胸水在离心沉淀后可做脱落细胞检查。本检查通常作为X光胸片、CT断层诊断肺癌后之补充诊断,对临床和X线胸片均无肺癌迹象之患者,痰癌细胞检出阳性,应进一步在鼻咽、食道、肺等处探寻病原。

2.支气管镜检查

对诊断中心型肺癌意义较大,可直接窥探支气管癌瘤状况,并对可疑组织取病理活检,亦可进行刷检做脱落细胞检查。近年来纤维支气管镜的应用大大扩大了窥视范围,也可用特制的刷子或活检钳取标本,减少了病人的痛苦,提高了检出率。

3.活组织检查

手术摘除浅表肿大之淋巴结,如锁骨上、腋下淋巴结做病理检查,可以确定原发癌的细胞类型,对判断手术切除的可能性及进一步确定化疗方案颇有帮助。对紧靠胸壁的肺内肿块,各种方法都未能确定诊断时,可在X线透视定位下,用细针经皮穿刺取活组织做病理检查。

(二)细胞组织学基因突变检查

1.非小细胞肺癌的基因检测

常见的分子靶点为EGFR、KRAS、ALK、RET、ROS1、Her2、BRAF。EGFR基因突变的检测方法包括:DNA测序法、特异位点的聚合酶链式反应、荧光实时聚合酶链式反应、高效液相色谱法、毛细管电泳、聚合酶链式反应-单链构象多态性分析。ALK检测方法有荧光原位杂交FISH、基于PCR扩增基础上的技术、针对融合蛋白表达的免疫组织化学法。

2.肺鳞癌其他的可能靶点

FGFR1、PI3KCA、AKT1、PDGFR、SOX2。

3.小细胞肺癌的靶向治疗靶点

信号转导抑制剂、血管生成、Bcl-2反义核苷酸。

第四节　鉴别诊断

一、诊断

肺癌的治疗效果与肺癌的早期诊断密切相关,早期诊断可明显提高生存率。通过临床病史采集,对肺癌的症状、体征、影像学检查,及时通过支气管镜、经皮肺穿等手段进行细胞学检查,可使80%~90%的肺癌患者得到确诊。

(一)西医诊断要点

肺癌应争取早期诊断,创造手术机会,才能提高5年生存率。早期诊断的关键在于普及防癌知识,提高医务人员和病人的警惕性。凡年龄在40岁以上,尤其是有长期吸烟史的男性,出现下列症状之一者,均应进一步排除肺癌。①刺激性咳嗽持续2周以上。②持续性痰中带血。③单侧性或局限性喘鸣音。④反复性同一部位之肺炎。⑤原因不明的肺脓肿,反复发作,药物治疗无效者。⑥原因不明的四肢关节疼痛及杵状指。⑦X光片局限性肺气肿、局限性肺不张。上述症状之一存在,当即通过X光片、CT断层、脱落细胞、支气管镜、活组织检查等可以确诊。

(二)分期

1.非小细胞肺癌

目前非小细胞肺癌的TNM分期采用国际肺癌协会(IASLC)第8版《肺部恶性肿瘤的TNM分期标准》。见表5-1-1。

2.小细胞肺癌分期

对于接受非手术的患者采用局限期和广泛期分期方法,对于接受外科手术的患者采用国际肺癌协会(IASLC)第8版《肺部恶性肿瘤的TNM分期标准》。

(三)中医证候诊断

1.痰湿型

主症:胸脘痞闷,恶心纳呆,咳吐痰涎,舌淡苔白腻,脉滑或濡。

或见证:胸闷喘憋,面浮肢肿,脘腹痞满,头晕目眩,恶心呕吐,大便溏稀,痰核。

表5-1-1　肺部恶性肿瘤的TNM分期标准

	N0	N1	N2	N3	M1a 任何N	M1b 任何N	M1c 任何N
T1a	ⅠA1	ⅡB	ⅢA	ⅢB	ⅣA	ⅣA	ⅣB
T1b	ⅠA2	ⅡB	ⅢA	ⅢB	ⅣA	ⅣA	ⅣB
T1c	ⅠA3	ⅡB	ⅢA	ⅢB	ⅣA	ⅣA	ⅣB
T2a	ⅠB	ⅡB	ⅢA	ⅢB	ⅣA	ⅣA	ⅣB
T2b	ⅡA	ⅡB	ⅢA	ⅢB	ⅣA	ⅣA	ⅣB
T3	ⅡB	ⅢA	ⅢB	ⅢC	ⅣA	ⅣA	ⅣB
T4	ⅢA	ⅢA	ⅢB	ⅢC	ⅣA	ⅣA	ⅣB

或见舌:舌胖嫩,苔白滑,苔滑腻,脓腐苔。

或见脉:脉浮滑,脉弦滑,脉濡滑,脉濡缓。

2.血瘀型

主症:胸部疼痛,刺痛固定,肌肤甲错,舌质紫黯或有瘀斑、瘀点,脉涩。

或见症:肢体麻木,出血、健忘,脉络瘀血(口唇、爪甲、肌表等),皮下瘀斑,癥积。

或见舌:舌胖嫩,苔白滑,苔滑腻,脓腐苔。

或见脉:脉沉弦,脉结代,脉弦涩,脉沉细涩,牢脉。

3.热毒型

主症:口苦身热,尿赤便结,咳吐黄痰,舌红或绛,苔黄而干,脉滑数。

或见症:面红目赤,口苦便秘,小便黄,出血,疮疡痈肿,口渴饮冷,发热。

或见舌:舌有红点或芒刺,苔黄燥,苔黄厚黏腻。

或见脉:脉洪数,脉数,脉弦数。

4.气虚型

主症:神疲乏力,少气懒言,咳喘无力,舌质淡胖,脉虚。

或见症:面色淡白或㿠白,自汗,纳少,腹胀,气短,夜尿频多,畏寒肢冷。

或见舌:舌边齿痕,苔白滑,薄白苔。

或见脉:脉沉细,脉细弱,脉沉迟。

5.阴虚型

主症:五心烦热,口干咽燥,干咳少痰,咳嗽痰少,舌红少苔,脉细数。

或见症:痰中带血,盗汗,大便干,小便短少,声音嘶哑,失眠。

或见舌:舌干裂,苔薄白或薄黄而干,花剥苔,无苔。

或见脉证:脉浮数,脉弦细数,脉沉细数。

6.辨证方法

符合主症2个,并见主舌、主脉者,即可辨为本证。

符合主症2个,或见证1个,任何本证舌、脉者,即可辨为本证。

符合主症1个,或见证不少于2个,任何本证舌、脉者,即可辨为本证。

二、鉴别诊断

(一)西医鉴别诊断

1.肺炎

一部分肺癌早期以肺炎形式出现,如果起病缓慢、无毒性症状,病变反复发作,总在同一部位,一般抗炎治疗效果较差,应考虑肺癌之可能。有时肺内反复发作的慢性炎症机化,形成团块状假瘤,易与肺癌相混淆。此种假瘤通常形态不整,边缘不齐,中有密度较深的核心。

2.肺结核球

周围型肺癌应与结核球相鉴别。结核球多见于年青人,病灶多位于上叶后段和下叶背段,一般无症状。灶边清楚、密度高,常含钙化点。肺门淋巴结结核应与中心型肺癌相鉴别。结核见于儿童、青年,有发热等结核中毒症状,结核菌素试验阳性,抗结核治疗有明显疗效。肺癌则见于中老年人。粟粒型肺结核应与弥漫型肺泡细胞癌相鉴别。肺泡癌多见于年龄较大之女性,无发热等中毒症状,呼吸道症状明显,X线片病灶大小不等,中下叶较密集,脱落细胞阳性。

3.肺脓肿

癌性空洞在X光片上应与慢性肺脓肿相鉴别,前者壁厚、偏心、内缘不整齐,后者壁薄、内缘整齐。在临床上前者无中毒症状,咳嗽呈慢性型,反复咳痰;后者则高热寒战,咯大量脓臭痰,白细胞和中性粒细胞增加。

(二)中医鉴别诊断

1.与肺痨鉴别

肺痨与肺癌均有咳嗽、咯血、胸痛、发热、消瘦等症状。肺痨多发生于青壮年,而肺癌好发于40岁以上的中老年男性。部分肺痨患者已愈合的结核病灶所引起的肺部瘢痕可恶变为肺癌。肺痨经抗痨治疗有效,肺癌经抗痨治疗病情无好转。借助肺部X线检查、痰结核菌检查、痰脱落细胞学检查、纤维支气管镜检查等,有助于两者的鉴别。

2.与肺痈鉴别

肺痈也可有发热、咳嗽、咳痰的临床表现。典型的肺痈是急性发病,高热,寒战,咳嗽,咳吐大量脓臭痰,痰中可带血,伴有胸痛;肺癌发病较缓,热势一般不高,呛咳,咳痰不爽或痰中带血,伴见神疲乏力、消瘦等全身症状。肺癌患者在感受外邪时,也可出现高热、咳嗽加剧等症,此时更应详细询问病史,四诊合参,并借助肺部X线检查、痰和血的病原体检查、痰脱落细胞学检查等实验室检查加以鉴别。

3.与肺胀鉴别

肺胀是多种慢性肺系疾患反复发作,迁延不愈所致的肺系疾病。病程长达数年,反复发作,多发生于40岁以上人群,以咳嗽、咳痰、喘息、胸部膨满为主症;肺癌则起病较为隐匿,以咳嗽、咯血、胸痛、发热、气急为主要临床表现,伴见消瘦、乏力等全身症状,借助肺部X线检查、痰脱落细胞学检查等不难鉴别。

第五节　治疗方案

一、中西医结合治疗思路

根据肺癌的特点,在早期诊断、早期手术、早期治疗、预防为主、综合治疗、中西并重、有机结合的原则下,从以下四个方面找出中医治疗切入点,以提高中西医结合治疗肺癌效果,延长患者生存时间,提高患者生存质量。

1.对于肺癌术后的患者,积极使用中医药扶正固本、辨证论治,防治术后复发。

2.对于放、化疗患者要积极配合中药治疗。一是在化疗病人选择方面,在西医规范化治疗的基础上结合化疗药物中医证型研究成果。对于小细胞肺癌患者积极使用西医放化疗,对气虚型、阴虚型的非小细胞肺癌患者慎用化疗,以中医辨证论治、扶正抗癌为主,采用口服中药汤剂和静脉输注抗癌中成药的联合治疗手段。对于热毒型、痰湿型、血瘀型的非小细胞肺癌患者采用中医扶正固本配合化疗,以减轻化疗毒副作用,提高化疗效果。

3.积极使用中医药改善肺癌患者的各种症状,治疗肺癌患者的各种并发症,以最大程度地减轻肺癌患者的痛苦,提高患者生存质量。用中西医结合、多学科联合的方式,积极治疗肺癌患者特别是老年肺癌患者的并存病。

4.建立生理-心理-社会三结合的全新医疗模式,采用中医辨证施护、辨证施膳、心理疏导配合气功、音乐等疗法,调动人体潜在的自我修复和抗癌能力以治疗肺癌。

二、西医治疗

(一)手术治疗

手术切除是肺癌的主要治疗手段,也是目前公认临床治愈肺癌的方法之一。肺癌手术分为根治性手术与姑息性手术,应当力争根治性切除。以期达到最佳、彻底切除肿瘤,减少肿瘤转移和复发,并且进行最终的病理TNM分期,指导术后综合治疗。对于可手术切除的肺癌应遵循以下原则。

1.应当遵守下列外科原则

(1)全面的治疗计划和必要的影像学检查(临床分期检查)均应当在非急诊手术治疗前完成。充分评估决定手术切除的可能性并制定手术方案。

(2)尽可能做到肿瘤和区域淋巴结的完全性切除;同时尽量保留有功能的健康肺组织。

(3)电视辅助胸腔镜外科手术(VATS)主要适用于Ⅰ期肺癌患者。

(4)如果患者身体状况允许,应当行解剖性肺切除术(肺叶切除、支气管袖状肺叶切除或全肺切除术)。如果身体状况不允许,则行局限性切除:肺段切除(首选)或楔形切除,亦可选择VATS术式。

(5)完全性切除手术(R0手术)除完整切除原发病灶外,应当常规进行肺门和纵隔各组淋巴结(N1和N2淋巴结)切除并标明位置送病理学检查。最少对3个纵隔引流区(N2)的淋巴结进行取样或行淋巴结清除,尽量保证淋巴结整块切除。建议右胸清除范围为:2R、3a,3p、4R、7~9组淋巴结以及周围软组织;左胸清除范围为:4L、5~9组淋巴结以及周围软组织。

(6)术中依次处理肺静脉、肺动脉,最后处理支气管。

(7)袖状肺叶切除术在术中快速病理检查保证切缘(包括支气管、肺动脉或静脉断端)阴性的情况下,尽可能行保留更多肺功能(包括支气管或肺血管),术后患者生活质量优于全肺切除术患者。

(8)肺癌完全性切除术后6个月复发或孤立性肺转移者,在排除肺外远处转移情况下,可行复发侧余肺切除或肺转移病灶切除。

(9)心肺功能等机体状况经评估无法接受手术的Ⅰ期和Ⅱ期的患者,可改行根治性放疗、射频消融治疗以及药物治疗等。

2.手术适应证

(1)Ⅰ、Ⅱ期和部分Ⅲa期(T3N1~2M0;T1~2N2M0;T4N0~1M0可完全性切除)非小细胞肺癌和部分小细胞肺癌(T1~2N0~1M0)。

(2)经新辅助治疗(化疗或化疗加放疗)后有效的N2期非小细胞肺癌。

(3)部分Ⅲb期非小细胞肺癌(T4N0~1M0)如能局部完全切除肿瘤者,包括侵犯上腔静脉、其他毗邻大血管、心房、隆凸等。

(4)部分Ⅳ期非小细胞肺癌,有单发对侧肺转移,单发脑或肾上腺转移者。

(5)临床高度怀疑肺癌的肺内结节,经各种检查无法定性诊断,可考虑手术探查。

3手术禁忌证

(1)全身状况无法耐受手术,心、肺、肝、肾等重要脏器功能不能耐受手术者。

(2)绝大部分诊断明确的Ⅳ期、大部分Ⅲb期和部分Ⅲa期非小细胞肺癌,以及分期晚于T1～2N0～1M0期的小细胞肺癌。

(二)放射治疗

1.非小细胞肺癌的放射治疗规范

(1)Ⅰ期(T1N0,T2N0)、Ⅱ期(T1N1M0,T2N1M0,T3N0M0)单纯根治性放疗,剂量Dt66Gy/33F,2Gy/F。(靶区设计详见放射治疗规范)

(2)局部晚期ⅢA(T3N1M0,T1～3N2M0)和ⅢB(TxN3M0,T4NxM0)。

(3)无法手术者的根治性治疗的放疗技术规范。单纯性放疗模式:60～70Gy/30～35F,qd照射;同步放化疗、诱导化疗+同步放化疗、诱导化疗+单纯性放疗模式:60～66Gy,18～2Gy/F(靶区设计详见放射治疗规范)。

(4)术后放疗规范。适应证:包括R1、R2术后的患者;术后N2的患者;T3(胸壁受侵);没有进行足够纵隔淋巴结探查,或外科医师认为需要放射治疗者;多个肺门淋巴结阳性的患者也可考虑。剂量:①完全切除且切缘阴性者50Gy/25F,2Gy/F,qd;②镜下切缘阳性:60Gy/30F,2Gy/F,qd;③大体肿瘤残留:66Gy/33F,2Gy/F,qd或63Gy/35F,18Gy/F,qd+同步化疗。(靶区设计详见放射治疗规范)

2.小细胞肺癌的放射治疗规范

(1)靶区范围:原发灶以化疗后的肿瘤体积为靶区,CTV=GTV+8mm,PTV=CTV+ITV+6mm,淋巴结以化疗前的受侵区域范围来定位。

(2)剂量:DT54～60Gy,如果化疗到CR的患者,剂量DT50Gy。

(3)小细胞肺癌治疗时机:建议早放疗。

(4)局限期小细胞肺癌化放疗达CR者,建议行预防性全脑放疗,推荐剂量DT36Gy／18F或DT25Gy／10F。广泛期患者化疗有效者建议行PCI。

(5)广泛期患者经4～6个疗程化疗后,局部及转移病变缩小或稳定,可考虑胸部放疗,必要时行转移灶放疗如(脑、骨等)。

3.并发症

(1)早期反应:放疗后90d内的毒副作用为急性放射性放射损伤,往往呈自限性特点。①急性反射性肺炎:发生率为30%,发生原因与肺部照射野大、高剂量、快速照射等有关,临床表现为咳嗽、咳痰、胸痛、气急等。根据病情分级予以对症治疗,包括抗生素预防、激素治疗、镇咳、平喘等对症治疗。②放射性食管炎:一般在常规放疗3周,肿瘤组织吸收量达30Gy左右出现,主要表现为吞咽疼痛、进食梗阻感等。可予以黏膜表面麻醉剂、抗生素等对症治疗。③放射性皮肤损伤:建议对症治疗。

(2)晚期反应:损伤发生在放疗结束后6～18个月,多为不可逆的组织损伤。①慢性肺纤维化:对症处理,关键在于预防。②晚期食管损伤:食管狭窄、溃疡及瘘管形成等,很少发生。③放射性心脏损伤:发病率随着放射剂量的增加而增加,表现为心包炎、心包积液、心肌炎和纤维化等,关键在于预防。④放射性脊髓炎:早期症状为肢体出现麻木感,特别是在患者低头时发生,多发生在放疗后1～10个月,应用大量维生素和神经细胞营养药物以及肾上腺皮质激素,病情可以得到控制和恢复,晚期主要是脊髓横断性损伤,发生在放疗后1年以上。

(三)化学抗肿瘤药物治疗

依据治疗的目的不同,化疗分为姑息化疗、辅助化疗和新辅助化疗,应当严格掌握临床适应证,并在肿瘤内科医师的指导下施行。化疗应当充分考患者病期、体力状况、不良反应、生活质量及患者意愿,结合化疗药物中医证型研究,避免治疗过度或治疗不足。应当及时评估化疗疗效,密切监测及防治不良反应,并酌情调整药物和(或)剂量。

1.化疗的适应证:PS评分≤2,重要脏器功能可耐受化疗,对于SCLC的化疗PS评分可放宽到3。鼓励患者参加临床试验。

2.晚期NSCLC的药物治疗。

(1)一线药物治疗:含铂两药方案为标准的一线治疗;EGFR突变患者,可选择靶向药物的治疗;有条件者,在化疗基础上可联合抗肿瘤血管药物。对一线治疗达到疾病控制(CR+PR+SD)的患者,有条件者可选择维持治疗。

(2)二线药物治疗:二线治疗可选择的药物包括多西紫杉醇、培美曲塞(对腺癌是一线)以及靶向药物EGFR-TKI。

(3)三线药物治疗:可选择EGFR-TKI或进入临床试验。

3.不能手术切除的NSCLC的药物治疗推荐放疗、化疗联合,根据具体情况可选择同步或序贯放化疗。同步治疗推荐化疗药物为足叶乙苷/顺铂或卡铂(EP/EC)与紫杉醇或多西紫杉醇/铂类。序贯治疗化疗药物见一线治疗。

4.NSCLC的围手术期辅助治疗。完全切除的Ⅱ~Ⅲ期NSCLC,推荐含铂两药方案术后辅助化疗3~4个周期。辅助化疗始于患者术后体力状况基本恢复正常,一般在术后3~4周开始。新辅助化疗:对可切除的Ⅲ期NSCLC可选择含铂两药、2个周期的术前新辅助化疗。应当及时评估疗效,并注意判断不良反应,避免增加手术并发症。手术一般在化疗结束后2~4周进行。术后辅助治疗应当根据术前分期及新辅助化疗疗效,有效者延续原方案或根据患者耐受性酌情调整,无效者则应当更换方案。

5.小细胞肺癌(SCLC)的药物治疗。局限期小细胞肺癌(Ⅱ~Ⅲ期)推荐放、化疗为主的综合治疗。化疗方案推荐EP或EC方案。广泛期小细胞肺癌(Ⅳ期)推荐化疗为主的综合治疗。化疗方案推荐EP、EC或顺铂加拓扑替康(IP)或加伊立替康(IC)。二线方案推荐拓扑替康。鼓励患者参加新药临床研究。

6.肺癌化疗的原则。

(1)KPS<60或ECOG>2的肺癌患者不宜进行化疗。

(2)白细胞计数(WBC)少于$30×10^9$/L、中性粒细胞计数(ANC)少于$15×10^9$/L、血小板计数(PLT)少于$6×10^{10}$/L、红细胞计数(RBC)少于$2×10^{12}$/L、血红蛋白(HGB)低于8.0g/dl的肺癌患者原则上不宜化疗。

(3)肺癌患者肝、肾功能异常,实验室指标超过正常值的2倍,或有严重并发症和感染、发热,出血倾向者不宜化疗。

(4)在化疗中如出现以下情况应当考虑停药或更换方案:治疗2周期后病变进展,或在化疗周期的休息期中再度恶化者,应当停止原方案,酌情选用其他方案;化疗不良反应达3~4级,对患者生命有明显威胁时,应当停药,下次治疗时改用其他方案;出现严重的并发症,应当停药,下次治疗时改用其他方案。

(5)必须强调治疗方案的规范化和个体化。必须掌握化疗的基本要求。除常规应用止吐药物外,铂类药物除卡铂外需要水化和利尿。化疗后每周2次检测血常规。

(6)化疗的疗效评价参照《WHO实体瘤疗效评价标准》或《RECIST疗效评价标准》。见表5-1-2。

表5-1-2　常用的NSCLC一线化疗方案

化疗方案	剂量（mg/m²）	用药时间	时间及周期
NP：			
长春瑞滨	25	d1,d8	
顺铂	80	d1	q21d×4
TP：			
紫杉醇	135~175	d1	
顺铂	75	d1	
或卡铂	AUC=5~6	d1	q21d×4
GP：			
吉西他滨	1250	d1,d8	
顺铂	75	d1	
或卡铂	AUC=5~6	d1	q21d×4
DP：			
多烯紫杉醇	75	d1	
顺铂	75	d1	
或卡铂	AUC=5~6	d1	q21d×4

（四）生物和靶向治疗

基于肺癌发生发展在遗传及基因表型等方面的异质性，结合分子生物学标记等预测指标，靶向治疗是根据肿瘤发生、发展的分子生物学特征，利用瘤细胞和正常细胞分子生物学上的差异开发选择性针对肿瘤而不影响正常细胞的药物，其作用靶点可以是细胞表面的生长因子受体或细胞内信号传导通路中重要的酶或蛋白质，能影响肿瘤细胞分化、周期、凋亡、迁移、浸润、淋巴转移、全身转移等过程。代表性的靶向药物如针对表皮生长因子受体的抑制剂吉非替尼和厄洛替尼以及埃克替尼；针对血管内皮生长因子和血管内皮生长受体抑制剂贝伐单抗等。

三、中医治疗

传统的中医药作为治疗疾病的一种重要手段，在辨治肺癌方面也独居特色和优势，发挥着不可或缺的作用。鉴于此，我们以前人理论成果为基础，结合多年临证实践经验，总结制定出肺癌之"三期三型"中医辨治方案及自拟处方，现分述如下。

（一）辨证论治

1.未治期——正盛邪进

此期多见于肺癌初发，未行或不宜行手术、放化疗及靶向治疗者，以及单纯中医药姑息治疗者。此时正邪俱盛，治当以祛邪为主，解毒、化痰、祛瘀、扶正之法并举，少佐扶正。

方药：清金消积汤。

猫爪草15g、夏枯草15g、薏苡仁15g、射干10g、白僵蚕10g、酒制大黄6g、皂角刺10g、莪术10g、龙葵10g、石见穿15g、醋制鳖甲10g、昆布10g、山楂10g、西洋参10g、金荞麦15g、百合10g、全蝎3g、三七粉3g。

功效：化痰消瘀，解毒散结。

方解：方中主药猫爪草化痰消瘀散结；西洋参补气养阴生津。辅药昆布、皂角刺化痰软坚、消肿散结；龙葵、石见穿散瘀消肿、清热解毒；莪术破血祛瘀、止痛消积；酒制大黄清热解毒、活血化瘀；金荞麦、夏枯草、射干、白僵蚕清热解毒、化痰散结;三七化瘀止血、活血止痛;全蝎解毒散结、通络止痛。佐药醋制鳖甲滋阴潜阳,软坚散结;百合润肺止咳、清心安神。使药薏苡仁渗湿健脾;山楂散瘀化积、助运脾胃。诸药合用,对因气滞、血瘀、痰凝、毒聚而致的肺积,可奏化痰消瘀、解毒散结之功效。

加减:若气虚症状明显者,加黄芪、党参以补气;血虚明显者,加岷当归、熟地黄以补血养血;阴虚明显者,加五味子、麦门冬以益气养阴;阳虚明显者加干姜、肉桂以温阳散寒止痛。

2.正治期——正邪相争

此期多见于肺癌治疗阶段,主要针对积极配合接受治疗患者,结合肺癌虚、毒、痰、瘀之特点,或补气,或养阴,或解毒,或化痰,或祛瘀。

(1)痰湿型

方药:化痰利肺化积汤。

猫爪草15g、白僵蚕10g、瓜蒌12g、薏苡仁20g、莪术12g、皂角刺10g、陈皮10g、半夏10g、杏仁10g、甘草6g、桔梗10g、茯苓10g。

功效:化痰止咳,解毒祛湿。

方解:方中主药猫爪草、白僵蚕化痰散结、解毒消肿。辅药瓜蒌清热化痰、散结消痈;莪术破血祛瘀、消积止痛;皂角刺活血消肿、化痰软坚。佐药二陈汤(《太平惠民和剂局方》陈皮、半夏、茯苓、甘草)燥湿化痰、理气和中;杏仁、桔梗宣肺止咳、化痰平喘。使药薏苡仁健脾渗湿。诸药合用,共奏化痰祛湿、宣肺止咳、活血解毒之功效。

加减:若咳嗽、咳痰较甚者,加紫菀、胆南星以化痰止咳;若胸肋疼痛明显者,加延胡索、川楝子以行气活血止痛;若食滞腹胀、不欲饮食者,加山楂、鸡内金、山药以消食导滞。

(2)瘀血型

方药:祛瘀通肺化积汤。

黄芪20g、岷当归10g、桃仁10g、红花10g、三七粉3g、川芎10g、茜草10g、鬼箭羽12g、莪术10g、郁金12g、龙葵15g、藕节12g、山楂10g、甘草6g。

功效:活血化瘀,消肿散结。

方解:方中主药桃仁、红花活血化瘀。辅药莪术、川芎、郁金行气活血、消积止痛;黄芪补气活血;岷当归养血和血;三七、茜草化瘀止血、活血止痛。佐药龙葵、鬼箭羽解毒化瘀、消肿散结;藕节止血化瘀、清热生津。使药山楂散瘀化积、助运脾胃;甘草调和诸药。诸药合用,共奏活血化瘀、消肿散结之功效。

加减:若伴神疲乏力较甚者,加西洋参、党参以补气养血;若关节疼痛明显者,加延胡索、蜈蚣以活血通络、行气止痛;若伴胸闷、气短较甚者,加薤白、枳壳以宽胸理气。

(3)热毒型

方药:解毒清肺化积汤。

金荞麦20g、猫爪草15g、石见穿15g、黄芩10g、山豆根10g、龙葵10g、薏苡仁20g、百部10g、半枝莲20g、白花蛇舌草20g、白茅根20g、甘草6g。

功效:清热解毒,化痰祛瘀。

方解:方中主药金荞麦、猫爪草清热解毒、化痰散结。辅药半枝莲、白花蛇舌草清热解毒、活血散结;龙葵、石见穿解毒散瘀;山豆根解毒消肿;黄芩清热泻火;薏苡仁清热利湿。佐药百部止咳化痰;白茅根凉血上血。使药甘草解毒和中。诸药合用,共奏清热解毒、化痰祛瘀之功效。

加减:若身热不退者,加生石膏、知母以清热泻火;若口舌生疮者,加栀子、淡竹叶以清胃泻火;若咽喉肿痛甚者,加薄荷、射干、桔梗以解毒利咽;若溲赤便结者,加大黄、枳实以解毒凉血、通腑泄热。

（4）气虚型

方药：补气益肺化积汤。

党参15g、黄芪20g、岷当归10g、麦门冬10g、五味子10g、百合10g、山茱萸10g、浙贝母10g、玄参12g、牡蛎12g、山药12g、茯苓10g、白术10g、炙甘草6g。

功效：补气益肺，化痰散结。

方解：方中主药黄芪补气固表、托毒消肿。辅药四君子汤（《太平惠民和剂局方》党参、茯苓、白术、炙甘草）健脾益气；生脉散（《内外伤辨惑论》党参、麦门冬、五味子）益气生津、敛阴止汗。佐药消瘰丸（《中医方剂临床手册》玄参、浙贝母、生牡蛎）清润化痰、软坚散结。使药山药健脾益胃、益肺止咳；百合润肺止咳；山茱萸补益肝肾。诸药合用，共奏补气益肺、化痰散结之功效。

加减：若情绪低落、肝郁气滞明显者，加柴胡、郁金以行气解郁；若血虚明显者，加熟地黄、枸杞子以补血养血；若伴有明显咳嗽、咳痰者，加陈皮、半夏、杏仁以化痰止咳；若气短、喘息较甚者，加桑白皮、川贝母以宣肺平喘。

（5）阴虚型

方药：养阴润肺化积汤。

太子参15g、生地黄12g、麦门冬12g、玄参12g、五味子10g、生牡蛎12g、浙贝母10g、黄精10g、玉竹10g、天花粉15g、山茱萸10g、百合10g、阿胶10g、炙甘草6g。

功效：养阴润肺，益气生津。

方解：方中主药生脉散（《内外伤辨惑论》太子参、麦门冬、五味子）益气生津、敛阴止汗。辅药增液汤（《温病条辨》麦门冬、生地黄、玄参）养阴润燥；玉竹、天花粉、百合清热养阴生津。佐药山茱萸滋补肝肾；黄精益气养阴、健脾润肺；阿胶补血和血、滋阴润燥。使药炙甘草益气和中。诸药合用，共奏养阴润肺、益气生津之功效。

加减：若阴虚症状较甚者，加知母、前胡以滋阴清热；若大便干结，阴虚肠燥者，加赤芍、大黄以润燥通便；若纳呆腹胀甚者，加炒麦芽、白扁豆、大腹皮以健胃消食宽中。

3.末治期——正虚邪退

此期即多见于肺癌治疗后康复阶段，或肺癌治疗末期之阶段。此时正气渐亏，邪气尚存，当以扶正为主，少辅祛邪。

方药：扶正化积汤。

西洋参20g、黄芪30g、岷当归15g、麦门冬10g、五味子10g、女贞子10g、旱莲草10g、山茱萸15g、鸡血藤10g、百合15g、龙葵10g、川芎10g、莪术10g、玄参10g、浙贝母10g、生牡蛎10g、薏苡仁15g、山楂10g。

功效：益气养阴，扶正祛邪。

方解：方中主药西洋参补气养阴、清热生津。辅药黄芪补气固表；岷当归补血止血；鸡血藤行血补血；生脉散（《内外伤辨惑论》西洋参、麦门冬、五味子）、百合养阴润肺、生津止咳；二至丸（《医便》女贞子、旱莲草）、山茱萸补益肝肾、滋阴止血。佐药消瘰丸（《中医方剂临床手册》玄参、浙贝母、生牡蛎）清润化痰、软坚散结；龙葵散瘀消肿、清热解毒；莪术、川芎活血行气止痛。使药薏苡仁渗湿健脾；山楂散瘀化积、助运脾胃。诸药合用，对因痰、瘀、毒而致气阴两虚的肺积，可奏益气养阴、扶正祛邪之功效。

加减：若瘀血征象明显者，加莪术、红花以活血祛瘀；若疼痛明显者，加延胡索、川楝子以行气止痛；若痰湿明显者，加陈皮、半夏、薏苡仁以化痰祛湿；若热毒较甚者，加黄芩、夏枯草、蒲公英以清热解毒。

（二）中药制剂

1.专病专方

（1）清金消积膏(处方同前)

【功效】 化痰消瘀,解毒散结。

【主治】 肺癌早期或未行任何西医治疗,属邪实正盛阶段者。

（2）扶正化积膏(处方同前)

【功效】 益气养阴,扶正祛邪。

【主治】 肺癌正在接受西医治疗或治疗后阶段,属正气亏虚、病邪转轻者。

2.中成药

（1）华蟾素注射液

【功效】 解毒,消肿,止痛。

【应用】 用于中、晚期肺癌。

【用法】 肌内注射,2～4ml(2/5～4/5支)/次,2次/d;静脉滴注,1次/d,10～20ml(2～4支)/次,用5%的葡萄糖注射液500ml稀释后缓缓滴注,用药7d,休息1～2d,4周为1疗程。

（2）鸦胆子油乳注射液

【功效】 抗癌。

【应用】 用于肺癌、肺癌脑转移。

【用法】 静脉注射,1次/d,10～30ml/次,1个月为1个疗程,使用时加生理盐水250ml,稀释后立即使用。

（3）康莱特注射液

【功效】 益气养阴,消癥散结。

【应用】 适用于不宜手术的气阴两虚、脾虚湿困型原发性非小细胞肺癌。配合放、化疗有一定的增效作用。对中晚期肺癌患者具有一定的抗恶病质和止痛作用。

【用量用法】 静脉注射,1次/d,200ml/次,21d为1疗程,间隔3～5d后可进行下一疗程。联合放、化疗时,可酌减剂量。

（三）中医对肺癌并发症的治疗

1.肺部感染

（1）痰湿阻肺

【治则治法】 祛湿化痰,宣肺止咳。

【推荐方药】 二陈汤(《太平惠民合剂局方》)合三子养亲汤(《韩氏医通》)。

（2）痰热互结

【治则治法】 清热化痰,宣肺止咳。

【推荐方药】 千金苇茎汤(《千金要方》)合清气化痰汤(《医方考》)。

2.咳血

（1）痰热壅盛

【治则治法】 清热泻火,佐以止血。

【推荐方药】 (自拟方)乌贼骨、鱼腥草、汉三七、代赭石、知母、黄芩、党参、麦门冬、五味子。

（2）阴虚火旺

【治则治法】 滋阴降火。

【推荐方药】 百合固金汤(《医方集解》)。

3.放射性损伤

(1)气血两虚

肺癌放疗初期,热毒初袭,耗气伤血,气血两伤。症见面色无华,头晕目眩,身倦懒言,肢软乏力,或纳呆食少,或自汗盗汗,或心悸征忡,或夜寐不宁,或手足麻木,舌淡边有齿痕,苔薄白或少,脉细弱。实验室检查可见血象中白细胞、红细胞和(或)血小板降低。治宜益气养血。常选用黄芪、党参、白术、茯苓、炙甘草、当归、白芍、鸡血藤、山茱萸、阿胶等。

(2)气阴两虚

肺癌放疗中期,热邪渐盛,气虚及阴,气阴两伤,且以肺胃阴伤为主。症见干咳少痰,或痰中带血,目涩鼻干,咽干口燥,面色无华,气短气急,或恶心干呕,纳呆食少,舌边尖红,或舌质黯红,少苔或无苔,脉沉细无力或细数。治宜益气养阴。常选用北沙参、太子参、五味子、天门冬、麦门冬、生地黄、山茱萸等。

放疗射线,其性峻烈,最易耗气伤阴,加之随着放疗剂量逐渐累积,热邪入里,真阴耗伤,临证亦常出现肝肾阴虚之象。症见头晕耳鸣,腰膝酸软,五心烦热,口干舌燥,渴而饮少,潮热盗汗,消瘦乏力,舌质红,黯红或青紫,苔薄白少津或光剥,脉细数或弦细。治宜益气养阴润燥。常选生地黄、熟地黄、山茱萸、枸杞子、黄精、西洋参、女贞子、旱莲草、知母、牡丹皮、玄参等。

(3)气虚血瘀

放疗末期及恢复期,热毒蓄积,正虚邪恋,毒瘀胶结。症见咳痰无力,心慌气短,身倦乏力,腹胀纳少,恶心呕吐,或疼痛如刺,或面色晦滞或黧黑,舌淡紫或黯淡,瘀点瘀斑,脉细涩或沉涩。常见于肺癌放疗后心、脑、肺、肝、肾等重要脏器受损者。治宜益气活血。常选用黄芪、党参、当归、赤芍、丹参、鸡血藤、桃仁、红花、川芎、地龙、白花蛇舌草、半枝莲、石见穿、龙葵等。

(四)中医适宜技术在治疗肺癌中的应用

1.针灸治疗

(1)治疗肺癌胸水

辨证选穴:①以募穴为主,选用四门:云门,可调肺气通调水道,联合期门,两穴首尾相合,形成一个循环,可使"运行失常水液"(胸水)回到正常的水液代谢循环中;章门,为脾之募穴,是连接五脏的门户,能通达中焦的"闸门"运化水液;京门,为肾之募穴,是通达下焦的"闸门",是胸水阴液的通道。②注重补肾气:宜选用关元、中极、归来、水道等穴位。

手法:泻法,1次/d。每次留针20~30min。

(2)治疗肺癌气短、咳嗽

辨证选穴:取手太阴、手阳明、足太阳经穴,肺俞、列缺、尺泽、定喘、足三里。

手法:平补平泻法,1次/d。每次留针20~30min。

2.真气运行

真气运行法是甘肃省名中医李少波先生发明的一种健脾补肾内养功,肺癌患者在术后、放化疗后练真气运行法,能够恢复和培养机体元气,提高患者的免疫功能,改善肺功能。真气运行功法的五步练功方法是:呼气注意心窝部,意气相随丹田趋,调息凝神守丹田,通督勿助又勿忘,元神蓄力育生机。练习真气运行需要做到放松、心静、神静。

3.穴位治疗

防治肺癌患者咳血时,可选用涌泉穴,用磁疗贴外用。涌泉穴属于足少阴肾经的穴位,具有壮水之主、以治阳光的作用,能滋阴降火、防治肺癌患者咳血。

4.药膳食疗

（1）主食

①冰糖杏仁糊

【配方】 甜杏仁10g,粳米50g,冰糖适量。

【制法】 将甜杏仁放入锅中用清水泡软去皮,捣烂加粳米、清水及冰糖煮成稠粥。

【功效】 润肺祛痰,止咳平喘,润肠。

【适应证】 适用于肺癌证属气阴两虚者。

②杏仁百合藕粉羹

【配方】 苦杏仁15g,百合50g,藕粉50g,冰糖25g。

【制法】 苦杏仁洗净,拍碎,用温水浸泡;百合洗净,切碎末;藕粉用适量水化开成稀糊状。锅入适量水上火,放入杏仁及泡水、百合,开锅后煮20min,倒入藕粉糊及冰糖,煮片刻即成。早晚分2次服用。

【功效】 祛痰止咳,平喘润肠。

【适应证】 适用于肺癌痰多咳嗽者。

③甘蔗松子仁粥

【配方】 甘蔗汁500ml,松子仁30g,糯米50g。

【制法】 将糯米与松子仁洗净,加清水适量煮粥,加入甘蔗汁煮开后服用。

【功效】 清热生津,润燥止渴,补肺健脾。

【适应证】 肺癌证属气阴不足者。症见咳嗽,干咳,久咳不愈,痰黏稠,难咯出;口干乏力,大便干硬,精神疲倦;舌质红,苔少或薄白,脉细数。

【注意事项】 使用本方以久咳,干咳,痰黏稠,难咯出,舌红干,苔少,脉细数属于肺阴虚者为要点。若为肺胃虚寒,咳吐痰涎清稀色白者勿服。若用淮山30g取代方中之松子仁,则补肺健脾之作用更佳。

④山慈姑白果煮鸡蛋

【配方】 山慈姑10g,白果6g,鸡蛋1个。

【制法】 将白果去壳及衣,用清水先浸渍0.5d;山慈姑洗净;将鸡蛋的一端开一小孔。将鸡蛋与白果、山慈姑一起放入锅内,加清水适量,文火煮1h后,加盐调味。喝汤食蛋。

【功效】 清热解毒,化痰定喘,滋阴补肺,敛气润燥。

【适应证】 肺癌证属痰热阻肺者。症见咳嗽痰少,喘促少气,口干口苦;舌质红,苔薄黄,脉数无力。

【注意事项】 使用本方以咳嗽痰少,喘促少气,口干口苦,舌质红,苔薄黄,脉数无力属于痰热阻肺者为要点。凡肺脾虚弱所致的咳嗽痰多,口淡,舌质淡,苔白滑者,非本方所宜。白果有小毒,一般用量3～9g,用时要去壳褪去绿胚,且经浸泡4～6h后倒去水留白果备用。小儿用本品宜慎重,用量每次减半为宜,必须煮至熟透。

（2）菜品

①双耳炒猪肺

【配方】 黑木耳、白木耳各20g,猪肺100g。

【制法】 黑、白木耳水发,猪肺洗净切薄片,加调料、盐共炒熟食用。

【功效】 补肺益脾。

【适应证】 适用于肺癌证属肺脾气虚者。

②虫草炖老鸭

【配方】 鸭1只,冬虫夏草、杏仁各10g,葱、姜少许,调料适量。

【制法】　冬虫夏草先用温水洗2遍,用少许水泡胀,捞出;杏仁用开水泡15min,去皮;鸭洗净。将杏仁、冬虫夏草、老鸭、葱、姜、料酒、盐、上汤和泡虫草的水一块下入锅内,先用大火烧沸,小火煨至熟烂,后淋上香油即可。

【功效】　补肺益肾,祛痰止咳。

【适应证】　适用于肺癌症见咳嗽咳痰,自汗盗汗,腰膝酸软者。

(3)汤羹

①枸杞鳖汤

【配方】　淮山药50g,枸杞子15g,鳖(鲜活)1只(约200g),生姜15g,红枣10枚。

【制法】　将淮山药、枸杞子洗净,去杂质;生姜拍烂;红枣洗净,去核。将活鳖放入盛有冷水的锅中,加锅盖后将锅置炉上,加热,随水温升高令鳖挣扎排尿;待鳖死后捞出,切开除去内脏,斩块。将全部用料放入锅内,加清水适量,文火煮1h,调味即成。饮汤吃鳖。

【功效】　健脾益肾,滋阴养血,软坚散结。

【适应证】　适用于肺癌证属于脾肾阴血不足者。症见神疲乏力,日见消瘦,头晕眼花,夜卧盗汗,胃纳欠佳,舌质淡红,苔薄白,脉细。

【注意事项】　鳖一定要用鲜活的,不是因宰杀而死亡的鳖有毒,不宜食。

②鱼腥草肉丝紫菜汤

【配方】　鱼腥草(鲜品)10g,猪瘦肉100g,紫菜20g。

【制法】　先将猪瘦肉洗净切成丝,入油锅炒片刻,备用;鱼腥草去杂质,加入清水适量,武火煎煮15～20min,去渣留汤备用;紫菜加水适量浸泡10min,待泥沙沉淀后,捞起滤干备用。将鱼腥草汤再煮沸,加入猪瘦肉丝和紫菜,煮10～15min,调味。饮汤食肉。

【功效】　清热解毒,化痰散结,滋阴润燥。

【适应证】　适用于肺癌证属痰热壅肺者。症见咳嗽,口干,咯痰黄稠,或咯吐脓血痰,伴发热口苦,舌质红,苔薄黄,脉数者。

【注意事项】　使用本方以咳嗽,痰黄稠或咳吐脓血,舌质红,苔薄黄,脉数属于痰热壅肺者为要点。如无鱼腥草鲜品,亦可用干品30g代替;也可用夏枯草、白花蛇舌草代替鱼腥草。制法同本方所述。

③三七鸡汤

【配方】　三七10g,鸡肉250g,人参10g。

【制法】　将三七粒捣碎,鸡肉、人参洗净。将全部用料放入锅内,加清水适量,文火煮1h,加盐调味。饮汤食鸡肉。

【功效】　祛瘀止痛,养胃益气。

【适应证】　肺癌证属气虚血瘀者。症见咳嗽,咯血,胸痛,痛有定位,舌黯红,苔薄白,脉弦细。

【注意事项】　使用本方以咳血,胸痛,舌黯红,脉弦证属气虚血瘀者为要点。凡感冒未清,发热,痰黄者勿服。

(4)饮品——白花蛇舌草野菊花茶

【配方】　白花蛇舌草15g,野菊花20g,生甘草10g。

【制法】　将白花蛇舌草、野菊花和生甘草拣去杂质后,加清水适量煎煮或用开水泡后代茶。

【功效】　解热毒,祛痰浊。

【适应证】　肺癌证属邪毒壅肺,邪浅病轻者。症见咳嗽,痰黄稠,发热口干,舌质红,舌苔黄,脉数。

【注意事项】　使用本方以咳嗽,痰黄稠,舌红,苔薄黄,脉数属于邪毒壅肺为要点。凡为肺脾两虚者则不宜。

（5）水果

①鱼腥草炖冬果梨

【配方】　鱼腥草100g,冬果梨350g,白糖100g。

【制法】　将鱼腥草拣去杂质,洗净后晾干,切成小碎段;冬果梨洗净,切两半,去核,切小块。把鱼腥草放入砂锅中,加入适量水上火烧沸,移小火煎约25min,用干净纱布过滤,去渣,将药汁再放入砂锅中,加入冬果梨块及适量水,用小火炖至冬果梨软烂时,调入白糖稍炖,即可离火。早晚分2次服,吃梨喝汤。

【功效】　润肺凉心,消痰降火。

【适应证】　对老年肺癌热结痰多,吐黄稠脓痰者尤为适宜,坚持食用,有较明显的辅助治疗作用。

②百合蜜枣

【配方】　百合100g,蜜枣10枚。

【制法】　将百合洗净,拣去杂质;蜜枣去核。将用料放入锅内,加清水适量,文火煮1h,加适量冰糖服食。

【功效】　滋阴清热,润肺化痰。

【适应证】　肺癌证属邪热伤阴,痰结于肺者。症见咳嗽,口干,睡眠差,舌质红,苔少或薄白,脉细数。

第六节　疗效评价

一、中医疗效评价

显效:症状消失,或症状积分减少≥2/3;有效:症状减轻,积分减少≥1/3,≤2/3;无效:症状无减轻或减轻＜1/3。见表5-1-3。

表5-1-3　中医疗效评价表

症状	轻	中	重
咳嗽	白天间断咳嗽,不影响正常生活	介于轻度和重度之间	昼夜咳嗽频繁或阵咳影响工作和睡眠
咯痰	昼夜咯痰10～60ml	昼夜痰量60～100ml	昼夜痰量100ml以上
气急	活动后即气急,呼吸困难（轻度发作）	休息时亦感呼吸困难（中度发作）	静息时喘息明显不能平卧,影响睡眠和活动

二、西医疗效评价标准与方法

（一）实体瘤的疗效评价标准

1.肿瘤病灶基线的定义

可测量病灶(至少有一个可测量病灶):用常规技术,病灶直径长度≥20mm或螺旋CT≥10mm的可以精确测量的病灶。

不可测量病灶:所有其他病变(包括小病灶即常规技术长径＜20mm或螺旋CT＜10mm)包括骨病灶、脑膜病变、腹水、胸水、心包积液、炎症乳腺癌、皮肤或肺的癌性淋巴管炎、影像学不能确诊和随诊的腹部肿块和囊性病灶。

2.测量方法

基线和随诊应用同样的技术和方法评估病灶。临床表浅病灶如可扪及的淋巴结或皮肤结节可作为可测量病灶,皮肤病灶应用有标尺大小的彩色照片。

胸部X片:有清晰明确的病灶可作为可测量病灶,但最好用CT扫描。

CT和MRI:对于判断可测量的目标病灶评价疗效,CT和MRI是目前最好的并可重复随诊的方法。对于胸、腹、盆腔,CT和MRI用10mm或更薄的层面扫描,螺旋CT用5mm层面连续扫描,而头颈部及特殊部位要用特殊的方案。

超声检查:当研究的终点是客观肿瘤疗效时,超声波不能用于测量肿瘤病灶,仅可用于测量表浅可扪及的淋巴结、皮下结节和甲状腺结节,亦可用于确认临床查体后浅表病灶的完全消失。

内窥镜和腹腔镜:作为客观肿瘤疗效评价至今尚未广泛充分地应用,仅在有争议的病灶或有明确验证目的高水平的研究中心中应用。这种方法取得的活检标本可证实病理组织上的CR。

肿瘤标志物:不能单独应用判断疗效。但治疗前肿瘤标志物高于正常水平时,临床评价CR时,所有的标志物需恢复正常。疾病进展的要求是肿瘤标志物的增加必须伴有可见病灶进展。

细胞学和病理组织学:在少数病例,细胞学和病理组织学可用于鉴别CR和PR,区分治疗后的良性病变还是残存的恶性病变。治疗中出现的任何渗出,需细胞学区别肿瘤的缓解、稳定及进展。

3.肿瘤病灶基线的评价

要确立基线的全部肿瘤负荷,对此在其后的测量中进行比较,可测量的目标病灶至少有1个,如是有限的孤立的病灶需组织病理学证实。

可测量的目标病灶:应代表所有累及的器官,每个脏器最多5个病灶,全部病灶总数最多10个作为目标病灶,并在基线时测量并记录。目标病灶应根据病灶长径大小和可准确重复测量性来选择。所有目标病灶的长度总和,作为有效缓解记录的参考基线。

非目标病灶:所有其他病灶应作为非目标病灶并在基线上记录,不需测量的病灶在随诊期间要注意其存在或消失。

4.缓解的标准

(1)目标病灶的评价

CR:所有目标病灶消失。

PR:基线病灶长径总和缩小≥30%。

PD:基线病灶长径总和增加≥20%或出现新病灶。

SD:基线病灶长径总和有缩小但未达PR或有增加但未达PD。

(2)非目标病灶的评价

CR:所有非目标病灶消失和肿瘤标志物水平正常。

SD:一个或多个非目标病灶和(或)肿瘤标志物高于正常持续存在。

PD:出现一个或多个新病灶或(和)存在非目标病灶进展。

(二)生存期及生化质量标准

1.总生存期(OS,Overall Survival)是指从随机化开始至因任何原因引起死亡的时间(对于死亡之前就已经失访的受试者,通常将最后一次随访时间计算为死亡时间),是抗肿瘤药物最可靠的疗效评价指标。

2.疾病无进展生存期(PFS,Progression Free Survival)是指癌症患者接受某种特定治疗后疾病保持稳定、没有进一步发展的时间。

3.生存质量评价。

(1)Karnofsky(卡氏评分,KPS):依据病人能否正常活动、病情、生活自理程度。KPS把病人的健康状况视为总分100分,10分一个等级。见表5-1-4。

表5-1-4　Karnofsky功能状态评分标准

分值	体力状况
100分	正常,无症状和体征
90分	能进行正常活动,有轻微症状和体征
80分	勉强可进行正常活动,有一些症状或体征
70分	生活可自理,但不能维持正常生活工作
60分	生活能大部分自理,但偶尔需要别人帮助
50分	常需人照料
40分	生活不能自理,需要特别照顾和帮助
30分	生活严重不能自理
20分	病重,需要住院和积极的支持治疗
10分	重危,临近死亡
0分	死亡

注:得分越高,健康状况越好,越能忍受治疗给身体带来的副作用,因而也就有可能接受彻底的治疗。得分越低,健康状况越差,若低于60分,许多有效的抗肿瘤治疗就无法实施。

（2）体力状况ECOG评分标准（Zubrod-ECOG-WHO,ZPS,5分法）：见表5-1-5。

表5-1-5　Zubrod-ECOG-WHO评分标准

级别	体力状态
0	活动能力完全正常,与起病前活动能力无任何差异
1	能自由走动及从事轻体力活动,包括一般家务或办公室工作,但不能从事较重的体力活动
2	能自由走动及生活自理,但已丧失工作能力,日间不少于一半时间可以起床活动
3	生活仅能部分自理,日间一半以上时间卧床或坐轮椅
4	卧床不起,生活不能自理
5	死亡

第七节　预防护理

一、肺癌的预防

（一）病因预防

针对化学、物理、生物等具体致癌、促癌因素和体内外致病条件,采取以下预防措施:①保护环境、改善空气质量。②控制吸烟。已经证实,吸烟是导致肺癌的最主要的原因。吸烟人群肺癌发病率是非吸烟人群的16倍,非吸烟人群发生肺癌也与被动吸烟有关。因此,珍惜生命,远离烟草是预防肺癌的主要措施。做到公众场合全面戒烟,要强化吸烟人群的健康教育,诱导他们进行其他丰富多彩的文体活动,转移兴趣。③养成良好的生活方式及饮食习惯。经研究证实,多种水果和绿叶蔬菜等都对肺癌具有预防作用;同时要坚持体育锻炼,作息时间要有规律,睡眠要充足。④保持良好的心理状态。人的沮丧、失望、消沉和愤怒等不良情绪,可以对人的内分泌系统和免疫系统形成负面影响,体内免疫细胞数量就会减少,从而容易导致细胞突变,诱发癌症。⑤对经常接触有毒气体的人群进行职业防护,定期进行相关体检。⑥对慢性肺部感染的患者,要积极中西医结合治疗,控制炎症,定期复查。⑦对亚健康人群要进行中医体质辨识,通过相关性研究,对容易发生肺癌的体质人群,及早进行体质干预。

(二)早发现、早诊断、早治疗

从肺癌的临床分期看,早期肺癌患者手术后的5年生存率要明显高于中晚期患者。对于突然出现的刺激性咳嗽、痰中带血、胸闷不适、胸痛等症状要及早到医院检查。出现气短、发热、消瘦、声音嘶哑等症状时已经是肺癌的晚期,治疗相对困难,预后较差。定期体检是早期发现肿瘤的主要手段,如行胸部X线片或CT,尤其是对40岁以上吸烟者和有肺癌家族遗传倾向的人群尤为重要。

(三)临床期预防和康复性治疗

其目标是防止病情进展和手术后、放化疗后的复发。由于肺癌恶性程度高、进展快,5年相对生存率较低。对有治愈机会的患者提供根治性治疗措施,临床上要采用中西医结合最佳治疗方案防治病情进展。对于术后、放化疗后病情稳定的患者,要突出中医扶正固本、辨证论治结合心理疏导等手段防止复发。

二、肺癌中医调护

(一)症状施护

1.咳嗽/咳痰

(1)观察呼吸、咳嗽状况,有无咳痰,痰液的性质、颜色、量;遵医嘱雾化吸入后观察有无咳痰以及痰液的性质、颜色、量。

(2)保持病室空气新鲜、温湿度适宜,避免灰尘及刺激性气味。

(3)咳嗽胸闷者取半卧位或半坐卧位,少说话;痰液黏稠难咯者,可变换体位。

(4)协助翻身拍背(咯血及胸腔积液者禁翻身拍背),教会患者有效咳嗽、咳痰、深呼吸的方法。

(5)保持口腔清洁,咳痰后以淡盐水或漱口液漱口。

(6)遵医嘱耳穴贴压(耳穴埋豆),可选择肺、气管、神门、皮质下等穴位。

(7)进食健脾益气补肺止咳食物,如山药、白果等;持续咳嗽时,可频饮温开水或薄荷叶泡水代茶饮,减轻咽喉部的刺激。

2.咯血

(1)密切观察咯血的性质、颜色、量及伴随症状,监测生命体征、尿量、皮肤弹性等,准确、及时记录。

(2)保持病室空气新鲜,温湿度适宜。

(3)指导患者不用力吸气、屏气、剧咳,喉间有痰轻轻咳出。

(4)少量咯血静卧休息;大量咯血绝对卧床,头低脚高位,头偏向健侧,尽量少语、少翻身。

(5)及时清除口腔积血,淡盐水擦拭口腔。

(6)去除恐惧、焦虑不安的情绪,禁恼怒、戒忧愁、宁心神。

(7)少量出血者可进食凉血养血、甘凉滋养之品,如黑木耳、茄等;大量咯血者遵医嘱食。

3.发热

(1)注意观察体温变化及出汗情况。

(2)病室凉爽,光线明亮,空气保持湿润。

(3)卧床休息,限制活动量,避免劳累。

(4)协助擦干汗液,温水清洗皮肤,及时更换内衣,切忌汗出当风。

(5)穴位按摩,可选择合谷、曲池或耳尖、大椎放血(营养状况差者慎用)。

(6)宜进食清热生津之品,如苦瓜、冬瓜、猕猴桃、荸荠等,忌辛辣、香燥、助热动火之品。阴虚内热者,多进食滋阴润肺之品,如蜂蜜、莲藕、杏仁、银耳、梨等。协助多饮温开水,漱口液漱口。

4.胸痛

(1)疼痛的性质、部位、程度、持续时间及伴随症状,遵医嘱给予止痛剂后观察用药反应。

(2)保持环境安静,光线柔和,色调淡雅,避免噪声及不必要的人员走动。

(3)给予舒适体位,避免体位突然改变。胸痛严重者,宜患侧卧位。

(4)避免剧烈咳嗽,必要时用手按住胸部疼痛处,以减轻胸痛。

(5)指导采用放松术,如缓慢呼吸、全身肌肉放松、听舒缓音乐等。

(6)遵医嘱耳穴贴压(耳穴埋豆),可选择神门、皮质下、交感、肺等穴位。

(7)遵医嘱使用理气活血通络中药外敷。

5.气促胸闷

(1)密切观察生命体征变化,遵医嘱给予吸氧。

(2)保持病室安静、空气新鲜、温湿度适宜,避免灰尘、刺激性气味。

(3)取半卧位或半坐卧位,减少说话等活动,避免不必要的体力消耗。

(4)与患者有效沟通,帮助其保持情绪稳定,消除紧张、焦虑等。

(5)教会患者进行缓慢的腹式呼吸。

(6)病情允许情况下,鼓励患者下床适量活动,以增加肺活量。

(7)遵医嘱协助胸腔穿刺抽水或胸腔药物灌注,治疗后观察症状、生命体征变化,指导患者进高热量、高营养及富含蛋白质的食物。

(8)遵医嘱耳穴贴压(耳穴埋豆),可选择肺、气管、神门、皮质下、脾、肾等穴位。

6.便溏

(1)观察排便次数、量、性质及有无里急后重感。

(2)保持肛周皮肤清洁。

(3)遵医嘱耳穴贴压(耳穴埋豆),可选择大肠、小肠、胃、脾、交感、神门等穴位。

(4)穴位按摩,可选择足三里、天枢、中脘、关元等穴位。

(5)遵医嘱艾灸(回旋灸)腹部,以肚脐为中心,上、下、左、右旁开1～1.5寸,时间5～10min。

(6)进食健脾养胃及健脾利湿食物,如胡萝卜、薏苡仁、赤小豆、栗子等。严重便溏者饮适量淡盐水。

7.纳呆

(1)病室空气流通、新鲜。

(2)做好心理疏导,化解不良情绪。

(3)遵医嘱耳穴贴压(耳穴埋豆),可选择脾、胃、交感等穴位。

(4)穴位按摩,可选择足三里、阳陵泉、内关、脾俞、胃俞等穴位。

(5)进食增加肠动力的食物,如苹果、番茄、白萝卜、菠萝等,忌肥甘厚味、甜腻之品,少食多餐。

8.便秘

(1)指导患者规律排便,适度增加运动量。

(2)餐后1～2h,以肚脐为中心顺时针腹部按摩,促进肠蠕动。

(3)指导患者正确使用缓泻剂。

(4)遵医嘱耳穴贴压(耳穴埋豆),可选择大肠、胃、脾、交感、皮质下、便秘点等穴位。

(5)穴位按摩,可选择天枢、脾俞、肓俞、大肠俞等穴位,寒证可加灸。

(6)遵医嘱给予中药泡洗。

(7)进食富含膳食纤维的食物,如蔬菜、菱、藕、粗粮等,适当增加液体的摄入。

9.恶心呕吐

(1)保持病室整洁,光线色调柔和,无异味刺激。

(2)遵医嘱及时、准确给予止吐药物,必要时记录出入量。

(3)保持口腔及床单位清洁,协助淡盐水或漱口水漱口。

(4)体质虚弱或神志不清者呕吐时应将头偏向一侧,以免呕吐物误入气管引起窒息。

(5)选择易消化的食物,如蔬菜、水果、山药、小米、百合等;少食多餐,每天4~6餐;避免进食易产气、油腻或辛辣的食物;呕吐后不要立即进食,休息片刻后进食清淡的流食或半流食;频繁呕吐时,宜进食水果和富含电解质的饮料,以补充水分和钾离子。

(6)因呕吐不能进食或服药者,可在进食或服药前先滴姜汁数滴于舌面,稍等片刻再进食,以缓解呕吐。

(7)指导采用放松术,如聆听舒缓的音乐、做渐进式的肌肉放松等。

(8)遵医嘱耳穴贴压(耳穴埋豆),可选择脾、胃、神门等穴位。

(9)穴位按摩,可选择合谷、内关等穴位。

(二)中医特色治疗护理

1.药物治疗

(1)内服中药

①止咳糖浆:不要用水稀释。避免污染瓶口。存放在阴凉避光处。

②益肺清化膏:饭后0.5h口服。忌辛辣、油腻食物。

③肺瘤平膏:饭后0.5h温水冲服。腹泻、咳血者忌用。

(2)注射给药

①康莱特注射液:对薏苡仁油、大豆磷脂、甘油过敏者慎用;建议使用中心静脉置管给药;使用带终端滤器的一次性输液器。②复方苦参注射液:严格控制输液速度,不宜超过40滴/min。③榄香烯注射液:稀释后宜在4h内输注完成。建议使用中心静脉置管给药。

2.中医特色护理

(1)耳穴压豆治疗

①遵医嘱实施耳穴埋豆,准确选择穴位。②护理评估:耳部皮肤情况,有炎症、破溃、冻伤的部位禁用;评估患者对疼痛的耐受程度;女性患者妊娠期禁用。③用探针时力度应适度、均匀,准确探寻穴区内敏感点。④耳部75%酒精擦拭待干。⑤观察患者情况,若有不适应立即停止,并通知医师配合处理。⑥常规操作以单耳为宜,一般可留置3~7d,两耳交替使用。指导患者正确按压。⑦观察耳穴贴是否固定良好;症状是否缓解或减轻;耳部皮肤有无红、肿、破溃等情况。⑧操作完毕后,记录耳穴埋豆的部位、时间及患者感受等情况。

(2)中药涂擦

①遵医嘱实施中药涂擦,准备好紫草液、纱布、治疗巾等。②护理评估:涂擦部位的皮肤情况;评估患者有无药物过敏史;涂药后观察局部皮肤有无过敏现象;刺激性较强的药物不应涂于面部,婴幼儿禁用。③根据涂药部位,取合理体位,暴露涂药部位,注意保暖,必要时屏风遮挡。④清洁皮肤,将配置的药物用棉签均匀地涂于患处。⑤涂药完毕后协助患者着衣,安排舒适体位,整理床单元。⑥清理用物,做好记录并签字。

（3）艾灸

①遵医嘱实施艾灸,选用适当的艾灸方式,如艾柱灸、艾条灸。②护理评估:施灸的皮肤情况;患者对艾灸气味的接受程度。③颜面部、大血管部位、孕妇腹部及腰骶部不宜施灸。④注意室内温度的调节,保持室内空气流通。取合理体位,充分暴露施灸部位,注意保暖及保护隐私。施灸部位宜先上后下,先灸头顶、胸背,后灸腹部、四肢。⑤施灸过程中询问患者有无灼痛感,调整距离,及时将艾灰弹入弯盘,防止灼伤皮肤。⑥注意施灸的时间,如失眠症要在临睡前施灸,不要在饭前空腹或饭后立即施灸。⑦施灸后局部皮肤出现微红灼热,属于正常现象。如灸后出现小水泡时,无须处理,可自行吸收。如水泡较大时,需立即报告医师,遵医嘱配合处理。⑧施灸完毕,立即将艾柱或艾条放置熄火瓶内,熄灭艾火。⑨初次使用灸法时,以小剂量、短时间为宜,待患者耐受后,逐渐增加剂量。⑩操作完毕后,记录患者施灸的方式、部位、施灸处皮肤及患者感受等情况。

（4）穴位按摩

①遵医嘱实施穴位按摩。②护理评估:按摩部位皮肤情况;对疼痛的耐受程度;女性患者月经期或妊娠期禁用。③操作者应修剪指甲,以防损伤患者皮肤。④操作时用力要均匀、柔和,注意为患者保暖及保护隐私。⑤操作时要密切观察患者的反应,如有不适应停止按摩并做好相应的处理。⑥操作完毕后,记录按摩穴位、手法、按摩时间及患者感受等。

（三）情志施护

1.生活起居

（1）避免受凉,这一点对肺癌患者非常重要。外感风寒,寒邪入里化热造成肺部感染,感染使病情加重。因此肺癌患者一定要避免受风、受凉。

（2）保证充分的休息,咳血者绝对卧床。

（3）经常做深呼吸,尽量把呼吸放慢。

（4）戒烟酒,注意避免被动吸烟。

2.心理疏导

《黄帝内经·至真要大论》中说"恬淡虚无,真气从之,精神内守,病安从来"。现代科学也证实人的情绪状态对健康的维护、对疾病的康复至关重要。肺癌患者一定要有一个良好的心理状态,要采取"战略上藐视疾病、战术上重视疾病"。建立乐观情绪,积极配合治疗。

（1）采用暗示疗法、认知疗法、移情调志法,帮助患者建立积极的情志状态。

（2）指导患者倾听五音中的商调音乐,抒发情感,缓解紧张焦虑的心态,达到调理气血阴阳的作用。

（3）指导患者进行八段锦、简化太极拳锻炼。

（4）责任护士多与患者沟通,了解其心理状态,及时予以心理疏导。

（5）鼓励家属多陪伴患者,亲朋好友给予情感支持。

（6）鼓励病友间相互交流治疗体会,提高认知,增强治疗信心。

第二章　针灸治疗

《灵枢·经脉》云:"肺手太阴之脉,起于中焦,下络大肠,还循胃口,上膈属肺,从肺系横出腋下,下循臑内,行少阴,心主之前,下肘中,循臂内上骨下廉,入寸口,上鱼,循鱼际,出大指之端;其支者,从腕后,直出次指内廉,出其端。""是动则病,肺胀满,膨胀而喘咳,缺盆中痛,甚则交两手而瞀,此为臂厥。""是主肺所生病者,咳,上气,喘咳,烦心,胸满,臑臂内前廉痛厥,掌中热。"

针灸是针法和灸法的总称,是以针刺艾灸防治疾病的方法。针法是用金属制成的针,刺入人体一定的穴位,运用手法,以调整营卫气血;灸法是用艾绒搓成艾条或艾柱,点燃以温灼穴位的皮肤表面,达到温通经脉、调和气血的目的。《灵枢·九针十二原》云:"以微针通其经脉,调其气血,营其逆顺出入之会。"指出了针灸的作用机制。

针灸疗法是中医主要的治疗方法之一,在我国应用已有数千年的历史。针灸是一种"内疗外治"的医疗技术,通过经络、腧穴的传导作用,以及应用一定的操作法,来治疗全身疾病。

《素问·病能论》云:"有病颈痛者,或石治之,或针灸治之而皆已。"晋代皇甫谧《针灸甲乙经》云:"息贲唾血,巨阙主之。"最早提出用针灸治疗"息贲"。对于肺癌而言,由于其疾病本质是细胞异常增生而形成的,因此,通过针灸调节,可使机体生长正常细胞的功能得以恢复,并能促使机体抑制异常细胞的产生,肿瘤病灶因而停止生长,以至逐渐缩小,直至消失。这就是针灸治疗肺癌的机理。

针灸在临床上可用于肺癌患者各阶段的治疗,用于控制病情、改善症状,改观预后。一是用于改善临床症状,如用于肺癌疼痛、咳嗽、发热,缓解便秘、尿闭、失眠等。二是采用瘢痕灸的方法,可明显改善肺癌患者的一般症状,提高机体免疫力。三是对于放化疗阶段的肺癌患者,应用针灸可明显改善消化道反应、骨髓抑制等毒副作用的发生。四是针灸可促进肺癌患者的病后康复。

兹结合临床实际,将针灸防治肺癌患者手术、放化疗后并发症以及相关症状的经验归纳总结如下。

第一节　术后并发症

一、术后胃瘫综合征

术后胃瘫综合征(postsurgical gastroparesis syndrome, PGS)是指在手术后出现的以胃排空障碍为主要表现的一组临床综合征,以胃大部切除、胰十二指肠切除、胆囊切除等手术后多见,非胃手术后发生胃瘫综合征则比较少见,且易被误诊。尽管临床肺癌术后胃瘫较其他腹部术后胃瘫少见,然而一旦发生,治疗仍然是临床难题,严重影响患者术后康复。目前PGS的治疗以保守治疗为主,多采用心理干预、肠内外营养支持、促进胃动力药物、针灸及中药等综合治疗。

肺癌术后急性胃瘫多发生在术后开始进食的1~2d内,或饮食由流质向半流质过渡时;慢性胃瘫的临床表现类似于急性胃瘫,可发生在术后数周、数月甚至数年。胃镜和X线检查主要表现为胃液潴留、胃无蠕动或蠕动较弱,造影剂在胃内潴留,无消化道机械性梗阻现象。

肺癌术后胃瘫的诊断目前仍没有统一标准,国际标准认为胃瘫为除外机械性梗阻,术后第7d仍不能拔除且胃管引流量大于500ml/d,或拔除胃管进食后出现恶心、呕吐、腹胀,需重置胃管引流者。复旦大学附属中山医院提出的诊断标准则为:①经一项或多项检查提示无胃流出道机械性梗阻,但有胃潴留。②胃引流量每天>800ml,且持续>10d。③无明显水电解质和酸碱平衡紊乱。④无引起胃瘫的基础疾病,如糖尿病、甲状腺功能减退等。⑤无应用影响平滑肌收缩的药物史,如吗啡、阿托品等。

胃瘫患者小肠和结直肠功能不受影响,由于患者无法进食,需通过空肠营养管进行肠内营养供给,并给予肠外营养支持,营养制剂配方脂肪过高则可发生腹胀、腹泻等并发症,反而延缓胃瘫的恢复。胃瘫与胃潴留相似,总以水饮停胃为患,但在病情程度上较胃潴留为重。

肺癌术后胃瘫综合征类似于中医学"反胃""胃反""胃痛""吐酸""嘈杂""呕吐"等。主要症状为食入之后,停留胃中,腹胀恶心,朝食暮吐,暮食朝吐;其中胃瘫重症者完全不能进食水,且呕吐大量胃液。

(一)临床表现

肺癌术后胃瘫多较其他腹部术后胃瘫症状轻,表现为胃排空障碍,餐后上腹疼痛、饱胀,恶心呕吐,食欲下降,甚至完全无法进食,营养不良,消瘦,体重减轻。

(二)治疗方法

1.基本治疗

【治疗原则】　健脾和胃,通腑消胀。

【处方组成】　上脘、中脘、下脘、天枢、内关、足三里、上巨虚、下巨虚、阴陵泉。

【方义分析】　六腑之病治疗以通为用,以降为顺。上脘别名胃脘,属任脉。任脉者,足阳明、手太阳之会穴,在上腹部前正中线上,主治胃痛、呃逆、呕吐、反胃。中脘别名上纪、太仓、胃脘,亦属任脉,为任脉、手太阳与少阳、足阳明之会,胃之募穴,八会穴之腑会,在上腹部前正中线上,当脐中上4寸,主治胃痛、呕吐、呃逆、反胃、腹痛、腹胀、泄泻、痢疾、痔疾、黄疸、水肿。下脘别名幽门,属任脉,为足太阴、任脉之会,在上腹部前正中线上,当脐中上2寸,主治胃痛、腹胀、呕吐、反胃、肠鸣、泄泻,以及消化不良,急、慢性胃炎等。三穴同为治疗胃脘疾病之要穴。

足三里、上巨虚、下巨虚三穴分别为足阳明胃经、手阳明大肠经、手太阳小肠经在下肢前外侧的下合穴,是以上三条阳经之经气内通于胃、大肠、小肠之所,临证采用下合穴治疗急腹症,以通降腑气,多获良效。足三里治疗胃部疾病,上巨虚、下巨虚治疗肠道疾病,为临证所常用。肠胃同属消化系统,生理功能上相互为用,病理上彼此影响,临床上肺癌术后胃瘫患者同时具有肠腑不通或通而不畅的现象,属于较为严重的功能性胃病。因此,治疗上以三部脏腑的下合穴分别三针排刺,形成多针连刺的效果,有加强针感促进疗效的作用。阴陵泉为足太阴脾经之合穴,在胫骨后缘和腓肠肌之间,具有清热利湿、健脾理气之功,主治腹胀、泄泻、水肿、黄疸、小便不利等。

【随症加减】　呕吐明显者,加刺内关穴;舌苔黄厚者,加刺丰隆穴。

【操作方法】　诸穴常规针刺,温通针法,保持明显得气。在上述体针针刺的同时,亦可于下肢足三里、上巨虚穴加用电针治疗。

2.其他治疗

(1)电针疗法

选取双侧足三里、上巨虚、下巨虚常规针刺,得气后在同侧肢体任意两穴上连接华佗牌电针治疗仪,选用连续波,调节频率,强度以患者能够耐受且感觉舒适为度。

(2)耳穴治疗

取口、食道、胃、脾、肝、大肠、小肠、神门、交感。每次选用3～5穴,用28号0.5寸毫针针刺,或者取全部穴位用王不留行耳压贴贴压,双耳交替进行。

（3）穴位埋线

取2.0(B20)医用羊肠线剪为长约1cm的线段,用9号一次性埋线针埋入双侧足三里穴,每7d治疗1次。

（4）艾灸疗法

中脘穴用艾灸盒温灸,20～30min/次,感觉温热舒适为度。亦可与体针针刺同时使用。

二、术后腹胀

腹胀系肺癌术后常见并发症,是指患者术前消化系统功能正常,术后24～72h发生腹胀,自觉腹部胀满不适,叩诊鼓音,肛门未排气的一类病症。

肺癌术后腹胀与以下原因有关:①麻醉:肺癌患者术中多采用气管内插管全麻,术后静脉自控镇痛,麻醉、镇痛药物均可抑制胃肠蠕动而引起腹胀。②麻醉诱导时,面罩加压通气,患者在无意识状态下吞入大量气体,麻醉苏醒期烦躁、屏气,使胃内积存大量气体,导致胃肠胀气。③手术损伤迷走神经,术后胃肠功能抑制,胃排空受阻,发生肠麻痹而腹胀;胃肠功能抑制时间过久,易发生应激性胃肠黏膜病变和黏膜屏障受损,致肠麻痹加重,腹胀加重。④术后饮食不当,肛门排气不畅,尤其是在胃肠功能未恢复良好的情况下过早进食,且食物不易消化,有的患者迷信术后、病中补养,过早进食不容易消化的肉食及较油腻肉汤,导致消化不良而腹胀。⑤电解质紊乱,术后钾摄入不足,致低血钾症,使胃肠平滑肌张力降低,失去正常收缩能力,蠕动减慢,发生低血钾性肠麻痹。⑥其他:术前心功能较差的患者,术后右心负荷过大,诱发右心功能不良导致胃肠道瘀血,心肺功能差使患者无法早期下床活动,胃肠功能恢复减慢,导致腹胀;术后因疼痛抽泣、憋气等吞咽大量气体,加重腹胀;因惧怕伤口疼痛,不愿活动,使肠蠕动恢复减慢,导致腹胀;术后食欲下降,未及时进食及进食量少,饮食不合理,肠道刺激不够而致腹胀;部分患者因使用便盆致伤口疼痛而有意忽视便意,抑制排便,引起腹胀等。

中医理论认为,外科术后腹胀属于气滞血瘀,脉络阻塞不畅,气机郁滞不通,故脘腹胀痛。肺癌术后腹胀类似于中医学气滞血瘀型腹痛、腹胀,且以气滞为主,症见脘腹胀闷或痛、攻窜不定、痛引少腹、得嗳气或矢气则减。气属无形,走窜游移,故疼痛攻窜而无定处,嗳气或矢气后,则气机稍得疏通,故胀痛酌减。

（一）临床表现

肺癌术后腹胀、腹痛,肛门不排气或通气不畅,进食后加重,甚至无法进食。

（二）治疗方法

1.基本治疗

【治疗原则】　行气消胀,疏经通络。

【处方组成】　合谷、足三里、上巨虚、下巨虚。

【方义分析】　合谷为大肠经原穴,为大肠经原气经过和留止的部位,针刺理气作用较强。足三里、上巨虚、下巨虚穴分别为胃经、大肠经和小肠经的下合穴,具有治疗本经脉和本脏腑疾病的作用,三穴排刺有极为显著的疏调胃肠气机和通腑降气的作用,治疗胃肠动力障碍有立竿见影之功效。上巨虚,经穴名,属足阳明胃经,又为大肠之下合穴,在小腿前外侧,距胫骨前缘一横指,或于足三里与下巨虚连线的中点取穴。下相对于上而言;巨,巨大;虚,空虚。指本穴在胫、腓骨间之巨大空隙处,跷足抬脚,本穴在巨大空隙处之下方,故名。上巨虚、下巨虚同在一条缝隙之中,上巨虚在缝隙上端,下巨虚在缝隙下端,三穴主治相似,适用于消化道诸疾。

【随症加减】　脾胃虚寒者,加神阙闪罐;胃阴不足者,加刺三阴交、太溪以滋养胃阴;脾胃湿热者,加刺合谷、阴陵泉以清热健脾祛湿;肝气犯胃者,加刺太冲以疏肝理气。

【操作方法】　常规针刺,手法轻柔而针感明显,切忌粗暴针刺。

2.其他疗法

(1)穴位埋线

选双侧足三里,将长0.5~1cm的2号可吸收羊肠线用9号一次性埋线针留置于穴位处,外敷一次性输液贴保护针眼。可于术后第1d植入,一般7d 1次,并与体针配合使用。

(2)耳穴贴压

口、脾、胃、大肠、小肠、神门、内分泌耳压贴贴压,每日数次按压。

(3)艾灸治疗

患者可居家自我艾灸治疗,每次艾灸1h,1~2次/d。选长约3cm优质上好的艾条,点燃艾条的一端,固定于艾灸盒内,套好防烟袋,用防烟袋自带的绑带将艾灸盒固定在足三里穴处,根据温度高低开大或者关小盒盖上的小孔,起到调节温度的作用。

(4)穴位注射

维生素B$_{12}$1ml,两侧足三里各注射0.5ml。

第二节　化疗并发症

一、化疗后恶心呕吐

肺癌居我国恶性肿瘤发病率及死亡率的首位,是目前严重的公共卫生问题之一。肺癌分为小细胞肺癌(SCLS)和非小细胞肺癌(NSCLS)两类,化学治疗是非小细胞肺癌的主要治疗手段,而化疗药物相关恶心呕吐发生率高达90%。严重呕吐可导致营养不良、水及电解质失衡,机体自身的抵抗力被削弱,甚者可影响患者的生存质量,加重抑郁焦虑心理,影响治疗进程。传统的止吐药物虽有一定的治疗效果,然而对延迟性呕吐效果却不甚理想,大剂量或联合应用又会增加药物的不良反应,加重患者治疗痛苦及负担,降低对化疗的依从性。因此,采用非药物疗法来抵御化疗过程中患者的胃肠道反应,以确保化疗顺利进行,已成为当前的研究热点。针灸疗法是防治化疗后恶心呕吐起效迅速、不良反应少的一种中医外治方法。

中医理论认为,呕吐是一个症状,属于胃失和降、气逆于上的病症。所以任何病变,有损于胃,皆可发生呕吐。前人以有物有声谓之呕,有物无声谓之吐,无物有声谓之干呕。其实临床所见呕与吐常同时发生,很难截然分开,故一般并称为呕吐,治疗总以和胃降逆为主。

(一)临床表现

肿瘤化疗当天或化疗结束后一周左右仍明显恶心、呕吐,不欲饮食,食入即吐,严重疲乏等症,严重者即使使用止吐药也难以控制。

(二)治疗方法

1.基本治疗

【治疗原则】　和胃降逆,理气止吐。

【处方组成】　中脘、内关、足三里。

【方义分析】　胃者五脏之本,水谷之海。《素问·平人气象论》云:"人以水谷为本,故人绝水谷则死,脉无胃气亦死。"人之死生,决定于胃气的有无,所谓"有胃气则生,无胃气则死"。胃主受纳水谷,为气血生化之源,人之五脏六腑、四肢百骸皆赖水谷精华荣养。因此,保护胃气对肺癌患者治疗过程中的营养支持和体力恢复、病情转归均十分重要。化疗患者由于频繁严重呕吐,致使胃气受损,治疗当取胃之募穴中脘以顾护胃气。中脘属任脉,为胃之募穴,在上腹部前正中线上,当脐中上4寸,主治胃痛、呕吐、呃逆、反胃、腹痛、腹胀、泄泻、痢疾、疳疾、黄疸。内关穴是手厥阴心包经腧穴之一,出自于《灵枢·经脉》,位于前臂掌侧腕横纹上2寸,掌长肌腱与桡侧腕屈肌腱之间。现代常用于治疗心绞痛、心肌炎、心律不齐、胃炎、癔病等。其沟通三焦,功擅理气降逆,又为八脉交会之穴,通于阴维脉。取之可畅达三焦气机、和胃降逆止呕。足三里是胃经的下合穴,是遵循"合治内腑"的原则取穴。人体中的足三里是一个具有滋补强壮作用的穴位,针灸足三里可治疗胃痛、腹痛、腹泻等消化系统疾病,其作用机制主要是刺之可以保护胃黏膜和调节胃肠道功能。

【随症加减】　脾胃虚弱者,加脾俞、胃俞、公孙以健脾益胃;湿热困脾者,加合谷、曲池以清热化湿;痰饮内停者,加丰隆、公孙以化痰消饮;胃阴不足者,加脾俞、三阴交以滋养胃阴。

【操作方法】　诸穴常规操作,保持明显得气感,但切忌大幅度粗暴操作加重患者恐惧感和针刺疼痛感。

2.其他疗法

(1)耳穴治疗

取口、食道、胃、脾、肝、神门,用王不留行籽耳压贴贴压,每日数次按压治疗。可于化疗前预防性贴压,并与体针配合使用。

(2)穴位埋线

取双侧足三里,将长0.5~1cm的可吸收羊肠线用一次性埋线针埋入穴位,外敷一次性输液贴保护针眼。于化疗前1d埋入,一般7d埋线1次,并与体针配合使用。

(3)艾灸治疗

取中脘、双侧足三里,患者可居家自我艾灸治疗,每次艾灸1h,1~2次/d,选长约3cm优质上好的艾条,点燃艾条的一端,固定于艾灸盒内,套好防烟袋,用防烟袋自带的绑带将艾灸盒固定在足三里穴处,根据温度高低开大或者关小盒盖上的小孔,起到调节温度的作用,以皮肤温热舒适为度,操作时谨防皮肤烫伤,艾灸治疗后多喝水。

(4)穴位注射

取双侧足三里,每穴缓慢注射甲氧氯普胺各1ml,1次/d。

二、化疗后便秘

化疗是肺癌常用的治疗方式之一。治疗过程中,神经毒性化疗药物及止吐剂5-HT$_3$受体拮抗剂可延迟结肠以及全肠道传输时间,抑制肠动力,引起不同程度的便秘。便秘的出现不仅会降低肺癌患者的治疗体验,同时也会延长粪便在体内的滞留时间,加重肠道负担,产生大量肠毒素,引起机体代谢异常,甚至加重病情,降低化疗效果,出现腹痛、腹胀、食欲下降、乏力,甚至出现烦躁、焦虑等,直至难以坚持治疗。因此,只有对肺癌化疗后便秘患者进行有效地干预,才能为肺癌治疗创造良好条件。

中医理论认为,便秘是指大便秘结不通,排便时间延长,或欲大便而艰涩不畅的一种病症。其属于肠道病变,症状虽较单纯,但成因却很复杂。由于病因病机不同,故临床症状各有差异,当分虚实论治。肺癌化疗后便秘成因有燥热内结,或气滞不行,或因气虚传送无力,血虚肠道干涩,以及阴寒凝结等。

(一)临床表现

肺癌化疗相关性便秘属于病理性便秘,便秘情况较习惯性便秘表现更为严重,患者排便困难,可长达7d以上1次,粪质干燥坚硬,经外用开塞露、口服液体石蜡仍然排出困难,甚至连续多日毫无便意,多伴有嗳气、胃胀、腹胀、食欲差、恶心、胃潴留等一系列胃肠动力紊乱症状,且间隔时间更长,伴随症状也更多。

(二)治疗方法

1.基本治疗

【治疗原则】　通腑调气,润肠通便。

【处方组成】　支沟、天枢、大横、大肠俞、足三里、上巨虚、下巨虚、其门、其角、其正。

【方义分析】　习惯性便秘患者病情较单纯,病位在肠;而晚期肺癌患者便秘病情则复杂。引起便秘的因素复杂多样,多为疾病本身及治疗因素导致,因患者胃肠蠕动缓慢、肠胃气滞、大便排出不畅所致。支沟穴属手少阳三焦经,在前臂背侧,当阳池与肘尖的连线上,腕背横纹上3寸尺骨与桡骨之间,现代常用于治疗习惯性便秘。天枢穴是临床常用治疗肠胃疾病穴位,属于足阳明胃经,是手阳明大肠经募穴,位于腹部,横平脐中,前正中线旁开2寸,当腹直肌及其鞘处,主治胃肠病证,月经不调、痛经等妇科疾患。大横穴属足太阴脾经,为足太阴、阴维之会,距脐中4寸,主治腹痛、泄泻、便秘、痢疾,以及肠蛔虫症等。大肠俞为大肠的背俞穴,在腰部,当第4腰椎棘突下,旁开1.5寸,有理气降逆、调和肠胃之功效,常用于治疗消化系统疾病如肠炎、痢疾、便秘、小儿消化不良等。足三里、上巨虚、下巨虚三穴既是“合治内腑”之意,三穴同用排刺法又有增强疗效的作用,临床经验三穴同刺有很强的促进肠胃蠕动、通腑降气的作用,对改善患者的腹胀、腹痛等症效果十分明显。其门、其角、其正是董氏奇穴治疗顽固性便秘的特效穴。

【随症加减】　舌苔黄厚腻有热者,加刺合谷、曲池以清热通便;气秘腹胀痛、排气不畅者,加中脘、太冲以疏调气机;冷秘者加灸神阙以温阳散寒;舌苔白厚腻者,加刺阴陵泉以健脾祛湿;虚秘者加刺脾俞、气海以健运脾气。

【操作方法】　其门、其角、其正三穴针刺时针尖与皮肤成15°角刺入皮下,针尖沿皮下与皮肤平行刺入2~5分,其余穴位常规直刺1~1.5寸,得气后留针30min,视针感情况每10min行针1次。

2.其他疗法

(1)耳穴治疗

取口、食管、胃、脾、小肠、大肠穴,耳压贴贴压治疗,每日数次按压。

(2)穴位埋线

腹壁无转移瘤者,取中脘、双侧天枢、足三里、上巨虚埋入可吸收羊肠线。可同时结合针刺进行治疗。

(3)中成药治疗

可同时服用通幽润燥丸、润通丸。

三、化疗后骨髓抑制

骨髓抑制(Myelosuppression)是肺癌化疗最常见的毒性反应。大多数化疗药均可引起不同程度的骨髓抑制,多数化疗药物所致的骨髓抑制通常见于化疗后1~3周,持续2~4周后逐渐恢复,并以白细胞下降为主,可伴有血小板下降。临床上肺癌患者化疗后90%以上患者会出现骨髓抑制,出现的早晚和持续时间不完全相同,主要表现为骨髓造血功能下降,外周血白细胞下降(一般可降至4×10^9/L,最低可降至1.8×10^9/L),血小板计数下降或血红蛋白降低。

肺癌化疗后骨髓抑制类似于中医学“气血亏虚”“虚劳”等范畴。主要症状为头晕目眩,动则加剧,疲乏无力,面色萎黄,唇甲不华,发色不泽,心悸少寐,神疲懒言,饮食减少,舌质淡,脉细弱。气虚则清阳不展,血虚则脑失所养,故患者头晕且遇劳加重;心主血脉,其华在面,血虚不能上荣则面色苍白,唇甲不华;血不养心,心神不宁,故心悸少寐;气虚推动无力则神疲懒言,饮食减少,舌质淡,脉细弱。治疗当补气养血,健运脾胃。

(一)临床表现

骨髓造血功能下降,外周血以白细胞下降最为明显,血小板计数及血红蛋白亦降低。常见头晕目眩,气短乏力,食欲减退,恶心呕吐等表现。

(二)治疗方法

1.基本治疗

【治疗原则】　补益心脾肾,调养气血。

【处方组成】　气海、血海、膈俞、心俞、脾俞、肾俞、足三里、悬钟。

【方义分析】　骨髓抑制治疗以补虚为主,气海、血海气血双补;膈俞为血之会穴;悬钟乃髓会,用以补血养髓;心俞、脾俞、肾俞滋养心、脾、肾;足三里调理脾胃,强壮后天之本,以助气血生化之源。诸穴合用,共奏调补气血、益髓生精之功。

【随症加减】　头晕者,加百会以补脑止晕;心悸者,加内关以宁心定悸;食欲不振者,加中脘以健脾开胃;潮热盗汗者,加劳宫以清热除烦,加太溪以益肾滋阴。

【操作方法】　所有穴位均常规针刺,无痛针刺,避免大幅度粗暴捻转。

2.其他疗法

(1)耳穴疗法

取心、脾、肝、肾、膈、内分泌、肾上腺、皮质下。每次选用3～5穴,用28号0.5寸毫针针刺,或者取全部穴位用王不留行耳压贴贴压,双耳交替进行。

(2)埋线疗法

体针针刺点均可埋入可吸收羊肠线治疗,每7d埋线1次。

(3)艾灸治疗

取气海、足三里、心俞、脾俞、肝俞、肾俞、大椎穴,用艾灸盒温灸治疗,每穴每次灸5～10min。注意排除艾灸烟雾。

(4)中成药治疗

可配合归脾丸、补中益气丸、八珍丸、十全大补丸等口服治疗。

第三节　其他常见症

一、疲劳

随着医疗科技的进步,人类对肺癌不再完全束手无策,治疗方法也由最开始的手术、化疗,同步放、化疗,到分子靶向技术、免疫治疗等,再到目前开展的多学科综合治疗,确能延长肺癌患者的生存期。在抗肿瘤治疗的同时,医患双方均逐渐重视患者的生存质量。影响肺癌患者生存质量的症状常见有疼痛、胃肠道反应、疲劳、睡眠障碍等,其中疲劳在绝大多数患者中普遍存在。疲劳是肺癌患者临床治疗中的最常见并发症状,超过70%接受放化疗的肺癌患者曾经历过疲劳。

肿瘤相关性疲劳是大多数恶性肿瘤患者在治疗期间和治疗后甚至直到生命结束时经历的一种非常常见且令人痛苦的症状,其症状表现涉及生物、心理、社会等诸多方面。美国国立综合癌症网络(2017年第1期)将肿瘤相关性疲劳定义为"一种主观上持续的痛苦和关于躯体、情感或认知上的疲惫感,与近期的癌症治疗有关,并妨碍日常功能"。肿瘤相关性疲劳的病因机制复杂,有多重影响因素,一般认为涉及肿瘤本身负荷,手术、放化疗等治疗因素,心肺功能障碍、骨髓抑制、内分泌紊乱、免疫功能下降等并发症及精神心理因素等。

鉴于其临床特点,目前现代医学针对肿瘤相关性疲劳的治疗尚缺乏公认有效的干预方案。临床常用调节免疫力、抗抑郁、营养支持、改善睡眠、运动治疗等对症处理,分药物治疗和非药物治疗。药物治疗主要有精神类药物、促红细胞生成素、生长因子、类固醇和抗抑郁药物等;非药物干预手段主要有运动训练及心理干预、纠正睡眠及身体锻炼、中医针刺、艾灸等治疗方法。

肺癌相关性疲劳类似于中医学"虚劳""神劳"等范畴。正气亏虚贯穿整个发病过程。其常见多证相兼,证候分型主要是虚证,尤以气虚为最,血虚次之。针灸疗法可以通过调节各脏腑、经络功能,改善机体内环境,提高免疫力,从而改善患者病症表现和精神状态。既往研究也证实,中医药在改善疲劳症状方面有其独特的优势,针刺治疗不仅可以缓解疲劳症状,还可提升生活质量,并能够缓解抑郁、焦虑情绪。

(一)临床表现

疲乏无力,气短懒言,伴失眠、纳差,或疼痛等症状。

(二)治疗方法

1.基本治疗

【治疗原则】　健脾养胃,滋养肝肾,益气生血,扶助正气。

【处方组成】　神门、内关、足三里、太溪、三阴交、气海、关元。

【方义分析】　神门穴是手少阴心经的穴位之一,位于手腕部尺侧腕屈肌腱的桡侧凹陷处,主治失眠、心烦、心悸、怔忡、健忘、失眠、胸痛、便秘、焦躁、食欲不振等疾病。内关穴是手厥阴心包经腧穴之一,位于前臂掌侧,腕横纹上2寸,掌长肌腱与桡侧腕屈肌腱之间,有宁心安神、理气止痛、和胃降逆的作用。足三里穴具有调理脾胃、补中益气、通经活络、扶正祛邪之功能,为中医最重要的保健要穴。三阴交属足太阴脾经,在小腿内侧,当足内踝尖上3寸,胫骨内侧缘后方,刺之可健脾和胃、消谷化食、调经止痛、宁心安神、补阴除烦,用于腹胀肠鸣、大便泄泻、月经不调、崩漏带下、痛经闭经、小便不利、神经衰弱、肾虚阳痿、失眠健忘、精力不足、容易疲劳等病症,为主要保健穴之一。太溪穴是足少阴肾经穴,位于内踝尖与跟腱之间的凹陷处,主治阴虚五官病证,肺系疾患,腰脊痛及下肢厥冷、内踝肿痛、消渴、小便频数、便秘,配伍三阴交治疗失眠健忘、头晕耳鸣等症。气海、关元同属任脉,有补益作用,主治一切虚劳羸瘦。

【随症加减】　失眠者,加刺印堂以镇静安神;头晕者,加刺百会以健脑益神。

【操作方法】　轻提插轻捻转,保持明显得气感,但手法温和适度,提插捻转幅度不宜过大,以免增加患者痛苦。

2.其他疗法

(1)耳穴疗法

取心、脾、肝、肾、神门、交感。每次选用3～5穴,用28号0.5寸毫针针刺,或者取全部穴位用王不留行耳压贴贴压,双耳交替进行。交代患者按压数次/d。

(2)埋线疗法

体针针刺腧穴均可埋入可吸收羊肠线治疗,每次选取5穴左右,每7d埋线1次。埋线之后3d内避免洗澡,以免感染。

(3)艾灸治疗

取气海、关元、足三里穴,艾灸盒温灸治疗,每穴每次灸5～10min。注意排除烟雾刺激。

（4）中成药

补中益气丸、十全大补丸、人参健脾丸、归脾丸、八珍丸等口服治疗。

二、脑转移肢体功能障碍

2018年中国癌症数据显示,目前肺癌发病率及病死率在恶性肿瘤中排名第一,并可转移至颅内、骨骼、胃肠道及其他部位。脑转移的发生常提示预后不良,致使患者生存期短,预后欠佳。20%～65%的肺癌患者会在病程中发生脑转移,为脑转移性肿瘤中最常见的种类,尤其以腺癌患者发生脑转移的概率更高。全脑放射治疗是其主要治疗手段。肺癌患者脑转移在引起各种中枢神经系统症状的同时,严重降低患者的生存质量,若不采取及时治疗,自然生存时间仅为1～2个月,因此脑转移是肺癌患者治疗失败的主要原因。

（一）临床表现

肺癌脑转移的临床症状根据转移部位的不同主要表现为精神、运动、感觉及语言功能障碍。头痛的表现最常见,达到50%,其他还有癫痫、局灶性肌无力、认知功能障碍等,使患者的生活质量严重下降。主要临床症状为头痛,头晕,恶心,呕吐,视力下降,一侧肢体麻木,无力,瘫痪,记忆力下降,面瘫,癫痫等。

肺癌脑转移肢体功能障碍相当于中医学"中风""半身不遂"等范畴。多表现为气虚血滞,脉络瘀阻。由于气虚不能运血,气不能行,血不能荣,气血瘀滞,脉络痹阻,而致肢体废不能用。在症状上除半身不遂、肢软无力之外,并伴有患侧手足浮肿、语言謇涩、口眼歪斜、面色萎黄,或暗淡无华、舌苔薄白、舌质紫、舌体不正、脉细涩无力等。

（二）治疗方法

【治疗原则】 补气活血,通经活络。

【基本处方】 百会、风池、天柱、肩髃、曲池、外关、阳池、合谷、环跳、风市、阳陵泉、外三关。

【随症加减】 恶心呕吐者,加刺内关穴;头痛头晕者,加刺四神聪穴;面瘫者,加刺地仓、颊车穴;记忆减退者,加刺天柱、四神聪、印堂穴;消化不良者,加刺足三里穴。

【方义分析】 百会别名"三阳五会",属督脉,开窍醒脑,主治头痛、目眩、失语等。风池主半身偏枯,少阳头痛。天柱清利头目,治疗头晕头痛。肩髃属于手阳明大肠经,有疏经通络、理气化痰的作用,主要用于治疗肩臂挛痛、上肢不遂。曲池疏经通络,治疗手臂痹痛、上肢不遂。外关合阳池治疗运动系统疾病手腕部无力、不能上举。合谷别名虎口,为手阳明大肠经原穴,主治发热、头痛、面肿、口眼歪斜、肩臂疼痛、手指肿痛、麻木、半身不遂。环跳主治半身不遂、瘫痪、下肢痿痹。风市为足少阳胆经腧穴,位于下肢大腿外侧部,主治下肢风痹、半身不遂、麻木不仁等。阳陵泉为筋之会穴,主治半身不遂、下肢痿痹、麻木、膝膑肿痛。外三关穴在腓骨小头与外踝尖连线上,当外踝尖与腓骨小头连线之中点为中关,中关与腓骨小头之中点为上关穴,中关与外踝尖之中点为下关穴,共有三穴,主治肩臂不举、下肢痿痹及各种肿瘤。

【操作方法】 穴位常规消毒,一次性针灸针治疗,取穴准确,快速无痛针刺,进针后避免大幅度提插捻转,针柄连接电针治疗仪,连续波,电流强度以患者自觉舒适为宜。

第三章　临床研究

　　2021年1月8日,世界卫生组织国际癌症研究机构(IARC)发布了2020年全球最新癌症负担数据。对全球185个国家36种癌症类型的最新发病率、死亡率情况,以及癌症发展趋势进行了预估。结果显示,2020年全球新发癌症病例1929万例,其中肺癌新发220万例,排第2位;癌症死亡病例996万例,其中肺癌死亡180万例,位居癌症死亡人数第一。2020年中国癌症新发病例457万例,其中肺癌新发82万,占总新发病例17.9%,排第1位;中国癌症死亡人数300万,其中肺癌死亡人数高达71万,占癌症死亡总数的23.8%,排第1位。

　　肺癌早期可无症状,周围型肺癌患者局部症状较少,早期诊断率仅有15%;80%患者在诊断时已是局部晚期或有远处转移,失去积极治疗机会,治疗效果差。根据美国国家综合癌症网络(NCCN)指南,局限期小细胞肺癌治疗以同步化疗和胸部放疗方案为主;对广泛期小细胞肺癌推荐PE化疗方案或(与)CAV化疗方案交替进行全身化疗。对早期(Ⅰ~Ⅱ期)非小细胞肺癌,手术是首选治疗手段;对于Ⅲ期非小细胞肺癌,建议联合放化疗为主;对于复发、转移或晚期非小细胞肺癌,若基因检测有阳性突变,推荐使用靶向治疗;对基因检测结果为阴性者,KPS评分0~2者进行一线化疗,方案是含铂两药联合;对KPS评分3~4者则进行最佳支持治疗。近年来,我国推行肺癌的多学科联合诊疗(MDT),使肺癌的疗效有了较大提升,但肺癌年龄标化5年生存率仍不超过20.0%,总体仍偏低;并且随着诊断分期的升高而降低,Ⅰ期的5年生存率为55.5%,而Ⅳ期仅为5.3%。手术后器官组织切除,功能降低;放疗后器官组织广泛损伤;化疗后急性胃肠道反应、骨髓抑制、神经学损害和重要器官如肝、肾、心脏的功能障碍等;靶向药物治疗引起皮疹和消化道反应等,均会进一步造成患者生活质量的下降。NCCN指南以生存期延长及肿瘤缩小作为治疗效果的评价指标,对癌症患者生活质量的关注较少。因此,如何在延长生存期的同时提高生活质量,是临床一直力求解决的问题。

　　由于肺癌患者终末期身心承受着巨大痛苦,不能耐受常规治疗,故NCCN指南推荐晚期肺癌患者以支持治疗改善症状为主。晚期肺癌患者常伴多种症状,在减轻一个症状的同时,往往因治疗手段的副作用会导致其他症状的加重,如此恶性循环,造成患者生活质量持续下降。肺癌是严重威胁人类生活质量的一种慢性疾病,尤其是终末期患者,仍意味着极度痛苦、衰竭和死亡。晚期肺癌患者由于疾病消耗及长期反复治疗,体质较弱,生活不能自理,常多个症状并存,如癌痛、胸腹水、乏力、厌食、呼吸困难等,甚至伴有恶病质,生活质量差。鉴于此,如何改善肺癌患者特别是终末期患者的临床症状,提高其生活质量,是我们努力的方向。

　　我们在多年临床实践的基础上,提出了肺癌中医药综合治疗模式,引入循证医学的研究方法,在对肺癌疾病临床认识的同时,以传统中医理论为指导,辨证论治为原则,以减轻临床症状、提高生活质量为出发点,进行多中心、大样本、设计合理的、前瞻性的研究,对肺癌患者进行个体化中医药治疗,以期通过激发人体免疫力对抗肿瘤,改善手术、放化疗、靶向药物等治疗的毒副反应,达到有效改善生存质量、减缓病情发展、延长生存期的目的。

　　临床研究是以疾病的诊断、治疗、预后、病因和预防为主要研究内容,以患者为主要研究对象,以医疗服务机构为主要研究基地,由多学科人员共同参与组织实施的科学研究活动。

肺癌是一种严重危害人类健康的恶性肿瘤性疾病。在我国,中医药治疗肺癌历史悠久,拥有其独特的理论体系和确切的疗效。特别是近半个世纪以来,开展了多项中医药及中西医结合治疗肺癌的临床研究,业已证实了其确切的疗效。

甘肃省肿瘤医院(甘肃省中西医结合肿瘤医院)是甘肃省内唯一一所三级甲等肿瘤专科医院,多年来,医院始终坚持"预防与治疗并重、临床与科研并重、中医与西医并重"的办院理念,在中医及中西医结合肿瘤防治方面取得了可喜的成绩,肺癌中医药及中西医结合综合防治是该院研究的主要课题之一。多年来,在享受国务院政府津贴专家、甘肃省名中医、博士生导师夏小军教授的带领下,团队人员对肺癌的病因病机、治则治法、预防护理、康复保健等方面都进行了深入地研究,形成了鲜明的特色和优势。在治疗方面,集30余年临床实践经验,总结出辨治肺癌的自拟中药化积汤系列(化痰利肺化积汤、祛瘀通肺化积汤、解毒清肺化积汤、补气益肺化积汤、养阴润肺化积汤);并研制出两种中药制剂(清金消积膏、扶金化积膏)。临证结合辨证分型、分期,灵活应用,疗效良好。

为进一步探讨中药化积汤系列方剂及两种中药制剂对肺癌的临床疗效,我们在陕、甘、宁、青、新5省(自治区)分别选择6所三级甲等医疗机构,对以上方药及制剂进行临床对照研究,结果如下。

第一节　方　法

一、临床资料

(一)研究对象

2018年1月1日~2020年12月31日,在西北5省区6家研究中心三级甲等医疗机构收治符合纳排标准的原发性肺癌患者948例,其中来自甘肃省肿瘤医院799例、新疆维吾尔自治区中医医院42例、宁夏回族自治区中医院10例、陕西省肿瘤医院6例、甘肃省庆阳市中医医院6例、青海省中医院1例。项目在中国临床试验网进行注册,注册号:ChiCTR1900021010。

(二)诊断标准

1.西医诊断标准

参照国家卫健委医政司编写的《原发性肺癌诊疗规范(2018版)》中的诊断标准。依据临床表现、影像学检查、病理学和细胞学检查以及血清学检查进行综合判断,其中以病理学、细胞学检查结果作为诊断肺癌的金标准。

参照2017国际抗癌联盟(UICC)肺癌TNM分期(第8版)标准进行分期(见附录1)。

2.病理分型

参照世界卫生组织2015年肺癌组织学分型标准,见表5-3-1。

肺癌主要组织类型为鳞状细胞癌和腺癌,占全部原发性肺癌的80%左右。其他少见类型原发性肺癌包括:腺鳞癌、大细胞癌、神经内分泌癌(类癌、不典型类癌和小细胞癌)、小涎腺来源的癌(腺样囊性癌、黏液表皮样癌以及恶性多形性腺瘤)等。

3.中医证型标准

辨证分型标准参照国家中医药管理局《肺癌中医诊疗方案(2017版)》中原发性肺癌的分型标准(见附录10)。

中医辨证分型方法:

符合主症2个,并见主舌、主脉者,即可辨为本证。

符合主症2个,或见证1个,任何本证舌、脉者,即可辨为本证。

表5-3-1 肺癌组织学分型(WHO 2015)

组织学分型和亚型	ICDO代码	组织学分型和亚型	ICDO代码
上皮源性肿瘤		神经内分泌肿瘤	
腺癌	8140/3	小细胞肺癌	8041/3
胚胎型腺癌	8250/3	混合型小细胞癌	8045/3
腺泡型腺癌	8551/3	大细胞神经内分泌癌	8013/3
乳头型腺癌	8265/3	混合型大细胞神经内分泌癌	8013/3
实性型腺癌	8230/3	类癌	
浸润性黏液腺癌	8253/3	典型类癌	8240/3
黏液/非黏液混合性腺癌	8254/3	不典型类癌	8249/3
胶样腺癌	8480/3	浸润前病变	
胎儿型腺癌	8333/3	弥漫性特发性肺神经内分泌细胞增生	8040/0
肠型腺癌	8144/3	大细胞癌	8012/3
微浸润性腺癌		腺鳞癌	8560/3
非黏液性	8256/3d	肉瘤样癌	
黏液性	8257/3	多型细胞癌	8022/3
浸润前病变		梭形细胞癌	8032/3
不典型腺瘤样增生	8250/0d	巨细胞癌	8031/3
原位腺癌		肉瘤	8980/3
非黏液性	8250/2	肺母细胞瘤	8972/3
黏液性	8253/2	其他未分类癌	
鳞状细胞癌	8070/3	淋巴上皮样癌	8082/3
角化型鳞状细胞癌	8071/3	NUT癌	8023/3
非角化型鳞状细胞癌	8072/3	唾液腺型肿瘤	
基底样鳞状细胞癌	8083/3	黏液表皮样癌	8430/3
浸润前病变		腺样囊性癌	8200/3
鳞状细胞原位癌	8070/2	上皮-肌上皮癌	8562/3
		多形性腺瘤	8940/0

符合主症1个,或见证不少于2个,任何本证舌、脉者,即可辨为本证。

4.并发症定义、诊断、分级标准

参照美国国家癌症研究所的不良事件评价标准(CTCAE)5.0版、常用药物毒性标准NCI CTC version 2.0、急性放射反应评分标准(RTOGEORTC)(见附录7~9)。

(三)纳排标准

1.纳入标准

符合国家卫健委医政司编写的《原发性肺癌诊疗规范(2018版)》中的诊断标准,并符合以下条目:

(1)经病理学或细胞学诊断为原发性肺癌。

(2)病例临床分期、病理分级等有关资料完整。

(3)KPS≥60分。

(4)年龄18~80岁。

(5)预计生存期≥3个月。

(6)治疗前无严重肺炎及其他严重肺部疾病。

(7)经伦理委员会审查批准,同意试验进行。

(8)知情并同意自愿合作,治疗过程积极配合。

2.排除标准

(1)资料不全的患者,未明确病理学诊断的患者,或肺部良性肿瘤患者。

(2)有其他系统恶性肿瘤者。

(3)年龄<18岁,或>80岁。

(4)KPS评分60分以下。

(5)并发严重感染者。

(6)合并有严重的心脑血管、肝肾等原发性疾病者。

(7)妊娠或哺乳期妇女。

(8)有精神疾患或不能合作者。

(9)3个月内参加或者正在参加其他临床试验者。

(四)剔除标准

不符合纳入标准;未完成试验研究;使用了禁用药品,无法进行评价;观察指标记录不全者;自动退出试验者。

(五)脱落标准

不能完成治疗者;纳入后未按试验计划实施者;发生严重不良事件、并发症和特殊生理变化,不宜继续接受试验者。

二、研究方法

(一)分组

符合纳入标准的肺癌患者均经所在医疗机构副高级职称以上的中医专家进行中医证型判定。对处于不同治疗方法和阶段的肺癌患者进行分组,分为治疗组和对照组。

1.治疗组

在美国国家综合癌症网络(NCCN)指南(以下简称"指南")推荐的西医标准治疗基础上增加中医治疗方案。中医治疗方案的应用是根据患者总体状况、接受能力、方便程度等,辨证选择使用中药饮片或颗粒、制剂(膏剂),在应用的同时不配合使用其他中药或制剂。

2.对照组

只接受相关指南推荐的肺癌西医治疗手段,包括手术、化疗、放疗、靶向治疗等。

(二)技术路线

见图5-3-1。

(三)中医治疗方案

1.中医辨证治疗

中医辨证治疗是在指南推荐的肺癌规范治疗方案的基础上,按照甘肃省肿瘤医院《原发性肺癌中医综合诊疗方案》中内容实施,其中医辨证方法、辨证分型、中药汤剂(或颗粒剂)治疗方案如下。

(1)痰湿型

【主症】　胸脘痞闷,恶心纳呆,咳吐痰涎,舌淡苔白腻,脉滑或濡。

或见证:胸闷喘憋,面浮肢肿,脘腹痞满,头晕目眩,恶心呕吐,大便溏稀,痰核。

或见舌:舌胖嫩,苔白滑,苔滑腻,脓腐苔。

或见脉:脉浮滑,脉弦滑,脉濡滑,脉濡缓。

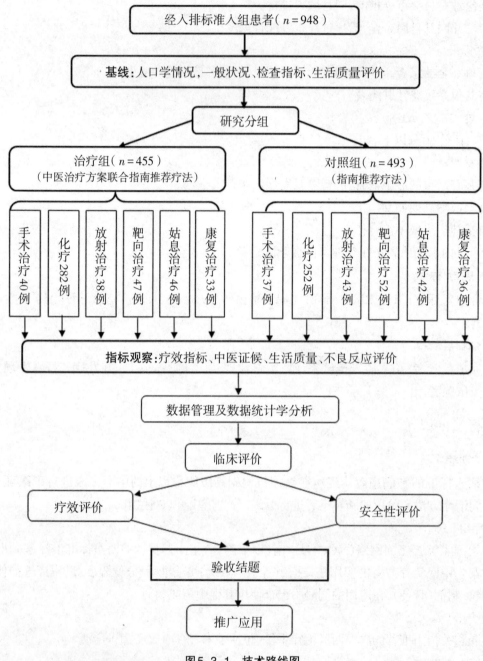

图5-3-1　技术路线图

【治则治法】　化痰止咳,解毒祛湿。

【选方】　化痰利肺化积汤。

【处方】　猫爪草15g、白僵蚕10g、瓜蒌12g、薏苡仁20g、莪术12g、皂角刺10g、陈皮10g、半夏10g、杏仁10g、甘草6g、桔梗10g、茯苓10g。

【方解】　方中主药猫爪草、白僵蚕以化痰散结、解毒消肿。辅药瓜蒌清热化痰、散结消痈;莪术破血祛瘀、消积止痛;皂角刺活血消肿、化痰软坚。佐药二陈汤(《太平惠民和剂局方》陈皮、半夏、茯苓、甘草)燥湿化痰、理气和中;杏仁、桔梗宣肺止咳、化痰平喘。使药薏苡仁健脾渗湿。诸药合用,共奏化痰祛湿、宣肺止咳、活血解毒之功效。

【加减】　若咳嗽、咳痰较甚者,加紫菀、胆南星化痰止咳;若胸胁疼痛明显者,加延胡索、川楝子以行气活血止痛;若食滞腹胀、不欲饮食者,加山楂、鸡内金、山药以消食导滞。

(2)瘀血型

【主症】　胸部疼痛,刺痛固定,肌肤甲错,舌质紫黯或有瘀斑、瘀点,脉涩。

或见症:肢体麻木,出血,健忘,脉络瘀血(口唇、爪甲、肌表等),皮下瘀斑,癥积。

或见舌:舌胖嫩,苔白滑,苔滑腻,脓腐苔。

或见脉:脉沉弦,脉结代,脉弦涩,脉沉细涩,牢脉。

【治则治法】　活血化瘀,消肿散结。

【选方】　祛瘀通肺化积汤。

【组成】　黄芪20g、岷当归10g、桃仁10g、红花10g、三七粉3g、川芎10g、茜草10g、鬼箭羽12g、莪术10g、郁金12g、龙葵15g、藕节12g、山楂10g、甘草6g。

【方解】　方中主药桃仁、红花活血化瘀。辅药莪术、川芎、郁金行气活血、消积止痛;黄芪补气活血;岷当归养血和血;三七、茜草化瘀止血、活血止痛。佐药龙葵、鬼箭羽解毒化瘀、消肿散结;藕节止血化瘀、清热生津。使药山楂散瘀化积、助运脾胃;甘草调和诸药。诸药合用,共奏活血化瘀、消肿散结之功效。

【加减】　若伴神疲乏力较甚者,加西洋参、党参以补气养血;若关节疼痛明显者,加延胡索、蜈蚣以活血通络、行气止痛;若伴胸闷、气短较甚者,加薤白、枳壳以宽胸理气。

(3)热毒型

【主症】　口苦身热,尿赤便结,咳吐黄痰,舌红或绛,苔黄而干,脉滑数。

或见症:面红目赤,口苦便秘,小便黄,出血,疮疡痈肿,口渴饮冷,发热。

或见舌:舌有红点或芒刺,苔黄燥,苔黄厚黏腻。

或见脉:脉洪数,脉数,脉弦数。

【治则治法】　清热解毒,化痰祛瘀。

【选方】　解毒清肺化积汤。

【处方】　金荞麦20g、猫爪草15g、石见穿15g、黄芩10g、山豆根10g、龙葵10g、薏苡仁20g、百部10g、半枝莲20g、白花蛇舌草20g、白茅根20g、甘草6g。

【方解】　方中主药金荞麦、猫爪草清热解毒、化痰散结。辅药半枝莲、白花蛇舌草清热解毒、活血散结;龙葵、石见穿解毒散瘀;山豆根解毒消肿;黄芩清热泻火;薏苡仁清热利湿。佐药百部止咳化痰;白茅根凉血止血。使药甘草解毒和中。诸药合用,共奏清热解毒、化痰祛瘀之功效。

【加减】　若身热不退者,加生石膏、知母以清热泻火;若口舌生疮者,加栀子、淡竹叶以清胃泻火;若咽喉肿痛甚者,加薄荷、射干、桔梗以解毒利咽;若溲赤便结者,加大黄、枳实以解毒凉血、通腑泻热。

(4)气虚型

【主症】　神疲乏力,少气懒言,咳喘无力,舌质淡胖,脉虚。

或见症:面色淡白或㿠白,自汗,纳少,腹胀,气短,夜尿频多,畏寒肢冷。

或见舌:舌边齿痕,苔白滑,薄白苔。

或见脉:脉沉细,脉细弱,脉沉迟。

【治则治法】　补气益肺,化痰散结。

【选方】　补气益肺化积汤。

【组成】　黄芪20g、党参15g、岷当归10g、麦门冬10g、五味子10g、百合10g、山茱萸10g、浙贝母10g、玄参12g、生牡蛎12g、山药12g、茯苓10g、白术10g、炙甘草6g。

【方解】　方中主药黄芪补气固表、托毒消肿。辅药四君子汤(《太平惠民和剂局方》党参、茯苓、白术、炙甘草)健脾益气；生脉散(《内外伤辨惑论》党参、麦门冬、五味子)益气生津、敛阴止汗。佐药消瘰丸(《中医方剂临床手册》玄参、浙贝母、生牡蛎)清润化痰、软坚散结。使药山药健脾益胃、益肺止咳；百合润肺止咳；山茱萸补益肝肾。诸药合用，共奏补气益肺、化痰散结之功效。

【加减】　若情绪低落、肝郁气滞明显者，加柴胡、郁金以行气解郁；若血虚明显者，加熟地黄、枸杞子以补血养血；若伴有明显咳嗽、咳痰者，加陈皮、半夏、杏仁以化痰止咳；若气短、喘息较甚者，加桑白皮、川贝母以宣肺平喘。

(5)阴虚型

【主症】　五心烦热，口干咽燥，干咳少痰，咳嗽痰少，舌红少苔，脉细数。

或见症：痰中带血，盗汗，大便干，小便短少，声音嘶哑，失眠。

或见舌：舌干裂，苔薄白或薄黄而干，花剥苔，无苔。

或见脉证：脉浮数，脉弦细数，脉沉细数。

【治则治法】　养阴润肺，益气生津。

【选方】　养阴润肺化积汤。

【组成】　太子参15g、生地黄12g、麦门冬12g、玄参12g、五味子10g、生牡蛎12g、浙贝母10g、黄精10g、玉竹10g、天花粉15g、山茱萸10g、百合10g、阿胶10g、炙甘草6g。

【方解】　方中主药生脉散(《内外伤辨惑论》太子参、麦门冬、五味子)益气生津、敛阴止汗。辅药增液汤(《温病条辨》麦门冬、生地黄、玄参)养阴润燥；玉竹、天花粉、百合清热养阴生津。佐药山茱萸滋补肝肾；黄精益气养阴、健脾润肺；阿胶补血和血、滋阴润燥。使药炙甘草益气和中。诸药合用，共奏养阴润肺、益气生津之功效。

【加减】　若阴虚症状较甚者，加知母、前胡以滋阴清热；若大便干结，阴虚肠燥者，加赤芍、大黄以润燥通便；若纳呆腹胀甚者，加炒麦芽、白扁豆、大腹皮以健胃消食宽中。

2.中药制剂治疗

中药制剂治疗是在指南推荐的肺癌规范治疗方案的基础上，依据中医辨证，按照肺癌患者体质虚实情况，结合不同治疗阶段、不同病期，分别选择以祛邪为主的清金消积膏或以扶正祛邪为主的扶金化积膏进行治疗。同时，不使用其他口服中成药及其他中药口服制剂；不使用中药注射剂；不使用课题组规定之外的中药汤剂。中药制剂治疗方案如下。

(1)清金消积膏

【组成】　猫爪草15g、西洋参10g、白僵蚕10g、酒制大黄6g、皂角刺10g、莪术10g、夏枯草15g、龙葵10g、石见穿15g、醋制鳖甲10g、昆布10g、金荞麦15g、薏苡仁15g、山楂10g、百合10g、射干10g、全蝎3g、三七粉3g。

【方解】　方中主药猫爪草化痰消瘰散结；西洋参补气养阴生津。辅药昆布、皂角刺化痰软坚、消肿散结；龙葵、石见穿散瘀消肿、清热解毒；莪术破血祛瘀、止痛消积；酒制大黄清热解毒、活血化瘀；金荞麦、夏枯草、射干、白僵蚕清热解毒、化痰散结；三七化瘀止血、活血止痛；全蝎解毒散结、通络止痛。佐药醋制鳖甲滋阴潜阳、软坚散结；百合润肺止咳、清心安神。使药薏苡仁渗湿健脾；山楂散瘀化积、助运脾胃。诸药合用，对因气滞、血瘀、痰凝、毒聚而致的肺积，可奏化痰消瘰、解毒散结之功效。本方经过长期临床验证，对于肺癌疾病初期邪盛而正虚不显，以气滞、血瘀、痰结、湿聚、热毒等实证患者疗效明显。

【功效】　化痰消瘰，解毒散结。

【应用】　适用于肺癌早中期痰湿证、痰热证、热毒证、气滞血瘀证，临床表现以实证为主者。

（2）扶金化积膏

【组成】　西洋参15g、黄芪20g、当归15g、麦冬10g、五味子10g、女贞子10g、墨旱莲草10g、山茱萸15g、鸡血藤15g、百合15g、龙葵10g、川芎10g、莪术10g、玄参10g、浙贝母10g、生牡蛎12g、猪苓10g、薏苡仁15g、山楂10g。

【方解】　方中主药西洋参补气养阴、清热生津。辅药黄芪补气固表;岷当归补血止血;鸡血藤行血补血;生脉散（《内外伤辨惑论》西洋参、麦门冬、五味子）、百合养阴润肺、生津止咳;二至丸（《医便》女贞子、旱莲草）、山茱萸补益肝肾、滋阴止血。佐药消瘰丸（《中医方剂临床手册》玄参、浙贝母、生牡蛎)清润化痰、软坚散结;龙葵散瘀消肿、清热解毒;莪术、川芎活血行气止痛。使药薏苡仁渗湿健脾;山楂散瘀化积、助运脾胃。诸药合用,对因痰、瘀、毒而致气阴两虚的肺积,可奏益气养阴、扶正祛邪之功效。

【功效】　益气养阴,扶正祛邪。

【应用】　适用于肺癌中晚期气虚证、阴虚证、血虚证、阳虚证,临床表现以虚证或虚实夹杂证为主者。

（四）伦理原则

该课题中的临床研究内容经甘肃省肿瘤医院伦理委员会批准（A201901110002）,在实施课题过程中严格遵守自愿原则和保密原则。

自愿原则:在患者入院时,课题组成员向患者及其家属介绍本研究的目的与意义、研究内容,征得患者及其家属的同意和合作,告知患者自愿参加并有权随时退出,由患者或家属填写知情同意书。

保密原则:课题组成员向患者及其家属保证,所收集的患者个人资料与问卷内容均进行严格保密,只为研究所用。

（五）患者随访

患者治疗结束后即进入随访期,每3月随访1次。随访截至2020年12月31日。随访以设专人面谈及电话随访为主。主要随访内容如下(随访表见附录6）:

1.生存情况。

2.治疗情况包括西医治疗、中医治疗及支持治疗情况。

3.评价当前身体状况(使用KPS评分量表）。

4.询问当前症状及体征。

5.理化检查、影像学检查结果。

6.治疗过程中的不良反应等。

（六）质量控制

1.制定手册

研究开始前,在大量调研的基础上,结合既往经验,组织相关专家经多次论证,反复修改,依据《肺癌中医药综合防治研究》课题任务书,制定了详细统一的《肺癌中医药综合防治研究者手册》,以确保各中心各类参与项目研究人员在研究过程有据可依,并保证研究的同质性。

2.人员培训

对每位参与研究人员均进行严格系统的课题相关研究内容培训。通过培训,使得每位人员均熟悉研究设计及研究方案,以保证项目研究的有效性。

（七）数据管理与统计分析

采用EpiData 3.1软件建立数据库,数据统计分析采用SPSS 25.0软件,所有的假设检验均采用双侧检验,以$\alpha=0.05$为检验水准。

1.计量资料

先进行正态性检验,符合正态分布者进行 t 检验或方差分析,方差分析前进行方差齐性检验。

两组间比较采用 t 检验,不符合正态性分布者则采用两组间秩和检验;组内治疗前后自身比较采用配对 t 检验(paired-Samples T Test)。

不符合正态性分布者则采用配对秩和检验(Wilcoxon singned-rank test);多组间两两比较符合正态性分布、方差齐者采用方差分析(one-way ANOVA),两两组间比较用Bonfferoni法;不符合正态分布或方差不齐者用Wilcoxon秩和检验。

2.计数资料

采用秩和检验,两两比较用Wilcoxon秩和检验;两个以上组间比较用Kruskal-Wallis检验。两个总体率(或构成比)之间比较,用 χ^2 检验或确切概率法,多个样本率或构成比之间比较,采用列联表 χ^2 检验。组间计数资料采用频数构成比进行统计描述,双向无序的R×C表资料采用 χ^2 检验,单向有序多分类变量(等级资料)采用Mann-Whitney U秩和检验或Ridit分析。

3.生存分析

采用寿命表法估算患者1、2、3、4、5年生存率;单因素分析采用乘积极限法(Kaplan-Meier法)进行估计生存率,绘制生存曲线;Log-rank检验分析两组间的生存率差异;筛选水平为 $P < 0.05$,判断影响生存期的多因素分析。

三、观察指标

(一)基本资料

1.一般资料

包括性别、年龄、文化程度、婚姻状况、职业、籍贯、长居地、生活方式等。

2.临床资料

观察治疗前后临床诊断、TNM分期、身体质量指数(Body Mass Index,BMI)、卡氏评分(Karnofsky,KPS)、确诊方法、补充诊断、确诊日期、病理类型、组织学分级、分子病理学、是否转移、其他病灶、体质辨识、中医诊断、辨证分型、肺活量、血、尿、粪、生化、并发症、免疫功能检查等。

(二)疗效性指标

1.临床症状与体征

参照肺癌症状与体征中的主要症状及次要症状,进行治疗前后分级评价并记录(见表5-3-2)。

2.生命质量及生存质量测定

(1)生命质量评价

采用癌症患者生命质量测定量表中文版(The European Organization for Reasearch and Treatment of Cancer Quality of Life Questionnare-Core 30,EORTC QLQ-C 30 V3.0)、肺癌患者生活质量特异性测定量表EORTC QLQ-C 13(The European Organization for Reasearch and Treatment of Cancer Quality of Life Questionnare-Core 13)(见附录2)中相关内容进行治疗前后记录并评价。

(2)生存质量评价

采用美国肺癌生存质量量表(Functional Assement of cancer Therapy-Lung cancer 4.0,FACT-L 4.0版)(见附录2)进行治疗前后记录并评价。

3.肿瘤标志物

对癌胚抗原(CEA)、糖类抗原125(CA125)、神经元特异性烯醇化酶(NSE)、细胞角蛋白19片段(CyFRA211)指标进行治疗前后的变化记录并评价。

表5-3-2　症状体征评价表

项　目		评　分		
主要症状	0分	2分(轻)	4分(中)	6分(重)
咳　嗽	无	白天间断咳嗽,不影响生活	咳嗽明显	昼夜咳嗽频繁,影响睡眠
咯　痰	无	昼夜咯痰10~60ml	昼夜咯痰60~100ml	昼夜咯痰100ml以上
气　短	无	活动后呼吸困难	休息时亦呼吸困难	静息时喘息明显,不能平卧,影响休息
食欲不振	无	食量不减,但觉乏味	食量减少1/3	食量减少2/3
腰膝酸软	无	偶有腰膝酸软不影响日常活动	腰膝酸软影响正常活动	腰膝酸软活动受限
次要症状	0分	1分(轻)	2分(中)	3分(重)
胸　闷	无	轻微胸闷	胸闷明显,时见太息	胸闷如窒
胸　痛	无	偶有发作,轻微胸痛	发作较频,疼痛重,影响休息	反复发作,疼痛剧烈难以难受
神疲乏力	无	稍感疲倦乏力	容易疲劳,四肢乏力	全身乏力,瞌睡懒言
痰中带血	无	痰中带血丝	痰中有血块,占1/2,或每日痰血10次以下	每日痰血10次以上;或咯血
低　热	无	37.2~37.5℃	体温37.6~38.0℃	体温38.0℃以上

4.肺功能

采用意大利科时迈肺功能检测仪,由经培训合格专业人员进行肺功能检测。

5.疼痛测评

采用数字评估法进行,如下图所示:

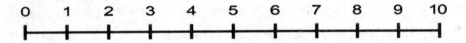

　0~10数字疼痛强度量表:0:无痛;1~3:轻度疼痛;4~7:中度疼痛;8~9:重度疼痛;10:剧烈疼痛。

6.营养状况

营养筛查采用NRS2002评价表(见附录2),人体成分分析采用东华源人体成分分析仪进行分析。

7.心理测评

采用宗氏焦虑自评量表及宗氏抑郁自评量表(见附录2)进行。

8.疲乏测评

采用Piper疲乏调查量表(见附录2)进行。

（三）中医症状指标

主要对中医体质的变化、中医症状的改善等相关指标进行评价。

1.体质检测

参照《中医体质分类与判定》(2009版)将患者体质分为9种证型(见附录5)。应用"道生中医四诊仪"进行数据采集及评估。

2.证候检测

按照本研究"中医治疗方案"内容进行辨证分型及证候检测。

（四）安全性指标

安全性指标主要包括两部分内容:第一部分为检验指标,包含血液系统、消化系统、泌尿系统的主要检验项目;第二部分为临床症状,涵盖包括疲劳、肺部感染、呼吸衰竭、心律失常、心功能不全、支气管胸膜瘘、脓胸、胸腔出血、非感染性发热、体重降低、食欲下降、便秘、吞咽困难、口干、恶心、呕吐、腹泻、脱发、瘙痒、皮疹/脱皮等化疗引起的不良反应,并按出现程度不同分为0、1、2、3、4级。

表5-3-3　体质分型

体质分型	总体特征
平和质(A型)	阴阳气血调和,以体态适中、面色红润、精力充沛等为主要特征
气虚质(B型)	元气不足,以疲乏、气短、自汗等气虚表现为主要特征
阳虚质(C型)	阳气不足,以畏寒怕冷、手足不温等虚寒表现为主要特征
阴虚质(D型)	阴液亏少,以口燥咽干、手足心热等虚热表现为主要特征
痰湿质(E型)	痰湿凝聚,以形体肥胖、腹部肥满、口黏苔腻等痰湿表现为主要特征
湿热质(F型)	湿热内蕴,以面垢油光、口苦、苔黄腻等湿热表现为主要特征
血瘀质(G型)	血行不畅,以肤色晦黯、舌质紫黯等血瘀表现为主要特征
气郁质(H型)	气机郁滞,以神情抑郁、忧虑脆弱等气郁表现为主要特征
特禀质(I型)	先天失常,以生理缺陷、过敏反应等为主要特征

(五)经济学指标

肺癌患者医疗费用分为直接费用和间接费用。直接费用包括综合医疗服务类、诊断类、治疗类、康复治疗类、中医治疗类、中药类、西药类、血液及血液制品类、耗材类及其他类;间接费用包括患者及家属的饮食费用、患者及家属的交通费用、患者及家属的误工费、陪护费及其他费用。本研究只将入组患者的直接费用纳入观察内容。

(六)生存指标

通过各种形式随访观测肺癌患者的生存状况。从获取病理并确诊为肺癌之日起始计算,通过查阅病历、收集资料,并以电话、信息、门诊、上门面访等方式,调查患者的生存及治疗用药情况,随访截止时间为2020年12月31日。终点事件为死亡或末次随访。已死亡者视为完全数据,生存期为确诊时间至死亡时间之间的月数;仍存活者视为截尾数据(删失数据),生存期为确诊时间至末次随访时间之间的月数;失访者视为截尾数据,生存期为确诊时间至末次随访时间之间的月数。

四、效果评价

(一)疗效评价

1.临床症状与体征的改善

参照肺癌症状与体征中的主要症状及次要症状分级进行评价(见附录3),采用尼莫地平法进行计算。见表5-3-4。

表5-3-4　症状体征评价表

临床症状(体征)	积分减低	治疗效果
完全消失	≥95%	痊愈
显著好转	≥70%	显效
部分显著	≥30%	有效
没有明显改变	<30%	无效

总有效率=(痊愈+显效+有效)/患者总数×100%

评价各组患者治疗前后主要症状及次要症状改善情况。

$$症状积分 = \frac{治疗前积分 - 治疗后积分}{治疗前积分} \times 100\%$$

2.生命质量、生存质量评价

(1)生命质量评价

采用癌症患者生命质量测定量表QLQ-C30 V3.0总共分为30个项目,含有5个功能量表:躯体功能(PF)前项,角色功能(RF)第6、7两项,角色功能(RF)第20、21两项,情绪功能(EF)第21~24三项,社会功能(SF)第26、27项;三个症状量表:疲倦(FA)第10、12、18三大项,疼痛(PA)第9、19两项,恶心与呕吐(NV)第14、15两项;六个单项量化项目:呼吸困难(DY)第8项,失眠(SL)第11项,食欲丧失(AP)第13项,便秘(CO)第16项,腹泻(DI)第17项,经济困难(FI)第28项,总体生存质量量化表第29、30两项。计分方法见表5-3-5。

表5-3-5　EORTC　QLQ-C30所有子量表及计算得分(粗分)方法

子量表明细	条目总数	自由度(R)	计算得分方法
功能子量表			
躯体功能(PF)	5	3	(1+2+3+4+5)/5
角色功能(RF)	2	3	(6+7)/2
情绪功能(EF)	4	3	(21+22+23+24)/4
认知功能(CF)	2	3	(20+25)/2
社会功能(SF)	2	3	(26+27)/2
总健康状况子量表	2	6	(29+30)/2
症状子量表			
疲倦(FA)	3	3	(10+12+18)/3
疼痛(PA)	2	3	(9+19)/2
恶心与呕吐(NV)	2	3	(14+15)/2
呼吸困难(DY)	1	3	8
失眠(SL)	1	3	11
食欲丧失(AP)	1	3	13
便秘(CO)	1	3	16
腹泻(DI)	1	3	17
经济困难(FI)	1	3	28

肺癌患者生活质量特异性测定量表(QLQ-LC13)中相关内容进行记录患者的情况。QLQ-LC13扩展性问卷被制定为评测肺癌典型及与医治关联的生存质量量表,此表含有的条目由子量表构成,肺癌体现症状与副作用都通过单个条目进行表示。具体见表5-3-6。

表5-3-6　EORTC　QLQ-C13所有子量表及计算得分(粗分)方法

子量表明细	条目总数	自由度(R)	条目编号
气促	3	3	33、34、35
咳嗽	1	3	31
咯血	1	3	32
口腔溃疡	1	3	36
吞咽困难	1	3	37
手足刺痛	1	3	38
脱发	1	3	39
胸痛	1	3	40
手或肩部疼痛	1	3	41
其他部位疼痛	1	3	42
是否需要服用止痛药	1	2	43

计算方法：(31+32+33+34+35+36+37+38+39+40+41+42+43)/13。

评分方法：

第1步：计算粗分Raw Sore(RS)。

在子量表中Raw Sore指构成子量表的单项的平均得分。

粗分计算目的便于统计研究与运用，量表通常会被划定成领域。领域是组成生活质量的一个因素，也被称之为维度，研究时要当成单独的变量。EORTC QLQ-C30含有的30个条目，可划为多个不同领域，其中5个功能领域、3个症状领域、1个健康状况及生活质量领域、6个独立性条目将所有领域含有的条目总得分，除以全部的条目数量获取到的数据就是此领域的具体得分。详情如下：

Raw Sore：RS=$(Q_1+Q_2+Q_3)$/n

第2步：计算标准化得分。

为确保任何领域的得分都能实现对比，选择极差化法实现线性的变换，把粗分转换成为0~100数值以内取值的标准性得分。另外，转换的另一个目标就是使得分方向发生转变。由于在QLQ-C30量化表内，除了29、30条目外全部都是逆向条目(数值越高，生活质量越不好)，并且在计分条例中指出：身体健康领域与功能领域获取到的分数越高表明生活质量就会越好，症状领域获取到的分数越高说明存有的问题或症状就会越多(即生活质量就会变低)。所以，对功能领域计算标准得分时不仅要使方向发生变化，还要实现线性变换。详情如下：

功能领域：

SS=[1−(Rs−1)/Rang]×100

症状领域(含有QLQ-C13)及身体健康状况领域

SS=[(Rs−1)/Rang]×100

Rang代表自由度。

(2)生存质量评价

采用美国肺癌生存质量量表(FACT-L 4.0版)(见附录2)评价治疗方案评价。肿瘤治疗功能评价量表(FACT-L 4.0)中文版。该量表由5个领域共36个条目，包括生理状况(PWB)7条、社会/家庭状况(SWB)7条、情感状况(EWB)6条、功能状况(FWB)7条和附加的关注情况(LCS)9条，所有条目评分均分为5个等级。一点也不为0分，有一点为1分，有些为2分，相当为3分，非常为4分。正向条目按顺序计分，反向条目反向计分，总分为0~144分，得分越高表明病人生存质量越高。分别于干预前后向病人发放问卷，问卷发放过程中由研究人员统一指导用语，患者根据问卷内容经思考后独立填写，填写完成后由发放者当场收回。

对FACT-L中文版量表主要进行信度、效度、反应度三方面的考评。为此，计算每一个领域及总量表得分的克朗巴赫系数α，第一、二次测定间的重测相关系数；计算各条目得分与其所属的方面得分间的相关系数；用r检验分别进行第一、二次测定以及第一、三次测定间的得分均数比较。

3.肿瘤标志物的变化

评价各组患者治疗前后肿瘤标志物水平改善情况。

4.肺功能变化

评价各组患者治疗前后肺功能检测各项指标变化情况。

5.疼痛评估

评价各组患者治疗前后癌痛评分变化情况。

6.营养状况

评价各组患者治疗前后营养评分变化情况。

7.心理评估

SAS焦虑自评量表包括20个条目,用于评价受试者焦虑状况及严重程度,采用4级评分法:1分代表1周内不超过1d有过这种情况;2分代表1周内1~2d有过这种情况;3分表示1周内3~4d有过这种情况;4分表示1周内5~7d有过这种情况,反向条目反向评分。将20个条目的得分相加,即得到粗分,粗分乘1.25取整数,即得到标准分,标准分越高表示焦虑程度越严重。我国常模结果:标准分<50分代表受试者不存在焦虑情绪;标准分≥50分代表受试者存在焦虑情绪,其中50~59为轻度焦虑、60~69为中度焦虑、69分以上为重度焦虑。

SDS抑郁自评量表共20个条目,采用4级评分法:1分代表1周内不超过1d有过这种情况;2分代表1周内1~2d有过这种情况;3分表示1周内3~4d有过这种情况;4分表示1周内5~7d有过这种情况,反向条目反向评分。将20个条目的得分相加,即得到粗分,粗分乘1.25取整数,即得到标准分,标准分越高表示焦虑程度越严重。我国常模结果:标准分<53分代表受试者不存在抑郁情绪;标准分≥53分代表受试者存在抑郁情绪,其中53~62分为轻度抑郁、63~72分为中度抑郁、72以上为重度抑郁。

8.疲乏状况

Piper疲乏自评量表(Piper Fatigue Scale,PFS):PFS是由美国学者Piper于1987年设计制定的疲乏评估量表,并在1988年进行修订。修订后的Piper共有包括感觉、情绪、认知和行为4个维度,总共有22项内容。每项内容采用11点积分法(0~10)进行计分,患者根据疲乏的程度及其影响进行打分。其中,评估感觉和情绪各有5项,而评估认知和行为各有6项,总分由4个维度的平均分得出,分值越高,疲乏程度越重,其中0~3分代表轻度、4~6分代表中度、7~10分代表重度。

（二）安全性评价

主要从肺部感染、呼吸衰竭、心律失常、心功能不全、支气管胸膜瘘、脓胸、胸腔出血等几个指标进行评价。

$$不良反应发生率 = \frac{I \sim IV 度不良反应发生例数之和}{总入组病例数} \times 100\%$$

（三）经济学评价

对治疗前后直接费用进行对比分析并评价。

（四）中医症状评价

参照《中药新药临床指导原则》中肺癌中医临床证候积分评价标准拟定。对不同证型的症状、治疗前后积分值的变化评定疗效及单项症状改善情况。每一个症状按照无、轻、中、重分为4级,具体内容见附录3。评价方式参照《中药新药临床研究指导原则》中肺癌中医临床证候计分评价标准拟定。

显效:治疗后积分值比治疗前积分值下降≥70%;

有效:治疗后积分值化治疗前积分值下降≥30%;

无效:治疗前后积分无明显变化或治疗后积分值比治疗前积分值下降<30%;每一组临床症状缓解率=(显效人数＋有效人数)/该组完成试验人数×100%。

（五）生存分析

研究终点主要是分析各组总生存时间(overall survival,OS)指从获取病理并确诊肺癌时间至患者死亡或末次随访时间(月)。

次要终点是无进展生存期(Progression-freesurvival,PFS)指从获取病理并确诊肺癌时间至疾病进展或患者死亡的时间或末次随访时间(月)。

中位生存期(MST)、1、2、3、4、5年无病生存率(disease-freesurvival,DFS)及单因素分析预后因素分析。

第二节 结 果

2018年1月1日~2020年12月31日,本研究共入选经病理诊断确诊的肺癌患者986例,其中有38例因个人原因未完成首次临床试验观察,其余948例完成首次临床试验观察,剔除率3.85%。948例中有100例病例因多种原因未完成第二次临床试验观察,故有848例病例完成第二次临床试验观察,剔除率10.55%;有144例因受试者主动退出、失访或其他原因而仅完成了临床观察,未完成随访研究。现将948例患者的一般资料及临床资料总结分析如下。

一、一般资料与基线均衡分析

(一)人口学资料

根据分组,对本次纳入研究对象的948例肺癌患者的人口学特征进行基线数据对比,结果显示治疗组455例和对照组493例的性别、年龄、职业、文化程度、婚姻状况经卡方检验,差异均无统计学意义($P > 0.05$),具有可比性。本研究中男、女之比为2.31∶1,符合肺癌的人群发病特征;肺癌患者的患病年龄有73.5%主要集中在50~70岁之间;有75.9%的肺癌患者文化程度是高中/中专及以下;肺癌患者的职业主要是农民和企事业单位的员工。见表5-3-7。

表5-3-7 人口学资料基线比较

项目	水平	治疗组 n（%）	对照组 n（%）	χ^2	P
性别	男	318(69.9)	344(69.8)	0.12	0.73
	女	137(30.1)	149(30.2)		
年龄	18~30岁	3(0.7)	4(0.8)	2.09	0.84
	30~40岁	7(1.5)	10(1.9)		
	40~50岁	59(13.0)	56(11.4)		
	50~60岁	174(38.2)	194(39.4)		
	60~70岁	163(35.8)	166(33.7)		
	70~80岁	49(10.8)	63(12.8)		
职业	农民	248(54.5)	266(54.0)	1.66	0.80
	公务员	12(2.6)	17(3.4)		
	企事业单位人员	166(36.5)	186(37.7)		
	公司职员	12(2.6)	9(1.8)		
	个体经营者	17(3.6)	15(3.1)		
文化程度	小学及以下	100(22.1)	116(23.5)	5.11	0.28
	初中	146(32.1)	155(31.4)		
	高中/中专	104(23.0)	99(20.1)		
	大专	14(3.1)	21(4.3)		
	本科及以上	76(16.7)	102(20.7)		
婚姻状况	未婚	5(1.1)	2(0.4)	5.76	0.12
	已婚	444(97.6)	487(98.8)		
	离异	0(0.0)	2(0.4)		
	丧偶	6(1.3)	2(0.4)		

（二）疾病资料

本研究对肺癌患者的疾病相关资料包括KPS评分（卡氏评分）、BMI（身体质量指数）、病理类型、临床分期等均进行了统计描述，结果分析如下。

1.KPS评分

治疗组455例和对照组493例肺癌患者，KPS评分分别有61.1%、61.7%的患者集中在80分，进行卡方检验后，两组间的结果差异无统计学意义（$P > 0.05$），具有可比性。见表5-3-8。

表5-3-8　KPS评分基线比较

分级	治疗组 n（%）	对照组 n（%）	χ^2	P
100	0(0.0)	0(0.0)		
90	74(16.3)	93(18.9)		
80	278(61.1)	304(61.7)		
70	75(16.5)	79(16.0)	9.05	0.06
60	22(4.8)	8(1.6)		
≤50	6(1.3)	9(1.8)		
合计	455(100)	493(100)		

2.BMI值

治疗组和对照组的肺癌患者BMI大部分在正常范围。其中治疗组BMI超重者27.9%，对照组超重者28.6%。经对治疗组研究对象的BMI分组情况与对照组BMI进行卡方检验，其结果差异无统计学意义（$P > 0.05$），具有可比性。见表5-3-9。

表5-3-9　BMI基线比较

分级（kg/m²）	治疗组 n（%）	对照组 n（%）	χ^2	P
肥胖（BMI≥28.0）	36(7.9)	38(7.7)		
体重超重（24.0≤BMI≤27.9）	127(27.9)	141(28.6)		
标准体重（18.5≤BMI≤23.9）	251(55.2)	266(54.0)	0.25	0.97
体重较轻（<18.5）	41(9.0)	48(9.7)		
合计	455(100)	493(100)		

3.病理类型、转移情况及临床分期

治疗组455例患者中，鳞癌占43.5%、腺癌占37.1%、其他类型占18.1%；发生转移的55.2%；有86%的患者临床分期为Ⅱ期、Ⅲ期。对照组493例患者中，鳞癌占49.3%、腺癌占32.5%、其他类型占16.4%；发生转移的57.6%；有85.1%的患者临床分期为Ⅱ期、Ⅲ期。经对治疗组研究对象的病理类型、转移情况以及临床分期与对照组进行卡方检验，其结果差异均无统计学意义（$P > 0.05$），具有可比性。见表5-3-10。

表5-3-10　病理类型、转移情况及临床分期基线比较

临床基线		治疗组 n(%)	对照组 n(%)	χ^2	P
病理类型	鳞癌	198(43.5)	243(49.3)	5.32	0.27
	腺癌	169(37.1)	160(32.5)		
	腺鳞癌	5(1.1)	9(1.8)		
	类癌	1(0.2)	0(0.0)		
	其他	82(18.1)	81(16.4)		
是否转移	否	204(44.8)	209(42.4)	0.57	0.45
	是	251(55.2)	284(57.6)		
临床分期	I期	23(5.1)	31(6.3)	0.76	0.86
	II期	190(41.8)	205(41.6)		
	III期	201(44.1)	211(42.8)		
	IV期	41(9.0)	46(9.3)		

4.肿瘤标志物

由于肿瘤标志物的检测存在个体差异,治疗组455例患者和对照组493例患者的检测值存在较大差异,致使标准差值都比较大。经对治疗组研究对象的肿瘤标志物与对照组通过 t 检验,除SCC指标之外,其余两组间的差异均无统计学意义(P>0.05),表明其余肿瘤标志物指标试验后可用自身前后作对照比较。见表5-3-11。

表5-3-11　肿瘤标志物基线比较

项目	治疗组($\bar{x}\pm s$)	对照组($\bar{x}\pm s$)	t	P
癌胚抗原(CEA)	25.58±61.82	24.38±85.46	0.23	0.82
神经元特异性烯醇化酶(NSE)	18.92±21.59	22.45±32.15	−1.75	0.08
鳞状细胞癌抗原(SCC)	53.3±103.11	83.26±199.61	−2.52	0.01
糖抗原125(CA125)	8.86±20.74	7.98±16.47	0.66	0.51

注:CEA正常值:0.00~3.4ng/ml;NSE正常值:0.00~16.3ng/ml;SCC正常值:0.00~2.5μg/L;CA125正常值:0.0~35.0U/ml。

5.血常规

经对治疗组455例患者和对照组493例患者的血常规的进行比较,通过 t 检验,各指标在两组间的差异均无统计学意义(P>0.05),表明可用于试验前后两组间的比较。见表5-3-12。

表5-3-12　血常规基线比较

项目	治疗组($\bar{x}\pm s$)	对照组($\bar{x}\pm s$)	t	P
红细胞计数(RBC)	4.47±2.11	4.32±0.74	1.48	0.14
血红蛋白(HGB)	129.83±19.55	129.36±21.26	0.35	0.73
白细胞计数(WBC)	5.89±2.15	6.08±2.12	−1.38	0.17
血小板(PLT)	225.87±90.57	221.66±85.17	0.74	0.46
中性粒细胞计数(ANC)	4.18±2.21	4.28±2.13	−0.68	0.50
淋巴细胞计数(Lymphils)	2.37±3.88	2.51±4.14	−0.56	0.58
嗜酸性细胞计数(Eosinophils)	0.23±0.76	0.16±0.79	1.37	0.17
嗜碱性细胞计数(Basopkils)	0.03±0.18	0.05±0.47	−0.60	0.55

6.生化指标

经对治疗组455例患者和对照组493例患者的生化指标进行比较,通过 t 检验,各指标在两组间的差异均无统计学意义($P>0.05$),表明可用于试验前后两组间的比较。见表5-3-13。

表5-3-13　生化指标基线比较

项目	治疗组($\bar{x}\pm s$)	对照组($\bar{x}\pm s$)	t	P
谷丙转氨酶(ALT)	17.48±7.96	17.32±7.99	0.30	0.77
谷草转氨酶(AST)	23.2±13.39	22.17±14.61	1.08	0.28
血清白蛋白(ALB)	40.87±6.1	40.64±6.07	0.57	0.57
总白蛋白(TP)	68.43±6.7	68.7±6.06	−0.62	0.54
尿素氮(BUN)	5.35±1.78	5.39±1.85	−0.27	0.79
肌酐(Cr)	65.82±16.86	65.66±15.84	0.14	0.89
碱性磷酸酶(ALP)	77.99±20.01	75.16±22.15	1.96	>0.05
总胆红素(TBIL)	11.65±4.48	11.55±4.54	0.33	0.74

(三)症状指标

1.临床症状与体征

经对948例肺癌患者的主要症状和次要症状进行分析,治疗组和对照组均存在着轻度咳嗽、咳痰、气短、食欲不振以及神疲乏力的症状;而痰中带血、低热的症状较少。对治疗组455例患者和对照组493例患者的临床症状积分进行卡方检验,表明两组之间的咳嗽、咯痰、气短、食欲不振、腰膝酸软、胸闷、神疲乏力、痰中带血、低热等症状及体征差异无统计学意义($P>0.05$),具有可比性,可用于试验前后的组间比较;而胸痛症状两组间差异有统计学意义($P<0.05$),不能用于试验前后组间比较。见表5-3-14。

表5-3-14　症状与体征基线比较

子量表明细	治疗组 n (%)				对照组 n (%)				W	P
主要症状	0分	2分	4分	6分	0分	2分	4分	6分		
咳　嗽	190	124	133	8	205	133	149	6	0.56	0.91
咯　痰	162	219	65	9	179	237	70	7	0.47	0.93
气　短	204	203	41	7	230	215	46	2	3.45	0.33
食欲不振	191	193	63	8	204	209	72	8	0.14	0.99
腰膝酸软	305	120	28	2	319	133	39	2	1.27	0.74
次要症状	0分	1分	2分	3分	0分	1分	2分	3分		
胸　闷	253	152	44	0	269	181	41	2	3.60	0.31
胸　痛	291	108	40	0	300	121	66	6	10.29	0.02
神疲乏力	155	202	84	0	154	237	97	5	6.48	0.09
痰中带血	375	64	15	0	404	54	26	9	9.77	0.21
低　热	417	28	3	0	443	39	8	3	4.95	0.18

2.心理评估

经对治疗组455例患者和对照组493例患者进行心理测评,治疗组有58.2%的患者存在轻、中、重度焦虑;43.3%的患者存在轻、中、重度的抑郁。对照组有56.8%的患者存在轻、中、重度焦虑;45.8%的患者存在轻、中、重度的抑郁。将治疗组研究对象的心理评估结果与对照组进行卡方检验,结果表明差异无统计学意义（ $P>0.05$ ），具有可比性，可用于试验前后的组间比较。见表5-3-15。

表5-3-15　心理评估基线比较

心理情况	分级	治疗组 n (%)	对照组 n (%)	χ^2	P
焦虑情况	正常	190(41.8%)	213(43.2%)	106	0.79
	轻度	144(31.6%)	162(32.9%)		
	中度	90(19.8%)	85(17.2%)		
	重度	31(6.8%)	33(6.7%)		
抑郁情况	正常	258(56.7%)	267(54.2%)	4.59	0.21
	轻度	145(31.9%)	146(29.6%)		
	中度	42(9.2%)	65(13.2%)		
	重度	10(2.2%)	15(3%)		

3.生存质量（FACT-L 4.0）

对纳入研究的肺癌患者进行生存质量的测评，其中对照组生存质量总评分的平均值为76.98，治疗组生存质量总评分平均值为78.04。将试验组研究对象的临床症状积分与对照组进行统 t 检验，发现试验前治疗组与对照组的差异无统计学意义（ $P>0.05$ ），治疗后组间可比性，可用于治疗前后的组间比较。具体见表5-3-16。

表5-3-16　生存质量的基线情况（ n =948）

维度	治疗组（ $\bar{x}\pm s$ ）	对照组（ $\bar{x}\pm s$ ）	t	P
总分(FACT-L)	78.04±10.45	76.98±8.07	−1.76	0.08
生理状况(PWB)	24.13±3.82	23.86±5.47	−0.89	0.38
社会/家庭状况(PWB)	9.25±5.33	8.49±9.21	−1.53	0.13
情感状况(EWB)	10.7±2.97	10.8±1.74	0.60	0.55
功能状况(FWB)	10.71±7.26	10.36±5.72	−0.84	0.40
附加情况(LCS)	23.24±3.15	23.48±2.13	1.34	0.18

4.营养状况

经对治疗组455例患者和对照组493例患者的NRS2002营养风险评估结果进行比较，治疗组有19.3%的患者存在营养风险；对照组有15.2%的患者存在营养风险。将治疗组和对照组的结果进行卡方检验，两组之间无统计学意义（ $P>0.05$ ），表明其结果具有可比性。见表5-3-17。

表5-3-17　营养状况基线比较

项目	水平	治疗组 n (%)	对照组 n (%)	χ^2	P
营养状态(%)	<3	367(80.7)	418(84.8)	2.83	0.09
	≥3	88(19.3)	75(15.2)		

5.疼痛评估

经对治疗组455例患者和对照组493例患者进行NRS疼痛评分，治疗组有57.4%的患者存在轻、中、重度疼痛；对照组有52.7%的患者存在轻、中、重度疼痛。将治疗组和对照组的NRS疼痛评分结果进行卡方检验，表明治疗组与对照组的差异无统计学意义（ $P>0.05$ ），可用于试验前后的组间比较。见表5-3-18。

表5-3-18　疼痛评分基线比较

疼痛状况	治疗组 n (%)	对照组 n (%)	χ^2	P
无痛(0分)	194(42.6)	233(47.3)		
轻度疼痛(1~3)	101(22.2)	90(18.3)	4.37	0.22
中度疼痛(4~6)	152(33.4)	156(31.6)		
重度疼痛(7~10)	8(1.8)	14(2.8)		

6.疲乏评估

经对治疗组455例患者和对照组493例患者使用疲乏量表进行测评,治疗组有67.3%的患者存在轻、中、重度的疲乏;对照组有69%的患者存在轻、中、重度的疲乏。通过卡方检验,治疗组和对照组的疲乏程度无统计学意义($P > 0.05$),故可用于试验前后两组比较。见表5-3-19。

表5-3-19　疲乏评估基线比较

分级	治疗组 n (%)	对照组 n (%)	χ^2	P
无疲乏	149(32.7)	153(31.0)		
轻度疲乏	176(38.7)	181(36.7)	2.12	0.55
中度疲乏	107(23.5)	125(25.4)		
重度疲乏	23(5.1)	34(6.9)		

二、疗效评价

(一)KPS

两组患者治疗后相比于治疗前KPS评分均有所下降,其中90分、80分的患者比例均有下降;70分、60分、50分及50分以下的患者比例增加。将治疗组、对照组的研究对象治疗前后的KPS评分进行卡方检验,结果显示90分、80分、70分、50分及50分以下两组的下降无明显统计学意义($P > 0.05$);KPS 60分组段治疗组和对照组之间患者下降比例有统计学意义($P < 0.05$),治疗后对照组60分组段增加的患者比例比治疗组60分组高。见表5-3-20。

表5-3-20　KPS情况比较

分级	时间	治疗组 n (%)	对照组 n (%)	χ^2	P
100	治疗前	0(0.00)	0(0.00)	—	—
	治疗后	0(0.00)	0(0.00)		
90	治疗前	74(89.2)	93(80.9)	2.51	0.17
	治疗后	9(10.8)	22(19.1)		
80	治疗前	278(82.7)	304(82.2)	0.04	0.84
	治疗后	58(17.3)	66(17.8)		
70	治疗前	75(24.1%)	79(23.4%)	0.04	0.84
	治疗后	236(75.9)	258(76.6%)		
60	治疗前	22(37.9)	8(16.0)	6.44	0.01
	治疗后	36(62.1%)	42(84.0%)		
≤50	治疗前	6(11.5%)	9(10.7%)	0.02	0.88
	治疗后	46(88.5)	75(89.3)		

(二)BMI

两组患者BMI治疗前后无明显变化,两组BMI分组的各组段治疗前后患者比例也无明显变化。通过卡方检验,其结果无统计学意义($P > 0.05$)。见表5-3-21。

表5-3-21　BMI情况比较

分级(kg/m²)	时间	治疗组 n (%)	对照组 n (%)	χ^2	P
肥胖 (BMI≥28.0)	治疗前	36(48.6)	38(51.4)	0.17	0.68
	治疗后	28(45.2)	34(54.8)		
体重超重 (24.0≤BMI≤27.9)	治疗前	127(47.4)	141(52.6)	2.78	0.09
	治疗后	107(40.2)	159(59.8)		
标准体重 (18.5≤BMI≤23.9)	治疗前	251(48.5)	266(51.5)	0.08	0.78
	治疗后	221(49.4)	226(50.6)		
体重较轻 (<18.5)	治疗前	41(46.1)	48(53.9)	0.66	0.42
	治疗后	29(39.7)	44(60.3)		

(三)临床分期(TNM)

治疗组和对照组治疗前后,肺癌Ⅰ期、Ⅱ期、Ⅲ期患者的比例均有下降,Ⅳ期患者比例增加。经卡方检验,治疗组Ⅲ期治疗组患者比例下降较对照组多,差异有统计学意义($P<0.05$);其余临床分期组段两组间差异无统计学意义。见表5-3-22。

表5-3-22　临床分期比较

分期	时间	治疗组 n (%)	对照组 n (%)	χ^2	P
Ⅰ期	治疗前	23(5.05)	31(6.29)	0.51	0.48
	治疗后	20(5.19)	20(4.32)		
Ⅱ期	治疗前	190(41.76)	205(41.58)	0.00	0.95
	治疗后	174(45.19)	186(40.17)		
Ⅲ期	治疗前	201(44.18)	211(42.80)	6.28	0.01
	治疗后	134(34.81)	204(44.06)		
Ⅳ期	治疗前	41(9.01)	46(9.33)	0.43	0.51
	治疗后	57(14.81)	53(11.45)		

(四)肿瘤标志物

两组患者治疗前后肿瘤标志物中的癌胚抗原(CEA),治疗组下降具有统计学意义($P<0.05$);对照组下降无统计学意义($P>0.05$)。神经元特异性烯醇化酶(NSE)两组治疗前后差异均无统计学意义($P>0.05$);糖抗原125(CA125)治疗组下降有统计学意义($P<0.05$);对照组下降无统计学意义($P>0.05$)。细胞角蛋白19片段(CYFRA211)两组治疗前后差异均无统计学意义($P>0.05$)。见表5-3-23。

表5-3-23 肿瘤标志物比较

项目	时间	例数(n)	治疗组 ($\bar{x}\pm s$)	t	P	例数 (n)	对照组 ($\bar{x}\pm s$)	t	P
癌胚抗原 (CEA)	治疗前	455	25.58±61.82	0.27	0.04	493	25.38±85.46	-0.13	0.90
	治疗后	385	23.34±58.74			463	24.19±91.25		
神经元特异性烯醇化酶(NSE)	治疗前	455	21.92±21.59	-1.14	0.25	493	22.45±32.15	1.89	0.06
	治疗后	385	18.13±28.1			463	18.76±20.27		
糖抗原125 (CA125)	治疗前	455	53.3±103.11	-2.19	0.03	493	83.26±199.61	0.34	0.74
	治疗后	385	43.28±130.44			463	78.07±233.04		
细胞角蛋白19片段(CYFRA211)	治疗前	455	11.86±20.74	-0.95	0.34	493	7.98±16.47	-0.76	0.45
	治疗后	385	8.37±44.16			463	9.37±33.45		

注:CEA正常值:0.00~3.4ng/ml;NSE正常值:0.00~16.3ng/ml;SCC正常值:0.00~2.5μg/L;CA125正常值:0.0~35.0U/ml。

（五）血常规比较

两组患者治疗前后血象均呈现下降趋势。其中治疗组中的血红蛋白(HGB)、血小板(PLT)较治疗前下降有统计学意义($P<0.05$);其余指标与治疗前相比均无统计学意义($P>0.05$)。对照组中的红细胞计数(RBC)、血红蛋白(HGB)、白细胞计数(WBC)、血小板(PLT)较治疗前下降均有统计学意义($P<0.05$);其余指标与治疗前相比均无统计学意义($P>0.05$)。见表5-3-24。

表5-3-24 血常规比较

项目	时间	例数 (n)	治疗组 ($\bar{x}\pm s$)	t	P	例数(n)	对照组 ($\bar{x}\pm s$)	t	P
红细胞计数 (RBC)	治疗前	455	4.47±2.11	1.51	0.13	493	4.32±0.74	3.42	0.00
	治疗后	385	4.25±2.14			463	4.14±0.78		
血红蛋白 (HGB)	治疗前	455	129.83±19.55	4.18	0.00	493	129.36±21.26	3.39	0.00
	治疗后	385	123.79±21.82			463	124.2±23.44		
白细胞计数 (WBC)	治疗前	455	5.89±2.15	2.19	0.13	493	6.08±2.12	1.96	0.05
	治疗后	385	5.55±2.27			463	5.79±2.35		
血小板 (PLT)	治疗前	455	225.87±90.57	3.38	0.00	493	221.66±85.17	1.86	0.05
	治疗后	385	204.76±87.27			463	210.35±92.77		

（六）生化指标

两组患者治疗前后生化指标变化不一,治疗组中的各项指标治疗前后变化无统计学意义($P>0.05$)。对照组中的谷丙转氨酶、总胆红素较治疗前升高,有统计学意义($P<0.05$);其余指标变化均无统计学意义($P>0.05$)。见表5-3-25。

表5-3-25　生化指标比较

项目	时间	例数(n)	治疗组 ($\bar{x}\pm s$)	t	P	例数 (n)	治疗组 ($\bar{x}\pm s$)	t	P
谷丙转氨酶	治疗前	455	17.48±7.96			493	17.32±7.99		
（ALT）	治疗后	385	17.49±7.32	-0.02	0.98	463	19.22±7.9	2.02	0.04
谷草转氨酶	治疗前	455	23.2±13.39			493	22.17±14.61		
（AST）	治疗后	385	22.47±11.84	0.79	0.43	463	22.79±16.41	-0.59	0.55
血清白蛋白	治疗前	455	40.87±6.1			493	40.64±6.07		
（ALB）	治疗后	385	40.25±6.85	1.32	0.19	463	41.13±5.85	-1.20	0.23
总白蛋白(TP)	治疗前	455	68.43±6.7			493	68.7±6.06		
	治疗后	385	68.78±6.11	-0.74	0.46	463	69.04±6.24	-0.81	0.42
尿素氮(BUN)	治疗前	455	5.35±1.78			493	5.39±1.85		
	治疗后	385	5.29±1.69	0.47	0.64	463	5.29±1.74	0.77	0.44
肌酐(Cr)	治疗前	455	65.82±16.86			493	65.66±15.84		
	治疗后	385	63.78±16.13	1.69	0.09	463	67.23±18.97	-1.32	0.19
碱性磷酸酶	治疗前	455	77.99±20.01			493	75.16±22.15		
（ALP）	治疗后	385	75.98±21.72	1.32	0.19	463	74.56±22.02	0.39	0.70
总胆红素(TBIL)	治疗前	455	11.65±4.48			493	11.55±4.54		
	治疗后	385	10.85±4.66	2.40	0.02	463	11.59±4.77	-0.11	0.01

（七）症状与体征

两组患者治疗前后症状与体征积分比较,通过卡方检验,差异均有统计学意义($P < 0.05$)。见表5-3-26。

表5-3-26　症状与体征比较

组别	例数(n)	痊愈 n(%)	显效 n(%)	有效 n(%)	无效 n(%)	总有效率 n(%)	χ^2	P
治疗组	385	13 (3.38%)	159(41.30%)	135(35.06%)	77(20.00%)	79.74%		
							76.60	0.001
对照组	463	5 (1.08%)	112(24.19%)	123(26.57%)	223(48.16%)	51.80%		

（八）心理情况

经对两组患者治疗前后心理状况进行测评,治疗组由正常转为轻度焦虑者较多,转为中度、重度者较少。对照组由正常转为中度焦虑者较多,经过卡方检验,差异有统计学意义($P < 0.05$)。组间比较,对照组由正常转为轻度抑郁者较治疗组多,差异有统计学意义($P < 0.05$)。见表5-3-27。

表5-3-27　心理情况比较

心理情况	分级	时间	治疗组 n (%)	对照组 n (%)	χ^2	P
焦虑情况	正常	治疗前	190(60.5)	213(72.0)	8.91	0.00
		治疗后	124(39.5)	83(28.0)		
	轻度	治疗前	144(40.1)	162(42.7)	0.53	0.47
		治疗后	215(59.9)	217(57.3)		
	中度	治疗前	90(72.6)	85(39.2)	35.26	0.00
		治疗后	34(27.4)	132(60.8)		
	重度	治疗前	31(72.1)	33(51.6)	4.51	0.03
		治疗后	12(27.9)	31(48.4)		
抑郁情况	正常	治疗前	258(58.5)	267(67.6)	7.37	0.00
		治疗后	183(41.5)	128(32.4)		
	轻度	治疗前	145(46.5)	146(35.7)	8.54	0.00
		治疗后	167(53.5)	263(64.3)		
	中度	治疗前	42(59.2)	65(55.1)	0.65	0.35
		治疗后	29(40.8)	53(44.9)		
	重度	治疗前	10(62.5)	15(44.1)	1.47	0.23
		治疗后	6(37.5)	19(55.9)		

（九）生存质量

治疗后,治疗组生存质量评价总分下降,但是无统计学意义($P>0.05$),试验组生理状况维度、情感状况维度、功能状况维度均有降低,差异有统计学意义($P<0.05$),治疗组社会/家庭状况有提高,差异有统计学意义($P<0.05$)。对照组生存质量评价总分下降、差异有统计学意义($P<0.05$),功能状况维度评分下降,差异有统计学意义($P<0.05$)。见表5-3-28。

表5-3-28　研究对象治疗前后生存质量的情况($n=948$)

维度	时间	治疗组($\bar{x}\pm s$)	t	P	对照组($\bar{x}\pm s$)	t	P
FACT-L	治疗前	78.04±10.45	0.20	0.84	76.98±8.07	9.35	0.00
	治疗后	77.88±12.17			71.41±10.25		
生理状况(PWB)	治疗前	24.13±3.82	12.10	0.00	23.86±5.47	−0.48	0.63
	治疗后	19.85±6.3			24.02±5.28		
社会/家庭状况(SWB)	治疗前	9.25±5.33	−11.70	0.00	8.49±9.21	0.05	0.96
	治疗后	14.91±8.54			8.46±9.47		
情感状况((EWB)	治疗前	10.7±2.97	2.68	0.01	10.8±1.74	0.00	1.00
	治疗后	10.24±1.81			10.79±1.7		
功能状况(FWB)	治疗前	10.71±7.26	3.84	0.00	10.36±5.72	14.50	0.00
	治疗后	10.51±7.19			4.78±6.18		
附加的关注情况(LCS)	治疗前	23.24±3.15	0.20	0.84	23.48±2.13	0.81	0.42
	治疗后	22.37±3.41			23.36±2.29		

(十)营养状况

两组患者治疗后,对照组由无营养风险转为有营养风险的人数较治疗组多,差异有统计学意义(P<0.05)。见表5-3-29。

表5-3-29　营养状况比较

水平	时间	治疗组 n(%)	对照组 n(%)	χ^2	P
无营养风险	治疗前	367(51.2)	418(52.0)		
(<3)	治疗后	350(48.8)	386(48.0)	0.10	0.75
有营养风险	治疗前	88(71.5)	75(49.3)		
(≥3)	治疗后	35(28.5)	77(50.7)	13.88	0.00

(十一)疼痛评分

两组患者治疗后,治疗组NRS疼痛评分轻、中度疼痛人数减少,相比于对照组增加的人数,差异有统计学意义(P<0.05)。见表5-3-30。

表5-3-30　疼痛评分比较

疼痛状况	时间	治疗组 n(%)	对照组 n(%)	χ^2	P
无痛	治疗前	194(45.4)	233(54.6)		
(0分)	治疗后	240(53.1)	212(46.9)	5.16	0.02
轻度疼痛	治疗前	101(52.9)	90(47.1)		
(1~3)	治疗后	70(49.6)	71(50.4)	0.34	0.56
中度疼痛	治疗前	152(49.4)	156(50.6)		
(4~6)	治疗后	61(26.8)	167(73.2)	27.94	0.00
重度疼痛	治疗前	8(36.4)	14(63.6)		
(7~10)	治疗后	14(51.9)	13(48.1)	1.18	0.28

(十二)疲乏评估

两组患者治疗后,治疗组无疲乏者在治疗后与对照组相比,差异无统计学意义(P>0.05)。治疗组轻度疲乏者在治疗后较对照组呈增加趋势,差异有统计学意义(P<0.05)。治疗组中度疲乏者和重度疲乏者在治疗后较对照组增加的较少,差异有统计学意义(P<0.05)。见表5-3-31。

表5-3-31　疲乏评估比较

分级	时间	治疗组 n(%)	对照组 n(%)	χ^2	P
无疲乏	治疗前	149(32.7)	153(31.0)		
	治疗后	12(3.1)	16(3.4)	0.43	0.51
轻度疲乏	治疗前	176(38.7)	181(36.7)		
	治疗后	185(48.1)	113(24.4)	10.73	0.00
中度疲乏	治疗前	107(23.5)	125(25.4)		
	治疗后	123(31.9)	242(52.2)	9.24	0.00
重度疲乏	治疗前	23(5.1)	34(6.9)		
	治疗后	65(16.9)	92(20.0)	5.23	0.02

(十三)安全性指标

两组治疗后,治疗组发生肺部感染、呼吸衰竭、心律失常、心功能不全、支气管胸膜瘘以及脓胸的患者总数少于对照组,通过卡方检验,差异有统计学意义(P<0.05)。见表5-3-32。

表5-3-32 安全性指标比较

| 组别 | 并发症例数 | | | | | | 合 计 | | |
	肺部感染	呼吸衰竭	心律失常	心功能不全	支气管胸膜瘘	脓胸	例数(%)	统计值	P
治疗组	39	0	10	0	2	9	60(13.0)	4.01	0.04
对照组	51	0	5	0	0	13	69(17.9)		

(十四)医疗费用

观察两组患者治疗后的直接医疗费用,治疗组在总费用、综合医疗服务费、治疗类费用、药费、血液及血液制品类费用、耗材类费用6个方面均低于对照组。其中治疗类费用、药费与对照组比较,差异有统计学意义($P < 0.05$);其余费用差异无统计学意义($P > 0.05$)。见表5-3-33。

表5-3-33 直接费用比较

费用类别	治疗组($\bar{x} \pm s$)	对照组($\bar{x} \pm s$)	t	P
综合医疗服务类	1629.05±1447.19	1785.21±1819.52	−1.39	0.16
诊断类	3136.38±2565.06	3058.99±2406.11	0.44	0.66
治疗类	3000.32±618.44	3844.57±650.22	−0.88	0.04
药费	6478.93±1341.31	8323.52±5678.13	−1.29	0.02
血液及血液制品类	558.09±541.52	677.66±777.07	0.9	0.37
耗材类	1936.18±7020.31	2214.54±6874.25	−0.43	0.67
其他类	204.45±1294.84	115.75±443.03	0.99	0.32
总住院费用	16713.71±18714.93	18188.95±19747.02	−1.1	0.27

(十五)生存分析

1.生存率

在研究的3年期间,课题组始终坚持进行每季度至少1次的定期电话随访或上门随访,截止课题总结,最终随访日期为2020年12月31日。将收集到的随访数据先使用寿命表法对两组肺癌患者绘制寿命表。治疗组3年生存率27.98%,对照组3年生存率26.95%。见表5-3-34。

表5-3-34 治疗组和对照组寿命表

组别	生存时间(月)	进入时间间隔的数目	终端事件数	终止比例(%)	生存分析比例(%)	期末累计生存分析比例(%)
治疗组	0	455	22	4.83	95.16	95.16
	6	433	59	13.63	86.37	81.84
	12	374	50	13.37	86.63	70.90
	18	324	45	13.89	86.11	61.05
	24	279	34	12.19	87.81	53.61
	30	245	45	18.37	81.63	43.76
	36	200	44	36.07	63.93	27.98
对照组	0	385	33	8.57	91.43	91.43
	6	352	45	12.78	87.22	79.74
	12	307	39	12.70	87.30	69.61
	18	268	56	20.90	79.10	55.06
	24	212	31	14.62	85.38	47.01
	30	181	52	28.73	71.27	33.51
	36	129	14	19.58	80.42	26.95

2.中位生存期

治疗组患者平均生存期26.43个月,中位生存期为32个月;对照组患者平均生存期25.04个月,中位生存期27个月。课题组纳入所有患者总体生存平均值25.83个月,中位生存期间30个月。见表5-3-35。

表5-3-35　中位生存期(月)

分组处理	平均值				中位数			
	估算	标准误差	95%置信区间		估算	标准误差	95%置信区间	
			下限	上限			下限	上限
治疗组	26.43	0.56	25.33	27.53	32.00	1.34	29.38	34.62
对照组	25.04	0.62	23.82	26.27	27.00	1.60	23.86	30.14
总体	25.83	0.42	25.01	26.65	30.00	1.08	27.88	32.12

第三节　讨　论

一、结果分析及讨论

(一)研究结论

该课题研究表明,中西医结合治疗肺癌具有明显提高临床疗效,缓解临床症状,稳定瘤体、防止转移,减轻骨髓抑制及肝肾功能损害,提高生存质量,增效减毒、改善预后等作用。

(二)疗效分析

1.基线分析

本研究共纳入肺癌患者948例,经统计学分析,两组患者在性别、年龄、职业、文化程度、婚姻状况、KPS评分、BMI值、病理类型、转移情况及临床分期、肿瘤标志物、血常规、生化指标及相关症状指标等方面对比,差别均无统计学意义($P>0.05$),故两组患者的基线资料均衡性良好,具有可比性。

2.中医药治疗对肺癌患者KPS评分的影响

两组患者治疗后,KPS评分均有所下降,90分、80分的患者比例均有下降;70分、60分、50分及50分以下的患者比例增加。其中KPS评分60分组段治疗组和对照组之间患者下降比例有统计学意义($P<0.05$),表明中医药治疗可以提高肺癌患者的生存质量。

3.中医药治疗对肺癌患者临床分期(TNM)的影响

TNM分期是肺癌的独立预后因素,可直接指导临床治疗;此外,T、N、M分期也可作为独立影响因素。研究表明,中医药治疗前后,肺癌Ⅰ期、Ⅱ期、Ⅲ期患者的比例均有所下降,Ⅳ期患者比例增加。经卡方检验,Ⅲ期治疗组患者比例下降较对照组多,差异有统计学意义($P<0.05$);其余临床分期组段两组间差异无统计学意义($P>0.05$)。提示中医药对Ⅲ期肺癌患者病情发展能够起到稳定作用,可延缓向Ⅳ期发展,改善预后。

4.中医药治疗对肺癌患者肿瘤标志物的影响

研究表明,治疗组治疗前后肿瘤标志物中的癌胚抗原(CEA)、糖原125(CA125)均呈现下降趋势,且具有统计学意义($P<0.05$)。而对照组治疗前后的几项指标均无统计学意义($P<0.05$)。表明中医药可有效降低肺癌患者肿瘤标志物CEA及CA125,提示中医药不仅具有一定的抑制肺癌的作用,而且对放化疗等患者能够起到明显的增效作用。

5.中医药治疗对肺癌患者骨髓抑制的影响

骨髓抑制(Bone Marrow Inhibition,BMI)是造血系统常见的、可危及生命且最为严重的毒性反应。主要临床表现为血小板、红系、粒系细胞数目的减少。现代医学临床根据实验室指标,多从粒细胞减少性发热(Febrile Neutropenia,FN)、肿瘤相关性贫血(Cancer Related Anemia,CRA)、肿瘤化疗相关性血小板减少症(Chemotherapy-induced Thrombocytopenia,CIT)分别进行治疗。骨髓抑制是肺癌治疗过程中最常见的毒副反应之一,严重影响其治疗效果,部分骨髓抑制程度较高者甚至可能导致治疗失败。骨髓中含有多能干细胞,可分化为不同类型的祖细胞,在生长因子和激素的作用下发育成各种类型的血细胞。血细胞的生成主要在骨髓中进行,少量在淋巴结中进行。白细胞半数生存期为6~8h,因此,骨髓抑制时最先表现为白细胞数目下降;血小板半数生存期为5~7d,故血小板下降出现较晚;红细胞半数生存期为120d,影响较小,下降通常不明显。BMI西医治疗常采用粒细胞集落刺激因子(GCSF)、糖皮质激素等,虽见效迅速,但会出现骨痛、肌肉疼痛、发热等一系列医源性疾病,且药物持续时间短,用药不方便,而且价格昂贵,往往导致患者依从性降低。

中医学根据骨髓抑制的临床症状如头晕、头痛、倦怠乏力、腰膝酸软、纳呆、身体羸瘦,或心悸气短、多梦、易醒、发热及出血、畏寒肢冷、皮肤苍白或萎黄、脉虚无力等,大多将骨髓抑制归属于"虚劳""血证""发热"等范畴。中医药治疗可有效改善肺癌患者骨髓抑制状态,促进骨髓造血功能的恢复。因此,中医药目前已被广泛应用于肺癌骨髓抑制的预防及治疗,按照辨证论治原则,加减治疗,可取得满意的疗效。

研究显示,两组患者治疗后血象均显下降趋势,但治疗组HGB、PLT较治疗前的下降有统计学意义($P < 0.05$);而对照组HGB、RBC、WBC、PCT较治疗前的下降均有统计学意义($P < 0.05$)。提示中医药可有效防治肺癌患者治疗过程中的骨髓抑制的发生。

6.中医药治疗对肺癌患者肝肾功能指标的影响

肺癌的治疗,尤其是足量、按时、规律的化疗,常常导致患者肝肾功能损害,以致治疗间歇期延长或停止治疗,影响疗效;严重的肝肾功能损伤还可能出现肝肾功能衰竭而危及生命。因此,对有高度发生肝肾功能损伤风险的患者提前进行预防,通过中医辨证论治及早采取干预措施,辅助肺癌患者顺利完成治疗,对于改善治疗期间生活质量,提高疾病预后都具有重要的临床意义。

研究显示,两组患者治疗前后生化指标变化不一,其中治疗组指标变化无统计学意义($P > 0.05$);对照组ALT、TBLL较治疗前的上升有统计学意义($P < 0.05$)。提示中医药对肺癌患者治疗过程中的肝损伤具有一定的保护作用。

7.中医药治疗对肺癌患者症状与体征的影响

肺癌患者临床常出现咳嗽、咳痰、气短、食欲不振、腰膝酸软、胸闷、胸痛、乏力、痰中带血、发热等症状。《素问·咳论》云:"肺咳之状,咳而喘息有音,甚则唾血。"《灵枢·邪气脏腑病形》云:"肺脉……微急,为肺寒热,怠惰,咳唾血,引腰背胸,若鼻息肉不通。"战国秦越人《难经·五十六难》云:"肺之积,名曰息贲,在右胁下,覆大如杯,久不已,令人洒淅寒热,喘咳发肺壅,以春甲乙日得之。"明代陈实功《外科正宗·肺痈论》云:"久咳劳伤,咳吐痰血,寒热往来,形体消削,咯吐脓痰,声哑咽痛,其候传为肺痿,如此者百死一生之病也。"描述了肺癌局部、全身症状以及肺癌转移的症状。

中医理论认为,肺癌患者不同疾病期均存在着不同程度的气血津液的损耗。肺气亏虚,呼吸功能减弱,气逆于上则咳嗽、气短;肺阴不足,虚火灼肺,炼液为痰;甚则灼伤肺络,则痰中带血;阴虚阳无所制,虚热内炽,故见发热。患者术后情绪低落,气机不畅,气滞胸中,则见胸闷;瘀血内阻,方为胸痛。肺脏不足,累及脾肾,可致脾肾之气亏虚,则见乏力、腰膝酸软之症。由此可见,肺癌基本病机为气阴两虚、痰瘀互结。多项临床研究均表明,肺癌术后联合中医药综合治疗,可明显改善术后咳嗽、咳痰、气短、发热等临床症状。

研究显示,治疗组患者治疗后其临床症状量化得分明显高于对照组,差异具有统计学意义（$P<0.05$）。表明中医治疗可以明显改善肺癌患者的临床症状,对肺癌具有一定的治疗作用。

8.中医药治疗对肺癌患者心理状况的影响

肺癌患者发生焦虑、抑郁的概率明显高于健康人群。明确的诊断会给肺癌患者带来巨大的痛苦冲击,出现恐惧、焦虑、抑郁、烦恼、愤怒、茫然等一系列适应性障碍的症状。焦虑、抑郁等负面情绪会通过影响机体的神经-内分泌-免疫轴系统,破坏患者的机体免疫功能,促进肺癌的发展或转移,同时也会影响患者的生活质量,降低治疗的依从性,导致治疗的预期效果显著降低。然而在我国,对肺癌患者相关焦虑及抑郁情绪的关注依然不足,确诊率远远低于发生率;而且临床上常用的抗焦虑、抗抑郁药物对肺癌相关性焦虑和抑郁的针对性不强。中医理论对抑郁、焦虑的认识由来已久,因此,临证可发挥中医优势,进行防治。

中医理论认为,肺癌相关性焦虑抑郁,属于"郁证"范畴。病变部位主要在肝,可涉及心、脾、肾。其基本病机为气机郁滞、肝失疏泄、脾失健运、心失所养、脏腑阴阳气血失调。明代张介宾《景岳全书·杂证谟》云:"凡五气之郁,则诸病皆有,此因病而郁也……"提出因病而郁的观点,与肺癌相关性焦虑、抑郁相类似。肺部癌肿占位使得肺气不利;术后肺气亏虚,进一步阻碍气机运行,肺清肃失常则呼吸困难;肺气不得肃降,则肝气失于疏泄,气机郁滞,经气不利可见情志抑郁,善太息;若与痰气搏结,则胸部闷塞,咽中如有物梗塞,吞之不下,咯之不出;肝气郁久化火,循经上攻头目则头晕;热扰神魂,心神不宁则急躁易怒,失眠多梦;火邪灼津则大便秘结。以上诸多症状皆因"郁"所致,故治疗当以理气开郁、调畅气机为主要原则。明代张介宾《景岳全书·杂证谟》云:"初病而气结为滞者,宜顺宜开……"清代李用粹《证治汇补·郁证》云:"郁病虽多,皆因气不周流,法当顺气为先,开提为次,至于降火、化痰、消积,犹当分多少治之。"

研究显示,治疗前后对照组焦虑组别中由正常的转为中度者较多,而治疗组由正常转为轻度的较多,转为中度、重度者较少,差异具有统计学意义（$P<0.05$）。抑郁组别中对照组由正常转为轻度者较多,差异有统计学意义（$P<0.05$）。表明中医药治疗可有效防治肺癌患者的焦虑及抑郁。

9.中医药治疗对肺癌患者生存质量的影响

生命质量评价包括躯体功能、角色功能、情绪功能、社会功能、疲倦、疼痛、恶心与呕吐、呼吸困难、失眠、食欲丧失、便秘、腹泻、经济困难等多个方面,可以从多维角度对生存质量进行评估和反映其内涵。虽然中医学没有系统性地讨论生命质量,但在中医治疗学研究中有许多内容与生命质量有关。中医学整体观念认为,人体本身是一个有机联系的统一整体,人体各个局部出现的变化都与整体机能有关,因而人体外部可诊察的部分,都可反映出整体生命活动的情况。如果将中医整体观念理论与生存质量的内容做比较,就能发现它们有许多相同点。如反映生存质量评估的内容与中医诊断"望、闻、问、切"所包括的患者的自觉症状感受及机体功能等内容相似。肺癌的发病特点是"本虚标实",即根本原因是正气不足,致使邪气入侵,形成肺癌。明代孙一奎《医旨绪余·宗气营气卫气》云:"卫气者,为言护卫周身,温分肉,肥腠理,不使外邪侵犯也。"亦说明正气充足,可抵御外邪。

研究显示,治疗组患者生存质量（包括生理状况、情感状况、功能状况、附加的关注情况）与对照组比较,差异具有统计学意义（$P<0.05$）。提示通过中医药干预,可明显改善肺癌患者的生存质量。

10.中医药治疗对肺癌患者营养状况的影响

肺癌属于慢性、分解代谢性疾病,由于受其肺癌疾病本身因素、治疗相关因素及心理等因素的影响,绝大多数患者在疾病过程中,均存在着不同程度的食欲不振、厌食、恶心、呕吐,甚至消瘦、体重进行性下降、脱水、电解质紊乱、恶液质等状态,营养不良发生率高,营养风险比例高。手术患者由于创伤性大,手术过程中失血过多,术后早期仅能通过流食或半流食提供营养等原因,术后尤易发生水、电解质和代谢紊乱、低蛋白血症和营养不良等状况。此外,由于肿瘤细胞释放的有毒物质影响消化功能,机体免疫功能下降,肿瘤细胞释放炎症因子致使体内营养物质消耗增加等原因,均可导致肺癌患者营养风险的出现。同时,许多肺癌患者在入院时就存在不同程度的营养不良或营养不良风险,更加剧了上述不良效应,影响患者预后。可见,肺癌患者营养风险与预后关系密切,营养风险越高,预后越差。因此,通过改善肺癌患者的营养状况,可以减少并发症,提高生活质量,缩短住院时间。

在中医古籍中,对营养不良也早有论述。《灵枢·营卫生会》云:"谷入于胃……其清者为营,浊者为卫。"《素问·经脉别论》云:"饮入于胃,游溢精气……上归于肺,通调水道……水精四布,五经并行。"描述了饮食中的精微经过肺、脾、肾三脏输布于肢体经脉,营养全身的过程。《素问·玉机真脏论》云:"大骨枯槁,大肉陷下……"描述了营养不良的具体症状。中医理论认为,肺癌患者营养不良的基本病机为脏腑功能衰弱、气血不足,故治疗当以益气养血、调理脏腑阴阳为主,并以调理脾肾为重。清代吴澄《不居集·外损总旨》云:"人之所赖以生者,脾胃也……虚损之赖可以治者,亦脾胃也。脾胃旺则饮食自甘;脾胃亏则饮食无味。故凡察病者,必先察脾胃强弱;治病者,必先顾脾胃勇怯;脾胃无损,诸可无虑。"脾胃为后天之本,气血生化之源。脾气盛则气血盛,脾胃虚则后天不足,致使气血亏虚,出现消瘦、衰竭、贫血等症状。肾乃先天之本,藏精之处。只有肾气肾精的充足,才能推动其他脏腑机能的正常发挥,维持机体生命活动正常进行。故对肺癌患者通过调理脾肾,可以改善营养不良的状况。

研究表明,中医药治疗后,治疗组患者由无风险转为有营养风险的人数较对照组少,且差异有统计学意义($P < 0.05$)。提示中医药治疗可以改善肺癌患者营养状况。

11.中医药治疗对肺癌患者疼痛的影响

癌痛在中医古代医籍中即有精辟论述。《素问·玉机真脏论》中记载的"大骨枯槁,大肉陷下,胸中气满,喘息不便,内痛引肩项",与晚期肺癌的癌痛症候极为相似。现代医学认为,癌性疼痛是指由肿瘤直接引起的疼痛,如肿瘤侵犯或压迫神经根、神经干、神经丛或神经;侵犯骨膜或骨骼;侵犯实质性脏器及空腔性脏器;侵犯或堵塞脉管系统;局部坏死,溃疡,炎症等。肺癌患者癌痛临床可见骨转移、骨肿瘤压迫的骨痛,肺癌侵犯胸膜的胸痛,肺尖肿瘤侵及臂丛的肩痛等。据统计,全球数千万癌症患者中30%~50%有不同程度的癌痛,晚期癌症患者中有75%存在癌痛症状,严重影响了患者的生存质量。现代医学对其发生机制尚未完全明了,治疗方法有限,效果也不甚理想;吗啡类药物的使用也有很大的不良反应和成瘾性。而中医学运用整体观念,辨证论治,处方用药,治疗癌痛具有一定的优势。

研究显示,治疗组患者治疗后NRS疼痛评分轻、中度疼痛人数减少,与对照组比较,差异有统计学意义($P < 0.05$)。表明通过中医药干预,可以明显改善肺癌患者的疼痛症状,从而提高中晚期肺癌患者的生存质量。

12.中医药治疗对肺癌患者疲乏的影响

癌因性疲乏是一种与癌症或癌症治疗有关的疲乏感或疲惫感,是一种痛苦的、持续的、主观的、有关躯体的、情感或认知方面的疲乏感或疲惫感。由于肺癌患者长期处于癌肿的刺激之中,精神和躯体消耗大,加之抗肿瘤治疗对机体的损害,更易发生或加重癌因性疲乏。研究表明,有60%以上的肺癌患者会出现癌因性疲乏,其发生率高于其他肿瘤患者。癌因性疲乏可严重影响患者康复周期、生存质量及治疗效果。癌因性疲乏是影响肺癌患者生存质量的首要因素。因此,改善癌因性疲乏成为肺癌治疗中不可忽视的环节。

中医理论认为,癌因性疲乏属于"虚劳"范畴。《素问·通评虚实论》将"虚劳"定义为"精气夺则虚"。其基本病机为脏腑亏损,气血阴阳虚衰,久虚不复成劳。病变涉及五脏,尤以脾肾为主。明代李中梓《医宗必读·虚劳》云:"夫人之虚,不属于气,即属于血,五脏六腑,莫能外焉,而独举脾肾者,水为万物之源,土为万物之母,二藏安和,一身皆治,百疾不生。"指出了脾肾在虚劳中的重要性。肺癌发病,以正气亏虚为本,且肺癌患者长期受癌毒侵袭,产生痰、瘀、毒等病理产物,这些病理产物进一步损耗机体正气,使得肺癌患者更加虚弱,故临床易出现精神疲倦、困乏无力等症状。中医药综合治疗方面,十全大补汤等中药方剂、参芪扶正注射液等中成药以及中医护理、热敏灸、雷火灸等中医适宜技术,均能改善肺癌癌因性疲乏,从而提高肺癌患者生存质量及临床疗效。

研究表明,治疗组和对照组在减少轻度疲乏患者人数方面,差异具有统计学意义($P<0.05$);在减轻重度疲乏患者方面,差异也具有统计学意义($P<0.05$)。表明中医药治疗对肺癌患者的癌因性疲乏具有缓解作用。

13.中医药治疗对肺癌患者安全性指标的影响

肺癌治疗过程中,易出现肺部感染、呼吸衰竭、心律失常、心功能不全、支气管胸膜瘘以及脓胸等常见的并发症,处理及时和得当不仅关系到患者生活质量以及生存期,而且有时还能直接影响到患者的生命。临床上针对肺癌并发症或者毒副作用,对症治疗方法众多,但有时受到诸多的条件限制,疗效不甚满意,患者及其家属有时也不易接受。

中医药治疗具有疗效可靠,禁忌证少,而且毒副反应低的优势。清代韦协梦《医论三十篇》云:"病有标,有本,不可偏废,而危急之标,则必先治其标。"肺癌并发症如果处于急性发作期,单纯运用中医药治疗往往难以收到满意的效果,这时必须采用中西医结合或者西医治疗;待病情稳定后,再采取中医药辨证巩固治疗。近年来,中医药治疗肺癌并发症的方法不断丰富,在临床上也积累了丰富的经验,已经显示出强大的治疗优势和显著的疗效。

研究显示,治疗组发生肺部感染、呼吸衰竭、心律失常、心功能不全、支气管胸膜瘘以及脓胸的患者总数均少于对照组,差异有统计学意义($P<0.05$)。表明中医药治疗能够有效防治肺癌治疗过程中常见的并发症,提高肺癌治疗的安全性。

14.中医药治疗对肺癌患者医疗费用的影响

治疗成本包括直接成本、间接成本和隐性成本,其中直接成本反映了在疾病过程中使用的医疗资源,包括住院费、药费、材料费、诊疗费等。在治疗成本中直接医疗费用是最易被了解到的显性成本,而间接成本和隐性成本较难预测。本研究只考虑直接成本。

观察两组患者医疗费用,治疗组在总费用、综合医疗服务费、治疗费、耗材等5个方面均低于对照组,经统计学分析,治疗组的治疗费及药费与对照组比较,差异均有统计学意义($P<0.05$)。表明中医药综合治疗能降低肺癌患者直接医疗费用,有效防治因病致贫、因病返贫。

15.中医药综合治疗对肺癌患者的生存期的影响

近年来,中药复方、中药单体、中药提取物以及针灸等手段均被证实在恶性肿瘤的治疗中有重要作用;中医药治疗能够增加肺癌治疗的敏感性,降低治疗的毒副作用,改善患者生活质量。随着中医药治疗在肺癌治疗中起到的积极作用,使得中医药治疗方式逐渐被临床所认可。中医治疗方案将以人为本的整体观念作为肺癌治疗的指导思想,依据扶正祛邪的理念和方法,联合多学科的治疗,可有效延长中晚期肺癌患者中位生存期,从而构建肺癌治疗慢病模式,使肺癌患者获得更长的带瘤生存时间。

研究显示,治疗组患者平均生存期26.43个月,中位生存期32个月,对照组患者平均生存期25.04个月,中位生存期27个月。课题纳入的所有患者总体生存平均值25.83个月,中位生存期间30个月。治疗组3年总生存率为27.98%,对照组3年生存率为26.95%。表明中医药综合治疗可以提高肺癌患者短期生存率,延长患者生存时间。

二、问题与展望

(一)问题

本课题系统研究了中医药治疗肺癌的有效性、安全性及可行性,虽然取得了诸多有益的成果,但仍有部分有待改进之处。

1.由于课题实施周期为3年,致使入组的肺癌患者随访周期较短,对远期疗效、预后转归等结果的判定仍有欠缺。故课题组对入组患者的治疗、追踪访查工作仍在继续,以使研究成果更加完善。

2.由于课题实施时间及经费所限,致使对入组肺癌患者的个体化治疗效果、细分组群方面的深入研究工作仍有欠缺,还有待于进一步深化研究,以取得更加完整、更加翔实的临床研究结论。

3.对两种院内制剂(消金消积丸、扶金化积丸)的长期毒性实验及完整的药效学实验等工作,仍将继续,以进一步增强其科学性,并为肺癌临床提供一种新型中药制剂。

(二)展望

中医药学,历史悠久,博大精深,蕴藏丰富,经过几千年的不断总结,形成了独具特色的理论与实践体系,在肺癌的预防、保健、治疗、康复等方面积累了极为宝贵的经验,成为中国传统医学中的一颗璀璨的明珠。研究名老中医治疗肺癌的临床经验及其方剂,继承其学术思想,从实践中深入观察、体验,得出正确的结论和运用规则,充分发挥中医中药在肺癌治疗中的特点与优势,同时,借鉴现代医学科学研究模式,将中医药治疗肺癌的智慧与现代科学融合,建立现代中医药研究模式,是中医发展演变的需要,是中医进展的结果,最终将成为中西医融合发展的趋势,不仅符合中国国情,符合医学科学发展的需要,更符合广大肺癌患者及家属的利益。对此我们也有十足的信心和能力,为肺癌的中医药及中西结合综合防治工作做出自己应有的贡献。

第四节　结　论

自2018年1月1日~2020年12月31日,在西北5省区6家研究中心,选择符合纳排标准的原发性肺癌患者948例,分为治疗组455例和对照组493例。对照组按照指南推荐的治疗方法,治疗组在指南治疗的基础上增加中医药辅助治疗,依据辨证分型,合剂单用自拟中药化积汤系列方加减,或采用滑金消积膏、扶金化积膏治疗。

研究结果显示:①中医药参与治疗,可有效减轻癌性疼痛及癌因性疲乏,明显改善肺癌患者的临床症状及体征,降低肺癌标志物CEA及CA125,不仅具有一定抗肿瘤作用,而且融合放化疗等治疗时可起到明显的增效作用。②配合应用中医药治疗之后,肺癌患者骨髓抑制及肝功损伤发生率降低,常见并发症的发生率明显减少,表明中医药的使用安全有效,同时配合放化疗等治疗可起到明显减毒效果。③中医药的应用,可明显改善肺癌患者的营养状况及心理状况,并通过减轻临床症状,改善生理状况、情感状况、功能状况等而有效提升患者的生存质量。④中医药辅助治疗,不仅可有效延长肺癌患者生存时间,提高生存率,而且对Ⅲ期肺癌病情发展能够起到稳定作用,可延缓向Ⅳ期发展,具有防止疾病复发和转移、改善预后的作用,同时还可有效降低直接医疗费用,有效防止因癌致贫、因癌返贫。

综上所述,自拟中药化积汤系列或清金消积膏、扶金化积膏辅助治疗肺癌,具有明显地提升临床疗效,缓解临床症状,稳定瘤体、防止转移,减轻毒副作用发生,提高生存质量,改善预后,降低医疗费用的作用,为肺癌临床治疗提供一条新的途径,值得推广应用。

肺癌是我国发病率及死亡率最高的恶性肿瘤,严重危害着人类健康。我们在多年临床实践的基础上,提出了肺癌中医药综合治疗模式,引入循证医学的研究方法,在对肺癌疾病认识的同时,以传统中医理论为指导,辨证论治为原则,以减轻临床症状、提高生活质量为出发点,进行多中心、大样本、设计合理的、前瞻性的研究,对肺癌患者进行个体化中医药治疗,以期通过激发人体免疫力对抗肿瘤,改善手术、放化疗、靶向药物等治疗的毒副作用,达到有效改善生存质量、减缓病情发展、延长生存期的目的。

第六篇　特色护理

中医护理是中医药学的重要组成部分,是以中医理论为指导,并施以独特的中医临床操作技术与护理,与医疗共同担负着对患者及老、弱、幼、残者进行全身心的照顾,并针对患者及健康人群进行健康教育,以保护和提高人民群众健康的一门应用性学科。

中医护理同中医药学一样有着悠久的历史,自从有了人类和疾病,就有了医和护,医和护是同源的。中医护理历来在祖国医学整体观、辨证观的理论指导下,强调"三分治,七分养",坚持"防重于治"的原则。在护理临床实践中,强调人体是一个有机的整体,阐明人体与自然界、与社会的关系,进行辨证施护。

肺癌是一种严重危害人类健康的恶性疾病,目前总的治愈率仍很低,预后不良。因此,在肺癌的中医药综合防治中,准确及时地治疗及精心细致地护理就显得尤为重要。在肺癌的整个护理过程中,应紧紧围绕以病人为中心的总原则,通过望、闻、问、切四诊手段获取病情、个体状况、心理社会环境等信息,应用中医辨证方法加以分析归纳,确定疾病的证型、主要症状、体征及存在的健康问题,制定出因时、因地、因人而异的护理措施及健康指导方案,并付诸实施。只有这样,才能医护并重、心身并治,取得实效。否则,则如元代朱震亨《格致余论·大病不守禁忌论》所云:"夫胃气者,清纯冲和之气,人之所赖以为生者也。若谋虑神劳,动作形苦,嗜欲无节,思想不遂,饮食失宜,药饵违法,皆能致伤。既伤之后,须周调补,恬不知怪,而乃恣意犯禁,旧染之证与日俱积。"

本篇内容分基本原则、护理方案两部分分别进行论述。

第一章 基本原则

肺癌是一种严重危害人类健康的恶性疾病,其病情复杂,治疗周期较长,并发症多,预后凶险。一般而言,疾病初起,多为邪毒痰瘀壅滞于肺,侧重实证,虚损不明显,机体正气尚强,通过积极调治,病情可以缓解。若未及时有效控制,邪毒伤正,肺脾气虚,邪毒可进一步向肺外传变,或流注于皮下肌肤;或流窜于脏腑筋膜;或着于指节骨骼,淫髓蚀骨;或邪毒上扰清窍,甚则蒙蔽清窍,虚损加重,耗气伤血,伤阴损阳。若见面削形瘦、"大肉尽脱"等虚损衰竭之症,常预示着患者已进入生命垂危阶段。因此,自肺癌患者疾病初起至最后阶段,都应当为其提供及时准确的治疗及精心的护理。中医全程护理对于肺癌患者减轻症状、提高生活质量、改善预后、节省医疗费用等方面,都具有十分重要的意义。与其他疾病一样,肺癌的中医护理原则也包括护病求本、扶正祛邪、护标护本、三因制宜、预防为主、同病异护、异病同护、正护与反护、护患合作等。

一、护病求本

《素问·阴阳应象大论》云:"治病必求于本。"同样,肺癌的护理亦应遵循"护病必求于本"的原则。护病求本是肺癌疾病护理的指导思想,在护理时,必须辨析出疾病的根本(肺癌的病因病机),抓住肺癌疾病的本质,并针对疾病的本质进行护理。

二、扶正祛邪

《素问·通评虚实论》云:"邪气盛则实,精气夺则虚。"肺癌总属本虚标实之证,扶正祛邪也是其治疗大法,故在护理上亦应遵循"扶正祛邪"的原则,以扶助正气、祛除邪气,改变肺癌疾病过程中的正邪双方力量对比,使疾病向痊愈的方向转化,使机体早日得到康复。扶正祛邪的护理是指导肺癌临床护理的重要原则。扶正即扶助机体的正气,是增强体质、提高机体抗邪和康复能力的原则,主要适用于肺癌虚证及接受放、化疗后的患者。祛邪即祛除邪气,是指能排除或削弱疾病侵袭和损害的护理原则,主要适用于肺癌实证。对于肺癌患者而言,祛邪有助于扶正,扶正有利于祛邪。

三、护标护本

《素问·标本病传论》云:"先热后生中满者,治其标;先病后泄者,治其本,先泄而后生他病者,治其本。先病而后生中满者,治其标,先中满而后烦心者,治其本。人有客气、有同气,小大不利,治其标。"《素问·至真要大论》亦云:"病有盛衰,治有缓急。"标多指现象,本指本质。在肺癌疾病变化过程中,针对临床病证中标本主次的不同,护理常有先后缓急的区分,有的当先护其标,有的当先护其本,有的又当以标本兼护为宜。

急则护其标是针对肺癌标病的病势急骤、病情危急而制定的一种护病法则。这一法则适用于肺癌病情较为严重,或在疾病发展的过程中出现危及生命的某些症状,如肺癌患者咳嗽剧烈,咳痰量多且不易咳出,同时伴有咯血时,应以祛邪为主。急则治其标,选用"清热、止咳、化痰、凉血、柔肝"等治则,采取中药雾化吸入、中药外敷、中药足浴、穴位拍打及按摩等措施,以止咳化痰、凉血止血为宜。

缓则治其本适用于肺癌患者病情稳定,或处于放、化疗的间歇期,暂无急重症状或病势渐愈,正气已虚,邪尚未尽之际的一种护病法则。此时必须着眼于肺癌本病的护理,因标病产生于本病,本病得护,标病自然也随之而去。

标本同护是指在肺癌标和本的症状同时存在,标病与本病并重的情况下,而时间、条件又不允许单一护理标病或本病时,应采用标本同护的方法。这种标本同护法在肺癌临床护理中最为常用。

四、三因制宜

《素问·异法方宜论》云:"故圣人杂合以治,各得其所宜。故治所以异而病皆愈者,得病之情,知治之大体也。"三因制宜护理即因时、因地、因人制宜的护理,是指护理疾病时要根据时令、地理、患者等具体情况,制定适宜的护理方案。四时气候的变化对人体的生理功能、病理变化均会产生一定的影响;根据不同季节的气候特点,调护肺癌患者的饮食、起居等护理的原则,称为肺癌的因时制宜护理。根据不同的地理环境和生活习惯的特点,确定肺癌患者的饮食、起居、药物调护的原则,称为肺癌的因地制宜护理。根据肺癌患者年龄、性别、体质、生活习惯、文化修养、精神状态等不同特点,确定护理的原则,称为肺癌的因人制宜护理。三因制宜在肺癌的护理中十分重要,如在不同季节,对肺癌患者的防护措施有别;对吸烟者及不吸烟的肺癌患者,采取的护理措施也不尽相同等。

五、防护并重

《素问·四气调神大论》云:"圣人不治已病治未病,不治已乱治未乱,此之谓也。"防护并重体现了中医"治未病"的思想,对肺癌患者而言,主要分为未病先防和既病防变两个方面。未病先防就是在肺癌疾病没有发生之前,做好各种预防工作,以防止疾病的发生,如采取戒烟、远离污染环境、定期体检等措施。一方面调养身体,提高正气,增强抗癌能力,包括调摄精神、加强身体锻炼、养成良好的生活习惯等;另一方面要防止致病因素的侵害,包括适应季节、气候的变化,注意地方区域的影响,人与社会环境相适应等。既病防变是指肺癌疾病已经发生,则应争取早期诊断、早期治疗、早期护理,以防止疾病的发展与传变;同时,应捕捉并发症的先兆,防治传变;掌握肺癌疾病发展规律,阻断传变等。

六、护患合作

《素问·癥四失论》云:"受师不卒,妄作杂术,谬言为道,更名自功,妄用砭石,后遗身咎,此治之二失也。不适贫富贵贱之居,坐之薄厚,形之寒温,不适饮食之宜,不别人之勇怯,不知比类,足以自乱,不足以自明,此治之三失也。"由于肺癌疾病复杂,变化多端,故在其整个治疗过程中,护患关系也显得尤为重要。肺癌患者不仅需要得到安全保护,希望有一个舒适、清净、空气流畅、阳光充足的就诊或住院环境,更需要有技术精湛、态度和蔼、尽心尽责的医护人员为其治疗,其中接触最多的是护理人员。因此,肿瘤专科护理人员要做到业务熟练精通、态度和蔼可亲、行动干净利落、待人热情沉稳、工作严肃认真、言语文明体贴,这样可以减少患者的焦虑和恐惧心理,使其获得安全感和信任感,从而达到心理上的稳定,对治疗可以起到积极作用。反之,若安全的需要未能得到满足,肺癌患者会忧心忡忡,觉得生命缺乏保障,造成心理危机,对治疗和康复极为不利。

肺癌患者及其家属对人际关系的需要也应给予重视。护患关系是一种重要的人际关系,患者入院后护患之间就开始建立这种新的人际关系,患者及其家属需要得到护理人员的热情接待、重视和理解,希望能相互沟通思想,还希望得到病友的关爱以及亲朋的安慰和亲近,从而不感到孤独、寂寞。人际关系的亲密感增加,可使肺癌患者减少或忘记疾病及治疗所带来的痛苦,并可从中获得与肺癌疾病抗争的力量。

第二章　护理方案

　　肺癌是由正气内虚、邪毒外侵、肺失宣降、痰浊内聚、气滞血瘀、痰瘀蕴肺,日久形成肺部积块,经细胞学或病理组织学证实的肺部恶性肿瘤。其临床表现取决于肿瘤的部位、大小、分型及并发症。早期无症状或症状不明显,到中、晚期才出现呼吸症状,一般可见咳嗽、咯血、胸闷、气急、发热、消瘦和恶病质等症状。

　　近年来,国内从中医药发展的战略高度出发,开展了"中医优势病种研究"这一重大项目。根据中国护理事业发展纲要"十三五"发展规划精神和《中医医院中医护理工作指南(试行)》等文件的建设要求,应大力发展中医护理。2013年,国家中医药管理局制定下发了《中医优势病种护理方案》,明确指出护理工作要体现标准化、规范化,其护理质量是医院质量管理的重要组成部分。鉴于此,我们结合所在医院特点、中医药优势和已取得的护理成效,进一步优化制定了针对肺癌这一严重危害人类健康的重大疾病的中医护理方案和护理质量评价系统,通过反复组织培训、临床验证、督促检查、效果分析、持续改进等一系列管理措施,形成了独具特色且可操作的"肺癌中医整体护理方案",以不断提高中医护理质量,造福患者。该方案涉及肺癌患者的基本信息、入院评估、辨证施护、手术护理、化疗护理、放疗护理、安宁疗护、生活自理能力评价、中医护理效果评价等内容。

第一节　基础资料

一、基本信息

科　室＿＿＿＿＿＿　　姓　名＿＿＿＿＿＿　　性别＿＿＿＿＿＿　年龄＿＿＿＿＿＿

住院号＿＿＿＿＿＿　　临床诊断＿＿＿＿＿＿＿＿＿＿＿＿＿＿＿＿＿＿＿＿＿＿＿

二、入院评估

(一)基本评估

1.望诊

神志:□有神　□倦怠　□时清时昧　□烦躁　□嗜睡　□谵妄　□浅昏迷　□深昏迷

面色:□如常　□红润　□两颧潮红　□苍白　□萎黄　□晦暗　□无光泽

形态:□自如　□半身不遂　□肢体瘫痪　□步履艰难　□不得平卧　□活动受限

皮肤:□正常　□黄染　□苍白　□红斑　□紫绀　□潮红　□溃烂　□压疮

舌质:□淡红　□淡白　□红泽　□紫暗　□红　□暗

舌苔:□薄白　□薄黄　□黄厚　□燥　□燥裂　□腐　□腻　□白腻　□白

四肢活动:□自如　□无力　□偏瘫　□截瘫　□肢体缺如

情绪:□开朗　□抑郁　□焦虑　□恐惧　□低落　□愤怒　□绝望　□敌对

2.闻诊

语言:□清楚　□语言低微　□失语

呼吸:□正常　□急促　□缓慢

嗅气:□无异味　□臭　□腥臭　□酸臭　□腐臭

咳嗽:□有　□无

3.问诊

嗜好:□无特殊　□吸烟　□饮酒　□酸　□辣　□肥甘

饮食:□正常　□纳呆　□多饮　□多食易饥　□饥不择食　□留置胃管　□恶心　□呕吐
　　　□禁食

口渴:□正常　□不渴　□渴欲饮　□渴不欲饮

睡眠:□正常　□多眠　□难入寐　□彻夜不眠　□多梦　□早醒

大便:□正常　□便秘　□秘结　□便溏　□泄泻　□完谷不化　□柏油便　□血便
　　　□里急后重　□失禁　□造瘘

小便:□正常　□数频　□癃闭　□留置尿管　□造瘘　□血尿　□浑浊

过敏史:□无　□有(药物_____　食物_____　其他:_____)

既往史:□无　□糖尿病　□高血压病　□其他:

吸烟:□无　□偶尔　□有　□戒烟

4.切诊

脉象:□正常　□浮　□沉　□迟　□数　□弦　□滑　□涩　□洪　□细　□结代　□滑数

脘腹:□正常　□胀满　□腹痛喜按　□腹痛拒按

疼痛:□无　□有(部位_____　评分_____分,数字评分法0~10分)

(二)检查

　　□血　□尿　□粪　□痰　□心电图　□B超　□X拍片　□CT　□MRI
　　特殊检查_____

(三)体质辨识

1.体质分型

□平和质(面色红润、精力充沛)

□气虚质(精神不振、易患感冒)

□阳虚质(怕冷、易感风寒湿邪)

□阴虚质(口咽干燥、易患虚劳)

□痰湿质(肥胖面油、腹部肥胖松弛、易患中风)

□湿热质(易生痤疮、不耐高温湿热)

□血瘀质(烦躁健忘、瘦人多见)

□气郁质(形体偏瘦、易患抑郁)

□特禀质(生理缺陷、过敏反应)

2.中医证型

□气虚证:神疲乏力,少气懒言,咳喘无力。舌质淡胖,脉虚。

□阴虚证:五心烦热,口干咽燥,干咳少痰。舌质红,少苔,脉细数。

□痰湿证:胸脘痞闷,恶心纳呆,咳吐痰涎。舌质淡,苔白腻,脉滑或濡。

□血瘀证:胸部疼痛,刺痛固定,肌肤甲错。舌质紫黯或有瘀斑、瘀点,脉涩。

□热毒证:口苦身热,尿赤便结,咳吐黄痰。舌质红或绛,苔黄而干,脉滑数。

第二节　辨证施护

一、适宜技术

(一)中药熏洗(甘肃省肿瘤医院院内制剂)

1.配方选择

□安神方　　□养生方　　□升白方　　□通便方　　□止吐方

□降压方　　□降糖方　　□升板方　　□癌痛方

2.中医原理

中药熏洗是指选择适当的药物,水煎后兑入温水,让药液离子在水的温热作用和机械作用下,通过黏膜吸收和皮肤渗透,进入到人血液循环而输送到人体的全身脏腑,达到防病、治病的目的。有祛风散寒、温经通络、活血化瘀、消肿止痛、通经活络、补肝肾、强筋壮骨等作用。能提高机体免疫力,促进血液循环,软化角质,加速代谢,消除疲劳,减轻压力,放松身心,增进食欲,促进睡眠。

3.操作方法

餐后1h,将中药水放入内套塑料袋的足浴盆(1人1袋,防止交叉感染)中,足浴盆内盛40~45℃热水,1/2满,根据医嘱添加药物,以全身舒展、放松、出汗为适宜(时间30~40min)。

4.注意事项

(1)进行治疗时注意温度适中(最佳温度在40~45℃),最好能让水温按足部适应逐步变热。

(2)时间以30~40min为宜,保证药物效力的最大发挥。

(3)饭前、饭后30min内不宜进行。

(4)药物选择要适当,药物性能要与疾病相适应。

(5)患者足部皮肤有破溃、出血、下肢静脉血栓等症状时禁止使用。

(6)老人、儿童和生活不能自理的患者,熏洗时要有人帮助,以免发生意外。

(7)在用此法治疗时,可配合其他疗法同时进行。

5.使用方法

_____次/d,_____d为1疗程,_____疗程。

(二)贴敷疗法(甘肃省肿瘤医院院内制剂)

1.配方选择

□磁疗贴　　□金黄散　　□升白散　　□止痛散　　□止吐散

□通便散　　□如意金黄散

2.选穴

□内关(双侧)　□神阙　□关元　□中脘　□足三里　□阿是穴

3.中医原理

在穴位上贴敷药物,通过药物和腧穴的共同作用以治疗疾病的一种方法。常用于疼痛、恶心呕吐、咳喘、痹症、喉喑、口疮等症。有活血化瘀、舒筋通络、改善微循环、收敛创面的作用。

4.操作方法

根据所选穴位,采用适当体位。贴敷药物之前,定准穴位,用温水将局部洗净,或用酒精棉球擦净,然后贴敷。贴敷时间应根据患者身体状况而确定。老年、病轻、体质偏虚者贴敷时间宜短,出现皮肤过敏如瘙痒、疼痛者应即刻取下。颈肩部一般贴2~3次,每日更换。敷脐疗法每次贴敷3~24h,隔日1次。

5.注意事项

(1)操作前要向患者做好解释,以取得合作,注意保暖,防止受凉。

(2)注意消毒隔离,避免交叉感染。

(3)治疗过程中观察局部皮肤反应,如出现苍白、红斑、水疱、痒痛或破溃等症状时,立即停止治疗,报告医生,配合处理。

(4)注意保持敷料与创面清洁。

(5)大疱性皮肤病及表皮剥脱者不宜使用;孕妇慎用;皮肤局部有疱疹、破损、溃疡、严重的荨麻疹患者禁用。

6.使用方法

_____次/d,_____d为1疗程,_____疗程。

(三)中药药盐包治疗(甘肃省肿瘤医院院内制剂)

1.配方选择

□行气消胀药盐包　　　□疏经通络药盐包　　　□温中散寒药盐包

□活血止痛药盐包　　　□消癥散结药盐包　　　□降逆止呕药盐包

2.中医原理

借中药药盐包的温热作用所散发出的药物成分,被肌表吸收后可传达肌肉深处,渗透肌肤层,通过经络的传导扶正祛邪,温通经络,调畅脏腑气血,可明显促进血液循环,加速肌肉组织的新陈代谢,松解肌肉粘连,打通瘀阻的经络,从而达到调和气血、祛风散寒、解除疼痛的功效。

3.操作方法

将药盐包置于微波炉内平放,特别干燥的时候可先在药盐包上喷少量水雾,中火加热3~4min,将药盐包加至烫手的温度时取出,隔一条毛巾或直接敷于需要热敷的部位;亦可将药盐包垫于患者的身体下,敷于身体不同部位。如温度过低二次加热时每次加热不得超过1min(外包装袋请勿放入微波炉中加热),也可以配合精油使用,使用精油按摩时可用保鲜膜隔开药盐包,以免弄脏。

4.注意事项

(1)在加热过程中用中火加热,使用前用清水喷洒布袋,再放于微波炉中加热,不适用于其他直接红外线或光波炉烘烤或加热,以免布袋纤维碳化变脆破损。

(2)药盐包不必取出布袋,直接加热,经加热后放于热敷部位,必须先试温度,以免烫伤。操作过程中应保持药袋温度,温度过低应及时更换或加热,如感到疼痛应停止热敷。

(3)热敷时保持室内温暖、无风,治疗部位也要注意保暖,治疗中适当补充水分。若用毛巾包裹,包裹的毛巾垫应平整,使热力能够均匀渗透;患者使用药盐包过程中,护士应定时询问患者感受,出现不适及时处理。如果治疗过程中发现局部皮肤出现皮疹、瘙痒应立即停止治疗,严重者报告医生处理。

(4)热敷后30min内不宜用冷水洗手或洗澡;热敷后要喝较平常多量的温开水(绝对不可喝冷水或冰水),有助于排除体内毒素。

(5)饭后1h内不宜热敷;脉搏超过90次/min禁敷;过饥、过饱、酒醉禁敷;身体发炎部位禁敷;腹部疼痛或包块性质不明及孕妇腹部、身体大血管处、身体有破损处及局部无知觉处禁敷。

5.使用方法

_____次/d,_____d为1疗程,_____疗程。

(四)灸法

1.中医原理

艾灸疗法是以艾绒或以艾绒为主要成分制成的灸材如艾条,点燃后悬置或放置在穴位或病变部位,借灸火的热力和药物的作用,激发经气达到防治疾病的一种方法。有温通经络、调和气血、消肿散结、祛湿散寒、回阳救逆等功效。

选穴:□中脘　□内关(双)　□足三里(双)　□对症选穴

2.操作方法

施灸时将艾条的一端点燃,对准应灸的穴位或患处,距皮肤2~3cm进行熏灸,使患者局部皮肤有温热感而无灼痛为宜,一般每个穴位灸10~15min,至皮肤出现红晕为度。对于局部知觉减退的患者,操作者要将食、中两指分开后置于施灸部位两侧,通过操作者的手指来测量患者局部受热的温度,以利随时调节施灸的距离,掌握施灸的时间,防止烫伤。施灸完毕,立即熄灭艾火,将艾条插入小口瓶中。用纱布清洁局部皮肤,协助患者着衣,整理床单元,安排舒适体位,视情况通风换气。

3.注意事项

(1)严格掌握禁忌证:肺癌晚期出现恶病质、中暑、高热、高血压危象、肺结核晚期大量咯血者等禁用;颜面部、大血管处、孕妇腹部及腰骶部不宜施灸。

(2)施灸部位,宜先上后下;先阴后阳;先灸头顶、背腰部,后胸腹、四肢。

(3)施灸过程中密切注意观察患者的病情、生命体征及对施灸的反应。

(4)施灸后,注意艾灸温度,以感知既不烫伤皮肤,又能收到好的效果为佳。若皮肤局部出现灼热微红,是正常现象,无须处理。施灸过量,时间过长,致使局部出现小水疱,注意勿擦破,可自然吸收。若水疱较大,可用消毒针刺破水疱,放出水液,或用无菌注射器针头抽出水液,覆盖消毒纱布,保持干燥,防止感染。

(5)施灸过程中,防止灸火灼伤皮肤或者烧坏衣物。

(6)施灸用过的艾条熄灭后,必须装入小口玻璃瓶内,要注意安全,防止艾条复燃,发生火灾。

(7)注意晕灸的发生。如发生晕灸现象,按晕针处理:使患者平卧,注意保暖,轻者仰卧片刻,给饮温开水或糖水后,即可恢复正常。

(8)要注意保暖和防暑:因施灸时要暴露部分体表部位,在冬季要保暖,在夏天高温时要防止中暑,同时保持室内空气新鲜。

(9)艾灸后30min内不要用冷水洗手或洗澡。

(10)平常喝多量的温开水(不能喝冷水或冰水),有助排出体内毒素。

(11)饭后1h内不宜施灸。

(12)极度疲劳、过饥、过饱、酒醉、大汗淋漓、情绪不稳,身体发炎部位或妇女经期忌灸。

(13)偶有灸后身体不适,如身热感、头昏、烦躁等,可适当活动身体,饮少量温开水,症状会逐渐缓解。

4.使用方法

_____次/d,_____d为1疗程,_____疗程。

(五)耳穴压豆

1.选穴

□支气管哮喘:交感、肺、气管、对屏尖、皮质下、肾上腺。

□咳嗽:肺、脾、肾、气管、神门、皮质下、肾上腺。

□高血压:交感、心、神门、肝、肾、耳尖、耳背沟、肾上腺。

□低血压:交感、心、肾上腺、神门。

□头晕:神门、肝、肾、心、交感。

□头痛:神门、皮质下、枕。

□心悸:心、皮质下、交感、神门、皮质下。

□失眠:神门、心、脾、皮质下、交感。

□神经衰弱:肾、心、枕、胃、垂前、神门、皮质下,配穴肝、脾。

□恶心、呕吐:胃、神门、食管、膈。

□呃逆:内分泌、食管、神门。

□腹胀:大肠、小肠、胃、交感、神门、交感。

□腹泻:大肠、小肠、交感、内分泌,配穴脾。

□便秘:大肠、皮质下、直肠、脾、肾、肝。

□尿潴留:肾、膀胱、三焦、肾、尿道。

□白细胞减少:皮质下、肝、肾、膈、内分泌、肾上腺。

□贫血:脾、胃、肾、内分泌、皮质下。

2.中医原理

耳穴疗法是用胶布制成0.6cm×0.6cm之大小方块,将压豆材料准确地粘贴于耳穴处,给予适度的揉、按、捏、压,使其产生麻、胀、痛等刺激感应,以达到治疗目的的一种疗法。耳穴压豆疗法通过贴压,就可渗透到穴位,且停留数天,从而调畅气血,调理阴阳,起到预防和治疗的目的。压豆材料有王不留行籽、绿豆、白芥子、六神丸等,其中以王不留行籽最为常用。

3.操作方法

选准穴位,进行耳穴探查,找出阳性反应点,并结合病情,确定主辅穴位,先以75%酒精棉球擦耳郭皮肤,再用干棉球擦净,用镊子夹起中间粘有压物的小方胶布,置于所选之穴区,并将其粘牢压紧。待各穴贴压完毕,即予以按压,直至耳郭发热潮红。按压时注意将拇、食二指分置耳郭内外侧,挟持压物,先做左右圆形移动,找到敏感点后,即采用一压一放式按压法,反复对应,每穴位持续0.5min左右。按压的强度根据患者自我感受而定,不可太过用力,可在耳上放置3~5d,自行按压2~3次/d,一般两耳轮换贴压。

4.注意事项

(1)有皮肤过敏者可选用脱敏胶布;按压时不可使劲搓动压豆,否则易引起皮肤破损,造成感染。

(2)当皮肤出现破损时应取下压物,局部涂以消炎软膏,在治疗感染期间暂停耳穴压豆。

(3)单穴疼痛过度时,可放松胶布或取下耳豆,以免造成其他不适。

5.使用方法

_____次/d,_____d为1疗程,_____疗程。

二、症状护理

(一)咳嗽咳痰

1.雾化吸入,协助翻身拍背,教会患者有效咳嗽、深呼吸的方法:深吸一口气,然后憋气2~3s,再轻轻咳嗽,将痰液咳至咽喉部后用力咳出,有利于痰液咳出,预防感染。

2.保持口腔清洁,咳痰后以淡盐水或漱口液漱口。

3.进食健脾益气补肺止咳食物,如山药、白果等。持续咳嗽时,可频饮温开水或薄荷叶泡水代茶饮,减轻咽喉部的刺激。

4.痰液黏稠者,可遵医嘱服川贝粉清热化痰。也可嘱患者进食清热润肺、止咳化痰食品,如百合、梨等。

5.痰中带血者,可遵医嘱给予田七粉调服,肺脾气虚所致出血者,宜注意休息,多食补气养血食品,如花生、红枣等。

6.虚喘者可艾灸气海、关元、神阙、三阴交等穴以补胃纳气。

(二)腹胀护理

采用中医适宜技术,神阙穴贴敷疗法;合理饮食,不暴饮暴食,不吃生冷、辛辣刺激等不容易消化及易产气的食品和引起便秘的食物,如豆类、牛奶、坚果、干果等,必要时可以适当口服一些健胃消食的药物,以缓解症状;适当运动,避免剧烈运动,可仰卧在床上,两手分别放在胸、腹部,然后缓慢呼吸,持续1~3min。双腿屈膝,两手抱膝压向腹部,然后还原,重复10~30次。可以促进胃排空,减轻腹胀。

(三)咯血

1.密切观察咯血的性质、色、量及伴随症状,监测生命体征,及时记录。

2.指导患者不用力吸气、屏气、剧咳,喉间有痰轻轻咳出。

3.少量咳血静卧休息,大量咳血绝对卧床休息,头低脚高位,头偏向健侧,尽量少语,少翻身。

4.及时清除口腔积血,淡盐水漱口。

5.消除患者恐惧、焦虑不安的情绪。

6.少量咳血者可进食凉血止血、养血之品,如藕节、茄子、黑木耳等,大量咳血者遵医嘱禁食。

(四)胸痛

1.观察疼痛性质、部位、程度、持续时间及伴随症状。

2.遵医嘱给予止痛剂,观察用药反应。

3.给予舒适体位,避免体位突然改变,胸痛严重者,宜取患侧卧位。

4.避免剧烈咳嗽,必要时用手按住胸部疼痛部位,以减轻胸痛。

5.指导采取放松术,如缓慢呼吸等。

6.遵医嘱使用理气、活血、通络中药外敷。

7.遵医嘱给予中医适宜技术耳穴压豆疗法,可选择肺、气管、神门、皮质下、脾、肾等穴位。

(五)呼吸困难

1.密切观察生命体征变化,遵医嘱给予吸氧。

2.取半卧位或半坐卧位,减少活动,避免不必要的体力消耗。

3.遵医嘱协助胸腔积液穿刺抽水或胸腔药物灌注,观察生命体征变化,指导患者进食高热量、高营养及富含蛋白质食物。

4.遵医嘱给予中医适宜技术耳穴压豆疗法,可选择肺、气管、神门、皮质下、脾、肾等穴位。

5.保持病室环境安静、温湿度适宜,避免灰尘和气味刺激。

三、辨证施膳

功能:润肺补肾,益气养阴,化痰散结。

(一)主食

1.冰糖杏仁糊

【配方】 甜杏仁10g、粳米50g、冰糖适量。

【制法】 将甜杏仁放入锅中用清水泡软去皮,捣烂加粳米、清水及冰糖煮成稠粥。

【功效】 润肺祛痰,止咳平喘,润肠通便。

【适应证】　肺癌属于气阴不足者。症见咳嗽,干咳,久咳不愈,痰黏稠,难咳出;口干乏力,大便干硬,精神疲倦。舌质红,苔少或薄白,脉细数。

2.杏仁百合藕粉羹

【配方】　苦杏仁15g、百合50g、藕粉50g、冰糖25g。

【制法】　苦杏仁洗净,拍碎,用温水浸泡;百合洗净,切碎末;藕粉用适量水化开成稀糊状。锅内加入适量水上火,放入杏仁及泡水,开锅后煮20min,倒入藕粉糊及冰糖,煮片刻即成。早晚分2次服用。

【功效】　苦杏仁祛痰止咳、平喘润肠,为临床用于治疗痰热咳嗽之要药,与清热化痰的百合、滋补止血的藕粉煮羹,具有润肺养阴、止咳化痰之功。

【适应证】　适用于肺癌热痰咳嗽者。

3.甘蔗松子仁粥

【配方】　甘蔗汁500ml、松子仁30g、糯米50g。

【制法】　将糯米与松子仁洗净,加清水适量煮粥,加入甘蔗汁煮开后服用。

【功效】　清热生津,润燥止渴,补肺健脾。

【适应证】　肺癌属于气阴不足者。症见咳嗽,干咳,久咳不愈,痰黏稠,难咳出;口干乏力,大便干硬,精神疲倦。舌质红,苔少或薄白,脉细数。

【注意事项】　使用本方以久咳,干咳,痰黏稠,难咳出,舌红干,苔少,脉细数属于肺阴虚者为要点。若为肺胃虚寒,咳吐痰涎清稀色白者勿服。若用淮山药30g取代方中之松子仁,则补肺健脾之作用更佳。

(二)菜品

1.双耳炒猪肺

【配方】　黑木耳、白木耳各20g,猪肺100g。

【制法】　黑、白木耳水发,猪肺洗净切薄片,加调料、盐共炒熟食用。

【功效】　黑木耳甘平,补气益智生血抗癌;白木耳甘平,滋阴润肺,益胃生津,补脑强心,增强肝脏解毒能力。猪肺甘平、补肺。三者共用,补气养阴、润肺化痰止咳。

【适应证】　适用于肺癌见有咳嗽咳痰、疲倦乏力、腰膝酸软者。

2.虫草炖老鸭

【配方】　鸭1只,冬虫夏草、杏仁各10g,葱、姜少许,调料适量。

【制法】　冬虫夏草先用温水洗2遍,用少许水泡胀,捞出;杏仁用开水泡15min,去皮,鸭洗净。将杏仁、冬虫夏草、老鸭、葱、姜、料酒、盐、上汤和泡虫草的水一块下入锅内,先用大火烧沸,小火煨至熟烂,后淋上香油即可食用。

【功效】　补肺益肾,祛痰止咳。

【适应证】　适用于肺癌见有咳嗽咳痰、自汗盗汗、腰膝酸软者。

(三)汤羹

1.枸杞鳖汤

【配方】　淮山药50g、枸杞子15g、鳖(鲜活)1只(约200g)、生姜15g、红枣10枚。

【制法】　将淮山药、枸杞子洗净,去杂质;生姜拍烂;红枣洗净,去核。将活鳖放入盛有冷水的锅中,加锅盖后将锅置炉上,加热,随水温升高令鳖挣扎排尿;待鳖死后捞出,切开除去内脏,斩块。将全部用料放入锅内,加清水适量,文火煮1h,调味即成,饮汤吃鳖等。

【功效】　健脾益肾,滋阴养血,软坚散结。

【适应证】　肺癌属于脾肾阴血不足者。症见神疲乏力,日见消瘦,头晕眼花,夜卧盗汗,胃纳欠佳。舌质淡红,苔薄白,脉细。

【注意事项】　鳖一定要用鲜活的,不是因宰杀而死亡的鳖有毒,不宜食用。

2.鱼腥草肉丝紫菜汤

【配方】　鱼腥草(鲜品)10g、猪瘦肉100g、紫菜20g。

【制法】　先将猪瘦肉洗净切成丝,入油锅炒片刻,备用;鱼腥草去杂质,加入清水适量,武火煎煮15~20min,去渣留汤备用;紫菜加水适量浸泡10min,待泥沙沉淀后,捞起滤干备用。将鱼腥草汤再煮沸,加入猪瘦肉丝和紫菜,煮10~15min,调味。饮汤食肉。

【功效】　清热解毒,散结化痰,滋阴润燥。

【适应证】　肺癌属于痰热壅肺者。症见咳嗽,口干,痰黄稠;或咯吐脓血痰,伴发热口苦;舌质红,苔薄黄,脉数。

【注意事项】　使用本方以咳嗽,痰黄稠或咳吐脓血,舌质红,苔薄黄,脉数为要点。如无鱼腥草鲜品,亦可用干品30g代替。也可用夏枯草、白花蛇舌草代替鱼腥草。制法同本方所述。

3.三七鸡汤

【配方】　三七10g、鸡肉250g、人参10g。

【制法】　将三七粒捣碎;将鸡肉、人参洗净。将全部用料放入锅内,加清水适量,文火煮1h,加盐调味。饮汤食鸡肉。

【功效】　祛瘀止痛,养胃益气。

【适应证】　肺癌症见咳嗽,咯血,胸痛,痛有定位。舌黯红,苔薄白,脉弦细,因气虚血瘀所致者。

【注意事项】　使用本方以咳血,胸痛,舌黯红,脉弦细为要点。凡感冒未清、发热、痰黄者勿服。

（四）饮品

1.白花蛇舌草野菊花茶

【配方】　白花蛇舌草15g、野菊花20g、生甘草10g。

【制法】　将白花蛇舌草、野菊花和生甘草拣去杂质后,加清水适量煎煮或用开水泡代茶饮。

【功效】　解热毒,祛痰浊。

【适应证】　肺癌属于邪毒壅肺、邪浅病轻者。症见咳嗽,痰黄稠,发热口干,舌质红,舌苔黄,脉数。

【注意事项】　使用本方以咳嗽,痰黄稠,舌红,苔薄黄,脉数为要点。凡为肺脾两虚者则不宜。

2.五红汤

【配方】　枸杞子50g、大枣(去核)60g、红豆40g、花生红衣30g、核桃仁20g、红糖10g。

【制法】　将上述选料混合,加1000ml清水浸泡30min后,水煎至200ml,当茶饮。

【功效】　益气养血,健脾补肾。

【适应证】　适用于以血细胞低下为主的化疗病人。

（五）水果

1.鱼腥草炖雪梨

【配方】　鱼腥草100g、雪梨350g、白糖100g。

【制法】　将鱼腥草拣去杂质,洗净后晾干,切成小碎段;雪梨洗净,切两半,去核,切小块。把鱼腥草放入砂锅中,加入适量水上火烧沸,移小火煎约25min,用干净纱布过滤,去渣;将药汁再放入砂锅中,加入雪梨块及适量水,用小火炖至雪梨软烂时,调入白糖稍炖,即可离火,食用。早晚分2次服,吃梨喝汤。

【功效】　清热解毒,生津润燥。

【适应证】　鱼腥草性味辛,寒,具有清热解毒、利尿消肿之功效,是一味疗效明显的中草药,尤能清肺热,为临床治疗痰热壅肺、咳嗽痰黄之症所常用;因能解毒消痈,亦为治疗肺痈之要药。现代药理研究证实,用噬菌体试验,鱼腥草有抗噬菌体作用,提示其有抑菌活性。雪梨性凉,味甘微酸,具有生津润燥、清热化痰等功效,善治热病津伤、痰热咳嗽等症。两物配伍,不仅可润肺凉心、消痰降火,而且有较好的抑癌防癌功效,对中老年肺癌热结痰多、吐黄稠脓痰者尤为适宜。坚持食用,有较明显的辅助治疗作用。

2.百合蜜枣

【配方】　百合100g、蜜枣10枚。

【制法】　百合洗净,拣去杂质;蜜枣去核。将用料放入锅内,加清水适量,文火煮1h,加适量冰糖服食。

【功效】　滋阴清热,润肺化痰。

【适应证】　肺癌属于邪热伤阴,痰结于肺者。症见咳嗽,口干,睡眠欠安;舌质红,苔少或薄白,脉细数。

【注意事项】　百合为性寒之物,功用在于滋阴清热,故寒性体质、脾虚便溏者慎用。

四、情志护理

功能:改善患者情绪,解除顾虑及烦恼。

1.言语开导

通过正面说理,使患者了解自己疾病的发生、发展及治疗护理的情况,使其引起注意和重视。

2.清净养神

提醒患者保持平静的心态,排除杂念,做到精神内守,心平气和。

3.移情易性

移情,将患者精神注意力,从疾病转移到其他方面;易性,排除或改变患者的不良情绪、习惯或错误认识,使其能恢复正常心态或习惯,以利于疾病的康复。

4.情志相胜

用一种情志抑制另一种情志,达到使其淡化甚至消除,以恢复正常精神状态的一种方法。

5.顺情解郁

积极鼓励甚至引导患者将郁闷的情绪诉说或发泄出来,以化郁为畅、疏泄情志。

第三节　手术护理

一、术前护理

（一）呼吸训练

1.爬楼梯训练

身体能适应者,可进行上下楼运动,每次20~40min,每次以患者耐受程度为准,2次/d,坚持3~7d。目的是锻炼肺功能,提高手术耐受性。

2.腹式呼吸训练

吸气时腹部鼓起膈肌下降,有利于肺扩张;呼气时收缩腹部膈肌上抬,有利于呼吸,也能减轻胸部切口疼痛。3组/d,15次/组,以不引起患者疲劳为宜,疗程3~7d。

3.缩唇呼吸训练

用鼻吸气,呼气时将口唇缩成吹口哨状,将气体缓缓吹出,吸气呼气时间比为1∶2,可改善肺泡有效通气量。3组/d,15次/组,以不引起患者疲劳为宜,疗程3~7d。

(二)床上大小便训练

术后患者需要卧床,术前训练床上排尿、排便,可减少因术后不习惯床上大小便而引起的排尿、排便困难。

(三)训练有效咳嗽

深吸一口气,然后憋气2~3s,再轻轻咳嗽,将痰液咳至咽喉部后用力咳出,有利于术后咳出痰液。

二、患者准备

(一)呼吸道准备

1.戒烟

吸烟会刺激肺支气管,增加支气管的分泌物,所以戒烟至少2周。戒烟少于15d者,术后发生肺部感染风险增加。

2.雾化吸入

吸烟支数＞800支/年者,雾化吸入4次/d;吸烟支数＞400支/年者,雾化吸入3次/d;吸烟指数＜200支/年者,雾化吸入2次/d。

3.预防感冒

感冒会导致抵抗力明显下降,为保证手术如期进行,避免术后肺部感染,一定要预防感冒。

(二)营养供给

1.术前应给予高蛋白、高维生素饮食(鸡蛋、牛奶、蛋白粉等),老年患者或长期便秘的患者,给予高纤维饮食。

2.术前晚宜进食清淡饮食,22:00~24:00口服300~350ml无渣肠内营养液,晨起术前禁食、禁水。

(三)休息与睡眠管理

术前晚注意休息,睡眠不好的患者可告知医生,遵医嘱服用药物或给予中医适宜技术(耳穴压豆、中药熏洗等)助眠。

(四)疼痛管理

手术后存在伤口疼痛,告知患者应有思想准备,如需用镇痛泵可告诉麻醉医生;也可采取舒缓疗法如冥想法、渐进性放松法、听舒缓的轻音乐等。

(五)其他

1.术晨7:00左右洗漱完毕,取下首饰及活动假牙,更换清洁的病员衣裤。

2.术前修剪指(趾)甲。女患者应梳好头发,如月经来临,一定告知医务人员。

三、家属准备

术前1d准备:纸巾,毛巾,洗脸盆,胸带,吸管,纯棉开襟睡衣等。

四、制度告知

1.术前1d患者及家属不能离开病房(以便术前准备及签署手术、麻醉同意书等)。

2.患者进入手术室后,家属整理好床旁用物置于空衣柜(贵重物品随身携带)。

3.患者手术后进监护室监护,病情平稳后转回病房,在此期间家属可在病房或重症监护病房外家属休息区等待。

五、效果评价

1.吸烟:□无　□偶尔　□有　□戒烟

2.睡眠:□正常　□失眠　□药物辅助　□中医适宜技术(耳穴压豆、中药熏洗等)辅助

3.床上排便:□能　□不能

4.肺功能改善:□有　□无

5.有效咳嗽:□一般　□较好　□好

6.体能状态:

　　□0(正常活动)

　　□1(有不适症状,不需卧床,生活自理)

　　□2(起床活动时间>50%,偶尔需要帮助)

　　□3(起床活动时间<50%,生活需要护理)

　　□4(卧床不起)

7.心脏功能:□Ⅰ级　□Ⅱ级　□Ⅲ级　□Ⅳ级

8.糖尿病:□无　□口服降糖药治疗　□需胰岛素治疗

9.高血压:□无　□低危　□中危　□高危

六、术后护理

(一)病情观察

1.心电监护,每小时监测体温、脉搏、呼吸、血压。

2.妥善固定各种引流管,观察引流液颜色、性状、量;尿量变化,准确记录24h出入量。

3.持续低流量鼻导管吸氧,监测血氧饱和度。

4.观察意识是否清楚。

(二)体位

1.术后如出现恶心呕吐与麻醉或手术有关,可采取低半卧位并头偏向一侧,防止窒息。

2.生命体征平稳,可给予半卧位(45°左右)或侧卧位。

(三)症状护理

1.咳嗽咳痰

进行有效地咳嗽排痰,可以预防肺不张。咳嗽时协助患者坐起拍背(由外向内、自下而上空心掌扣背),配合药物雾化吸入稀释痰液,有利于痰液咳出,保持呼吸道通畅。做吹气球锻炼,以增加肺活量,利于肺膨胀。

2.发热

术后2~3d体温略有升高,体温<38℃(外科吸收热),无须特殊处理;体温>38℃,遵医嘱给予对症处理。

3.疼痛

手术后伤口疼痛,告知患者及家属镇痛泵正确使用方法,或遵医嘱给予止痛药物,也可以采取冥想法、渐进性放松法、听舒缓的轻音乐等。

4.切口护理

观察切口情况,不随意揭开切口敷料,观察敷料有无渗血渗液,保持切口的清洁干燥。对有局部伤口加压包扎或留置引流管的病人,应注意局部组织血运及引流液排出情况。

(四)胸腔闭式引流管护理

1.妥善固定,防止脱落。

2.引流瓶的位置不能放置太高,低于引流口60cm以上,以免发生逆行感染。

3.在活动过程中,保持引流瓶垂直,引流管口始终位于水平面以下,防止引流瓶倾倒,造成气胸的发生。

4.观察引流情况,术后第1d引流液不应超过500ml,术后第2~3d逐渐减少,如短时间内每小时超过100ml,且血色过深或伴有血块,表明有内出血,立即处理。

5.告知患者若引流管从胸腔滑脱,立即用手捏闭伤口处皮肤,呼叫护士或医生。

6.告知患者如引流管连接处脱落或引流瓶异常,立即将胸管反折捏住,呼叫医护人员。

7.如肺已复张,引流瓶无气体溢出;胸腔引流液24h少于150ml;听诊余肺呼吸音清晰,即可拔除引流管。

(五)治疗性护理

□静脉输液　　　□静脉输血　　　□肌肉注射　　　□皮下注射　　　□皮内注射
□间断吸氧　　　□持续吸氧　　　□雾化吸入　　　□经口鼻吸痰　　□机械辅助排痰

(六)饮食与营养

1.麻醉复苏后6h,口服温开水100ml,无恶心、呕吐、腹胀等消化道不适症状时,可进食清淡流质饮食300ml。

2.术后1~3d以未加工油脂的主食及点心为主,可以进食白馒头、稀饭、白米饭、白面条等;水果蔬菜可以自由选择替换。

优质蛋白质食物可进食去脂牛奶、蛋清、低脂鱼禽(去皮鸡肉、虾仁、鲈鱼)、豆制品(去豆油)。如豆腐75g或鸡胸肉40g,或豆腐干50g,或虾仁60g,或不带皮低脂鱼肉40g,或脱脂奶200ml,或鸡蛋白50g。勿进食高脂肉类、肉汤、纯牛奶、酸奶、豆浆。饮水以淡茶、果汁饮料、白开水为主。勿加油脂食物,例如植物油、黄油、酥油、奶油、猪油等。

3.当肛门排气+胸腔闭式引流管拔除或者术后第4d,开始逐渐恢复正常饮食。逐渐增加脂肪含量,不易过急恢复正常脂肪饮食。

(七)生活护理

1.排便。一般术后3~4d内会出现肛门排气、排便。为避免中风、肺栓塞、心梗等疾病的发作,告知患者切勿用力屏气排大便,如排便困难则应告知护士,可使用开塞露、甘油灌肠剂帮助排便,如出现不完全性肠梗阻(便秘),可采用中医适宜技术(通便散)穴位贴敷疗法。

【治法治则】　理气健脾,温肾散结,通腹泻热。

【药物组成】　木香、枳实、青皮、莱菔子、槟榔、大腹皮、白术。

【选穴】　中脘、神阙、内关、足三里、涌泉。

【使用方法】　每穴位约用药粉5g,面积约3cm×3cm,厚约0.5cm,选穴4个/次,24h更换1次,直至肛门排气、排便。

2.观察皮肤受压情况,协助翻身,按摩双下肢,预防压力性损伤、下肢深静脉血栓形成。

3.预防跌倒、坠床,必要时床档保护。

(八)运动与康复

1.术后活动

早期的活动可以减少肺栓塞、脑梗或心梗的发生。多数患者可适度进行下床活动。术后6h,全麻清醒后,开始逐步进行深呼吸和五指屈伸运动及腿部运动。

(1)十指屈伸运动。五指同时做屈伸、握拳运动或握弹力橡胶圈,3~5min/次,3次/d。

(2)腿部运动。

①跖屈——平躺于床上,下肢伸展,大腿放松,吸气,缓缓勾起脚尖,尽力使脚尖朝向自己,至最大位置时保持5~10s,呼气,再慢慢放下,休息片刻。

②背伸——平躺于床上,下肢伸展,大腿放松,吸气,慢慢绷起脚尖,尽力使脚尖朝下,至最大位置时保持5~10s,呼气,再慢慢放下,休息片刻。跖屈和背伸可以连贯做,中间不停顿。

③环绕——平躺于床上,下肢伸展,大腿放松,吸气,以踝关节为中心,脚趾360°环绕,尽量保持动作幅度最大,可以促进整个机体功能恢复。

2.术后功能锻炼

(1)术后第1d,开始做肘部屈伸运动,清晨可训练患者用患侧的手刷牙、洗脸,如生命体征(血压、呼吸、脉搏)平稳,固定好胸腔引流管,鼓励患者床上活动。每隔4h搀扶患者下床在室内行走3~5min,以后可以让患者根据起床"三部曲"自行下床活动,即:仰卧半分钟,之后坐起0.5min,最后双腿垂在床沿0.5min。

(2)术后第2d,开始做梳头运动,颈部不能倾斜,肘部抬高,3~5min/次,3次/d。每隔4h协助患者做术侧肩臂弯曲、上举、内收等活动,3~5min/次,3次/d,并随时注意观察患者的坐姿和走路姿态,发现斜肩、上身侧弯要及时纠正,避免脊椎侧弯的发生。

(3)术后第3d,开始做上臂运动,运动时用健侧手托住患侧肘部,以保护患侧上肢,做上肢举过头运动,3~5min/次,3次/d。可在床尾栏上系起身带,让患者拉着起身带,自己练习坐起、躺下和下床,可增强术侧肩、臂、背肌的肌张力。

(4)术后第4d,鼓励并督促患者用术侧手臂端茶杯、吃饭、梳头并开始肩关节运动,逐步将患侧手放于枕部,触摸对侧耳朵。开始时可用健侧手予以协助,逐渐将患侧手越过头顶,触摸对侧耳朵,3~5min/次,3次/d。

(5)术后第5d,开始综合运动,包括摆臂运动、双手左右大幅度运动。为避免患侧和健侧差别,应共同用力。上肢上举动作、双上肢交替上举、扇动臂膀运动、双手十指在脑后叠加,每项运动3~5min/次,3次/d。

(九)体质辨识

中医证型:□气虚证　□阴虚证　□痰湿证　□血瘀证　□热毒证

(十)辨证施护

1.气虚证

症见:咳嗽痰少,气短喘促,神疲乏力,口干少饮。舌质红,脉细弱。

(1)施护

①卧床休息,病情缓解或轻症可适当活动,不宜过劳。

②饮食宜清淡、富有营养,可给予健脾益肺之品。

③加强精神安慰,让患者学会自我心理调节,保持愉快、乐观、开朗的心情。可采取舒缓疗法如冥想法、渐进性放松法、听舒缓的轻音乐等。

④服用补药时,忌茶叶等;温补食品如蛋、肉类时,慎食生冷瓜果及酒类等发物。

（2）食疗

　　□当归乌鸡煲　　　□黄芪猪蹄汤　　　□当归生姜羊肉汤　　　□百合牛奶

　　□海参乳鸽煲　　　□党参排骨煲　　　□枸杞牛腩煲　　　　　□黄芪炖老鸭

　　□扶正鲫鱼汤　　　□枸杞鳖煲

（3）中药茶饮

　　□黄芪枸杞大枣茶　　　□黄芪杞菊茶　　　□玫瑰三泡台

（4）推荐食材

　　□百合　　□冬果梨　　□籽瓜　　□其他：＿＿＿＿＿＿

（5）适宜技术

　　□中药熏洗　　　□贴敷疗法　　　□耳穴压豆　　　□灸法　　　□中药药盐包治疗

2.血瘀证

症见：咳嗽不畅，胸闷气憋，胸痛有定处。舌质黯，苔薄，脉细涩。

（1）施护

①宜住向阳温暖的病室。

②劳逸结合，选择适当的锻炼方法，以增强体质、改善肺功能。

③饮食宜清淡、易消化、富有营养之品，忌油腻、辛辣刺激性食物及烟酒。

④多与患者交流，减轻患者心理压力，安心接受治疗。

（2）食疗

　　□当归乌鸡煲　　　□黄芪猪蹄汤　　　□当归生姜羊肉汤　　　□百合牛奶

　　□海参乳鸽煲　　　□党参排骨煲　　　□枸杞鳖煲　　　　　　□黄芪炖老鸭

　　□扶正鲫鱼汤　　　□枸杞牛腩煲

（3）中药茶饮

　　□黄芪枸杞大枣茶　　　□黄芪杞菊茶　　　□玫瑰三泡台

（4）推荐食材

　　□百合　　□冬果梨　　□籽瓜　　□其他：＿＿＿＿＿＿

（5）适宜技术

　　□中药熏洗　　　□贴敷疗法　　　□耳穴压豆　　　□灸法　　　□中药药盐包治疗

3.痰湿证

症见：咳嗽咳痰，痰质稠黏，胸闷胸痛，纳呆便溏，神疲乏力。舌质黯，苔黄腻，脉滑。

（1）施护

①保持病室安静舒适，房间温度（18~22℃）、湿度（50%~60%）适宜。

②饮食宜清淡可口，少量多餐，忌甘甜油腻食物，可饮清热化痰之品。

③中药汤剂一般宜温服。

④痰液黏稠时遵医嘱给予雾化吸入。

（2）食疗

　　□当归乌鸡煲　□黄芪猪蹄汤　□当归生姜羊肉汤　□百合牛奶　　□海参乳鸽煲

　　□党参排骨煲　□枸杞鳖煲　□黄芪炖老鸭　　□扶正鲫鱼汤　　□枸杞牛腩煲

（3）中药茶饮

　　□黄芪枸杞大枣茶　　　□黄芪杞菊茶　　　□玫瑰三泡台

(4)推荐食材

　　□百合　　　　□冬果梨　　　　□籽瓜　　　　□其他:_____

(5)适宜技术

　　□中药熏洗　　□贴敷疗法　　□耳穴压豆　　□灸法　　□中药药盐包治疗

4.热毒证

症见:咳嗽少痰,痰中有血或咳血不止,胸痛,心烦寐差,低热盗汗,大便干结。舌质红,苔薄黄,脉细数。

(1)施护

①保持病室空气清新,避免烟尘等刺激性气味。

②中药汤剂偏凉服用。

③协助患者生活护理,减少活动。

④加强情志护理,嘱患者注意精神调摄,喜怒有节,心情愉快。可采取舒缓疗法如冥想法、渐进性放松法、听舒缓的轻音乐等。

⑤出血停止或少量咯血时,宜给予流质或半流质饮食,忌食辛辣、煎炸等动火之品,可食用梨、甘蔗、萝卜等润肺之品。

⑥严密观察病情变化,出现面色苍白、汗出肢冷、血压下降等气随血脱之象,及时报告医师并配合处理。

(2)食疗

　　□当归乌鸡煲　□黄芪猪蹄汤　□当归生姜羊肉汤　□百合牛奶　　□海参乳鸽煲
　　□党参排骨煲　□枸杞鳖煲　　□黄芪炖老鸭　　　□扶正鲫鱼汤　□枸杞牛腩煲

(3)中药茶饮

　　□黄芪枸杞大枣茶　　　□黄芪杞菊茶　　　□玫瑰三泡台

(4)推荐食材

　　□百合　　　　□冬果梨　　　　□籽瓜　　　　□其他:_____

(5)适宜技术

　　□中药熏洗　　□贴敷疗法　　□耳穴压豆　　□灸法　　□中药药盐包治疗

5.阴虚证

症见:咳嗽痰少,气短喘促,神疲乏力,口干少饮。舌质红,脉细弱。

(1)施护

①卧床休息,病情缓解或轻症可适当活动,不宜过劳。

②饮食宜清淡、富有营养,可给予补中益肺之品。

③加强精神安慰,让患者学会自我心理调节,保持愉快、乐观、开朗的心情。

④服用补药时,忌茶叶等;温补食品如蛋、肉类时,慎食生冷瓜果及酒类等发物。

(2)食疗

　　□当归乌鸡煲　□黄芪猪蹄汤　□当归生姜羊肉汤　□百合牛奶　　□海参乳鸽煲
　　□党参排骨煲　□枸杞鳖煲　　□黄芪炖老鸭　　　□扶正鲫鱼汤　□枸杞牛腩煲

(3)中药茶饮

　　□黄芪枸杞大枣茶　　　□黄芪杞菊茶　　　□玫瑰三泡台

(4)推荐食材

　　□百合　　　□冬果梨　　　□籽瓜　　　□其他:_____

（5）适宜技术

□中药熏洗　　□贴敷疗法　　□耳穴压豆　　□灸法　　□中药药盐包治疗

第四节　化疗护理

一、化疗前

（一）营养支持

肺癌患者常有不同程度的营养不良,而化疗引起的胃肠道功能紊乱等副反应会进一步加重这种状况。由于存在营养不良,患者体内血浆蛋白水平降低,机体对化疗药物的吸收、分布、代谢及排泄均产生障碍,显著地影响化疗药物的血药动力学,导致化疗药物的毒副作用增加,机体耐受性下降,影响治疗效果。化疗之前主要增加"战略储备",采用中医辨证治疗加饮食调理。常用黄芪、人参、阿胶等中药;加强营养,多吃一些肝脏、瘦肉、豆制品及菠菜等生血食品。保持足够的睡眠时间,适当锻炼,保持身体及口腔清洁。

（二）心理护理

心理因素对肺癌的发生、发展和预后有较大的影响,并直接影响肺癌患者生活质量和对接受治疗的配合程度。肺癌患者均会产生悲观恐惧心理,担心自己难以承受化疗毒副反应,特别是一些经过了多次化疗的患者,心理问题更加严重。

1.在进行化疗之前,应先耐心听患者倾诉,并对患者讲明化疗治疗步骤、治疗的目的,以及化疗治疗期间的注意事项等,让患者做好充分的思想准备,积极应用各种措施,将毒副作用减轻。

2.鼓励患者之间进行交流,向患者介绍成功病例,增强患者接受治疗的决心和信心;做好家属思想工作,向家属介绍病情相关的变化反应,减少不必要的担心。

二、化疗时及化疗后

（一）饮食护理

给予高热量、高蛋白、高维生素、清淡、易消化、营养丰富的流质或半流质饮食。坚硬或刺激性食物均易损害口腔及消化道黏膜,禁食坚硬(如蚕豆、瓜子类)及辛辣食品,常食具有抑癌作用的食物,如卷心菜、荠菜、蘑菇等。因患者食欲不佳,尽量食用患者感兴趣的食物。

（二）恶心与呕吐护理

化疗引起的恶心与呕吐,多在药物应用后1~6h开始发生,有时可持续24~48h以上,严重者可达10d。给予精神支持,分散患者注意力,如听音乐、看电视等;病情允许下尽可能坐起,以免呛咳;恶心、呕吐时鼓励患者做深呼吸,温水漱口,及时清理呕吐物;化疗前后遵医嘱应用止吐药物;化疗前取胃、神门、交感三穴位压豆;恶心时根据患者体质在胃部冷敷;鼓励少量多餐,避免胀气,可吃酸味食物以抑制恶心、呕吐,如:酸梅、八仙果、陈皮、无花果、罗汉果等。

（三）骨髓抑制护理

骨髓抑制也是化疗最常见的毒性反应。要定期检查血常规,每次化疗前查白细胞总数,总数低于$4×10^9$/L应暂停化疗,给予升白细胞药物,如口服利血生、鲨肝醇等,严重者可皮下注射人重组粒细胞集落刺激因子。抗肿瘤药物抑制机体的免疫系统,使机体免疫力下降,增加感染的危险。要保持环境清洁,空气清新;病房通风,3次/d,每次30min;安排病床少的病房或单间,减少因人员流动而致空气污染。白细胞减少时患者易有疲倦感,治疗、护理尽量集中进行,保证充足的睡眠。血小板降低时应注意预防出血,做好生活护理。

(四)肾脏功能损害防护

一些化疗药物对肾脏的毒性作用较大。主要见于铂类药物,其中顺铂的肾毒性最大,它主要损害近端肾小管,表现为细胞水肿、上皮脱落、出现透明管型、血中尿素氮和肌酐升高等。因此,为了减轻肾毒性,在顺铂化疗时要进行水化,每天的补液量不少于2500ml,同时可用高渗液或利尿剂,促进代谢物排出,减轻不良反应;准确记录24h出入量,若患者尿液呈深色或混浊,应立即报告医生及时处理。

(五)口腔护理

每日餐前、餐后、晨起及睡前坚持用漱口液漱口。根据口腔pH值选择漱口液,如pH值偏碱性时应选择2%硼酸液、偏酸时选择2%碳酸氢钠液、中性者选择生理盐水。对不适应漱口液气味患者,可予冷开水漱口,以防止口腔感染。

(六)脱发护理

化疗药物可使毛发根部细胞群的有丝分裂受到抑制,细胞萎缩引起脱发,甚至导致秃顶。化疗时可给予冰帽或冰枕以预防脱发,有脱发者建议用合适的帽子、假发。使用温和的洗发液。使用软梳子,不染发,不烫发。可戴帽子、围巾或者假发来保护头发受阳光照射,用绸缎枕套。

(七)化疗药物配制

化疗药物属细胞毒类药物,在杀伤肿瘤细胞的同时,对正常的细胞也有一定的损伤。治疗室配备溢出包,内含防水隔离衣、一次性口罩、乳胶手套、面罩、护目镜、鞋套、吸水垫及垃圾袋等。操作者应戴双层手套(内层为PVC手套,外层为乳胶手套)、一次性口罩,宜穿防水、无絮状物材料制成、前部完全封闭的隔离衣,可佩戴护目镜,配药操作台面应垫以防渗透吸水垫,污染或操作结束时应及时更换。

1.安全操作规程

配药时,应注意尽量勿使药液溅出、气雾逸出。锯安瓿前应轻弹其颈部,使上面的药液降至瓶底,垫无菌纱布打开安瓿;对于粉剂药物,应小心沿瓶壁缓慢注入溶解剂,待药粉浸没后再行摇匀,以防粉末逸出;防止由于瓶内压力增高使针栓脱出造成药物污染,因此加药针头应粗些,尽量排尽空气。加药完毕立即脱去手套,切勿戴手套触摸其他物品,再用流动水彻底冲净双手。使用过的一切污染物应放于污物专用袋中集中封闭处理。用含氯消毒液反复擦拭加药台面地面。给药时,操作者宜戴双层手套和一次性口罩,静脉给药时宜采用全密闭式输注系统。

2.药物污染处理

在操作过程中如不慎将药液溅到皮肤或眼睛里,应立即用生理盐水大量、反复冲洗,情况紧急可用自来水代替,局部皮肤涂氢化可的松乳剂,再加以冰袋冷敷;用氯霉素眼液滴眼。

如果药液溢到桌面或地面,操作者应穿戴个人防护用品,立即标明污染范围,粉剂药物外溢及水剂药物外溅应使用吸水纱布垫吸附,污染表面应使用清水清洗。

污染的安瓿与药液、一次性注射器、输液器、针头、口罩应放置于专用袋中封闭处理,以防挥发污染室内空气。记录外溢药物名称、时间、溢出量、处理过程以及受污染的人员。患者的各类标本和排泄物避免直接接触,必须戴手套处理。

(八)化疗药物输注注意事项

1.严格执行医嘱。

2.做好充分评估和知情同意签署,严格执行静疗规范,采用PICC或CVC或PORT等CVAD输入化疗药物。

3.注意药物配伍禁忌,对于联合化疗方案,注意用药先后顺序,每种药物之间用空液体冲管10min。

4.经CVAD给药时,给药前应通过抽回血及推注生理盐水确认CVAD通畅。经PORT给药时,应确保无损伤针固定在输液港体内,输注过程中应定时观察穿刺区域有无液体渗出、发红、肿胀等。

5.如条件所限,不能经CVAD给药者,不应使用一次性静脉输液钢针,须经PVC给药,宜选择前臂粗、直、有弹性的上肢静脉,同一静脉在24h内不应重复穿刺;宜使用透明无菌敷料固定,导管留置时间应≤24h;应看到静脉回血后方可给药。输注发疱性药物时,静脉推注2~5ml药液或每输注5~10min后,宜评估并确认静脉回血,总输注时间应<60min。不应使用输液泵。严密观察,防止药物外渗。

(九)化疗药物外渗处理

表现为红斑、局部疼痛、肿胀、局部组织坏死等,严重者甚至经久不愈,溃疡可深及肌腱及关节。应急处理包括冷热敷、药物应用、抬高患肢等。

发生化疗药物外渗时,应立即进行如下处理。

1.应立即停止输液,保留血管通路装置。

2.应使用注射器回抽静脉通路中的残余药液后,拔除PVC或PORT无损伤针。

3.深部组织发生中心静脉化疗药物外渗时,应遵医嘱行X线检查确定导管尖端位置。

4.应评估肿胀范围及外渗液体量,确认外渗的边界并标记;观察外渗区域的皮肤颜色、温度、感觉、关节活动和外渗远端组织的血运情况。

5.发疱性药物外渗时,应遵医嘱进行局部封闭,封闭时应避免损伤CVAD。

6.根据外渗药物的种类,遵医嘱可使用相应的解毒剂和治疗药物。

7.化疗药物外渗发生24~48h内,宜给予干冷敷或冰敷,15~20min/次,≥4次/d;奥沙利铂、植物碱类化疗药物外渗可给予干热敷,成人温度不宜超过50~60℃,患儿温度不宜超过42℃。

8.应抬高患肢,避免局部受压。局部肿胀明显,可给予50%硫酸镁、如意金黄散等湿敷。

9.应记录症状和体征,外渗发生时间、部位、范围、局部皮肤情况、输液工具、外渗药物名称、浓度和剂量、处理措施。

第五节　放疗护理

一、心理护理

1.放疗前主动与患者沟通,对患者的提问不回避、不搪塞,利用保护性语言,尽可能详细地回答。

2.让患者了解放疗的有关知识,解除患者焦虑、紧张的心理。

3.建立良好的护患关系,为病人创造一个舒适、安静、清洁的休养环境。

4.涉及经济费用问题,尽量避开病人,多与家属沟通,以免患者担忧。

二、皮肤护理

1.取下金属饰品,如项链、耳环等。

2.照射野皮肤标志线勿用水清洗,以保持照射野皮肤标志线清晰完整。

3.照射野忌用肥皂擦洗,禁贴胶布和涂刺激性药物。

4.穿宽大柔软、吸湿性强的纯棉内衣,减少局部刺激。

5.保持皮肤清洁干燥,如出现红斑、色素沉着或脱屑等放射性皮肤损伤时,勿用手抓挠,以保护皮肤。有湿性反应时,应对症处理,必要时停止放疗。

三、饮食护理

1.应少量多餐,进食速度宜慢。

2.选择高蛋白、高热量、高维生素、易消化饮食,如新鲜蔬菜、水果、果汁。

3.忌烟、酒、酸、过咸、辛辣刺激性食物。

四、骨髓抑制的护理

1.保持床单元整洁,室内定时开窗通风,必要时空气消毒。

2.放疗病人每周至少检查血常规1次,血小板低于$80×10^9$/L、白细胞低于$2×10^9$/L时,遵医嘱给予升血小板、升白治疗,限制陪员出入。勿去公共场所,避免感染。必要时暂停放疗。

3.避免挖耵聍,使用软毛牙刷刷牙,防止出血。保持口腔清洁,防止感染。

4.各种穿刺完毕后应长时间按压针眼处。关节避免扭伤以防血肿。禁用锐器,防止皮肤与黏膜受损。

5.血小板低于$30×10^9$/L时,会有颅内及内脏出血的危险,遵医嘱给予止血、升血小板治疗,患者应绝对卧床休息,大便不畅时,遵医嘱给予开塞露等通便处理。

6.当患者出现Ⅳ度骨髓抑制时,应进行保护性隔离,有条件可进层流病房。

五、放疗并发症护理

(一)放射性肺炎

1.表现

咳嗽、咳痰、发热、呼吸困难等。

2.护理措施

(1)卧床休息,给予高热量、高蛋白、易消化饮食;戒烟酒。

(2)保持室内清洁,空气新鲜,室内温度一般在18~20℃为宜,湿度以60%~65%为佳;定时更换衣服、床单、被褥。保持口腔清洁,增加患者抗病能力,预防交叉感染。

(3)注意观察患者呼吸次数及深浅情况,如出现口唇紫绀、呼吸困难时应取半卧位,给予氧气吸入。

(4)轻度发热可予以酒精或温水擦浴。推拿涌泉穴、合谷穴、曲池穴等,重者根据药敏结果选用抗生素,并配合激素治疗。中药降温可用柴胡注射液、清开灵注射液等。

(5)剧烈咳嗽者可用止咳药,必要时口服可待因,2~3次/d,有痰不易咳出者,根据医嘱雾化吸入(生理盐水50ml+庆大霉素8万U+糜蛋白酶4000U)者,由下往上拍背帮助排痰,必要时借助吸引器吸痰;抗生素、激素应足量全程使用,并根据医嘱减量;停止放射治疗。

3.预防护理

(1)指导患者及时添加衣服,避免受凉感冒;病房早晚2次/d开窗通风,30min/次;增加营养,适当锻炼,改善体质,提高患者的免疫力。

(2)在护士指导监护下做心肺保健呼吸操,如缩唇呼吸:为深而慢的呼吸方式,以鼻吸气,缩唇呼气,吸气与呼气时间比为1:2或1:3;腹式呼吸法:吸气时让腹部凸起,呼气时腹部凹入的呼吸法,养成平稳而缓慢的腹式呼吸习惯,呼吸深长而缓慢,尽量用鼻不用口。

(3)体能锻炼:上下楼运动,时间以患者能耐受为准,2次/d;每天早晚到室外交替散步和慢跑,散步50m,慢跑50m;原地做蹲起运动,每次从5个开始逐渐增加,3次/d;还可吹气球、呼吸功能锻炼器等。

(二)放射性食管炎

1.表现

吞咽困难、进食疼痛等。

2.护理措施

(1)饮食以温热的流质、半流质或软食为主,食物温度以40~42℃为宜。

(2)定时定量进食,进食速度宜慢,每次进食不宜过饱,餐后不要立即平卧,以免引起食物反流和食物残渣滞留食管,加重食管黏膜的炎症。

(3)戒烟酒,忌食刺激性食物,每次进食后饮用温开水100ml冲洗食管,减少食物滞留管腔,减轻黏膜充血、水肿,减少炎症的发生。

(4)吞咽疼痛明显,惧怕进食者,可口服通灌液(0.9%NS 500ml+2%利多卡因25ml+庆大霉素80万U+地塞米松25mg),20ml/次,3~4次/d,于进食前0.5h服用,缓慢吞咽,以保护食管黏膜,减轻疼痛,起到黏膜麻醉和消炎的效果。

(三)放射性脊髓炎

1.表现

早期可出现低头时肢体触电样麻木感,晚期表现为横断性截瘫。

2.护理措施

应用大量维生素和神经细胞营养药物,以及肾上腺皮质激素,病情可以得到控制和恢复。

(四)放射性肺纤维化

放射性肺纤维化是不易控制的并发症,无特殊疗法,应对症处理,关键在于预防。

第六节 安宁疗护

一、舒适护理

(一)舒适环境

1.物理环境

空间宽敞,光线明亮柔和。保持与室外和公共部分的视线联系;病室的温度以18~22℃为宜。病室内的相对湿度以50%~60%为宜,湿度过高,患者感到胸闷、困、乏力;湿度过低,患者感到口干唇燥、咽喉干痛,甚至出现咳嗽不止。白天医院病区较理想的噪声强度是35~40dB。工作人员要做到"四轻",门窗做隔音处理,病室的门及桌椅脚应钉橡皮垫,推车轮轴定时滴注润滑油。

2.化学环境

加强管理,避免住院患者接触到任何化学药品;常用药品、物品等定点存放、摆放有序、标识清楚、不得混装;无过期、变质现象,口服药原始包装保存,高浓度药品单独存放;打扫或用消毒液体擦拭病房时要及时开窗通风,避免化学气体蒸发对患者产生不利影响。

3.人文社会环境

就诊环境气氛安宁静谧,清洁,宜人,有安全感。灯光、电视等设备容易控制,床头铃使用方便,护士可随叫随到;有存放个人物品的地方;有接待来访者的地方;病房外有吸引人的去处,以鼓励患者下床活动;有一定的交往娱乐与消遣的空间以及可供漫步的趣味空间。

(二)环境安全

1.评估

病室的整体环境、家具、配套设施、医疗设备、个性化环境等,针对发生跌倒的环境危险因素,提出预见性的环境改造,降低住院患者跌倒的发生率。

2.病房布局

(1)病房内外的环境设计合理,还要注意时间(如夜间)、天气(如雨雪)和气候(如冬夏)的变化对病区环境的影响。

(2)使用可调节高度的病床,患者坐在床边时,双足能接触地面,为患者站立提供基础,即使由于患者不慎从床上滑落,低病床也可减少跌落及相关损伤。

(3)床垫软硬适中,进行安全有效的床旁移动。

(4)厕所、浴室及走廊安装墙壁扶手,扶手的高度与患者腰部持平。浴室及厕所加装防滑垫,提供洗澡椅和坐便椅。病室内采光适当,安装床边灯及洗手间夜灯。

3.辅助设备

为患者提供充足的辅助设备,如轮椅、平车、学步车、拐杖等,专业工作人员定期对辅助设备的安全性(防滑、刹车处)和耐用性进行评估、保养、修缮;在患者的床头、阳台、厕所、餐厅等常用活动区域均设置呼叫系统,并保持呼叫系统功能完好,定期检查,发现问题立即维修或更换;工作人员要熟练掌握和使用各种医疗设备,确保使用安全。

4.预防跌倒措施

(1)安全合理地使用床档,可有效降低病床相关跌倒的发生率。

(2)病床高度应尽可能处于最低位,可预防跌倒及跌倒相关伤害。研究结果显示:病床高度处于低位可使跌倒下降28.3%,跌倒相关伤害下降47%。

(3)对特殊患者,包括记忆障碍、行动不便、有跌倒高危风险、尿失禁、睡眠障碍的患者,有针对性地提出个性化的预防护理措施,如使用低高度床、使用辅助设备助行器和床旁坐便器,根据患者的小腿长度调节床高,对于预防跌倒可起到显著效果。

(三)护理措施

1.口腔护理

(1)用物准备

适宜漱口液、杯子、小尿垫、海绵棒、毛巾、润唇膏。

(2)实施步骤

①评估并记录口腔黏膜状况:包括溃疡、破损、感染、舌苔、痰痂、吞咽状况,总结并做好记录。

②根据评估口腔内情况,选择适宜漱口液。

③体位摆放抬高床头,头偏向一侧。

④胸前垫吸水小尿垫。

⑤打开吸痰器,接上吸唾器,置于口腔内低位。

⑥用海绵棒蘸取漱口液清洁口腔,清洁牙齿内外、咬合面、口腔内颊及舌头,清洁干净为止。

⑦用吸唾器抽吸患者口腔内残余漱口液。

⑧意识清醒患者可使用漱口水漱口,将漱口水吐在杯子内。

⑨用毛巾擦净患者口腔周围。

⑩以护唇膏或凡士林润滑唇部,预防口唇干裂。

⑪若患者有义齿,应取下义齿用冷水、软毛牙刷洗净,口腔也应清洁后漱口,义齿不用时浸泡在

冷水中。

（3）注意事项

①记录评估患者口腔状况。

②不要用化学漱口液（复方硼砂漱口液、醋酸氯己定漱口液）进行口腔护理，内含不宜吞咽化学成分。

③可用清水、盐水、茶、柠檬水、维生素C、蜂胶（3~6滴+10ml白开水中）、甘草水、新鲜凤梨汁等做口腔护理，若患者吞服也没关系。

2.床上洗头

（1）用物准备

长方形毛巾、塑料袋、小枕头、洗头槽、水桶、多孔美发干洗瓶、洗发液或中性肥皂、吹风机。

（2）操作步骤

①调整工作高度，抬高床至适当高度，避免弯腰。

②移除床头板，准备洗头姿势。

③颈后放置毛巾，于颈后垫一条长方形毛巾，以防溅湿衣物与床单。

④防水小枕替代枕头，以防水塑料袋包裹一小枕头，放置于患者颈后作支撑。

⑤床上放置洗头槽，将患者体位调整为舒适状态。

⑥洗头槽接废水桶。

⑦打湿头发，用多孔美发干洗瓶或将矿泉水瓶打小洞制作成冲洗壶，打湿头发。

⑧使用少许洗发液洗头。头部如有伤口或放疗不建议使用洗发液，可用中性肥皂及清水。

⑨以指腹按摩头皮，严禁使用指甲用力抓患者头皮，避免抓伤。

⑩按摩百会穴、风池穴。

⑪冲水可使用水瓢或多孔美发干洗瓶替患者冲水，以方便使用与取得为佳。

⑫以垫在患者颈后的毛巾包裹并擦干。

⑬使用吹风机时，务必以手挡在患者的头与吹风机之间，避免烫伤。

（3）注意事项

①使用的器具必须避免让患者感到不适，预防再度伤害。

②操作过程中注意保暖。

③照护人员必须剪短指甲，避免伤害患者。

④水温适宜。

3.皮肤瘙痒护理

（1）评估

了解生活卫生习惯、全身症状、发生时间、持续时间、瘙痒的程度等；皮肤是否有破溃、脱屑、红疹、红斑。皮肤颜色是否有黄染、发红等；实验室检查胆红素、血中尿素氮、血氨等。

（2）护理

①保持个人卫生，保证皮肤清洁，勿使用刺激性强的沐浴用品，勿过度揉搓皮肤，使用软毛巾等。

②涂润肤乳，必要时睡眠期间使用磁扣式保护性手套，避免抓挠。

③选择穿着易吸汗、宽松棉质服装。

④局部冷敷。

（3）注意事项

①不要搔抓、摩擦或使用热水烫洗皮肤（一般以40℃为宜），洗澡不宜过勤，皮肤干燥的患者洗澡后涂润肤乳，勤修剪指甲，少用或尽量不用碱性肥皂以及接触洗洁精等，避免各种诱因刺激皮肤。

②限制饮用浓茶、咖啡以及辛辣刺激食物。

③局部瘙痒时可根据部位对症处理,如外洗制剂或皮质激素软膏外涂。

④穿宽松棉质内衣,必要时佩戴保护性手套。

4.压力性损伤护理

(1)风险评估

①评估频次:初始评估筛查高风险患者、院外带入压力性损伤患者入院时、住院患者发生压力性损伤初次评估时进行首次 Braden 评分,依据病情变化适时动态评估,每周至少再重新评估1次并记录。

②评估部位:对长期卧床患者,强迫体位患者,根据体位(仰卧位、侧卧位、俯卧位)评估压力聚集、骨隆突处皮肤情况。

③评估方法:由护士使用评估量表询问和观察完成评估。

(2)预防措施

①根据病情及患者意愿、舒适度和耐受度,定期调整患者体位,并翻身、摆位。活动时感到极度疼痛的患者,在调整体位前30min给予镇痛治疗。

②向患者解释翻身原因并充分考虑舒适的翻身摆位。移位时用手掌支托患者,避免拖、拉、拽,建议采用翻身垫,避免划破皮肤;保证患者的每一个关节不要牵拉、扭曲及强直,身体任何部位不受压,保证双侧肢体、膝盖无重叠、压迫,所有凹陷的关节均需软垫支撑。

③评估气垫床的压力。Braden 评分≤12分,必须使用气垫减压,同时使用顺滑的翻身垫(移位垫/移位毯)、各种 L 形软枕、小垫子等辅助工具。

④保持皮肤清洁,选择润肤乳擦拭保护皮肤,棉质吸汗服装。酌情使用预防敷料(泡沫敷料)。

⑤全身营养支持:符合患者病情及意愿的方式维持营养。

⑥适当活动:可选择坐轮椅、被动运动肢体等促进血液循环,避免局部长期受压导致压力性损伤。

5.手部、足部护理

(1)手部按摩

①铺上塑胶垫,避免弄湿床单和患者衣物。

②使用去角质凝胶去除患者手上老旧角质。

③使用温水毛巾将附着在患者手上的角质皮屑清除,擦拭干净。

④以患者前臂内侧测试水温,调整浸泡用水的温度,38~40℃。

⑤将患者的双手泡入温水中,约10min。

⑥患者手部关节做被动运动。

(2)足部按摩

①可选择性进行单侧或双侧按摩。

②重复以上手部按摩护理步骤①~⑥,对患者足部进行清洁。

③由远心端向近心端进行足部按摩。

④美容蒸汽机加精油,使用热汽熏蒸足部,使足部保持在温暖、湿润的状态。

(3)注意事项

①热水泡双手、双足各约10min,选择适合水温,避免烫伤患者。

②擦干手、足后涂上乳液或加入芳香精油进行按摩。

③顺着经络穴道指压按摩,由远心端向近心端方向按。

④按摩者注意剪短指甲,小心指甲误伤患者。

⑤禁止指压按摩肿瘤部位、伤口、皮肤破溃和血小板过低者。

6.协助患者进食和饮水

(1)协助进食、饮水评估

①是否能自行进食、饮水。

②是否有吞咽困难、营养不良症状及治疗相关的身体限制、卧位。

③评估抑郁、心理等。

④患者饮食限制、个人喜好。

⑤患者口腔状态。

⑥是否停用或减少可能导致注意力不集中、口干、运动障碍或厌食的一些药。

⑦患者的进食状况及反应。

(2)吞咽障碍评估

①参考患者的主诉、触诊、神经功能评估、物理检查和疼痛、心理评估。

②神经功能评估主要有无颜面抽搐、脸部运动不对称、呕吐味觉改变、发音或者漱口实验等。

(3)协助患者经口进食、饮水

①室内通风,保证适当的光线,整理餐桌及所需的餐具。

②协助患者取舒适体位,评估口腔情况,呼叫器放置于随手可取的地方,便于联络。

③判断准备的食物是否适合患者,巡视、观察患者进餐喜好,鼓励进食。

④观察患者进餐量,协助不能自行进食的患者,给予人工协助进食,且尽量满足患者的喜好和习惯、速度、温度要适宜,固态和液态食物轮流各一口喂食。

"一口食"喂养:小口喂食,每口食物用汤匙盛满1/3的食物,以便咀嚼和吞咽,遇有呛咳应立即停止,防止误吸。

准备易下咽、不易误咽的食物或者添加增稠剂。

协助双目失明或双目被遮盖的患者喂食,先告知食物名称以增加食欲,促进消化液分泌;如患者自行进食,按顺时针平面图摆放食物,并告知食品名称(6点处放置米饭,9点处放置汤,12点、3点处放置菜肴),便于按顺序取用。

对于不能自行进餐患者,使用靠垫等保持体位,使头、颈部前伸,注意前伸的角度,如果颈部过伸会造成吞咽功能;把食物放在患者坐位进餐时能看到的地方,并确认患者想吃的食物,按照"一口食"大小的团块,用餐具送入口中。

⑤饮食宣教,适宜地讲解有关饮食知识,提供饮食咨询。

⑥用餐后,协助患者洗手、漱口或口腔护理,恢复舒适卧位,整理床单元。

⑦根据需要做好记录。

7.大小便失禁护理

(1)尿失禁的评估

①询问病史,了解症状。

②辅助检查:尿液检查、肾功能检查、膀胱逆行造影等。

③观察患者尿流出量、性质、规律、习惯和使用尿垫的情况。

④分析引起患者尿失禁的相关因素。

(2)大便失禁的评估

①患者病史:详细的患者病史对大便失禁评估至关重要。

②描述大便失禁的性质和类型,包括发作频率、持续时间、昼夜变化、便硬度、之前的管理、共存性尿失禁、食物摄入与体力活动的关系,以及对社会活动和生活质量的影响等。

③急性大便失禁还是主动排便。此外,确定患者是大量固体或液体便失禁还是少量液体粪便渗漏。

（3）护理

①饮食调整,应限制乳品和乳制品,适当摄入水和纤维成分食物。

②对于大便失禁程度较轻的患者,可使用大容积纤维性物质制剂,药物可以改变粪便的硬度,使便硬一些和更容易控制;盐酸洛哌丁胺胶囊是目前临床常用的药物。

③失禁患者往往较自卑,心理压力较大,需要护士安慰、理解和帮助。

④保持病室环境整洁,空气清新,定时开窗通风,去除病室内不良气味,使患者舒适。

⑤便后使用软纸沾拭或用温水清洗会阴、肛门周围皮肤,再涂擦油剂予以保护。

⑥训练患者定时排便,了解患者排便时间规律,观察排便前表现,如多数患者进食后排便,照护人员应在饭后及时给患者使用便器;对排便无规律者,酌情定时给予便器尝试排便,逐步帮助患者建立排便反射。

（4）注意事项

①选透明的小便器,能清楚观察到患者尿液的颜色、量、质及是否有沉淀物。挑选透明且开口光滑、平整、有柔软硅胶保护的大便器,以保护患者生殖器皮肤。

②使用骨科便盆,让患者在床上如厕,减少患者抬高臀部幅度。

③男性患者小便护理,应慎用大包小尿布(大尿布里再放置一小尿片包裹生殖器),以免发生尿布疹及红臀,纸尿裤使用时注意皮肤清洁。

8.体位护理

普通枕头2~3个,小枕头,L形、U形、楔形糖果枕、凹槽枕,三角垫、坐垫等。翻身垫、移位板、移位垫。毛毯、棉被,新型防压力性损伤床垫产品,如仿生设计床垫、弹力保健床单(防水、透气、防尿液渗漏)、防压力性损伤床垫(含聚氨酯),测压仪器。

（1）卧位患者的上下移位

①多功能床位摇至平坦,拿掉枕头。

②托起患者肩膀、头靠于护士手臂,手扶患者起身,把枕头放置于患者肩胛骨下。

③托起双足,膝下放置枕头,使患者的两膝尽可能地保持屈曲状态。若双腿弯曲角度不够,不能达到向上移位。

④站于床头或者床侧,双手伸过患者腋下,拉住两侧枕头,平行上移。

（2）卧位患者的平行移动

①多功能床位摇至平坦,将卧于床位正中的患者移动到靠近操作者一边,托起肩膀、头靠于护士手臂,一只手支撑起患者的头部,同时用另一只手把枕头放置于肩胛骨下,拉向操作者一侧,轻轻地将患者的头部放在枕头中央。

②患者前臂紧紧地交叉在胸前,两膝尽可能保持屈曲状态。

③将手伸入患者肩下,抓住患者对侧的肩膀,用上肢支撑患者的两肩。

④护士将另一只手置于患者对侧的腰部,右腿膝盖靠在床沿上,左足后退一步。

⑤护士将插入患者肩部的手,用力向自己一方拉近。目的是使置于床上作为轴心的右手肘部得到充分地伸展。

⑥护士取半蹲的姿势,用膝关节抵住病床,两手伸入患者腰下,双手抱住患者腰部按水平方向,向自己一侧移动。

⑦患者的下肢也按上一步骤的顺序移动,摆顺身体,也就是调整肌肉和关节的方向调整其位置关系。

（3）仰卧位向侧卧位变换

①如果要变换为左侧卧位，护士应站在患者的右侧，枕头放于肩下，利用枕头水平将患者肩膀向右侧拉，然后将患者的身体水平移向护士一侧。

②告诉患者"现在向左侧翻身"，如果说"向这边"或"向那边"移动，患者不清楚；应当清楚地说明是"向左"还是"向右"移动。同时再将枕头向左侧拉动，将枕头向患者左侧拉2/3。

③将患者双手交叉于胸前。如果是偏瘫患者，要让患者自己用健侧肢体把患肢拿起来进行交叉。

④护士用双手将患者的双膝立起，尽可能把患者的膝盖抬高。托起患者右足交叉放左足上。

⑤护士将一只手搭在患者的臀部，另一只手搭在患者外侧的肩膀上，将患者翻向左侧，用L形软枕固定患者后背，将左肩向外拉出。

⑥护士独自进行时，护士应站在患者身体的对侧，把患者的臀部适当地往后拉，使关节弯曲。

⑦患者下肢伸髋、稍屈膝、踝稍背屈或中立位，双腿之间用枕头支撑，避免压迫下方肢体。

⑧调整枕头的高度。确认下侧的肩关节和从骨盆到下肢的身体曲线有无扭曲。

（4）侧卧位到仰卧位变换

①护士面向患者，告诉患者要进行仰卧位的体位变换。用一只手支撑患者头部，另一只手把枕头挪到床中间。

②护士慢慢伸展患者的髋关节和膝关节，恢复仰卧位。整理体位，使头部、躯干和下肢位于一条直线上。

（5）从仰卧位到坐位变换

①将处于护士对侧的患者上肢放到腹部，将头颈部转过来面向护士。

②护士将左上肢穿过患者肩下，用手掌抓住患者对侧肩膀，用前臂支撑住患者的颈部，将右手放在患者的右前臂上；护士双足分开，叉开的宽度稍宽于肩膀，左足在前，与病床单位成90°，右足在后与床平行站立。

③护士将插入患者肩下的左手从肘关节向着手腕用力，使其上半身向前倾斜，利用其反作用力和离心力原理，使患者头部做圆弧运动将身体拉起。护士以放在患者前臂的左手为轴，使其成为患者运动的支柱。

（6）辅助偏瘫患者从床到轮椅转移

①推轮椅到床旁，轮椅与病床成30°~45°夹角，拉车闸，翻起脚踏板。

②帮助患者坐于床边，双足着地，躯干前倾。

③操作者屈曲腿部，面向患者站立，双下肢分开位于患者腿部两侧，双膝夹紧患者膝部并固定，双手抱住患者臀部或拉住腰部皮带，让患者双臂抱住操作者的颈部；操作者挺直后背并后仰将患者拉起，呈站立位。

④在患者站稳后，操作者以足为轴慢慢旋转躯干，使患者背部转向轮椅，叮嘱患者慢慢弯腰坐至轮椅上，注意患者与轮椅之间的距离。

⑤帮助患者坐好，放下脚踏板，将双足放于脚踏板上。

（7）注意事项

①注意观察患者的表情和言行、体位是否舒适。

②根据需要测量患者生命体征、确认各种管线、管路在位情况，是否有脱落，是否被拉扯、扭曲。

③观察患者的身体是否扭曲。如有身体扭曲的姿势，会造成肌肉牵扯过度，酸痛及麻木；皮肤受损；睡眠质量不佳；影响脏器的功能，如肺不张、肠动力下降等。

④轮椅坐位时，评估背部是否紧靠椅背，轮椅的脚踏板是否太低或太高，小心着凉，患者可戴帽

子或盖被等。

⑤预防主要照顾者受伤,尽量不弯腰,将床头摇至身高适当高度,以蹲下代替弯腰,保护手腕韧带以防扭伤等。

二、症状护理

(一)呼吸困难

1.药物护理

根据病情,正确选择用药。注意用药的时间、剂量、方法及不良反应的观察与护理。

2.非药物护理

(1)一般护理措施

①密切观察呼吸频率、节律、深浅度和声响改变,对于濒死期患者常出现浅表不规则呼吸,有时呈叹息样。

②保持病房环境安静舒适、温湿度适宜,每天开窗通风。对有哮喘的患者,病房内应避免任何可能的变应原,如花粉、尘螨等。

③衣服要宽松、舒适、透气,出入病房放慢脚步,操作轻柔。

④协助患者选择合适的卧位,如胸腔积液、心包积液、慢性心肺疾病的患者需抬高床头,取半卧位或端坐位,提供枕头或床边桌椅等作为支撑物,帮助患者找到舒适的体位,增加舒适感。

⑤根据患者呼吸困难的程度以及病情,告知患者及家属合理安排休息,在病情允许下为患者提供拐杖、助步器,协助患者在床边进行适量走动,提高耐力,将日常用品放置于患者触手可及的地方,控制耗氧量。

⑥引导患者控制能量消耗,通过用手势或笔来进行沟通交流,取得家属理解配合。

⑦指导患者进食高营养、高蛋白清淡易消化的饮食,少食多餐,避免便秘。

(2)心理护理

①放松疗法:轻轻按摩患者头部、前胸部、腹部、背部、双上肢,如患者感觉舒适,可以用热毛巾在前胸部和背部进行湿搓。另外,手浴和足浴同样也可以帮助患者松弛肌肉,治疗同时可适当增加同患者的交流。

②呼吸辅助法:将手放在患者胸廓间,使其与患者的呼吸同步,在患者呼气末阶段用有效的手法,用力弯曲肘部,紧贴患者胸部,轻柔包住胸廓,将胸廓向骨盆的方向向下拉,而后在开始吸气的时候,双手在放松的状态下自然诱导吸气,不要因患者胸廓的扩张而放开手,以充分呼气为目标,与患者同步呼吸。

(二)咳嗽咳痰

1.药物护理

根据病情、咳嗽性质正确选择药物。注意用药的时间、剂量、方法、用药效果和不良反应观察和护理。

2.非药物护理

密切观察咳嗽、咳痰的情况,详细记录痰液的颜色、性质、量;为患者提供安静、舒适的环境;采取舒适体位,坐位或半坐位有助于改善呼吸和咳嗽排痰;饮食给予高蛋白饮食,多吃水果蔬菜,适当增加维生素的摄入,尤其维生素C和E。避免油腻、辛辣刺激和产气多的食物,如无心、肺、肾功能受限,需补充足够的水分(>1500ml/d)。

3.促进有效咳嗽排痰

(1)有效咳嗽:有效咳嗽适用于神志清、一般状况良好、能够主动配合的患者。患者尽可能坐位,先深而慢的腹呼吸式5~6次,然后吸气到膈肌完全下降,屏气3~5s,继而缩唇缓慢地经口将肺内气体呼出,再深吸一口气,屏气3~5s,身体前倾,从胸腔进行2~3次短促有力的咳嗽。咳嗽时同时收缩腹肌,或用手按压上腹部,帮助痰液咳出。

(2)气道湿化:包括湿化治疗和雾化治疗两种方法,主要适用于有痰液黏稠者。

(3)胸部叩击:适用于长期卧床、排痰无力者。禁用于咯血、低血压及肺水肿等。患者侧卧或坐位,叩击者两手手指弯曲并拢,使掌呈杯状,以腕部力量,从肺底部自下而上、由外向内,迅速而有节律地叩击胸壁。每一肺叶叩击1~3min,120~180次/min。

(4)体位引流:适用于肺脓肿、支气管扩张症等大量痰液排出不畅时。禁用于呼吸困难和发绀者、近1~2周内有大咯血史、年老体弱不耐受者和心血管疾病。抬高患肺位置,使引流支气管开口向下同时辅以拍背,借助重力作用使痰排出。

(5)机械吸痰:适用于痰液黏稠无力咳出、意识不清或建立人工气道者。每次吸痰时间<15s,两次间隔时间>3min。在吸痰前后提高氧浓度。

(6)气道分泌物护理:唾液及口咽分泌物的积聚可能导致患者在每次呼吸时发出咕噜声、噼啪声或咔嚓声,称为"死前喘鸣"。停用非必需的静脉内补液或肠内营养有助于分泌物排出气道。

(三)咯血

1.一般护理

(1)密切观察患者咯血的量、颜色、性质及出血的速度,发生大咯血时要做好补血补液的准备,记录24h出入量,以便纠正电解质失衡;咯血时轻轻叩击健侧背部,嘱患者不要屏气,以免诱发喉头痉挛,使血液引流不畅形成血块,导致窒息。

(2)及时发现早期征象,如患者咯血突然停止,并伴有明显缺氧症状(胸闷、气促、呼吸困难、发绀)、面色苍白、大汗淋漓、烦躁不安、神志不清、牙关紧闭等窒息征象应及时抢救。

(3)严密观察患者体温、脉搏、呼吸、血压及咯血先兆,保持呼吸道通畅。有无肺部感染及休克等并发症的表现。

(4)安排专人护理并安慰患者,根据患者的情绪状态,进行有针对性地心理疏导,调整患者心理状态。对精神极度紧张的患者,给予小剂量镇静剂,避免因精神过度紧张导致血压升高而加重病情。

(5)保持口腔清洁,防止因口咽部异物刺激,引起剧烈咳嗽而诱发咯血。

(6)小量咯血者以静卧休息为主,大咯血患者应绝对卧床休息,尽量避免搬动患者。取患侧卧位,可减少患侧胸部的活动度,既防止病灶向健侧扩散,同时又有利于健侧肺的通气功能。

(7)大咯血患者应禁食,小量咯血者宜进食少量温、凉流质饮食,因过冷或过热均易诱发或加重咯血。多饮水、多食富含纤维素食物,以保持排便通畅,避免排便时腹压增加再度引起咯血,必要时用缓泻剂辅助通便。

(8)室内温、湿度分别为18~22℃、50%~60%,确保空气流通,保持室安静。

2.用药护理

(1)垂体后叶素:静脉滴注时注意速度不要过快,以免引起恶心、心悸等不良反应,使用药物期间应密切关注血压变化。

(2)镇静药和镇咳药:年老体弱、肺功能不全者在应用后应注意观察呼吸中枢咳嗽反射受抑制的情况,以早期发现因呼吸抑制导致的呼吸衰竭和不能咯出血块而发生窒息。

(3)靶向药物:对于癌症治疗药物(如贝伐珠单抗)引起的咯血,应遵医嘱立即减少药量或停止用药。

（四）终末期大咯血的抢救护理

1.保持呼吸道通畅。

2.熟练掌握抢救技能,协助患者取头低足高位休息,及时将患者咽部、口腔以及气管内的血块以及积血吸出。

3.如果患者出现窒息症状,根据情况进行气管内插管或者紧急气管切开,有效清除患者气管积血,酌情考虑使用呼吸机,如家属已签订放弃抢救,则不予考虑。

4.做好病情观察,床旁监测血压、心电图以及血氧饱和度,确保患者血氧饱和度＞95%。

5.遵医嘱合理选择止血剂。此外,出现大咯血时需要暂时禁食。

6.患者由于咯血导致肺水肿、肺不张、肺部感染以及肺功能不全时,及时清除患者气管内积血,合理选择抗生素。

7.发生咯血1~2d之内,需要再次评估咯血者病情变化,根据需要酌情考虑采用支持生命的措施,如输血。

（五）恶心、呕吐

1.评估分级

（1）WHO对恶心、呕吐分级

0级:无恶心、呕吐。

Ⅰ级:只有恶心,能够吃适合的食物。

Ⅱ级:一过性呕吐伴恶心,进食明显减少,但能够吃东西。

Ⅲ级:呕吐需要治疗。

Ⅳ级:顽固性呕吐,难以控制。

（2）食欲分级

0级:食欲不下降,正常进食。

Ⅰ级:食欲稍下降,进半流质饮食。

Ⅱ级:食欲明显下降,只能进流质饮食。

Ⅲ级:食欲完全丧失,一点不能进食。

2.一般护理

（1）保持病房通风良好、无异味、温湿度适宜。营造轻松愉悦的环境,鼓励患者阅读、看电视或从事感兴趣的活动等,转移患者的注意力,有助于稳定情绪,减轻恶心、呕吐症状。对于呕吐不止者,需暂禁食,及时处理呕吐物,保持床单位整洁。呕吐停止后,可给予热饮料,以补充水分。必要时根据医嘱给予补液。

（2）清醒患者,给予温开水或生理盐水漱口;昏迷患者,做好口腔护理,可选择海绵棒清洁口腔,增加患者舒适度。

（3）发生呕吐时,应保持头偏向一侧,防止呕吐物呛入气管。当少量呕吐物呛入气管时,应轻拍患者背部可促使其咳出;同时评估窒息风险及后果,与患者及家属充分沟通,尊重患者的意愿选择是否用吸引器吸出,避免发生窒息。

（4）患者发生呕吐时,应了解呕吐前的饮食、用药情况、不适症状以及呕吐的时间、方式,了解呕吐物的性质、量、色、味,以便判断其发病原因。

（5）终末期患者易产生悲观失望情绪,对生活失去信心,因此做好心理护理十分重要。对呕吐患者应给予热诚的关怀、安慰患者,缓解其紧张情绪,维护其自尊。精神性呕吐患者应尽量消除不良刺激,同时通过家属及朋友等给予患者精神支持,从而降低迷走神经兴奋性抑制大脑中枢敏感性,减轻负性情绪,必要时可用暗示、冥想等心理治疗方法干预。

(6)其他。穴位针灸、芳香疗法等可以改善患者恶心、呕吐的症状,其中芳香疗法通过自然吸入、熏蒸穴位贴敷及沐浴等趋于自然的吸收方式,运用触摸等非语言沟通方法,能够对患者产生积极的心理影响。

(六)药物不良反应护理

1.便秘

镇吐药物导致肠分泌及蠕动功能受损,是临床上引起便秘最常见的原因,处理方法如下。

(1)饮食活动指导:多饮水,多吃蔬菜、水果及含纤维多的食物。鼓励患者多活动,促进肠蠕动,预防便秘。

(2)按摩:在患者腹部依结肠走行方向做环状按摩。做深呼吸,锻炼肌肉,增加排便动力。

(3)用药无效时,可直接经肛门将直肠内粪块掏出,或用温盐水低压灌肠,但对颅内压增高者要慎用。

2.腹胀

(1)轻度腹胀,不需特殊处理。明显腹胀,应行保守治疗、禁食、胃肠减压、肛管排气及应用解痉剂。

(2)中医药:中药保留灌肠、按摩、针刺或艾灸刺激中脘、足三里等穴位。

(3)腹胀严重导致肠麻痹时间较长,可应用全肠外营养,用生长抑素减少消化液的丢失,也可进行高压氧治疗置换肠腔内的氮气,减轻症状。

3.头痛

(1)对于发作不频繁、强度也不很剧烈的头痛,可用热敷。

(2)按摩:按摩前额,揉太阳穴;做干洗脸动作。

4.锥体外系症状

主要见于甲氧氯普胺,发生率约为1%。

(1)立即停药。

(2)急性肌张力障碍者,可肌内注射东莨菪碱、山莨菪碱、阿托品或苯海拉明或地西泮。

(3)对症治疗:少数有急性心肌损害者,可静脉滴注能量合剂和复方丹参等,有助于改善症状。

(七)水肿

1.分级

(1)轻度水肿:水肿仅发生于眼睑、眶下软组织、胫骨前及踝部皮下组织,指压后可出现组织轻度凹陷,平复较快。

(2)中度水肿:全身疏松组织均有可见性水肿,指压后可出现明显的或较深的组织凹陷,平复缓慢。

(3)重度水肿:全身组织严重水肿,身体低垂部皮肤紧张发亮,甚至可有液体渗出,有时可伴胸腔、腹腔、鞘膜腔积液。

2.护理

(1)保持床褥清洁、柔软、平整、干燥,做好全身皮肤清洁及护理,预防压力性损伤。

(2)水肿较重者应注意衣着柔软、宽松,必要时使用气垫床;低蛋白水肿时,身体皮肤弹性降低,营养供给不足,骶尾部皮肤较易发生压力性损伤,应预性使用减压敷料;避免水肿部位穿刺、注射和输液等操作及水肿肢体测血压、体温等医源性损伤。

(3)观察皮肤有无颜色变化,有无红肿、破损和化脓等情况发生。

(4)水肿局限于下肢且无明显呼吸困难时,可抬高双下肢,以增加静脉回流、减轻水肿。由于长期肢体水肿可导致患肢感觉障碍,因此在进行体位护理时要加用床档,防止坠床。嘱患者起床下地适当活动,防止下肢感觉障碍,切忌避免劳累。

(5)给予低盐或少盐饮食,以2~3g/d为宜。结合患者病情,控制液体入量,包括各种途径的液体输入,如饮食、饮水、服药、输液等。足够的热量可避免引起负氮平衡,每天摄入的热量不应低于126kJ/kg。

(6)应用利尿剂时,密切监测血清电解质及酸碱平衡情况,观察有无低钾、低钠血症和低氯性碱中毒。患者需要口服补钾时,宜在饭后进行,以减轻胃肠道不适。

(7)依据患者身体综合情况,指导运动训练,鼓励患者在床上、地下进行适量体力活动,以增加肌肉的收缩,从而促进潴留液体的回流或吸收。也可以根据心功能分级安排活动量。卧床患者,卧床期间应进行被动或主动运动,每天温水泡足,促进血液循环,防止长期卧床引起静脉血栓形成,甚至肺栓塞。肢体锻炼时可配合打哈欠、伸懒腰和腹式呼吸,以改变胸腔内压力,有助于排空胸部和腹部内潴留液体。

(8)准确记录24h液体出入量,密切监测患者尿量变化,若患者尿30ml/h应报告医生;密切观察与记录尿液的颜色、性质等。密切监测生命体征,尤其是血压。观察有无胸腔积液、腹水和心包积液。观察有无急性左心衰及高血压脑病的表现等。

(9)密切关注实验室检查结果如尿常规、肾小球滤过率、血尿素氮、血肌酐、血浆蛋白、血清电解质等。

(10)定期监测体重,每天晨起排尿后或早餐前测量体重。在患者体力和精力允许的情况下,每天在同一时间、着同类服装、用相同体重计测量体重,对其水肿情况进行监测。

(八)发热

1.温水擦浴法

水温应略低于患者皮肤温度(32~34℃)。使用温湿毛巾擦拭颈部、腋下、后背、腹股沟处,并要避开心前区、腹部。擦至腋窝、腹股沟等血管丰富处停留时间可稍长,以助散热,四肢及背部各擦拭3~5min,擦浴时间约为20min。擦拭时用力要均匀,可用按摩手法刺激血管被动扩张,促进热的发散。温水擦浴后需用柔软大毛巾将身体包好,并要特别注意足部保暖,舒适卧位,30min后复测患者体温,并做好记录。

2.酒精擦浴法

将75%乙醇溶液(医用酒精)兑温开水(32~34℃),至浓度为25%~30%乙醇溶液进行擦浴降温。以离心方向擦拭四肢及背部。每个肢体擦拭3min,全身擦浴时间不宜超过20min。禁擦拭心前区(可引起心率减慢或心律失常)、腹部(可引起腹泻)、后颈部、足心部位(可引起一过性冠状动脉收缩),以免引起不良反应。

3.冰袋和水囊降温法

可在颈部、腋下、肘窝、腹股沟等处放置冰袋,前胸、腹部、耳郭部位禁用。用柔软薄毛巾包裹冰袋,避免直接接触皮肤,每次放置时间不超过20min,取下冰袋后30~60min后复测体温。

4.医用冰毯降温法

当患者体温升到39℃以上时,其他降温效果差,可使用冰毯全身降温仪,降温效果稳定安全可靠,对于终末期患者易耐受,避免不良事件发生。

5.遵医嘱药物降温

指导患者正确使用降温药物。观察用药后患者体温变化,并进行记录。观察用药后主要不良反应,根据患者情况对症处理。

6.注意事项

(1)对高热寒战或伴出汗者,一般不宜采用酒精擦浴。因寒战时皮肤毛细血管处于收缩状态散热少,如再用冷酒精刺激会使血管更加收缩,皮肤血流量减少,从而妨碍体内热量的散发。

(2)对高热无寒战又无出汗者,采用酒精擦浴降温能收到一定的效果。但应注意受凉并发肺炎。擦浴部位不能全部一次裸露,擦浴过程中由于皮肤冷却较快,可引起周围血管收缩及血流瘀滞,必须按摩患者四肢及躯干,以促进血液循环加快散热。

(3)一般不宜在胸腹部进行酒精擦浴,防止内脏器官充血,引起不适和并发其他疾病,如胸腹部酒精扩散过多可引起胃肠痉挛性疼痛。

(4)采取降温措施3min后测量体温(最好测肛温,如测腋温,测量前需停止物理降温半小时),同时要密切观察患者血压、脉搏、呼吸及神志变化。

(5)对使用冰块降温的患者要经常更换部位,防止冻伤。对于应用医用冰毯降温的患者,体温探头应放在直肠或腋中线与腋后线中间为宜。

(6)物理降温(头部冷敷外)与药物降温不能同时实施。

7.补充营养和水分

(1)给予高热能、高蛋白质、富含维生素和无机盐以及口味清淡、易于消化的饮食,根据病情可予流质、半流质饮食或软食,发热期间选用营养含量高且易消化的流食。

(2)及时补充水分,高热可使机体丧失大量水分,应鼓励患者多饮水,必要时由静脉补充液体、营养物质和电解质等。

(九)恶病质

1.分期

(1)恶病质前期

体重下降≤5%,伴有厌食症代谢改变者。

(2)恶病质期

6个月内体重下降>5%,或体重指数(body mass index,BMI)<20,或四肢骨骼肌指数与少肌症相符者(男性<7.26kg/m², 女性<5.45kg/m²)。

(3)难治性恶病质期

疾病持续进展,对治疗无反应,分解代谢活跃,体重持续丢失无法纠正,低体能状态评分,预计生存期<3个月。

2.护理

(1)营养干预健康指导

①可自行经口进食的患者,应鼓励患者经口进食。允许患者想吃什么就吃什么,想什么时候吃就什么时候吃,取消饮食限制,如低盐。根据患者的实际消化能力调整饮食,保证营养供应。

②肠内营养液应现配现用,室温中24h内输注完毕,每24h更换输注器和输注装置,操作过程中严格遵守无菌操作原则,妥善处理血管通路的导管接头处,观察局部皮肤,穿刺点有无红肿、破溃和脓性分泌物等。观察肠外营养输注过程中有无不良反应,及时处理并发症并记录。

③适量运动:告知恶病质患者运动对改善血液循环和预防压力性损伤的重要性。

(2)心理护理

①和患者沟通交流时应保持足够的耐心,运用通俗易懂的语言和亲切的态度和其交流,获得患者的信任,让患者感受到来自医护人员的关爱。

②及时解答患者提出的相关问题,从而满足患者心理需求。多花时间陪伴患者,让患者无痛苦、无遗憾、有尊严地走完人生的最后路程。

③终末期心理护理较为特殊,要求以友善、真诚、热情的态度看待每一位患者,尊重患者的隐私和权利,尊重患者的宗教信仰,积极鼓励患者说出心里愿望,并和患者家属有效配合,促使其愿望达

成,同时辅以音乐疗法、放松疗法等以转移患者的注意力,消除不良心理因素的困扰,保持情绪稳定,最大限度让患者心理处于舒适状态。

(3)舒适护理

①维持良好、舒适的体位;建立翻身卡,定时翻身,避免局部长期受压,促进血液循环,防止压力性损伤发生。

②对于大小便失禁患者,注意会阴、肛门周围的皮肤清洁,保持干燥,必要时留置导尿管;大量出汗时,应及时擦洗干净,勤换衣裤,并保持床单位清洁、干燥、平整、无渣屑。

③加强口腔护理。在晨起、餐后和睡前协助患者漱口,保持口腔清洁卫生;口唇干裂者可涂液状石蜡;有溃疡或真菌感染者酌情涂药;口唇干燥者可适量喂水,也可用湿棉签湿润口唇或湿纱布覆盖口唇。对口腔卫生状况较差的并且感觉又明显疼痛的患者,可用稀释的利多卡因和氯己定含漱剂清洗口腔。

④患者四肢冰冷不适时,应加强保暖,必要时给予热水袋,水温应低于50℃,防止烫伤。

(十)口干

1.润滑口腔,刺激唾液分泌。

2.含食酸味的水果切片或蜜饯(柠檬、橘子、猕猴桃、菠萝等),啜饮冷饮和酸味果汁饮料,含食冰块、硬糖、维生素含片,咀嚼无糖或木糖醇口香糖、木糖醇含片。

3.鼓励患者少量多次经口适量补充水分,有吞咽障碍者可含食冰块和雪糕,可于饮用液体中加入凝固粉(食物增稠粉)以防呛咳。

4.保持口腔清洁和湿润,预防龋齿和口腔内继发感染。

(1)清醒患者鼓励勤漱口,每天多次用清水、淡盐水或淡茶水含漱,早晚使用软毛牙刷和含氟牙膏刷牙。

(2)指导患者进食后使用洁牙线或牙线棒清洁牙缝,有条件者可使用电动水牙线和洗牙器冲洗牙缝。

(3)酌情使用含氟漱口液,避免使用含酒精的漱口液,以防损伤口腔黏膜。

(4)口唇涂抹润唇膏预防干燥皲裂。使用人造唾液、唾液替代品和口腔润滑剂,如口腔保湿喷雾、口腔润滑凝胶,必要时予专用漱口液。

5.对于意识不清或无自理能力的患者行口腔护理,早晚及进食后使用口腔海绵棒,以淡茶水或清水清洁口腔及舌面,每小时以棉棒蘸温水湿润口腔黏膜及舌体。

6.对于濒死患者,可运用小喷壶、滴管和海绵棒等工具以水湿润舌头和口腔,或将小颗冰块置于舌底缓慢融化滋润。

7.预防口腔白色念珠菌感染,对病危易感人群口腔局部使用碱性或含抗真菌药物的漱口液和含片。

(十一)失眠

1.尊重患者的生活习惯,协助患者保持规律的作息时间,防止睡眠颠倒。

2.根据患者体力与病情,安排适当的娱乐活动和运动锻炼。下午锻炼是帮助睡眠的最佳时间,有规律的身体锻炼能提高夜间睡眠的质量。

3.提供心理情绪疏导,改善患者的心理状态。应态度温和,详细讲解病房的陪护、探视及作息制度,尽量减少患者对环境的陌生感;鼓励家属多陪伴患者,促进与患者的良性沟通,减轻心理压力;及时提供各种诊疗相关信息及注意事项,减轻焦虑和担忧。

4.合理安排治疗护理操作,尽量不在夜间进行。工作人员做到"四轻",避免各种可能让患者感到不安全的因素。

5.营造舒适的睡眠环境,包括减少噪声,保证夜间病房光线柔和,降低医疗护理设备运转音量。病室保持适宜的温度和湿度。卧室温度稍低有助于睡眠。提供柔软、舒适、整洁的床铺,使用水床或气垫床,采取半坐卧位睡觉、定时协助翻身,也有助于睡眠。

6.积极控制躯体症状,积极关注患者的不适主诉,协助医生查找原因,恰当应用药物治疗和非药物治疗,积极控制躯体症状,缓解患者的躯体不适。

7.睡前播放轻柔背景音乐舒缓情绪,温水泡足或温水洗澡放松肌肉。

8.睡前1h进食少量点心和热饮,避免刺激性的食物或药物,如咖啡、浓茶,不宜过分饱食;避免进行剧烈的运动锻炼,可慢速散步;避免睡前观看紧张刺激的电视剧;睡前看手机不宜超过30min,手机的蓝光会影响大脑分泌褪黑素,妨碍入睡。

9.遵医嘱规律使用促进睡眠的药物,避免过量或突然停药,并积极关注患者用药情况和药物不良反应。

(十二)谵妄

幻觉、噩梦和错误的理解往往使患者恐惧和焦虑,应努力尝试帮助患者表达其身心痛苦,增加陪伴和安慰解释。

1.保持环境安静、空气流通、温度适宜、床铺整洁,避免冲突及过度声光刺激。

2.让患者留在熟悉的环境,时常提醒正确的人、时、地信息,尽量保持日常的生活作息时间;做好基础生活护理;像对待常人一样尊重患者,不可约束或禁锢,甚至捆绑,会增加患者的激惹程度,并且增加外伤的风险,但如果其他的方法不能有效控制患者的行为,同时患者有自伤或伤人的行为,此时可使用适当的躯体限制和活动空间限制,安全地使用床档。

3.保障患者安全。由于患者有意识障碍,不能正确判断周围环境而且受幻觉或错觉影响,有可能发生伤人、毁物、自伤或其他意外,因此需特别防范,最好派专人24h陪护。创造安全的环境,不在房间内存放药品及尖锐物品,暂时关闭阳台和限制窗户打开的角度,避免患者发生激越行为发生意外,预防重物撞击和高空坠落。若患者平常佩戴眼镜或助听器的,在谵妄时同样让患者继续佩戴,以帮助患者能够看清或听清,增强安全感,消除恐慌。

4.积极睡眠管理。谵妄病程波动朝轻暮重,必要时遵医嘱予药物催眠。白天尽量不要让患者睡觉,拉开窗帘,适当沐浴阳光;夜间灯光应柔和暗淡,减少人员走动,尽量保证正常的睡眠-觉醒周期。

5.心理护理。熟练掌握与患者沟通的技巧,尽量满足其合理要求,避免一切激惹因素,稳定患者情绪;认真对待和解决患者恐惧或焦虑的感受,对患者的诉说与提问予以回应和回答,适当共情倾听,耐心安慰解释;每次遇见患者时均简单自我介绍,即便数分钟前刚遇见过,以缓解患者的紧张、茫然和心理阻抗。

(十三)疼痛

1.筛查与评估

对所有肺癌患者进行疼痛筛查;对存在疼痛的肺癌患者进一步全面评估;临床常用量表为数字评分量表和分类量表、主诉疼痛程度分级法。

(1)数字评分量表

口述:"你有多痛?"评估范围从0(不痛)到10(痛到极点)。

书写:"在描述你疼痛程度的数字上画圈"。

```
        0  1  2  3  4  5  6  7  8  9  10
       不痛                        痛到极点
```

(2)分类量表

"你有多痛?"

无(0)　　　轻度(1~3)　　　中度(4~6)　　　或者重度(7~10)

（3）主诉疼痛程度分级法

①轻度疼痛:有疼痛,但可以忍受,能正常生活,睡眠不受干扰。

②中度疼痛:疼痛持续出现,无法忍受,要求使用止痛药物,睡眠受干扰。

③重度疼痛:疼痛剧烈,睡眠严重受干扰,出现自主神经紊乱或被动体位。

（4）疼痛评估原则

常规、量化、全面、动态;评估贯穿治疗全过程。

（5）疼痛评估的时机

疼痛评分≥4分,30~60min评估1次;疼痛评分≤3分,或接受疼痛治疗,至少每班评估1~2次;患者入院后,医护人员在4h内完成对患者的全面疼痛评估,并记录。

2.治疗原则

（1）按阶梯给药

根据患者疼痛的轻、中、重不等的程度,分别选择第一、第二及第三阶梯的不同止痛药物。第一阶梯用药是以阿司匹林为代表的非阿片类药物;第二阶梯为以可待因为代表的弱阿片药物;第三阶梯用药是以吗啡为代表的强阿片药物,此类药物无"天花板"效应。

（2）口服给药

是首选的给药途径。

（3）按时给药

即按照规定的间隔时间给药。

（4）个体化给药

对麻醉药品的敏感度个体间差异很大,所以阿片类药物并没有标准量,应该说凡能使疼痛得到缓解的剂量就是恰当的剂量。

（5）注意具体细节

对用止痛药的患者要注意监护。

3.阿片类药物副反应的预防与处理

便秘、恶心呕吐、尿潴留、呼吸抑制、头晕、嗜睡及过度镇静等。阿片类止痛药所致的恶心呕吐等不良反应大多出现于用药的初期(如呕吐、嗜睡、头晕等),除便秘以外的副作用,患者都会逐渐耐受。

（1）便秘

是阿片类药物最常见的不良反应,发生率90%~100%。

①足够饮水,多食容易消化的含纤维素的食物,适当运动。

②缓泻剂:适当使用番泻叶、麻仁丸等缓泻剂。

③根据症状调节饮食结构,调整缓泻剂用药剂量,养成有规律的排便习惯。

④如果患者3d未解便,应给予积极的治疗。

⑤治疗措施:评估便秘原因及程度;合理增加泻药的剂量;重度便秘可选择其中一种强效泻药,必要时灌肠;考虑使用胃肠动力药;必要时减少阿片类药剂量,联合应用其他止痛药;或者更换给药途径。

（2）恶心、呕吐

一般发生于用药早期,症状大多在4~7d缓解,患者出现恶心、呕吐时,应先排除其他原因,如脑转移、化疗、放疗,或高钙血症。

根据可能的病因选择药物。轻度者选择甲氧氯普胺、氯丙嗪或氟哌啶醇;重度者按时给予上述药,必要时用5-羟色胺拮抗剂,症状持续1周以上者,需减少阿片类用量,换用药物或改变用药途径。

（3）尿潴留

某些因素可增加尿潴留发生的危险性,如同时使用镇静剂、腰麻术后、合并前列腺增生等。避免同时使用镇静剂,避免膀胱过度充盈,给患者良好的排尿时间和空间。

（4）呼吸抑制

①规律用药,小剂量起用,根据病情逐渐加量。

②对于年老体弱、严重心肺功能不全、肺梗阻性疾病患者在使用阿片类药物时,应密切监测其呼吸、神志、精神状态,谨防出现呼吸抑制。

③若估计阿片血浆浓度已达峰且患者仍处清醒状态,应立即减量甚至停药,并监护患者直至呼吸状态改善。

④若患者处于不清醒状态,解救如下:

A.立刻停用并去除患者目前正在使用的阿片类药物(使用透皮贴剂者直接揭除;口服用药中毒深者,必要时洗胃)。

B.保持呼吸道通畅;必要时呼吸复苏。

C.使用阿片药物拮抗剂:纳洛酮 0.2~0.4mg 加入 10~20ml 生理盐水中缓慢静脉注射(持续 10min 以上),或多次小剂量注射纳洛酮(10ml 生理盐水含 0.1mg 纳洛酮),必要时每 2min 增加 0.1mg。输注速度根据病情决定,严密监测,直到患者自主呼吸恢复。使用该药切记速度不宜过快。此外,加强水化,也是稀释和清除体内药物的一个重要方法。

D.停用阿片类药物治疗后的解救及病情观察应至少持续 24h。

（5）头晕、嗜睡及过度镇静

初次使用阿片类药物的剂量不宜过高,剂量调整以 25%~50% 幅度逐渐增加。老年人尤其应注意谨慎滴定用药剂量。患者出现嗜睡及过度镇静时,应注意排除引起嗜睡及意识障碍的其他原因,如脑转移、使用其他中枢镇静药、电解质紊乱等。

症状较轻者,避免大幅度活动,如突然坐起、站起等;多饮水;必要时给予兴奋剂,如咖啡因 100~200mg,po,q6h,或饮茶、饮咖啡。如不能缓解,可减少剂量或改变用药途径,待症状减轻后,再逐渐加量至满意镇痛。有时,少数表现过度镇静的患者,应警惕出现药物中毒及呼吸抑制等严重不良反应。

4.健康宣教

（1）告知患者积极配合医务人员进行疼痛评估与止痛治疗,解释疼痛的原因、预防疼痛的目的和意义,及如何选择镇痛的方法。

（2）需向患者及家属解释疼痛的缓解非常重要,忍受疼痛没有任何益处,疼痛大都可以通过口服药物得到很好地控制,如果这些药物无效,还有很多其他选择。将疼痛状况及不良反应及时告知医师和护士。

（3）阿片类药物只要足量按时服药,能有效控制疼痛,成瘾者罕见,长期及重复用药仍然有效,纠正患者及家属对癌痛治疗易成瘾的错误认识。

（4）告知服用镇痛药物可能出现的不良反应和预防措施。

（5）止痛药要按时使用,不可擅自停药或增、减用药量及频次。

5.心理疏导与支持

（1）加强精神安慰,让患者学会自我心理调节,保持愉快、乐观、开朗的心情,减轻疼痛。

（2）多与患者交流,减轻患者心理压力,安心接受治疗。嘱患者注意精神调摄,喜怒有节,以减轻疼痛症状。可采取舒缓疗法如冥想法、渐进性放松法、听舒缓的轻音乐等。

6.临床常用干预措施

（1）周围环境

周围环境不良可诱发或增加疼痛,应调整环境以缓解疼痛。

①光线:为防止日光或月光照射,可窗帘遮挡,夜间尽量关灯。

②温度:根据室温具体调整每个患者的冷暖。

③声音:尽可能减少刺激性声响。

④气味:避免异味。

（2）认知行为

①认知行为调整疗法:临床上常用转移注意力、疼痛想象移除、意念集中、意念分离等;催眠疗法:催眠、自我催眠;放松疗法:肌肉的完全放松、腹式深呼吸、意念、瑜伽功和自律练习等。

②转移注意力:将注意力从疼痛转移开,可采用听音乐、阅读、游戏等方法。

③放松疗法:通过自我调整训练,由身体放松而引起整个身心放松,从而消除紧张的训练技术,如音乐放松、调整呼吸(腹式呼吸法)、想象性放松、渐进性肌肉放松训练。

第七节　生活自理能力评价

一、分级依据

采用Barthel指数评分定量表对日常生活活动进行评定,根据Barthel指数总分,确定自理能力等级。

表6-2-1　自理能力分级

自理能力等级	等级划分标准	需要照护程度
重度依赖	总分≤40分	全部需要他人照护
中度依赖	总分41~60分	大部分需他人照护
轻度依赖	总分61~99分	少部分需他人照护
无须依赖	总分100分	无须他人照护

二、Barthel指数评定量表

见表6-2-2。

表6-2-2　Barthel指数评定量表

床号:　　　　姓名:　　　　性别:　　　　年龄:　　　　住院号:

序号	项目	完全独立	需部分帮助	需极大帮助	完全依赖
1	进食	10	5	0	—
2	洗澡	5	0	—	—
3	修饰	5	0	—	—
4	穿衣	10	5	0	—
5	控制大便	10	5	0	—
6	控制小便	10	5	0	—
7	如厕	10	5	0	—
8	床椅转移	15	10	5	0
9	平地行走	15	10	5	0
10	上下楼梯	10	5	0	—

Barthel指数总分　　　　分

注:根据患者实际情况,在每个项目对应的得分上划"√"

第八节　中医护理效果评价

一、护理效果评价

见表6-2-3。

表6-2-3　护理效果评价表

主要症状	主要辨证施护方法	中医护理技术	护理效果
咳嗽/咳痰	1.体位□ 2.咳痰/深呼吸训练□ 3.拍背____次数/天□ 4.其他护理措施:	1.耳穴压豆　应用次数:____次/日,时长:____日 2.灸法　　　应用次数:____次/日,时长:____日 3.其他　　　应用次数:____次/日,时长:____日 (请注明,下同)	好□　较好□ 一般□　差□
咯血	1.体位□ 2.咳痰方法□ 3.口腔清洁□ 4.情志护理□ 5.其他护理措施:	1.穴位按摩　应用次数____次/日,时长:____日 2.其他　　　应用次数:____次/日,时长:____日	好□　较好□ 一般□　差□
发热	1.活动□ 2.皮肤护理□ 3.其他护理措施:	1.穴位按摩　应用次数:____次/日,时长:____日 2.其他　　　应用次数:____次/日,时长:____日	好□　较好□ 一般□　差□
胸痛	疼痛评分:　　　　分 1.体位□ 2.咳痰方法□ 3.情志护理□ 4.音乐疗法□ 5.其他护理措施:	1.耳穴压豆　应用次数:____次/日,时长:____日 2.灸法　　　应用次数:____次/日,时长:____日 3.中药外敷　应用次数:____次/日,时长:____日 4.其他　　　应用次数:____次/日,时长:____日	好□　较好□ 一般□　差□
呼吸困难	1.体位□ 2.咳痰方法□ 3.口腔清洁□ 4.情志护理□ 5.氧气疗法□ 6.其他护理措施:	1.耳穴压豆　应用次数:____次/日,时长:____日 2.穴位按摩　应用次数:____次/日,时长:____日 3.中药外敷　应用次数:____次/日,时长:____日 4.中药熏洗　应用次数:____次/日,时长:____日 5.其他　　　应用次数:____次/日,时长:____日	好□　较好□ 一般□　差□
胸闷气短	1.体位□ 2.情志护理□ 3.腹式呼吸□ 4.活动□ 5.其他护理措施:	1.耳穴压豆　应用次数:____次/日,时长:____日 2.穴位按摩　应用次数:____次/日,时长:____日 3.其他　　　应用次数:____次/日,时长:____日	好□　较好□ 一般□　差□
便溏	1.皮肤护理□ 2.饮食/水□ 3.其他护理措施:	1.灸法　　　应用次数:____次/日,时长:____日 2.穴位按摩　应用次数:____次/日,时长:____日 3.其他　　　应用次数:____次/日,时长:____日	好□　较好□ 一般□　差□

主要症状	主要辨证施护方法	中医护理技术		护理效果
便秘	1.饮食□ 2.腹部按摩□ 3.排便知道□ 4.其他护理措施：	1.耳穴压豆 2.穴位按摩 3.中药熏洗 4.其他	应用次数：＿＿次/日,时长：＿＿日 应用次数：＿＿次/日,时长：＿＿日 应用次数：＿＿次/日,时长：＿＿日 应用次数：＿＿次/日,时长：＿＿日	好□　较好□ 一般□　　差□
恶心呕吐	1.口腔清洁□ 2.饮食□ 3.情志护理□ 4.其他护理措施：	1.耳穴压豆 2.穴位按摩 3.其他	应用次数：＿＿次/日,时长：＿＿日 应用次数：＿＿次/日,时长：＿＿日 应用次数：＿＿次/日,时长：＿＿日	好□　较好□ 一般□　　差□
纳呆	1.饮食□ 2.情志护理□ 3.其他护理措施：	1.耳穴压豆 2.穴位按摩 3.其他	应用次数：＿＿次/日,时长：＿＿日 应用次数：＿＿次/日,时长：＿＿日 应用次数：＿＿次/日,时长：＿＿日	好□　较好□ 一般□　　差□

二、护理依从性及满意度评价

见表6-2-4。

表6-2-4　护理依从性及满意度评价表

评价项目		患者对护理的依从性			患者对护理的满意度		
		依从	部分依从	不依从	满意	一般	不满意
中医护理技术	中药熏洗						
	贴敷疗法						
	中药药盐包治疗						
	灸法						
	耳穴压豆						
	健康指导						
签　　名	责任护士：				上级护士/护士长：		

三、对本病中医护理方案评价

实用性强□　　　较强□　　　一般□　　　不实用□

改进意见：＿＿＿＿＿＿＿＿＿＿＿＿＿＿＿＿＿＿＿＿＿＿＿＿＿＿＿

评价人(责任护士)：姓名＿＿＿＿＿技术职称＿＿＿＿＿护士长＿＿＿＿＿＿

第七篇 肺癌康复

恶性肿瘤又称癌症,是一种严重危害人类健康和生命的疾病。肺癌作为最为常见的恶性肿瘤之一,近年来,随着科学技术的不断进步,对其疾病认识越来越明确,治疗手段也越来越多,预后已有了很大改观。但是,无论外科手术治疗还是内科药物治疗、放射治疗,对肺癌患者的身体都有一定程度的损伤;而且在临床治疗中,很难改变肺癌发生的内外环境。

康复,是指采用精神调节、合理饮食、体育锻炼、针灸推拿、服用药物以及沐浴、娱乐等各种措施,对先天或后天多种因素造成的机体功能衰退或障碍进行恢复,以达到提高或改善病残者生命质量的目的。因此,在治疗肺癌的同时,或者在抗癌疗程结束之后,如何最大程度改善患者体质,增强免疫功能,预防疾病复发,控制肺癌转移,消除残余症状,提高生活质量,延长患者生命,尽快回归社会,进而治愈疾病,就成了肺癌患者、家属、社会以及广大医务工作者更加关注的问题。即使是中晚期的肺癌患者,也有争取带瘤生存、减轻症状、延长寿命、积极创造条件再行根治的要求。为了达到这些目的,肺癌患者必须进行康复治疗。

鉴于此,我们在多年实践的基础上,参阅大量文献资料,提出了肺癌中西医结合综合康复的概念,并于2016年在甘肃省肿瘤医院院内率先创建中医治未病中心、中医综合康复中心及中医食疗药膳中心,将综合康复理念灵活应用到肺癌疾病治疗的始末,并取得了明显的成效。

本篇内容分为防治体系、综合康复、康复方法及营养膳食四部分分别进行论述。

第一章　防治体系

　　甘肃省肿瘤医院、甘肃省中西医结合肿瘤医院、甘肃省医学科学研究院始建于1972年,实行三块牌子、一套班子的管理体制,是集医疗、科研、教学、肿瘤防治、康复、卫生信息化为一体的医学科研机构及三级甲等肿瘤专科医院。近年来,在甘肃省委省政府的正确领导下,在甘肃省卫生健康委员会等有关部门的大力支持下,医院以科学化、信息化、精细化、规范化的现代医院管理手段,始终坚持"预防与治疗并重、临床与科研并重、中医与西医并重"的办院理念,不断加强基础建设和内涵建设,形成了专业设置齐全、技术力量雄厚、人才结构合理、医疗装备先进、服务能力较强的发展态势,在全省乃至西北地区享有一定声誉。

　　全省领先的肿瘤专科体系。医院是国家卫生健康委确定的全国临床重点专科肿瘤学建设单位,近几年始终坚持内强素质,外树形象的发展思路,致力打造名科名院,拥有13个省级重点学科及专业、1个省级临床医学研究中心(肿瘤分子病理诊断临床医学研究中心)、3个省级临床医学中心(肿瘤放射治疗、肿瘤分子病理诊断及头颈肿瘤外科临床医学中心)、3个省级重点中医专科(中西医结合肿瘤科、中西医结合血液科、中西医结合消化肿瘤内科)。

　　技术力量雄厚的人才团队。医院承担着全省肿瘤发病普查、预防诊治、医学基础及临床研究、肿瘤专业人才培训、研究生培养、高等院校教学实习等任务。全院有副高级以上职称专业技术人员213人,博士9人、硕士182人;有博士生导师3人、硕士生导师19人,多名专家荣获国家、省部级荣誉称号,7人担任中文核心期刊主编或副主编。同时建有"名医工作室",外聘院士1人、国内知名专家10人、省内知名专家4人,定期来院坐诊和技术指导,充分发挥传帮带的指导作用,有效提升医院的知名度和影响力。在雄厚的人才资源支持下,医院建成甘肃省重离子束治疗肿瘤临床研究基地、兰州大学附属肿瘤研究中心、甘肃省省属重点科研院所、兰州大学生物学硕士研究生联合培养基地、陕西中医药大学研究生联合培养基地和甘肃中医药大学附属肿瘤医院。

　　专业齐全的肿瘤防治体系。医院设有24个临床科室、12个医技科室,肿瘤临床亚专业学科完善,覆盖病种齐全,形成了手术、放疗、化疗、中医中药、综合康复、介入、免疫、生物治疗、分子靶向、整形微创、核素治疗等综合肿瘤治疗体系。医院目前开放床位1300张,是西北地区开放床位较多、业务量较大的肿瘤防治机构。

　　相对先进的医疗器械装备。通用设备方面,医院配备了核磁共振、CT、DR、数字减影血管造影系统、全自动生化分析系统、多功能实时荧光定量PCR系统、流式细胞仪等一批具有国际先进水平的现代化临床诊疗及科研设备;肿瘤专科治疗设备方面,医院配备了5台高精度直线加速器,每年治疗患者达4000余人。

　　独具优势的科学研究平台。甘肃省医学科学研究院是国家博士后科研工作站,设有7个科研院所,有3个国家中医药管理局三级实验室、2个省级科技创新团队、1个药物临床试验(GCP)机构。通过多年努力,建成转化医学研究平台、肿瘤流行病学研究平台、肿瘤分子生物学基础研究平台、地产中草药研发平台和医学科技信息服务平台等5个"平台",与国内外30余所一流大学及研究机构建立了科研合作和人才交流协作关系,有力地推动了甘肃省肿瘤基础和临床研究工作的进程。

中西并重的肿瘤防治模式。作为全国专科医院中医药工作示范单位，医院积极探索中西医相互补充、相互支持的肿瘤防治新途径，在提高肿瘤患者临床疗效、减轻毒副反应、改善生活质量、降低医疗费用、控制恶性肿瘤复发与转移等方面取得了较大成效，有效促进中西医防治肿瘤事业的振兴和繁荣。2016年被甘肃省编办批准加挂"甘肃省中西医结合肿瘤医院"名牌，是全国唯一一所加挂中西医结合牌子的省级肿瘤医院。2020年获甘肃省中医药工作先进单位称号；2021年建成了甘肃省肿瘤医院中西医结合肿瘤防治中心。

协同发展的肿瘤专科联盟。医院是全国肿瘤专科联盟、中国肿瘤防治联盟和中国民族医药学会科普分会成员单位，在国内率先组建了中国西部及西北五省中医药肿瘤防治联盟，先后牵头在全省范围内组建了23个肿瘤亚专业委员会，与省内90余家医疗机构组建专科联盟，并指导市（州）成立了14个市级肿瘤专科联盟，通过技术协作、人才带教、巡回医疗、双向转诊、分级诊疗等方式，带动基层医疗机构不断提升肿瘤防治能力。

覆盖全省的医疗联合体系。医院积极筹划组织，与甘肃省14个市州的90余家医疗机构组建了医疗联合体，建立了全面协作关系，为基层肿瘤患者提供全程、便捷、规范的优质医疗服务。同时与甘肃省第二人民医院、兰州市第二人民医院、兰州市七里河区人民医院、兰州市七里河区敦煌路社区卫生服务中心组建了兰州城区肿瘤性疾病紧密型医联体，搭建起了省、市、区、社区四级医疗联合服务平台，最大限度满足人民群众的医疗、保健、康复等健康需求。

健全完善的肿瘤防控网络。挂靠医院成立的甘肃省癌症中心，是西北地区最早的省级癌症中心。中心建立了甘肃省肿瘤登记信息平台和早诊早治技术平台，实现癌症筛查和早诊早治数据网报；建立了以医院为基础的肿瘤病例信息监测体系，搭建起了甘肃省癌症临床诊疗和随访管理信息数据采集数字化平台，整合甘肃省肿瘤登记、癌症筛查、临床诊疗及随访管理等多方信息监测资源，建立癌症大数据库，为健康甘肃建设提供有力的数据支撑。

成绩卓著的科学研究成果。承担并完成"十一五"和"十二五"国家科技攻关计划、国家"973"计划项目子课题项目。近5年，共获得各类科研立项135项；获得各类科技成果奖励51项，发表论文696篇，其中SCI 81篇；主编及参编出版专著62部，获批专利26项。培养放射治疗、中西医结合博士研究生及肿瘤外科、肿瘤内科、中西医结合、血液科、生物医学硕士研究生200余人。

共赢的国际国内协作团体。积极拓展国内外学术交流与科技合作平台，与中国医学科学院肿瘤医院、复旦大学肿瘤医院、北京大学肿瘤医院、国家癌症中心、中国中医科学院广安门医院、北京中医药大学东直门医院、天津中医药大学中医学院、甘肃中医药大学等机构建立协作关系，有效推动学科发展，人才培养和技术提升步入快车道。与国际医学物理学组织、法国西部肿瘤研究所、美国哈佛大学、法国巴黎居里肿瘤研究所、美国南佛罗里达大学医学院、美国耶鲁大学肿瘤医院、美国费城德雷克塞尔大学医学院、加拿大麦吉尔大学、新西兰中医学院、匈牙利中医药中心等国际知名大学研究机构进行学术交流，签订合作协议，在人员互访交流学习、肿瘤基础与临床研究、中医药研究与推广应用等方面展开合作，有效推动医院业务交流向国际化发展。

省内一流的一院一刊一所。甘肃省医学科学研究院是省内最大规模医学科研院所。创刊于1982年的《甘肃医药》杂志是省内最早的医学学术期刊，多年来，始终坚持学术性、科学性、实用性和创新性原则，面向全国征稿，以科学、严谨、求实、创新的精神惠及广大读者，树立并巩固了医院的学术地位和社会影响力，取得良好的社会效益。成立于1986年的甘肃省医学情报研究所，是省内最早的医药卫生科技查新咨询单位，是科技、卫生健康等管理部门确认的医药卫生科技项目查新咨询单位，填补了甘肃省医学信息学新学科空白，为推动全省乃至全国的医学情报专业发展做出了巨大贡献。

重离子临床应用研究基地。自20世纪90年代起，甘肃省肿瘤医院、甘肃省医学科学研究院与中科院兰州近代物理研究所联合,开展重离子治癌的基础研究和动物实验。2007年医院依托重离子加速器国家实验室,与中科院兰州近代物理研究所合作,在前期研究基础上,进行重离子治疗肿瘤的生物学效应、分子水平机制和临床应用研究,先后开展103例浅部、深部肿瘤的碳离子束治疗,取得了一定的临床和基础研究成果,填补了中国重离子束治疗肿瘤的空白,使中国成为世界上第四个开展重离子治癌的国家。《重离子束治疗人体浅表肿瘤的基础及临床研究》获得2008年甘肃省科学技术进步一等奖。近年来,又与甘肃武威重离子医院合作,联合开展了重离子治疗恶性肿瘤临床试验及标准制定等工作,推动了国产治癌高端设备的临床应用工作。

防癌抗癌引领的一会一部。成立于2005年的抗癌协会,是具有独立法人资格的群众性、公益性民间非营利性社会团体,汇聚甘肃省从事肿瘤防治工作的科技、临床、医技、护理人员和热心抗癌事业的各界人士,长期致力于全省癌症防治和康复,先后成立了18个专业委员会和2个青年委员会,对全省肿瘤科技事业的进一步发展做出了重要贡献。同年成立的防癌抗癌俱乐部,是一支群众性、公益性的抗癌组织,汇聚医护志愿者、抗癌明星、患者、家属以及社会热心人士等各界力量,帮助病友远离孤独、自救互助、自强不息,通过定期举办保健、康复、心理、饮食等方面的知识讲座、专家咨询及病友交流会,对癌症患者的康复发挥了积极的作用。

经过多年的不懈努力,医院的精神文明建设得到了国家文明办的肯定,2012年被授予全国文明单位,并连续三次复评均顺利通过。同时,医院的学术地位也得到了行业肯定,医院是中华医学会肿瘤学分会副主委单位、中国中西医结合学会肿瘤学及血液学专业委员会常委单位、中华中医药学会肿瘤学及血液学专业委员会副主委单位、甘肃省医学会及甘肃省医院协会肿瘤专业委员会主委单位、甘肃省医学会检验专业委员会主委单位、甘肃省中西医结合学会肿瘤专业委员会主委单位、甘肃省肿瘤防治联盟主席单位及甘肃省抗癌协会理事长单位等10余个协会主委单位。以上特色和优势,能为广大人民群众提供优质、安全、高效、便捷、连续的肿瘤医疗和健康服务,并能为健康中国及甘肃建设做出应有的贡献。

我国新时期卫生与健康工作方针是"以基层为重点,以改革创新为动力,预防为主,中西医并重,将健康融入所有政策,人民共建共享"。众所周知,西医对于亚健康、亚疾病状态,检测不到明确的指标,缺乏有效的对策;中医注重临床症状,即使对于亚健康、亚疾病状态,也具有相应的理论和辨证治疗手段。对于肺癌的防控和康复,西医尚缺少有效手段,而中医的综合调理则能显示出很多优势,能够有效防控疾病并加速康复。中医药在对肺癌的疾病干预、积极预防、辨证治疗、切断疾病发展演变方面,有很多行之有效的办法,具有独特的优势,这些优势是通过普及健康知识、参与健康行动、提供健康服务、完善健康保障、推行健康管理、发展健康产业等方式而实现的。鉴于此,我们在多年工作的基础上,结合本地区、本单位的特色及优势,建立了"甘肃省肿瘤医院中西医结合肺癌综合防治体系",对肺癌患者及健康人群、亚健康人群提供闭环式的健康管理、健康促进模式,经实际应用,取得了明显的成效。现归纳总结如下。

一、机构

甘肃省肿瘤医院
甘肃省中西医结合肿瘤医院
甘肃省医学科学研究院
甘肃省癌症中心

二、宗旨

三个并重 {
预防与治疗并重
临床与科研并重
中医与西医并重
}

三、任务

坚持预防为主,防先于治,防重于治,防治结合,中西医并重,加强肿瘤防治体系建设,提高肿瘤防治能力,遏制肺癌及其他恶性肿瘤高发态势,降低肺癌及其他恶性肿瘤疾病负担,保护和增进群众健康,促进经济社会可持续发展,创建肺癌及其他恶性肿瘤规范化诊疗示范医院。

四、体系

肺癌
患者 {
病前——预防
病中——诊治
病后——康复
}

目标 {
省内领先
西北一流
国内知名
国际有一定影响
}

第一节　病前康复

一、服务人群

{
重点人群:甘肃省2600万
辐射人群:西北五省(区)乃至全国
}

二、早诊早治(甘肃省癌症中心、甘肃省肿瘤防治办公室)

1.宗旨

健康人群
肺癌患者 {
健康宣教与促进
肺癌筛查与登记
肺癌早诊与早治
肺癌预防与控制
}

2.任务

推行全省肺癌预防控制——三级预防

实行全省肺癌动态监测——动态监测

进行全省肺癌病因研究——病因研究　　监控管理因素

落实健康教育健康促进——健康教育　　降低风险水平

指导肺癌患者及时就医——合理就诊　　延缓疾病进程

建立全省肺癌随访平台——随访制度　　提高生命质量

提供肺癌防治咨询服务——专家咨询

健全全省肺癌健康档案——健康管理

创建肺癌防治示范基地——示范带动

3.基础

三个平台

- 甘肃省肺癌防治多中心协作体系平台
- 甘肃省肺癌登记信息平台
- 甘肃省肺癌筛查及早诊早治研究技术平台

4.目的

- 提高全民肺癌防治意识
- 有效遏制肺癌高发态势
- 推动防治工作全面发展
- 提供肺癌防治政策依据

三、防癌抗癌（甘肃省防癌抗癌俱乐部）

1.任务

健康人群
肺癌患者

- 健康宣教
- 科学普及
- 专题讲座
- 大型义诊
- 专家咨询
- 经验交流
- 心身治疗
- 指导就医

2.途径

（1）固定模式

- 世界癌症日（2月4日）
- 学雷锋日（3月5日）
- 妇女节（3月8日）
- 全国肿瘤防治宣传周（4月15日~21日）
- 劳动节（5月1日）
- 护士节（5月12日）
- 世界无烟日（5月31日）
- 儿童节（6月1日）
- 兰州市国际马拉松赛（每年6月举办1次）
- 医师节（6月26日）
- 重阳节（农历九月初九日）

教师节（9月10日）
防癌抗癌俱乐部活动日（每月至少1次）
积极早行动健康讲堂（每月至少1次）
医院健身文化节（每年至少1次）组织大合唱（歌咏健身）
康复韵律操（运动康复）
太极拳比赛（运动健身）
兰州市七里河区"万人健步行"活动（每年1次）

(2)机动模式

多点执业
下乡支农
健康扶贫
卫生援藏
乡村振兴

各种公益活动及志愿者者活动
　　进社区
　　进家庭
　　下基层
　　进企业
　　进机关
　　进学校
　　……

组织抗癌明星
　　参加活动
　　经验交流

……

(3)其他形式

举办肺癌健康宣教讲座
编印发放肺癌科普资料
举办大型肺癌义诊咨询

抗癌明星经验交流
　建立微信群
　　医患互动
　　患者交流
　　家属交流
　召开座谈会
　举办联谊会
　　文艺表演
　　文学创作
　　手工制作
　　琴棋书画
　　吹拉弹唱
　　明星评选
　　……
　举办心理咨询职业培训
　进行心理咨询心理治疗

3.目的

> 倡导健康生活方式方法
> 提升全民肺癌防治意识
> 指导肺癌患者合理诊治
> 有效遏制因病返贫致贫

四、三大中心（治未病中心、综合康复中心、营养膳食中心）

1.目的

健康人群
肺癌患者

> 进行肿瘤相关健康体检——健康体检
> 结合结果进行生活指导——生活干预
> 进行中医九种体质辨识——体质辨识
> 结合体质提出养生建议——养生指导
> 建立健康档案定期随访——跟踪管理
> 进行健康咨询健康评估——专业指导

2.方法

健康人群
肺癌患者

> 未病养生　重在预防（治其未生）
> 欲救其萌　防微杜渐（治其未成）
> 适时调治　防其发作（治其未发）　进行
> 已病早治　防其传变（治其未传）
> 瘥后调治　防其复发（瘥后防复）

> 健康咨询评估
> 生活干预调理
> 随访管理服务

3.措施

饮食、起居、膏方、药膳、足浴、针刺、艾灸、推拿、按摩、贴敷、熏蒸、耳穴、拔罐、刮痧、运动、音乐、娱乐、健康韵律操、太极拳、八段锦、真气运行、气功……（绿色、健康、环保、安全、有效）

4.内容

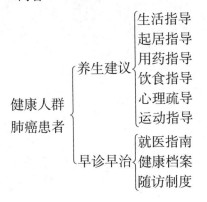

健康人群
肺癌患者

养生建议

> 生活指导
> 起居指导
> 用药指导
> 饮食指导
> 心理疏导
> 运动指导

早诊早治

> 就医指南
> 健康档案
> 随访制度

五、多点执业

1.设点(分布于省内14个地州市)

紧密型医联体——甘肃省第二人民医院（甘肃省中西医结合医院）、兰州市第二人民医院、兰州市七里河区人民医院、兰州市七里河区敦煌路社区服务中心

业务协作单位——14个地州市（人民医院、中医医院、妇幼保健院）86个二级以上医院（县医院、县中医院、县妇幼保健站）

业务合作单位——庆阳市中医医院、宁县第二人民医院、岷县中医院

定点执业单位——临夏州7县1市

健康扶贫点——甘南州迭部县、临夏州康乐县

脱贫攻坚点——平凉市静宁县、白银市景泰县

卫生支农点——天水市清水县、武威市古浪县、甘南州碌曲县

厂矿医院——504厂职工医院

兰州市社区卫生服务中心——504厂社区、万里厂社区

兰州市中西医结合医院

兰州市肺科医院

大型乡镇中心卫生院——宁县和盛医院

……

2.形式

固定模式

多点执业

组团式不定期多点执业——各业务协作单位

建立分院定期多点执业 { 甘肃省肿瘤医院陇东中西医结合分院
甘肃省肿瘤医院岷县分院

3.内容

健康人群
肺癌患者 {
开展健康宣教
举办专家讲座
编印发放资料
组织大型义诊
蹲点指导防治
查房会诊手术
免费培训人员
帮建肿瘤专科
网络信息指导

六、宣传阵地

1.任务

健康人群 $\left\{\begin{array}{l}\text{利用媒体宣传阵地　开设健康教育栏目}\\\text{播放刊载保健知识　举办多种公益活动}\\\text{增强肺癌防治意识　提升公民健康素养}\\\text{信息处理共享反馈　引导患者正确就医}\end{array}\right.$
肺癌患者

2.平台

传统媒体 $\left\{\begin{array}{l}\text{健康报}\\\text{中国中医药报}\\\text{甘肃日报}\\\text{甘肃经济报}\\\text{兰州晨报}\\\text{兰州日报}\\\text{兰州晚报}\\\text{甘肃电视台}\\\text{兰州电视台}\\\text{甘肃卫生与人口}\\\text{甘肃医药}\\\text{医院各种宣传册}\\\text{······}\end{array}\right.$

新型媒体 $\left\{\begin{array}{l}\text{院网}\\\text{弹窗}\\\text{微博}\\\text{微信}\\\text{甘肃省卫健委网站}\\\text{兰州新闻网}\\\text{每日甘肃网}\\\text{互联网}\\\text{新华网}\\\text{人民网}\\\text{医院大屏幕}\\\text{科室易企秀}\\\text{病区宣传电视}\\\text{······}\end{array}\right.$

3.模式

固定模式 $\left\{\begin{array}{l}\text{宣传品}\\\text{就诊卡}\\\text{体检卡}\\\text{义诊}\\\text{······}\end{array}\right.$

借势模式
造势模式 ｛ 细分市场
准确定位
因势利导
及时切入
捕捉热点
掀起高潮
医患互动
品牌拓展

4.目的

｛ 传播肺癌健康知识
落实肺癌干预措施
降低肺癌高发态势
遏制肺癌因病返贫

七、对外交流

交流单位 ｛ 加拿大蒙特利尔犹太总医院
美国中医公会、美国加州中国医学研究院
法国西部肿瘤研究所
新西兰中医学院
匈牙利岐黄中医药中心
马达加斯加肿瘤中心
澳大利亚传统医学中心
……

八、学术团体

1.平台

综合类 ｛ 中华医学会肿瘤学分会——副主委单位
中华中医药学会血液病专业委员会——副主委单位
中华中医药学会肿瘤专业委员会——副主委单位
中国肿瘤防治联盟——甘肃省联盟主席单位
中国肿瘤联盟——甘肃省联盟主席单位
甘肃省抗癌协会——理事长单位
中国中医药肿瘤防治联盟——常委单位
中国西部中医药肿瘤防治联盟——共同主席单位
中国西北部中医药肿瘤防治联盟——共同主席单位
甘肃省病理质量控制中心——主任单位
甘肃省肿瘤放射治疗质量控制中心——主任单位
甘肃省医学会检验专业委员会——主委单位
甘肃省肿瘤医疗质量控制中心——主任单位
甘肃省医学会肿瘤专业委员会——主委单位
甘肃省医院协会肿瘤专业委员会——主委单位

综合类 {
甘肃省肿瘤防治办公室——主任单位
甘肃省防癌抗癌俱乐部——主任单位
甘肃省中西医结合学会肿瘤专业委员会——主委单位
甘肃省中西医结合学会血液病专业委员会——主委单位
甘肃省中医药学会肿瘤专业委员会——副主委单位
甘肃省中医药学会血液病专业委员会——主委单位
甘肃省抗癌协会淋巴瘤专业委员会——主委单位
甘肃省重点科研院所——甘肃省医学科学研究院
兰州大学附属肿瘤研究中心
甘肃省癌症中心
……
}

肺癌类 {
国家癌症中心、中国医学科学院肿瘤医院胸部肿瘤专科医联体——成员单位
中国肿瘤防治联盟甘肃省联盟中西医结合肺癌防治联盟——主席单位
甘肃省Ⅲ期肺癌诊疗中心——主任单位
甘肃省省级重点专业学科——呼吸肿瘤内科、肿瘤放射治疗——主任单位
}

2.内容

{
举办学术会议　开展学术交流
壮大防治队伍　进行辐射带动
行多中心协作　建大数据平台
增强科研能力　提高临床疗效
科学普及推广　正确防癌抗癌
促进学术进步　保障人类健康
}

第二节　病中康复

一、目标

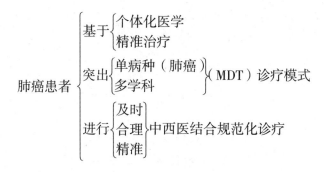

二、基础

甘肃省肿瘤医院、甘肃省中西医结合肿瘤医院、甘肃省医学科学研究院（职能：预防、诊断、治疗、科研、教学、康复、健康教育……）

- 3个省级临床医学中心
  - 肿瘤放射治疗
  - 肿瘤分子病理诊断
  - 头颈肿瘤外科

- 12个省级重点学科及专业
  - 血液内科
  - 医学影像
  - 头颈外科专业
  - 乳腺科专业
  - 妇科肿瘤专业
  - 肿瘤分子病理诊断专业
  - 肿瘤内科专业
  - 胃肠肿瘤外科专业
  - 消化肿瘤内科专业
  - 呼吸肿瘤内科专业
  - 骨与软组织肿瘤专业
  - 肿瘤介入治疗专业

- 3个省级重点中医药专科
  - 中西医结合科
  - 中西医结合血液病科
  - 中西医结合消化病科

- 5个研究中心
  - 转化医学研究中心
  - 医学生物技术研究中心
  - 分子生物学研究中心
  - 药物研究所
  - 肿瘤流行病研究中心

- 1所1部
  - 医学情报所
  - 《甘肃医药》编辑部

- 2个中心 1个基地
  - 甘肃省癌症中心
  - 甘肃省中西医结合肿瘤防治中心
  - 甘肃省肿瘤医师规范化培训基地

三、内容

肺癌患者
- 学科建设为龙头——专业学科 省内第一
- 科技创新为引领——科学研究 功能检查
- 功能检查为保障——手段多样 实力雄厚
- 病理诊断为支撑——精准诊断 省内领先
- 化学治疗为基础——基础扎实 方案先进

多途径 多层次 多渠道 多靶点

整体综合 精准诊疗

四、方法

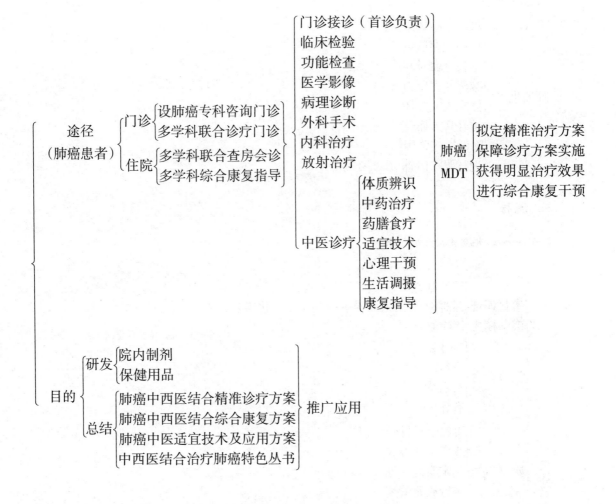

第三节　病后康复

一、基础

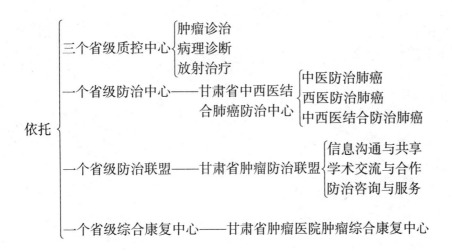

二、目标

$$\text{肺癌患者}\begin{cases}\text{巩固治疗效果}\\\text{提高生存质量}\\\text{延长生命时间}\\\text{减轻心理压力}\\\text{体现人文关怀}\\\text{减轻病人痛苦}\\\text{降低医疗费用}\\\text{进行跟踪访查}\end{cases}$$

三、流程

（一）一般肺癌患者病后康复

$$\text{健康教育康复指导}\begin{cases}\text{遵循循证医学模式}\begin{cases}\text{因地制宜}\\\text{因时制宜}\\\text{因病制宜}\end{cases}\text{因人而异——制定个体化康复计划}\\[2pt]\text{健康教育}\begin{cases}\text{有计划}\\\text{有组织}\\\text{有系统}\\\text{有评价}\end{cases}\\[2pt]\text{康复指导}\begin{cases}\text{明确生活目标}\\\text{改变生活方式}\\\text{制定康复计划}\\\text{进行康复锻炼}\\……\end{cases}\\[2pt]\text{饮食康复}\begin{cases}\text{药膳食疗}\\\text{营养支持}\end{cases}\\[2pt]\text{运动康复}\begin{cases}\text{康复韵律操}\\\text{太极拳}\\\text{八段锦}\\\text{真气运行}\\\text{气功}\\\text{功能锻炼}\\……\end{cases}\\[2pt]\text{音乐康复}\begin{cases}\text{五音疗法}\\\text{音乐舒缓疗法}\\……\end{cases}\end{cases}$$

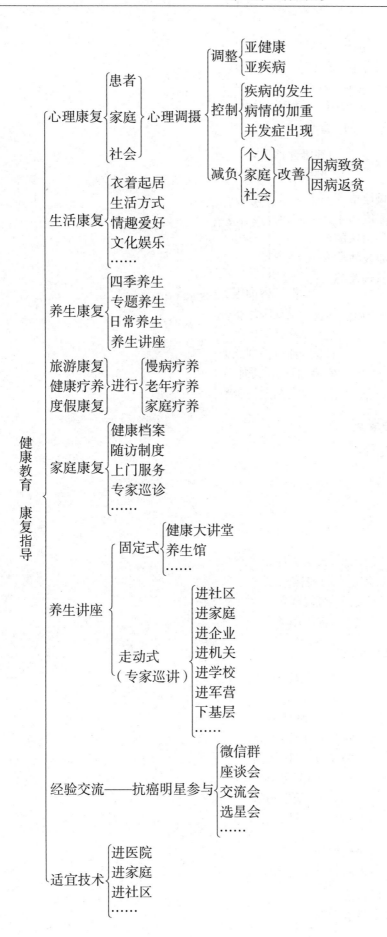

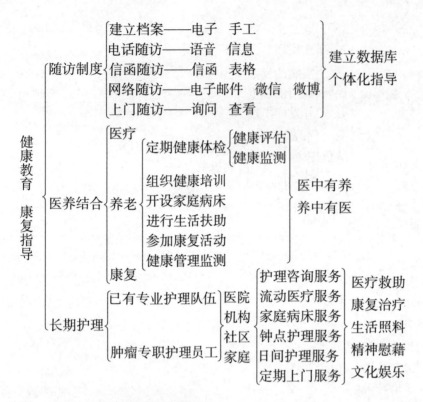

随访制度
- 建立档案——电子 手工
- 电话随访——语音 信息
- 信函随访——信函 表格
- 网络随访——电子邮件 微信 微博
- 上门随访——询问 查看

建立数据库
个体化指导

健康教育 康复指导

医养结合
- 医疗
  - 定期健康体检
    - 健康评估
    - 健康监测
- 养老
  - 组织健康培训
  - 开设家庭病床
  - 进行生活扶助
  - 参加康复活动
  - 健康管理监测

  医中有养
  养中有医
- 康复

长期护理
- 已有专业护理队伍
- 肿瘤专职护理员工

医院
机构
社区
家庭
- 护理咨询服务
- 流动医疗服务
- 家庭病床服务
- 钟点护理服务
- 日间护理服务
- 定期上门服务

医疗救助
康复治疗
生活照料
精神慰藉
文化娱乐

(二)特殊肺癌患者病后康复

止痛治疗
- 肿瘤疼痛规范化管理
- 止痛中心

姑息治疗
- 癌症止痛
- 心理舒缓
- 以人为本
- 私人定制

临终关怀
- 医院临终关怀(病房)
- 家庭临终关怀(居家)

人文关怀
自身需求
减轻痛苦
善终服务

(三)其他疾病病后康复模式

健康教育 康复指导

建立肿瘤患者客服中心
- 双向转诊
- 急慢分治

寻医问药
电话咨询
邮件咨询
网络咨询
送医送药
煎送中药
配送药膳
健康档案

培训肿瘤专职护理员工
- 疾病护理
- 生活照料

穿戴健康管理
- 综合现代科技
- 融合多个科学

生活方式指导 ┤
　戒烟戒酒
　衣食住行
　劳动工作
　休息娱乐
　社会交往
　待人接物
　……

合理用药指导 ┤
　合理科学用药
　治疗肿瘤药物
　其他疾病用药
　药膳食疗应用
　……

进行健康管理（健康监测）┤
　监测多项健康指标
　融合 ┤
　　多媒体
　　微传感
　　柔性屏幕
　　GPS定位
　　虚拟现实
　　生物识别（微场景）
　　……
　结合 ┤ 移动互联网 ┐
　　　　大数据平台 ├ 随时随地对人体各种信息平台 ┤ 处理 共享 反馈 ┤ 实现个体化健康状况的管理
　　　　…… ┘

针对肺癌患者 ┤
　保健药枕
　保健药茶
研发保健用品 ┤
　保健饮品
　保健膳食
　……

肺癌患者特需门诊 ┤ 普通人群 特需人群 ┤ 咨询——诊疗 保健——指导 养生——康复

开展肺癌患者健康咨询 ┤
　专家诊室咨询指导
　上门服务现场指导
　信函邮件咨询指导
　电话信息咨询指导
　微医网络咨询指导
　医院官网咨询指导
　……

充分应用远程会诊系统 ┤ 国内外（内外联动） 省内外（上下联动）

健康教育　康复指导

四、方法

肺癌患者 {
建立综合康复基地
培训专业康复人员
进行专业技术指导
辐射带动社区家庭
减轻患者经济负担
充分体现精准扶贫
}

办班培训 {
心理卫生
公共营养
健康管理
适宜技术
药膳食疗
综合康复
} {
全省中西医结合
肺癌防治培训班
}

肺癌患者
三级康复 {
医院——精准诊断　精准治疗
社区——分级诊疗　康复指导
家庭——健康体检　综合康复
} {
首诊负责
分级诊疗
双向转诊
}

第二章 综合康复

《"健康中国2030"规划纲要》指出："拓展中医医院服务领域,为群众提供健康咨询评估、干预调理、随访管理等治未病服务。鼓励中医医疗机构、中医医师为中医养生保健机构提供保健咨询和调理等技术支持。"

经典的肺癌治疗模式,是运用各种治疗手段以达到无癌状态,最大限度地延长肺癌患者的生存期。这种认识造成对许多肺癌患者进行了不必要的治疗。实际上,肺癌的致癌作用和治癌过程是一个有逆转可能的连续统一体。换一个角度来看,目前肺癌临床所采用手术治疗,高强度的放、化疗,以及分子靶向治疗、免疫治疗等,都属于一种过度的治疗,会损害机体的正常反应性,破坏机体内环境平衡,致使已失衡的机体调控作用更加恶化。可见,有效的治疗并不一定需要肿瘤的完全消失,治疗肺癌最重要的是机体的反应性。临证所见,肺癌患者经手术等所谓的充分治疗后仍无法避免复发转移,正是该思想最好的体现。因此,中医对肺癌的综合康复,一方面是为了矫正这些偏颇的、过度的治疗;另一方面,是全面调节身体内环境的平衡,改善或减轻癌变过程中机体的调控失常,为宿主对肺癌的控制功能重新建立提供条件。此外,改善和提高肺癌患者的生活质量和生存质量,也是中医肺癌综合康复的重要目标。

鉴于此,我们集多年临床工作经验,结合所在医疗机构的实际状况,制定了肺癌中医综合康复方案及具体方法。分述如下。

第一节 基本概述

一、康复医学与肿瘤康复医学

(一)康复医学

康复医学是医学的一个重要分支,是综合、协调地应用各种措施,促进病、伤、残者康复的医学。康复医学研究有关功能障碍的预防、评定、处理(治疗、训练)等问题。康复医学不同于预防医学、临床医学和保健医学,被称之为"第四医学"。康复医学主要面向由于损伤以及急、慢性疾病和老龄带来的功能障碍者和先天发育障碍者。康复医学强调功能上的康复,而且强调全面康复,使患者不但在身体上,而且在心理上和精神上也得到康复,其着眼点不在于保存伤残者的生命,而在于恢复其功能。

(二)肿瘤康复医学

肿瘤康复医学是康复医学与肿瘤学相交叉的一门新兴边缘学科。Cromes把肿瘤康复定义为:在疾病及其治疗的影响下,帮助肿瘤患者自己最大限度地获得躯体、社会、心理和职业能力,Mellette SJ将肿瘤康复概括为"癌症康复是人们能够在疾病或治疗有限范围内尽可能充实和有效地活着的一个过程。强调人的生命和身体因素的社会心理学和就业问题。既适用于转移癌的病人,也适用于无残余癌的病人,包括防止伤残和减少功能缺陷的影响",他强调"我们对癌症病人关怀的注意力不但放在他们的存活上,而应注重他们身体上的、情绪上的、社会的、就业的功能和能力"。肿瘤康复是世界卫生组织综合性癌症控制任务中的重要一环(综合控制任务包括预防、早期发现、诊断和治疗、康复和姑息治疗)。

在我国,达成的共识认为"预防、治疗和康复"是癌症防治研究工作的三大部分,缺一则不能称之为完整的癌症防治工作。肿瘤康复应贯穿于"诊断—治疗—治疗后—终末期—死亡后家属的支援"这一全过程。肿瘤康复具有一定的复杂性,是一门多学科协作医学,除了临床肿瘤学,还涉及医学心理学、伦理学、社会学、营养学、运动医学等诸多方面。

随着肿瘤学的发展,康复的目标分为重建、支持、姑息和预防。重建治疗可使患者的功能达到或基本达到疾病前的水平;支持治疗是使患者的功能障碍减少、永久性畸形得到代偿;姑息治疗用于去除或减轻晚期患者的并发症,特别是疼痛,由于肿瘤可导致不同类型的功能障碍,当前的康复不仅有围绕多学科参与的医院康复,而且有急性治疗、亚急性康复、门诊康复和家庭保健。另外,由于疾病的发展,成功的康复取决于对功能障碍的及时识别,根据患者的个体情况和需求选择个体化的康复治疗方案。

二、中医康复医学与中医肿瘤康复医学

中医学最早使用了"康复"一词。《尔雅·释诂》云:"康,安也。"《尔雅·释言》亦云:"复,返也。"即康复为恢复平安或健康。

(一)中医康复医学

中医康复医学是在中医学理论指导下,研究康复医学理论、医疗方法及其应用的一门学科。具体地说,康复医学是一门以中医基础理论为指导,运用调节情志、娱乐、传统体育、沐浴、饮食、针灸推拿、中药等多种方法,对病残、伤残诸证,老年病证、恶性肿瘤及热病诸证等的病理特点,进行辨证康复的综合应用学科。

中医康复医学的目标在于使患者机体上、功能上的缺陷得以改善或恢复正常,帮助他们最大限度地恢复生活和劳动能力,使病残者能够充分参与社会生活,同健康人一起共同分享社会和经济发展的成果。

(二)中医肿瘤康复医学

中医肿瘤康复医学是以中医理论为基础,通过各种治疗手段,使肿瘤患者最大限度地恢复健康,回归社会、享受生活。它以整体观念为基本思想,以阴阳五行为理论依据,以脏腑经络为理论核心,以辨证康复为学术特色,以提高患者生存质量为目的。中医肿瘤康复治疗的临床应用范围广泛,包括采用中医中药、心理干预、饮食调养、运动疗法等综合康复手段针对各阶段各病种恶性肿瘤开展术后康复、放化疗期间康复、长期巩固治疗与康复等。其康复形式归纳为:与手术、放疗、化疗配合治疗;术后及放疗、化疗后的康复治疗;防止复发、转移的巩固治疗等。肿瘤患者普遍存在虚损的现象,因此,"扶助正气"应贯穿肿瘤康复治疗的全过程,即所谓"养正积自消"。此外,中医肿瘤康复与七情、饮食、劳逸也密切相关。突然、强烈或长期的情感刺激、饮食不节、劳逸过度,均能使脏腑气机紊乱,从而引发疾病,因此,除了补养药物以外,七情、饮食、劳逸的调节和运动康复也是中医肿瘤康复的重要内容。

第二节　理论基础

中医肿瘤康复医学是以中医基础理论中的整体观念为基础,强调康复的整体性和辨证康复的理念,最终达到未病先防和已病防变的目的,"扶正"治疗应贯穿康复的始终。

一、整体康复

(一)人体自身的整体性

中医学认为,人体是一个以心为主宰,以五脏为中心,通过经络系统把五脏六腑、五官九窍、四肢百骸联系成为协调、统一的整体。这一思想对中医肿瘤康复具有指导意义。按中医学观点,心主神明,既有精神、意志、思维活动功能,同时它又可因过度的情志波动而患病。正如《灵枢·口问》所云:"心者,五脏六腑之主也。故悲哀忧愁则心动,心动则五脏六腑皆摇。"由此可见,关于精神因素与疾病的关系,中国传统医学曾有其独特的阐释。据不完全统计,肿瘤患者发病前,约有一半患者受到不良情绪方面的打击。近年来,医学界明确共识现代临床医学模式是生物-心理-社会医学模式,尤其是在康复医学中,心理康复占有极为重要的位置,而中国古典医籍对"心"的生理作用、"情志因素"致病的论述丰富多彩。喜怒忧思悲恐惊,七情过激,均可致病。中医康复治疗学还应注意整体调养,如反对过分安逸,强调四肢要适当运动:因脾主四肢,四肢活动能加快脾的运化,使水谷精微得以很好地吸收,进而化生气血,营养全身。以上说明了脏腑与情志、形体之间相互影响、协调统一的整体性,也决定了中医康复应从机体的整体观入手的必然性。

(二)人与自然界相统一

春暖、夏热、秋凉、冬寒是自然界生、长、收、藏阴阳变化的体现。人与天地相参应,人类在长期的进化过程中,也形成了与自然界同步的阴阳变化规律,从而保证机体内环境的协调稳定。因此,康复治疗必须充分利用四时正常气候,促进和维护身体健康。中医学的整体观念强调人的生理活动、病理变化均受自然环境的影响。正如《素问·宝命全形论》所云:"天覆地载,万物悉备,莫贵于人。人以天地之气生,四时之法成。"明确指出人的生长发育与自然界息息相关。因此,在康复治疗中要注意因时、因地制宜。《素问·生气通天论》提出"四时养生"法,认为"但因循四时气序,养生调节之宜,不妄作劳,起居有节,则生气不竭,永葆康宁",皆是这一思想的重要体现。此外,中医学认为人与天地相应,不是消极的、被动的,而是积极的、主动的。人类不仅能主动地适应自然环境,而且能改造自然环境,以利于人体的生存和健康。亦如《寿亲养老新书》所说的"栖息之室,必常洁雅,夏则虚敞,冬则温密"。可见,天人相应整体观,是康复医学的基础理论之一。医生应注意结合四时气候的变化,进行有针对性地康复指导,引导患者养生康复合于自然之道。

(三)人与社会关系密切

人是集自然、社会、思维属性为一体的生物,是社会的组成部分。人能影响社会,社会的变动对人也产生影响。社会环境包括个人在社会中的地位、职业、经济状况、文化程度、语言行为、与亲友或同事等的人际关系,以及整个社会能为康复医疗提供的条件和帮助等方面。个人地位的高下、经济状况贫富的变化、个人欲望的满足与否,以及人与人之间的关系,都直接影响着人体精神活动,产生喜、怒、哀、乐等情志变化,进而影响脏腑气血的生理功能及病理变化。《素问·疏五过论》云:"圣人之治病也……从容人事,以明经道,贵贱贫富,各异品理。"因此,在肿瘤康复综合治疗中,应适当采用心理社会干预法,其目标是改善癌症病人在人际交往中的适应不良,减轻焦虑和担忧,帮助澄清错误的观念和思维方式,减少孤独无助和被人忽视的感觉,克服无助感和绝望感,激发起对生活更美好的渴望和责任感。

二、辨证康复

辨证康复理念是中医学辨证论治特点在中医肿瘤康复学中的具体体现。辨证是决定康复的前提和依据,康复则是根据辨证的结果,确定相应的康复原则和方法,根据临床辨证结果,确定相应的康复医疗原则,并选择适当的康复方法促使患者康复的思想称为辨证康复观。同一种疾病,由于患者体质的差别,致病因素、季节、地区以及疾病阶段、治疗手段等因素的不同,可产生不同的病机变化,从而出现不同的证候。辨证康复时就应辨别不同证候,确定适当的康复原则,选择有效的康复方法。有时在不同的疾病中,会出现相同的或相近似的病理变化,即出现相同的证。如乳腺癌和肺癌都可因情志抑郁表现为局部肿块、时欲叹息、两胁胀痛、心烦易怒、病情随情志波动、脉弦等,进行康复治疗时应侧重帮助患者掌握自我调节情绪的方法,使其涵养精神,保持良好情绪和乐观态度。当患者出现焦躁、悲观、抑郁的情绪时,通过心理疏导或心理技术干预、运动、社交,以及寻求家庭、朋友和社会支持等方法调解情绪,这就是病异证同,可选择相似的心理干预等康复方法。

三、预防为主

中医肿瘤学对癌症的康复遵照"未病先防,已病防变"的原则。《素问·四气调神大论》云:"圣人不治已病治未病,不治已乱治未乱。""夫病已成而后药之,乱已成而后治之,譬犹渴而穿井,斗而铸锥,不亦晚乎。"《诸病源候论》云:"复者,谓复病如初也。"临床上肿瘤的复发、转移往往成为肿瘤患者症状加重、生存质量恶化的转折点。因此,根据肿瘤的转移、复发的病性特点,在中医肿瘤康复学中,强调将"未病先防,已病防变"的原则贯穿到综合康复方法中,除了应用中医药辨证治疗以外,还可采用健康教育、生活指导、随访督查等方法,使癌症患者在康复过程中积极采用中医药、运动、养生、饮食、情志调理等方法预防疾病复发转移。

第三节 康复原则

中医肿瘤康复治疗肺癌是运用中医药减轻和消除肺癌形神功能障碍,促进其身心康复的方法。《素问·异法方宜论》云:"圣人杂合以治,各得其所宜。"采用多种康复手段进行的综合康复治疗肺癌体现了"杂合以治"的原则方法,肺癌是多因素致病,具有病情慢性化、多样化、复杂化的特点,因而越来越显示出中医"杂合以治"的优势。肺癌患者的发病以正虚为本,邪实为标。进入康复期后,正虚往往长期存在,患者大多表现为乏力、神疲、食欲不振、睡眠失调,或因脏腑虚损、功能失调、因虚致实,而兼见痰湿、瘀血、热毒、寒凝等证。故"扶正"仍是中医肺癌康复的治疗大法,以"扶正"为立法之本,通过辨证论治,采用中药补养、形神调摄、饮食调养等方法,逐步促进患者的身心康复。中医肿瘤康复综合治疗肺癌方案中常用的康复方法有:中药康复治疗、针灸推拿康复治疗、中医心理疗法、中医食疗康复、音乐疗法、运动康复疗法、自然沐浴康复治疗等。

一、中药康复

中医学认为,正气旺盛,气血充盈,人体的脏腑功能正常,机体处于平衡状态,是为健康;患肺癌后如能进行积极调治,使身体恢复平衡,便不易出现复发或转移。正如《素问》所云:"正气存内,邪不可干。""邪之所凑,其气必虚。"如机体正虚,则病生传变,可促进肿瘤的发展、转移。《灵枢·百病始生》云:"虚邪之中人也……留而不去,则传舍于络脉。""留著于脉,稽留而不去,息而成积。或著孙脉,或著络脉……或著于肠胃之募原,上连于缓筋,邪气淫泆,不可胜论。"可见机体正气的虚弱或不足是造成肺癌的发生、发展与转移的关键因素。另一方面,"余毒未清"也是肺癌转移的原因。癌毒内积日久伤及脏腑功能,再因手术、放疗、化疗等治疗,进一步损伤人体正气,往往造成正虚加重或持续存在,因此,扶正是肺癌中药康复的基本大法。

在康复期间,在辨证论治的基础上采用中药康复治疗,可以有效改善肺癌患者的虚损情况,减轻临床症状,提高生存质量,随着体质的改善,可以降低复发转移的风险,进而延长生存期。因此,中药康复是肺癌综合康复治疗中的重要手段,从给药方法上可大致分为内治、外治两大类。

(一)中药内治

中医认为"正不抑邪"是肺癌复发转移的关键,肺癌患者经过放化疗、手术等治疗后,并不能保证体内肿瘤都被清除,加之治疗后机体免疫能力的减弱,身体内正邪依旧在对峙,当残余的肿瘤致病力胜出,疾病发展,可出现肿瘤的复发、转移。所以,在肺癌患者的康复期,服用中药扶正祛邪,增强身体免疫能力,抵抗肿瘤的复发转移。针对肿瘤病机多"虚实夹杂,以虚为主"的特点和中医"养正积自消"的理论,通过医生察色按脉,结合患者病情、体质特点、时令季节等多种因素,采用中药膏剂对肺癌患者进行辨证调补是一种便捷有效的调养方式。膏方又称"煎膏""膏滋",是最古老的中药剂型之一。膏方是在中医理论指导下,以辨证论治为基础,根据病人的体质和病情等综合情况精心组方,是在大型复方汤剂的基础上,反复煎煮,去渣取汁,后掺入某些辅料而制成的一种稠厚状半流质或冻状剂型,是一种具有高级营养滋补和治疗预防综合作用的成药。按照气血阴阳和脏腑虚损的不同,可分别在辨证论治的基础上制定具体的"扶正"治则。

肺癌患者以虚证为多,并常兼有痰瘀郁阻,故药物内治亦常在补益法的前提下,适当配合疏通祛邪之法,即"扶正祛邪"是肺癌患者中药康复治疗的大法。其次,病人不仅有形体之伤,而且伴神情之损,药治当形神兼顾。再者,肺癌康复期患者多久病,往往非旦夕而能毕其功。辨证准确、遣方用药得当是治疗有效的前提,在治疗有效的前提下应坚持守方,切忌朝令夕改,信手更方。此外,许多煎剂可依法制成丸散膏丹剂,以中成药的形式服用,起到缓缓收功之效。

(二)中药外治

药物外治是针对肺癌患者的具体病情,选择有关的中草药经一定的炮制加工后,对患者全身或病变局部,或有关穴位施以敷贴、熏蒸、烫洗、熨敷等。其应用于康复医疗主要有以下三个方面:

1.膏药疗法

膏药古称"薄贴"。现代的膏药制法又有多种,如软膏、水蜜膏、硬膏、橡皮膏等,用于康复医疗,主要可分为两类。一是调理脏腑虚实类。这类膏药具有补虚扶弱,或祛除病邪,以协调脏腑气机,消除阴阳偏盛偏衰而恢复脏腑功能的作用。如肺癌属肺热咳嗽者,有人研制出清肺膏。二是减轻疼痛。癌性疼痛目前治疗遵循WHO止痛三阶梯原则可收到很好的效果。但无论解热镇痛药还是阿片类药物,长期使用都有很大的副作用,辅以膏药外贴,可以提高止痛效果,减少不良反应的发生。如临床报道较多的双柏水蜜膏外敷,无论对于内脏痛还是经络、骨关节痛都有很好的止痛效果。

2.熏蒸药浴疗法

熏蒸药浴疗法是利用中药煎煮后所产生的温热药气熏蒸肺癌患者身体,以达到康复目的的一种方法。其通过温热与药气共同作用于患者体表,使毛窍疏通,腠理开发,气血调畅,使郁者得行,而起到散寒、活血化瘀、通络消肿、宣水利湿之作用。

3.外敷药法

肿瘤外敷药法包括肿瘤局部贴敷、穴位贴敷以及针对胸腔积液等肺癌并发症的治疗,通过穴位及经络传导、皮肤透入、黏膜吸收等起作用。外敷药法对肺癌癌性疼痛具有较好的缓解作用。药物组方多以活血化瘀、温经散寒、行气止痛类中药为主,酌加抗癌药,并辅以芳香开窍、辛温走窜的引经药制成。其特点是使用方便、见效快且疗效持续时间长,患者依存性较高。

二、针灸推拿

针灸推拿康复治疗是利用针灸、推拿促使病人身心康复的疗法。它通过对一定腧穴经络进行适当地刺激,以激发经络气血的运行,进而宣通经脉、调和阴阳、协调脏腑、补虚泻实,从而达到祛邪、身心健康的目的。针灸推拿康复治疗的选择,依据疾病及其证候进行。

(一)辨证施术

根据康复辨证的结果,分别施以针灸、推拿的方法。肺癌患者辨证为气血不足者,尤其是放疗、化疗后骨髓抑制明显者,可取脾俞、足三里,采用灸或针用补法以运化水谷,生精化血,并针百会、气海以补气运血。针灸立足于整体功能的调节在改善症状、减轻不良反应、减少术后并发症等方面取得了满意的疗效。治疗肺癌癌痛作用迅速,疗效可靠,无依赖性、成瘾性及戒断性,其针法多样,穴以阿是穴、足三里、三阴交等最常用。缓解放化疗后和术后的不良反应多采用局部用穴、循经取穴,配合辨证取穴,常选取内关、足三里、三阴交、中脘、膻中等。

(二)辨病施术

所患病种不同,康复治疗所施的针、灸、推拿方法也相应有所侧重。

三、心理疗法

中医心理疗法源远流长,丰富多彩,是临床治疗疾病的一种重要手段与方法。

中医学认为形神合一。心理是生命活动的关键、统领。《素问·灵兰秘典论》云:"主明则下安……主不明则十二官危。"心理情志的变异可导致疾病,故而心理情志的调节也可以治疗疾病。常用的中医心理疗法有劝说开导法、移情易性法、暗示解惑法、顺情从欲法等。肺癌康复综合治疗中的心理干预多采用中、西方各类心理疗法和技术手段,根据个体的具体心理问题进行评估、干预,涵盖内容包括个案咨询、团体治疗、音乐治疗、艺术治疗、家庭治疗、催眠等。临床医生可根据患者的情绪、心理特点,注意识别由精神因素导致的失眠、厌食、疲乏等临床症状,可请熟悉肺癌患者心理特点的心理医生或心理师针对不同治疗阶段出现的一般心理问题给予恰当的干预;严重心理问题如谵妄、严重的焦虑症、严重的抑郁症甚至自杀倾向等则需要精神科医生的诊治,必要时应给予药物治疗。

四、食疗康复

目前,随着科学技术的发展,食疗在肿瘤防治方面的研究更为深入,包括对常见肿瘤的饮食禁忌、防癌饮食的品种、饮食方式与肿瘤的关系等方面的内容,通过恰当的饮食疗法促进肺癌病人的康复。平衡膳食对肺癌患者的康复有益,蛋白质、脂肪、淀粉、维生素、矿物质及微量元素等均应合理搭配。肺癌患者的食疗康复应建立在合理的营养评估基础上,可借鉴中医体质学的原理,由临床营养师给予患者营养建议;中医食疗可结合食物本身的性味归经等特性,与膳食进行搭配,以便更好地促进肺癌患者康复。食疗可针对疾病的不同阶段,如术后、化疗期、放疗期、康复期等不同阶段进行有效干预。

五、音乐疗法

音乐具有极强的感染力,不同旋律、节奏、调性和力度的乐曲对人的精神状态有着不同的影响,并能产生相应的移情易性作用。先秦时期,古人已认识到音乐对人们的情感变化能产生某种特殊的效应。将音乐应用于临床治疗在我国有着悠久的历史,如《管子·内业》云:"凡人之生也,必以平正;

所以失之，必以喜怒忧患。是故止怒莫若诗，去忧莫若乐。"《灵枢·邪客》云："天有五音，人有五脏；天有六律，人有六腑……此人与天地相应者也。"将角、徵、宫、商、羽五音分别与肝、心、脾、肺、肾五脏，怒、喜、思、忧、恐五志分别与木、火、土、金、水五行联系在一起，"宫动脾，商动肺，角动肝，徵动心，羽动肾"，五音直接或间接影响人的情绪和脏腑功能，构成了中医颇具特色的"五音疗法"。《史记》云："故音乐者所以动荡血脉，通流精神而和正心也。"就是依据五行相生相克的规律，运用角、徵、宫、商、羽等不同音调采取对症下乐。肺癌患者音乐治疗时，除了要考虑乐曲调性与情志变动的"生克"关系之外，一般情况下充分注意接受治疗者平素的音乐爱好，根据其喜爱的曲调选择合适的曲目更能收到事半功倍的疗效。诸多观察研究表明：癌症患者具有一定的性格、情绪、心理障碍，对癌症的治疗和预后有明显影响。采用音乐治疗能解除肺癌病人心理、情绪障碍，促进病人心身健康。

六、运动康复

在春秋战国时期，就已经出现体育运动被作为健身、防病的重要手段，如《庄子·刻意》云："吹呴呼吸，吐故纳新，熊经鸟申，为寿而已矣。此道引之士，养形之人，彭祖寿考者之所好也。"《吕氏春秋》中明确指出了运动养生的意义："流水不腐，户枢不蠹，动也。形气亦然，形不动则精不流，精不流则气郁。"华佗谓之"动摇则谷气得消，血脉流通，病不得生"。唐代名医孙思邈曾说："人频劳于形，百病不能成。"又说："养生之道，常欲小劳。"神医华佗曾编著"五禽戏"模仿虎、鹿、熊、猿、鸟5种禽兽的动作，以达到强身防病的作用。

随着健康保健知识的普及，人们对运动养生更为重视，尤其是肺癌病人，适当的运动可使中枢神经的兴奋和抑制得到相应调节，从而提高肺癌病人的生存质量。现代研究认为，适当的体育锻炼对肺癌康复有益。适当的运动对改善或稳定生活质量，改善生理功能和心理状态，提高社交能力，减轻肺癌相关性疲劳等均有益处。

运动的基本目的就是"导气令和，引体令柔"（《庄子·刻意》）。基本特点是"动中有静，动静结合"，基本要求是"劳不使极"，"但觉极当息，息复为之"和"人体欲得劳动，但不使极耳。动摇则谷气得消，血脉流通，病不得生，譬犹户枢，不朽是也"（《三国志》）。其运动强度和运动量的评价标准就是"微微出汗而不喘"，临床医生可建议肺癌患者的运动强度以微微出汗，运动疲劳休息后可缓解为度。应告诫患者不能一味追求运动时间而忽略了体能的消耗。运动应因人、因时而宜，应遵循循序渐进的原则，长期坚持方能获益。

由此可见，肺癌康复是肺癌病人在整个医疗过程中不可或缺的一个重要环节，对于巩固疗效、减少肺癌复发与转移、提高患者生活质量和延长生命都具有举足轻重的作用。因此，我们应抱着对肺癌患者高度负责的精神，以当代最先进、科学、全面的康复理念，扎实、有效的康复手段，使患者获得最佳康复效果。这是一项系统工程，需要临床医生、针灸师、心理师、营养师、体能指导师、患者和家属密切配合，还牵涉到政府、社区、康复社团、慈善机构等部门的支持、互动与协调。只有各方思想重视、紧密联系、规范操作，才能使肿瘤康复取得理想效果。

第三章　康复方法

世界卫生组织已经明确指出,癌症是一种生活方式疾病。当前,国际上公认的医学模式是社会-心理-生物医学模式,人类的疾病包括肺癌在内,其病因、病程、治疗、预后等医学过程在很大程度上由社会、环境、心理等因素决定。肺癌的发生是内外合邪,是在自身体质、情志、饮食、生活等多方面的不良刺激后,综合因素共同作用,导致基因变化、细胞病态分裂的结果。康复治疗必须逐一解除发病根本原因,才能从根本上达到康复目标。中医理论认为,肺癌的发病原因并不完全相同,治疗手段迥异。因此,中医康复的方式方法也不尽相同,应主要针对手术后遗症、医源性损伤、带瘤生存者等状况,因人而异地选择应用。20世纪90年代以来,国际上已将癌症患者的生活质量作为临床研究的终点,生活质量将成为全面评价肺癌等恶性肿瘤疗效的重要标准而被推广应用。鉴于此,我们结合临床实践,将肺癌常用的康复方法归纳为肺康复、有氧运动、风险干预、健康教育、居家调养、舒适护理、家庭干预、心理干预、肺癌随访9个方面。

第一节　肺康复

肺康复主要是以运动训练为核心,再加以对患者的健康教育、营养支持和心理干预等为内容的综合性干预方案。肺癌是一个致死率极高的恶性疾病,是全球头号癌症杀手,肺癌的康复是一个长期的过程,患者的病情也会出现稳定—加重—稳定的反复过程。因此,肺癌患者的肺康复需要呼吸专科医师、康复医师、呼吸治疗师、物理治疗师、护士以及心理医师等组成的多学科小组来完成,同时也需要社区医师、全科医师的共同合作,而中西医呼吸专科医师是多学科小组的核心。兹结合工作实际将肺癌患者的肺康复从围手术期、临床治疗间歇期及晚期3方面做一论述。

一、肺癌患者围手术期的肺康复

(一)概念

手术治疗是早期肺癌的首选治疗方式,围手术期是指患者手术前、手术中和手术后的一段时间。随着肺癌早期诊断技术的发展和外科治疗水平的提高,使得越来越多的肺癌患者获得了手术机会,同时合并有慢性阻塞性肺疾病(chronic obstructive pulmonary disease,COPD)和低心肺功能的手术治疗人群增加,由此导致围手术心肺并发症发病率和死亡率增高;此外,行手术治疗肺癌患者,围手术期呼吸道并发症占所有术后并发症的2%~20%,在所有围手术期死亡患者有20%~67%死于呼吸道并发症,尤其是肺部感染。呼吸道并发症是肺癌患者术后面临的主要风险之一,使得患者术后呼吸困难症状增多,运动耐力减弱,从而导致术后生存质量降低。肺癌围手术期肺康复是指通过心肺康复评估,采用多学科和综合的干预,针对性制定并实施心肺康复计划,改善患者的心肺功能,从而改善呼吸困难、提高运动耐力、提高生存质量的一种方法。

（二）评定方法

1.气短、气急症状分级

可结合日常生活能力分为5级（表7-3-1），表7-3-1可同时评定日常生活能力。

表7-3-1　日常生活能力气短临床评定

分级	临床特征
0级	患者有肺气肿，但不影响日常生活，活动无气短
1级	较大量的劳动或运动时有气短
2级	平地步行不气短，较快步行、上坡时气短；同龄健康人不觉气短而自觉气短
3级	漫步行走不及百步就气短
4级	讲话、穿衣的轻微活动即发生气短
5级	安静时出现气短，无法平卧

2.肺功能测试

（1）肺活量（VC）：尽力吸气后缓慢而完全呼出的最大空气容量，是最常用的指标之一，随病情的严重性增加而下降。

（2）一秒用力呼出量（FEV_1）：指尽力吸气后尽最大努力快速呼气，第一秒能呼出的气体容量。在有气道阻塞时，一秒用力呼出量小于用力肺活量，阻塞性通气障碍时一秒用力呼出量下降、呼出时间延长，限制性通气障碍时则呼出时间提前。用一秒用力呼出量和用力肺活量预计值比值可反映通气障碍的类型和程度。

（3）每分钟最大通气量（MVV）：用以衡量胸廓肺组织弹性、呼吸道阻力、呼吸机力量。正常大于80%，低于60%为异常——通气储备能力降低。

（4）用力肺活量（FVC）：指尽力最大吸气后，尽力尽快呼气所能呼出的最大气量。略小于没有时间限制条件下测得的肺活量。该指标是指将测定肺活量的气体用最快速呼出的能力。

（三）康复训练方法

1.咳嗽训练

患者取坐位或半坐卧位，先深吸气后声带关闭，随之胸腹骤然收缩，一声将气冲出即肺内压逐渐增高，然后突然打开声门，在高压下使气从肺内快速冲出，从而将痰液排出，其主要目的是让主气道的痰液排出。小声咳嗽或发声咳嗽：即让患者做深吸气后，轻轻地发出小声咳嗽或发声咳嗽，将痰液从远端气管移向较大的气管内，是自主咳嗽的一部分。诱发咳嗽反射：用手指在患者颈部按压气管或天突穴位来刺激气管引起咳嗽反射，使呼吸道分泌物随咳嗽而排出，当患者咽干口渴而影响咳嗽时，可酌情含漱或饮少量温开水后，再协助咳嗽排痰。

2.吹气球训练

选好合适的气球，容量800～1000ml，患者先深吸气后含住气球，尽量把肺内气体吹进气球内。每天早晚各吹5次，或让患者吹悬挂的小纸球。吹气球时，患者用力呼气，提高了气道内压，防止小气道过早闭合，在扩张塌陷的小支气管及肺泡等方面作用明显，有效地排出肺内的残留气体，从而改善气体交换；另外，据作用力与反作用力原理，膨胀的气球犹如呼吸囊一样可以反复。

3.腹式呼吸（膈肌呼吸训练）

指导患者两手分别放于前胸部和上腹部，用鼻缓慢吸气时，最大限度下降，腹肌松弛，腹部手感向上抬起，胸部手在原位不动，抑制胸廓运动；呼气时，腹肌收缩，腹部手感下降，帮助膈肌松弛。腹式呼吸锻炼初始,2次/d,10～15min/次,熟练掌握后,可逐渐增加次数和每次的时间,以致最终形成一种自觉的习惯呼吸方式。以膈肌为主的腹式呼吸,深沉而缓慢,通过增加膈肌活动度及其功能使肺泡充分膨胀,改善了呼吸肌参与的不合理浅促呼吸方式,在提高潮气容积的同时,减少了无效死腔,增加了肺泡通气量及改善了气体分布,同时降低了吸气时所要克服的非弹性功和总功,降低了氧耗和功耗,腹式呼吸除对呼吸系统有明显的生理作用及对呼吸功能有很好的疗效外,还对心血管和消化系统有很好的正面作用。由于腹式呼吸时胸腔容积扩大,使心脏得到充分的舒张,有利于心肌的供血与供氧。由于膈肌和腹壁肌肉的运动及腹腔内压的变化,使腹腔内压得到自然按摩,胃肠道蠕动增加,加速了胃的排空功能和小肠的吸收功能,有利于改善病人的营养不良状态。

4.缩唇呼吸

患者闭嘴经鼻吸气,呼气时将嘴收拢为吹口哨状,使气体缓缓地通过缩窄的口形,吸气与呼气之比为1:2或1:3。呼气时缩唇大小程度由病人自行选择调整,以呼出的气流能使距口唇15～20cm的蜡烛火苗倒向对侧,但不吹灭为宜。缩唇呼吸可以增加气道外口段阻力,使等压点移向中央大气道,可提高气道内压,防止小气道过早闭合,使肺内残气更易于排出,有助于下一次吸气时吸入更多的新鲜空气,在增加气量和增加肺泡换气的同时,使二氧化碳排出增多,改善缺氧和通气/血流比例的失调。研究显示通过缩唇呼吸训练可以使动脉血氧分压和氧饱和度明显增高,动脉二氧化碳分压明显下降。因此,缩唇呼吸训练能有效减少肺泡的残气量,改善气体交换功能。

(四)禁忌证

围手术期肺癌患者并发严重肺动脉高压、不稳定型心绞痛及近期出现心肌梗死、认知功能障碍、充血性心力衰竭、严重肝功能异常、癌症转移、近期脊柱损伤、骨折、咯血等病症时,则不能进行康复训练。

二、肺癌患者临床治疗间歇期的肺康复

(一)概念

化疗及放疗作为肺癌的主要治疗手段,目前已广泛应用于临床。肺癌患者化疗或放疗时,在两个疗程之间有一段时间,称为临床治疗间歇期。具体分为治疗性化疗、辅助性化疗、根治放疗、术后辅助放疗的间歇期。这一时期,由于放化疗的副作用,患者可出现恶心、呕吐、疲乏、虚弱、脱水、心肺功能损害、呼吸生理紊乱、活动受限、呼吸困难等不同程度的副反应,轻则妨碍放化疗的继续进行,重则危及生命。对此,应积极进行针对性的肺康复训练,以使患者肺及其他脏器功能得到恢复,保证放化疗的顺利进行。

(二)评定方法

1.运动平板试验

运动平板试验是通过活动平板进行运动试验获得最大吸气量、最大心率、最大MET值、运动时间等相关量化指标来评定患者的运动能力,也可通过运动平板试验中患者主观用力程度分级(Borg计分)等半定量指标来评定患者的运动能力。

2.定量行走评定

让患者步行6min,记录其所能行走的最长距离。对于不能进行活动平板运动试验的患者可行6min行走距离测定,以判定患者的运动能力以及运动中发生低氧血症的可能性。采用定距离行走,计算行走时间,也可作为评定方式。

(三)康复训练方法

1.上肢运动训练

采用体操棒做高度超过肩部的各个方向的练习、手持哑铃(0.5~3kg)做高于肩部的活动。

2.下肢运动训练

出院前采取在病房内行走、爬楼梯,出院后根据个人情况可逐渐增加快走、爬楼梯、太极拳、有氧运动操、慢跑、骑自行车等运动项目。

运动强度:根据患者自身情况制定运动处方,达到靶心率的20%~40%为低强度、40%~60%为中等强度,根据Karvonen公式:靶心率=(220-年龄-安静心率)×(45%~60%)+安静心率。

运动时间:运动前做准备活动3~5min,如腰部转体、肩关节运动等,逐渐增加运动速度以达到目标心率;让患者自达到目标心率起开始计时,运动结束后做3~5min整理活动,如伸展运动、深呼吸等;每次在目标心率下锻炼20~40min;根据个人体质结合以往从事的运动项目及强度,建议从10~20min/d逐渐增加至30~40min/d,可根据患者体能1次完成或分3~5次完成,间歇时间不计时。

运动频率:3~5d/周。

出院后患者填写运动训练日记,复查归院时检查患者的运动训练日记,评价效果。

表7-2-3　运动训练日记卡

日期:
您今天的锻炼情况:
呼吸训练:(　　　)次,(　　　)min/次
运动方式:□快走　　□爬楼梯　　□太极拳　　□有氧运动操　　□慢跑　　□其他:
运动前心率:(　　　)次/min 运动后心率:(　　　)次/min
是否不间歇完成:□是　　　□否(坚持时间:　　min)
本次运动总时间(　　　)min(累计时间)
主观感受(心慌、头晕、呼吸困难等不适):□无　　　□有(请注明):

三、晚期肺癌患者的肺康复

(一)概念

肺癌发展到晚期都非常痛苦,局部晚期症状为肿瘤生长侵犯或压迫引起的症状,如胸腔积液增多、压迫气管使患者呼吸困难等。还会有侵犯大血管引起咳嗽、转移淋巴结的肿大、上腔静脉梗阻等情况发生。全身晚期症状为恶液质,肿瘤消耗使全身营养状况差、消瘦。另外就是转移症状,肺癌容易出现远端转移,除了脑转移、骨转移,还有肾上腺转移。这一时期多为姑息治疗,如姑息放疗,此时患者呼吸困难加重,运动能力下降,可进行一些床上运动。肺癌疾病晚期进行肺康复十分必要,一方面可减轻患者痛苦,提高生活质量;另一方面还可延长其生存期。

(二)评定方法

1.呼吸功能改善或恶化程度

可采用5分法评定。

5分:明显改善;

3分：中等改善；

1分：轻度改善；

0分：不变；

－1分：症状加重；

－3分：症状中等加重；

－5分：症状明显加重。

2.呼吸肌力量（RMS）

指呼吸肌最大收缩能力,主要测定指标有：①最大吸气压（MIP）和最大呼气压（MEP）。最大吸气压是在功能残气位和残气位气流阻断时,用最大努力吸气所产生的最大吸气口腔压,是对全部吸气肌和呼气肌强度的测定；最大呼气压是在肺总量位气流阻断时,用最大努力呼气所产生的最大口腔压,反映全部呼气肌的综合呼气力量。男性：MIP=143－0.55×年龄,MEP=268－1.03×年龄；女性：MIP=104－0.51×年龄,MEP=170－0.53×年龄,单位均为 cmH_2O（$1cmH_2O$ =0.098kPa）。②跨膈压（Pdi）和最大跨膈压（ Pdi_{max} ）：跨膈压为腹内压与胸内压的差值,常用胃内压代表腹内压,用食管压代表胸内压,其反映膈肌收缩时产生的压力变化,通常取其吸气末的最大值。正常情况下,吸气时食管内压力为负值,而胃内压力为正值,跨膈压实际是胃内压与胸内压两个绝对值之和。最大跨膈压是指在功能残气位气道阻断的状态下,以最大努力吸气时产生的跨膈压最大值,正常人 Pdi_{max} 为90~215 cmH_2O 。

（三）康复训练

1.节段呼吸训练（或局部呼吸训练）

具体方法是患者取仰卧位,先确定需要充填的部位,指导者用一手紧紧加压于局部,让患者用鼻吸气,并要求将气吸至指导者加压手的下面。随着吸气动作局部徐徐隆起,加压的手渐渐减压,至吸气末为轻按局部,此时要求患者维持2~3s,然后呼气。此方法主要是针对肺叶切除术后和胸廓改形术后患者进行,目的是促使余肺尽早膨胀充填空腔,因为肺段、肺叶切除术后所残留的空腔是继发感染的主要部位。

2.呼吸肌训练

患者取舒适体位,全身放松,腹部放置重250g的生理盐水袋,用鼻缓慢深吸气使腹部凸起,每次凸起维持10s,然后缩唇似吹口哨样,用口慢慢呼气,逐渐增加训练次数,持续训练5min。运动频率为每天1次,每项运动时间视患者病情及耐力而定,逐渐增加运动时间至40min,若患者感觉不适,则停止运动并休息。运动强度根据患者疲劳程度进行调整,患者每次要求休息时间以1min为限。

3.体位排痰训练

一般方法为先做深呼吸,在呼气时用力咳嗽,重复数次。如痰液已到气管或咽喉部而无力咳出时,可用双手压迫患者下胸部或上腹部,嘱其用力咳嗽,将痰排出。排痰训练的目的是清除气道过多的分泌物和痰液；减轻呼吸道阻力及呼吸功；改善肺的气体交换；降低支气管感染的发生率及防止气道黏液阻塞引起肺不张。体位排痰训练还包括体位引流、胸部叩击、咳嗽和用力呼气术。

第二节　有氧运动

一、基本概念

肺癌是当今世界对人类健康和生命威胁最大的恶性肿瘤,也是临床治疗效果最差的恶性肿瘤,5

年生存率仅为15%。目前,临床治疗中心型肺癌和毁损肺等疾病主要方式为全肺切除术,但手术会使胸廓完整性遭到破坏。随着患者年龄增加,身体机能衰退,各器官退行性变,因而,患者术后并发心血管或呼吸系统疾病概率不断增加,甚至发生心力衰竭和呼吸衰竭等严重并发症,对患者预后造成严重影响。有研究指出,通过护理干预联合肺康复运动,能有效改善肺癌患者术后肺功能情况,降低心力衰竭等心血管疾病的发生概率。但是,由于大多数术后患者存在不同程度的呼吸循环功能障碍,运动耐量、生活质量下降等问题,因此,关注与改善肺癌患者心肺功能,提高运动耐量、生活质量,而不仅仅是延长生存时间。适当的有氧运动可有效地改善这一切,其能有效改善患者生活质量水平,缓解抑郁情绪,提高自信心,减少社会家庭因素对患者的影响。

二、运动方式

常见的运动方式主要有:①有氧运动:步行、游泳、韵律操、跑步机、平板运动、爬山、跳绳、爬楼梯等,使肌肉主动或被动地节律性收缩和松弛,改善局部血液循环,以达到最大耗氧量的60%~80%为高强度运动、40%~60%为中强度运动。目前指南推荐每周至少进行中强度150min或高强度运动75min,每个运动周期至少为10min。②力量训练:包括上肢、下肢、呼吸肌的训练,一般有上下肢的负荷运动、缩唇呼吸、腹式呼吸、阻力呼吸训练等,一般建议2次/周即可,根据自身情况调整强度。③中医传统运动:常见的主要有太极拳、八段锦、真气运行等有氧运动,其动作柔和、呼吸自然,可以有效地改善有氧代谢,增强肌肉氧气代谢功能,从而提高肺泡通气量,改善全身缺氧的状态,促进肺功能恢复。运动要循序渐进,切勿操之过急,只有坚持不懈,才能获得较好的效果。

三、具体方法

(一)康复保健韵律操(附录11)

康复保健韵律操是由甘肃省肿瘤医院自行构思、设计、编排,通过有氧运动、经络拍打、穴位按摩、放松舒缓、音乐疗愈,达到肺癌术后及放化疗患者的身心恢复。

1.建议运动时间:手术后6h就可以进行上肢功能锻炼,术后第4d可进行肩部运动,术后1周可以缓慢练习整套操,术后3周4次/周,30min/次;术后2月后3次/周,1h/次。

2.建议年龄段:65岁以下肺癌患者。

3.对出院的患者提供光盘督促回家练习,定期进行随访。

康复保健韵律操对肺癌患者的情绪、生活质量的提高有明显作用,通过聆听不同特色的疗愈音乐,还可激发患者面对癌症战胜疾病的勇气。

(二)太极拳(附录12)

太极拳是以中国传统儒、道哲学中的太极、阴阳辩证理念为核心思想,集颐养性情、强身健体、打击对抗等多种功能为一体,结合易学的阴阳五行之变化、中医经络学、古代的导引术和吐纳术等形成的一种内外兼修、柔和、缓慢、轻灵、刚柔相济的传统拳术。

1.建议运动时间:术后1个月后,每天3~4节新动作,使病人稍感疲劳为度。2个月后每天可重复打2遍。

2.建议年龄段:适合于任何年龄段。

3.将太极拳印成手册发放给出院患者,并督促回家坚持锻炼,定期随访。

太极拳重意不重力,在练习上以养气为主,与调息有关,要用动作去营养呼吸,使呼吸也成为一个运动。打太极拳可使患者肺泡能够充分地发挥作用,吸入更多的氧气且提高了呼吸功能的持久性,从而改善肺的通气功能。

（三）八段锦（附录13）

八段锦是古老的中国传统身心锻炼方法之一，源自北宋，兴盛于明清二代，至今已有约千年历史。因其历史悠久，故有很多版本。国家体育总局健身气功管理中心在2003年组织编创的八段锦是方便社会各个年龄段层所习练的健身气功，充分体现了中国传统功法内外兼修的特点。

1.建议运动时间：术后1周患者，每天下午4时，约20min。术后1个月后可进行40min/d。

2.建议年龄段：适合于任何年龄段。

3.推荐视频、图册为患者锻炼提供方便，定期随访。

八段锦锻炼时，应结合吸气时膈肌上升凹腹隆胸、呼气膈肌下降凸腹陷胸的呼吸方式，可使呼吸肌得到更充分地锻炼。

（四）真气运行法（附录14）

真气运行五步功法（静功）是甘肃省著名中医、养生学家李少波教授根据《黄帝内经》"全真导气"理论和古代各家行气养生要旨，结合自身实践，经数十年的临床观察、科学实验所创编的一种自练自养的医疗保健养生方法。其主要通过调息凝神、培养真气、贯通经络、燮理阴阳、调和气血，促进细胞的新陈代谢，增强大脑皮层保护性的抑制力量，从而使身体内部的固有潜能得以挖掘，发挥自我调节、自我修复、自我治疗、自我重建等作用。

1.建议运动时间：肺癌放化疗患者及术后1个月患者，第一步3次/d，20min/次；第二步3次/d，25min或0.5h/次；第三步3次/d或者再多一些，0.5h/次以上；第四步每天练功次数可适当增加，每次的时间也应延长到40min或1h左右；第五步3次/d，或更多次，每次1h或更长一些。

2.建议年龄段：适合于任何年龄段。

3.定期回访，督促患者坚持运动。

真气运行法通过调息入静和意念诱导真气循经络运行，从而引起机体生理和免疫等方面的效应，达到防治疾病、延年益寿的目的。

综上所述，有氧运动对于肺癌患者在诸多方面具有一定的治疗价值，包括生活质量、疲劳状态、心肺功能、紧张焦虑、社会适应力、放化疗副作用的防治等方面。

第三节　风险干预

我国是世界上肺癌患者最多的国家，预计到2025年，我国每年仅死于肺癌的人数将接近100万。由于缺乏早期发现肺癌的有效手段，中晚期病例治疗花费大、效果差、预后不理想，即使在经济发达的美国，肺癌依然是一个致死率极高的恶性疾病，肺癌的5年生存率也仅为15%。因此，如何预防和控制肺癌的发生成为亟待解决的首要问题。

肺癌发生是多因素、多基因、多步骤相互作用的结果。已有循证医学证据表明，空气环境的恶化和生活方式的改变是肺癌发生率升高的重要影响因素。其中生活方式与肺癌的关系近年来颇受学者关注。如吸烟、饮酒、不良饮食习惯、长期或大量接触石棉、汽车尾气或含放射性的物质，室内空气污染如烟草烟雾、生活燃料燃烧和烹调油烟等，均是肺癌的重要危险因素。因此，探索和研究环境及生活方式等风险因素与肺癌发病的关系，并及早进行干预是预防和控制肺癌发生发展的关键所在，也是中医综合康复在肺癌防治中的特色与亮点之一。

一、环境因素

(一)室外空气污染

目前,已有多项研究证实了室外空气污染与肺癌的关系,如大气中污染指数、沉降指数、烟雾指数与肺癌发生概率的研究等。城市居民肺癌发病率高于农村居民,室外空气污染是其原因之一。

(二)室内空气污染

1.烹饪引起室内空气污染

我国特有的饮食制作方式产生的大量厨房烹饪油烟,已成为广泛而严重的室内环境污染物之一,国际癌症研究机构已将其归为致癌室内污染物。随着人们日益重视自身健康和环境卫生,厨房烹饪油烟成为广受关注的室内环境污染问题。厨房中无通风设备是肺癌发生的一个危险因素,与不产生烹饪油烟的人群相比,每天烹饪超过2次的人群,肺癌发病风险是前者的3倍。房屋布局和通风在肺癌的发病中起重要作用。住在宽敞、通风好、独立厨房并安装通风设备房屋的女性,比住在通风条件差的小房子的风险低。因此,女性要尽量减少烹调油烟吸入,厨房要安装有效的通风设备,尽量与其他用房分开,同时用不产生或少产生油烟的健康烹调方式。

2.不合理使用装修材料引起室内空气污染

室内建筑材料也会引起室内空气污染。氡是世界卫生组织公布的致癌物质之一,是继烟草引起肺癌的第二位病因。目前我国使用的建材中对室内氡浓度影响较大的是建筑原材料(粉煤灰、磷石膏、各类石材等)和建材制品(混凝土空心砌块、水泥砂浆、加气混凝土等),含有高水平氡的建筑材料应用于居住建筑,导致室内氡含量明显升高。因此,对于室内氡浓度的检测和控制极其重要,应尽量减少含氡建材的使用,且保持室内通风,降低其浓度。

二、生活方式

(一)吸烟与被动吸烟

诸多研究已明确吸烟是肺癌的独立危险因素,且随着吸烟年限增多、吸烟深度和日吸烟量的增加,肺癌的致病风险也随之增加。烟草燃烧中会产生5000多种物质,其中尼古丁、一氧化碳和焦油等30多种,已被证明是对人体有直接致癌作用的有害物质。尼古丁是一种高度成瘾物质,可导致心跳加快、支气管黏膜损害、脑细胞毒作用等,还可作为恶性肿瘤的启动因子,促进癌症进展。焦油会诱发体细胞突变,抑制人体免疫功能,是导致肺癌发生的主要化学物质。吸烟增加肺癌的危险性,是由于烟草烟雾中的化学和有毒物质进入人体后,通过炎症反应、代谢活化和氧化应激等反应,导致肿瘤的发生和发展。我国作为最大的烟草消费国,二手烟暴露也是关注的重点。根据WHO的定义,被动吸烟指不吸烟者每周平均有1d以上吸入烟草烟雾超过15min。被动吸烟又称为“二手烟”或“环境烟草烟雾”。被动吸烟不存在安全暴露水平,即“吸入就有害”。由于男性吸烟率高,大多数妇女暴露于烟草烟雾环境,在工作或家中接触严重烟草烟雾环境的非吸烟女性,患肺癌的风险上升。另外,在儿童期暴露于父亲吸烟烟雾的妇女,其患肺癌的风险显著增加。减少二手烟的暴露对吸烟和非吸烟人群肺癌的防治意义重大。

(二)饮食因素

饮食作为日常生活中重要组成部分,其摄入种类、摄入量、烹调方式等与肺癌的关系,一直备受关注。经常食用腌制食品,会增加肺癌的危险性,原因可能为腌制食物中的亚硝酸盐与氨基酸和低胺类反应,形成亚硝胺和亚硝酰胺类致癌物质;而食用蒜类食物,可降低肺癌的发病风险,可能是蒜类食物可减少亚硝胺化合物等致癌物的合成,且蒜类食物中富含的硒和锗等微量元素有利于抑制癌细胞的生长。多食用新鲜绿叶蔬菜、水果、鱼类食品可降低肺癌的发病风险。

（三）饮茶影响

茶叶是传统的饮品,可提神抗疲劳、降低胆固醇、净化血液等。茶叶中的茶多酚有抗氧化作用,可影响多种酶活性并清除自由基,对抑制癌细胞的增殖活性、阻断癌细胞间的信号传导等有重要作用。相对不饮茶者,饮茶者发生肺癌的危险度下降,随着每周饮茶次数、饮茶量和饮茶年限的增多,肺癌的危险性显著降低。饮茶可降低肺癌发生率。

（四）睡眠因素

睡眠是生命必需过程,是机体复原、整合和巩固记忆的重要环节,是健康不可缺少的部分。通过睡眠,疲劳的神经细胞才能恢复正常的生理功能,精神和体力得到恢复,睡眠不仅有维持个体生存的功能,还能促进生长发育。在一项护士健康研究队列中发现,夜班轮转超过15年的护士患肺癌风险是没有工作或非夜班女性的1.28倍,因此要保证充足的睡眠。

（五）体力活动

体力活动指骨骼肌的收缩产生的身体活动,包括职业性体力活动、上下班途中的交通相关活动、闲暇时间的体育锻炼活动和日常生活中的家务劳动、爬楼梯、外出购物等。体力活动水平的提高会增加肺通气和灌注,减少肺部致癌物的浓度、沉积及其发挥作用的时间,体力活动还可能通过增强机体免疫功能来提高免疫监视水平。

由上可见,生活方式与肺癌发生息息相关,进行生活方式与肺癌关系的研究,将有助于我们采取科学有效地预防措施来预防肺癌,例如倡导全民戒烟;养成健康良好的饮食习惯,实现均衡和多样化的饮食;减少烹调油烟吸入;加强身体锻炼等。良好的生活方式与生活习惯将成为我国降低肺癌发病率和死亡率的关键措施。随着时代进步和社会经济发展,人们的生活方式也在改变。因此,仍需继续进行更多生活方式方面的研究,如夜宵习惯、睡眠模式、体育锻炼方式等,为肺癌防治提供科学依据。

三、问卷调查

由于生活方式与肺癌的发病息息相关,因此,我们在既往工作的基础上,进行了肺癌患者生活方式问卷调查,以掌握生活方式对肺癌患者发病的影响。本次调查使用的是甘肃省肿瘤医院自行编制的生活方式调查问卷。从一般情况、生活作息、吸烟史、饮酒史、饮食习惯、运动情况、生活环境、职业暴露等8个维度进行了调查,共发放问卷361份,年龄分布在21~83岁,其中男233人、女128人,发现有吸烟史、饮酒史、职业暴露的比例分别是65.1%、58%、38%,生活在有环境污染的比例是27%,存在不良的生活作息、饮食习惯的比例是59%。问卷详细内容见附录13。

第四节　健康教育

由于肺癌的发生及发展与不健康的行为及生活方式有关,对患者进行健康教育可促进患者采纳有益于健康的行为及生活方式,改善患者的预后及生活质量。因此,我们在多年工作的基础上,制定了切实可行的肺癌防治健康教育方案,同时找出存在的问题及解决的对策,且经临床应用取得了良好的效果。现归纳总结如下。

一、健康或亚健康人群

（一）宣教目的

1.普及预防肺癌的知识教育，了解肺癌的预防措施，达到预防肺癌的目的。

2.了解肺癌的早期症状，避免误诊，同时定期防癌体检，做到"早发现、早诊断、早治疗"，以提高肺癌的治愈率和生存期。

（二）宣教途径

1.媒体：广播电台、电视、公益广告等。

2.新媒体：微信公众号、网站等。

3.传统方式：手册、折页、报纸、展板、黑板报、健康知识讲堂等。

（三）宣教内容

1.生活方式的干预

（1）吸烟人群应尽快戒烟。吸烟已经被公认为肺癌的首位危险因素，90%肺癌患者的发病与吸烟有关，吸烟者肺癌死亡率明显高于不吸烟者。每天吸烟20根、烟龄超过20年的人，患肺癌死亡的危险性增加20倍。烟草烟雾中含有多种致癌物，其中多环芳香烃类、N-亚硝胺类等均可诱发呼吸道癌症的发生。对吸烟者来说，任何时候戒烟都不晚，越早越好！

（2）未吸烟人群远离二手烟。与吸烟者共同生活的女性，长期处于被动吸烟状态。有研究表明，女性被动吸烟率高于男性近13个百分点，且同样的吸烟量，女性患肺癌的危险性为男性的1.5倍。随着职业女性数量的增多，在工作场所吸入"二手烟"的危害也增加。

（3）生活要规律，注意劳逸结合。研究表明，不良心理因素是肺癌发病的危险因素之一。肺癌发病与以下几种心理因素有关：精神长期受压抑，情绪不佳；人际关系紧张，如家庭内部、同事之间、上下级之间、亲友之间的关系紧张；不能自我调节情绪。因此，在紧张忙碌的生活中，保持一个健康舒适的心理状态很重要。应多运动，增强身体抵抗力；可以每天早上采取腹式呼吸和缩唇式呼吸来锻炼自己的呼吸肌，可以改善肺功能，加大呼吸幅度，有助于提高血氧饱和度。

2.相关疾病的预防

防治气管炎、慢性支气管炎。由于慢性支气管炎患者的肺癌发病率高于无慢性支气管炎者，患慢性支气管炎又吸烟人群的肺癌发病率更高。因此积极防治慢性支气管炎对预防肺癌有一定的意义。特别是要劝导患慢性支气管炎的吸烟者戒烟。

3.健康的生活环境

（1）肺癌的高发可以归因于其巨大的"生存空间"。工业化和现代化进程加快导致了汽暖设施增加、汽车尾气排放增加；此外，室内装修后残留经久不消的化学物质苯，都给肺癌的诱发带来了很大的隐患。环境对人体健康的影响很大，预防肺癌，需要从环保入手。应选择符合标准的汽油、选用环保型室内装修材料、改善室内的通风环境、减少室内有毒物质的浓度、在雾霾天做好防护等措施，都对预防肺癌有帮助。

（2）职业防护。对开采放射性矿石的矿区，应采取有效的防护措施，尽量减少工作人员受辐射的量。对暴露于致癌化合物的工人，必须采取各种切实有效的劳动防护措施，避免或减少与致癌因子的接触。

（3）厨房油烟的控制。厨房两个主要污染源为煤气、液化气等厨房火源，燃烧时可能释放出一氧化碳、氮氧化物等有害气体；烹饪菜肴时产生的油烟，以及食品在高温加热时产生的有害物质。厨房里的油烟，对鼻、眼、咽喉黏膜都具有强烈的刺激性，可引起鼻炎、咽喉炎、气管炎等呼吸系统疾病；长期吸入油烟,还会增加患肺癌的风险。长期接触油烟的女性,患肺癌的风险比常人高。在不吸烟的女性肺癌患者中,超过60%长期接触厨房油烟。据调查,我国有32%的女性做饭烧菜时采用高温煎炸的烹调方式,这在一定程度上加重了油烟对其身体的伤害。因此女性肺癌患者除与被动吸入烟草烟雾外,还与烹饪时经常产生的烟雾有直接关系。

4.良好的饮食习惯

肺癌流行病学调查研究显示,常在路边吃煎、炸食物的人,患肺癌的危险性是普通人的3倍。少数路边摊可能用劣质油,经反复高温加热的油冒出的烟中,有害气体浓度很高。肺癌的饮食预防宗旨,就在于利用食物的营养成分来干预癌前病变,预防肺癌发生和分化,同时在饮食方面也有一定的禁忌。

(1)少吃油煎炸食品。用油煎炸食物,油锅里的温度过高后,里面的油脂就会进行复杂的化学反应。尤其是经过反复高温烹调的剩油,可产生致癌物,长期食用,易发癌症。因此,尽量不要做油炸肉、油炸鸡、油炸花生米等。最好用清蒸、红烧、水煮、熬汤、焖、炖、凉拌等方法烹调。

(2)不吃或少吃烤烧食品。食品在烟熏、烧烤或烘焦的过程中,产生苯并芘等致癌的化合物。因此,可以使用电或微波,不用木柴、煤炭作燃料,烤的时间可缩短,不烤的焦黄,这样可减少煤烟污染。

(3)不吃发霉粮食。坚决不吃霉变了的大米、小米、高粱米、玉米、花生、豆类及油制品,尽量少吃剩菜剩饭,原因是这些食物中含有的黄曲霉毒素是强致癌物。

(4)不吃或少吃腌制食品。在商店可以买到的咸肉、火腿、腊肉、咸菜、酱菜等,都是用盐腌制加工的食品,含盐量太高,还可能含有少量亚硝酸盐、二级胺及亚硝胺,这些都有可能经过化学反应后形成致癌物。

5.重视并坚持体检

不明原因的刺激性干咳,感冒后咳嗽持久不愈,突发痰中带血或鲜血丝,固定部位反复发生肺炎,这些都是肺癌早期的危险信号。美国的一项最新研究表明,吸烟者应该定期接受肺部CT检查,先进的CT成像技术有助于医生发现处于肺癌早期的患者。如果及时切除癌变部位,多达92%的患者能存活10年。CT检查通常只要花20s,从多个角度对肺部拍摄约600幅图片,便于医生更仔细地观察肺部,在微小病变表现出症状之前及时治疗。此外,痰细胞学检查也是有效的早期诊断肺癌的方法之一。肺癌高危人群尽量每年做胸片正侧位检查,对怀疑有问题的病例,再进行普通CT扫描,甚至用螺旋CT详细检查。如此重视并坚持体检,可起到早发现、早治疗肺癌的目的。

二、肺癌住院患者宣教

（一）宣教目的

国内肺癌患者多采取以手术治疗为主,放、化疗为辅的综合性治疗手段。由于对手术知识及放、化疗措施的认识不足,许多肺癌患者和家属在配合治疗上容易存在误区,过分担心手术切除的安全性和畏惧放化疗治疗手段的不良反应,从而出现焦虑、恐惧等情绪,治疗依从性差。宣教的目的就是让肺癌患者及家属充分认识疾病,积极配合治疗,争取早日康复。

（二）宣教途径

采用多元化的教育形式,通过健康教育大讲堂、病房小广播、通俗易懂的手册、折页、图书、防癌抗癌俱乐部活动以及病友经验介绍、电话咨询等形式宣教,使患者积极地寻求外援性支持,采取有利于健康的行为方式。

（三）宣教内容

1.入院健康教育

入院当天,为患者发放常规健康教育手册,内容包括吸烟与肺癌的关系;本科室专科特色及医护人员简介;病区环境及住院期间规章制度;特殊检查的意义、配合及注意事项等。询问患者相关健康问题,了解患者目前掌握的相关知识及程度,然后进行针对性讲解,使患者对疾病有初步的认识。

2.术前健康宣教

详细讲解术前检查、术前准备等事项,协助患者做好充分的术前身心准备。肺癌患者围手术期健康教育内容,包括术前功能锻炼、身心准备、配合要点及术前注意事项;呼吸功能锻炼操视频光盘;检查患者呼吸功能锻炼到位情况,咳嗽咳痰方法是否正确;术前营养需求及保持口腔卫生的具体方法;介绍同病种手术后患者术后情况;手术方式及主要过程,手术后可能出现的不适及应对方式;手术后放置胸腔引流管的目的及患者配合要点;手术后合适体位、切口保护方法、饮食注意事项、肩部功能锻炼及床上活动的方法和益处,加强生活自理的益处及方法;手术后继续治疗方案、可能出现的不良反应和应对方法。

3.放化疗后的健康宣教

向肺癌患者介绍放化疗的一般知识,包括自身饮食调整、复查时间、放化疗方案以及血象正常值等。在教育内容上重点应放在药物及放射线毒副作用及血管的防护知识方面,详细讲解放化疗方案及每种药物及放疗方案的副作用,帮助其建立合理的饮食结构和生活方式;对化疗患者还应合理选择血管,正确掌握给药方法,教会患者自行保护血管的方法等。

三、存在问题

尽管近年来健康教育在肺癌防治过程中取得了很大进展,健康教育的方法也已不断丰富,逐渐多元化,但仍以说教式的集体授课为主,其趣味性和多样性仍有待进一步探索;其可及性、交互性和适切性仍有待提高;其实效性、系统性和创新性仍有待进一步增强。

此外,从宣教内容来说,仍较为片面,侧重于某一维度,缺乏全面性和系统性;从干预方式和手段来说,尚未对不同年龄段、文化程度、治疗阶段的患者进行明确区分并进行干预,缺乏个体化和针对性,且更为有效的干预方式及手段仍有待探索;从干预效果来说,大多研究在干预结束后即刻进行评价,易高估其干预效果,且缺乏规范性和系统性的效果评价标准等。

四、解决对策

在今后的实践研究中,应立足于我国肺癌患者的实际情况,为提升肺癌患者健康素养水平进行多角度、多方向的研究探索。建议今后从以下几个方面进行探索。

1.评估工具

目前国内对肺癌患者健康素养水平的评估多采用普适性的健康素养评估工具,而现有的肺癌健康素养量表评估的维度较为片面,未能全面体现肺癌患者健康素养的内涵。因此,有必要借鉴国外成熟量表,积极研制出适合我国国情,且涵盖功能性健康素养、互动性健康素养和评判性健康素养3个维度的肺癌健康素养量表。

2.干预研究

目前国内针对肺癌患者健康素养大多为现况调查研究,干预性研究较少,且干预方法较为单一,干预内容和效果评价较为片面。因此,在借鉴国外干预方法的基础上,结合本国国情,将多种干预方法相结合,以全面提高肺癌患者的健康素养水平。

3.研究视角

从多学科、多角度进行研究,加强与心理学、社会学、教育学等多学科的结合,不断丰富肺癌患者健康素养研究内容。

第五节　居家调养

肺癌患者一般在医院进行治疗,病情得到控制后,多会回家进行调养,调养的好坏对疾病的康复具有十分重要的意义。

一、重视环境

患者住的房间要清洁安静,避免吵闹。保持房间的空气新鲜,阳光充足,室内温度和湿度要适宜,防止受凉。养成良好的生活习惯,合理安排睡眠、工作、学习、活动、娱乐及进餐等。

二、调节饮食

由于患者营养消耗大,各种治疗手段又加重了患者已有的营养障碍。因此营养调理也是肺癌治疗及康复的重要组成部分。饮食应给予丰富多样、清淡、富有营养的半流质饮食,如蛋、牛奶、瘦肉、鸡肉、大米、面食、鱼类等配合水果和新鲜蔬菜。对食欲不振、胃口差、食量少的患者,饮食上要做到色、香、味、形俱佳,少量多餐,避免盲目忌口。在此基础上适当运动,如慢走、散步、打太极拳、做康复保健韵律操、八段锦等,活动筋骨,以增强机体抗病能力。

三、树立信心

肺癌患者精神负担重,预想不到的打击使其深感焦虑恐惧,甚至悲观绝望。主要原因是对疾病认识不足,对手术或放化疗等治疗方案和医疗技术缺乏认识,从而对治疗效果表示怀疑,信心不足,易失去生存的信心。此时家人要随时观察并与患者沟通思想,时时关心倾听患者的诉说,使患者感到亲人的温暖。向患者介绍本病的有关知识,让其了解肺癌及治疗的必要性,使其树立战胜疾病的信心,以良好的心境配合治疗。

四、病情观察

肺癌患者由于手术或放化疗时射线及药物毒副作用的影响,患者体质弱,因此要注意预防感冒,避免感染使病情恶化。如咳嗽有痰,鼓励患者自行咯出;排痰困难者,可拍背助其排痰。一旦患者咳痰增多,痰变脓性,伴发热,说明已继发感染,病情在加重、恶化,这时应给予抗感染、止咳化痰治疗,必要时立即送医院治疗。胸部疼痛是肺癌易产生的症状,呈不规则钝痛,咳嗽时加重。对于疼痛患者,应尽量满足他们的止痛要求,止痛应从非麻醉性止痛药开始,如阿司匹林等,无效时遵医嘱逐步升级到强麻醉性止痛药,如吗啡。对于呼吸困难患者应取半坐卧位,减少呼吸道分泌物,保持呼吸道通畅。对于肺癌转移及压迫邻近器官产生的症状,要给予对症处理。还应帮助生活不能自理的患者定期翻身,每天擦洗,按摩手足。可用红花酒精涂抹受压部位,以防止褥疮发生。

五、中医康复

肺癌的中医康复,是指在中医学理论指导下,通过采取各种中医药特有的康复方法及其他有效的措施,以减轻功能障碍给患者带来的影响,使其重返社会。具体应用时应在中医康复师的指导下,以传统的中医中药内服外用、针灸、推拿、理筋、中药熏蒸、穴位注射、耳穴、足浴、食疗药膳等中医治疗技术手段,结合现代医学理论,针对肺癌患者的各种功能障碍问题开展物理治疗、作业治疗、言语吞咽治疗、认知治疗、中医外治等,使患者各项功能得到恢复,预后得到改善。中医康复可应用于肺癌疾病治疗的全过程。

六、定期复查

肺癌患者由于致病因素多、治疗周期长,即使有效治疗后病情得到控制也不等于完全愈合。因此家人应该时刻保持警惕,督促病人定期复查,以尽早发现情况及时处理。

第六节　舒适护理

舒适护理是护理领域中一种整体的创造性的、个性化、行之有效的新概念和新模式,可使晚期肺癌患者在生理、心理、社会和心灵上达到最愉快的状态或缩短、降低其不愉快的程度。舒适护理模式从患者需求角度出发,促使患者在生理、心理、社会等方面达到平和的状态,具有个性化、创造性、整体性的特点。既往研究显示,舒适护理在肺癌患者临床治疗中能显著提高其生活质量水平。

一、生理舒适

1.环境

外在物理环境中适宜的声音、光线、颜色、温湿度等能使个体产生舒适的感觉。肺癌患者居住的室内应设有空调、橱柜、电视机,卫生间设有坐便,走廊明亮设有扶手,病床有护栏,地面铺上防滑地砖,夜间保持地灯照明,床头柜上摆有绿色植物鲜花。整体布局安排协调合理,温馨舒适、整洁、安静、安全,可消除晚期肺癌患者的生疏、紧张的心理反应,注意防寒防止肺部继发感染。

2.疼痛

晚期肺癌患者会出现不同程度的疼痛,对此要给予适当的止痛处理,最大限度地减轻疼痛等其他不适,提高患者的生活质量,这也是临终舒适护理的关键。给予心理上的安慰以减少其疼痛,或者用按摩放松疗法、冷敷或热敷等物理手段来减轻疼痛,或者采用意识疗法及音乐疗法,转移其注意力,可达到缓解疼痛的目的;必要时应用药物来止痛,WHO建议应用"三阶梯止痛疗法",以及对于麻醉止痛药物基础知识的掌握,给患者选择适当的药物和剂量,以达到理想的治疗效果;同时还应经常巡视,评估患者的病情以及止痛的效果、药物所致的副作用等。

3.皮肤

晚期肺癌患者因为长期患病,身体比较虚弱,易出现营养不良以及活动不利,长期卧床等多种因素也很容易出现褥疮。这时要保证被褥清洁、柔软以及干燥,要随时更换出现湿污的被褥;给患者应用气垫床,定时给予翻身以及按摩受压的部位,以此来加快局部的血液循环;定时清洁患者的身体,使皮肤以及黏膜保持清洁,加强患者皮肤的抵抗力;加强营养支持,增加患者的免疫力;加强口腔卫生管理,保持口腔清洁。

4.饮食

指导晚期肺癌患者加强营养,鼓励其进食高蛋白、高热量、高维生素等易消化的饮食,如鸡蛋、牛奶、蔬菜、水果等。进食时体位舒适,少量多餐,温度适宜,多食香菇、薏苡仁、海带等有一定抗癌作用的食物;根据患者的具体情况酌情输入血制品,纠正贫血,以增强患者的机体抗病能力。

5.睡眠

首先,定时给晚期肺癌患者四肢进行被动活动及按摩,以改善和促进肢体血液循环,防止血栓和压疮的发生。疼痛影响睡眠,针对入睡困难、易醒、早醒等,尽量为患者提供良好舒适的睡眠环境,枕头应高低适中,各种治疗与护理不在夜间进行,做到"四轻",即走路轻,开、关门窗轻,操作轻;指导患者睡前用热水泡脚,忌饮夜茶;必要时遵医嘱用催眠药,保证睡眠。

6.呼吸困难

研究表明,呼吸困难不但是困扰晚期肺癌患者常见的临床表现,而且与患者的心理情绪以及功能等均有较大的相关性,继发增强了患者的不适感。呼吸困难对晚期肺癌患者缺氧程度等也有一定影响,可导致患者呼吸困难加重,从而严重影响其生活质量及生命安全,缩短患者生命。因此,对因胸腔积液引起的呼吸困难者,应及时进行胸腔引流,采取舒适的体位,保持呼吸道通畅,必要时给予氧气吸入,提高血氧饱和度,改善缺氧症状。

二、心理舒适

1.护患沟通

护理人员通过主动与晚期肺癌患者交谈与观察,及时了解患者的心理状况,认真听取患者的诉说,为其讲解与疾病有关的知识,使其感受贴心的关怀和帮助。针对患者存在的心理问题,提供相应的心理支持,缓解和消除其心理压力,使其在心理上得到安抚和激励,信念上由悲观变为有信心,治疗由被动变为主动,使其感受到亲人般的温暖,满足其安全、自尊、爱与归属的需要,从而使其达到生理、心理需要的最佳状态。

2.心理支持

鼓励晚期肺癌患者及家属积极参与到疾病的治疗和护理中,主动接受治疗,帮助其建立良好的社会支持系统,鼓励其珍惜生命,树立战胜疾病的信心,满足他们的心理舒适要求,鼓励引导其结识病友;指导家属在精神上给予支持,积极配合治疗。

三、社会舒适

1.健康指导

正确认识吸烟、酗酒对身体的危害,提倡戒烟、戒酒,并注意不要被动吸烟;防止空气污染,养成良好的生活习惯。与家属一起给晚期肺癌患者做思想工作,多去散心,调整好自己的心情,并根据患者的个人喜好选择适宜的乐曲进行音乐干预,以提高自身抵抗力。

2.心理援助

在创建了优良的护患关系的基础上,要清楚晚期肺癌患者及其家属关于死亡本质的看法,给予他们死亡教育;指导他们建立"优生、优活、优死"的概念,理解死亡是人类的必然要经历的阶段,以及应该怎样勇敢地直面死亡等。大部分晚期肺癌患者会把一生的成果以及还没有做到的事情做一个结论,有的时候还可能对未达到的愿望感觉遗憾,这时应该通过和患者与家属的交流,了解患者的期盼,对其一生的成果和自我给予充分的肯定,可通过和患者的家属以及社会的支持体系协作的方式进行。

四、心灵舒适

心灵舒适是指宗教信仰方面带来的舒适。应尽量满足晚期肺癌患者的愿望,同时还要给其解释生命的本质,解除患者迷信的想法和不必要的恐惧,尊重其宗教信仰,满足其对宗教信仰的要求,增加心灵的舒适护理。只有能够协助患者解除死亡的恐惧,才可以使其安详地离开人世。

第七节　家庭干预

一、目的意义

肺癌患者病情进展快、病死率高,研究表明良好的家庭支持,不仅能够为患者提供经济和物质等有形帮助,而且还可使患者从心理和情感上得到关心、爱护和照顾,从而树立起战胜疾病的信心,消除负面情绪,从而提高患者的身体状况、心理、社会能力、健康感觉以及改善与疾病或治疗有关的症状。医护人员应重视对肺癌患者家庭干预,通过对家庭成员的健康教育,充分调动其积极性,使患者得到更多的家庭支持,重新回归家庭、社会。

二、方式方法

1.改善居家环境

患者住的房间要清洁安静,避免吵闹;保持房间空气新鲜,阳光充足;室内温度和湿度要适宜,防止受凉。

2.养成良好习惯

肺癌患者家属自身应养成良好的生活习惯,合理安排患者睡眠、工作、学习、活动及进餐等。

(1)注重饮食调节

由于肺癌患者营养消耗大,采取的治疗手段又加重了病人已有的营养障碍。因此营养调理也是肺癌治疗的重要组成部分。饮食应给予种类多样、富有营养的半流质饮食,如蛋、牛奶、瘦肉、米、面、鱼等搭配新鲜水果和蔬菜。对食欲不振、胃口差、食量少的患者,饮食上要做到色、香、味、形俱佳,少量多餐,避免盲目忌口。

(2)进行适当锻炼

肺癌患者家属应坚持每日督促及陪同患者进行适当运动,如慢走、散步、活动筋骨等,以增强机体抗病能力。

(3)注重心理活动

肺癌患者家属要重视病患的情绪变化,随时观察并与其沟通思想,时时关心倾听其诉说,使其感到亲人的温暖,增强战胜病魔的信心;同时向患者介绍本病的有关知识,让其了解肺癌及治疗的必要性,使其树立战胜疾病的信心,以良好的心境配合治疗。

(4)严密观察病情

肺癌患者家属要时刻严密观察患者病情,如患者咳嗽有痰,鼓励其自行咯出;排痰困难者,可拍背助其排痰。一旦病人咳痰增多,痰变脓性,伴发热,说明患者已继发感染,病情在加重、恶化,应给予抗感染、止咳化痰治疗,必要时立即送往医院治疗。除此之外,家属还要注意预防患者感冒,避免感染使病情恶化。

第八节　心理干预

一、心理反应

肺癌是严重危害人类健康的恶性肿瘤之一,其病因复杂、病情凶险、预后较差。当确诊为肺癌后,每个人都会遭受严重的精神打击,出现情绪低落、易怒、哭泣、怨天尤人、失眠、食欲下降、行为失常等状态。一般可归纳为否认期、愤怒期、协议期、抑郁期、接受期5个心理阶段。在整个过程中,对生存状态的判断、情绪上的障碍以及担心复发或转移、面对治疗失败或疾病进入晚期的心理状态会贯穿其中。

1.否认期

当得知自己患肺癌后的第一时间里,有些人表现的并不是我们想象中的或是像在电影里面看到的号啕大哭,也或者是晕倒在地,而是从内心深处拒绝承认或者不相信。"大夫肯定诊断错了,我身体这么好,怎么可能得癌症,会不会是和别人的诊断报告搞混了。"多数病人要求复查,有的时候会因心理拒绝而产生幻觉,感觉自己身体的发病部位不疼了。这一时期大多数人表现为坐立不安、心神不宁,企图逃离现实,怀着侥幸的心理四处求医。这种否认的心理属于自我防御的策略,而当诊断再次被确认之后,病人随即出现孤独心理,不愿与人交谈,封闭自己,这个阶段往往要多给患者一点时间和空间,让患者自己慢慢接受这个消息。

2.愤怒期

当诊断结果确定无疑后,患者开始面对现实。此时的心理反应是怨愤、委屈、气愤,认为"为什么我会得这种病,这不公平,灾难为什么偏偏落到我头上!"此阶段最易出现焦虑与恐惧,认为我得了不治之症,家人会不会觉得我是他们的累赘,会不会抛弃我这样一系列的想法。有的患者会将这种气愤情绪迁怒于家人、朋友、同事、医护人员以及周围的人,常常会因为鸡毛蒜皮的小事抱怨家人、怀疑他人、挑剔医护人员等。这种愤怒是面对死亡威胁而出现的发泄性心理反应,应予以理解和支持。

3.协议期

在埋怨愤恨结束之后,大部分患者求生欲望会变得强烈,不再怨天尤人,而是不断提出要求,期待好的治疗效果。同时,对过去错误行为表示悔恨,请求宽恕。一般会出现两种分化,一部分病人能积极接受诊断,配合治疗和护理,并主动参加社会活动,总结经验,分享心得,超越自我;另一部分患者则消极接受命运,悲观地认为自己无法与命运抗争,经常交替出现愤怒与抑郁情绪。协议期的心理反应实际上是延缓死亡的表现,这是自然的心理发展过程。

4.抑郁期

肺癌的整个治疗过程比较漫长,而且会有病情发展不稳定的情况出现,患者承受着癌痛与死亡的威胁,以及巨额医疗费用的压力,为自己成为家人的负担而内疚,甚至丧失治疗的信心。主要表现为显著而持久的情感低落,抑郁悲观。轻者闷闷不乐、无愉快感、兴趣减退、思维和行为迟缓、回避社交,重者痛不欲生、悲观绝望、度日如年、生不如死。典型肺癌患者的抑郁心境有晨重夜轻的节律变化。严重时连吃、喝等生理需要和个人卫生都不顾,甚至发展为不语、不动、不食的"抑郁性木僵",严重的患者会伴有消极自杀的观念或行为,需要引起照护的家属与医护人员的警觉。

5.接受期

经历了以上4个阶段后,病情仍在发展的肺癌患者产生了绝望及无力感,听天由命的接受事实,并希望延长生命,保证一定的生活质量;病情得到控制的患者内心存在康复的期望,积极主动配合治疗,能够从事一些力所能及的体力劳动、有氧运动及处理一些日常事务。不同的癌症患者其各种心理状态持续的时间长短不一,应对方式也是因人而异,作为家属、朋友、同事、医务人员,要懂得尊重他们,给他们独立的时间和空间应对这一切。

二、心理状态

明确的诊断会给肺癌患者带来巨大的痛苦冲击,出现恐惧、焦虑、抑郁、烦恼、愤怒、茫然等一系列适应性障碍症状。

（一）恐惧

1.对死亡的恐惧

对死亡的恐惧是肺癌患者最根本的心理反应。在大多数人的观念里,肺癌是没有办法治愈的,一旦得了肺癌,就与死亡画上了等号。对死亡的恐惧源于大部分人认为"死亡就是失败"的观念。大部分患者不愿面对现实,出现绝望、无助、回避、幻想等心理状态。

2.对癌痛的恐惧

疼痛的来源主要有两类,一类是在肺癌发展的过程中,肿块侵及周围机体组织引起的疼痛;还有一类是与肺癌治疗有关,手术、化疗、放疗等引起的并发症导致的疼痛。很多肺癌患者都经历过癌痛,并且难以忍受的癌痛降低了患者的生活质量。有些肺癌的根治需要手术切除,术后会出现因病耻感、疾病的侵袭感、社会功能受损等造成的感觉丧失,使患者产生焦虑、抑郁、恐惧等一系列的心理反应。

（二）焦虑

肺癌最常见的精神症状,是患者受到疾病的巨大冲击而产生的复杂情绪反应,其不仅会影响患者的生活,也会降低患者对疾病的应对能力,甚至影响治疗效果。俄国伟大的生理学家巴甫洛夫说过:"一切顽固沉重的忧郁和焦虑足以给疾病打开方便之门,一个人的内心冲击如果得不到解决,就可能导致癌症的发生和发展。"肺癌患者焦虑症状可分为心理或者躯体上的,心理症状表现为情绪不稳定,突然哭泣或易怒,失眠、噩梦、醒后疲倦,感觉痛苦万分、绝望无助、易怒易激惹,甚至有自杀的想法,如焦虑惊恐发作,患者濒死感、发疯或失控等感觉。躯体上的症状有面容绷紧、肢体麻木、呼吸困难、多汗心悸、坐立不安、腹泻或便秘、头晕、震颤、易疲劳等。需要注意的是,焦虑会传播,如果家属及医护人员因为患者病情显得过分紧张,会加重病人的焦虑症状。

（三）抑郁

有研究显示,25%~45%的肺癌患者在不同的病程和疗程中并发抑郁性障碍。一部分是由于病情引起的;还有一部分是由于治疗疾病过程中所用的一些药物引起的副作用。轻者表现为情绪低落、悲观绝望、自罪自责,对生活缺乏兴趣、无精打采;重者表现为注意力和记忆力下降、睡眠障碍、精力丧失、晨重夜轻、消极厌世,甚至出现妄想幻觉。作为照护肺癌患者的家属以及医务人员,要早发现、早干预。多与患者沟通,解释存在的疑虑。帮助患者调动与疾病抗争的积极情绪,感受到他人与社会对自己的关心与支持。

（四）愤怒

美国心理学家雅克·希拉尔(Jaques Rillaer)说:"愤怒是一种内心不快的反应,它是由感到不公和无法接受的挫折引起的。"无论是一触即发,还是一味隐忍,愤怒都是坏情绪的红色警报。当一个人长期而艰难地与肺癌做斗争,在多次治疗无效,失去希望之后,终于意识到这场斗争不能取胜时,就可能产生愤怒的情绪,这是一种极度痛苦的呐喊。愤怒时除了面色发红、身体出汗、坐立不安、咬牙握拳、肌肉紧张、呼吸变快、心跳加速、头胀头痛等生理表现之外,还有易激惹、情绪激动等情绪体现,以及出现过激、攻击性行为。

(五)孤独无助

面对突如其来的疾病,长期患病不能参加工作、学习,与社会脱节,甚至生活不能自理等状况,失去了与亲朋好友、同事的联系,切断了正常的社交,社会功能受损,肺癌患者的情感无处寄托,会感到孤独、苦闷以及病耻感。

(六)绝望

长期与病魔做斗争,忍受着各种治疗的副作用,有的肺癌患者由于病情反复或者经历漫长的治疗过程渐渐地失去信心、丧失希望,轻者表现为沉默少言、抑郁寡欢,不愿与人接触;重者表现为暴躁易怒,对立叛逆,故意挑衅等,更甚者可能消极厌世,产生自杀行为。

(七)自罪自责

得了肺癌之后,很多人会懊悔自己以前的一些行为,甚至自责埋怨自己。有人说如果我以前多锻炼身体,养成良好的生活习惯,注意保养身体,或许就不会得肺癌了;有人说以前我不应该凡事太较真,太钻牛角尖,也许就不会得这个病了;也有人说我很后悔以前经常吸烟,才得了肺癌;还有的人会疑问是不是我的前世今生没有积德行善才会得癌症……

三、心理干预

如何应对肺癌,并达到接受患癌事实,与癌"和平共处",平静自然地生活,这需要一个强大的内心来支撑。由于肺癌病情凶险,治疗难度大,给患者心理上也造成了很大的压力;同时,在肺癌治疗过程中,心理情绪的影响也具有重要作用。不良心理会降低机体自身的免疫力和机体识别、清除肿瘤细胞的能力;而良好的心态不但可以防止肺癌的发生,还可使已出现的肿瘤处于自限状态,最终被机体自身的免疫功能所消灭。因此,对肺癌患者进行心理干预很重要。同时,也应当让患者了解目前肺癌的治疗现状——尽管肺癌是一种预后不良的恶性肿瘤,但是由于中西医结合综合疗法的发展及临床应用,患者的预后较以前有了很大改善,生存期明显延长。患者要看到生命的希望,重拾战胜病魔的勇气。研究表明,对于肺癌晚期患者而言,心理治疗胜过药物或手术的治疗,心理因素对肺癌的康复起着决定性作用,兹结合临床实际,将肺癌的心理干预措施及方法归纳总结如下。

(一)冷静下来,接受现实

说起来也许有点残酷,接受现实是不是就等于接受死亡早晚会来一样?但如果一味沉浸在痛苦中,不能自拔,疾病仍然存在,它不会因为你的遭遇而退却。过度悲伤的情绪反而会过多消耗精力。有研究表明,焦虑和抑郁会导致因肺癌死亡的风险增加27%。应激易感人格、不良的应对方式、负性的情绪反应以及生活质量差的人,肺癌生存期更短,死亡率更高。20世纪50年代,心理学家Eugene Blumberg发现病情发展快的癌症患者大多是"过于严肃的、过于合作的、过于好的、过于焦虑的、对于痛苦敏感的、被动的、有自罪感的";而那些发展慢的肺癌患者一般都具有较好应对紧张的能力。

策略:肺癌患者应尽量调整心情,积极地接受治疗,平静地对待患肺癌后将要经历的每一个环节,通过把面临的苦难进行升华的方式调适内心的压力,如:把每个过程想象成翻越山丘,翻越过"一个山丘"给自己一个奖励,在内心定一个停损点。

(二)整理思路,列一个清单

当得知罹患肺癌的噩耗后,会出现相应的应激反应,应对是心理应激的重要中介变量,会影响患者的治疗效果、身心功能、社会功能恢复以及生存期、生活质量等。有人对癌症患者应对策略的特点及其与社会支持的关系应对方式进行了研究,结果显示,以往采用不良应对方式者,不良心理社会因素在性格缺陷的基础上所造成的心理压力、心理紧张不能及早得到宣泄和逐步消除,这时就引起体内平衡调节系统的崩溃,损伤细胞DNA的自然修复。

策略:肺癌患者尽快列举应对策略清单,最好用笔在一个固定的笔记本上按照主次进行条目式的逐一记录,如住院治疗时生活方面的准备;家庭生活与工作的安排;经济方面的需求和解决方案,尤其是罗列出对疾病目前状态、发展趋势;治疗相关疑问等。

(三)建立抗癌联盟,发挥社会支持系统作用

社会支持包括信息支持、情感支持、归属支持、物质支持等。研究表明,大多数肺癌患者在患病的不同阶段都需要与其疾病相关的诊断、治疗护理和康复预后等方面的信息,及时准确地给予患者信息支持可减少其不确定感,减轻焦虑恐惧情绪,增强其自我护理能力。

1.和家人共同商量一个亟待解决的目标

作为每个人重要的社会支持系统,肺癌患者家人的态度和作用对患者的治疗效果起着至关重要的作用。有人进行了恶性肿瘤化疗患者抑郁状态调查与社会支持相关性分析研究,结果表明,社会支持度越高,抑郁症状越轻。

策略:肺癌患者应摒弃"拖累"家人的错误观念,树立和家人一起面对病痛和困难的信念;与家人及时进行情感连接,将自己的担心、不适感等真实体验和想法告诉家人。一同讨论应对方案、分享治疗资讯,和家人达成共识,对患病期间将会发生的问题进行预估,并做好应对预案。同时,商量一个患癌后将要共同完成的近期计划和远期目标,和家人一起搭建希望的灯塔。

2.向最值得信赖的朋友倾诉

朋友是社会支持系统中另外一个比较重要的角色。诸多研究证明,社会支持对机体的健康状况有很大的影响,社会支持可能通过两种途径影响机体的健康状态,其一是作为社会心理刺激的缓冲因素,对健康产生间接的保护作用;其二是社会支持直接作用,即维持个体良好的情绪体验,从而保持健康所需的平衡心态。

策略:肺癌患者应真实地向一位值得信赖的好友倾诉,将内心的痛苦、困惑、紧张、恐惧等心理状态清楚地表达出来,从而获得情绪宣泄与舒缓以及安慰与建议,感受来自朋友的支持带来的正性情感体验,缓冲压力,但要注意倾诉的频率。

3.和医护人员做朋友

癌症不单纯是一个人遇到的问题,而是整个家庭所面临的问题,也是整个社会需要面对的问题;肺癌患者的治疗不只是患者与家庭的事情,同样也是医护人员、心理咨询师、营养师、社工、志愿者乃至社会多个团体共同的责任。无论肺癌患者接受多么高端的诊疗技术,都期望医护人员同时为他们的恐惧、无望、无知提供医疗帮助。这种医疗帮助就是情感触摸,同时也是医护人员走进肺癌患者内心世界的所在。医患建立同盟关系,可以提高肺癌患者与他们的社会关系及医疗团队的协作性,共同应对、制定合理方案、解决所面临的困难。

策略:一是医患之间在彼此尊重、信任的基础上,医护人员应该充分尊重和理解肺癌患者应对危机和困难的方式,发掘和激发他们内心面对危机的潜在能量和资源。给予肺癌患者和家属有关疾病状态、治疗护理、应对策略、经济支撑、社会支持、病情转归等方面准确的解读、科学地指导、人文的关怀、充分的支持。二是肺癌患者和家属及时与就诊医院及医护人员建立联系,了解疾病目前发展的状态和相对应的治疗手段、疾病预后等问题。很多肺癌患者被确诊后,将医护人员过度神化,紧张他们话语里的每一个措辞,并充分展开不切实际的想象,有时会因为自己延伸医护人员话语的意义而恐慌或者兴奋。经常会出现医护询问,家属回答,患者回避的现象。因此,肺癌患者和家属应清晰地表达疑虑、困难、愿望,在理性的环境下讨论病情、制定合理的应对策略。

4.寻求心理咨询师的帮助

在我们的文化里,如果一个人承认他的心理需要帮助,就是混乱和精神分裂的代名词,是要招人耻笑和非议的。长久以来,人们淡漠自己的精神,不呵护它,不关爱它。假如一个人伤风感冒,发烧拉肚子,他本人和他的家人朋友,或许会敏锐地觉察,有人关切地劝他到医院早些看医生;有人会督促他按时吃药,会安排他的休息和静养。但是,人们在精心保养自己的外部设施的同时,却往往忽略了心灵——这个我们所有高级活动的首脑机构。很多肺癌患者存在适应性障碍、抑郁性障碍、焦虑障碍、创伤后应激障碍及治疗的不良反应引发的情绪紧张,有寻求心理咨询师帮助的意愿,但又望而却步,原因是有一部分肺癌患者认为找心理咨询师咨询就会被误认为是得了精神病;有一部分肺癌患者担心内心的秘密被泄露而不敢向心理咨询师诉说;还有一部分肺癌患者认为心理问题不重要,片面地认为缓解疾病只是解决生理上的病痛。在这里需要普及一下相关的知识:一是精神病指的是大脑机能活动发生紊乱,导致认识、情感、行为和意志等精神活动不同程度障碍的疾病,属精神科医生的工作范畴。一般心理问题指的几乎是人人都可能遇到,如失恋、落榜、人际关系冲突造成的情绪波动、失调,一段时间内不良心境造成的兴趣减退、生活规律紊乱甚至行为异常、性格偏离等,这些由于现实问题所引起的情绪障碍,属于心理咨询师的工作范畴。二是保密原则与制度是心理咨询师职业道德最基本要求。严格遵循保密原则,未经当事人许可,绝不暴露当事人隐私的信息。任何可以判断出来访者身份的资料、谈话内容都是保密的,个案记录、测验资料、信件、录音、录像和其他资料,均属专业信息,会在严格保密的情况下进行保存。心理咨询师只有在来访者同意的情况下,才能对咨询过程进行录音、录像。在因专业需要进行案例讨论,或采用案例进行教学、科研、写作等工作时,会征求来访者本人意愿,并隐去那些可能辨认出来访者的有关信息。有危害自身和他人的情况及触犯法律法规,或者对于司法调查举证的需要,属于保密例外,但会将有关保密信息的暴露程度限制在最低范围之内。三是在与很多肺癌患者及家属接触时,我们发现心理咨询师就像一个纽带,连接着患者与医生、家属与患者、患者与患者。咨询师倾听患者的诉说,使患者感觉得到了支持与安慰;同时也缓解了临床医生由于工作繁忙无法用过多的时间帮助患者及家属纾解情绪的两难问题。调整好心理状态有助于缓解躯体症状。有研究报道,心理治疗师好比一个压力源的中转、过滤系统,患者、家属、医务工作者更易接受和信任这个第三方角色,有效舒缓了患者、家属、医务工作者所面临的不同压力。

策略一:肺癌患者、家属应及时与心理咨询师建立联系,尽快清除心理垃圾,在抗击癌症的路上放下心理包袱轻装上阵。心理咨询师除了对肺癌患者及家属尊重与接纳、倾听与理解、支持与鼓励之外,更多的是促进心理成长、缓解压力、帮助肺癌患者找到调节情绪的钥匙。

策略二:心理咨询师通过建立系统的心理干预流程,帮助肺癌患者及家属舒缓压力情绪。①和肺癌患者、家属建立良好的同盟关系;②让肺癌患者通过回忆过往的良好经验、成绩、美好、收获,觉察自我;③帮助肺癌患者梳理最迫切的需求,制定一个可以完成的近期计划,并在完成后给予检验、阳性肯定,建立自信心;④让肺癌患者梳理心中的愿望,制定成远期目标,构建希望,并为这个目标做出努力。

5.加入病友会或者防癌抗癌俱乐部等社会公益团体。

很多肺癌患者都会感到以往的生活被打乱,经常受孤独、茫然、被边缘化或者特殊化、不被理解的困扰,渴望了解同样的患者有怎样好的抗癌经验。

策略:肺癌患者应加入病友会、防癌抗癌俱乐部等社会公益团体组织的活动,和同病相怜的病友建立友情联结,抱团取暖、相互理解,交流沟通、互相激励。

(四)调整患病后的生活作息规律

很多肺癌患者都会因为突如其来的病情以及各种治疗打乱了以往正常的生活模式。如放化疗引发的食欲下降、饮食量减少、恶心、呕吐、腹胀、腹痛、腹泻或便秘等消化障碍的表现;发热、头晕、头痛、口干、口舌生疮以及乏力、放射性溃疡、糜烂等其他反应,严重影响患者生活质量和康复效果。

策略一:肺癌患者应调整由于以往生活模式被打乱而苦恼的心情,尝试一下暂时忘记固有的生活作息习惯,根据治疗或者修养时的需要,顺势调整生活节奏,舒缓心情。采用不同的科学方法缓解症状及治疗带来的副反应,比如治疗失眠,西医采用服用镇静催眠药;中医则采用针灸、中药、按摩、足浴等方法治疗,都能达到一定效果。很多肺癌患者失眠有现实的心理原因,心理干预可以缓解焦虑情绪,改善失眠的现象。

策略二:有的肺癌患者,既纠结进餐时间没有食欲,又担心每餐饭的营养摄取不够。对此不妨先做一组呼吸调整,尽量调整此时此刻保持平静心态,选择少食多餐方式,进食低脂肪、高碳水化合物、少量优质蛋白质、易消化以及植物活性硒食品如黑山药、黑芝麻、黑豆、黑花生、黑米、大蒜等的配餐;反应较重的患者选择菜汤、米汤、果汁及一些要素饮食为主的流质进行能量补充。也可以将平时喜爱的食品与营养餐结合起来,小口慢慢地嚼食。大部分肺癌患者会出现味觉敏感性降低,对此,亦可将精力尽量集中在食物的色泽、香味带给感官的刺激,以弥补味觉不足。吃饭前、中还可以选择观看美食节目,以增加食欲。同时,了解放化疗的特性和不良反应,给自己做个应对预案,做到心中有数,避免失控感带来的负性情绪。此外,家属还应充分理解患者此时此刻进食习惯与饮食状态发生的变化。

(五)应对病情的发展

肺癌患者疾病已经缓解,或是几个疗程的治疗已经结束,但患者仍然需要频繁到门诊复查,每次复诊就像一个暗示,时刻提醒着自己仍然是一个肺癌患者。肿瘤复发会引起强烈的心理应激反应,出现内环境紊乱、免疫功能下降等生理反应,严重影响肺癌患者的治疗和转归。

策略一:肺癌患者在积极配合治疗的同时,应及时进行心理干预,保持良好的心态可提高患者带瘤生存期的生活质量和生活满意度。

策略二:罹患肺癌后,应重新发掘你的精神或宗教信仰,这些信仰能让你平静下来,甚至帮助你找到在疾病斗争过程中生命的意义。

肺癌病情复发后,一部分患者能感知到;一部分患者不太清楚,或者有感知而选择逃避;一部分患者一直不知道。当病情发展时,很多患者比初治者更容易陷入紧张、悲观、低落的情绪中,甚至不愿意继续治疗。这时,家人的陪伴和支持在此刻就显得更加重要。有的肺癌患者家属压抑悲伤的心情,不知如何安慰患者,或者不断重复内容相同的话语安慰患者;有的家属抱怨患者因为某种原因造成现在的结局;有的家属选择逃避或者情绪崩溃无法面对……

策略:当肺癌患者或家属询问心理咨询师该如何应对时,咨询师应选择建立同盟关系和真诚的陪伴,鼓励患者回忆、感悟曾经的成功、喜悦、难忘,通过叙述使患者提升自信心,帮助患者重新了解并审视自己。通过制定近期计划和远期目标的方法,给予希望,舒缓紧张情绪,感悟自我价值与意义。肺癌患者也应将症状及时告诉医护人员,获得专业的指导与干预,及时缓解不适。

(六)面对经济困境

一提到恶性肿瘤,就让人联想到一系列治疗带来的巨大经济包袱,给患者及家庭带来极大的经济负担和精神压力。目前,医学的快速发展已使肺癌等恶性肿瘤成为可以治愈的慢性病,总的治愈率也在不断提升,因此得了肺癌千万不要放弃,特别是早中期,经过长期、综合、科学的治疗是有希望治愈的。

策略：根据肺癌患者实际情况及家庭经济情况，尽早找正规医院，选择科学的治疗方法，合理用药，合理花钱，才能事半功倍。切忌病急乱投医，胡乱相信一些非法经营的医疗机构的误导，切不可盲目应用所谓补品，更不可放弃治疗，使可治之症变成不治之症。

（七）应对疼痛

癌症疼痛是一个多维度的复杂现象，涉及生理的、感觉的、情感的、认知的、行为的和社会文化等诸多方面。诸多研究显示，三阶梯止痛联合心理、伦理干预，可明显降低患者疼痛程度，显著提高患者生活质量。肺癌患者的疼痛需要中西医肿瘤专家、护理专家、心理咨询师及心理治疗师、临床营养师、功能康复师等多学科联合诊疗，以及社工、志愿者、社会力量的共同关注。心理障碍不仅会严重影响到肺癌患者的情绪，还会影响到他们的症状控制及疼痛控制等，甚至有可能导致患者表现为难以控制的疼痛等症状。除以上列举的措施之外，大部分肺癌患者对疼痛治疗的效果及"成瘾"存在不同程度的疑虑和恐惧心理。医护人员应加强对肺癌患者和家属癌痛治疗的教育，并给予针对性地指导，消除肺癌患者的消极心理，使他们认识到长期使用麻醉性镇痛药，其成瘾性的发生非常罕见。

策略：肺癌患者应掌握了解癌痛知识，配合三阶梯止痛疗法，通过Lamaze型呼吸训练、冥想、暗示、分散注意力、催眠等技术可以缓解慢性和急性疼痛；也可尝试中药内服、外敷，针灸等方法。

（八）康复期仍然保持良好的状态

随着5年生存率的不断提高，世界卫生组织已将恶性肿瘤列入慢性病系列。越来越多的肺癌患者关注治疗结束后的生活方法与生活质量。有的人格外小心翼翼，犹如惊弓之鸟；有的人选择逃避，不敢问津；有的人误听误信，盲从跟风，过度"养生"。

策略：肺癌患者应选择专业的医院或专科，定期复查，充分掌握自己身体状况。树立正确的养生观，通过参加专业讲座，掌握科学的健康知识；坚持康复训练或有氧锻炼；开启科学的营养膳食、养生保健模式。调整心态，积极参加心理支持小组，放松心情；选择力所能及地劳动，培养情趣爱好，陶冶情操；关注与家人、朋友的感情联络。

（九）被癌症诊断打乱的性生活

早在1981年，Derogatis和Kourlesis就已报道，癌症治疗后多数患者会有性方面的问题。Schover报道，性生活是日常生活中首个被癌症诊断打乱的元素，与其他副作用不同，性生活问题在无病生存之后的几年里仍不会被解决。近年来，肺癌的发病呈现年轻化的趋势。育龄肺癌生存者最大的顾虑之一就是对生育的影响。研究表明，多数年轻生存者很想要小孩，尤其是那些被诊断为肺癌时没有小孩的患者。Leiblum认为，所有患者，不论年龄、性取向、婚姻状况或生活环境如何，均应有机会与他们的医护人员共同讨论性生活问题。但即使生活在一个充满明显的性形象、配有图形的歌词和简明的广告的文化氛围中，性生活也不是一个便于讨论的话题。尽管肺癌患者明显需要这方面的知识，但肺癌治疗后性生活的改变并未被常规涉及或很少涉及，医护人员应针对这些问题为患者提供教育、支持和实际帮助。

策略：由于手术或是放化疗引起女性肺癌患者的阴道萎缩，适合的润滑剂可以帮助；引起男性阳痿，抚摸、接吻等都可以保持患者和性伴侣之间的良好关系。完全拒绝性生活不解决问题。美国著名性健康网站"红书"的心理专家凯斯·艾伯罗建议，身体接触是最直接的关爱，当两人手脚不时地触碰时，能让人感受到温暖和安全。床单、被罩常换常新，创造卧室新鲜感。若隐若现的薄纱、色彩鲜艳的纯棉、细腻柔滑的真丝等不同材质的被褥以及保持卧室的私密性、柔和的灯光、温情的言语都可使人放松。

（十）患者家属要尽量做到以下几点

肺癌患者在整个治疗过程中，有一定的时间在家休养，家属适当的护理和支持照顾会对肺癌患者的康复有很大的好处,然而要做一个合格的家属并不是一件容易的事,对肺癌患者过分的保护会让患者觉得自己一无是处,家属要切记不要像保姆一样事事代办,使患者没有自由活动的空间,这样长期把患者封闭在固定的空间里,只会使其心情郁闷,加重心理负担,给治疗和康复带来负面效果。

策略:当肺癌患者的病情确诊后,家属要承担比病人还要大的压力,应该尽快调适自己的情绪,及时了解肺癌患者的全面情况,担负起照顾家人的重担,并协助医生帮助患者选择最佳治疗方案,以取得好的疗效。

1.根据肺癌患者情况有选择的告知。对性格比较内向或消极的肺癌患者,有必要适当保密,或者选择循序渐进的方法告知,以免患者过于紧张与恐惧,被肺癌吓倒,不利于治疗;对坚强乐观,或者已经知道自己患肺癌的患者,应由主管医生给予科学的解释,避免患者乱猜测、盲目恐惧,使患者能正确对待疾病,积极配合治疗,切记用不切实际的谎言欺骗患者。

2.肺癌的治疗过程中,有很多副作用,会使患者有不适感,一部分患者会变得脾气暴躁,甚至会像个孩子,这时候家属要比平时有更多的耐心和理解,疏导开解患者树立战胜病魔的信念。

3.给自己的情绪找一个出口,面对亲人患病,家属既要参谋又要疏导;既要建议决策又要协助执行;既要搞内勤又要跑外联;既要适时微笑又要忍住悲伤;既要应对所有的困难又要条理清晰、思路正确,忙里忙外不停歇,经常忽略了自己的身心健康状态。对此,应学会忙里偷闲,找朋友倾吐或者大哭一场,给自己好好睡一觉的机会,或者排空思想、打坐冥想。

四、情志治疗

(一)定义

中医情志疗法是植根于我国深厚的传统文化,利用古代心理学思想与情志的相互制约关系进行治疗的方法。当前越来越广泛地被用于危重病人的心理康复治疗中,取得了比较好的效果,有一定的应用价值。

所谓情志疗法,是指医生运用多种非药物性的方法,包括语言、表情、姿势、态度、作为等,致力于改变患者的心境意志、意识情形、态度行为等精神心理活动,以调整形神紊乱失常的病理状态,从而达到治愈或缓解、控制病症的一种治疗方法。

(二)机制

中医情志疗法作为一种传统的非药物疗法,其作用机制主要表现在下面几点:

1.塑造患者的正性情志

中医情志疗法的理论中将人的情志分为正性情志和负性情志,按现代心理学的理论来说就是正常心理与异常心理。情志疗法的主要目的就是通过非药物手段来矫正患者的负性情志,并塑造其正性情志,以最终帮助患者实现心理康复的目标。

2.情志相胜

其核心理念就是使不稳定、偏向极端的心理慢慢趋向平衡状态,让各种偏离正常轨道的言行恢复正常。

3.精神对机体的反作用

中医情志疗法认为,身、心两者是合一的,也是相互影响的,因此通过良性的精神导向,如禅境修习等,可以反过来促进身体的疾病向好的方向发展,最终加快患者的康复速度。

4.心理自我防御机制

这一点和心理学中的精神分析学派一脉相承。它们都认为在外界的刺激下,人的心理就会产生自我防御机制,如否认、转移、压抑等,以起到解除和减轻心理病苦和压力的作用,使身心状态尽量维持在正常水平。

（三）方法

1.顺意法

指顺心、满足患者的某些意愿以解决其致病心理的一种精神情志疗法。由于"意有未遂,所求不得"是导致形神病变常见的原因,也是促使病症发展的重要因素,因此,顺从、满足患者的某些意愿是调治这类身心疾病的求本之治,也是中医精神情志治疗学中的重要疗法。该法适用范围广,不仅可用于心因性疾患的治疗,也是非心因性形体病变治疗的重要方法。医生应具有敏锐的判断力,通过察言观色洞悉患者的各种意愿,正确地分析其合理与否、利弊怎样、客观条件是否允许。对于患者某些不合理或者客观条件尚不允许而难以实现的意愿、要求等,则要配合进行疏导说服工作。

2.消除心因法

指根据患者各自特点,采用不同的手段和方法以消除致病心因的精神情志疗法。意愿未遂也是众多境遇人事致病因素中的一种,可用消除心因的顺志法进行解决。此法可归纳为两种:①释却心因法。是指运用各种各样的方式和方法,包括语言、行为、药物等,使患者在有意无意间,自然地释脱致病的境遇人事因素。医生应针对患者致病心因的特点,随机巧妙地运用各种方法,破疑释误,使患者在不知不觉中心因顿释,从而达到不药而愈的效果。②语言疏导法。是指运用语言,对患者进行开通疏导,善诱说理,以消除其致病心因,纠正其不良精神情志活动而达到治愈或缓解病症的一类情志。

3.转移心意法

是指医生借用某种方式方法,转移或分散患者的注意力,从而消解或祛除病理性精神刺激的一种精神情志疗法,其包括两种方法:①转移注意法。是指医生有意识地转移患者病理性注意力,以消除或减弱这一相对稳定的情感刺激,从而达到治疗效果的情志疗法。在临证时,医生是否善于转移这类患者的注意力,往往关系着治疗的成败。②分心怡情法。是指医生通过戏娱、音乐等手段,或设法培养患者某种兴趣、爱好,以分散患者注意力,调节其心境情志,使之闲情逸致,从而促使形神疾患康复的一种情志疗法。

4.意示疗法

是指医生运用语言、行为等手段,采取含蓄、间接的方法,对患者的心理状态施加影响,使患者无意中接受某种暗示并因此而获得疗效的方法。其包括两种方法:①语言意示。即巧妙运用语言,暗示某些有关疾病的情况,使患者无意中加以了解,从而消除心因,树立起战胜疾病的信心,改善不良的情感状态。②借物意示。是指借助于一定的药物或物品,暗示出某些现象或事物,以解除患者心理症结的方法。医生在运用此法时,须谨慎、灵活,应针对患者的心理活动特点而有选择性地应用。

5.以情胜情法

指医生运用各种手段和方法,有意识诱发或激起患者某种新的、暂时性的剧烈情志反应,以抵消或抑制、解除患者原有的、持久而强烈的病理性情感活动的情志疗法。须注意的是在运用以情胜情疗法时,要注意掌握情绪刺激的强度,或采用突然的剧烈刺激,或进行持续不断地强化刺激,以中和、压倒病理性情志因素为度,同时还须注意避免这种刺激可能带来的新的身心问题。

6.激情法

有意识地诱发患者之激情,利用随激情而出现的强烈行为反应,以纠正或改善原先的病理状态,从而达到治疗目的,这一方法即为激情法。

7.精神摄养法

注意自身的精神摄养,对于防病、疗病、养生均具有特殊意义。

（四）应用

1.忧郁

《素问·阴阳应象大论》云："忧伤肺。"《灵枢·师传》云："人之情,莫不恶死而乐生,告之以其败,语之以其善,导之以其所便,开之以其所苦。"肺癌患者,其病位在肺,罹患肺癌,情绪忧郁,则肺脏更伤。这方面的治疗采用"情志自调法"。医者通过使用中医的"情志异常"理论,向患者阐述其心理疾病与生理疾病的关系,以此来解除他们因对疾病的错误认知而导致的忧郁,使他们的心理稳定下来,并能积极配合治疗,则可使早日康复。

2.焦虑

清代魏之琇《续名医类案》云："失志不遂之病,非排遣性情不可。"当患者得知自己身患肺癌这个巨大冲击时,会产生复杂的情绪反应,其中焦虑最为常见。对此,应采用"情志疏导法"。用中医的相应理论来对患者因疾病而伴生的焦虑症病因及预后等进行解释和疏导,对于焦虑症状比较严重的患者,还可指导他们做"枕静气功",以帮助其正确对待疾病,配合治疗。

3.恐惧

《素问·移精变气论》云："闭户塞牖,系之病者,数问其情,以从其意。"明确的诊断会给肺癌患者带来巨大的痛苦冲击,对死亡及癌痛的恐惧则会更加加重患者的痛苦。对此,主要采用"情志约束法"。该疗法的核心内容是以"思"胜"恐",具体来说就是医护人员在和肺癌患者沟通时,有意识地将他自然地引导到那些容易引发他思考的往事,或者那些他仍然还没解决、对他的人身很有价值的情境中,以便转移他的思想注意力,消除内心对疾病的恐惧。

4.狂躁

宋代张杲《医说》云："若非宽缓情意,改易心志,则虽金丹大药,亦不能已。盖病出于五内,无有已期,药力不可及也。法当令病者存想以摄心,抑情以养性。"肺癌晚期患者忍受着常人难以想象的痛苦,加上心理上的压力,患者往往变得异常狂躁易怒。中医情志疗法强调对肺癌患者狂躁的治疗宜疏不宜堵,并总结出了治疗狂躁的"疏导宣泄疗法"。当肺癌患者的机体在外界的巨大恶性刺激下,心理上会出现过度的应激状态,这种状态会通过胸闷、气促、血压升高等生理现象表现出来,如果不及时宣泄的话会使患者的健康状况恶化。采用疏导宣泄法后可以通过疏导、转移、宣泄等方法,将各种不良的情绪及时宣泄出来,使肺癌患者的情绪恢复正常状态。

5.评估

实际工作中,可使用NEECHAM对中医情志疗法治疗肺癌患者的效果进行评价。评价的内容分为三大类,分别是信息处理能力、行为和生理条件。这三类加起来的总分为30分。当得分为27~30分时设为心理处于正常状态;当得分25~26分时为心理轻度异常;20~24分为心理中度异常;低于20分为心理重度异常状态。

第九节　肺癌随访

一、意义与目的

（一）意义

肺癌目前已成为我国发病率和死亡率最高的恶性肿瘤之一。随着对肺癌研究的深入开展,肺癌在治疗方法和治疗药物等方面都有了新的变化。对肺癌各项指标的综合评价,包括病死率、生存率、复发、转移以及生活质量等,有助于改进治疗方法,提高治疗效果,发现新的研究课题。因此,在对肺癌患者的整个治疗过程中,要坚持随访。

（二）概念

随访是指医生或医疗机构以各种方式向曾在该医院就医诊治的肺癌患者了解其健康状况和治疗结果,并进行必要的医疗指导的过程。目前随访方式包括电话随访、信访、门诊随访、家访、建立数字化随访系统、开展社区随访等。

（三）目的

1.了解出院肺癌患者的康复情况,是否能按医嘱正确服药,指导其继续康复训练,进行健康教育。

2.对肺癌患者存在的问题进行讲解,满足其健康咨询要求,并提醒其根据病情来院复诊及告诉复诊办法。

3.征求肺癌患者对医院医疗质量、服务质量和医德医风等方面的意见和建议。

二、现状与对策

（一）现状

1.模式

(1)医生随访

医生是出院肺癌患者随访的重要组成部分,通过对出院患者进行医疗追踪服务,可及时了解其病情变化并给予治疗建议,对病情复发和恶化的患者可以及时安排就医;另一方面便于观察预后情况、远期治疗的疗效及新技术临床应用效果,有利于科研工作。

(2)护理随访

护士对出院肺癌患者随访是一种新的护理服务理念,使医院护理不再局限于患者住院期间,而是延伸到患者出院后的治疗与康复中,提高了其生活质量,提升了满意度。

(3)随访中心

建立专职的随访中心,制定随访制度、随访职责及工作流程,明确随访内容,定期将肺癌患者满意度、建议及意见上报上级,有利于医院的持续改进。

2.方法

(1)电话随访。

(2)短信随访。

(3)门诊随访。

3.时间

肺癌患者的随访间隔时间,应根据患者具体的病情决定。一般可在治疗后的1年内每个月随访1次,2年内每3个月随访1次,3~5年内每半年随访复查1次,5年以后每年随访复查1次。

4.问题

(1)患者及家属的配合程度不高。肺癌患者及家属对疾病的认识不清,存在恐惧心理,不愿别人问起;家属向病人隐瞒病情,拒绝与医院联系;部分患者直接与医生联系,未能及时记录资料;治疗效果不明显时,患者产生抵抗情绪,拒绝提供信息。

(2)通信的通畅程度不高。各种联系方式的登记不完善,频频更换联系电话,固定地址变更都会影响结果。

(3)对随访的重要性认识不足。由于临床工作的繁忙,对随访的重要性未及时宣教,导致部分患者不理解;对于主动复查的患者,有的未及时留存资料。

（二）对策

1.建立健全的随访制度。

2.设计开发符合当前需要的随访软件系统。

3.多种随访方式的灵活应用。

4.建立医院服务评价计划。

5.规范患者出院计划。

第四章　营养膳食

　　肺癌属中医"积聚"范畴,为"五积"之一,其发病以正气内虚为本,邪毒外袭、痰浊内聚、气滞血瘀为标,总属本虚标实、虚实夹杂之证。明代王肯堂《证治准绳·积聚》云:"壮人无积,虚人则有之。"隋代巢元方《诸病源候论·虚劳积聚候》云:"虚劳之人,阴阳伤损,血气凝涩,不能宣通经络,故积聚于内也。"清代沈金鳌《杂病源流犀烛·积聚》又云:"邪积胸中,阻塞气道,气不宣通,为痰、为食、为血,皆得与正相搏,邪既胜,正不得而制之,遂结成形而有块。"皆说明正气不足为肺癌发病的主要因素之一。从肺癌的治疗过程来看,诸多治法及药物都为"急则治其标"而设,以祛邪为主,而这些治法及药物对机体都存在不同程度的毒副反应及并发症,能够更加损伤机体脏腑功能,轻则妨碍治疗的继续进行,重则危及生命。特别是病至晚期,出现恶病质阶段,患者机体正气大伤,阴、阳、气、血消残,则危殆之至。正如《素问·玉机真脏论》所云:"大骨枯槁,大肉陷下,胸中气满,喘息不便,内痛引肩项,身热肉破䐃,真脏见,十月之内死。"亦如清代怀远《古今医彻·杂症》所云:"若久咳不已,则脏腑精华、肌肉血脉,俱为耗伤,消竭于痰,比之脱气、脱血,何多逊矣! 独不观久咳者,始而色瘁,继而肉消,继而骨痿,皆津液不能敷布乃至此,夫岂容藐视哉!"对此,历代医家在长期的临床实践中,总结出"养正积自消""养正邪自除"等扶正固本法治疗肺癌,取得了明显成效,并沿用至今。

　　中医素有"药食同源"之说,对于肺癌患者,除药物治疗外,选择合理的食疗药膳也十分重要,二者相辅相成,用之得当,甚至还可起到事半功倍之效。亦如清代张锡纯在《医学衷中参西录》中称赞饮食康复法时所说:"病人服之,不但疗病,并可充饥;不但充饥,更可适口。用之对症,病自渐愈。"

　　食养,即饮食养生,又称饮食调养。是按照养生理论合理地舍去食物,以达到增进健康、益寿延年目的的养生方法。食疗,又称食治,是在中医理论指导下,有目的地选择相关饮食,或将食物与药物配合制成药膳,来治疗或辅助治疗疾病,以助患者康复的一种治疗方法。饮食康复是根据中医食疗原理,选择适合康复患者的饮食品种,组成康复食疗方加以运用,以促进人体身心健康。饮食康复有助于改善患者的饮食质量,调整患者的脏腑功能,具有食治、食补、食养的多种效用,是中医康复学的主要内容之一。

　　肺癌是肺部的恶性肿瘤性疾病,是一种慢性消耗性疾病,特别是经过临床治疗后,由于受到手术创伤、有毒药物及放射治疗的攻伐,许多患者会出现营养不良,甚至恶液质等;部分患者还会有明显的咳嗽、咳痰、咯血、胸痛、呼吸困难等症状,机体正气受到严重损伤。此时,需要在中医理论指导下,结合现代营养学研究成果,用营养丰富的多种动植物或配制成药膳,进行调养和补益精气,以食补、食养;同时,还可针对肺癌疾病本身,或主要症状,选取合理的饮食或配制药膳以食治,从而达到滋养、调整、预防、治疗及辅助治疗等目的,以促进肺癌患者的早日康复。

　　兹结合临床实际,将肺癌食疗药膳理论与经验进行归纳总结如下。

第一节　营养膳食与肺癌

一、营养与肺癌发病

肺癌是全球范围内最常见的恶性肿瘤之一,自20世纪50年代以后,肺癌的发病率和死亡率均呈明显上升的趋势,在我国目前肺癌已成为首位恶性肿瘤死亡原因。肺癌的发病与吸烟、大气污染、长期接触放射性物质、肺部慢性疾病等有关。目前主要的治疗手段包括手术、化疗、放疗、分子靶向治疗等。研究表明肺癌是营养不良发生率较高的肿瘤之一,尤其在晚期肺癌患者中营养不良发生率可达30%以上。

对于营养膳食与肺癌的关系,国内外已开展了大量流行病学研究,目前令人信服的证据是增加新鲜蔬菜和水果的摄入量可降低肺癌风险,可能是与其富含维生素C、维生素E、硒及其他植物化合物有关。上海市区女性非吸烟者肺癌的病例对照研究结果表明,蔬菜、水果、维生素C的摄入量与肺癌的发生呈负相关。另一项上海地区男性队列研究发现,尿内检出异硫氰酸盐(ITCs)者的肺癌相对危险度为0.66(95%CI:0.4~0.99),ITCs可能是保护性因素。ITCs的主要来源为十字花科蔬菜,如卷心菜、洋葱、西蓝花等;同时有饮茶习惯者肺癌风险亦低。但吸烟是肺癌的超强危险因素,对于吸烟者,摄入高剂量的β-胡萝卜素和(或)维生素A营养补充剂反而会增加(不降低)肺癌的风险。膳食总脂肪、饱和脂肪酸和胆固醇高及过度饮酒则可能增加肺癌风险。由此可见,营养膳食与肺癌的发病息息相关。

二、肺癌的营养不良

肺癌本身或纵隔淋巴结转移癌对食管产生压迫症状影响进食;肺癌引起的呼吸困难导致患者大脑缺氧,对化学感受器所传递的饥饿信号迟钝,对食物的味觉、嗅觉也会发生改变,进食的快感减少或消失,产生厌食;同时,肺癌本身产生的一些细胞因子,也可以刺激和诱导宿主免疫细胞产生各种细胞因子,导致糖、脂肪、蛋白质代谢异常,引起营养不良。

肺癌患者术前营养不良会使其对手术的耐受力降低,并且导致术后住院时间延长、并发症发生率增加;化疗药物常常引起恶心、呕吐、腹泻、味觉改变、食欲减退以及厌食,甚至肝脏损伤影响营养物质的摄入,不仅增加放化疗的不良反应,影响患者的生活质量,而且使患者放化疗的耐受性降低;如果不加以控制,恶心和呕吐会造成液体或电解质的失衡、体重丢失以及衰弱,甚至恶液质;此外,胸部肿瘤放疗后,放射性食管炎发生率在40%以上,放疗引起食管神经肌肉和上皮细胞的损伤,导致食管出现炎症性改变,消化道摄入、吸收减少,患者营养状况恶化。因此,肺癌患者疾病本身及治疗全过程都可出现营养不良,轻则影响其生活质量及治疗的继续进行,重则危及生命。

三、肺癌的营养治疗

由于每位肺癌患者的营养需求量不同,因此,临床营养治疗需要针对病情状况进行评估。半数肺癌患者有营养不良状况,同时发现治疗前给予营养充足的均衡饮食,可增加患者对于化疗、放疗的耐受力,减少不良反应。

1.重视营养治疗

研究发现,新诊断的肺癌患者中,其5年生存期估计为5%~16%。营养不良被认为是降低肺癌患者生活质量、预后和生存的关键因素。在诊断时,至少有45%的患者存在营养不良,并且这一比例随着疾病的进展而增加。影响营养状况的主要因素有厌食、消化不良和恶病质(与肺癌相关的炎症反应所致的肌肉质量丢失)。超过一半晚期肺癌患者有厌食症,故需尽早开展个体化的营养筛查、营养评估(膳食调查、人体测量、实验室指标),计算患者能量需求。快速评价量表有厌食恶病质量表(ACS)、患者自评主观全面评定量表(PG-SGA)等。同时35%的未治疗的非小细胞肺癌(NSCLC)患者味觉改变,而味觉障碍阻碍了患者的进食乐趣,从而影响其营养状况,临床多数运用包含16个项目的口味和气味调查问卷(TSS)帮助了解患者味觉情况,并及时选择口味温和、温度较低或较冷的食品。对于量表或问卷评分较低,调整正常饮食仍不能纠正营养状况的患者,应予早期营养治疗(ONS)或管饲饮食。

营养治疗可改善肺癌患者的临床结局。Ataran等通过对674例行肺叶切除的NSCLC患者的研究发现,术后BMI≥30kg/m²的患者生存率远高于BMI<30kg/m²的患者,目前BMI可作为肺癌切除术后生存期的预测因素。李红晨等将108例肺癌化疗患者随机分为对照组和肠外营养组,检测两组患者化疗前后的各项营养指标和免疫指标的变化,结果证实肠外营养可有效改善肺癌患者化疗后的营养状况和免疫功能。林丽华等将60例肺癌术后患者随机分为EN组和PN组,观察营养治疗前后营养状况变化。结果表明早期EN可改善患者蛋白质代谢和营养状况,疗效优于PN,证实术后早期肠内营养治疗可改善患者营养状态。一项ONS的RCT研究,补充1430kJ/d的患者在第1个化疗周期后的8周后体重、瘦组织(FFM)、骨骼肌质量、脂肪量增加。

目前随着止吐药的开发,与化疗相关恶心、呕吐相关症状得到有效遏制,包括早期强化营养治疗(ONS、EN等)、食欲刺激药及适当的肺康复和(或)身体锻炼计划在内的多目标治疗措施得以实现,不仅有益于体重,也有益于许多临床相关结局,预后更佳。

依据中国抗癌协会专家共识和中华医学会肠外肠内营养学分会指南,对肺癌患者营养治疗的推荐意见如下:

(1)无论根治手术还是姑息手术,患者均应按照加速康复外科(ERAS)原则和流程实施围手术期的营养治疗。在手术前后尽早经口流质饮食或给予ONS。

(2)化疗患者不推荐常规给予营养治疗。但对于存在营养风险和营养不良患者可进行营养治疗,首选肠内营养(口服或管饲)。

(3)放疗患者若存在营养不良和具有潜在营养风险,推荐首选肠内营养(口服或管饲)。尤其是放疗导致口腔和食道黏膜炎者,首选胃造瘘(PEG)。

(4)放疗后有严重胃肠道黏膜炎不能耐受EN且需营养治疗患者,推荐全胃肠外营养(PN)。

2.营养治疗方案

(1)能量:目标需要量按照间接测热法测定实际机体静息能量消耗,无条件测定时可按照25~125kJ/(kg·d)提供。

(2)蛋白质:外源性蛋白质能促进患者肌肉蛋白质合成代谢,纠正负氮平衡,修复损伤组织。含氨基酸的肠外营养治疗可提高化疗后NSCLC患者血清酪氨酸的浓度,500ml/d氨基酸肠外营养液效果更佳。

(3)脂肪:提高能量密度高的营养素脂肪的占热能比。其中鱼油中的二十碳五烯酸(EPA)和二十二碳六烯酸(DHA)(ω-3)脂肪酸具有免疫调节作用。

由此可见,肺癌患者营养治疗所需能量应根据患者日常饮食+营养评估结果,给出个体化建议,一般为REE×体温系数×应激系数×活动系数;蛋白质目标推荐量为1.2~2.0g/(kg·d),尤其手术创伤大的患者需求更高,推荐量为1.5~2.0g/(kg·d),来源以乳清蛋白为佳。脂肪占比30%,饱和:单不饱和:多不饱和=(1~2):1:1,饱和脂肪酸中增加中链脂肪酸(MCT)的占比,多不饱和脂肪酸增加ω-3 PUFA

含量(2~8g EPA+1~3g DHA)的占比。降低碳水化合物,增加膳食纤维量和微营养素的摄入。针对肺癌患者,目前市场上肠内、外营养制剂均有含生酮作用强的中链脂肪酸以及强化免疫的ω-3 PUFA、精氨酸及谷氨酰胺等营养成分的产品。

四、中医食疗与药膳

中医食疗药膳是运用食物的偏性来纠正人体紊乱的内环境,用食物或在食物中配入中药材以防治疾病的方法,是祖国医学长期临床实践的结晶。我国民间历来有"药食同源""寓医于食"之说,重视饮食宜忌,强调食饵调养。早在2000多年前的《黄帝内经》中,就提到"药以祛之,食以随之",与现代营养学的治疗观点相同。《素问·脏气法时论》云:"五谷为养,五果为助,五畜为益,五菜为充,气味合而服之,以补精益气。"体现了扶正祛邪、康复机体的中医食疗思想。唐代孙思邈《备急千金要方》指出:"安身之本,必资于食;救疾之速,必凭于药。不知食宜者,不足以存也;不明药忌者,不能以除病也……是故食能排邪而安脏腑,悦神爽志,以资血气,若能用食平疴,释情遣疾者,可谓良医。"强调食疗在疾病治疗中的重要性。金代名医张子和《儒门事亲》提倡"精血不足,当补之以食","养生当用食补",突出了"药补不如食补"的中医食疗思想。元代忽思慧《饮膳正要》中也有服用黑牛髓煎治疗肾弱、骨败、瘦弱的记载。明代李时珍《本草纲目》收录谷部、菜部、果部、禽部等食物518种。清代王孟英《随息居饮食谱》载饮食品种327种,并简介各种食物的功效宜忌,附以治法。以上典籍中均包含有丰富的饮食疗法,为中医食疗药膳奠定了坚实理论和临床基础。近年来,随着"治未病"工作的不断推进,食疗药膳作为一种色、香、味、型、效具备的特殊膳食,在养生、疾病防治及康复保健方面作用越来越重要。食疗药膳配合疾病的药物治疗,具有改善机体营养状况、增强免疫功能及改善疾病预后的重要作用,彰显了药与食的特殊关系,即为"食借药威,药借食性,药食同用,相辅相成,相得益彰"。同样,中医食疗药膳在改善肺癌患者食欲,减轻其治疗后的不良反应、改善预后方面均具有良好的效果,也越来越受到人们的重视。

第二节　肺癌的营养治疗

一、围手术期

手术是临床治疗肺癌的主要干预手段之一,可以最大限度切除肿瘤病灶。但手术对于机体而言,也是一种外源性创伤打击,会使肺癌患者产生一系列应激反应和术后并发症,加重代谢负担,对于营养的需求亦增加;同时肺癌是一种慢性消耗性疾病,易导致患者消化吸收能力差。以上综合因素,便引起营养不良的发生。

肺癌患者术后由于肺气损伤,容易引起气短乏力、胸闷自汗等症状,对此,在饮食上应以补养气血的食物为主,如山药、大枣、桂圆、梨等。另外,配餐安排尽量做到细、软、烂和营养充足,食物以细软易消化为主,如稀粥、藕粉、菜泥、肉泥、酸奶、蛋羹、肉末粥等,同时避免辛辣刺激的食物;经过一段时间后再逐步过渡到软食或普通膳食。总体来说,为了促进肺癌患者伤口的愈合和病情的好转,应尽早恢复经口饮食,进食情况不佳导致摄入营养不足者,可给予肠内营养(ONS或管饲),但需要在营养师指导下选择肠内营养制剂或特医食品,以促进消化、免疫等功能恢复。

二、放化疗期

1.化疗期

肺癌患者的化疗基本是全身用药,最主要的毒副反应集中在消化系统和造血系统。消化系统受损,主要表现为食欲不振,其次为厌食、恶心、呕吐、腹泻、便秘等。而造血系统受损,表现为三系下降(血白细胞总数、中性粒细胞、血小板及血红蛋白均下降)。针对食欲不佳的策略是给予易消化的食物,如软饭、稀饭、面包、馒头、包子、鱼肉、鸡蛋、土豆、果酱等,并且少食多餐。在化疗间歇期,采用易消化的高热量、高蛋白、高维生素及矿物质、低脂肪的饮食模式,如谷类、蔬果搭配鸡肉、鱼肉、鸡蛋等,同时辅助以健脾养胃的食物,如薏苡仁、扁豆、大枣等。烹调方式以煮、炖、蒸为主,注意食物的色、香、味,也可以用香菇、柠檬等食物调味来刺激食欲。忌食辛辣刺激的食物,避免加重胃肠道负担。

值得注意的是非小细胞肺癌患者在服用靶向药物期间不能吃西柚、石榴、阳桃这些水果,因为它们含有柚苷、呋喃香豆素类和类黄酮化合物柑橘素等,能抑制肝脏、肠道系统中CYP3A4酶的活性,从而干扰靶向药的氧化代谢,影响靶向药的疗效。除此之外,产生胃肠道不良反应的肺癌患者饮食还应注意以下几点:

(1)接受化疗的肺癌患者出现恶心呕吐时,应服用止吐药,待呕吐缓解后再喝水;尝试流质食物;避免太油腻或太甜食物;食用冷藏或温凉食物。严重者可吮食冰块、薄荷糖(如口腔疼痛者,可不吃)。无法正常进食者,则应在医生的指导下采用静脉点滴葡萄糖、氨基酸、蛋白质等营养物质。同时可通过与朋友或家人聊天、听音乐、看电视来分散其注意力,避免接触使患者恶心的气味,如油烟、香烟等。

(2)接受化疗的肿瘤患者出现腹泻时,避免进食油腻、刺激性及含粗纤维食物;适度摄取可溶性膳食纤维食物,如燕麦、苹果、香蕉、木耳等;服用益生菌;补充水分及电解质。

(3)接受化疗的肺癌患者便秘时应摄取高膳食纤维食物;摄取足量水分;服用益生菌;服用软便药物;养成散步和如厕的习惯。

2.放疗期

放射治疗是肺癌治疗的重要手段。肺癌患者在治疗期间常常会接受胸部、头部等部位的放疗,以控制局部病情,但放疗患者在疾病控制的同时,也会因为放射性食管炎、放射性肺炎或颅内高压而导致食物摄入减少,进一步引起营养状态恶化。由于放疗对正常细胞和癌细胞都有杀伤作用,对身体伤害较大,因此,肺癌患者保证放疗顺利进行的前提是必须足够重视饮食营养治疗。同时,中医理论认为放疗会伤及肺阴,引起口干咽燥、咳嗽、皮肤灼痛、纳差等症状。

因此,肺癌患者放疗期应多选择清淡少油腻、无刺激、滋阴清热解毒的食物,通过肉剁细、蔬果榨汁等形式,促进消化吸收,以提高食欲。如生梨汁、鲜藕汁、荸荠汁、胡萝卜汁、芦根汤、赤豆汤、绿豆百合汤、冬瓜汤、西瓜、蜂蜜、银耳羹、皮蛋瘦肉粥、银耳莲子羹、酸奶、龙须面等。肺癌患者放疗间歇期应采用煮、炖、蒸等方法,少食多餐,多食鱼、肉、蛋、新鲜蔬果为主的食物。其中滋阴甘凉的食物有番茄、菠菜、枇杷、枸杞、甜橙、罗汉果、香蕉等。若有气血不足现象,则宜补充高蛋白和补气生血的食物,如奶类、牛肉、黄鳝、瘦肉、龙眼、桃仁、莲子、黑芝麻、山药、动物肝脏、大枣等。同时忌食助湿生痰和辛辣刺激的食物,如肥肉、韭菜、辣椒、胡椒、大葱、生姜等。

3.并发症

(1)手术、放化疗导致的呼吸困难、干咳、咳泡沫痰

此类肺癌患者应吃化痰止咳的食物,如梨、莲子、百合、白萝卜等。放疗后肺癌患者津液大伤,应多吃清热、润肺、生津食物,如莲藕、银耳、茼蒿、冬瓜、鱼腥草等。

（2）放化疗所致的口腔溃疡

此类肺癌患者应选择较凉、较软、较细碎或者流质食物；避免酸、辣或过于刺激食物；同时可考虑使用吸管吸吮液体。

（3）放化疗引起的骨髓抑制

此类肺癌患者应多吃优质蛋白的食物，如瘦肉、动物肝脏、动物血等。

（4）放疗所致的吞咽困难

此类肺癌患者应调整食物质地，视不同情况予流质、细碎或泥状食物、半流质及软食；同时利用增稠剂增加食物黏稠度。

三、康复阶段

由于每位肺癌患者的营养需求量都有所不同，因此需要针对病情状况进行评估。肺癌康复期约半数患者有营养不良的状况，此时给予营养充足的均衡饮食有利于患者的预后。肺癌患者康复期饮食原则如下。

1.均衡膳食

进食足够量的瘦肉、鱼虾类水产、蛋、奶以补充蛋白质；增加蔬果类、豆类、坚果类和奶制品的摄入以增加钾、钙、镁摄入，尤其绿叶菜；多吃十字花科的植物，如菜花、卷心菜；菌菇类食物，如木耳、香菇，均可以提高肺癌患者机体的免疫力，对抗癌细胞。

2.定时、定量、少食多餐

有些肺癌患者治疗后味觉会发生改变，故在烹调时可以适当使用柠檬、香菇、糖、醋等天然调味品以改善患者的食欲。

3.多摄入抗氧化且富含维生素的绿色蔬菜或水果

富含维生素A的食物有红心甜薯、胡萝卜、黄绿蔬菜、蛋黄、黄色水果；富含维生素C的食物有青椒、猕猴桃、柑橘、甘蓝、西红柿等；天然维生素E广泛存在于各种油料种子及植物油中，如麦胚芽、豆类、菠菜、蛋类。

4.功能性食疗食物列举

有养阴润肺作用的，如苦杏仁、海蜇、百合、荸荠等；有镇咳化痰作用的，如藕、莲子、鸭梨、山药、百合、白木耳、萝卜、橘皮、橘饼、枇杷、海蜇、荸荠、海带、紫菜、冬瓜、丝瓜、芝麻、无花果、罗汉果、橙、柚子等。尤其是梨，能减少肺癌患者放化疗引起的干咳，但胃功能不佳的患者要注意，不要空腹吃梨，最好用梨煮水，在饭后用。发热者可以选用黄瓜、冬瓜、苦瓜、莴苣、茄子、发菜、百合、苋菜、荠菜、蕹菜、马齿苋、西瓜、菠萝、梨、柿、橘、柠檬等；咯血者则选择青梅、藕、甘蔗、梨、海蜇、海参、莲子、菱、海带、荞麦、黑豆、豆腐、荠菜、牛奶、甲鱼、牡蛎、淡菜等食物。

5.食疗方选

（1）银耳菊花粥

【配方】 糯米100g，银耳、菊花各10g。调料：蜂蜜10g。

【制法】 银耳泡发后洗净，撕成小朵；糯米洗净，浸泡4h。取瓦煲，加适量清水，用中火烧沸，下糯米用小火煲至糯米八成熟，放入银耳和菊花，用小火煲20min，稍凉调入蜂蜜即可。

【功效】 清热润肺。

【应用】 适用于肺癌患者放化疗副反应的防治。

（2）鲜藕粥

【配方】 新鲜嫩藕200g。

【制法】　鲜藕洗净,切成薄片。将藕捣烂如泥,用洁净纱布绞取鲜汁,每日1次。

【功效】　润肺,清肺热,生津。

【应用】　适合用于肺癌患者治疗期间食用。

(3)银耳百合雪梨羹

【配方】　雪梨2个、水发银耳100g、干百合20g、枸杞子10g。调料:冰糖适量。

【制法】　雪梨洗净,去皮和核,切小块;干百合用水泡软;枸杞子洗净;银耳泡涨,撕小朵。锅置火上,将银耳放进锅内,加入适量水,大火烧开,然后改小火炖煮至银耳软烂时,再放入百合、枸杞子、冰糖和雪梨块,加盖继续用小火慢炖20min。

【功效】　止咳,生津。

【应用】　适用于肺癌患者治疗期间食用。

四、营养选择

1.能量

肺癌本身是一种消耗性疾病,由于大部分患者长期的能量摄入不足导致慢性营养不良,因此肺癌患者应给予充足的能量。一般按照85~105kJ/(kg·d)(非肥胖患者的实际体重)来估算卧床患者的能量,125~145kJ/(kg·d)(非肥胖患者的实际体重)来估算能下床活动患者的能量,再根据患者的年龄、应激状况等调整为个体化能量值。

2.蛋白质

肺癌患者由于代谢紊乱,存在糖异生,疾病本身也可导致蛋白质消耗增加,因此,肺癌患者应提高蛋白质的摄入,推荐其蛋白质摄入量一般可按1~1.2g/(kg·d)(非肥胖患者的实际体重)给予,严重营养消耗者可按1.2~2g/(kg·d)(非肥胖患者的实际体重)给予。考虑到氨基酸的利用率,氮热比应控制在1:100。如果肺癌患者合并肾功能损害,蛋白质的摄入量则不应超过1g/(kg·d)。蛋白质的最好来源是鱼、家禽、瘦红肉、鸡蛋、低脂乳制品、坚果、坚果酱、干豆、豌豆、扁豆和大豆食品,尽量少食用加工肉。适当多吃鱼、禽肉、蛋类,并减少红肉摄入。对于放化疗胃肠道损伤的肺癌患者,推荐制作软烂细碎的动物性食品。每日适量食用大豆及豆制品,推荐每日摄入约50g等量大豆,其他豆制品按水分含量折算。

3.脂肪

脂肪在营养中发挥着重要作用。脂肪和油类由脂肪酸构成,为身体提供丰富的能源。机体分解脂肪,并将其用于存储能源、阻断身体内部组织的热量流失和通过血液输送某些类型的维生素。由于大多数的肺癌患者存在胰岛素抵抗,因此在适当范围内可以增加脂肪的摄入量,不仅可以降低血糖负荷,还可以增加饮食的能量密度。推荐脂肪摄入量占总能量35%~50%,推荐适当增加富含ω-3及ω-9脂肪酸食物。鉴于脂肪对心脏和胆固醇水平的影响,宜选择单不饱和脂肪酸和多不饱和脂肪酸,减少饱和脂肪酸和反式脂肪酸的摄入,使用多种植物油作为烹调油,25~40g/d。

4.碳水化合物

碳水化合物是人体能量的重要来源。碳水化合物为身体活动和器官工作提供所需要的燃料,并且供应人体细胞所需的维生素、矿物质、纤维和植物化合物。对于肺癌患者,推荐碳水化合物供能占总能量35%~50%。碳水化合物较好的来源包括全谷物、淀粉类蔬菜等。

5.维生素和矿物质

人体需要少量的维生素和矿物质,以确保机体的正常运作。大多数维生素和矿物质存在于天然食品中。肺癌患者维生素和矿物质的摄入量建议参考《中国居民膳食营养素参考摄入量》中的推荐摄入量。推荐蔬菜摄入量300~500g/d,建议各种颜色蔬菜、叶类蔬菜;水果摄入量200~300g/d。

6.水

身体上的所有细胞都需要水来维持其功能。如果摄入的水不足,或者因呕吐或腹泻而失去水分,就会脱水(身体没有足够的水分),导致电解质紊乱,严重可危及生命。肺癌患者可摄入30～40ml/(kg·d),使每日尿量维持在1000～2000ml/d。有心、肺、肾等脏器功能障碍的肺癌患者应特别注意防止液体过多。如果伴有呕吐或腹泻,需额外补充。所有液体(汤、牛奶甚至冰激凌和明胶)都应被计入一天的需水量中。

五、居家指导

1.保持理想体重,使之不低于正常范围的下限值,每2周定时(早晨起床排便后空腹)称重一次并记录。任何不明原因(非自主性)的体重丢失＞2%时,应该及时回医院复诊。

2.节制能量,每餐七八分饱最好,不能过多,也不能过少,非肥胖患者以体重不下降为标准,但是切忌饥饿。

3.增加蛋白质摄入量,乳、蛋、鱼、肉、豆是优质蛋白质来源。总体上说,动物蛋白质优于植物蛋白质,乳清蛋白优于酪蛋白。荤素搭配(荤∶素=1∶2)。控制红肉(猪肉、牛肉、羊肉)及加工肉(如香肠、火腿)摄入。

4.增加水果蔬菜摄入量,每日蔬菜+水果共要求摄入5份(蔬菜1份=100g,水果1份=1个),要求色彩缤纷,种类繁多;增加全谷物、豆类摄入。

5.改变生活习惯,戒绝烟草,限制饮酒(如果饮酒,每天白酒男性不超过100ml,女性不超过50ml),保持充足睡眠。不能以保健品代替营养素,保健品在营养良好的条件下才能更好地发挥作用。避免含糖饮品;避免过咸食物及盐加工食物(如腌肉、腌制蔬菜);养成口服营养补充习惯。

6.积极运动每周不少于5次,30~50min/d的中等强度运动,以微出汗为好。即使是卧床患者也建议进行适合的运动(包括手、腿、头颈部及躯干的活动);肌肉减少的老年患者提倡抗阻运动。

7.重返社会,重返生活。鼓励患者积极参加社会、社交活动,尽快重新回到工作岗位上去,在社会中发挥自己的作用。

8.高度重视躯体症状及体征的任何异常变化,及时返回医院复诊;积极寻求心理支持,包括抗焦虑药物的使用;控制疼痛。

第三节　肺癌的食疗药膳

食疗药膳是以中医药学传统理论为指导,并在此基础上形成了自己独特的理论体系,强调整体观念、辨证施膳、药食同源,重视药食性味功能的统一和药食宜忌,同时吸取现代营养学观点以增进药食的吸收和利用,保护脾胃之气,为机体提供比较全面的营养。肺癌作为最常见的恶性肿瘤之一,无论从其发病因素,还是从其治疗过程来看,都离不开充足的营养供给及合理的饮食,因此,食疗药膳在肺癌的防治中占有十分重要的地位。

一、理论依据

1.整体观念

中医学把人体看成一个以脏腑、经络为核心的有机整体,把机体的内环境与外环境(自然界与社会)视为阴阳对立统一的矛盾双方,并认为疾病的发生与发展,是整体阴阳失调和邪正相争的过程。

因此,在对肺癌患者施膳时,应从全身整体情况,考虑其具体措施,以辨证施膳、三因施膳、以脏补脏、以形补形等中医药学理论为指导,灵活运用。

2.辨证施膳

药材和食物两者均具有四气(寒、热、温、凉)、五味(辛、甘、酸、苦、咸)、升降沉浮以及药物归经等特点,也称为药性和食性。因药性、食性的不同,作用各异,故在对肺癌患者施膳前应根据患者的病症、体质,结合所处的地理环境、饮食习惯的不同,正确地辨证、选药组方或选食配膳,做到"组药有方,方必依法,定法有理,理必有据"。

另一方面,肺癌患者的药膳疗法也应以适应患者脾胃吸收和运化功能为原则,并依此调理食物的色、香、味、型、质以刺激食欲;同时,顾及个人嗜好,选择适当的烹调方法。

3.药食同源

"药食同源"即为人们在认识中药的"四气""五味"的同时,也认识到食物也具有"四气""五味",许多食物可以药用,许多药物也可食用。肺癌患者食疗配合药物治疗,可使食借药威,药借食性,药食同用,相辅相成,相得益彰。

4.饮食有节

饮食有节,指的是过饱或过饥均对机体不利。由于水谷乃气血生化之源泉,饥则机体气血得不到足够的补充,久则气血亏损而为病;而饮食过量,超过了机体的消化功能,就会损伤脾胃,使营血不和,致使病情加重。故肺癌患者应做到饮食有节,定时定量。五味调和是提倡饮食不可过度丰厚,不偏食,是食疗中突出的理论之一。由于食物具有四气、五味、归经,可影响和调节脏腑气血阴阳,故饮食若偏嗜则可影响疾病康复。因此,对肺癌患者应当做到膳食结构合理,五味调和,寒热适中,无所偏嗜。

二、治则治法

中医食疗药膳的理论核心是"辨证施膳",具体应用时当结合肺癌患者的藏象、经络、诊法和治则的内容,选择相应的食材和药材进行防治。通过辨证,全面掌握肺癌患者的整体情况,再考虑天时气象、地理环境、生活习惯等因素,结合食材和药材的四气、五味之特点,遵循扶正祛邪、补虚泻实、寒者热之、热者寒之等治疗原则,制定相应的配方及制作方法,指导肺癌患者合理应用。否则,不仅于病无益,反而会加重病情。

清代程国彭《医学心悟》中,根据历代医家的经验,将中医治法总结为"汗、吐、下、和、温、清、消、补"八法。在肺癌食疗药膳中,发汗法、和解法、清热法、补益法应用较多。现将常见的几种治法介绍如下。

1.发汗祛邪法

发汗祛邪法是以开泄腠理、调和营卫、发汗祛邪,以解除表证的一种治法。以具有解表散邪作用的中药和食物为原料,经烹调制成的食疗药膳食品。

【配方】　姜糖苏叶饮、桑叶薄竹饮、麻黄醇酒等。

【功效】　解表散邪。

【应用】　适用于肺癌患者感受外邪,症见恶寒发热、头身疼痛、咽痛咳嗽、鼻塞流涕、舌苔薄白、脉浮者。

【常用药材】　薄荷、菊花、甘草、桑叶、紫苏、佩兰、藿香、金银花、生姜等。

2.清热解毒法

清热解毒法是以寒凉食物和药物以清除火热之邪的一种治法。可分为清气分热、清营凉血、气血两清、清热解毒、清脏腑热等。以具有清热解毒作用的中药和食物为原料,经烹调制成的食疗药膳食品。

【配方】　银花菜、西瓜饮、苦菜姜汁等。

【功效】　清热凉血,解毒消肿。

【应用】　适用于热证或体质偏热的肺癌患者,症见身热面赤、心烦口渴、便秘尿赤、舌红苔黄、脉数者。

【常用药材】　甘草、麦门冬、菊花、荷叶、金银花、白茅根、黄连、莲子心、桑叶、薄荷、藿香、百合、胖大海、鱼腥草、石斛、紫苏、白果、北沙参等。

3.理气化痰法

理气化痰法是以理气化痰食物和药物以调理气机、祛痰止咳的一种治法。以具有理气化痰止咳类作用的中药和食物为原料,经烹调制成的食疗药膳食品。

【配方】　蜜饯百合、贝母酿梨、糖橘饼、糖溜白果膏等。

【功效】　祛痰,止咳,平喘。

【应用】　适用于肺癌患者痰阻气道、肺气不宣,症见咳嗽气喘、胸闷痰多或痰黏难咯、痰中带血者。

【常用药材】　百合、川贝母、甘草、麦门冬、白果、半夏、陈皮、冬虫夏草、瓜蒌、鱼腥草、桑叶、侧柏叶、菊花、苦杏仁、紫苏、蛤蚧等。

4.滋阴生津法

滋阴生津法是以滋阴生津药物和食物以清热养阴生津的一种治疗方法。以具有滋阴生津作用的中药和食物为原料,经烹调制成的食疗药膳食品。

【配方】　冬虫夏草米粥、银耳羹、哈蟆鲍鱼等。

【功效】　滋阴清热,生津止渴。

【应用】　适用于肺癌患者阴虚津亏,症见口燥咽干、潮热盗汗、五心烦热、失眠多梦、舌红少苔、脉细数者。

【常用药材】　枸杞子、山药、生地黄、熟地黄、麦门冬、女贞子、玉竹、五味子、何首乌、当归、黄精、天门冬、冬虫夏草、百合、桑椹、石斛、北沙参等。

5.扶正补益法

补益法是以具有补益作用的食物和药物,经烹调制成的食疗药膳食品,以补益人体气血阴阳之不足,或补益某一脏腑或某几个脏腑之虚损的一种治法。其目的在于通过食物或药物的补益,使人体脏腑或气血阴阳之间的失衡重归于平衡;同时,通过扶助正气,达到扶正祛邪之作用。现将常见的几类补益药膳列举如下。

(1)益气健脾类:以具有益气健脾作用的中药和食物为原料,经烹调制成的食疗药膳食品。

【配方】　参枣米饭、理脾糕、黄芪膏等。

【功效】　益气补虚,健脾和胃。

【应用】　适用于肺癌患者脾胃气虚,症见面色萎黄、消瘦乏力、食少纳呆、腹胀便溏、舌质淡、脉虚者。

【常用药材】　山药、黄芪、大枣、党参、人参、陈皮、茯苓、莲子、薏苡仁、白术、芡实、白扁豆、枸杞子、甘草、荷叶、砂仁、桂圆、草果、浮小麦等。

(2)滋阴补血类:以具有滋阴补血作用的中药和食物为原料,经烹调制成的食疗药膳食品。

【配方】　当归生姜羊肉汤、何首乌烧鸡、菊花肝膏等。

【功效】 补血和血,益气养营。

【应用】 适用于肺癌患者放化疗后骨髓抑制出现营血亏虚,症见面白无华、唇甲色淡、头晕目眩、心悸失眠、手足发麻、月经量少色淡、舌淡苔白、脉细弱者。

【常用药材】 枸杞子、当归、何首乌、熟地黄、大枣、生地黄、桂圆、阿胶、川芎、白芍、杜仲、鸡血藤、桑椹等。

(3)气血双补类:以具有气血双补作用的中药和食物为原料,经烹调制成的食疗药膳食品。

【配方】 八宝鸡汤、十全大补汤、红杞田七鸡等。

【功效】 益气健脾,补血和血。

【应用】 适用于肺癌患者治疗后免疫功能低下出现气血两虚,症见面白神疲、头晕眼花、少气乏力、心悸失眠、舌淡脉虚者。

【常用药材】 大枣、当归、黄芪、党参、枸杞子、人参、桂圆、茯苓、山药、熟地黄、白术、白芍、甘草、陈皮、黄精、肉桂、砂仁、生地黄、何首乌、冬虫夏草等。

三、常用剂型

肺癌患者的食疗药膳,首先应当选择适宜的剂型,能够符合病情需要和药物特点,从而更好地发挥药效,提高临床疗效。同时,选择适宜的剂型,也能够方便患者,使患者乐于接受。肺癌患者食疗药膳的配方有多种剂型,现分述如下。

1.汤剂

将药物或食物用煎煮或浸泡的方法,去渣取汁,制成的液体制剂。其特点是吸收快、发挥疗效迅速,如龙眼桑椹汤、黄芪银耳汤、补髓汤等。

2.丸剂

用药物或食物细粉,或药物提取物加适宜的黏合剂或辅料制成的球形制剂。其特点是吸收缓慢、药力持久、体积小、服用方便,如红枣黄精丸、百合固金丸等。

3.膏剂

将药物用水或植物油反复煎熬,去渣取汁,再用微火浓缩而成的一种制剂,有内服、外用之别。肺癌患者食疗药膳应当以内服膏剂为主,其特点是用法简单、携带和贮藏方便,如红枣龟胶膏、雪梨膏、补髓蜜膏等。

4.药粥

将米同药物或食物煮成稀粥。其特点是吸收完全、安全有效、适合于长期服用,如羊骨粥、百合糯米粥、菠菜粳米粥等。

四、注意事项

食疗药膳具有恢复正气、祛除病邪、缓解症状、提高疗效、防止复发的作用。临床上,由于肺癌患者体质、病程、病情等的不同,故应用时要注意以下事项。

1.持之以恒

食疗药膳方剂只有较长时间应用,才能发挥疗效。肺癌患者食疗药膳一般可以15d左右为1疗程,待间歇2d后,可视患者的症状、体征等情况,进行下一个疗程的治疗。

2.辨证施食

食疗药膳临床应用应根据肺癌患者的症状、体征,四诊合参,分清阴阳、表里、寒热、虚实,辨证施食,从而选择最佳的食疗方剂,以增强针对性,提高临床疗效。

3.不可完全替代药物疗法

食疗药膳具有一定的治疗作用,而且服用方便,毒副作用小,患者乐于接受。但食疗药膳针对性不如药物治疗准确,作用亦不如药物治疗强,故当肺癌患者病情危重时,当首先采用药物积极治疗,不可单纯依赖食疗药膳,以免贻误病情,变生他证。待病情平稳后,则可食药继用,或单独应用食疗药膳。此亦即《素问·五常政大论》"药以祛之,食以随之"之意。

4.调整饮食结构

与其他疾病一样,肺癌患者也需要足够的营养。对此,应注意调整饮食结构,选择的食物应易于消化,并含有丰富的营养。用时切忌盲目"进补",而应依据病情,辨证使用进补之品。

5.饮食宜忌

肺癌患者治疗期间饮食禁忌也是十分重要的。归纳而言,肺癌患者饮食禁忌大致可分为以下五类。

(1)生冷类:包括冷饮、部分水果和生冷蔬菜等凉性食物,脾胃虚寒及胃肠功能低下的肺癌患者应慎用。

(2)辛辣类:包括辣椒、葱、蒜、酒等。各种肺癌患者,特别是肺癌发热、因血热所致的出血、血瘀者,均要特别注意禁忌。

(3)海腥类:包括带鱼、内河鱼、虾、蟹等水产品类食物。肺癌发热、出血、血瘀、血虚者,均应慎用。

(4)发物类:包括芥菜、南瓜、公鸡和海腥类等食物。这类食物性多偏热,多食易诱发旧病,加重病情,故有出血倾向的肺癌患者要慎用。

(5)油腻类:包括动物、动物油脂和油炸类食物。因其味厚油腻,脾胃功能低下及热性肺癌患者,都应禁食此类食物。

第四节　常用食材及配方

传统的中医药理论中有"药食同源"之说。药食同源,指许多食物即药物,它们之间并无绝对的分界线,古代医家将中药"四气""五味"理论运用到食物之中,认为每种食物也具备"四气""五味"。药食同源是指中药与食物是同时起源的。西汉刘安《淮南子·修务训》云:"神农尝百草之滋味,水泉之甘苦,令民之所避就。当此之时,一日而遇七十毒。"可见神农时代药与食不分,无毒者可就,有毒者当避。隋代杨上善《黄帝内经太素》云:"空腹食之为食物,患者食之为药物。"反映出药食同源的思想。历代医学家多有发挥,并形成了独具特色的中医食疗药膳理论及方法。兹结合临床,将肺癌防治常用的食材归纳总结如下。

一、常用食材

1.软儿梨

【性味归经】　甘、微酸,凉。归肺、胃经。

【功效】　清热润燥,止咳化痰。

【应用】　适用于肺癌伤阴或阴虚者。症见干咳,口渴,便秘等。

2.冬果梨

【性味归经】　甘、微酸,凉。归肺、胃经。

【功效】　生津止渴,清热解毒,止咳化痰。

【应用】 适用于肺癌肺胃阴虚者。症见发热,烦渴,咳喘,痰黄,便秘等。

3.百合

【性味归经】 甘,寒。归肺、心经。

【功效】 润肺止咳,清心安神。

【应用】 适用于肺癌肺热咳喘者。症见咳嗽,痰中带血及咯血等;亦可用于疾病之后余热未清,虚烦不安,失眠多梦等。

4.杏仁

【性味归经】 苦,微温,有小毒。归肺、大肠经。

【功效】 止咳平喘,润肠通便。

【应用】 适用于肺癌肺热咳喘者。症见咳嗽,便秘等。

5.玉竹

【性味归经】 甘,平。归肺、胃经。

【功效】 滋阴润肺,养胃生津。

【应用】 适用于肺癌肺阴虚者。症见燥咳痰黏,咽痛口渴,舌干食少等。

6.白果

【性味归经】 甘、苦、涩,平。有小毒。归肺经。

【功效】 敛肺平喘。

【应用】 适用于肺癌肺热痰喘者。症见咳嗽,咳痰等。

7.籽瓜

【性味归经】 甘,平。归肺、胃经。

【功效】 止咳祛痰,养胃生津。

【应用】 适用于肺癌肺胃阴虚者。症见口干,咳嗽,大便干结等。

8.化橘红

【性味归经】 苦、辛,温。归肺、脾、胃经。

【功效】 理气宽中,燥湿化痰,消食健胃。

【应用】 适用于肺癌痰阻气滞者。症见咳嗽痰多及食积不化,无热象者。

9.桔梗

【性味归经】 苦、辛,平。归肺经。

【功效】 宣肺祛痰,排脓利咽。

【应用】 适用于肺癌痰阻气滞者。症见咳嗽,胸闷等。

10.莱菔子

【性味归经】 辛、甘,平。归脾、胃、肺经。

【功效】 消食除胀,降气化痰。

【应用】 适用于肺癌食积纳差者。症见纳差,不思饮食等。

11.蜂蜜

【性味归经】 甘,平。归脾、肺、大肠经。

【功效】 补中缓急,润肺止咳,滑肠通便,解毒。

【应用】 适用于肺癌肺脾阴虚者。症见咳嗽,肠燥津亏等。

12.银耳

【性味归经】 平、甘、淡。归肺、胃、肾经。

【功效】　滋补生津,润肺养胃。

【应用】　适用于肺癌肺胃阴虚者。症见咳嗽,痰中带血,津少口渴,病后体虚,气短乏力等。

13.川贝母

【性味归经】　苦、甘,微寒。归肺、心经。

【功效】　清热化痰,润肺止咳,散结消肿。

【应用】　适用于肺癌阴虚者。症见咳嗽,咳痰等。

14.黄芪

【性味归经】　甘,温。归肺、脾经。

【功效】　补气固表,利尿托毒,排脓,敛疮生肌。

【应用】　适用于肺癌气虚者。症见乏力,食少便溏,中气下陷,表虚自汗,气虚水肿,血虚萎黄,内热消渴等。

15.人参

【性味归经】　甘、微苦,微温。归肺、脾、心经。

【功效】　大补元气,补脾益肺,生津,安神益智。

【应用】　适用于肺癌元气虚脱者。症见面色苍白,口唇青紫,汗出肢冷,呼吸微弱,舌质淡,脉细数等。

16.石斛

【性味归经】　甘,微寒。归胃、肾经。

【功效】　益胃生津,滋阴清热。

【应用】　适用于肺癌胃阴不足者。症见口干烦渴,食少干呕,虚热不退等。

17.莲子心

【性味归经】　苦,寒。归心、肾经。

【功效】　清心安神,交通心肾。

【应用】　适用于肺癌热入心包者。症见神昏谵语,心肾不交,失眠遗精,血热吐血等。

18.紫苏子

【性味归经】　辛,温。归肺、大肠经。

【功效】　止咳平喘,润肠通便。

【应用】　适用于肺癌肺气喘急者。症见气逆喘咳,肠燥便秘等。

19.甘草

【性味归经】　甘,平。归心、肺、脾、胃经。

【功效】　补脾益气,清热解毒,祛痰止咳。

【应用】　适用于肺癌脾胃虚弱者。症见倦怠乏力,心悸气短,咳嗽痰多,脘腹及四肢挛急疼痛。

20.山药

【性味归经】　甘,平。归脾、肺、肾经。

【功效】　补脾养胃,生津益肺,补肾涩精。

【应用】　适用于肺癌肺脾气虚者。症见食少,久泻不止,肺虚喘咳等。

二、常用配方

预防和治疗是应对肺癌的两大方法。治病是病已成既定事实之后,采取治疗措施,以去除致病因子及其对健康所带来的损害;防病则是在致病因素尚未侵犯人体,或致病因素虽已侵犯人体,但疾病尚未形成或尚未恶化之前,采取防范措施,以防治疾病的发生或病情的恶化。两者比较,防病是在同疾病斗争过程中更主动、更积极的措施,更能防治疾病对人体的伤害,保障人体的健康。

未病先防作为中医预防医学的根本思想,一直为历代医家所强调和重视。中医食疗药膳预防肺癌前病变的发生发展的作用已经在理论和实践中得到了体现和证实。《素问·脏气法时论》云:"五谷为养,五果为助,五畜为益,五菜为充,气味合而服之,以补精益气。"强调了应该合理膳食,均衡营养才能有效预防各疾病。预防和治疗是应对肺癌的两大方法。治病是病已成既定事实之后采取治疗措施,以去除致病因子及其对健康所带来的损害;防病则是在致病因素尚未侵犯人体,或致病因素虽已侵犯人体,但疾病尚未形成或尚未恶化之前采取防范措施,以防治疾病的发生或病情的恶化。两者比较,防病是在同疾病斗争过程中更主动、更积极的措施,更能防治疾病对人体的伤害,保障人体的健康。

针对肺癌患者,中医食疗药膳作为辅助治疗手段,能够保证患者的足够营养补充,调整阴阳平衡,有利于缓解症状,提高机体抗病能力,为手术治疗以及放化疗做好基础,促进康复提高生活质量,延长生命。兹将临床常用的肺癌食疗药膳配方归纳总结如下。

1.茶饮

清代叶天士《临证指南医案·泄泻》云:"未受病前,心怀疑虑,即饮芳香正气之属,毋令邪入为第一义。"清代喻嘉言《尚论篇》云:"未病前,预饮芳香正气药,则邪不能入,此为上也。"都阐明了针对疾病,可通过使用一些芳香化浊类药物,以达到未病先防的目的。同时,对于平素体弱多病者,还要注意适当应用中药以培元固本,增强抵抗病邪入侵的能力,即所谓"正气存内,邪不可干"。鉴于此,我们结合肺癌的疾病特点,针对不同人群、不同体质状况、不同病期等拟定了相关茶饮,以达到防癌抗癌之目的。

(1)百合桑菊茶

【配方】 百合5g、桑叶3g、菊花3g、麦门冬5g、陈皮2g。

【功效】 清热解毒,滋阴润肺。

【应用】 适用于普通人群的肺癌预防。

(2)清咽利喉茶

【配方】 金银花3g、菊花3g、麦门冬5g、青果2g、薄荷3g。

【功效】 疏风清热,解毒利咽。

【应用】 适用于普通人群的肺癌预防,尤其适合伴咽喉不适、大便偏干者。

(3)润肺止咳茶

【配方】 百合3g、麦门冬5g、茉莉花3g、甜杏仁3g、淡竹叶5g。

【功效】 滋阴清火,润肺止咳。

【应用】 适用于普通人群的肺癌预防,尤其适合伴干咳痰少、口干咽痛者。

(4)散寒除湿茶

【配方】 黄芪6g、陈皮6g、薏苡仁6g、生姜5g、大枣6g、草果5g。

【功效】 温中散寒,和胃除湿。

【应用】 适用于寒湿体质明显人群的肺癌预防,尤其适合平素脾胃不和,或近期有腹胀、畏寒肢冷、口淡黏腻、恶心纳差者。

(5)清热利湿茶

【配方】 红景天5g、菊花5g、绿茶3g、薄荷3g、夏枯草5g。

【功效】 清肺散热。

【应用】　适用于温热体质明显人群的肺癌预防,尤其适合面红口赤、怕热喜冷、口渴舌燥、夜眠不安者。

(6)益气养阴茶

【配方】　黄芪6g、太子参6g、麦门冬6g、金银花6g、苏叶3g、藿香3g、贯众5g。

【功效】　益气养阴,扶正固表。

【应用】　适用于肺气虚弱、高龄等有肺部疾患人群肺癌的预防。

(7)口腔保健茶

【配方】　藿香3g、薄荷3g、佩兰3g、绿茶3g、柠檬1片。

【功效】　芳香化浊,解毒辟秽。

【应用】　适用于肺癌患者接受放化疗治疗所致的口腔糜烂、牙龈肿痛、口腔异味的防治。

(8)降糖茶

【配方】　金银花6g、沙参6g、麦门冬6g、黄连3g、芦根9g、薏苡仁6g。

【功效】　清热生津,滋阴固表。

【应用】　适用于肺癌患者合并有糖尿病或血糖偏高者。

(9)降压茶

【配方】　菊花6g、桑叶6g、钩藤6g、白芍6g、枸杞子6g、茯苓3g。

【功效】　清热滋阴,平肝潜阳。

【应用】　适用于肺癌患者合并有原发性高血压病或血压偏高者。

(10)养心茶

【配方】　党参6g、麦门冬6g、五味子3g、丹参12g、金银花6g。

【功效】　益气养阴,清热固表。

【应用】　适用于肺癌患者合并有冠心病等心脑血管慢性疾病者。

(11)益肺茶

【配方】　金银花6g、生黄芪6g、白术6g、陈皮6g、防风6g、麦门冬6g。

【功效】　益气健脾,清热固表。

【应用】　适用于肺癌患者合并有慢性支气管炎、肺气肿、支气管哮喘等慢性呼吸系统疾病缓解期患者。

(12)清心安神茶

【配方】　合欢花3g、玫瑰花3g、淡竹叶3g、灯心草3g、酸枣仁2g。

【功效】　清心除烦,养心安神。

【应用】　适用于肺癌患者心悸失眠、口舌生疮、溲赤便秘者。

(13)健脾和胃茶

【配方】　山楂3g、山药3g、陈皮3g、白茶3g、厚朴花3g。

【功效】　健脾和胃,消食化滞。

【应用】　适用于肺癌患者食欲不振、消化不良、嗳气吞酸、恶心呕吐、脘腹痞满者。

(14)固表止汗茶

【配方】　黄芪3g、防风3g、浮小麦3g、乌梅3g、白术3g。

【功效】　益气固表,防感止汗。

【应用】　适用于肺癌患者平素易感冒及具有动则汗出、头晕乏力者。

2.药膳

农业生产,让我们拥有了"食"的保证和条件;传统医药,则使中华民族的生存与健康获得了"疗"的保障。由于农业的出现,原始的医药、食疗也相继产生。食借药之力,药助食之功,藉饮食以助医药,寓医药于饮食之中,代代相传而又代有所获。亦如清代温病大家王孟英《随息居饮食谱》所云:"处处皆有,人人可服,物异功优,久服无弊。"可见食物若用之得当,其效不逊于药物。

肺癌患者进行食疗也要注意一定的原则,要注意避免"五味偏嗜",均衡饮食,粗精并进,荤素并用,保证全面、充分的营养摄入;进食滋补食物时要注意根据不同的体质情况而有所选择,根据四时阴阳变化,因时制宜;运用食物的寒热温凉属性调节人体阴阳平衡。

中医的健康理论之一是"脾胃为后天之本",认为人虽然不能自我决定先天禀赋的强弱,但可以通过后天的饮食调理来达到健康维护的目的。肺癌患者可以通过合理的食物配比,利用食物的四气五味属性来帮助机体矫正身体的寒、热、温、凉偏颇状态,补益脏腑气血,清除身体代谢废物。同时,对于接受放化疗的肺癌患者,提倡"毒药攻邪,五谷为养,五果为助,五畜为益,五菜为充,气味和而服之,以补精益气"(《素问·脏气法时论》)。根据这个原则,一个完全的膳食必须包含谷类(豆类)为主食、畜类为副食,还需要蔬菜来充实,同时以果品来辅助,这与现代营养学的膳食模式基本上是一致的。

中医学素有"药食同源"之说,把饮食与药物相提并论。唐代孙思邈《千金要方·食治》明确指出:"食能排邪而安脏腑,悦神爽志,以资血气。若能用食平病,释情遣疾者,可谓良工。"故历代医家在治疗疾病时,除了予以服用药物外,更重视饮食的调养作用,通过饮食调护来扶助正气,祛尽余邪,恢复健康。"民以食为天",人类既需要食物来不断补充营养和能量,促进自身的发育与生长,同时也需要用药物来防治机体发生的各种疾病来维护健康。因此,在目前对肺癌临床没有特效疗法的同时,中医食疗药膳也就显得尤为重要。合理地应用食疗药膳既可促进患者的治疗和康复,更能用于广大民众的预防。兹将肺癌临床常用药膳归纳总结如下。

(1)芪归炖鸡汤

【配方】　黄芪20g、当归10g、母鸡1只,调料适量。

【制法】　鸡肉凉水入锅煮开,将鸡肉连同药材放入汤锅,加2L清水,小火慢煮后大火滚煮,再小火慢炖2h左右,加适量盐即可食用。

【功效】　补气益血,健脾养胃。

【应用】　适用于肺癌患者年老虚弱、久病未愈、疲劳过度等气虚人群。症见身体虚弱,面色苍白,呼吸短促,四肢乏力等。

(2)银耳枸杞汤

【配方】　银耳20g、枸杞15g、莲子10g、冰糖适量。

【制法】　银耳洗净,泡软,撕成小朵,枸杞洗净备用。前3种材料放入锅中加水适量炖煮约20min,再加入冰糖煮至糖融化即可。

【功效】　养阴润燥,益肾补肝。

【应用】　适用于肺癌患者阴虚人群。症见口干咽燥,干咳无痰,手足心热,潮热盗汗,心烦失眠等。

(3)核桃羊肉汤

【配方】　核桃60g、羊肉500g、红枣3枚、生姜3片。

【制法】　羊肉放在热锅里翻炒5min出水,逼出羊油后可使膻味减少,其余材料洗净连同羊肉加水2.5L,大火煲滚后转文火煲2h,加适量盐调味后即可饮用。

【功效】　温阳散寒,补益气血。

【应用】 适用于肺癌患者阳虚人群。症见容易怕冷,腹泻,易感冒,精力不够,大便溏薄,小便清长等。

(4)百合薏米汤

【配方】 百合60g、薏苡仁30g、银耳50g、山药50g、排骨500g、荷叶3g、莲子10粒。

【制法】 以上食材洗净,加水适量入煲内,慢煲3h,带汤食用。

【功效】 滋阴润燥,益肺祛湿。

【应用】 适用于肺癌患者普通人群。

(5)当归羊肉汤

【配方】 当归30g、生姜30g、羊肉500g。

【制法】 羊肉去骨,入沸水锅内焯去血水,切块。砂锅内放清水,下入羊肉,放当归、生姜,武火烧沸,去浮沫,文火炖至羊肉熟烂。

【功效】 养血填精,散寒止痛。

【应用】 适用于肺癌患者血虚人群。症见疲劳乏力,面色苍白,头晕眼花,心悸多梦,唇舌爪甲色淡,妇女月经量少,色淡,后期或经闭等。

(6)黄芪百合汤

【配方】 黄芪30g、鲜百合50g、薏苡仁30g、红萝卜250g、草果15g、白豆蔻30g、橘皮30g、大枣4枚、生姜3片。

【制法】 以上份量适合4人食用,可凭个人喜好加入瘦肉适量,慢煲3h。甜食或咸食均可。

【功效】 滋阴润肺,行气除湿。

【应用】 适用于肺癌患者体虚易感人群。

(7)板栗瘦肉汤

【配方】 板栗250g、瘦猪肉500g、薏苡仁300g、党参15g、陈皮30g、豆豉30g,盐、姜各少许。

【制法】 将板栗去皮,猪肉切块,加水适量,煮烂即可,带汤食用。

【功效】 健脾养胃,扶正固本。

【应用】 适用于肺癌患者脾胃虚弱者。

(8)百合银耳汤

【配方】 百合15g、软儿梨1个、银耳30g、莲子15g、燕窝1盏、贝母粉3g、大米300g、冰糖适量或不用。

【制法】 加水适量入煲内,慢煲1h,带汤食用。

【功效】 养阴润肺,清热止咳。

【应用】 适用于肺癌患者平素体质表现为肺阴虚者。

(9)薏米绿豆汤

【配方】 薏苡仁15g、赤小豆15g、绿豆15g、陈皮6g。

【制法】 加水适量入煲内,慢煲1h,带汤食用。

【功效】 行气除湿,和胃安中。

【应用】 适用于肺癌患者平素体质表现为脾虚者。

(10)薏米瘦肉汤

【配方】 薏苡仁20g、八角3个、小茴香2g、桂皮10g、瘦猪肉500g。

【制法】 瘦猪肉凉水入锅煮开,药材放入汤锅,加2L清水,小火慢煮后大火滚煮,再小火慢炖2h左右,加适量盐即可食用。

【功效】 健脾行气,化湿润肺。

【应用】 适用于肺癌患者平素体质表现为肺脾两虚者。

(11)五红汤

【配方】 红枣30g、红小豆30g、红花生30g、枸杞20g、红糖30g。

【制法】 水煎服。

【功效】 补气养血。

【应用】 适用于肺癌患者防化疗副反应的防治。

(12)虫草银耳汤

【配方】 冬虫夏草10g、白木耳15g、冰糖或白糖30g。

【制法】 白木耳水发去蒂,拣去杂质,洗净;虫草洗净包好(纱布)。将虫草包与白木耳、冰糖一起倒入小砂锅内,小火慢炖2~3h,离火,取出虫草包。

【功效】 补虚损,益精气,止咳化痰。

【应用】 适用于肺癌患者证属肺阴亏损者。症见干咳少痰,或痰中带血等。

(13)贝母秋梨汤

【配方】 川贝母10g、鸭梨1个、冰糖10g。

【制法】 将梨洗净,靠柄部横切断,挖去核,装入贝母末,再把梨上部拼对好,用木签(或竹签)固定,放入大碗中,加入冰糖和水少许,隔水蒸约40min,吃梨喝汤,2次/d。

【功效】 润燥化痰,清肺止咳。

【应用】 适用于肺癌患者证属肺阴虚者。症见干咳久咳不止,痰少黏滞,咽干口燥等。

(14)百合粥

【配方】 百合30g(或干百合20g)、糯米50g、冰糖适量。

【制法】 百合剥皮去须切碎(或干百合碾粉),与糯米同入砂锅内,煮至米烂汤稠,加冰糖即成。

【功效】 润肺止咳,宁心安神。

【应用】 适用于肺癌患者证属阴虚火旺者。症见痰中带血以及疾病康复期余热未清,神志恍惚,心神不定等。

(15)杏仁茶

【配方】 甜杏仁120g、白糖240g、大米30g。

【制法】 甜杏仁用开水略泡片刻,剥去外面红衣,洗净剁成粒,再用冷水泡上;将大米淘洗干净后用冷水泡上;把杏仁和大米捞出放在一起,加入650ml清水,磨成细浆,过滤去渣;将锅洗净上火,注入500ml清水,加入白糖,待糖融化后,将杏仁浆慢慢倒入锅内,随倒随搅(以防煳锅),搅成浓汁,熟后(不要大开锅,以免起沫子)盛入碗内即成。

【功效】 止咳定喘,润肠通便。

【应用】 适用于肺癌患者证属痰热蕴肺者。症见咳嗽,气喘,便秘等。

(16)陈皮杏瓜饮

【配方】 陈皮6g、杏仁3g、老丝瓜1段、白糖10g。

【制法】 将陈皮洗净,杏仁去皮尖,老丝瓜洗净,共入锅内,加水适量,置武火上烧沸,文火熬20min,滤渣取汁,再加白糖搅匀即成。

【功效】 宣肺止咳。

【应用】 适用于肺癌患者证属痰邪蕴肺者。症见咳嗽咳痰,呕吐痰涎,口干口渴,脘腹胀满等。

(17)蜜枣甘草汤

【配方】　蜜枣8枚,生甘草6g。

【制法】　以上2味加清水2碗,文火煎至1碗,去渣饮汤。

【功效】　补中益气,解毒润肺,止咳化痰。

【应用】　适用于肺癌患者证属痰热蕴肺者。症见咳嗽,咽喉干痛等。

(18)参麦汤

【配方】　人参10g、麦门冬15g、五味子6g。

【制法】　水煎服,2次/d。

【功效】　益气生津,敛阴止汗。

【应用】　适用于肺癌患者证属气阴两伤者。症见形体倦怠,气短懒言,多汗烦渴,咽喉干燥,干咳无痰等。

(19)百合蜜枣

【配方】　百合100g、蜜枣10枚。

【制法】　将百合洗净,拣去杂质;蜜枣去核。将用料放入锅内,加清水适量,文火煮1h,加适量冰糖服食。

【功效】　滋阴清热,润肺化痰。

【应用】　适用于肺癌患者证属痰结于肺者。症见咳嗽,口干等。

(20)石斛生地绿豆汤

【配方】　石斛12g、生地黄15g、绿豆100g。

【制法】　石斛、生地黄用纱布包,加适量水煮至绿豆熟烂,取出药渣,加入适量冰糖,分次服用。

【功效】　清咽润喉,凉血生津。

【应用】　适用于肺癌患者证属邪热伤阴者。症见发热,咳嗽,口干,便秘等。

(21)茯苓包子

【配方】　茯苓粉5g、面粉100g、猪瘦肉50g。

【制法】　做成发面包子。

【功效】　健脾开胃,养心安神。

【应用】　适用于肺癌患者证属痰湿内阻者。症见困倦乏力,气短神疲,不思饮食,失眠多梦等。

(22)肺燥咳嗽方

【配方】　甜杏仁100粒、核桃肉200g、饴糖200g、蜂蜜200g、鲜梨汁400g、猪油200g、生姜汁200g。

【制法】　烹制而成的甜杏仁膏。

【功效】　清热生津,润肺化痰。

【应用】　适用于肺癌患者合并燥热咳嗽者。

(23)阴虚燥咳方

【配方】　罗汉果15g、无花果50g、猪肺1具、苦杏仁10g。

【制法】　煨制而成的二果猪肺汤。

【功效】　养阴清肺,止咳化痰。

【应用】　适用于肺癌患者合并阴虚燥咳者。

第八篇　制剂研发

健康中国行动——癌症防治实施方案(2019—2022年)指出："加强中医药防治癌症理论、临床与基础研究,组织开展中医药及中西医结合治疗癌症循证评价研究。支持癌症防治医药机构中药制剂、中药新药及中医诊疗设备的研发及转化作用。"

院内制剂又称医院制剂,作为一种补充方式,与药品企业生产、面市的正式药品相比,因其具有处方灵活、研制周期短、批量较小,可满足不同需要等优点而被广泛使用。中药院内制剂有的来自于祖传秘方,有的来自于名老中医的经验总结,还有的是临床医生多年来的实践经验。从某种程度上讲,中药院内制剂来自于临床实践,具有很好的治疗效果。因此,中药制剂的研究、开发及应用,是加速我国中成药发展的核心环节之一,也是发展中医药事业的重要内容之一。

肺癌是一种严重危害人类健康的重大恶性疾病,近年来中医药在肺癌防治方面虽然取得了较大进展,但用于肺癌防治的中成药及中药院内制剂还很少,远远不能满足临床及广大患者的需求。目前,我国中医药事业的发展受到全社会的广泛关注,中医药科研及制剂研发工作也迎来了重大的战略机遇期。为了发挥中医药特色优势,按照继承与创新相结合、基础研究与临床研究相结合、中药研究与中医研究相结合、传统方法与现代方法相结合四大基本原则,我们开展了治疗肺癌院内中药制剂的研发工作。

清金消积汤及扶金化积汤是甘肃省名中医夏小军教授集30余年临床经验,总结出治疗肺癌行之有效的中药汤剂处方。由于传统汤剂存在调剂、煎煮、贮存、携带、服用等诸多不便,其应用也受到越来越大的冲击。鉴于此,我们在中医辨证论治的思想指导下,进一步筛选处方、精确用量,将此验方研制成固定处方制剂——浓缩丸,体现简、便、验、廉的特点,以提升自主创新能力,促进名医理论升华,并为肺癌临床治疗提供一种行之有效的中药新制剂。该制剂已于2021年9月在甘肃省药品监督管理局完成备案,备案文号分别为甘药制备字Z20210978000及甘药制备字Z20210977000。

本篇内容分制备工艺、药效学研究两部分分别进行论述。

第一章　制备工艺

　　工艺是将药物加工成制剂的各种手段,任何一种制剂的制备都有其特定的工艺,因此,工艺是制剂生产的重要因素。由于中药新制剂的研发,涉及药理、毒理、临床及中药工程等多个学科,不仅要求突出现代化、科学化,而且要有严格的规范化。因此,我们选择甘肃省中医院科研制剂中心(甘肃陇中药业有限责任公司),分别进行了清金消积丸及扶金化积丸制备工艺的制定及制剂生产。该中心是国内一流,达到药品GMP规范要求,集院内中药制剂、中药饮片及中药大健康产品的研发、生产、教学为一体的标准化、现代化的科研制剂中心,故有承担此项工作的能力。

第一节　清金消积丸

一、基本情况

1.处方来源

　　清金消积丸是甘肃省肿瘤医院根据祖国医学辨证施治的理论研制出的纯中药制剂,系研制者经数十年临床实践而拟定的验方,用于肺癌的临床治疗。处方组成中不含毒性药材,经临床应用30余年,使用人数达万人次以上,未见不良反应报道,总有效率达85%以上。

　　甘肃省范围内各级医疗机构中均未见专门治疗肺癌的中药制剂;从全国范围来看,虽然有清热解毒、消肿散结的中药汤剂,但未见相关制剂及中成药。

2.组成及方解

【组成】　猫爪草15g、西洋参10g、白僵蚕10g、酒制大黄6g、皂角刺10g、莪术10g、夏枯草15g、龙葵10g、石见穿15g、醋制鳖甲10g、昆布10g、薏苡仁15g、山楂10g、金荞麦15g、百合10g、射干10g、全蝎3g、三七粉3g。

【方解】　方中主药猫爪草化痰消瘀散结;西洋参补气养阴生津。辅药昆布、皂角刺化痰软坚、消肿散结;龙葵、石见穿散瘀消肿、消热解毒;莪术破血祛瘀、止痛消积;酒制大黄清热解毒、活血化瘀;金荞麦、夏枯草、射干、白僵蚕清热解毒、化痰散结;三七化瘀止血、活血止痛;全蝎解毒散结、通络止痛。佐药醋制鳖甲滋阴潜阳、软坚散结;百合润肺止咳,清心安神。使药薏苡仁渗湿健脾;山楂散瘀化积、助运脾胃。诸药合用,对因气滞、血瘀、痰凝、毒聚而致的肺积,可奏化痰消瘀、解毒散结之功效。

3.命名依据

　　本品以清热解毒、软坚散结中药为主,治疗肺积病,肺在五行中属金,剂型为水丸,故命名为清金消积丸。

二、工艺研究

1.剂型的筛选

　　中医理论认为,肺癌属"肺积""息贲""胸痛""咳嗽""咯血"等范畴。《素问·奇病论》云:"病胁下满气上逆,病名曰息积。"《难经》云:"肺之积,曰息贲。"肺癌是一种全身属虚、局部属实的疾病。肺癌患者素体肺气不足、正气亏虚,在外感、内伤等多种致病因素综合作用下,导致气滞、痰浊、瘀血、热毒内阻于肺,久则酿生癌毒;而癌肿一旦形成,又进一步耗伤肺气。病情总属本虚标实、虚实夹杂之证。正如《医宗必读·积聚》所云:"积之成也,正气不足,而后邪气踞之。"肺癌的治疗,应始终坚持"扶正不恋邪,祛邪不伤正";"大积大聚,衰其大半而止"的原则,根据具体病情,或补中有泻,或攻中寓补,或攻补兼施,强调扶正与祛邪的有机结合。故本方设计之初,拟开发成口服固体制剂,本方剂型选择浓缩丸剂,基于以下几个原因:

(1)根据防治疾病的需要。肺癌是慢性疾病,而丸剂具有"丸者,缓也,不能速去之,其用药之舒缓而治之意也"。与煎剂、散剂等相比较,传统的丸剂内服后在胃肠道中溶散缓慢,发挥药效迟缓,但作用持久,多用于慢性病的治疗。

(2)浓缩丸剂相较于传统水泛丸、大蜜丸、散剂、汤剂,具有易于保存、携带方便且服用量较小的特点,患者顺应性较好。

(3)浓缩丸制备工艺成熟、设备完善,便于开展大生产。

2.制备方法

2015年版《中国药典》四部制剂通则0108项下有关规定,浓缩丸系指饮片或部分饮片提取浓缩后,与适宜的辅料或其余饮片细粉,以水、炼蜜或炼蜜和水为黏合剂制成的丸剂。根据所用黏合剂的不同,分为浓缩水丸、浓缩蜜丸和浓缩水蜜丸等。因此,考虑肺癌患者肺气不足、正气亏虚的特点,采用部分饮片提取浓缩、部分饮片粉碎成细粉,以适量水为黏合剂,制成浓缩丸。

三、配制工艺

1.处方量

见表8-1-1。

表8-1-1 处方量及中试量

处方	标准处方量(g)	中试处方量(kg)
莪术	10	5
酒制大黄	6	3
薏苡仁	15	7.5
山楂	10	5
西洋参	10	5
百合	10	5
全蝎	3	1.5
三七粉	3	1.5
龙葵	10	5
夏枯草	15	7.5
金荞麦	15	7.5
石见穿	15	7.5
皂角刺	10	5
昆布	10	5
僵蚕	10	5
醋制鳖甲	10	5
猫爪草	15	7.5
射干	10	5

2.提取部分及粉碎部分

(1)提取部分

见表8-1-2。

表8-1-2　处方量及中试量

处方	标准处方量(g)	中试处方量(kg)
龙葵	10	5
夏枯草	15	7.5
金荞麦	15	7.5
石见穿	15	7.5
皂角刺	10	5
昆布	10	5
僵蚕	10	5
醋制鳖甲	10	5
猫爪草	15	7.5
射干	10	5

(2)粉碎部分

见表8-1-3。

表8-1-3　处方量及中试量

处方	标准处方量(g)	中试处方量(kg)
莪术	10	5
酒制大黄	6	3
薏苡仁	15	7.5
山楂	10	5
西洋参	10	5
百合	10	5
全蝎	3	1.5
三七粉	3	1.5

根据饮片与剂型固有的特点,经过试制,将处方中龙葵、夏枯草、金荞麦、石见穿、皂角刺、昆布、僵蚕、醋制鳖甲、猫爪草、射干共10味药提取,将莪术、酒制大黄、薏苡仁、山楂、西洋参、百合、全蝎7味药进行粉碎,并与三七粉混合。

3.细度考察

为了保证丸剂的疗效与外观性状,需要将饮片粉碎成适当细度。比较了中粉、细粉、最细粉分别制得的药丸外观性状,细粉、最细粉的明显优于中粉的,而细粉与最细粉的差异不明显,考虑节约能耗与降低成本,粉碎细度确定为细粉。

4.提取工艺

按处方量取适量的药材,在单因素实验的基础上以提取次数、料液比、提取时间为考察因素,故对3个因素进行优化,每个因素设3个水平,采用正交表$L_9(3^4)$安排试验,以干膏率为评价指标对其最佳提取工艺进行考察,正交设计因素水平表见表8-1-4。

表8-1-4　提取工艺因素水平表

水平	因素		
	A:料液比(倍)	B:提取次数(次)	C:提取时间(h)
1	8	1	1
2	10	2	1.5
3	12	3	2

(1)水提工艺正交实验结果

采用综合评分法进行分析,用$L_9(3^4)$正交表进行试验优选,对所得的结果进行直观分析和方差分析,结果见表8-1-5。

表8-1-5　水提工艺正交试验直观分析表

实验号	因素				干膏得率
	A	B	C	D	(%)
1	1	1	1	1	11.72
2	1	2	2	2	16.44
3	1	3	3	3	15.92
4	2	1	2	3	17.83
5	2	2	3	1	10.86
6	2	3	1	2	20.30
7	3	1	3	2	21.23
8	3	2	1	3	14.41
9	3	3	2	1	21.94
K_1	147.00	205.42	181.14	199.80	
K_2	210.01	183.75	185.63	197.24	
K_3	250.20	218.03	240.44	201.17	
R	103.20	34.28	59.30	12.93	

表8-1-6　渗漉工艺方差分析

方差来源	离差平方和	自由度	均方	F值	P
A	1804.13	2	902.06	57.74	<0.05
B	200.37	2	100.18	6.41	>0.1
C	726.70	2	363.35	23.26	<0.05
D(误差)	31.25	2	15.62		

对干膏率结果,由极差分析可知,各因素对提取工艺的影响顺序为A>C>B,即加水量>提取时间>提取次数;数值直观分析表明A3>A2>A1、B3>B1>B2、C3>C2>C1,选取的提取方式为A3B3C3。方差分析结果表明,A因素对提取工艺具有显著性影响,故选择A3。C因素对提取工艺的影响大于B因素,考虑B、C因素对工艺影响不大,但从不影响干膏率及有效成分含量方面综合考察,选择的最佳工艺为加12倍量水,提取2次,每次1.5h,作为清金消积丸的最佳提取工艺。

（2）上述煎煮液需浓缩成适宜的稠膏,供制丸使用

将不同相对密度范围的稠膏与药粉混合后制丸,发现相对密度为1.25~1.30(80℃)的稠膏加入适量水易与药粉混合均匀,制成的软材软硬适宜、细腻润泽、不粘手、不干裂且丸型圆整。故稠膏相对密度确定为1.25~1.30(80℃)。

5.制法

以上18味药,莪术、酒制大黄、薏苡仁、山楂、西洋参、百合、全蝎7味药粉碎成细粉与三七粉混匀;剩余龙葵、夏枯草、金荞麦等10味药加水先浸泡0.5h,煎煮2次,每次1.5h,煎液滤过,滤液合并,浓缩成稠膏,与上述细粉混匀,制丸,干燥,即得。

四、与生产有关的设备及其生产厂家

1.水冷吸尘粉碎机(WSX-400;天津世纪茂源机械有限公司)

2.三维摆动混合机(SYH-200;天水华圆制药设备科技有限责任公司)

3.水提取罐(1000L;上海远跃制药机械有限公司)

4.提取液储罐(1000L;上海远跃制药机械有限公司)

5.单效浓缩器(500L;上海远跃制药机械有限公司)

6.夹层反转锅(LM-600;富阳康华制药机械有限公司)

7.双动力快出料混合机(HCS-350;天水华圆制药设备科技有限责任公司)

8.双层炼药机(GHL-2-18.5;天水华圆制药设备科技有限责任公司)

9.全自动中药制丸机(YUJ-18BZ;天水华圆制药设备科技有限责任公司)

10.自动撒粉机(SFJ-400B;天水华圆制药设备科技有限责任公司)

11.倾倒式抛光机(湿丸)(PQJ-800;天水华圆制药设备科技有限责任公司)

12.丸粒滚筒筛(湿丸)(SWG-600;天水华圆制药设备科技有限责任公司)

13.隧道式微波干燥灭菌机(GWM-80B-5;天水华圆制药设备科技有限责任公司)

14.真空上料机(ZKS-1;天水华圆制药设备科技有限责任公司)

15.爬坡输送机(PSJ-500;天水华圆制药设备科技有限责任公司)

16.平板输送机(BSJ-400;天水华圆制药设备科技有限责任公司)

17.倾倒式抛光机组(干丸)(PQJ-1000;天水华圆制药设备科技有限责任公司)

18.螺旋选丸机(SWL-5;天水华圆制药设备科技有限责任公司)

19.高速理瓶机(LPJ-200;上海派可瑞包装设备有限公司)

20.全自动数粒机(LPJ-200;上海派可瑞包装设备有限公司)

21.高速自动旋盖机(XGJ-120;上海派可瑞包装设备有限公司)

22.不干胶自动贴标机(TBJ-200;上海派可瑞包装设备有限公司)

23.全自动速控中药制丸机(YUJ;天水华圆制药设备科技有限责任公司)

24.药丸抛光机(BY-1000;吉首市中诚制药机械厂)

25.电热恒温鼓风干燥箱(上海一恒科学仪器有限公司)

26.包衣机(BC-400;上海天九机械制造厂)

五、三批成品的投料、生产、辅料加入量及产量

见表8-1-7。

表8-1-7　三批成品的投料、生产、辅料加入量及产量

品名	批号	投料	辅料	产量(瓶)
清金消积丸	190801	5.61kg	/	44
清金消积丸	190802	5.61kg	/	43
清金消积丸	191003	93.5kg	/	890

六、工艺流程图

见图8-1-1。

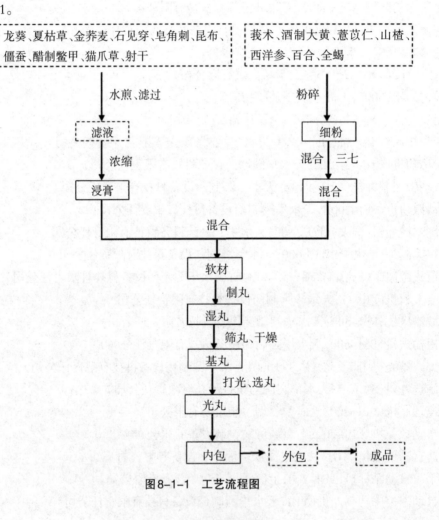

图8-1-1　工艺流程图

第二节　扶金化积丸

一、基本情况

1.处方来源

扶金化积丸是甘肃省肿瘤医院根据祖国医学辨证施治的理论研制出的纯中药制剂,系研制者经

数十年临床实践而拟定的验方,用于肺癌的临床治疗。处方组成中不含毒性药材,经临床应用30余年,使用人数达万人次以上,未见不良反应报道,总有效率达85%以上。

甘肃省范围内各级医疗机构中均未见以扶正为主,兼以祛邪治疗肺癌的中药制剂;从全国范围来看,虽然有益气养阴、扶正祛邪的中药汤剂,但未见相关制剂及中成药。

2.组成及方解

【组成】　西洋参20g、黄芪30g、岷当归15g、麦门冬10g、五味子10g、女贞子10g、旱莲草10g、山萸肉15g、鸡血藤10g、百合15g、龙葵10g、川芎10g、莪术10g、玄参10g、浙贝母10g、生牡蛎10g、薏苡仁15g、山楂10g。

【方解】　方中主药西洋参补气养阴、清热生津。辅药黄芪补气固表;岷当归补血止血;鸡血藤行血补血;生脉散(《内外伤辨惑论》西洋参、麦门冬、五味子)、百合养阴润肺、生津止咳;二至丸(《医便》女贞子、旱莲草)、山萸肉补益肝肾、滋阴止血。佐药消瘰丸(《中医方剂临床手册》玄参、浙贝母、生牡蛎)清热化痰、软坚散结;龙葵散瘀消肿、清热解毒;莪术、川芎活血行气止痛。使药薏苡仁渗湿健脾;山楂散瘀化积、助运脾胃。诸药合用,对因痰、瘀、毒而致气阴两虚的肺积,可奏益气养阴、扶正祛邪之功效。

3.命名依据

本品以益气养阴、扶正祛邪中药为主,治疗正气虚弱型肺积病,因处方中以扶正中药为主,又因肺在五行中属金,故取"扶金"二字,通过扶正以达到消除积块的作用;剂型为水丸,故命名为扶金化积丸。

二、工艺研究

1.剂型的筛选

中医理论认为,肺癌属"肺积""息贲""胸痛""咳嗽""咯血"等范畴。《素问·奇病论》云:"病胁下满气上逆,病名曰息积。"《难经》云:"肺之积,曰息贲。"肺癌是一种全身属虚、局部属实的疾病。肺癌患者素体肺气不足、正气亏虚,在外感、内伤等多种致病因素综合作用下,导致气滞、痰浊、瘀血、热毒内阻于肺,久则酿生癌毒;而癌肿一旦形成,又进一步耗伤肺气。病情总属本虚标实、虚实夹杂之证。正如《医宗必读·积聚》所云:"积之成也,正气不足,而后邪气踞之。"肺癌的治疗,应始终坚持"扶正不恋邪,祛邪不伤正","大积大聚,衰其大半而止"的原则,根据具体病情,或补中有泻,或攻中寓补,或攻补兼施,强调扶正与祛邪的有机结合。故本方设计之初,拟开发成口服固体制剂,本方剂型选择浓缩丸剂,基于以下几个原因:

(1)根据防治疾病的需要。肺癌是慢性疾病,而丸剂具有"丸者,缓也,不能速去之,其用药之舒缓而治之意也"。与煎剂、散剂等相比较,传统的丸剂内服后在胃肠道中溶散缓慢,发挥药效迟缓,但作用持久,多用于慢性病的治疗。

(2)浓缩丸剂相较于传统水泛丸、大蜜丸、散剂、汤剂,具有易于保存、携带方便且服用量较小的特点,患者顺应性较好。

(3)浓缩丸制备工艺成熟、设备完善,便于开展大生产。

2.制备方法

2015年版《中国药典》四部制剂通则0108项下有关规定,浓缩丸系指饮片或部分饮片提取浓缩后,与适宜的辅料或其余饮片细粉,以水、炼蜜或炼蜜和水为黏合剂制成的丸剂。根据所用黏合剂的不同,分为浓缩水丸、浓缩蜜丸和浓缩水蜜丸等。因此,考虑肺癌患者肺气不足、正气亏虚的特点,采用部分饮片提取浓缩、部分饮片粉碎成细粉,以适量水为黏合剂,制成浓缩丸。

三、配制工艺

1.处方量

见表8-1-8。

表8-1-8　处方量及中试量

处方	标准处方量(g)	中试处方量(kg)
西洋参	20	12
山萸肉	15	9
百合	15	9
川芎	10	6
莪术	10	6
浙贝母	10	6
薏苡仁	15	9
山楂	10	6
五味子	10	6
黄芪	30	18
当归	15	9
麦门冬	10	6
鸡血藤	10	6
女贞子	10	6
旱莲草	10	6
龙葵	10	6
生牡蛎	10	6
玄参	10	6

2.提取部分及粉碎部分

(1)提取部分

见表8-1-9。

表8-1-9　处方量及中试量

处方	标准处方量(g)	中试处方量(kg)
黄芪	30	18
当归	15	9
麦门冬	10	6
鸡血藤	10	6
女贞子	10	6
旱莲草	10	6
龙葵	10	6
生牡蛎	10	6
玄参	10	6

（2）粉碎部分

见表8-1-10。

表8-1-10　处方量及中试量

处方	标准处方量(g)	中试处方量(kg)
西洋参	20	12
山萸肉	15	9
百合	15	9
川芎	10	6
莪术	10	6
浙贝母	10	6
薏苡仁	15	9
山楂	10	6
五味子	10	6

根据饮片与剂型固有的特点,经过试制,将处方中黄芪、当归、麦门冬、鸡血藤、女贞子、旱莲草、龙葵、生牡蛎、玄参共9味药提取,将西洋参、山萸肉、百合、川芎、莪术、浙贝母、薏苡仁、山楂、五味子9味药进行粉碎。

3.粉碎细度

为了保证丸剂的疗效与外观性状,需要将饮片粉碎成适当细度。比较了中粉、细粉、最细粉分别制得的药丸外观性状,细粉、最细粉的明显优于中粉的,而细粉与最细粉的差异不明显,考虑节约能耗与降低成本,粉碎细度确定为细粉。

4.工艺优选

按处方量取适量的药材,在单因素实验的基础上以提取次数,料液比、提取时间为考察因素,故对3个因素进行优化,每个因素设3个水平,采用正交表$L_9(3^4)$安排试验,以干膏率为评价指标对其最佳提取工艺进行考察,正交设计因素水平表见表8-1-11。

表8-1-11　提取工艺因素水平表

水平	因素		
	A:提取次数(次)	B:料液比(倍)	C:提取时间(h)
1	1	8	1
2	2	10	1.5
3	3	12	2

（1）水提取工艺正交实验结果

采用综合评分法进行分析,用$L_9(3^4)$正交表进行试验优选,对所得的结果进行直观分析和方差分析,结果见表8-1-12、13。

表8-1-12　水提取工艺正交试验直观分析表

实验号	因素				干膏得率
	A	B	C	D	(%)
1	1	1	1	1	19.56
2	1	2	2	2	21.95
3	1	3	3	3	27.89
4	2	1	2	3	32.15
5	2	2	3	1	35.36

续表

| 实验号 | 因素 | | | | 干膏得率 |
	A	B	C	D	(%)
6	2	3	1	2	33.84
7	3	1	3	2	38.6
8	3	2	1	3	33.74
9	3	3	2	1	39.98
K₁	69.40	90.31	87.14	94.90	
K₂	101.35	91.05	94.08	94.39	
K₃	112.32	101.71	101.85	93.78	
R	14.307	3.80	4.903	0.373	

表8-1-13　渗漉工艺方差分析

方差来源	离差平方和	自由度	均方	F值	P
A	331.47	2	165.74	1581.29	<0.01
B	27.13	2	13.56	129.41	<0.01
C	36.10	2	18.05	172.23	<0.01
D(误差)	0.21	2	0.10		

对干膏率结果,由极差分析可知,各因素对提取工艺的影响顺序为A>C>B,即提取次数>提取时间>加水量;数值直观分析表明A3>A2>A1,B3>B2>B1,C3>C2>C1,选取的提取方式为A3B3C3。方差分析结果表明,A因素对提取工艺具有显著性影响,故选择A3。B因素对提取工艺的影响大于C因素,从不影响干膏率及有效成分含量方面综合考察,选择的最佳工艺为加12倍量水,提取2次,每次2h,作为扶金化积丸的最佳提取工艺。

(2)上述煎煮液需浓缩成适宜的稠膏,供制丸使用。

将不同相对密度范围的稠膏与药粉混合后制丸,发现相对密度为1.25~1.30(80℃)的稠膏加入适量水易与药粉混合均匀,制成的软材软硬适宜、细腻润泽、不粘手、不干裂且丸型圆整。故稠膏相对密度确定为1.25~1.30(80℃)。

5.制法

以上18味药,西洋参、山萸肉、百合、川芎、莪术、浙贝母、薏苡仁、山楂、五味子9味药粉碎成细粉;剩余黄芪、当归、女贞子等9味药加水先浸泡0.5h,煎煮2次,每次2h,煎液滤过,滤液合并,浓缩成稠膏,与上述细粉混匀,制丸,干燥,即得。

四、与生产有关的设备及其生产厂家

1.水冷吸尘粉碎机(WSX-400;天津世纪茂源机械有限公司)

2.三维摆动混合机(SYH-200;天水华圆制药设备科技有限责任公司)

3.水提取罐(1000L;上海远跃制药机械有限公司)

4.提取液储罐(1000L;上海远跃制药机械有限公司)

5.单效浓缩器(500L;上海远跃制药机械有限公司)

6.夹层反转锅(LM-600;富阳康华制药机械有限公司)

7.双动力快出料混合机(HCS-350;天水华圆制药设备科技有限责任公司)

8.双层炼药机(GHL-2-18.5;天水华圆制药设备科技有限责任公司)

9.全自动中药制丸机(YUJ-18BZ;天水华圆制药设备科技有限责任公司)

10.自动撒粉机(SFJ-400B;天水华圆制药设备科技有限责任公司)

11.倾倒式抛光机(湿丸)(PQJ-800;天水华圆制药设备科技有限责任公司)

12.丸粒滚筒筛(湿丸)(SWG-600;天水华圆制药设备科技有限责任公司)

13.隧道式微波干燥灭菌机(GWM-80B-5;天水华圆制药设备科技有限责任公司)

14.真空上料机(ZKS-1;天水华圆制药设备科技有限责任公司)

15.爬坡输送机(PSJ-500;天水华圆制药设备科技有限责任公司)

16.平板输送机(BSJ-400;天水华圆制药设备科技有限责任公司)

17.倾倒式抛光机组(干丸)(PQJ-1000;天水华圆制药设备科技有限责任公司)

18.螺旋选丸机(SWL-5;天水华圆制药设备科技有限责任公司)

19.高速理瓶机(LPJ-200;上海派可瑞包装设备有限公司)

20.全自动数粒机(LPJ-200;上海派可瑞包装设备有限公司)

21.高速自动旋盖机(XGJ-120;上海派可瑞包装设备有限公司)

22.不干胶自动贴标机(TBJ-200;上海派可瑞包装设备有限公司)

23.全自动速控中药制丸机(YUJ;天水华圆制药设备科技有限责任公司)

24.药丸抛光机(BY-1000;吉首市中诚制药机械厂)

25.电热恒温鼓风干燥箱(上海一恒科学仪器有限公司)

26.包衣机(BC-400;上海天九机械制造厂)

五、三批成品的投料、生产、辅料加入量及产量

见表8-1-14。

表 8-1-14　三批成品的投料、生产、辅料加入量及产量

品名	批号	投料	辅料	产量(瓶)
扶金化积丸	190801	4.6kg	/	34
扶金化积丸	190902	4.6kg	/	36
扶金化积丸	191003	138kg	/	890

六、工艺流程图

见图 8-1-2。

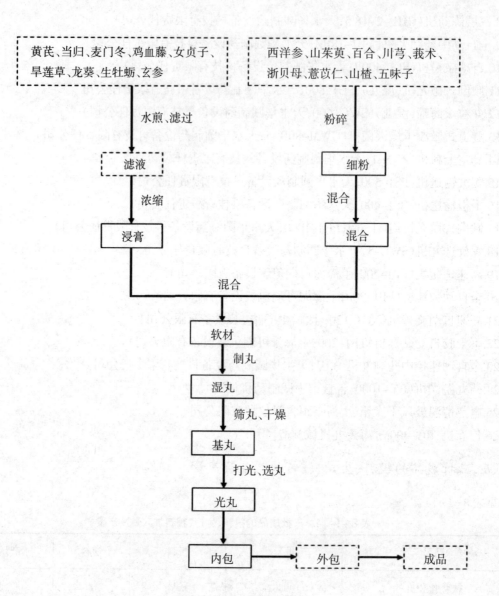

图8-1-2　工艺流程图

第二章　药理研究

　　药物的药效学研究,是应用药理学的现代实验方法和指标,去研究药物对机体的作用及其作用机制,从而正确评价药物的作用。中药药理学是在药物学的基础上发展起来的。祖国医学历史悠久,在其理论中将中药的药理归之为"药性"的范畴,认为中药有四气、五味、归经,不同的性味归经,有不同的作用;药物之间有相须、相使、相畏、相杀等配伍关系,多种药物配伍使用,有君、臣、佐、使的组方原则。

　　祖国医学药理学与现代药理学虽然沿着各自的道路发展起来,有着不同的体系、理论和特征,但它们研究的对象和目标是一致的。利用现代药理学的手段、方法研究中医药,有助于沟通和加强中西药理学的相互补充,并促进相互的发展。鉴于此,我们选择国家中医药管理局中药药理学三级实验室——甘肃中医药大学中药药理教学研究室,分别进行了清金消积丸及扶金化积丸的主要药效学实验,目的是为该两种治疗肺癌中药制剂的临床应用提供科学依据。分述如下。

第一节　清金消积丸急性毒性试验

一、试验目的

观察清金消积丸的急性毒性反应。

二、受试药物

清金消积丸,由甘肃省肿瘤医院提供,产品批号:20190325。

三、动物

小鼠,BALB/C,SPF级,雌雄各半,体重18~22g,由中国农业科学研究院兰州兽医研究所实验动物中心提供,生产许可证号:SCXK(甘)2015-0001,合格证号:0002744。

四、试验方法

(一)LD$_{50}$测定

1.预试

取小鼠18只,雌雄各半,随机分为A、B、C 3组,每组6只。各组小鼠禁食(不禁水)18h后分别灌胃给药,A组灌胃0.43g/ml清金消积丸0.4ml/10g体重;B组灌胃0.21g/ml清金消积丸0.4ml/10g体重;C组灌胃0.11g/ml清金消积丸0.4ml/10g体重;各组均给药1次,观察给药后7d内小鼠死亡情况。

2.结果

各组给药后7d内均未出现死亡(结果见表8-2-1),按有关文献要求改测最大给药量。

表8-2-1　小鼠LD₅₀预试结果

组别	动物数（只）	给药剂量（g/kg）	动物死亡数（只）						
			第1d	第2d	第3d	第4d	第5d	第6d	第7d
A	6	17.1	0	0	0	0	0	0	0
B	6	8.6	0	0	0	0	0	0	0
C	6	4.3	0	0	0	0	0	0	0

（二）最大给药量测定

取小鼠80只，雌雄各半，随机分为4组，每组20只。各组小鼠禁食（不禁水）18h后，受试药组按最大可给药体积0.4ml/10g体重，最大可给药浓度0.43g/ml灌胃清金消积丸，分别于一日内给药3次、2次、1次，给药间隔6h。空白对照组灌胃等容量生理盐水，一日3次，间隔6h。观察记录各组小鼠给药后14d内体重变化、饮食、被毛光泽、外观、行为、分泌物、排泄物、死亡情况及中毒反应。对濒死及死亡小鼠应及时进行大体解剖，其他小鼠在观察期结束后进行大体解剖，当发现器官出现体积、颜色、质地等改变时，则对改变的器官进行组织病理学检查。以不产生死亡的最大剂量为最大给药量，并按下式计算相当于临床一日给药量倍数。

$$小鼠最大给药量倍数 = \frac{小鼠一日最大给药量}{小鼠平均体重（20g）} \times \frac{成人平均体重（以60000g）}{成人每日用量}$$

五、结果

试验结果表明，小鼠按最大可给药体积0.4ml/10g体重，最大可给药浓度0.43g/ml（即17.1g/kg体重）灌胃给药清金消积丸，一日内连续给药3次[累计用量51.4g/（kg·d）]，间隔6h，连续观察14d。各组小鼠未发现明显毒性反应，也未出现死亡，小鼠的被毛光泽、外观、体重变化、摄食量、饮水量、行为活动、分泌物、排泄物等情况无明显异常。对观察期结束后小鼠进行大体解剖，未发现器官体积、颜色、质地明显改变。结果见表8-2-2、3。小鼠不出现死亡的最大给药量为51.4g/（kg·d），相当于人临床日用量0.19g/（kg·d）的274倍。

表8-2-2　各组小鼠体重变化（$n=20$）

组别	给药剂量（g/kg）	体重(g)		
		给药前	7d	14d
空白对照组	—	19.4±1.8	24.9±2.4	30.5±3.5
3次组	51.4	19.3±1.9	24.4±1.9	29.6±2.9
2次组	34.3	19.1±1.7	24.6±2.2	30.0±3.4
1次组	17.1	19.7±1.9	23.8±2.3	29.7±3.1

表8-2-3　小鼠最大耐受量试验结果

组别	动物数（只）	给药剂量（g/kg）	动物死亡数（只）												
			1d	2d	3d	4d	5d	6d	7d	8d	9d	10d	11d	12d	13d	14d
空白	20	—	0	0	0	0	0	0	0	0	0	0	0	0	0	0
3次	20	51.4	0	0	0	0	0	0	0	0	0	0	0	0	0	0
2次	20	34.3	0	0	0	0	0	0	0	0	0	0	0	0	0	0
1次	20	17.1	0	0	0	0	0	0	0	0	0	0	0	0	0	0

六、结论

对清金消积丸进行小鼠急性毒性试验,因一日1次给药未出现小鼠死亡情况,无法测定LD_{50},故改测最大给药量。试验结果表明,小鼠按最大可给药体积0.4ml/10g体重,最大可给药浓度0.43g/ml(即17.1g/kg体重)灌胃给药清金消积丸,一日内连续给药3次[累计51.4g/(kg·d)],间隔6h,连续观察14d,未发现明显毒性反应,也未出现死亡,小鼠的被毛光泽、外观、体重变化、摄食量、饮水量、行为活动、分泌物、排泄物等情况无明显异常。小鼠一日内累计的最大给药量为51.4g/(kg·d),相当于人临床日用量0.19g/(kg·d)的274倍。由于人临床用药量远不可能达到这个剂量倍数,提示该药一日内剂量过大口服是安全的。

第二节 清金消积丸药效学试验

一、清金消积丸对A549肺癌细胞增殖、周期、凋亡和凋亡相关蛋白Bax、Bcl-2的影响

(一)实验材料

1.细胞株与动物

A549肺癌细胞株,购于上海富恒生物有限科技公司;SD大鼠,SPF级,180~220g,雌雄各半,由中国农业科学院兰州兽医研究所实验动物中心提供,动物生产许可证号:SCXK(甘)2020-0002,合格证号:0001769。

2.药物与试剂

见表8-2-4。

表8-2-4 实验药物与试剂

名称	公司	批号
清金消积丸	甘肃省肿瘤医院	20190325
RPMI-1640培养基	美国Hyclone公司	AE24464298
0.25%胰蛋白酶(含酚红)	上海翊圣生物科技有限公司	T3926890
GIBCO胎牛血清	Life Technologies Corporation公司	42G327016
双抗(青霉素-链霉素溶液)	美国Hyclone公司	J150038
PBS	美国Hyclone公司	AE27429263
DMSO(分析级)	北京索莱宝科技有限公司	821D038
MTT	北京索莱宝科技有限公司	20190617
RNase A(核糖核酸酶)	北京索莱宝科技有限公司	620G032
高效RIPA细胞快速裂解液	北京索莱宝科技有限公司	20190828
预染Marker	Page Ruler	26616
山羊抗IgG	Abcam	ab6721
Tris	北京索莱宝科技有限公司	T8060
SDS	北京索莱宝科技有限公司	S8010
Ant-Bcl-2	Abcam	Ab182651
Ant-Bax	Abcam	Ab3690

名称	公司	批号
Ant-GAPDH	Immunoway	YM3215
SDS-PAGE凝胶试剂盒	北京索莱宝科技有限公司	P1200
脱脂奶粉	BD公司	4335762
BCA蛋白定量试剂盒	北京索莱宝科技有限公司	PC0020

3.实验仪器

见表8-2-5。

表8-2-5　实验仪器

仪器名称	仪器公司	型号
洁净工作台	天津市泰斯特仪器有限公司	CJ-2S
二氧化碳培养箱	美国赛默飞世尔科技公司	Forma 371
倒置荧光显微镜	上海赖氏电子科技有限公司	IX53
细胞计数仪	上海思默生物科技有限公司	Countstar IC-1000
流式细胞仪	美国贝克曼库尔特公司	Cyto FLEX
低速自动平衡离心机	湖南湘仪离心机仪器有限公司	TDZ4-WS
全自动高压灭菌器	美国ZEALWAY(致微)	GR60DR
Hair立式超低温冰箱	海尔特种电器有限公司	DW-86L626
Western Blot转膜仪	北京六一生物科技有限公司	DYCZ-40G
Western Blot电泳仪	北京六一生物科技有限公司	DYCZ-25D
Western Blot电源	北京六一生物科技有限公司	DYY-6D
高速冷冻离心机	德国Eppendorf	5424R
摇床	美国SCILOGEX仪器	SK-O180-E
酶标仪	美国Bio Rad公司	iMark
化学发光成像仪	北京赛智科技有限公司	Mini Chemi 610

（二）实验方法

1.肺癌A549细胞培养

将细胞库中冻存的人肺癌A549细胞取出,缓慢溶解复苏。在超净工作台将复苏后的细胞转至离心管,于1000r/min离心5min,弃上清加入适量培养基液体吹打均匀后,接种于含1640培养基、双抗和10%胎牛血清的培养皿中,培养皿置于37℃、5% CO_2的恒温箱中培养,隔天换液,待细胞密度生长至80%左右时用0.25%胰酶消化传代培养。

2.清金消积丸含药血清的制备

将40只SD大鼠随机分成空白对照组和清金消积丸给药组2个组,20只/组。实验前禁食12h,清金消积丸组按5.6g/kg(相当于临床人日用量的30倍)灌胃,空白对照给予相同容量的生理盐水,1次/d,连续给药7d。于末次给药后1h,无菌条件下,腹主动脉取血,静置1h,3000r/min离心10min,收集合并同组血清,量取体积,于冷冻干燥机中制成冻干粉,-80℃保存备用。临用前称重,清金消积丸组用1640培养液分别配制成原含药血清浓度10倍(0.44g/ml)、5倍(0.22g/ml)、2.5倍(0.11g/ml)的含药血清,分别作为高剂量、中剂量和低剂量,空白对照组用RPMI-1640培养液配制成相当于原空白血清浓度10倍(0.44g/ml)的空白对照血清。

3.细胞的形态观察

取对数生长期的A549细胞,于倒置显微镜下,观察含药血清干预24h后细胞的形态变化。

4.细胞活性检测

取处于对数生长期的A549细胞,消化离心,调整细胞数至$5×10^4$个/ml。接种于96孔板,培养至第2d,待细胞贴壁后。将清金消积丸含药血清高、中、低剂量干预组和空白对照血清组,共4组,每组设6个复孔,每孔加入10μl对应血清,90μl RPMI-1640培养液,培养箱孵育,药物干预24、48、72h后,将MTT用PBS配置成5mg/ml的溶液,每孔加20μl,温育4h,去上清,去上清时注意不碰到孔底的紫色结晶。加入150μl DMSO,于摇床上震荡10min,使紫色结晶溶解。用酶标仪在490nm处测定各孔OD值,用下列公式计算含药血清对细胞增殖的抑制率(%)。

$$抑制率(\%)=[1-(给药组OD值/空白组OD值)]×100\%$$

5.蛋白免疫印迹法检测Bcl-2、Bax蛋白的表达

将不同浓度含药血清干预后的A549细胞离心收集,加入RIPA组织裂解液200μl(含PMSF,终浓度为1mol/L),细胞充分裂解后,4℃ 12 000r/min离心15min收集蛋白。按照BCA蛋白定量试剂盒说明书,检测蛋白浓度。用30μl 5倍上样缓冲液与120μl蛋白样本混合于200μl的离心管中。将等量的蛋白溶解于SDS样品缓冲液中,经12% SDS-PAGE分离,转膜。取PVDF膜置于5%脱脂牛奶中,封闭1.5h后,加入一抗Bcl-2和Bax抗体于4℃下孵育过夜。次日TBST洗膜3次,用二抗山羊抗IgG孵育1h,室温洗膜5次。随后将发光液中两种液体按1:1混合,滴加到PVDF膜上,反应5min。随后在Mini Chemi 610化学发光成像仪下扫描,得到的条带,用Image J量化分析。最后用Origin pro 8.5绘图软件进行绘图,分析Bax、Bcl-2蛋白的表达水平。

6.流式细胞仪检测凋亡

收集经含药血清干预72h后的各组细胞,用预冷的PBS洗3次,于1500r/min离心5min,去上清,加入100μl的Binding Buffer缓冲液,随后加入10μl的PI和5L的Annexin V-FITC染色剂,混合均匀后室温避光染色15min,最后上流式细胞仪检测细胞的凋亡程度。

7.流式细胞仪检测细胞周期

收集含药血清干预72h后的各组细胞,用PBS清洗3次,离心去上清,加入70%乙醇于-20℃固定过夜,次日,去除乙醇,加入RNase A消化30min,后加入PI,4℃避光染色30min,流式细胞仪检测A549细胞周期的分布。

8.统计学方法

采用统计软件SPSS 24.0进行统计分析,组间两两比较采用t检验,多组间比较采用方差分析,对于不同组别对比采用重复测量数据的方差分析,检验水准$\alpha=0.05$。

(三)实验结果

1.清金消积丸含药血清对A549细胞形态的影响

24h后倒置显微镜下可见,空白对照组A549细胞呈多角形,紧密贴壁生长且胞浆充沛;清金消积丸高、中、低剂量含药血清组A549细胞均出现核固缩、圆细胞数量多且漂浮、胞质透亮且胞质内出现颗粒,细胞贴壁不牢,其中高、中剂量含药血清组细胞形态变圆,体积缩小,漂浮细胞数量多,细胞贴壁性更差。含药血清剂量越大,呈凋亡的细胞数越多。

2.清金消积丸含药血清对A549细胞增殖的影响

清金消积丸高、中、低剂量组OD值较空白对照组明显减小（$P<0.01$），表明清金消积丸含药血清能明显抑制A549细胞的增殖，且抑制作用与时间和浓度呈相关性，用药浓度越大，时间越久，抑制率（%）越高，结果见表8-2-6。因此，后续关于周期与凋亡的实验，选择高剂量的血清浓度干预72h。

表8-2-6　清金消积丸含药血清对A549细胞增殖的影响（$\bar{x}\pm s$）

组别	干预24h		干预48h		干预72h	
	OD值	抑制率(%)	OD值	抑制率(%)	OD值	抑制率(%)
空白对照组	0.537±0.083	—	0.717±0.078	—	0.875±0.17	—
高剂量组	0.156±0.042**	70.9	0.184±0.051**	74.3	0.196±0.056**	77.6
中剂量组	0.176±0.050**	67.2	0.218±0.064**	69.6	0.231±0.062**	73.6
低剂量组	0.202±0.058**	62.4	0.241±0.068**	66.4	0.265±0.065**	69.7

注：与空白对照组比较，**$P<0.01$。

3.清金消积丸含药血清对A549细胞周期的影响

与空白对照组比较，清金消积丸含药血清高、中、低剂量组G_0/G_1期A549细胞百分比显著减少（$P<0.01$），S期的数目基本相同（$P>0.05$），而G_2/M期的细胞百分比明显增多（$P<0.01$），且呈剂量依赖性增加，提示清金消积丸含药血清能将细胞阻滞于G_2/M期。结果见表8-2-7。

表8-2-7　清金消积丸含药血清对A549细胞周期的影响（$\bar{x}\pm s$,%）

组别	G_0/G_1期	S期	G_2/M期
空白对照组	57.41±1.92	18.03±0.55	23.21±1.31
高剂量组	49.97±0.78**	18.43±0.31	30.57±0.70**
中剂量组	51.93±0.91**	18.02±0.96	29.49±0.31**
低剂量组	53.92±1.23**	18.85±1.51	26.58±1.17**

注：与空白对照组比较，**$P<0.01$。

4.清金消积丸含药血清对A549细胞凋亡的影响

与空白对照组比较，清金消积丸含药血清高、中、低剂量组A549细胞凋亡率（%）明显升高（$P<0.01$），且呈剂量依赖性增加（$P<0.01$）。提示清金消积丸含药血清可明显诱导A549细胞凋亡。结果见表8-2-8。

表8-2-8　清金消积丸含药血清对A549细胞凋亡的影响（$\bar{x}\pm s$,%）

组别	凋亡(%)
空白对照组	0.33±0.12
高剂量组	15.48±0.54**
中剂量组	8.06±1.43**▲▲
低剂量组	5.73±0.68**▲▲△△

注：与空白对照组比较，**$P<0.01$；与高剂量组比较，▲▲$P<0.01$；与低剂量组比较，△△$P<0.01$。

5.清金消积丸含药血清对A549细胞Bcl-2和Bax蛋白表达的影响

与空白对照组比较，清金消积丸含药血清高、中剂量组的抑凋亡蛋白Bcl-2的表达量明显降低，低剂量组差别不明显;而高、中剂量组的促凋亡蛋白Bax的表达量明显增加,低剂量组也不明显。

通过对比Image量化条带所得的数据,见表8-2-9,与空白对照组比较,清金消积丸含药血清高、中剂量组的抑凋亡蛋白Bcl-2的表达量明显降低($P<0.01$),促凋亡蛋白Bax的表达量明显增加($P<0.01$),且作用强度与剂量呈正相关,高、低剂量组的差异显著($P<0.01$)。

Image软件量化分析后,根据所得到数据,采用Origin软件作图,也表明清金消积丸含药血清高、中剂量组能明显降低Bcl-2、增加Bax($P<0.01$)。

表8-2-9　清金消积丸含药血清对A549细胞中Bcl-2和Bax表达的影响($\bar{x}\pm s$,%)

组别	Bcl-2	Bax
空白对照组	0.81±0.07	0.46±0.05
高剂量组	0.48±0.06 **	0.84±0.06 **
中剂量组	0.61±0.07 **	0.73±0.06 **
低剂量组	0.73±0.05 △△	0.55±0.06 △△

注:与空白对照组比较, **$P<0.01$;与高剂量组比较 △△$P<0.01$。

（四）小结

清金消积丸含药血清能够抑制A549细胞的增殖,增加G_2/M期A549细胞百分比,促进A549细胞凋亡,降低A549细胞中抑凋亡蛋白Bcl-2水平,增加促凋亡蛋白Bax水平。

二、清金消积丸对Lewis肺癌荷瘤小鼠的影响

（一）实验材料

1.药物与试剂

见表8-2-10。

表8-2-10　试验药物与试剂

名称	公司	批号
清金消积丸	甘肃省肿瘤医院	20190325
安康欣胶囊	安徽高山药业有限公司	20190706
RPMI-1640培养基	上海翊圣生物科技有限公司	AE24464298
0.25%胰蛋白酶	上海翊圣生物科技有限公司	T6912580
GIBCO胎牛血清	Life Technologies Corporation公司	42G364031
青霉素-链霉素溶液	美国Hyclone公司	J170026
小鼠TNF-α试剂盒	江苏菲亚生物科技有限公司	1906M
小鼠IL-2试剂盒	江苏菲亚生物科技有限公司	1906M
小鼠IFN-γ试剂盒	江苏菲亚生物科技有限公司	1906M
中性树胶	北京索莱宝科技有限公司	G8590
苏木素	北京索莱宝科技有限公司	G1080

2.实验动物与细胞株

C57BL/6小鼠,SPF级,雌雄各半,体重(20±2)g,由中国农业科学院兰州兽医研究所实验动物中心提供,生产许可证号:SCXK(甘)2015-0001,合格证号:0000952。

Lewis肺癌细胞株,来源于上海富恒生物技术有限责任公司。

3.实验器材

见表8-2-11。

表8-2-11　实验器材

仪器名称(型号)	仪器公司
包埋机(JB-P5)	俊杰电子有限公司
显微镜(RX50)	宁波舜宇仪器有限公司
电子天平(HX502T)	慈溪市天东衡器厂
病理切片机(RM2016)	上海莱卡仪器有限公司
载玻片及盖玻片	购于江苏世泰实验器材有限公司

(二)实验方法

1.药液配制

清金消积丸,临用前用生理盐水分别配制成浓度为28.1%、15.9%、9.4%的药液,即清金消积丸高、中、低剂量药液,备用。

安康欣胶囊,临用前用生理盐水配制成浓度为22.5%的药液,备用。

2.Lewis细胞悬液制备

用RPMI-1640培养基,于37℃,5% CO_2培养箱培养Lewis肺癌细胞。取对数生长期的细胞,胰酶消化离心,用PBS溶液调整细胞浓度至$1×10^6$个/ml。

3.荷瘤小鼠模型的建立、分组及给药

取小鼠60只,雌雄各半,小鼠右侧前肢腋下脱毛,无菌条件下皮下注射细胞悬液0.2ml/只。接种5d左右,待肿瘤长至瘤径0.5cm左右时,将小鼠随机分成5组,12只/组,另取10只小鼠作正常对照。阳性药对照组灌胃安康欣胶囊4.5g/kg体重(相当于临床人日用量的30倍)和清金消积丸高、中、低剂量组分别灌胃清金消积丸5.6g/kg体重(相当于临床人日用量的30倍)、3.2g/kg体重(相当于临床人日用量的17倍)、1.9g/kg体重(相当于临床人日用量的10倍),荷瘤模型对照组和正常对照组灌胃生理盐水,均为0.2ml/10g体重,每日1次,连续给药10d。

4.标本采集及检测

末次给药后1h,小鼠称重,眼球采血2份(一份抗凝血0.2ml,送检测血常规;其余全血3000r/min离心5min分取血清,-20℃冻存备用)。采血后小鼠脱颈椎处死,剥离瘤体,用游标卡尺量取瘤体长、短径,并称重。用4%多聚甲醛固定瘤体,分取两部分瘤体供后续免疫组化和HE染色使用。剥取小鼠脾脏及胸腺,称重记录。

(1)瘤重及抑瘤率

记录瘤体长、短径及重量,参照下列公式计算瘤体体积及抑瘤率:

$$瘤体体积=长径×短径^2$$

$$抑瘤率(\%)=\frac{荷瘤对照组平均瘤质量-给药组平均瘤质量}{荷瘤对照组平均瘤质量}×100\%$$

(2)脏器指数

记录的小鼠脾脏和胸腺重量计算器官指数:

$$脏器指数(mg/g)=[器官湿重(mg)/体质量(g)]×100\%$$

(3)血常规

取抗凝血标本,采用全自动血液分析仪进行血细胞计数及血浆蛋白(HGB)浓度检测。

(4)血清细胞因子TNF-α、IL-2、IFN-γ的检测

取制备的血清标本,按照试剂盒说明书用ELISA法检测荷瘤小鼠血清细胞因子TNF-α、IL-2、IFN-γ含量。

（5）组织病理学检测

取剥离的瘤体标本，4%多聚甲醛固定24h，于包埋盒中用流水去除固定液30min，不同浓度酒精（由低到高）脱水，二甲苯透明瘤组织，将已透明瘤组织于溶蜡箱浸蜡包埋成块，切成薄片，脱蜡水化，HE染色，中性树胶封片后于显微镜下观察。

（6）瘤体中VEGF、MMP-2蛋白的表达

取剥离的瘤体标本，4%多聚甲醛固定，石蜡包埋，制作瘤块切片，经脱蜡、水化，自来水、PBS冲洗，柠檬酸钠加热修复，3% H_2O_2孵育封闭内源性过氧化物酶，PBS漂洗，依次给予一抗（1:200）、二抗稀释液分别进行孵育，孵育结束并用PBS漂洗后再进行DAB（1:20）显色观察，可见棕黄色时终止显色反应，再用苏木素进行复染1min，不同浓度酒精（由低到高）脱水，中性树胶封片，光学显微镜拍照，运用图像分析软件对瘤体中VEGF、MMP-2表达进行分析。

5.统计学处理

采用统计软件SPSS 24.0进行统计分析，组间两两比较采用单因素 t 检验，多组间比较采用方差分析，对于不同组别对比采用重复测量数据的方差分析，检验水准α=0.05。

（三）实验结果

1.对荷瘤小鼠瘤重及抑瘤率的影响

清金消积丸高、中剂量组小鼠瘤重、瘤体体积均显著减小，与荷瘤对照组比较，差异有统计学意义（ $P<0.05$ 或 $P<0.01$ ），清金消积丸低剂量组小鼠瘤重也显著减小，与荷瘤对照组比较，差异有统计学意义（ $P<0.01$ ），提示清金消积丸具有明显的抑瘤作用，抑瘤率（%）分别为27.73%、24.08%、18.79%。结果见表8-2-12。

表8-2-12　清金消积丸对荷瘤小鼠瘤体体积、瘤重及抑瘤率的影响（ $\bar{x}\pm s$,% $n=12$ ）

组别	剂量（g/kg）	瘤体体积（cm³）	瘤重（g）	抑瘤率（%）
荷瘤对照组	—	5.62±1.12	5.48±0.37	—
安康欣胶囊组	4.5	3.84±0.75**	3.56±0.21**	35.06
高剂量组	5.6	3.95±0.83**	3.96±0.33**	27.73
中剂量组	3.2	4.58±0.76*	4.16±0.26**	24.08
低剂量组	1.9	4.71±0.88	4.45±0.31**	18.79

注：与荷瘤对照组比较，* $P<0.05$ ，** $P<0.01$ 。

2.对荷瘤小鼠脏器指数的影响

清金消积丸高剂量组小鼠胸腺、脾脏指数明显增大，与荷瘤对照组比较，有统计学意义（ $P<0.05$ ），提示清金消积丸能提高荷瘤小鼠免疫功能。见表8-2-13。

表8-2-13　清金消积丸对荷瘤小鼠脏器指数的影响（ $\bar{x}\pm s$ ）

组别	剂量（g/kg）	胸腺指数（mg/g）	脾脏指数（mg/g）
正常对照组	-	2.71±0.38	6.35±0.47
荷瘤对照组	-	2.52±0.35	6.15±0.36
安康欣胶囊组	4.5	2.87±0.32*	6.56±0.34*
高剂量组	5.6	2.89±0.30*	6.71±0.57*
中剂量组	3.2	2.69±0.22	6.45±0.44
低剂量组	1.9	2.57±0.26	6.40±0.32

注：与荷瘤对照组比较，* $P<0.05$ 。

3.对荷瘤小鼠血常规的影响

荷瘤对照组小鼠外周血中RBC、WBC、PLT数量及HGB浓度均较正常对照组显著降低（$P<0.01$）；与荷瘤对照组比较,清金消积丸高、中、低剂量组小鼠RBC、WBC、PLT数量显著升高（$P<0.01$或$P<0.05$）；高剂量组小鼠HGB含量显著升高（$P<0.01$）。且升高RBC、WBC、PLT及HGB作用与剂量呈正相关,组间差异有统计学意义（$P<0.01$或$P<0.05$）。结果见表8-2-14。

表8-2-14　清金消积丸对荷瘤小鼠血常规的影响（$\bar{x}\pm s$）

组别	剂量(g/kg)	RBC($\times10^{12}$/L)	WBC($\times10^9$/L)	PLT($\times10^9$/L)	HGB(g/L)
正常对照组	—	8.62±1.28**	8.17±0.92**	894.27±78.13**	143.65±22.74**
荷瘤对照组	—	4.88±0.75	4.89±0.83	529.31±68.97	84.50±6.66
安康欣胶囊组	4.5	6.38±1.05**	5.77±0.87*	733.29±58.68**	106.21±9.81**
高剂量组	5.6	7.59±1.21**▲▲#	7.21±0.37**▲##	727.18±71.76**#	109.78±17.23**▲#
中剂量组	3.2	6.03±0.96**	6.78±0.33**#	700.50±54.78**	89.23±9.25#
低剂量组	1.9	5.64±0.33*	6.31±0.45**▲	656.13±67.68**	79.25±8.10▲

注：与荷瘤对照组比较,*$P<0.05$,**$P<0.01$；与中剂量组比较,▲$P<0.05$,▲▲$P<0.01$；与低剂量组比较,#$P<0.05$,##$P<0.01$。

4.对荷瘤小鼠血清中TNF-α、IL-2、IFN-γ含量的影响

荷瘤对照组小鼠血清中TNF-α、IL-2、IFN-γ含量均较正常对照组显著降低（$P<0.01$）；与荷瘤对照组比较,清金消积丸高剂量组血清中TNF-α、IL-2、IFN-γ含量均显著升高（$P<0.01$或$P<0.05$）；中剂量组血清中TNF-α、IFN-γ含量显著升高（$P<0.05$）。且清金消积丸升高TNF-α、IL-2、IFN-γ作用与剂量呈正相关,高、中、低剂量组间差异有统计学意义（$P<0.01$或$P<0.05$）。结果见表8-2-15。

表8-2-15　清金消积丸对荷瘤小鼠血清中TNF-α、IL-2、IFN-γ含量的影响（pg/ml,$\bar{x}\pm s$,%）

组别	剂量(g/kg)	TNF-α	IL-2	IFN-γ
正常对照组	—	141.18±15.37**	249.51±47.26**	181.39±30.61**
荷瘤对照组	—	94.72±15.84	187.47±32.81	102.70±18.95
安康欣胶囊组	4.5	114.36±12.42**	234.14±40.62*	169.31±45.42*
高剂量组	5.6	126.69±14.70**▲##	242.39±45.35**##	163.37±45.16*#
中剂量组	3.2	111.47±15.23##	213.63±46.18	137.62±20.57*
低剂量组	1.9	92.55±13.16▲▲	185.28±39.73	125.23±29.78

注：与荷瘤对照组比较,*$P<0.05$,**$P<0.01$；与中剂量组比较,▲$P<0.05$,▲▲$P<0.01$；与低剂量组比较,#$P<0.05$,##$P<0.01$。

5.对荷瘤小鼠肿瘤细胞形态的影响

HE染色后镜下可见荷瘤对照组肿瘤细胞排列紧密,形态结构稳定,核固缩罕见,偶见局灶性坏死,瘤组织血供充盈；安康欣胶囊组和清金消积丸不同剂量组瘤细胞呈条索状分布,显见瘤组织不同程度坏死、病理性核碎裂,瘤组织内及其周围血供较少,核固缩较多,胞浆颜色较深。各给药组随着处理剂量的增加,坏死区域逐渐增大,低剂量组有少量出血,高剂量组有明显坏死及出血情况,出现细胞凋亡。

6.对瘤体中VEGF、MMP-2蛋白表达的影响

免疫组化显示VEGF、MMP-2在Lewis荷瘤瘤体组织中呈淡褐色颗粒状,采用Imade J软件,标记并统计各组指标免疫组化图中淡褐色阳性信号,调整Threshold于适度范围,计算光密度,汇总数据见表8-2-16。

表8-2-16 清金消积丸对Lewis荷瘤小鼠瘤体中VEGF、MMP-2表达的影响（pg/ml, $\bar{x} \pm s, n = 12$）

组别	剂量(g/kg)	VEGF	MMP-2
荷瘤对照组	—	13.70±4.32	9.18±3.82
安康欣胶囊组	4.5	5.03±0.78*	4.97±0.34*
高剂量组	9	5.64±1.24*▲▲##	5.56±1.61*▲#
中剂量组	6	9.15±1.12*##	7.62±0.33##
低剂量组	3	13.55±0.66▲▲	9.02±0.50▲▲

注：与荷瘤对照组比较，*$P < 0.05$；与中剂量组比较，▲$P < 0.05$，▲▲$P < 0.01$；与低剂量组比较，#$P < 0.05$，##$P < 0.01$。

荷瘤对照组VEGF、MMP-2呈高表达，清金消积丸的VEGF和MMP-2表达明显减少。

由表8-2-16可见，清金消积丸高、中剂量组VEGF表达明显减少，清金消积丸高剂量组MMP-2表达也明显减少，与荷瘤对照组比较，差异有统计学意义（$P < 0.05$）。且清金消积丸减少VEGF和MMP-2表达作用与剂量呈正相关，剂量越大，减少程度越强，高、中、低剂量组间差异有统计学意义（$P < 0.01$或$P < 0.05$）。

（四）小结

清金消积丸能通过缩小Lewis荷瘤小鼠瘤体体积、瘤重，提高抑瘤率，保护免疫器官，改善外周血象，增加TNF-α、IL-2、IFN-γ含量及减少VEGF、MMP-2的表达而发挥抗肿瘤作用，其作用机制可能与促进TNF-α、IL-2、IFN-γ等相关因子的分泌，减少VEGF、MMP-2的表达，从而抑制肿瘤组织血管的新生等途径有关。

三、清金消积丸与化疗或放疗合用时对Lewis肺癌荷瘤小鼠的影响

（一）抗肿瘤增效实验

1实验材料

（1）药物、试剂及瘤株

清金消积丸，由甘肃省肿瘤医院提供，产品批号：20190325，临用时以蒸馏水配成所需浓度的溶液；安康欣胶囊，国药准字Z20023377，安徽高山药业有限公司生产，产品批号：20190706；注射用环磷酰胺（CTX），国药准字H14023686，山西普德药业股份有限公司生产，产品批号：19110301；Lewis肺癌细胞株，来源于上海富恒生物技术有限责任公司。

（2）实验动物

C57BL/6小鼠，SPF级，雌雄各半，体重18~22g，购自中国农业科学院兰州兽医研究所实验动物中心，生产许可证号：SCXK（甘）2015-0001，合格证号：0000952。

（3）实验仪器

医用直线加速器，型号BD-6M，北京医疗器械研究所；低温高速离心机，Biofuge fresco（美国）；BS110S型Sartorius电子天平，北京赛多利斯天平有限公司；高压蒸汽消毒锅，型号VP-5035Q，长春百奥生物仪器公司。

2.实验方法

（1）Lewis细胞悬液制备

用RPMI-1640培养基，于37℃，5% CO_2培养箱培养Lewis肺癌细胞。取对数生长期的细胞，胰酶消化离心，用PBS溶液调整细胞浓度至1×10^6个/ml。

（2）对化疗抗Lewis瘤的增效作用

取小鼠50只，雌雄各半，小鼠右侧腋下脱毛。无菌条件下每只小鼠右前肢腋窝皮下注射Lewis细胞悬液0.2ml,24h后按性别体重随机分为5组,每组10只。荷瘤对照组和化疗药CTX组灌胃生理盐水;阳性药+CTX组灌胃安康欣胶囊4.5g/kg(相当于临床用量30倍);清金消积丸大、小剂量+CTX组分别灌胃清金消积丸5.6g/kg(相当于临床用量30倍)、1.9g/kg(相当于临床用量10倍)。均为0.2ml/10g,各组每天1次,连续10d。接种肿瘤后第2d和第6d,除荷瘤对照组外,其余各组腹腔注射CTX 30mg/kg。末次给药24h,处死小鼠,剥离瘤块并称重,按下式计算抑瘤率。

(3)对放疗抗Lewis瘤的增效作用

取小鼠50只,雌雄各半,小鼠右侧腋下脱毛。无菌条件下每只小鼠右前肢腋窝皮下注射Lewis细胞悬液0.2ml,24h后按性别体重随机分为5组,每组10只。荷瘤对照组和放疗组灌胃生理盐水;阳性药+放疗组灌胃安康欣胶囊4.5g/kg(相当于临床用量30倍);清金消积丸大、小剂量+放疗组分别灌胃清金消积丸5.6g/kg(相当于临床用量30倍)、1.9g/kg(相当于临床用量10倍)。均为0.2ml/10g,各组每天1次,连续10d。接种肿瘤后第5d,除荷瘤对照组外,其余各组小鼠均采用医用直线加速器低能X射线一次性全身照射(皮源距100cm,辐射剂量为200mGy/min,辐射时间为5min)。末次给药24h,处死小鼠,剥离瘤块并称重,按下式计算抑瘤率。

$$抑瘤率(\%)=\frac{荷瘤对照组平均瘤重-给药组平均瘤重}{荷瘤对照组平均瘤重}\times100\%$$

3.实验结果

(1)对CTX抗Lewis瘤的增效作用

实验结果表明,CTX能减轻Lewis瘤小鼠的瘤重,荷瘤对照组与CTX组比较,有极显著性差异($P<0.01$)。清金消积丸和CTX联合应用,亦能减轻Lewis瘤小鼠的瘤重,与CTX组比较,大、小剂量组均有显著性差异($P<0.05$),说明清金消积丸对CTX抗小鼠Lewis瘤有增效作用。结果见表8-2-17。

表8-2-17　清金消积丸对CTX抗Lewis瘤作用的影响($\bar{x}\pm s$)

分组	剂量(g/kg)	动物数(只)	瘤重(g)	抑瘤率(%)
荷瘤对照组	—	10	1.71±0.31**	
CTX组	—	10	1.22±0.30	28.7
安康欣胶囊+CTX组	4.5	10	0.91±0.21*	46.8
清金消积丸大剂量+CTX组	5.6	10	0.87±0.29*	49.1
清金消积丸小剂量+CTX组	1.9	10	0.88±0.27*	48.5

注:与CTX组比较,*$P<0.05$,**$P<0.01$。

(2)对放疗抗Lewis瘤的增效作用

实验结果表明,放疗能减轻Lewis瘤小鼠的瘤重,荷瘤对照组与放疗组比较,有极显著性差异($P<0.01$)。清金消积丸和放疗联合应用,亦能减轻Lewis瘤小鼠的瘤重,与放疗组比较,大剂量组有极显著性差异($P<0.01$)、小剂量组有显著性差异($P<0.05$),提示清金消积丸对放疗抗小鼠Lewis瘤有增效作用。结果见表8-2-18。

表8-2-18　清金消积丸对放疗抗Lewis瘤作用的影响($\bar{x}\pm s$)

分组	剂量(g/kg)	动物数(只)	瘤重(g)	抑瘤率(%)
荷瘤对照组	—	10	1.96±0.24**	
放疗组	—	10	1.53±0.27	21.9
安康欣胶囊+放疗组	4.5	10	1.25±0.21*	36.2
清金消积丸大剂量+放疗组	5.6	10	0.99±0.22**	49.5
清金消积丸小剂量+放疗组	1.9	10	1.21±0.23*	38.3

注:与放疗组比较,*$P<0.05$,**$P<0.01$。

4.小结

清金消积丸按5.6g/kg体重和1.9g/kg体重给荷瘤小鼠灌胃给药,对化疗药CTX或X射线放疗抗小鼠Lewis瘤,能减轻小鼠的瘤重,有协同增效作用。

(二)抗肿瘤减毒实验

1.实验材料

(1)药物、试剂及瘤株

清金消积丸,由甘肃省肿瘤医院提供,产品批号:20190325,临用时以蒸馏水配成所需浓度的溶液;安康欣胶囊,国药准字Z20023377,安徽高山药业有限公司生产,产品批号:20190706;注射用环磷酰胺(CTX),国药准字H14023686,山西普德药业股份有限公司生产,产品批号:19110301;Lewis肺癌细胞株,来源于上海富恒生物技术有限责任公司。

(2)实验动物

C57BL/6小鼠,SPF级,雌雄各半,体重18~22g,购自中国农业科学院兰州兽医研究所实验动物中心,生产许可证号:SCXK(甘)2015-0001,合格证号:0000952。

(3)实验仪器

医用直线加速器,型号BD-6M;北京医疗器械研究所;CD1200血球计数仪,美国雅培;低温高速离心机,Biofuge fresco(美国);BS110S型Sartorius电子天平,北京赛多利斯天平有限公司;高压蒸汽消毒锅,型号VP-5035Q,长春百奥生物仪器公司。

2.实验方法

(1)细胞悬液制备

用RPMI-1640培养基,于37℃,5% CO_2培养箱培养Lewis肺癌细胞。取对数生长期的细胞,胰酶消化离心,用PBS溶液调整细胞浓度至$1×10^6$个/ml。

(2)对CTX抗Lewis瘤毒性的减毒作用

取小鼠50只,雌雄各半,无菌条件下每只小鼠右前肢腋窝皮下注射Lewis瘤细胞悬液0.2ml,24h后按性别体重随机分为5组,每组10只。另取小鼠10只,雌雄各半,为正常对照组。正常对照组、荷瘤对照组和化疗药CTX组灌胃生理盐水;阳性药+CTX组灌胃安康欣胶囊4.5g/kg(相当于临床用量30倍);清金消积丸大、小剂量+CTX组分别灌胃清金消积丸5.6g/kg(相当于临床用量30倍)、1.9g/kg(相当于临床用量10倍)。均为0.2ml/10g,每天1次,连续10d。接种肿瘤后第2d开始,除正常对照组和荷瘤对照组外,其余各组腹腔注射CTX 20mg/kg。每天1次,连续10d。末次给药后24h,采血,测定红细胞(RBC)、白细胞(WBC)、血小板(PLT)。

(3)对放疗抗Lewis瘤毒性的减毒作用

取小鼠50只,雌雄各半,无菌条件下每只小鼠右前肢腋窝皮下注射Lewis瘤细胞悬液0.2ml,24h后按性别体重随机分为5组,每组10只。另取小鼠10只,雌雄各半,为正常对照组。正常对照组、荷瘤对照组和放疗组灌胃生理盐水;阳性药+放疗组灌胃安康欣胶囊4.5g/kg(相当于临床用量30倍);清金消积丸大、小剂量+放疗组分别灌胃清金消积丸5.6g/kg(相当于临床用量30倍)、1.9g/kg(相当于临床用量10倍)。均为0.2ml/10g,每天1次,连续10d。接种肿瘤后第5d,除正常对照组和荷瘤对照组外,其余各组小鼠均采用医用直线加速器X射线一次性全身照射(皮源距100cm,辐射剂量为4.0Gy/min,辐射时间为4min)。末次给药24h,采血,测定RBC、WBC、PLT。

3.实验结果

(1)对CTX抗Lewis瘤毒性的减毒作用

实验结果表明,荷瘤对照组小鼠RBC、WBC和PLT无明显变化,与正常对照组比较,差异无显著性（$P>0.05$）。CTX可降低荷瘤小鼠的WBC和RBC，荷瘤对照组与CTX组比较，分别有极显著性差异（$P<0.01$）和显著性差异（$P<0.05$），但对荷瘤小鼠的PLT无明显影响。清金消积丸和CTX联合应用，可对抗CTX降低荷瘤小鼠WBC和RBC的作用，与CTX组比较，大剂量组有极显著性差异（$P<0.01$）。结果见表8-2-19。

表8-2-19　清金消积丸对CTX抗Lewis瘤毒性的影响（$\bar{x}\pm s$）

分组	剂量(g/kg)	动物数(只)	RBC($\times10^{12}$/L)	WBC($\times10^{9}$/L)	PLT($\times10^{9}$/L)
正常对照组	—	10	9.13±1.49 **	5.24±1.23 *	836.0±197.7
荷瘤对照组	—	10	8.47±1.41 *	6.40±1.55 **	938.8±220.9
CTX组	—	10	6.36±1.45	3.94±1.28	916.1±248.2
安康欣胶囊+CTX组	4.5	10	8.13±1.73 *	5.28±1.33 *	958.7±236.7
清金消积丸大剂量+CTX组	5.6	10	8.28±1.32 **	5.76±1.38 **	876.6±266.3
清金消积丸小剂量+CTX组	1.9	10	7.42±1.58	4.64±1.99	949.5±215.6

注：与CTX组比较，*$P<0.05$，**$P<0.01$。

（2）对放疗抗Lewis瘤毒性的减毒作用

实验结果表明，荷瘤对照组小鼠RBC、WBC和PLT无明显变化，与正常对照组比较，差异无显著性（$P>0.05$）。放疗可降低荷瘤小鼠的WBC和RBC，荷瘤对照组与放疗组比较，有显著性差异（$P<0.05$），但对荷瘤小鼠的PLT无明显影响。清金消积丸和放疗联合应用，可对抗放疗降低荷瘤小鼠WBC和RBC的作用，与放疗组比较，大剂量组有显著性差异（$P<0.05$）。结果见表8-2-20。

表8-2-20　清金消积丸对放疗抗Lewis瘤毒性的影响（$\bar{x}\pm s$）

分组	剂量(g/kg)	动物数(只)	RBC($\times10^{12}$/L)	WBC($\times10^{9}$/L)	PLT($\times10^{9}$/L)
正常对照组	—	10	9.53±1.67 **	5.28±1.61	964.5±246.1
荷瘤对照组	—	10	8.58±1.50 *	5.86±1.62 *	988.1±228.3
放疗组	—	10	7.09±1.39	4.23±1.25	821.9±201.0
安康欣胶囊+放疗组	4.5	10	8.06±1.70	5.56±1.29	927.2±285.8
清金消积丸大剂量+放疗组	5.6	10	8.52±1.41 *	5.58±1.34 *	953.5±292.6
清金消积丸小剂量+放疗组	1.9	10	7.50±1.65	4.87±1.47	879.8±251.2

注：与放疗组比较，*$P<0.05$，**$P<0.01$。

4.小结

清金消积丸5.6g/kg体重给荷瘤小鼠灌胃，对化疗药CTX或X射线放疗抗小鼠Lewis瘤引起的WBC和RBC减少，有明显升高WBC和RBC作用。

（三）对荷瘤小鼠免疫功能的影响

1.实验材料

（1）药物、试剂及瘤株

清金消积丸，由甘肃省肿瘤医院提供，产品批号：20190325，临用时以蒸馏水配成所需浓度的溶液；安康欣胶囊，国药准字Z20023377，安徽高山药业有限公司生产，产品批号：20190706；RPMI-1640，Gibco产品；ConA，Sigma产品；MTT，Sigma产品；Lewis肺癌细胞株，来源于上海富恒生物技术有限责任公司。

（2）实验动物

C57BL/6小鼠，SPF级，雌雄各半，体重18~22g，购自中国农业科学院兰州兽医研究所实验动物中心,生产许可证号:SCXK(甘)2015-0001,合格证号:0000952。

(3)实验仪器

低温高速离心机,Biofuge fresco(美国);CO₂培养箱,型号BPN,上海一恒科学仪器公司;UV-9100型紫外可见分光光度计,北京瑞利分析仪器公司;连续波长酶标仪,Benchmark Plus(美国);BS110S型Sartorius电子天平,北京赛多利斯天平有限公司;高压蒸汽消毒锅,型号VP-5035Q,长春百奥生物仪器公司。

2.实验方法

(1)Lewis细胞悬液制备

用RPMI-1640培养基,于37℃,5% CO₂培养箱培养Lewis肺癌细胞。取对数生长期的细胞,胰酶消化离心,用PBS溶液调整细胞浓度至$1×10^6$个/ml。

(2)对小鼠腹腔巨噬细胞吞噬功能的影响

取小鼠40只,雌雄各半,无菌条件下每只小鼠右前肢腋窝皮下注射Lewis瘤细胞悬液0.2ml,24h后按性别体重随机分为4组,每组10只。另取小鼠10只,雌雄各半,为正常对照组。正常对照组和荷瘤对照组灌胃生理盐水;阳性药组灌胃安康欣胶囊4.5g/kg(相当于临床用量30倍);清金消积丸大、小剂量组分别灌胃清金消积丸5.6g/kg(相当于临床用量30倍)、1.9g/kg(相当于临床用量10倍)。均为0.2ml/10g,每天1次,连续10d。

各组小鼠分别于给药后第2d和第7d,腹腔注射5%可溶性淀粉溶液0.5ml/只。给药第10d,各组小鼠腹腔注射普通肉汤2ml/只,轻揉腹部,10min后处死小鼠,剖开腹腔,吸取腹腔液0.1ml于洁净载物片上,加1%鸡红细胞悬液0.1ml,充分混匀,置于湿盒内37℃水浴30min,然后用生理盐水漂洗3次,室温自然干燥。将标本片进行瑞氏染色,光镜下计数巨噬细胞200个,按下式计算吞噬百分率和吞噬指数。

$$吞噬百分率(\%) = \frac{发生吞噬的巨噬细胞数}{200个巨噬细胞} × 100\%$$

$$吞噬指数 = \frac{被吞噬的鸡红细胞总数}{200个巨噬细胞}$$

(3)对小鼠血清溶血素含量的影响(HC_{50}法)

小鼠Lewis瘤接种、分组和给药同上。

各组小鼠给药第4d腹腔注射50%鸡红细胞悬液0.2ml/只。给药10d后,小鼠股动脉放血,分离血清,56℃ 30min灭活补体。将各组小鼠血清用生理盐水稀释600倍,取0.5ml稀释血清与0.5ml 5%鸡红细胞悬液、1ml 1:10稀释新鲜豚鼠血清(补体)于试管中混合,37℃水浴反应30min,冰浴终止反应。然后1500r/min离心10min。取上清液1ml于另一试管,加入3ml都氏试剂(碳酸氢钠1.0g,氰化钾0.05g,高铁氰化钾0.2g,蒸馏水加至1000ml)混匀,反应10min。以不加血清而用生理盐水代替,但同样加入鸡红细胞及补体的作为样本空白对照管。同时取0.25ml 5%鸡红细胞,加都氏试剂至4ml,摇匀放置10min,作为50%标准溶血管。540nm比色,按下式计算样本血清溶血素滴度。

$$样本溶血素滴度（HC_{50}单位/ml） = \frac{样本OD值}{50\%标准溶血管OD值} × 血清稀释倍数$$

(4)对小鼠脾脏淋巴细胞转化的影响(MTT染色法)

小鼠Lewis瘤接种、分组和给药同上。

各组小鼠给药10d后,处死小鼠,无菌下摘取脾脏,将小鼠脾脏用含抗生素的无Ca^{2+}、Mg^{2+}的Hank's液冲洗3次,剥去包膜,置无菌玻璃平皿中,加入2ml完全细胞培养液,用一次性无菌注射器芯在100目钢网上将脾脏研磨,用2~3ml RPMI-1640液冲洗过滤成单个脾细胞悬液。计活脾细胞数

（台盼兰染色法），活细胞应不少于95%。用完全细胞培养液稀释成10^6/ml脾细胞悬液。将脾细胞悬液加入96孔细胞培养板，0.1ml/孔，每个样本平行4孔，前两孔每孔加入10μg/ml ConA溶液0.1ml，后两孔每孔加入细胞培养液0.1ml作为平行对照。置5% CO_2培养箱37℃培养60h，每孔加1mg/ml MTT溶液0.1ml，37℃反应6h。弃去上清液，用pH 7.4 0.01ml/L PBS洗涤2次，弃去上清液，加酸化异丙醇0.2ml/孔，室温反应10min，在酶标仪640nm处读取OD值，按下式计算淋巴细胞增殖指数。

$$淋巴细胞增殖指数 = \frac{加入ConA孔OD值}{加入培养液孔OD值}$$

3.实验结果

（1）对小鼠腹腔巨噬细胞吞噬功能的影响

实验结果表明，荷瘤对照组小鼠腹腔巨噬细胞吞噬百分率和吞噬指数降低，正常对照组与荷瘤对照组比较，分别有极显著性差异（$P < 0.01$）和显著性差异（$P < 0.05$）。清金消积丸能增加小鼠腹腔巨噬细胞吞噬百分率和吞噬指数，与荷瘤对照组比较，大剂量组有极显著性差异（$P < 0.01$），小剂量组的吞噬百分率有显著性差异（$P < 0.05$），说明清金消积丸可以提高小鼠吞噬细胞的吞噬功能，从而增强机体非特异性免疫功能。结果见表8-2-21。

表8-2-21　清金消积丸对小鼠巨噬细胞吞噬功能的影响（$\bar{x} \pm s$）

分组	剂量（g/kg）	动物数（只）	吞噬百分率（%）	吞噬指数
正常对照组	—	10	52.57±6.71**	1.73±0.53*
荷瘤对照组	—	10	43.26±4.27	1.19±0.39
安康欣胶囊组	4.5	10	48.73±5.35*	1.44±0.38
清金消积丸大剂量组	5.6	10	51.81±5.78**	1.80±0.32**
清金消积丸小剂量组	1.9	10	48.64±5.23*	1.47±0.36

注：与荷瘤对照组比较，*$P < 0.05$，**$P < 0.01$。

（2）对小鼠血清溶血素含量的影响（HC_{50}法）

实验结果表明，荷瘤对照组小鼠血清溶血素水平降低，正常对照组与荷瘤对照组比较，有极显著性差异（$P < 0.01$）。清金消积丸能提高小鼠血清溶血素水平，与荷瘤对照组比较，大、小两个剂量组分别有极显著性差异（$P < 0.01$）和显著性差异（$P < 0.05$）。说明清金消积丸能促进小鼠特异性抗体的产生和分泌，从而增强小鼠的特异性体液免疫功能。结果见表8-2-22。

表8-2-22　清金消积丸对小鼠血清溶血素含量的影响（$\bar{x} \pm s$）

分组	剂量（g/kg）	动物数（只）	溶血素滴度（HC_{50}单位/ml）
正常对照组	—	10	314.5±67.8**
荷瘤对照组	—	10	179.9±49.2
安康欣胶囊组	4.5	10	248.3±54.9**
清金消积丸大剂量组	5.6	10	255.8±53.1**
清金消积丸小剂量组	1.9	10	243.7±60.5*

注：与荷瘤对照组比较，*$P < 0.05$，**$P < 0.01$。

（3）对小鼠脾脏淋巴细胞转化的影响（MTT染色法）

实验结果表明，荷瘤对照组小鼠淋巴细胞增殖指数降低，正常对照组与荷瘤对照组比较，有极显著性差异($P<0.01$)。清金消积丸能增加小鼠淋巴细胞增殖指数,与荷瘤对照组比较,大、小两个剂量组均有显著性差异($P<0.01$),说明清金消积丸能促进小鼠脾脏淋巴细胞增殖反应,增强小鼠的特异性细胞免疫功能。结果见表8-2-23。

表8-2-23 清金消积丸对小鼠脾脏淋巴细胞增殖的影响($\bar{x}\pm s$)

分组	剂量(g/kg)	动物数(只)	淋巴细胞增值指数
正常对照组	—	10	2.42±0.36 **
荷瘤对照组	—	10	1.85±0.32
安康欣胶囊组	4.5	10	2.26±0.34 *
清金消积丸大剂量组	5.6	10	2.51±0.40 **
清金消积丸小剂量组	1.9	10	2.47±0.37 **

注:与荷瘤对照组比较,$*P<0.05$,$**P<0.01$。

4.小结

清金消积丸5.6g/kg体重、1.9g/kg体重给荷瘤小鼠灌胃,能增强小鼠吞噬细胞的吞噬功能,提高小鼠血清溶血素水平,促进小鼠脾脏淋巴细胞增殖反应,从而增强荷瘤小鼠非特异性和特异性免疫功能。

四、结论

1.清金消积丸含药血清能够抑制肺癌A549细胞的增殖,增加G_2/M期A549细胞百分比,促进A549细胞凋亡,并能降低A549细胞中抑凋亡蛋白Bcl-2水平,增加促凋亡蛋白Bax水平。

2.清金消积丸能通过缩小Lewis荷瘤小鼠瘤体体积、瘤重,提高抑瘤率,保护免疫器官,改善外周血象,增加TNF-α、IL-2、IFN-γ含量及减少VEGF、MMP-2的表达而发挥抗肿瘤作用,其部分作用机制可能与促进TNF-α、IL-2、IFN-γ等相关因子的分泌,减少VEGF、MMP-2的表达,从而抑制肿瘤组织血管的新生等途径有关。

3.清金消积丸联合X射线放疗或联合CTX化疗抗小鼠Lewis瘤,能进一步减轻小鼠的瘤重,抑制放、化疗引起的荷瘤小鼠白细胞和红细胞数量减少。清金消积丸能增强荷瘤小鼠吞噬细胞的吞噬功能,提高血清溶血素水平,促进脾脏淋巴细胞增殖反应,提示,清金消积丸与放疗或化疗药物联合应用有增效、减毒作用,同时能增强机体的免疫功能。

第三节 扶金化积丸急性毒性试验

一、试验目的

观察扶金化积丸的急性毒性反应。

二、受试药物

扶金化积丸,由甘肃省肿瘤医院提供,产品批号:20190315。

三、动物

小鼠,BALB/C,SPF级,雌雄各半,体重18~22g,由中国农业科学研究院兰州兽医研究所实验动物中心提供,生产许可证号:SCXK(甘)2015-0001,合格证号:0002745。

四、试验方法

(一)LD₅₀测定

1.预试:取小鼠18只,雌雄各半,随机分为A、B、C 3组,每组6只。各组小鼠禁食(不禁水)18h后分别灌胃给药,A组灌胃0.31g/ml扶金化积丸0.4ml/10g体重;B组灌胃0.16g/ml扶金化积丸0.4ml/10g体重;C组灌胃0.08g/ml扶金化积丸0.4ml/10g体重;各组均给药1次,观察给药后7d内小鼠死亡情况。

2.结果:各组给药后7d内均未出现死亡(结果见表8-2-24),按有关文献要求改测最大给药量。

表8-2-24　小鼠LD₅₀预试结果

组别	动物数 (只)	给药剂量 (g/kg)	动物死亡数(只)						
			第1d	第2d	第3d	第4d	第5d	第6d	第7d
A	6	12.5	0	0	0	0	0	0	0
B	6	6.2	0	0	0	0	0	0	0
C	6	3.1	0	0	0	0	0	0	0

(二)最大给药量测定

取小鼠80只,雌雄各半,随机分为4组,每组20只。各组小鼠禁食(不禁水)18h后,受试药组按最大可给药体积0.4ml/10g体重,最大可给药浓度0.31g/ml灌胃扶金化积丸,分别于一日内给药3次、2次、1次,给药间隔6h。空白对照组灌胃等容量生理盐水,一日3次,间隔6h。观察记录各组小鼠给药后14d内体重变化、饮食、被毛光泽、外观、行为、分泌物、排泄物、死亡情况及中毒反应。对濒死及死亡小鼠应及时进行大体解剖,其他小鼠在观察期结束后进行大体解剖,当发现器官出现体积、颜色、质地等改变时,则对改变的器官进行组织病理学检查。以不产生死亡的最大剂量为最大给药量,并按下式计算相当于临床一日给药量倍数。

$$小鼠最大给药量倍数 = \frac{小鼠一日最大给药量}{小鼠平均体重（20g）} \times \frac{成人平均体重（以60000g）}{成人每日用量}$$

五、结果

试验结果表明,小鼠按最大可给药体积0.4ml/10g体重,最大可给药浓度0.31g/ml(即12.5g/kg体重)灌胃给药扶金化积丸,一日内连续给药3次[累计用量37.4g/(kg·d)],间隔6h,连续观察14d。各组小鼠未发现明显毒性反应,也未出现死亡,小鼠的被毛光泽、外观、体重变化、摄食量、饮水量、行为活动、分泌物、排泄物等情况无明显异常。对观察期结束后小鼠进行大体解剖,未发现器官体积、颜色、质地明显改变。结果见表8-2-25、26。小鼠不出现死亡的最大给药量为37.4g/(kg·d),相当于人临床日用量0.12g/(kg·d)的311倍。

表8-2-25　各组小鼠体重变化($\bar{x}\pm s$, $n=20$)

组别	给药剂量 (g/kg)	体重(g)		
		给药前	7d	14d
空白对照组	—	21.2±2.2	26.5±2.3	31.7±2.7
3次组	37.4	21.3±2.2	26.7±2.2	29.7±3.3
2次组	24.9	20.9±2.1	26.8±2.2	30.6±3.1
1次组	12.5	21.1±2.0	27.7±2.6	31.5±2.3

表8-2-26 小鼠最大耐受量试验结果

组别	动物数（只）	给药剂量（g/kg）	动物死亡数（只）													
			1d	2d	3d	4d	5d	6d	7d	8d	9d	10d	11d	12d	13d	14d
空白	20	—	0	0	0	0	0	0	0	0	0	0	0	0	0	0
3次	20	37.4	0	0	0	0	0	0	0	0	0	0	0	0	0	0
2次	20	24.9	0	0	0	0	0	0	0	0	0	0	0	0	0	0
1次	20	12.5	0	0	0	0	0	0	0	0	0	0	0	0	0	0

六、结论

对扶金化积丸进行小鼠急性毒性试验，因一日1次给药未出现小鼠死亡情况，无法测定LD_{50}，故改测最大给药量。试验结果表明，小鼠按最大可给药体积0.4ml/10g体重，最大可给药浓度0.31g/ml（即12.5g/kg体重）灌胃给药扶金化积丸，一日内连续给药3次［累计37.4g/(kg·d)］，间隔6h，连续观察14d，未发现明显毒性反应，也未出现死亡，小鼠的被毛光泽、外观、体重变化、摄食量、饮水量、行为活动、分泌物、排泄物等情况无明显异常。小鼠一日内累计的最大给药量为37.4g/(kg·d)，相当于人临床日用量0.12g/(kg·d)的311倍。由于人临床用药量远不可能达到这个剂量倍数，提示该药一日内剂量过大口服是安全的。

第四节 扶金化积丸药效学试验

一、扶金化积丸对Lewis肺癌荷瘤小鼠抑瘤作用的影响

（一）实验材料

1.实验试剂

见表8-2-27。

表8-2-27 实验试剂

试剂名称	试剂公司	批号
扶金化积丸	甘肃省肿瘤医院	20190325
贞芪扶正颗粒	甘肃扶正药业科技有限公司	Z62020415
RPMI-1640培养基	美国Hyclone公司	AE24464298
0.25%胰蛋白酶	上海翊圣生物科技有限公司	T3926890
GIBCO胎牛血清	Life Technologies Corporation公司	42G327016
青霉素-链霉素溶液	美国Hyclone公司	J150038
小鼠TNF-α试剂盒	江苏菲亚生物科技有限公司	1906M
小鼠IFN-γ试剂盒	江苏菲亚生物科技有限公司	1906M
小鼠IL-2试剂盒	江苏菲亚生物科技有限公司	1906M
小鼠SP试剂盒	北京中杉金桥生物试剂有限公司	SP-9002
中性树胶	北京索莱宝科技有限公司	G8590
苏木素	北京索莱宝科技有限公司	G1080

2.实验动物

C57BL/6小鼠,48只,雄性,体重(20±2)g,由中国农业科学院兰州兽医研究所提供,动物生产许可证号:SCXK(甘)2015-0001,合格证号:0000952。

3.实验仪器

见表8-2-28。

表8-2-28　实验仪器

仪器名称	仪器公司	型号
全自动血液分析仪	上海涵飞医疗器械有限公司	TEK-Ⅱ
包埋机	浙江省金华市科迪仪器	KD-BM
显微镜	宁波舜宇仪器有限公司	RX50
电子天平	慈溪市天东衡器厂	HX502T

(二)实验方法

1.药液配制

扶金化积丸:用生理盐水分别配制成浓度为0.087 5g/ml、0.043 7g/ml、0.021 9g/ml的药液,即扶金化积丸高、中、低剂量组,备用。

贞芪扶正颗粒:用生理盐水配制成浓度为0.25g/ml的药液,备用。

2.荷瘤小鼠模型的建立、分组及给药

将Lewis细胞株于RPMI-1640培养基(含10% FBS、1%双抗)中培养,0.25%胰酶(含EDTA、酚红)消化,调整细胞浓度约为2×10^6个/ml,取C57BL/6小鼠5只,右腋部进行脱毛处理,采用动物移植性肿瘤实验法在小鼠右腋皮下接种Lewis细胞悬液0.2ml/只,选取状态较佳且瘤体饱满的小鼠脱颈椎处死,剥离瘤组织,生理盐水漂洗,称重,研磨,无菌生理盐水调整悬液浓度为6.5×10^6个/ml。以C57BL/6小鼠为研究对象,右腋皮下接种细胞悬液0.2ml/只,共40只,制成Lewis荷瘤小鼠模型。接种约1周,待肿瘤长至粒径0.5cm时将其随机分成荷瘤对照组、阳性组(贞芪扶正颗粒5g/kg,相当于临床人用量的30倍)和扶金化积丸高、中、低剂量组(剂量分别为1.749g/kg、0.875g/kg、0.437g/kg,分别相当于临床人用量的30、15、7.5倍)共5组,8只/组,另取8只小鼠作正常对照。分组后除正常组和荷瘤对照组小鼠灌胃(ig)等体积生理盐水外,各给药组小鼠均按0.02ml/g ig相应药物,1次/d,共计14d。

3.标本采集及检测

停药1h后称定小鼠体质量,眼球采血两2份(一份抗凝血0.2ml,送检测血常规;其余全血3000r/min离心5min分取血清,-20℃冻存备用)。采血后小鼠脱颈椎处死,游离瘤体,用游标卡尺量取瘤体长、短径,称重并记录,分取两部分瘤体,分别用10%甲醛固定,进行HE染色及免疫组化法检测瘤体中NF-κB、MMP-9的表达;游离出胸腺、脾脏并称重。

(1)瘤重及抑瘤率

记录瘤体长、短径及重量,参照下列公式计算瘤体体积及抑瘤率:

$$瘤体体积=长径\times短径$$

$$抑瘤率（\%）=\frac{荷瘤对照组平均瘤质量-给药组平均瘤质量}{荷瘤对照组平均瘤质量}\times100\%$$

(2)脏器指数

记录各器官重量计算器官指数,参照:

$$器官指数（mg/g）=[器官湿重(mg)/体质量(g)]\times100\%。$$

(3)血常规

取抗凝血标本,采用全自动血液分析仪进行血细胞计数及血浆蛋白(HGB)浓度检测。

（4）血清细胞因子TNF-α、IL-2、IFN-γ的检测

取制备的血清标本，按照试剂盒说明书用ELISA法检测荷瘤小鼠血清细胞因子TNF-α、IL-2、IFN-γ含量。

（5）瘤组织病理学检测

取剥离的瘤体标本，投入预先配制10%甲醛固定液中变性凝固24h，于包埋盒中用流水去除固定液30min，不同浓度酒精（由低到高）脱水，二甲苯透明瘤组织，将已透明瘤组织于溶蜡箱浸蜡包埋成块，切成薄片，脱蜡水化，HE染色，中性树胶封片后于显微镜下观察。

（6）瘤体中NF-κB、MMP-9的表达

取剥离的瘤体标本，10%甲醛固定，石蜡包埋，制作瘤块切片，其经脱蜡、水化，自来水冲洗，柠檬酸钠加热修复抗原，3% H_2O_2 孵育封闭内源性过氧化物酶，PBS漂洗，依次给予一抗（1:200）、二抗稀释液分别进行孵育，孵育结束并用PBS漂洗后再进行DAB（1:20）显色，观察可见棕黄色时终止显色反应，再用苏木素进行复染约1min，不同浓度酒精（由低到高）脱水，中性树胶封片（尽量避免气泡产生），光学显微镜拍照，运用图像分析软件对瘤体中NF-κB、MMP-9表达进行分析。

4.统计学处理

采用SPSS 24.0进行分析处理实验数据，结果用 $\bar{x}\pm s$ 表示，组间比较用One-Way ANOVA（单因素方差分析）及多重比较，差异有统计学意义以 $P<0.05$ 表示。

（三）实验结果

1.对荷瘤小鼠瘤重及抑瘤率的影响

扶金化积丸高、中剂量组及贞芪扶正颗粒组，荷瘤小鼠瘤重、瘤体体积均较荷瘤对照组显著减小（ $P<0.05$ 或 $P<0.01$ ），抑瘤率分别达24.81%、10.96%、19.42%；扶金化积丸高剂量组与中、低剂量组组间比较，差异有统计学意义（ $P<0.05$ 或 $P<0.01$ ），提示扶金化积丸具有一定的抑瘤作用。见表8-2-29。

表8-2-29　扶金化积丸对荷瘤小鼠瘤重及抑瘤率的影响（ $\bar{x}\pm s$ ，$n=8$ ）

组别	剂量（g/kg）	瘤重（g）	抑瘤率（%）	瘤体体积（cm³）
荷瘤对照组	—	5.20±0.87##	—	5.54±1.16##
贞芪扶正颗粒组	5	4.19±0.53**	19.42	4.21±0.37**
高剂量组	1.749	3.91±0.37**	24.81	4.01±0.65**
中剂量组	0.875	4.63±0.44*#	10.96	4.81±0.64#
低剂量组	0.437	4.87±0.37##	6.35	5.09±0.55##

注：与荷瘤对照组比较，*$P<0.05$，**$P<0.01$；与高剂量组比较，#$P<0.05$，##$P<0.01$。

2.对荷瘤小鼠脏器指数的影响

扶金化积丸高剂量组及贞芪扶正颗粒组荷瘤小鼠胸腺、脾脏指数均较荷瘤对照组显著增大（ $P<0.05$ 或 $P<0.01$ ）；与高剂量组比较，低剂量组胸腺、脾脏指数均显著减小（ $P<0.05$ 或 $P<0.01$ ），提示扶金化积丸一定程度上可提高荷瘤小鼠免疫器官功能。见表8-2-30。

表8-2-30　扶金化积丸对荷瘤小鼠脏器指数的影响（ $\bar{x}\pm s$ ，$n=8$ ）

组别	剂量（g/kg）	胸腺指数（mg/g）	脾脏指数（mg/g）
正常组	—	2.98±0.25**#	3.64±0.66**##
荷瘤对照组	—	2.50±0.21#	6.20±0.77#
贞芪扶正颗粒组	5	2.91±0.21**	7.86±1.53**
高剂量组	1.749	2.78±0.22*	7.24±1.29*
中剂量组	0.875	2.62±0.17	6.76±0.87
低剂量组	0.437	2.48±0.19##	6.03±0.73#

注：与荷瘤对照组比较，*$P<0.05$，**$P<0.01$；与高剂量组比较，#$P<0.05$，##$P<0.01$。

3. 对荷瘤小鼠血常规的影响

荷瘤对照组荷瘤小鼠外周血中RBC、PLT、WBC数量及HGB浓度均较正常组显著降低($P<0.01$)；与荷瘤对照组比较,扶金化积丸高、中剂量组及贞芪扶正颗粒组荷瘤小鼠RBC、WBC、PLT数量及HGB浓度均显著升高($P<0.05$或$P<0.01$),低剂量组RBC、WBC、PLT及HGB虽较荷瘤对照组有所增大,但无统计学意义($P>0.05$)。见表8-2-31。

表8-2-31　扶金化积丸对荷瘤小鼠血常规的影响($\bar{x}\pm s$, $n=8$)

组别	剂量(g/kg)	TNF-α	IL-2	IFN-γ
正常组	—	133.26±11.55 ** ##	244.27±48.46 **	175.01±27.99 **
荷瘤对照组	—	86.08±15.41##	181.91±42.27#	96.54±22.04##
贞芪扶正颗粒组	5	107.10±8.51 **	226.86±36.34 *	160.16±41.95 **
高剂量组	1.749	105.43±10.01 **	235.60±41.57*	155.34±45.16 **
中剂量组	0.875	97.25±12.47	204.23±45.68	129.77±17.63 *
低剂量组	0.437	84.12±9.55##	177.52±38.41##	117.52±30.24#

注：与荷瘤对照组比较, *$P<0.05$,**$P<0.01$；与高剂量组比较, #$P<0.05$,##$P<0.01$。

4. 对荷瘤小鼠血清中TNF-α、IL-2、IFN-γ含量的影响

与荷瘤对照组比较,扶金化积丸高剂量组及贞芪扶正颗粒组血清中TNF-α、IL-2、IFN-γ含量均显著升高($P<0.01$或$P<0.05$),中剂量组IFN-γ含量显著升高($P<0.05$)；与扶金化积丸高剂量组比较,低剂量组TNF-α、IL-2、IFN-γ含量均显著降低($P<0.01$或$P<0.05$)。见表8-2-32。

表8-2-32　扶金化积丸对荷瘤小鼠血清中TNF-α、IL-2、IFN-γ含量的影响(pg/ml, $\bar{x}\pm s$, $n=8$)

组别	剂量(g/kg)	RBC($\times10^{12}$/L)	WBC($\times10^{9}$/L)	PLT($\times10^{9}$/L)	HGB(g/L)
正常组	—	10.56±0.27 ** ##	10.04±0.37 ** ##	1071.88±69.51 ** ##	161.50±2.56 ** ##
荷瘤对照组	—	3.25±0.49##	5.66±0.45##	370.38±72.13##	61.13±7.28##
贞芪扶正颗粒组	5	5.08±0.73 **	7.50±0.74 **	489.75±92.11 **	80.88±15.82 **
高剂量组	1.749	4.86±0.39 **	7.12±0.67 **	539.75±107.15 **	75.75±12.10 **
中剂量组	0.875	4.21±0.36 ** ##	6.41±0.59 * #	449.63±63.20 * #	71.63±10.35 *
低剂量组	0.437	3.74±0.44 * ##	5.75±0.43##	392.13±52.38##	66.87±8.94

注：与荷瘤对照组比较, *$P<0.05$,**$P<0.01$；与高剂量组比较, #$P<0.05$,##$P<0.01$。

5. 对荷瘤小鼠肿瘤细胞形态的影响

HE染色后镜下可见荷瘤对照组肿瘤细胞排列紧密,形态结构稳定,核固缩罕见,偶见局灶性坏死,瘤组织血供充盈；贞芪扶正颗粒组瘤细胞呈条索状分布,显见瘤组织不同程度坏死、病理性核碎裂,瘤组织内及其周围血供较少,核固缩较多,胞浆颜色较深。各给药组随着处理剂量的增加,坏死区域逐渐增大,低剂量组有少量出血,高剂量组有明显坏死及出血情况,出现细胞凋亡。

6. 对瘤体中NF-κB、MMP-9表达的影响

瘤体中NF-κB、MMP-9表达量用染色呈棕黄色的细胞数来判定,染色结果表明,荷瘤对照组中NF-κB、MMP-9呈高表达,扶金化积丸高剂量组及贞芪扶正颗粒组NF-κB、MMP-9表达较低。与荷瘤对照组比较,扶金化积丸高剂量组及贞芪扶正颗粒组瘤体中NF-κB、MMP-9表达均显著降低($P<0.01$),中剂量组MMP-9表达亦降低($P<0.05$)；与扶金化积丸高剂量组比较,低剂量组NF-κB表达显著升高($P<0.01$)。见表8-2-32。

表8-2-32　扶金化积丸对瘤体中NF-ΚB、MMP-9表达的影响(pg/ml，$\bar{x}\pm s$，$n=8$)

组别	剂量(g/kg)	NF-κB	MMP-9
荷瘤对照组	—	$0.336\pm0.006^{\#\#}$	$0.209\pm0.006^{\#\#}$
贞芪扶正颗粒组	5	$0.243\pm0.025^{**\#}$	$0.171\pm0.017^{**}$
高剂量组	1.749	$0.278\pm0.016^{**}$	$0.173\pm0.015^{**}$
中剂量组	0.875	0.311 ± 0.030	$0.181\pm0.020^{*}$
低剂量组	0.437	$0.330\pm0.013^{\#\#}$	0.195 ± 0.008

注：与荷瘤对照组比较，$^{*}P<0.05$，$^{**}P<0.01$；与高剂量组比较，$^{\#}P<0.05$，$^{\#\#}P<0.01$。

（四）小结

扶金化积丸能通过缩小Lewis荷瘤小鼠瘤体体积，提高抑瘤率，保护免疫器官，改善外周血象，增加TNF-α、IL-2、IFN-γ含量及减少NF-κB、MMP-9的表达而发挥抗肿瘤作用，其作用机制可能与调节TNF-α、IL-2、IFN-γ等相关因子的分泌及NF-κB、MMP-9的表达，抑制肿瘤血管新生等途径有关。

二、扶金化积丸联合化疗对Lewis肺癌荷瘤小鼠的影响

（一）实验材料

1.实验试剂

同表8-2-27。

2.实验动物

C57BL/6小鼠，40只，雄性，体重(20±2)g，由中国农业科学院兰州兽医研究所提供，动物生产许可证号：SCXK(甘)2015-0001；合格证号：0000952。

3.实验仪器

同表8-2-28。

（二）实验方法

1.药液配制

扶金化积丸：用生理盐水配制成浓度为0.087 45g/ml的药液，备用。

注射用环磷酰胺：用生理盐水配制成浓度为1mg/ml的药液，备用。

2.荷瘤小鼠模型的建立、分组及给药

造模方法同上，接种1周(有小皮丘凸起)后将其随机分成荷瘤对照组、扶金化积丸组、CTX组、扶金化积丸+CTX组共4组，8只/组，另取8只小鼠作空白对照。分组后次日，除正常组和荷瘤对照组给予等体积生理盐水外，扶金化积丸组1.749g/kg(相当于临床人用量30倍)按0.02ml/g进行灌胃(ig)，CTX组20mg/kg(相当于临床人用量的3.3倍)、扶金化积丸+CTX组(联合组)均按0.02ml/g进行ip，联合组同时ig扶金化积丸，1次/d，连续14d。

3.标本采集及检测

末次给药1h后称量小鼠体质量，摘眼球取血2份，一份0.2ml于EP抗凝管，送检测血常规；剩余全血，3000r/min离心10min，分离血清，-40℃备用。采血后立即脱颈椎处死小鼠，剥离瘤组织，用游标卡尺量取瘤体长、短径，称重并记录，分取两部分瘤体，分别用10%甲醛固定，进行HE及免疫组化法检测瘤体中NF-κB、MMP-9的表达；游离出胸腺、脾脏并称重。

（1）瘤重及抑瘤率

记录瘤体长、短径及重量，瘤体体积及抑瘤率计算公式同前。

（2）脏器指数

记录各器官重量计算器官指数，计算公式同前。

（3）血常规

取抗凝血标本，立即送检，测定外周血中RBC、WBC、PLT、HGB。

（4）血清细胞因子TNF-α、IL-2、IFN-γ的检测

取制备的血清标本，根据试剂盒说明书检测Lewis荷瘤小鼠血清相关因子TNF-α、IL-2、IFN-γ含量。

（5）肿瘤组织病理学检测

取固定瘤组织标本，酒精浓度由小到大进行脱水，二甲苯透明瘤组织，浸蜡包埋，切成薄片，脱蜡水化，苏木素染色5min，流水冲洗2min，分化，返蓝，0.5%伊红染色5min，水洗2min，酒精脱水（浓度由低到高），中性树胶封片后于显微镜下观察。

（6）瘤体中NF-κB、MMP-9的表达

取固定瘤体标本，石蜡包埋，制作瘤块切片，其经脱蜡、水化、自来水冲洗，柠檬酸钠加热修复抗原，3% H_2O_2 孵育封闭内源性过氧化物酶，PBS漂洗，给予一抗（1:200）进行孵育，PBS漂洗后再滴加生物素化二抗进行孵育，孵育终止后PBS再次漂洗，组织进行DAB（1:20）显色，待镜下观察显棕黄色时自来水冲洗终止反应，苏木素室温复染约60s，自来水冲洗，不同浓度酒精（由低到高）脱水，中性树胶封片（尽量避免气泡产生），光学显微镜拍照，运用图像分析软件对瘤体中NF-κB、MMP-9表达进行分析，其表达强度用吸光度表示。

（三）统计学处理

采用SPSS 24.0进行分析处理实验数据，结果用 $\bar{x}\pm s$ 表示，组间比较用One-Way ANOVA（单因素方差分析）及多重比较，差异有统计学意义以 $P<0.05$ 表示。

（四）实验结果

1.对荷瘤小鼠瘤重及抑瘤率的影响

药物干预后，与荷瘤对照组比较，扶金化积丸组、CTX化疗组及两者联合用药组荷瘤小鼠瘤重及瘤体体积显著减小（ $P<0.01$ ），抑瘤率分别达19.26%、22.32%、30.19%；与扶金化积丸组比较，联合组瘤重、瘤体体积显著降低（ $P<0.05$ ），CTX组瘤重及瘤体体积虽较其有所减小，但无统计学意义（ $P>0.05$ ），提示联合用药的抑瘤效果优于单独使用扶金化积丸。见表8-2-33。

表8-2-33　扶金化积丸联合CTX对荷瘤小鼠瘤重及抑瘤率的影响（ $\bar{x}\pm s,n=8$ ）

组别	剂量(g/kg)	瘤重(g)	抑瘤率(%)	瘤体体积(cm³)
荷瘤对照组	—	4.57±0.47##	—	4.516±0.30##
扶金化积丸组	1.749	3.69±0.32 **	19.26	3.76±0.23 **
CTX组	0.02	3.55±0.48 **	22.32	3.67±0.35 **
联合组	1.749+0.02	3.19±0.35 ** #	30.19	3.38±0.26 ** #

注：与荷瘤对照组比较，**$P<0.01$；与扶金化积丸组比较，#$P<0.05$，##$P<0.01$。

2.对荷瘤小鼠脏器指数的影响

扶金化积丸组、联合组胸腺及脾脏指数均较荷瘤对照组明显增大（ $P<0.05$ ），CTX组Lewis荷瘤小鼠胸腺、脾脏指数较荷瘤对照组明显减小（ $P<0.05$ 或 $P<0.01$ ）；与扶金化积丸组比较，CTX组胸腺、脾脏指数均明显减小（ $P<0.01$ ），提示CTX抗肿瘤时可抑制荷瘤小鼠免疫，而扶金化积丸可缓解其对免疫器官的抑制作用。见表8-2-34。

表8-2-34　扶金化积丸联合CTX对荷瘤小鼠脏器指数的影响（$\bar{x}\pm s$，$n=8$）

组别	剂量（g/kg）	胸腺指数（mg/g）	脾脏指数（mg/g）
正常组	—	2.88±0.18 **	3.86±0.19 ** ##
荷瘤对照组	—	2.56±0.08#	5.78±0.71#
扶金化积丸组	1.749	2.76±0.13 *	6.45±0.57 *
CTX组	0.02	2.38±0.12 * ##	3.37±0.36 ** ##
联合组	1.749+0.02	2.71±0.17 *	6.29±0.45 *

注：与荷瘤对照组比较，$^*P<0.05$，$^{**}P<0.01$；与扶金化积丸组比较，$^\#P<0.05$，$^{\#\#}P<0.01$。

3.对荷瘤小鼠血常规的影响

荷瘤对照组、CTX组血细胞数目均较正常组明显减少（$P<0.01$）；与荷瘤对照组比较，扶金化积丸组、联合组荷瘤小鼠RBC、WBC、PLT数目及HGB浓度明显增加（$P<0.05$或$P<0.01$），CTX组荷瘤小鼠WBC减少（$P<0.05$），RBC、PLT及HGB浓度虽有所降低，但均无统计学意义（$P>0.05$）；与扶金化积丸组比较，CTX组荷瘤小鼠RBC、WBC、PLT数目及HGB浓度明显降低（$P<0.01$），联合组荷瘤小鼠RBC、WBC、PLT数目及HGB浓度虽有所降低，但均无统计学意义（$P>0.05$）。见表8-2-35。

表8-2-35　扶金化积丸联合CTX对荷瘤小鼠血常规的影响（$\bar{x}\pm s$，$n=8$）

组别	剂量（g/kg）	RBC（$\times10^{12}$/L）	WBC（$\times10^9$/L）	PLT（$\times10^9$/L）	HGB（g/L）
正常组	—	10.17±0.81 ** ##	9.77±0.64 ** ##	954.38±58.82 ** ##	144.38±8.19 ** ##
荷瘤对照组	—	4.47±0.45##	4.93±0.73##	531.25±79.77##	84.50±7.86##
扶金化积丸组	1.749	6.09±1.21 **	6.64±0.38 **	717.38±91.86 *	107.38±15.03 **
CTX组	0.02	3.73±0.56##	4.38±0.40 * ##	459.50±64.78##	77.13±10.25##
联合组	1.749+0.02	5.34±0.33 *	6.12±0.29 **	638.13±93.08 *	99.37±12.10 *

注：与荷瘤对照组比较，$^*P<0.05$，$^{**}P<0.01$；与扶金化积丸组比较，$^\#P<0.05$，$^{\#\#}P<0.01$。

4.对荷瘤小鼠血清中TNF-α、IL-2、IFN-γ含量的影响

荷瘤对照组及CTX组血清相关因子TNF-α、IL-2、IFN-γ含量均较正常组明显降低（$P<0.01$）；与荷瘤对照组比较，扶金化积丸组、联合组血清中TNF-α、IL-2、IFN-γ含量明显升高（$P<0.05$或$P<0.01$），CTX组TNF-α含量明显升高（$P<0.05$）；与扶金化积丸组比较，CTX组Lewis荷瘤小鼠IL-2含量明显降低（$P<0.01$），联合组TNF-α、IL-2含有所增大，但均无统计学意义（$P>0.05$）。见表8-2-36。

表8-2-36　扶金化积丸联合CTX对荷瘤小鼠血清中TNF-α、IL-2、IFN-γ含量影响（pg/ml，$\bar{x}\pm s$，$n=8$）

组别	剂量（g/kg）	TNF-α	IL-2	IFN-γ
正常组	—	123.13±8.82 ** #	225.37±40.55 ** #	154.53±27.55 **
荷瘤对照组	—	84.29±13.80##	142.43±29.36#	98.84±18.09##
扶金化积丸组	1.749	106.39±14.27 **	183.18±25.30 *	133.36±23.92 **
CTX组	0.02	97.55±9.66 *	112.21±31.05##	115.92±16.87
联合组	1.749+0.02	111.98±13.51 **	201.44±28.19 **	125.46±22.90 *

注：与荷瘤对照组比较，$^*P<0.05$，$^{**}P<0.01$；与扶金化积丸组比较，$^\#P<0.05$，$^{\#\#}P<0.01$。

5.对荷瘤小鼠肿瘤细胞形态的影响

HE染色后发现荷瘤对照组肿瘤细胞形态结构稳定，核固缩较少，偶见坏死，瘤组织内血供充盈；扶金化积丸组有明显坏死，坏死区域较大，并伴出血情况，出现细胞凋亡；CTX组有散在出血，肿瘤细胞大小不均，胞浆被成片染成红色且颜色较深；联合组肿瘤细胞大小不均，肿瘤细胞排列不紧密，联合组有促凋亡作用。

6.对瘤体中NF-κB、MMP-9表达的影响

荷瘤对照组中NF-κB、MMP-9呈高表达,扶金化积丸组、CTX组及联合组NF-κB、MMP-9表达较低。与荷瘤对照组比较,扶金化积丸组、CTX组及联合组荷瘤小鼠瘤体中NF-κB、MMP-9表达均降低($P<0.05$或$P<0.01$);与扶金化积丸组比较,CTX组、联合组NF-κB、MMP-9表达较低,且联合组NF-κB、MMP-9表达较CTX组回升,但无统计学意义。见表8-2-37。

表8-2-37 扶金化积丸联合CTX对瘤体中K NF-κB、MMP-9表达的影响(pg/ml, $\bar{x}\pm s, n=8$)

组别	剂量(g/kg)	NF-κB	MMP-9
荷瘤对照组	—	0.333±0.009##	0.197±0.011#
扶金化积丸组	1.749	0.270±0.017**	0.177±0.012*
CTX组	0.02	0.257±0.021**	0.168±0.008**
联合组	1.749+0.02	0.263±0.015**	0.170±0.006**

注:与荷瘤对照组比较,*$P<0.05$,**$P<0.01$;与扶金化积丸组比较,#$P<0.05$,##$P<0.01$。

（五）小结

本研究以C57BL/6小鼠为研究对象,抑瘤率、脏器指数、全血、血清细胞因子、瘤组织病理切片及NF-κB、MMP-9为评价指标,皮下接种Lewis细胞复制肺癌荷瘤小鼠模型,采用扶金化积丸及CTX对模型小鼠进行药物干预,结果表明各给药组瘤重均较荷瘤对照组减轻,瘤体体积减小,且以扶金化积丸联合CTX组最为显著,提示扶金化积丸配合化疗可增强其抗癌疗效;化疗组脏器指数、外周血中WBC、RBC、PLT数目、HGB浓度及TNF-α、IL-2、IFN-γ的含量均较扶金化积丸组减小,联合使用后脏器指数、血细胞计数及TNF-α、IL-2、IFN-γ的含量均显著回升,提示扶金化积丸发挥抑瘤作用的同时亦可缓解CTX的骨髓抑制反应,提高机体免疫。

三、扶金化积丸含药血清对A549细胞增殖、周期、凋亡及Bax、Bcl-2表达的影响

（一）实验材料

1.实验动物

SD大鼠,40只,雌雄各半,体重(200±20)g,由中国农业科学院兰州兽医研究所提供,动物生产许可证号:SCXK(甘)2015-0001;合格证号:0000806。

2.实验试剂

见表8-2-38。

表8-2-38 实验试剂

试剂名称	试剂公司	批号
RPMI-1640培养基	美国Hyclone公司	AE24464298
0.25%胰蛋白酶(含酚红)	上海翊圣生物科技有限公司	T3926890
GIBCO胎牛血清	Life Technologies Corporation公司	42G327016
双抗(青霉素-链霉素溶液)	美国Hyclone公司	J150038
PBS	美国Hyclone公司	AE27429263
DMSO(分析级)	北京索莱宝科技有限公司	821D038
MTT	北京索莱宝科技有限公司	20190617

续表

试剂名称	试剂公司	批号
RNase A（核糖核酸酶）	北京索莱宝科技有限公司	620G032
高效 RIPA 细胞快速裂解液	北京索莱宝科技有限公司	20190828
预染 Marker	Page Ruler	26616
山羊抗 IgG	Abcam	ab6721
Tris	北京索莱宝科技有限公司	T8060
SDS	北京索莱宝科技有限公司	S8010
Ant-Bcl-2	Abcam	Ab182651
Ant-Bax	Abcam	Ab3690
Ant-GAPDH	Immunoway	YM3215
SDS-PAGE 凝胶试剂盒	北京索莱宝科技有限公司	P1200
脱脂奶粉	BD 公司	4335762
BCA 蛋白定量试剂盒	北京索莱宝科技有限公司	PC0020

3.细胞株

A549 人肺腺癌细胞株，由甘肃省医学科学研究院馈赠。

4.实验仪器

见表 8-2-39。

表 8-2-39　实验仪器

仪器名称	仪器公司	型号
洁净工作台	天津市泰斯特仪器有限公司	CJ-2S
二氧化碳培养箱	美国赛默飞世尔科技公司	Forma 371
倒置荧光显微镜	上海赖氏电子科技有限公司	IX53
细胞计数仪	上海思默生物科技有限公司	Countstar IC-1000
流式细胞仪	美国贝克曼库尔特公司	Cyto FLEX
低速自动平衡离心机	湖南湘仪离心机仪器有限公司	TDZ4-WS
全自动高压灭菌器	美国 ZEALWAY（致微）	GR60DR
Hair 立式超低温冰箱	海尔特种电器有限公司	DW-86L626
Western Blot 转膜仪	北京六一生物科技有限公司	DYCZ-40G
Western Blot 电泳仪	北京六一生物科技有限公司	DYCZ-25D
Western Blot 电源	北京六一生物科技有限公司	DYY-6D
高速冷冻离心机	德国 Eppendorf	5424R
摇床	美国 SCILOGEX 仪器	SK-O180-E
酶标仪	美国 Bio Rad 公司	iMark
化学发光成像仪	北京赛智科技有限公司	Mini Chemi 610

（二）实验方法

1.扶金化积丸含药血清的制备

取 SD 大鼠 40 只，随机分为空白对照组和扶金化积丸组，20 只/组。给药组按照 1ml/100g ig 1.749g/kg（相当于临床人用量 30 倍）的扶金化积丸，空白对照组 ig 等体积生理盐水，1 次/d，连续 1 周。停药 1h 后水合氯醛麻醉，腹主动脉取血，3000r/min 离心 10min，收集合并同组动物含药血清，于冷冻干燥机中冷冻干燥制成冻干粉，−80℃储存，备用，实验前将含药血清冻干粉用 1640 培养液分别配制成 30、15、7.5 倍量浓度，即 150mg/ml、75mg/ml、37.5mg/ml 含药血清高、中、低剂量组，临用时在无菌条件下用 0.22μm 微孔滤膜过滤。

2.A549 细胞培养

将 A549 冻存细胞株进行复苏，接种至 1640 培养基（含 10% FBS，1%双抗）中于恒定条件培养箱中传代培养，后续实验通过培养 A549 细胞至对数期进行。

3.细胞形态观察

收集对数期 A549 细胞，以 5×10⁴个/ml 的密度接种至 6 孔培养板后继续培养至细胞贴壁，次日各实验组分别加入扶金化积丸高、中、低剂量组含药血清 500μl/孔，待其干预细胞 24h 后镜下观察细胞形态变化，并拍照（200×）分析。

4.细胞增殖检测

收集对数期 A549 细胞，以 5×10³个/ml 浓度接种至 96 孔板，分为空白对照组和扶金化积丸高、中、低剂量组共 4 组，6 个复孔/组，接种后继续培养过夜，次日各给药组每孔分别加入扶金化积丸不同剂量组含药血清 10μl，继续置于培养箱中培养，待含药血清分别对 A549 细胞干预 24h、48h、72h 后，加 5mg/ml MTT 溶液（PBS 配制）20μl/孔，37℃温育 4h 后吸弃上清液并续加 DMSO 10μl/孔，振荡 10min 后上机检测 490nm 处各孔 OD 值。

$$细胞增殖抑制率 = \frac{OD空白对照组 - OD给药组}{OD空白对照组} \times 100\%$$

5.细胞周期检测

按上述方法收集对数期细胞接种于 6 孔板，分组及不同浓度含药血清干预方法同上，每组设置 2 个复孔。收集经扶金化积丸不同剂量组含药血清处理 72h 的 A549 细胞于 15ml 离心管，预冷 PBS 洗涤 2 次，1000r/min 离心 5min 弃上清，−20℃ 75%乙醇固定，4℃过夜。PBS 漂洗乙醇，用核糖核酸酶（RNAase）于 37℃消化 30min，加入 PI（碘化丙啶）10μl，4℃避光染色 10min，上机检测。

6.细胞凋亡检测

收集方法同上，取 10μl 结合液至平底离心管重悬细胞，再分别加入 5μl FITC、10μl LPI 轻柔涡旋细胞后于室温避光染色 15min，将细胞悬液转移至 5ml 流式管，续加 400μl 结合液涡旋细胞，上机检测分析，平行测定 3 次。

7.凋亡蛋白 Bax、Bcl−2 的表达

（1）工作液的配制

①蛋白电泳液

称取：Tris 30.2g+Glycine 188.0g+SDS 10.0g，双蒸水定容至 1L。

②10×蛋白转膜液

称取：Tris 58.0g+Glycine 144.0g+SDS 3.7g+甲醇 200ml，双蒸水定容至 1L。

③12%分离胶的配制

4ml 30%制胶液+2.5ml Tris−HCl（1.5mol/L，pH 8.8）+ 100μl 10% SDS+ 100μl 10% PAGE 胶凝固

剂+10μl PAGE胶促凝剂+3.3ml ddH₂O。

④浓缩胶(5%)的配制

0.83ml 30%制胶液+0.625ml Tris-HCl(1.0mol/L,pH6.8)+50μl 10% SDS+75μl 10% PAGE胶凝固剂+7.5μl PAGE胶促凝剂+3.42ml ddH₂O。

(2)细胞总蛋白的提取

实验分组及细胞处理方法同上,用不同浓度扶金化积丸含药血清干预A549细胞72h后,旧培养基弃之,预冷PBS重复洗涤细胞2次,并弃之,加0.25%胰蛋白酶1ml消化细胞约5min,弃消化液,再用预冷PBS 1.5ml 1000r/min离心洗涤细胞5min×2次,弃上清后,离心管中加入RIPA细胞裂解液(含1% PMSF)200μl,混匀,冰上裂解细胞30min(裂解间隙清弹离心管管壁以确保细胞裂解完全),裂解完全后4℃ 12 000r/min离心15min,分离上清液即细胞总蛋白,-80℃储藏。

(3)细胞总蛋白浓度的检测

参照BCA试剂盒说明书配制些许BCA工作液(BCA Reagent:Cu Reagent=50:1)。加5mg/ml标准品20μl至蛋白标准孔,续加PBS 30μl,混匀后取25μl加入到下一孔,加PBS 25μl,混匀后取25μl加入下一孔,依次倍比稀释,终浓度分别为2000、1000、500、250、125、62.5μg/ml。将样品蛋白室温解冻,双蒸水稀释后加25μl至样品孔。加BCA工作液200μl/孔,振荡半分钟,37℃放置30min,上机检测570nm处各孔OD值,按说明书绘制标准曲线,并计算样品蛋白浓度。

(4)蛋白样本变性

将样品蛋白98℃煮沸变性5min,备用。

(5)SDS-PAGE(十二烷基硫酸钠-聚丙烯酰胺凝胶)电泳

将电泳槽及玻璃板清洗并烘干后对电泳装置进行组装,在电泳架中加入现配12%分离胶至距上端2~3cm,待其凝固后再加入现配5%浓缩胶(确保两种胶之间不能产生气泡),插入加样齿梳并将其置于4℃冰箱约2h,待浓缩胶凝固后拔出梳子,电泳缓冲液清洗电泳梳。将变性蛋白样品按照空白对照组和扶金化积丸含药血清高、中、低剂量组顺序依次进行上样。连接电泳仪电源,于100V电压下凝胶电泳约60min(直至目标蛋白所在位置上下两条Marker条带分开,停止电泳)。

(6)Western印迹

①转膜

电泳终止后,将PVDF膜按比例裁取并进行浸润活化,组装转膜仪并依次将PVDF膜和滤纸卡紧至转膜板(切勿滞留气泡),接通电源,200mA转膜120min。

②酶联反应

将PVDF膜用5%脱脂牛奶振荡封闭120min。终止封闭后,按抗体效价依次加入一抗稀释液(1:1000)、二抗稀释液(1:6000)进行孵育,TBST洗膜10min×3次,滴加ECL发光液至PVDF膜上进行显色反应。

③曝光显影观察

通过化学发光成像仪进行扫描记录,Origin pro8.5绘图软件进行绘图。

(三)统计学处理

采用SPSS 24.0进行分析处理实验数据,结果用$\bar{x} \pm s$表示,组间比较用One-Way ANOVA(单因素方差分析)及多重比较,差异有统计学意义以$P < 0.05$表示。

(四)实验结果

1.含药血清对A549细胞形态的影响

不同浓度扶金化积丸含药血清处理A549细胞24h后镜下可见空白对照组A549细胞呈多角形,

紧密贴壁生长且胞浆充沛;扶金化积丸含药血清剂量组均出现核固缩、圆细胞数量多且漂浮、胞质透亮且胞质内出现颗粒,细胞贴壁不牢,其中扶金化积丸含药血清高、中剂量组细胞形态变圆,体积缩小,漂浮细胞数量多,细胞贴壁性更差。

2.含药血清对A549细胞增殖的影响

扶金化积丸高、中、低剂量组 OD 值较空白对照组明显减小($P < 0.01$ 或 $P < 0.05$),说明扶金化积丸含药血清能抑制A549细胞的增殖,并具有一定量效关系。见表8-2-40。且由表得知,含药血清干预A549细胞72h的抑制率较高,故后续实验均以72h展开。

表8-2-40 扶金化积丸含药血清对A549细胞增殖的影响($\bar{x} \pm s$, $n = 6$)

组别	干预24h		干预48h		干预72h	
	OD 值	抑制率(%)	OD 值	抑制率(%)	OD 值	抑制率(%)
空白对照组	0.433±0.011	—	0.809±0.018	—	1.393±0.017	—
高剂量组	0.358±0.013 **	17.313	0.635±0.022 **	21.459	0.945±0.010 **	32.146
中剂量组	0.388±0.011 **	10.365	0.680±0.021 **	15.894	1.045±0.020 **	25.018
低剂量组	0.414±0.014 *	4.478	0.713±0.011 **	11.775	1.108±0.021 **	20.459

注:与空白对照组相比, ** $P < 0.01$,* $P < 0.05$。

3.含药血清对A549细胞周期的影响

与空白对照组比较,扶金化积丸高、中剂量组 G_0/G_1 期A549细胞百分比显著增大,高剂量组S期、G_2/M 期A549细胞百分比明显减小($P < 0.01$ 或 $P < 0.05$);扶金化积丸低剂量组 G_0/G_1 期A549细胞百分比虽有所增大,中、低剂量组S期、G_2/M 期A549细胞百分比较空白对照组有所下降($P > 0.05$),但差异无统计学意义,见表8-2-41。

表8-2-41 扶金化积丸含药血清对A549细胞周期的影响(%, $\bar{x} \pm s$, $n = 6$)

组别	G_0/G_1	S	G_2/M
空白对照组	43.50±2.79	25.24±2.60	31.12±2.28
高剂量组	61.71±2.09 **	15.07±1.90 **	22.39±2.25 **
中剂量组	47.53±2.02 *	22.40±4.13	29.02±2.35
低剂量组	45.69±2.84	23.97±3.02	29.83±1.93

注:与空白对照组相比, ** $P < 0.01$,* $P < 0.05$。

4.含药血清对A549细胞凋亡的影响

扶金化积丸高、中、低剂量组A549细胞凋亡率均较空白对照组明显升高($P < 0.01$ 或 $P < 0.05$),说明扶金化积丸含药血清可明显诱导A549细胞凋亡,且与含药血清浓度呈正相关增加。见表8-2-42。

表8-2-42 扶金化积丸含药血清对A549细胞凋亡的影响(%, $\bar{x} \pm s$, $n = 6$)

组别	LR(早期凋亡)	UR(晚期凋亡)	总凋亡
空白对照组	2.85±0.98	2.28±0.40	5.13±1.25
高剂量组	9.14±0.87 **	11.46±1.28 **	20.61±2.06 **
中剂量组	5.86±1.02 **	7.09±1.44 **	12.95±2.44 **
低剂量组	4.03±0.95 *	4.72±0.91 **	8.75±1.82 **

注:与空白对照组相比, ** $P < 0.01$,* $P < 0.05$。

5.含药血清对A549细胞Bax、Bcl-2表达的影响

结果表明,扶金化积丸含药血清高、中、低剂量组Bax表达及Bax/Bcl-2比例较空白对照组均上调

（$P<0.01$）；扶金化积丸含药血清高、中剂量组Bcl-2表达较空白对照组均下调（$P<0.01$或$P<0.05$），低剂量组Bcl-2表达虽有所下调（$P>0.05$），但无统计学意义。见表8-2-43。

表8-2-43　扶金化积丸含药血清对A549细胞中Bax、Bcl-2表达的影响（$\bar{x}\pm s$，$n=6$）

组别	Bax	Bcl-2	Bax/Bcl-2
空白对照组	1.000±0.100	1.000±0.091	0.999±0.021
高剂量组	1.642±0.129 **	0.664±0.056 **	2.472±0.024 **
中剂量组	1.507±0.102 **	0.835±0.061 *	1.807±0.095 **
低剂量组	1.354±0.099 **	0.890±0.055	1.520±0.033 **

注：与空白对照组相比，$^{**}P<0.01$，$^{*}P<0.05$。

（五）小结

扶金化积丸含药血清能够抑制A549细胞的增殖，增加G_0/G_1期A549细胞百分比，促进A549细胞凋亡，降低A549细胞中Bcl-2基因水平，增加Bax基因水平。

四、结论

1.扶金化积丸具有抗Lewis肺癌移植瘤作用，能下调瘤组织中NF-κB、MMP-9表达，抑制肿瘤细胞的侵袭转移，其抑瘤机制可能与恢复荷瘤小鼠外周血象及免疫功能，升高TNF-α、IL-2、IFN-γ相关因子分泌有关。

2.扶金化积丸与化疗药CTX联合产生增效减毒的作用，其机制与增强免疫，促进造血有关。

3.扶金化积丸含药血清可抑制A549细胞增殖，阻滞细胞于G_0/G_1期，促细胞凋亡，调节Bax、Bcl-2的表达。

附：缩略词表

英文缩写	英文全称	中文全称
RPMI	RPMI Medium Modified	1640培养基
FBS	Fetal Boviine Serum	胎牛血清
PMSF	Phenylmethylsulfonyl Fluoride	蛋白酶抑制剂
SDS	Sodium Dodecyl Sulfate	十二烷基硫酸钠
PAGE	Polyacrylamide Gel Electrophoresis	聚丙烯酰胺凝胶电泳
PVDF	Polyvinylidene Fluoride	聚偏氟乙烯
FCM	FlowCytometry	流式细胞仪
FITC	Fluorescein Isothiocyanate	异硫氰酸荧光素
RNase A	RNase A,bovine pancreas	核糖核酸酶A
PI	Propidium Iodide	碘化丙啶
Bcl-2	B-cell Lymphoma-2	B细胞淋巴瘤-2基因
Bax	Bcl-2 Associated X Protein	B细胞淋巴瘤-2相关蛋白X
RBC	red blood cell	红细胞
WBC	white blood cell	白细胞
PLT	platelet	血小板
HGB	Hemoglobin	血红蛋白
TNF-α	Tumor Necrosis Factor-α	肿瘤坏死因子-α
IFN-γ	Interferon-γ	干扰素-γ
IL-2	Interleukin-2	白介素-2
VEGF	Vascular endothelial growth factor	血管内皮生长因子
MMP-2	Matrix Metalloproteinase-2	基质金属蛋白酶-2
CTX	Cyclophosphamide	环磷酰胺
EDTA	Ethylene Diamine Tetraacetic Acid	乙二胺四乙酸
BCA	Bicinchoninic Acid	二辛可酸
TBST	Tris-Buffered Saline And Tween-20	TBST洗涤缓冲液
BSA	Albumin Bovine V	牛血清白蛋白
NSCLC	Non-small Cell Lung Cancer	非小细胞肺癌
SJS	Stevens-Johnson Syndrome	史蒂文斯-约翰逊综合征
TEN	Toxic Epidermal Necrolysis	中毒性表皮坏死松解症
NF-κB	Nuclear Transcription Factor-κB	核转录因子
MMP-9	Matrix Metalloproteinase-9	基质金属蛋白酶-9

第九篇　科学普及

　　当前,我国的1100多万医务人员承担着全世界1/5人口的医疗任务,付出之多,强度之大,世所鲜有。加之地区之间卫生事业发展和医疗资源配置并不均衡,如何高效、快速推进全民健康事业,合理有效地利用医疗资源,党的十九大和《"健康中国2030"规划纲要》提出弘扬卫生健康科学精神,普及健康科学知识。让民众认识疾病,重视疾病,防范疾病已成为这个时代健康事业的鲜明符号。在此背景下,越来越多的肺癌工作者意识到,对于肺癌,医务工作者的职责除了诊治疾病之外,还应积极参与到健康维护、肺癌的预防、早诊早治的全过程中。通过科普宣传和健康促进,将健康知识传递给有需要的人,构建全民健康和健康中国的第一道坚固壁垒,成为防治肺癌的重要抓手。甘肃省肿瘤医院长期以来十分重视健康科普教育,并形成了一整套中西医结合肺癌综合防治的科普方案,通过多年来多种形式的公益讲座,深入社会与基层,利用媒体、网络等形式,与广大民众之间架起了一道桥梁,见到了实效,并形成了特色和优势。

　　本章内容将分防控手册、防治问答两部分分别进行论述。

第一章　防控手册

近年来,各种媒体的健康教育活动非常频繁,这是因为国民普遍看到自身面临的健康危机之后,开始重视自身的健康问题了。为了获取足够的健康知识,非医学专业的人们通过各种途径获取大量的医疗保健知识,这在某种程度上促进了国民健康素养的提升。但是,在接受大量健康教育信息时,很多人却感到非常的困惑,这是因为他们从健康教育中得到的知识或者说法与其实际不相符,那些理论不能很好地指导他们的实际应用。以肺癌为例,有的将防癌教育变成恐癌教育,有的不相信科学耽误病情;更有各类虚假药品或药械等广告,充斥报刊、广播电视等媒体,严重误导公众,等等。鉴于此,我们组织了相关专业人员编写了面向广大民众的《肺癌防控手册》,目的是让公众了解肺癌防控的基本的内容,要知道它、相信它、理解它;采取健康的生活方式,要行动起来,切实做到知、信、行,达到提高公民健康素养、有效防控肺癌的目的。

第一节　肺癌预防

近年来,癌症已成为威胁百姓健康的"杀手",全国第三次人口死亡原因抽样调查结果提示:恶性肿瘤已经成为我国城市居民死亡原因的首位,占全部死亡总数的25%。虽然我国部分恶性肿瘤死亡率出现明显下降,但与生态环境、生活方式相关的肿瘤如肺癌、肝癌、结直肠癌、乳腺癌、膀胱癌死亡率呈现持续性增长势头。其中尤以肺癌上升幅度最大,在过去30年里发病率上升了465%。从城乡前十位恶性肿瘤构成来看,肺癌已超越肝癌成为癌症中的"超级杀手",据世界卫生组织2003年公布的资料显示,肺癌无论是新发病例(120万/年)还是死亡病例(110万/年),均居全球癌症首位,也成为我国首位恶性肿瘤死亡原因(占全部恶性肿瘤死亡的22.7%)。

2005年我国男性新发肺癌达33万例,占男性恶性肿瘤死亡的29.1%;女性新发肺癌近17万,占女性恶性肿瘤死亡的30.7%。肺癌的主要致病原因是吸烟,自20世纪50年代以来,全球范围内已有大量流行病学研究证实,吸烟是导致肺癌的首要危险因素,因肺癌死亡的患者中,87%是由吸烟(包括被动吸烟)引起的。男性吸烟者肺癌的死亡率是不吸烟者的8~20倍。因此,控烟是关系我国人民健康十分重要和紧迫的大事。

一、什么是肺癌

原发性支气管肺癌,简称肺癌,是起源于气管、支气管黏膜或腺体,是最常见的肺部原发性恶性肿瘤。根据组织病理学特点不同,可分为非小细胞肺癌和小细胞肺癌。其中非小细胞肺癌主要包括两个亚型,腺癌和鳞癌,肺癌无传染性,但具有一定的家族聚集性和遗传易感性。

肺癌的病因至今未完全明确,致病因素主要包括吸烟、职业暴露、空气污染、电离辐射、饮食、遗传、肺部病史等。

二、肺癌的危险因素有哪些

1.吸烟

吸烟是引起肺癌最常见的原因,同不吸烟者相比,吸烟者发生肺癌的风险比不吸烟者高20倍,吸烟者死亡率比不吸烟者高4~10倍,并且与吸烟的初始年龄、时间长短、吸烟量等因素相关。被动吸烟与环境吸烟也是肺癌的病因之一。

2.职业接触

一些职业的工作环境中存在氡气、石棉、砷、铬、煤焦油、芥子气、镍、氯乙烯、甲醛等致癌因子,导致肺癌发生的危险性增加。

3.空气污染

燃料燃烧和烹饪产生的室内污染,以及工业废气、汽车尾气等室外污染,均为肺癌的危险因素。

4.电离辐射

肺对放射线较为敏感,大剂量电离辐射可引起肺癌。

5.饮食与营养

食用水果、蔬菜少者及血清中β胡萝卜素水平低者,肺癌发生的危险性增加。

6.遗传与基因

家族聚集、遗传易感性、基因改变,在肺癌的发生中起重要作用。

三、容易患上肺癌的人群

1.主动或被动吸烟者

每天吸烟超过1包,烟龄超过20年的吸烟者列为高危人群。

2.有肺癌家族史

如果家族中有过癌症患者,特别是家族中有2人以上患过肺癌,那么这个家族的成员患肺癌的风险可增加7倍之多。

3.有癌症病史者

以前得过肺癌、淋巴瘤、头颈癌或吸烟相关癌症的患者,再患肺癌的风险增加。

4.职业暴露者

长期接触铀、镭等放射性物质以及无机砷、石棉、铬、镍等的人。

5.生活在空气污染地区者

厨房内、室内的空气污染是女性不吸烟者发生肺癌的重要原因之一。

6.慢性肺部疾病患者

若患有肺结核、慢性阻塞性肺病、肺纤维化等,患肺癌风险更高。

四、肺癌的三级预防

既然肺癌这么"凶恶",在日常生活中如何积极地预防肺癌、最大程度减少患肺癌的风险呢? 俗话说:防病胜于治病。专家们针对不同人群提出了"三级预防"的方案。

(一)一级预防——病因预防

1.不吸烟,远离二手烟污染。

2.多吃谷物、蔬菜、水果与薯类。

3.尽量避开室外污染的空气和厨房油烟。

4.选用环保型房屋装修材料。

5.保持乐观、积极的生活态度,培养豁达超脱的人生观,学会自我调节紧张情绪和生活工作中的各种压力,提高心理适应力、应变力、承受力和愉悦感受力。

(二)二级预防———早诊早治

肺癌的高危人群包括:

1.有吸烟史并且吸烟指数大于400支/年。

2.高危职业接触史(如接触石棉)。

3.肺癌家族史。

4.年龄45岁以上者。

肺癌高危人群最好能够每年定期进行全面体检,包括正侧位胸片检查,有条件的地区和高危人群行胸部低剂量CT检查。做到早发现、早诊断、早治疗。如果经常出现刺激性咳嗽,甚至血痰或咳血,就更加应该提高警惕,及时到医院就诊了。

(三)三级预防

即康复性预防,是针对肺癌患者,一定要按期遵医嘱到医院复查,采取各种医疗手段防止病情恶化、复发、转移,延长肺癌患者生存期和提高生活质量,并促进康复。

第二节　肺癌筛查及早诊早治

近30年来,我国肺癌的发病率及死亡率均呈现持续上升的趋势,在很多地方,尤其是城市中,肺癌已成为第一位肿瘤死亡原因。在高危人群中开展肺癌筛查有益于早期发现早期肺癌,提高治愈率。低剂量螺旋CT(low-dose computed tomography,LDCT)对发现早期肺癌的敏感度是常规X线胸片的4~10倍,可以早期检出早期周围型肺癌。国际早期肺癌行动计划数据显示,LDCT年度筛查能发现85%的Ⅰ期周围型肺癌,术后10年预期生存率达92%。美国全国肺癌筛查试验证明,LDCT筛查可降低高危人群20%的肺癌死亡率,是目前最有效的肺癌筛查工具。我国目前在少数地区开展的癌症筛查与早诊早治试点技术指南中推荐采用LDCT对高危人群进行肺癌筛查。

一、筛查人群

40~74岁经问卷调查评估出的高危人群。

二、知情同意

参加肺癌早期的受检者必须签署《肺癌早期筛查项目知情同意书》。

三、筛查方法

(一)筛查技术

低剂量螺旋CT扫描是一种无创性检查技术,安全、无痛苦,所用射线剂量仅为常规CT剂量的1/8～1/4,是目前公认的唯一能够降低高危人群肺癌死亡的影像学检查,相关方面的研究已经在许多国家广泛开展,已形成了一整套完整、科学的筛查流程与处理方案。

（二）筛查流程

见图9-1-1。

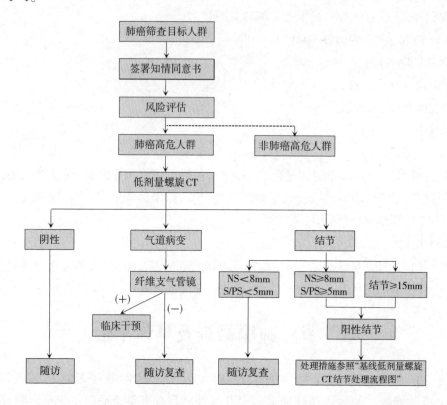

S:实行结节；PS:部分实性结节；NS:非实性结节

图9-1-1　肺癌研究对象筛查流程图

（三）筛查技术说明

1.低剂量螺旋CT扫描技术规范:选用多排(64排)螺旋CT(如参加单位条件不能达到者最少符合CT扫描仪≥16排)。①扫描参数:管电压120kVp,管电流≤30mAs;扫描层厚5mm,层间距5mm;重建层厚1.0~1.25mm连续(层间隔为0)。②扫描范围从肺尖到肋膈角(包括全部肺),受检者吸气末一次屏气完成扫描(检查时应有专人训练受检者屏气)。③图像储存:将5mm层厚常规CT图像、1.0~1.25mm薄层的连续横断面图像传入图像储存与传输系统(picture archiving and communication systems,PACS)并刻录光盘存档。④开启螺旋CT的"Dose Report(剂量报告)"功能,记录扫描时的剂量参数,如:剂量长度乘积(DLP)、容积CT剂量加权指数(CTDIvol)、重建视野(D-FOV)等数据,一并存储。

2.图像观察:由胸部专业放射科医师在CT工作站或PACS系统专用监视器观察图像,采用标准肺窗(窗宽/窗位:1600~2000Hu/−600~−700Hu)、纵隔窗(软组织窗,350~380/10~15Hu)及骨窗(2000/400Hu)观察。

3.结节测量:用电子测量尺(工作站或PACS系统内自带)通过结节最大截面测量长径及宽径(长径,指结节最大截面的最大径;宽径,指与长径垂直的最大径)。

4.每份报告必须由1名高年资(3年以上)放射科医师出具。

四、处理规范

低剂量螺旋CT筛查发现的结节分为两大类:①肯定良性结节或钙化性结节,边界清楚,密度高,可见弥漫性钙化、中心钙化、层状钙化或爆米花样钙化;②不确定结节或非钙化性结节(此类结节如果在2年内变小或稳定不变,则可被认为是良性结节)。

(一)阳性结果处理规范(需要临床干预)

对基线CT筛查的非钙化性结节进行进一步处理的推荐方案:

1.对于≥15mm结节(包括实性结节、部分实性结节及非实性结节)可选择以下对策:①由副高级或以上职称放射科医师判断是否进入临床干预。②抗炎治疗5~7d后与基线CT间隔1个月复查;若结节部分吸收,则与基线CT间隔3个月时进行LDCT复查,如果结节增大或无变化,由副高级或以上职称放射科医师判断是否进入临床干预。

2.对于5~14mm的实性/部分实性结节及8~14mm非实性结节应建议与基线CT时间间隔3个月时进行LDCT复查,如果结节增大,由副高级或以上职称放射科医师判断是否进入临床干预。

(二)随访处理意见

1.对于≥15mm肺内结节抗炎治疗5~7d,与基线CT时间间隔1个月时复查。①病灶完全吸收者,应停止随诊,按计划进入下年度重复LDCT扫描(annual LDCT);②结节部分吸收者,则应建议再间隔3个月后进行LDCT复查,如果结节缩小或完全吸收,进入下年度重复CT扫描。

2.对于5~14mm的实性/部分实性结节及8~14mm非实性结节应建议基线CT间隔时间3个月时进行复查,结节无变化则按计划进入下年度LDCT复查。

(1)对于<5mm的实性/部分实性结节或<8mm的非实性结节及阴性结果者,与基线CT时间间隔12个月时按计划进行年度LDCT复查。

(2)可疑气管及支气管病变。气管及支气管可疑病变包括:管腔闭塞、管腔狭窄、管壁不规则、管壁增厚;与支气管关系密切的肺门异常软组织影;可疑阻塞性炎症、肺不张及支气管黏液栓等,需由有经验的胸部影像学专家对可疑病变CT表现进行分析,并根据情况进行纤维支气管镜检查。

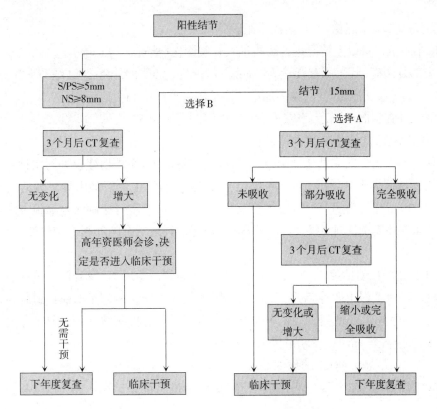

图9-1-2　低剂量螺旋CT基线(首次)筛查流程图

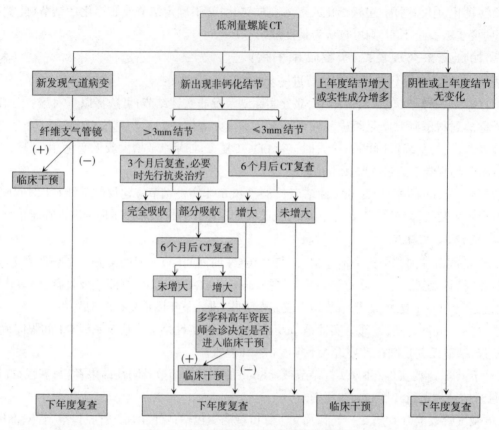

图9-1-3　低剂量螺旋CT年度筛查流程图

五、质量控制

1.成立低剂量螺旋CT图像、诊断质控小组。

2.CT质控小组负责对以下情况进行随机抽查复阅图像(抽查率约1.5%)。

(1)需要全部复阅病例:①所有疑诊为"肺癌"或"恶性病变"的病例;②肺结节≥15mm的病例;③气道病变需要行支气管镜检的病例;④参加单位要求国家癌症中心会诊病例。

(2)需要随机抽查病例:结节大小在5~14mm之间的病例(0.5%)。

3.低剂量多层螺旋CT筛查结果的评价。

(1)对发现的不能定性的非钙化性结节按照流程图及随诊方案提出建议并写出诊断报告。

(2)每例筛查病例报告必须由1名高年资(3年以上)放射科主治医师出具。如遇疑诊肺癌或"恶性病变"、结节≥15mm或气道病变须行支气管镜检以及需要进一步行穿刺活检等检查的病例,更应严格复阅程序,要求至少有1名副高级及以上职称放射科医师,最好有胸部影像学诊断专长的放射科医师参与。

(3)对于可能进行有创性诊断(如支气管镜、经皮肺穿刺活检术等)及开胸手术时,应由2位以上胸部放射专家(副高级及以上职称)对图像进行讨论,并提请多学科专家组对病例进行讨论。

应同时注意其他异常发现:肺气肿、其他肺弥漫性病变、冠状动脉钙化、纵隔、乳腺、甲状腺、腹部、骨质等脏器,如有异常标注在诊断报告书中。

4.诊断为"肺癌"或"恶性病变"的病例处理。

(1)对LDCT诊断为"肺癌"或"恶性病变"的受检者进行随访,必须建议该受检者进一步检查诊治。

(2)对于进行支气管镜检、经皮肺穿刺活检术、手术的病例,对结果进行追踪,记录该受检者的支气管镜检、经皮肺穿刺活检的病理结果,手术病例的手术方式、麻醉方式、手术所见、病理大体所见、镜下所见、病理结果、临床分期等内容进行详细追踪、记录。对于接受放、化疗的受检者应记录放疗计划、方案,化疗方案等内容。

六、肺癌的分类及症状表现

(一)按照组织病理学分类,肺癌可以分为两大类

1.非小细胞肺癌(NSCLC),占肺癌总数的80%~85%,包括腺癌、鳞癌、大细胞癌等。

2.小细胞癌(SCLC),包括燕麦细胞型、中间细胞型、复合燕麦细胞型。

(二)肺癌有哪些常见症状

1.慢性咳嗽:一般作为刺激性干咳,有时候亦会伴咳痰。

2.咳血:表现为痰中带血或是血痰,只要发生比较轻微的咳血,提醒疾病进展,病情危重。

3.胸痛:常表现为钝痛或是隐痛,部位较弥散,经常没显著特定位置,有时候胸痛和肿瘤部位绝不相同。

4.气长:常表现为运动之后气长、吸气性呼吸困难、胸闷等。

5.反复传染:表现为发烧、咳嗽,有时候咳黄脓痰。

6.肩膀或是手臂痉挛:有时候也可表现为手无力与刺痛;皮肤之下垂、侧面部无汗、侧面部潮红与出汗。

7.不明原因的体重减轻:通常指于6~12个月前夕,体重减轻少于5%。

8.疲劳、乏力:这是一种全身感觉,非常容易通过认真睡觉减轻。

9.声音嘶哑:肿瘤或是纵隔之内肿大淋巴结剥脱或是侵害到喉返神经,可以使声带疼痛,发生声音嘶哑,面部、颈部与手臂发炎;也许伴有颈部与胸部静脉扩张,是肺癌的一种并发症。

10.喘鸣:肿瘤阻塞气道时,会引发呼吸时的喘鸣。

11.血栓症状:表现为腿痉挛、发炎,假如血栓爆发于肺,亦会发生危害生命的肺栓塞。

12.副肿瘤综合征:表现为杵状指、四肢关节肿大疼痛、重症肌无力、高钙血症与类癌综合征等。

(三)肺癌确诊"三步走"

1.胸部CT,初判肺癌。

2.病理检验,诊断肺癌。

3.彻底检验,确认断代。

七、肺癌的治疗方法

(一)传统治疗方法

1.外科手术

肺癌晚期无远处迁移,可考量治疗。这是治疗"非大细胞肺癌"的最佳方法。纯粹治疗便能根除,无须其他专用疗法。多数患者可展开胸腔之下治疗,以此减少创伤,降低复发率。

2.放射疗法

一种癌症治疗形式,透过高剂量射线杀害癌细胞或是刺激癌细胞栖息与分裂,除此之外最大限度地减少对于健康细胞的损害。

3.化学治疗

透过化学药物杀害癌细胞,可和治疗共同采用。

（二）肺癌全新疗法

1.靶向疗法

靶向药物可精确作用在癌细胞或是肿瘤的特定部位,透过单克隆抗体或是络氨酸激酶抑制剂(TKI)等药物来制止癌细胞的生长。有些靶向药物而且有利于掌控已迁移的肺癌。

2.免疫疗法

免疫疗法是磷酸化人体免疫系统(体液抗体与细胞免疫),表现抗癌作用。一是作用免疫系统本身,二是间接剥夺有功能的抗体,急速起到抗肿瘤效果。

八、肺癌患者生活知识

（一）重视疲劳

疲劳的产生与肿瘤及其治疗有关。癌症患者出现疲劳的情况十分常见,70%~90%的肿瘤患者会感到疲劳,并且由于化疗、放疗等而加重。有研究表明,癌症患者认为疲劳要比疼痛、恶心或呕吐更为恼人,因为后三者均可使用较为有效的药物治疗。

疲劳可以来源于肿瘤本身,例如出现肿瘤转移的患者,3/4可出现肿瘤相关性疲劳;疲劳也和治疗密切相关。在开始癌症治疗尤其是化疗、放疗、靶向治疗时应该了解这些治疗可导致疲劳,因此出现疲劳时并不一定就是治疗无效或肿瘤进展。

（二）应对疲劳

首先要请医生做疲劳原因和严重度的评价,再进行适当的非药物和药物处理。常用的非药物治疗如重新分配精力、加强体力活动、运动锻炼、心理介入治疗等。重新分配精力指以日记或周记的方法记录并了解自己在各时间段的精力波动情况,按照波动情况合理分配日常活动,可在中重度疲劳期推迟进行不重要的活动,而在精力较好时进行主要的活动。在肿瘤治疗的疗程中或治疗后适当增加活动可减轻疲劳,过度休息反而无益。需要指出的是锻炼应根据病情、体质、年龄等不同情况进行调整,下边几种情况要谨慎进行运动锻炼:骨转移;免疫抑制或中性粒细胞减少时;血小板下降时;贫血;发热或活动性感染;转移或其他情况下需要限制活动时。常用的缓解疲劳药物治疗包括贫血治疗、抗抑郁药物治疗和睡眠调节的药物治疗等。轻度疲劳不应使用抗抑郁药。

（三）营养支持

营养在肺癌的综合治疗中起着十分重要的作用,良好的营养支持对治疗和康复的顺利进行帮助非常大。如果在临床治疗之前或之中营养补充充足,对化疗、放疗、手术治疗的承受能力增强,效果也会更好,恢复也更快。肺癌是呼吸系统病变,有的癌症患者有太多"规矩",这个也不能吃,那个也不能吃;而有的患者则无论什么东西,只要吃得下,统统都吃,不想"亏待"自己。这两种态度对癌症患者的治疗和康复都是不利的。下边就介绍肺癌患者饮食的"宜"和"不宜"。

1.戒烟和限酒

尤其是吸烟会造成严重咳嗽和多痰,只能使疾病进展更快和严重妨碍康复,百害而无一利。

2.肺癌患者吃什么比较好

虽然没有食品可以直接导致和加重肺癌,但对于肺癌患者有些饮食是不宜的。

(1)走出饮食误区。忌口应因人而异、因治疗办法而异,不能笼统地规定什么能吃、什么不能吃。要多吃含有丰富蛋白质的食物,有人误认为癌细胞摄取营养的能力比正常细胞强,如果多吃高蛋白会促进癌细胞生长。但是如果营养不足,人体的免疫能力会处于低水平,抗癌能力也将削弱,反而更有利于癌细胞的发展。尤其是化疗患者没有一定的蛋白质供应,白细胞、血红蛋白会很难恢复。营养专家建议:忌口不要太严,食谱不要太窄,应以高蛋白、高维生素的饮食为主,以弥补肿瘤的过分消耗,提高人体的免疫功能、抗癌能力和生存质量。

(2)合理选择饮食。应避免食用含有致癌物质的食品,如含有亚硝酸盐的腌制蔬菜、肉类、发霉、烟熏、腐败、含有食品添加剂的食物。应该经常食用有利于毒素排泄和具有解毒作用的食物,如绿豆汤(粥)、赤豆汤、冬瓜、西瓜等。多选用养阴润肺、止咳止血的食物,如百合、杏仁、鸭梨、白木耳、海带、山药、藕、龟肉、水鱼、水鸭等。可多食具有抗癌作用的食物如香菇、各种蘑菇、酸奶、胡萝卜、海带、魔芋豆腐、薏米、红薯、花菜等。

(3)努力提高食欲。中晚期肺癌患者的主要心理反应是焦虑和抑郁,这会导致不同程度的食欲不振,所以首先要做好心理护理,才能改善食欲。

3.肺癌手术和化疗放疗后的饮食

肺癌患者手术后,因疼痛而食欲大大减少;在进行化疗或放疗时,常因恶心、呕吐、食欲不振等不适,往往使调配癌症患者的饮食成为难事。因此,如何保证癌症患者的饮食营养,对于提高治疗效果、改善生存质量至关重要。适当的营养治疗既可改善患者的营养状况,使患者的免疫能力、抗癌能力增强,提高生活质量,又能提高癌症患者对手术治疗、放疗、化疗的耐受性,减轻其副反应,减少或避免手术后的感染。

肺癌患者经过手术、化疗、放疗后,都有明显的治疗反应,导致食欲不振,应该怎么办呢? 首先是要逐渐增加活动量,从床上活动到室内活动,再到户外活动;其次是保证合理的睡眠时间,每天躺在床上时间太多,待在家中的时间太多,饮食肯定不会好。

对肺癌患者治疗后的饮食应注意:

(1)饮食宜清淡。忌肥腻、不易消化食品及油炸食品,如烤牛羊肉等。

(2)多食新鲜蔬菜和新鲜水果,不但能有效补充各种维生素,也有良好的开胃作用,但应注意少食多餐。

(3)食物合理搭配,食谱多样化,将选过的食品采用不同的搭配方法和加工方法进行组合,做到色、香、味俱全,可明显增进食欲,又能使营养更加丰富、全面。

(4)多用一些开胃健脾的食用药膳,如山楂瘦肉粥、山药蜂蜜羹、薏仁红枣粥等。

总之,肺癌患者和亲属不仅要关心医学临床中的治疗,还要相信饮食疗法对肺癌患者是有帮助和效果的。

(四)运动锻炼

1.研究显示,运动对癌症患者有五大好处

(1)运动能增强人体免疫功能。

(2)运动能调节内分泌水平,尤其是性激素水平。

(3)运动使人体吸入更多的氧气。

(4)运动能改善人的情绪,消除忧愁烦恼。

(5)运动能够有助于改善食欲,有助于改善消化和吸收功能。

2.开始运动的时间

一旦癌症确诊之后,人的情绪会变得很糟糕,疲惫乏力。化疗和放疗则让体力下降,而长期的住院和卧床更让人变得懒散。癌症患者什么时候可以开始运动? 是在确诊后还是治疗后? 专家的建议是:尽可能快地开始。

3.运动类型

其实,每个人应该根据具体情况而定。主要的运动类型有三种,分别是柔韧性训练、有氧运动和力量训练。健身教练会根据你的情况制定合适的计划,但强度不能过大。做操、打太极拳都是不错的选择。记住,走路和散步是最简单和适合大部分人的方式。

4.运动的强度和频率

对于健康人,美国医学会的推荐是每天至少30min,每周至少运动5次。这种运动量可以降低心血管疾病、糖尿病和癌症的患病风险。对于恢复期的癌症患者来讲,这个强度也是合适的。当然,要根据自己的体力而行,但总的原则是:运动可以从少量和温和的类型开始,循序渐进。

运动应该是一个快乐的过程而不是为了完成任务。寻找能激发自己兴趣的一种,并且找上一个同伴互相督促和鼓励,可以增加自己的积极性。

(五)心理支持

1.信念和情绪影响着我们的康复

信念是我们行动的罗盘。拥有积极信念的人,在现实生活中搜寻到的是积极的线索,找到的是支持和温暖的感觉。拥有消极信念的人,在现实生活中搜寻到消极的信息,发现自己被遗忘、被冷落、被孤立。

2.身心一体

身体上的不适会让我们情绪不佳。同样道理,积极的情绪会让我们的机体康复更快、更好。情绪是有力量的,积极情绪给我们战胜病魔的力量。

(1)要保持乐观

我们不回避最坏的可能性,但我们也看到好的可能性。每件事情都有好和坏的两面性。有时事情本身并没有变化,变化的是我们看问题的角度。那些乐观的人更容易有积极情绪,并且容易感染周围。

(2)拥有积极的、让你心安的生死观

得肺癌不是上天对你的惩罚,也不是你对别人提过分要求的砝码。我们需要重新盘点、审视自己的生死观,甚至需要重新树立自己的生死观。对死亡的恐惧是全人类共有的,我们无法超越死亡,但即使面对死亡,我们也可以选择有尊严、有质量的生活。

(3)要勇敢

你无法决定是否生病、生什么病,但你可以决定是否接受治疗、接受什么治疗,是否和医生配合。所有的治疗都需要勇气去做出决定。疾病可能让我们脆弱,但它无法夺走我们的勇气。疾病给了我们变得坚强的机会。

(4)帮助他人

有些人认为一旦成为癌症患者,就被贴上了"被帮助者"这个标签。但有些人不介意这个标签,他们尽最大努力帮助别人。在帮助别人的同时,那些关怀和爱也流进他们的心田,成为滋养心灵的营养,使他们有价值感、被认可感。

(5)主动去了解相关的信息

对疾病、药物、治疗方案的不确定感会让我们心神不宁,增加了恐惧感。了解相关信息,有时参与治疗方案的讨论和决定,会让我们更有信心。

有时候我们以为自己需要永远坚强,只有坚强才会拥有战胜癌症的力量。但有时"必须坚强"的面具会让我们的心灵不堪重负。其实,卸下所有面具,让真实的自我显现出来,让心灵的压力得到释放,也许会发现,释放后坦然、放开后坚定,会使我们更加有力量。我们坚强,并不意味着我们不脆弱;我们勇敢,并不意味着我们不流泪。

九、常见问题解答

1.如果选用靶向治疗,患者需要用药多久?

一般情况下,医生会推荐患者坚持服用靶向治疗药物,直到医生认为可以停用的情况出现。因为靶向治疗基本上没有毒性的蓄积,所以可以长期持续用药。目前已有持续用药数年的报道。传统化疗药物(如肺癌化疗的主要药物铂类)有蓄积毒性,尤其可产生对肾脏、神经等重要器官的毒性,而且即使停药,损伤也不能完全逆转,因此不能长期持续用药。

2.使用靶向治疗一段时间后,医生说肿瘤已经得到控制,是不是可以停药?

原则上应该继续坚持用药。晚期肺癌的治疗目的是控制肿瘤进展,改善生活质量,延长生命。靶向治疗一般以抑制肿瘤细胞生长、增殖为主,所以,只要肿瘤没有明显增大、扩展等恶化的情况,应该坚持使用靶向治疗。而在单用化疗时,如果肿瘤没有明显缩小,通常医生都会认为化疗没达到预期效果,这时就需要考虑改用其他治疗方法如靶向治疗。

3.使用了靶向治疗后,我出现了皮疹,又痒又难看,但医生说是轻度皮疹无须停药。这种情况应该怎么办?

皮疹是靶向治疗药物最常见的不良反应之一,一般在服药后1周到1个月出现,主要分布在面部和躯干上半部,有时会有瘙痒感。这时应避免抓挠,不要用碱性肥皂和粗毛巾擦洗,避免涂抹刺激性药物。应该穿舒适、柔软的衣服,避免阳光暴晒,保持皮肤卫生。也可以按照医生嘱咐用止痒药膏。所以,出现皮疹不必紧张。对于不是很严重的皮疹,应该对症处理,无须停用靶向治疗。

4.使用了靶向治疗后,我出现了腹泻,怎么办?

腹泻是靶向治疗药物另一个常见的不良反应,多为大便变稀和次数增多,多在服药后1周到1个月出现。请按照医生嘱咐口服止泻药物对症治疗,如果腹泻后体力较差,应卧床休息,减少体力损耗。多吃清淡流质或半流质食物,像米汤等。家属帮助患者保持内裤、床单和肛门清洁干燥。

5.靶向治疗是否有禁忌证?

每种靶向治疗都有各自的禁忌证,但是一条共同的原则是禁用于对该药主要活性成分及辅料严重过敏的患者。如果您不清楚,可以向主管医生咨询。

6.目前临床常用的治疗非小细胞肺癌的靶向药物有哪些?

非小细胞肺癌的靶向治疗目前主要有单克隆抗体、抑制酶/蛋白活性的小分子药物、抑制蛋白翻译的反义RNA以及与细胞内分子特异性作用的药物及抗血管生成药物等,但在这些药物中,只有抑制酶活性的小分子药物得到国家药品监督管理局的明确批准,其他药物仍在研究之中。这种能抑制酶活性的小分子药物名为表皮生长因子受体酪氨酸激酶抑制剂(EGFR-TKI)。

7.EGFR基因突变的危害、突变状态及检测

EGFR基因突变所导致的EGFR异常活化能够促进肿瘤细胞的增殖、迁移、分化、血管新生,并且能够抑制肿瘤细胞的凋亡。请向主治医生咨询更多有关EGFR基因突变检测的信息。

8.肿瘤患者"治未病"及具体方法

恶性肿瘤是现在威胁人类健康与生命的重大疾病之一。远离癌症最好的方法,就是防患于未然。古人云:"上工治未病。"对于肿瘤也应防患于未然。肺癌发生的原因比较复杂和难测,但并不是不可知的。据临床医学统计,35%的肺癌发生与生活习惯及环境因素有关,35%的肺癌发生与饮食有关,30%的肺癌患者死亡与吸烟有关。要预防肺癌,应该从我们日常生活的四个方面入手,也就是做到"动、静、节、律"四个字。这四方面做到了,定能减少肺癌的发生。动——增强体质,天天运动,持之以恒。静——淡泊名利,心胸开阔,心情舒畅。节——饮食节制,荤素搭配,素食为主。律——生活规律,起居有序,动静结合。

9.单纯用中医治疗肺癌是否可行?

中医治疗肺癌是综合疗法的一部分,它可以直接杀死癌细胞,但因为原生药中含抗癌活性成分有限,其作用缓和,起效时间长,所以如患者有放疗、化疗或手术治疗的适应证,应尽量先选择放疗或化疗,再配合中医疗法。当然,如果是晚期肺癌患者,失去了手术、放疗、化疗机会,不妨选用中医治疗,以改善患者的生存质量,延长寿命。

10.中医药可以调节肺癌患者的心理障碍吗?

晚期的肺癌患者,通常心理上会产生很大压力,认为自己的病症已无法治疗,可行的办法是研究姑息治疗的策略。对症治疗是肺癌治疗的重要策略之一,是提高生活质量的主要手段。对症治疗一方面应用于根治性治疗后留下的临床症状和放疗、化疗引起的毒副反应,另一方面则是对无法根治的患者延缓转移、复发时间,减轻及预防临床症状,维持及提高其生活质量,达到延长寿命的目的。中药对症处理对患者疼痛、多汗、厌食、低热、失眠等都有一定作用。

心理障碍的调节:肿瘤患者多存在一定程度的心理障碍,诸如焦虑、烦躁、抑郁等,有的肺癌患者局部获得缓解,但是却死于精神心理障碍,加之高龄肺癌患者老年抑郁症的高发,因此肺癌临床工作必须十分关注心理障碍的治疗。随着医学模式由生物学模式向生物—心理—社会模式转变,治疗中心已由"治病"发展为"治人",心理精神状况已成为重要的疗效指标。《医宗金鉴》曰:"若病人能清心涤虑,静养调理……治疗得法,可带病终天。"提示患者乐观豁达,便可以延长带癌生存的时间。中医药调节心理障碍的治疗原则有多种,如疏肝解郁的中药有郁金、菊花、合欢皮等,益智养心的中药有分心木、百合、莲子、婆罗子等。传统方剂有些也可以供选择,如酸枣仁汤,由酸枣仁、茯苓、知母、川芎、甘草组成,具有养血安神、清热除烦作用。定志丸,由人参、茯苓、茯神、石菖蒲、远志、朱砂组成,具有补心益智、安定心神的功能。甘麦大枣汤,由甘草、大枣、小麦组成,可以宁心安神、和中缓急,治疗神不守舍、心失所养的心理障碍。

11.中医药对肺癌病人有哪些作用?

(1)改善肺癌症状:如肺癌患者伴有长期低热,甚至高热、咳嗽、食欲下降、进食减少、盗汗、乏力、大便不正常(便秘或便稀)、咯血,甚至顽固性反复少量咯血等,中医药可改善其症状。

(2)减轻化疗、放疗反应:中医药在化、放疗之前3~5d开始服,可减轻化、放疗反应,使患者对化、放疗的耐受性增强。可使放疗较顺利地完成疗程,预防放射性反应发生,有利于顺利完成间歇、联合化疗的长期治疗,亦可提高放、化疗效。

(3)改善免疫功能:据报告中医药可以改善免疫功能,可能有利于达到治愈癌症的目的。

(4)改善体质状况,提高生存质量。

12.中西医治疗晚期肺癌各有哪些优缺点?

肺癌是常见的恶性肿瘤之一,近数十年肺癌的发病率和死亡率都有明显增高的趋势。目前的研究认为:肺癌的发生发展是一个由多病因引起、多阶段的发生发展过程。就肺癌的治疗方法来说,有中医及西医两大方法,而其对肺癌治疗又各有优缺点。

肺癌的病因至今不明确,西医在预防肺癌的发生方面缺乏有效的措施和办法,只是在控制某些与肺癌发生的环境因素和相关疾病方面做了一些探索;在治疗方面,西医在防治肺癌局部病变或由于肿块压迫造成的功能障碍等方面有较好的效果,但对于肺癌引起的病理生理变化常缺乏有效的治疗措施。中医按照其独特的理论体系,应用中药防治肺癌的发生和发展已经取得一些效果。在治疗方面,中医在消除肿块方面作用较差,但中药在防治肺癌肿瘤引起的病理生理变化具有较好的作用,是目前西医达不到的。因此,由于中、西医理论体系和临床实践的差异,对肺癌的治疗各有特点和长处,正确地选用这两种手段可以起到相互增效、提高肿瘤治疗效果的目的和作用。

13.中医药如何防治肺癌转移?

转移是恶性肿瘤特有的生物学特性,是肿瘤患者致死的首要原因,肺癌亦是如此。现代医学除了手术、放化疗等方法外,尚无控制肿瘤转移的特效手段。中医药以其独有的辨证论治体系,在控制肿瘤转移方面的优势已有所体现,并得到医学界的重视及肯定。

临床发现,肺癌患者术后出现转移多在3年之内,若手术不彻底,转移出现的时间会更快。因而在这个时期,在治疗原则上,应把控制肿瘤转移作为"重中之重"。对肺癌患者来说,手术无疑是对机体的一次重大的打击,在手术后1年内应侧重在术后调养上做文章。由于手术致机体正气亏虚,使癌瘤乘虚而入,而引发肿瘤的转移,所谓"至虚之处,乃容邪之所"。因此,在治疗上,应针对手术所造成的气、血、阴、阳虚损之证,采取益气、养血、补阴、温阳加以纠正,使癌瘤无藏身之所。而对因手术造成的痰、瘀、毒聚的邪实之证,应予化痰解毒、活血化瘀之法加以祛除,使机体不因痰、瘀、毒之邪而造成机体功能失调,引发肿瘤的转移。

放疗为肺癌常用治疗手段之一。目前,对于放疗促转移的原理考虑是放疗使用机体免疫力下降,导致肿瘤的转移。中医药在放疗过程中,常用养阴生津、活血化瘀、清热解毒法则配合治疗。大量的临床研究证明,放疗同时应用中医药治疗有一定的抗肿瘤转移的作用。

化疗对于肺癌肿瘤有控制作用,但是,在临床上也常常见到由于化疗剂量大、病人体质差等因素,使病人免疫力下降,而促使肿瘤转移加快。因此,在治疗上,应遵循个体化等原则化疗。中医药常采用扶正培本、活血化瘀、清热解毒等法则伍用化疗,以扶正培本为主,提高机体免疫力,达到控制肿瘤转移的目的。

14.老年肺癌的治疗中如何中西医结合?

老年肺癌患者是一个高度个体化的群体,因此在制定治疗方案时,除根据其机体状况、病变类型、病理分期外,尚需确定与实际年龄无关的生物年龄。同时应考虑肿瘤及其治疗对老年人寿命及生活质量的影响。抗肿瘤治疗的效果及其毒性,治疗中的限制因素包括伴有的肺、心、肾、神经和内分泌功能的改变及其他慢性疾病全面权衡利弊得失,制定出最佳的治疗方案。

中西医结合治疗老年肺癌是历史的产物,也是历史的必然。我们常说的辨病与辨证相结合,其中的辨病基本上就是西医诊断,其中包括影像诊断、病理诊断及临床分期等。目前,西医治疗肺癌也提倡个体化疗,这同中医的辨证论治有异曲同工之处。中医和西医相互沟通、相互交流,本身也就是中西医结合。

西医在治疗老年肺癌与中医一样,越来越强调个体化,不仅注重肺癌的可治性,也注重同时存在的疾病、功能状态。认为年龄并不是决定是否给予强力治疗的决定因素,必须充分考虑治疗在临床上所达到的治愈、延长生命、减轻痛苦和缓解病情的可能。认为手术是根治肺癌的有力措施,有适应证就应进行手术治疗,高龄并非手术禁忌。虽然老年人常常对化疗、放疗耐受性较差,但对可治愈的恶性疾病,必须注意不能没有实际需要的根据而减少剂量。但西医化放疗带来的毒性反应、改善食欲、促进机体机能恢复等方面的优势,使中西医结合治疗肺癌逐渐成为可能。

中医治疗中扶正培本是中医药防治肺癌的基本法则,也是中医药防治肺癌的最大特色、最大优势。老年人机体阴阳失调,肾气衰、脾气虚,气血亏耗均需要调补。因此,老年肺癌患者更当以扶正培本为主导去治疗肺癌,尤其对那些采用了手术、放疗、化疗的老年患者。

十、中医预防

中医也称癌为"岩",中医认为癌症多因过食甘肥、过度劳累、思虑忧伤、损伤正气、痰凝气结所致。"正气存内,邪不可干。"正气受损,一旦打破人体内抑癌因子与致癌因子的平衡状态,癌邪得不到抵御、控制,癌肿便可逐渐形成。正气来源于先天元气(肾气)和后天中气(脾胃水谷之气),元气、中气充足,正气强劲,便可抑制致癌因子,并彻底改变癌邪生存的内环境,所以癌症的防治首当以培补正气为要务,即所谓"治病求本"。

《黄帝内经》中讲:"肺者,气之本也。"肺在五行中属金,秋冬季节气候干燥,易耗伤津液,故秋冬季常见口鼻干燥、干咳无痰、皮肤干裂等症状。所以固护肺阴是秋冬季养生不可缺少的部分,同时应少吃辛辣之物,以免加重秋燥。此外,多食蜂蜜、银耳、甘蔗、梨、百合、芝麻、藕、杏仁、豆浆等亦可润肺养阴。多食芝麻,不仅能润肠通便,还具有养肺利肺之功效。

第二章　防治问答

《灵枢·师传》云："岐伯曰：人之情，莫不恶死而乐生，告之以其败，语之以其善，导之以其所便，开之以其所苦，虽有无道之人，恶有不听者乎？"祖国医学早在 2000 多年前，就十分重视心身同治，并成为中医药特色和优势之一，仔细研究发现，这种防治理念不仅体现在心身同治方面，更为重要的在于医生与患者及其家属的交流沟通、医学知识的普及等方面。对于肺癌患者及其家属而言，不同疾病阶段、不同治疗期都有着不同的心理反应特点，患者也有不同的症状表现。只有这样，才能达到综合防治、综合治疗、综合康复的目的，鉴于此，我们组织相关专家编写了针对肿瘤患者及其家属，以及肿瘤专业初学者的《肺癌防治问答》，为肺癌的中西医结合防治做出积极的贡献。

第一节　正确认识肺癌

目前，肺癌已成为全世界对人类健康与生命危害最大的恶性肿瘤之一，每年大约有 60 万人死于肺癌，且发病率仍呈不断攀升的趋势。已有的研究证明：长期大量吸烟者患肺癌的概率是不吸烟者的 10～20 倍，开始吸烟的年龄越小，患肺癌的概率越高。甘肃省肿瘤登记数据显示：兰州市五区中恶性肿瘤发病率西固区最高，为 208.5/10 万；安宁区最低，为 150.5/10 万。而在各类癌种上升趋势中，肺癌上升了 337.98%，比以前的数据翻了三番，在所有癌种里排名第 1 位。

早期肺癌特别是周围性肺癌往往没有任何症状，大多在体检时发现，故定期体检是及早发现肺癌很重要的方法。早期就医、早期诊断并治疗才能获得较好的效果。40 岁以上成人应定期行胸片检查，出现久咳不愈或血痰应及早就医。因此，对于肺癌的早诊早治及科普宣传工作就显得尤为重要。

一、为什么会得肺癌？

1.吸烟

目前认为吸烟是肺癌最重要的高危因素。导致肺癌发生的原因是多方面的，但公认的最为重要的原因是吸烟。吸烟导致肺癌的危险性与吸烟量、吸烟年限、吸烟种类、开始吸烟的年龄有关。吸烟人群肺癌的发生率是不吸烟人群的 10～20 倍，而被动吸烟是近几年女性肺癌发病率增高的主要原因。

2.职业和环境接触

长期接触以下物质如铀、镭等放射性物质及其衍化物，致癌性碳氢化合物，砷、铬、镍、铜、锡、铁、煤焦油、沥青、石油、石棉、芥子气等物质，职业因素与吸烟等非职业因素有很强的协同致癌作用。

3.遗传等因素

有肺癌家族史的患者罹患肺癌的危险性高达 60%，家族聚集现象并非仅因为遗传所致，吸烟与被动吸烟、周围环境污染也是不可忽视的原因。

4.大气污染

在大城市和工业区，肺癌的发病率和死亡率均较高，可能与生活废气和工业废气污染大气有关，废气中含有的苯并芘、二乙基亚硝胺等化学物质可致癌。

二、出现什么症状时需要警惕肺癌？

肺癌常见的三大症状为咳嗽、血痰、胸痛。如出现这些症状，应及时到医院明确诊断。若咳嗽症状有改变，尤其呈频繁的刺激性干咳，或者痰中带血更需提高警惕。

三、肺癌常见症状的表现有哪些？

1.咳嗽

咳嗽是肺癌最常见的症状，以咳嗽为首发症状者占35%～75%。一般是刺激性干咳（患者会感觉到自己的咽喉部经常发痒，在咳嗽的时候并没有痰液产生，又或者是带有少量的白色泡沫）。对于吸烟或患慢性支气管炎的患者，如咳嗽程度加重，次数增多，咳嗽性质改变如呈高音调金属音时，尤其是老年人，要高度警惕肺癌的可能性。

2.痰中带血或咯血

痰中带血或咯血亦是肺癌的常见症状，以此为首发症状者约占30%。肺癌咯血的特征为间断性或持续性、反复少量的痰中带血丝，或少量咯血，偶有因为较大血管破裂、大的空洞形成或肿瘤破溃入支气管与肺血管而导致难以控制的大咯血。

3.胸痛

以胸痛为首发症状者约占25%。常表现为胸部不规则的隐痛或钝痛。

4.胸闷、气急

约有10%的患者以此为首发症状，多见于中央型肺癌，特别是肺功能较差的患者。

5.声音嘶哑

有5%～18%的肺癌患者以声嘶为第一主诉，通常伴随有咳嗽，主要症状为咳嗽、咳痰并痰中带血、胸痛。晚期可出现周围脏器侵犯或转移。

6.其他

面部、颈部及上肢静脉怒张、上肢水肿、大量胸腔积液导致胸闷气短，剧烈胸痛；上眼睑下垂、瞳孔缩小、眼球内陷、面部无汗等交感神经综合征。少数患者可出现骨关节病综合征如杵状指、骨关节痛、骨膜增生等；库欣综合征，重症肌无力，男性乳腺增大，多发肌肉神经痛等。

四、肺癌有哪些症状易被忽视而延误病情？

最常见的症状是发热、咳嗽、痰中带血，易误诊为"感冒"。当胸透或胸部X片伴有片状模糊阴影时又易误诊为"肺炎"，经常规治疗无效，或短期内反复出现于同一部位的"肺炎"，应提高警惕。此时应查胸部CT，必要时行痰细胞学检查或纤维支气管镜检查。肺部阴影常误诊为"结核"，在未做任何排除"结核"的检查，采用抗"结核"治疗致使延误诊断及治疗，后果严重。发生于肺尖部的肺癌，易被误诊为"肩周炎"而延误诊治。若疑似肺部肿瘤应立即至肿瘤专科医院做进一步检查，在无任何根据的情况下请勿随便接受"抗结核"治疗或抗肿瘤"试验"治疗。

五、肺癌症状中的特殊症状及产生原因您了解吗？

1.声音嘶哑；吞咽困难；头面部肿大。
原因：肿瘤压迫神经、食道或血管所造成。

2.颈部淋巴结肿大;头晕头痛、意识丧失;骨痛、不明原因的骨折;肝肿大、黄疸。

原因:肿瘤转移到了淋巴结及头颅、骨骼、肝脏等其他器官所造成。

3.肺癌如何才能诊断?

(1)根据症状判断病情;

(2)拍片确定病变部位;

(3)取得肿瘤组织病理结果确诊肺癌;

(4)了解全身情况进行分期。

六、有没有可能尽早诊断肺癌?

肺癌的早诊断、早治疗很有必要;肺癌的最佳治疗时机是早期发现;越早期的肺癌,手术完全切除的可能性越大,生活质量也越高。

七、如何早期发现肺癌?

目前还缺乏非常有效的早期筛查手段,当前常用的筛查手段是:胸部X线片;痰液细胞学检查;CT、MRI、PET扫描;支气管镜检查;经皮细针抽吸活检。

八、肺癌的早期诊断有哪些要点?

1.40岁以上,尤其有吸烟史,每年应进行一次胸部X线检查。

2.对临床表现酷似肺癌而胸部X线检查正常的患者,需要进一步做CT检查。

3.同一部位久治不愈的肺炎患者,需警惕发生肺癌的可能。

4.经胸部X线及CT检查不能明确诊断的患者,必须要做纤维支气管镜检查。

5.有吸烟史的患者,如果出现难以解释的骨关节疼痛、头痛,即使没有呼吸系统症状也要全面检查。

6.痰脱落细胞检查对患者无伤害,反复检查可帮助明确诊断。

九、肺癌可以预防吗?

和其他恶性肿瘤一样,引起肺癌的主要原因大多存在于外界环境中,或与人类的生活方式密切相关,因此,肺癌是可以预防的。

十、世界卫生组织癌症顾问委员会所指的癌症的三个"1/3"是什么?

1.1/3的癌症是可以预防的;

2.1/3的癌症如能早期诊断可以治愈;

3.1/3的癌症可以减轻痛苦,提高生存质量甚至进一步延长生命。

十一、什么是肺癌的三级预防?

1.肺癌的第一级预防——病因预防

在疾病未发生时针对病因采取措施,根本在于加强对病因的研究,减少对危险因素的接触。具体方法:①禁止吸烟;②食物多样,多吃谷物、蔬菜、水果与薯类;③多吃各种绿叶蔬菜和番茄对预防肺癌有明显作用。

2.肺癌的第二级预防——三早预防

针对高危人群,防止初发疾病的发生和进展,包括:早发现、早诊断和早治疗。

高危人群包括:①40岁以上的长期吸烟者;②吸烟＞20年、20岁以下开始吸烟的,吸烟＞20支/d;③经常接触煤烟、煤焦油和油烟者;④接受过量放射线照射者(采矿工等);⑤长期接触无机砷、石棉、铬、镍者;⑥慢性肺部疾病如肺结核等患者;⑦慢性咳嗽,痰中带血者;⑧有肺癌家族史者。

应经常自我检查,并定期接受体检,胸部X片或CT、痰脱落细胞检查等筛查。

3.肺癌的第三级预防——临床期的措施

又称康复性预防,是在疾病的临床期针对肺癌患者,采取各种医疗手段防止病情恶化、复发和转移,提高生存率和生活质量,促进康复。

主要治疗手段:手术、化疗、放疗、靶向治疗、免疫治疗及综合治疗。早中期患者尽量手术根治,提高肿瘤的治愈率;晚期患者应综合治疗,正确有效地实行姑息治疗和康复治疗,延长患者的生存期,提高生活质量,防止肺癌的复发和转移。

第二节　配合相关检查

相关检查主要是为了尽可能明确诊断,判断有无转移;判断患者心、肺等脏器功能各项的临床指标。下面将其分为三大项检查进行介绍,方便大家了解这些检查的必要性。

一、判断肿块的性质及局部检查有哪些?

1.胸部CT扫描

CT扫描是肺部肿块首选的断面检查方法。CT扫描在检出更小或隐蔽部位病灶、帮助定性诊断、进行准确分期方面均能较胸片提供更多信息,而胸部增强CT扫描能更有效鉴别大血管和淋巴腺等。

2.胸部X线检查

胸片是首选和最基本的检查方法。通过X线检查可以了解肺癌的部位和大小。

3.肺癌肿瘤标记物

鳞状细胞癌抗原(SCC)、癌胚抗原(CEA)、细胞角蛋白19片段(CYFRA21-1)、神经元特异性烯醇化酶(NSE)对诊断有一定的辅助作用。

4.纤维支气管镜检查

纤维支气管镜检查可直接观察组织的改变,取组织供病理切片检查,或吸取支气管分泌物做细胞学检查,以明确诊断和判定组织学类型。同时检查能了解气管及支气管等大气道的腔内情况,对于肺部手术和后期治疗极其重要。

5.痰液的检查

针对伴有肺部感染者,痰细菌培养及药敏试验,有益于找到感染的细菌及有效的抗生素,针对性的抗感染治疗。进行痰细胞学检查,有的肺癌患者在痰液中可找到脱落的癌细胞,从而确定诊断。痰标本采集以晨间第一口痰为佳,在采集标本前患者需要清水漱口或者刷牙清洁口腔,有假牙要取下。用力咳出深部的痰,将痰液直接吐入无菌的容器中,如果咳痰困难,可先进行雾化吸入,再咳痰。

二、判断各个器官(特别是心肺)的功能检查有哪些?

1.血液检查

凝血功能、血型、血常规、血生化和输血全套等可了解患者的全身情况,为手术做好准备,提高手术的安全性。

2.心肺功能检查

心肺功能是术前的重要评估内容,对制定手术方式和评价手术后肺功能恢复有重要价值。包括心电图、肺功能检查、动脉血气分析、心脏彩超、心电图等检查。

3.其他检查

当合并慢性疾病,如糖尿病、心脏病、高血压及肝、肾疾病时,则应进一步完善相关检查。

三、判断有无远处转移的检查有哪些?

1.头部CT

近些年来由于对肺癌患者头部CT检查的普遍应用,发现了不少无症状的脑转移患者,为治疗赢取了时间,单纯脑转移可分期手术,治疗效果好。

2.腹部B超及CT

肝脏、腹膜后、肾及肾上腺是肺癌常见的转移部位,需要腹部B超或CT明确有无腹部转移,此项检查需要患者空腹进行。

3.骨扫描

骨也是肺癌常见的转移部位,骨同位素扫描可发现骨骼有无病变。骨扫描前无须进行特别准备,不需忌口、空腹等。骨扫描检查前患者需按约定时间到指定地点进行显影剂注射,约2h后进行照影检查。骨扫描后建议患者大量饮水以加速显影剂排出,还需在24～48h内隔离特殊人群,避免接触对射线较为敏感的孕妇和18岁以下儿童。骨扫描处于国家限定的安全范围内,安全性高,患者无须因辐射而恐慌。

四、支气管镜检查

1.什么是支气管镜检查?

支气管镜检查是将细长的支气管镜经口腔或鼻腔置入下呼吸道,用于检查肺内或者气道病变的一种检查技术。

2.为什么要做支气管镜检查?

支气管镜检查可直接观察气管和支气管病变,并根据病变进行相应的检查和治疗。还可以做肺叶、肺段及支气管病变的活检采样。

3.哪些人群需要做支气管镜检查?

(1)诊断上的适应证:不明原因的慢性咳嗽;不明原因的咯血或痰中带血;不明原因的局限性哮鸣音;不明原因的声音嘶哑;痰中发现癌细胞或可疑癌细胞;疑有气管、支气管瘘的确诊;肺部手术前的检查;胸部外伤、怀疑有气管支气管裂伤或断裂的患者;肺或支气管感染性疾病,通过支气管镜做标本培养的患者。

(2)治疗上的适应证:拿取气管内异物;抽取气管内分泌物及血块;配合镭射装置切除支气管内肿瘤或肉芽组织;气管狭窄患者可施行扩张术或放置气管内支架。

4.做支气管镜检查需要禁食水吗?

为了避免操作时误呛导致肺炎,患者需要在检查前4h禁食,2h禁水。

5.做支气管镜检查痛苦吗?

患者不必过于紧张,支气管镜的检查有一定的不适,会出现刺激性咳嗽、憋喘等症状,休息片刻就会缓解。

6.支气管镜检查有禁忌证吗?

如果有以下情况时不能做支气管镜检查:神智混乱而无法控制患者;有出血倾向患者;低血氧患者;急性呼吸性酸中毒患者;严重心律不齐或高血压控制不佳患者;未曾治疗的开放性肺结核患者;心肺功能不良患者;肺动脉高血压患者;气喘发作或控制不良患者;大量咯血患者。

7.支气管镜检查时需要怎么做?

在支气管镜检查时,请不用紧张。有专业的人员进行指导,患者只需要做到以下几点:

(1)检查前会对患者的喉咙喷洒局部麻醉剂,操作过程中应给予氧气吸入,以确保氧气的充足。

(2)操作时患者不可说话,以免声带受伤,操作过程中如有不适感或是胸痛可以举手表示。

8.支气管镜检查时间长吗?

支气管镜检查是目前临床常用的肺部检查方法,通常临床检查时间在 5～10min,如需要取组织做活检,检查时间会相对延长,通常需要 10～20min。

9.支气管镜检查后有哪些注意点?

(1)检查后 2h 内,因为局部麻醉药效未退,应禁食禁水,以免造成误呛,2h 后饮水没有呛咳,才可进食。

(2)如有活检,术后可能会有短暂少量的血痰或咯血,属正常的现象请不必担心。

(3)如咯血量较大且持续不停、剧烈胸痛、呼吸困难等,请立即告知医师或护士。

五、肺功能检查

1.什么是肺功能检查?

肺功能检查是呼吸系统疾病的必要检查之一,是通过对专门的医疗设备吹气来检测人体呼吸时呼吸道产生的气流速度和气流量,从而了解呼吸功能及肺功能是否正常的检查技术。

2.为什么要做肺功能检查?

肺功能检查常被应用于内科的临床诊断、治疗和外科的手术风险评估。它可用来诊断气道阻塞的部位,评估肺功能损害的性质与程度,可辅助指导临床用药、预测手术风险和术后康复,因此肺功能检查在临床治疗上具有非常重要的实用意义。

3.哪些人群需要做肺功能检查?

(1)慢性阻塞性肺疾病(COPD)、慢性支气管炎、肺气肿等呼吸道疾病患者,定期复查可以监控病程发展;

(2)季节性咳喘发作,可以判断是否患有哮喘病;

(3)有慢性咳嗽、呼吸困难、气促、喘息、胸闷等表现的患者可以明确原因;

(4)反复上呼吸道感染者,可以观察肺功能是否有损伤;

(5)吸烟并长期咳嗽,或长期大量吸烟者可以看到小气道功能是否改变;

(6)胸片异常者可以判断肺功能损害程度;

(7)麻醉、外科手术前可以评估手术风险、术后恢复情况;

(8)呼吸系统疾病临床治疗后的疗效评估和疾病进展评估;

(9)健康体检。

4.做肺功能检查需要禁食水吗?

肺功能检查是不需要禁食水的,患者在检查当天正常饮食。

5.肺功能检查痛苦吗?

做肺功能检查不会有任何痛苦,通常会让患者捏住鼻子用嘴来呼吸,再做一些配合医生口令的呼气和吸气的动作。

6.肺功能检查有禁忌证吗?

如果有以下情况,是不能做肺功能检查的:近期内有大咯血、气胸、巨大肺大泡、心功能不稳定者;未控制的高血压患者(收缩压＞200mmHg或舒张压＞100mmHg)。

7.肺功能检查时需要怎么配合?

在肺功能检查时,不用紧张。有专业的护理人员进行检查指导,患者只需要做到以下几点:

(1)因需要捏住鼻子,所以应学会用嘴来呼吸;

(2)尽可能含紧一次性口嘴,保证在测试的过程中不会漏气;

(3)尽可能配合专业人员的口令,做呼气和吸气的动作;

(4)尽最大能力吸气,然后根据指导以最大力量全部呼出。

8.肺功能检查时间长吗?

肺功能检查比较简单,所以只要患者和专业人员做好配合,5～10min就可以完成检查,当场就可以拿到检查报告单。检查结束便可以正常饮食。

第三节　配合手术治疗

一、肺癌术前配合

1.手术前如何准备?

为保证手术的安全,有效减少术后并发症,需要做以下术前准备:

(1)爬楼梯锻炼

上下楼运动,时间以能耐受为准,上、下午各3次,根本目的是肺功能锻炼,提高手术耐受性。

(2)床上大小便训练

术后需要卧床,术前训练床上排尿、排便,可减少因术后不习惯床上大小便而引起的排尿排便困难。

(3)腹式呼吸训练

吸气时腹部鼓起,膈肌下降,有利于肺扩张,呼气时收缩腹部,膈肌上抬,有利于呼吸,也能减轻胸部切口疼痛。

(4)缩唇呼吸训练

用鼻吸气,呼气时将口唇缩成吹口哨状,将气体缓缓吹出,吸气呼气时间比为1:2,可改善肺泡有效通气量。

(5)有效咳嗽的方法

深吸一口气,然后憋气2～3s,再轻轻咳嗽,将痰液咳至咽喉部后用力咳出,有利于术后咳出痰液。

(6)禁烟

吸烟会刺激肺支气管,增加支气管的分泌物,所以必须要戒烟。

(7)营养供给

术前应给予高蛋白、高维生素饮食(鸡蛋、牛奶、蛋白粉等),老年病员或长期便秘者,给予富含高纤维饮食。

(8)预防感冒

感冒时,抵抗力会明显下降,所以为了保证手术如期进行,请一定要预防感冒。

2.手术前一日患者该准备什么？

(1)术前晚宜进食清淡饮食,22:00后禁食禁水;

(2)术前晚注意休息,睡眠不好的可告知医生,遵医嘱服用安定帮助睡眠;

(3)术晨7:00左右洗漱后,取下所有的首饰及活动假牙,更换清洁的病员衣裤;

(4)术前修剪指(趾)甲,女患者应梳好头发;

(5)手术后存在伤口疼痛,患者应有思想准备,如需用镇痛泵可告诉麻醉医生;

(6)护士会检查患者是否掌握系统呼吸训练方法,并再次指导,请配合。

3.家属该准备什么用物？

术前1d准备:咳痰用的纸巾,毛巾,洗脸盆,胸带,吸管,纯棉开襟睡衣一套以便术后更换。

4.术前相关制度有哪些？

(1)术前1d患者及家属不能离开病房(以便做术前准备及签署手术、麻醉等知情同意书)。

(2)患者进入手术室后,家属整理好床旁用物置于空衣柜(贵重物品随身携带)。

(3)患者手术后被送入监护室监护,待病情平稳后转回病房,在此期间家属可在病房或重症监护病房外家属休息区等待。

二、肺癌术后配合

1.手术后有哪些注意事项？

(1)咳嗽、咳痰预防肺不张

要进行有效的咳嗽排痰,因为积在肺内的痰液可导致肺内炎症、发热等症状,咳嗽时护士协助患者坐起拍背(由外向内、自下而上空心掌扣背),家属也应学会。配合药物雾化吸入稀释痰液,有利于将痰液咳出,保持呼吸道通畅。做吹气球锻炼,每天做十几次,以增加肺活量,利于肺膨胀。

(2)排便

术后肠蠕动是逐步恢复的,一般术后3～4d内会出现肛门的排气、排便,如果排便有困难,切勿用力屏气大便,这容易诱发中风、肺栓塞、心梗等疾病的发作(一旦发生,风险很高!!),如排便困难请告知护士,可使用开塞露或甘油灌肠剂帮助排便。也可用大承气汤研调醋敷脐;或针刺腹结穴,皮下埋针支沟穴、足三里等;或用蜜煎导纳肛;或用刺血拔罐疗法。

(3)术后活动

导尿管拔除后,多数患者(全肺患者除外)可适度进行下床活动。早期的活动可以减少肺栓塞、脑梗或心梗的发生。特别是对于老年、肥胖患者,术后容易发生肺栓塞,后者可导致患者猝死,这些患者更应注意早期下床活动。

(4)饮食

①肺癌手术后胃阴不足,口干纳少,以杨梅舌多见,应忌用辛热、香燥食品,如辣椒、干姜、荔枝、狗肉等,禁烟酒;气血虚弱,脾胃功能受损,加以中药调治可以较快恢复患者体质,减轻术后的某些不良反应,如低热、腹胀、食欲不振、大便不畅等,及早恢复脾胃功能。饮食宜含丰富蛋白质、糖类和维生素的食物,如鸡蛋、牛奶、瘦肉、鲜鱼、米粥、米饭、面条、西兰花、香菇、银耳等。

②根据体质变化,按中医学可分为不同类型,采用不同的饮食。如气血瘀,可食桃仁赤豆汤养血活血之物;痰湿蕴肺宜清淡饮食,可食北杏雪梨鹧鸪汤,忌糯米甜食及肥肉类碍脾助湿生痰之品;痰气阻滞可食鱼腥草无花果瘦肉汤,平时多食水果、蔬菜,如荸荠、鲜藕、梨、枇杷、西瓜等;气阴两虚,饮食宜少量多餐,进食龙眼肉、薏苡仁、甲鱼炖汤、莲子海参汤等补益之物;肺气亏虚可用百合、鳗鱼或清蒸甲鱼、西洋参等补益肺气之物。

（5）环境

保持环境安静、舒适、温馨，避免一切不良刺激，消除紧张感。保持室内空气新鲜，温湿度适宜，一般温度以 18～22℃、湿度以 60% 为宜，室内可摆放鲜花，调节空气与心情。注意避寒保暖，防止外邪袭肺，导致肺部继发感染。

（6）生活起居

做到起居有常，每日进行可耐受的锻炼，开始不宜过量和过于激烈；戒烟，以免引起并发症。加强防护，避免或减少接触苯、石棉、煤焦油、石灰尘等有致癌作用的物质，少去或不去人多嘈杂空气不流通的场所。

2.手术后伤口疼了怎么办?

胸外科手术后胸部疼痛较为强烈，会常规应用止痛药物。手术伤口有针刺样疼痛和麻木感，与手术时切断了胸壁神经有关，请不必紧张，数月后这种不适感会慢慢消退。如果疼痛影响了睡眠，请在医生查房时，告知医护人员。

3.胸腔闭式引流管的注意事项有哪些?

因为胸膜腔是负压，胸腔闭式引流管留置后要妥善固定防止脱落，引流瓶的位置不能放置太高，以免在咳嗽或深吸气的过程中，引流瓶里的水反流进入胸膜腔，引起胸膜腔的感染；在活动过程中，保持引流瓶垂直，引流管始终位于水平面以下，防止引流瓶倾倒，引起引流管漏气，造成气胸的发生。

4.引流液该如何观察?

术后第 1d 引流液不应超过 500ml，术后第 2d、3d 逐渐减少，如短时间内每小时超过 100ml，且血色过深或伴有血块，表明有内出血，需再次开胸止血。一般术后 36～48h，如肺已复张，渗液已趋停止，即可拔除引流管。

5.发生脱管怎么办?

若引流管从胸腔滑脱，请勿慌张。请立即用手捏闭伤口处皮肤，呼叫护士或医生，等待医生进一步处置。如引流管连接处脱落或引流瓶损坏，立即将胸管反折捏住，呼叫护士或医生，等待医生进一步处置。

6.手术后什么时候复查随诊?

手术后 1 个月时进行第 1 次复查，一般会做一个胸部增强 CT，了解胸腔内肺膨胀的情况，有无积液等，便于此后的复查对比。术后 4 个月，也就是术后第 2 次复查的时候，胸水会完全吸收。肺癌术后 2 年之内每 3 个月复查，2 年以上 5 年以内，每半年复查 1 次，5 年以上每年复查 1 次，每次的复查项目为：胸部平扫 CT，腹部和颈部的 B 超，抽血化验肿瘤标志物。在此基础上，每年做 1 次头颅增强核磁。

7.肺癌术后可以做康复锻炼吗?

由于肺癌手术切口大，切断肌肉多，术后很容易发生肌肉粘连、强直，因此术后的功能锻炼很重要，分享如下：

（1）手术当天

全身麻醉清醒前，应去枕平卧，头侧向一边。清醒后取半卧位，有利于胸腔积液引流，减轻伤口疼痛，也有利于改善呼吸和循环功能。可协助患者抬臀，并活动四肢，按摩手术侧上肢，并把手伸到背下，摩擦背部肌肉，以改善血液循环，恢复肌肉张力。

（2）术后第 1d

如生命体征（血压、呼吸、脉搏）平稳，固定好胸腔引流管，即可在床上活动。每隔 4h 由家属协助下床在室内行走 3～5min，以后可以自行下床活动。

（3）术后第2d

每隔4h由护理人员协助做术侧肩臂弯曲、上举、内收等活动，并随时注意坐姿和走路姿态，发现斜肩、上身侧弯要及时纠正，避免脊椎侧弯的发生。

（4）术后第3d

尝试用术侧手臂端茶杯、吃饭、梳头，术侧手越过头顶触摸对侧的耳朵，每日数次。可在床尾系"起身带"，患者自己拉着"起身带"练习坐起、躺下和下床，以增强术侧肩、臂、背肌的肌张力。

8.肺癌术后如何情志调理？

（1）保持心情开朗，增强战胜疾病的信心；

（2）与医师沟通，了解病情的程度、手术效果及今后治疗方案，密切配合治疗及康复；

（3）与治疗成功的患者多交流沟通，积极参加社区支持组织，如抗癌俱乐部，扩大社交圈，憧憬美好生活。

第四节　　配合化学治疗

一、肺癌化疗方案您了解吗？

1.非小细胞肺癌的化疗方案

一线（是指可以用于首次选择的、最理想、最经济的化疗方案）：NP、GP、TP（N为长春瑞滨、G为吉西他滨、T为紫杉醇中的一种，P为铂类药物组成）；

二线（是指一线化疗方案失败后应用的化疗）：TP（多西他赛、培美曲塞单选一个加铂类药物）也可选用分子靶向药物吉非替尼、厄罗替尼、埃克替尼等。

2.小细胞肺癌的化疗方案

一线：EP方案：依托泊苷+铂类。

二线：IP方案：伊立替康+铂类。

二、肺癌化疗的副作用有哪些？

1.骨髓抑制

绝大多数抗癌药物可引起造血功能损伤，一般在临床上表现为白细胞、红细胞和血小板下降，严重者甚至可引起骨髓抑制。

2.消化道反应

很多药物都可引起不同程度、不同类型的消化道反应。消化道最初反应是口干，继之是食欲不振、恶心呕吐、腹痛、腹泻，严重时有血性腹泻。较轻的反应如口腔黏膜溃破、不能进食。另一种消化道反应是迟发的顽固性呕吐，一般认为是药物对中枢的影响导致。

3.皮肤黏膜反应

表现为皮肤干燥，有时如糙皮病；有时为很浅的溃疡；严重时可产生全身皮肤红斑、皮肤色素沉着；常有脱发、甲床色素沉着和变形。

4.神经系统反应

抗癌药物引起神经系统反应较少，只有剂量过大，才会出现神经系统毒性。

5.肝肾功能的损害

肝功能的损害多发生在长期或大剂量使用抗癌药物时，例如环磷酰胺、更生霉素等。

6.心脏和肺的毒性

某些抗生素类抗癌药和金属类抗癌药对心肌有毒性。

7.内分泌反应

激素类药物对内分泌系统的影响已为人熟知。最近发现大剂量长期应用烷化剂和氟尿嘧啶,可引起肾上腺皮质萎缩,功能低下,并对性腺有影响,有的女性患者会发生闭经。

8.其他反应

博来霉素常引起发热,多在注射后3～6h发生,有的可能伴寒战。博来霉素、门冬酰胺酶和甲基苄肼可导致过敏反应、荨麻疹、关节痛和全身性斑丘疹,甚至引起肺和胸膜反应。

三、肺癌化疗后副作用如何处理?

1.骨髓抑制

化疗可引起白细胞或血小板的下降。严重者,须暂时停药,给予升白细胞及升血小板药物治疗。

2.消化道、泌尿系反应

(1)化疗给药前预防性应用止吐药。也可运用中药制剂、针灸疗法、贴脐疗法及中西医结合治疗来减轻呕吐反应。

①中药制剂主要是通过加强消化道平滑肌正常的蠕动功能,抑制或减弱由于消化道逆蠕引发的恶心呕吐。

②针灸疗法则以针灸和穴位贴敷为主,通过中药或针灸对穴位进行刺激,不断作用于全身,疏通经络,调和气血,扶正祛邪,平衡阴阳,从而达到止吐的目的。可以在化疗前15min用3～5寸毫针直刺合谷、内关、足三里,或者取双侧足三里穴位注射胃复安、地塞米松、654-2或异丙嗪等,反应重的配合王不留行籽贴压耳部胃、膈、神门、肾上腺等穴,按揉3～5min。

③中药贴脐疗法是通过药物对脐部的刺激作用达到治疗的目的,贴敷时应注意保暖,保持贴敷部位皮肤的清洁干燥,注意观察局部皮肤有无红肿等过敏现象发生。

④化疗后有口干、咽痛者,用白菊花、银花、野菊花各10g泡茶,待凉后服用;保持鼻腔清洁,不抠鼻孔,防出血;化疗出现腹泻可用五倍子研末敷脐,1次／d,24h／次。

3.注意事项

(1)选择富有营养、清淡、易消化的食物,少食多餐。

(2)减少不良刺激,保持环境整洁、空气新鲜,呕吐物及时清理。

(3)分散注意力,如散步、打太极拳、深呼吸、听音乐等。

(4)必要时遵医嘱服用止吐药物治疗,并观察用药效果。

(5)对重度呕吐者,应注意出入量,必要时会给予补液治疗。

(6)肝肾功能的损害:出现尿急、尿频、血尿等症状,必须停药。预防和治疗措施为多饮水或输液,减低药物在膀胱内的浓度,有一定的治疗作用。对于血尿,可试用止血剂、止痛剂、解痉药、抗生素、中草药等治疗。针灸对减少尿频、尿急也有明显作用。

四、肺癌化疗期间如何调护?

1.情志调护

化疗前护士会告知将要进行的不良及可能出现的不良反应、毒性反应和并发症,要有心理上的准备和适应。用药过程中护士会床旁守护,不必紧张,如果有任何不适,随时告知医护人员及时处置。也可听听音乐,转移注意力,放松心情。

2.饮食调护

呕吐是肺癌化疗最常见的毒副作用,所以临床上应分清虚实,予辨证施护,如邪实犯胃、痰浊内阻型呕吐较剧时暂禁食,待病情好转后改为素食半流质,控制饮食摄入量,可给山楂、焦锅巴汤以助消化;肝气郁结型,饮食宜清淡疏利,多用蔬菜,少给油腻,忌辛辣、酒类、黏滞助火之品;脾胃亏虚型,宜食健脾养胃之品,如薏米扁豆山药汤、茯苓瘦肉汤、莲子大枣粥等;化疗期间若出现免疫功能下降、白细胞较少、消化道黏膜溃疡、脱发,不宜用滋补油腻食物,化疗后患者证候表现多以气血不足为主,饮食宜益气养血之品,如奶、蛋、肉类,黄芪党参汤、红枣桂圆炖兔肉、花生衣煮水等。

3.运动调护

化疗过程中,应注意休息,运动量应根据自己的体质、治疗效果和毒性反应而定,劳逸结合,尽量不要长时间卧床,坚持日常生活自理。

4.营养调护

营养是人体各器官维持功能的基础,疾病本身导致营养消耗较多,再加上化疗引起不同程度的胃肠道反应,会引起食欲减退,消化能力差,营养物质吸收减少,因而体重减轻、消瘦。这种情况对下一疗程的治疗非常不利,所以化疗结束后应加强营养,改善营养状况。营养素包括碳水化合物、脂肪、蛋白质、矿物质和维生素,一般应选用高蛋白质和高维生素饮食。如食欲极度低下,或不能进食而消化道尚通畅时,需住院采取空肠营养方法来补充营养。当不能经消化道营养时,进行静脉营养输注或静脉高营养治疗。

5.抗病能力调护

为了保证化疗的效果和化疗的顺利实施,一定要维持机体的整体状态,增强机体抵抗力,预防感冒,提高抗病能力,否则就丧失了化疗的条件和基础。

认真做好口腔护理,用银花甘草液或银花露漱口,3次/d,如有口腔溃疡可涂锡类散、冰硼散等,呕吐时可口含姜片。

五、化疗后静脉护理知多少

1.静脉炎的预防及处理

化疗期间应使用中心静脉置管以减少药物外渗等并发症的发生;外涂喜疗妥等药物减轻静脉炎症状;化疗期间禁止热敷,可疑外渗或外渗时护理人员会做处理,可持续冰敷6h或间断24h冰敷后,使用喜疗妥外用或水胶体敷料外贴,处置过程中请配合医护人员。

2.巧用土豆治疗静脉炎

治疗结束后可使用土豆片预防和治疗静脉炎。土豆洗净切成薄片,沿静脉炎的走向贴敷,外包一层保鲜膜,2~4h更换1次。还可以将土豆捣成泥状,外敷在静脉走行处。

六、化疗前后中药调护需要注意什么?

1.中药服用

服用一些中药可以起到增效减毒的作用。例如:肿瘤患者化疗后常饮黄芪水可改善体弱气虚症状;适量服用西洋参,可以改善化疗后气阴虚的症状;枸杞含有枸杞多糖,可以改善化疗肝肾阴虚的症状。

2.忌烟

烟草中有10余种化学致癌物质,如苯并芘、砷、亚硝胺、儿茶酚等。

3.忌口

忌食"发物"如猪头肉、狗肉、公鸡、老鹅、龙鱼、茄子、母猪肉、荞麦面等。选用能增强机体免疫力的食物,如甘薯、芦笋、花菜、香菇、木耳、番茄等。忌食辛辣及调味品,如辣椒、葱、生蒜、胡椒等。忌食油炸、烟熏、烘烤、腌腊食物。

七、肺癌患者优选哪些水果?

中医认为葡萄有益气补血、除烦解渴、健胃利尿之功能,酸甜的葡萄对接受放疗及术后的肺癌患者较为适宜。无花果肉中含抗癌成分,能抑制癌细胞蛋白的合成。草莓有生津止渴、利咽润肺之功效,对缓解肺癌患者放疗反应、减轻症状有益。猕猴桃维生素C含量居水果之冠,味酸甘、性寒的猕猴桃有清热生津、活血行水之功,尤适用于肺癌患者放疗后食用。

第五节 配合放射治疗

一、什么是放射治疗?

放射治疗简称放疗,是利用高能电磁辐射,主要是X线和γ线照射肿瘤,以抑制或破坏肿瘤细胞,达到治疗目的的一种方法。放疗目前已成为恶性肿瘤治疗的主要手段之一,临床上常用于治疗鼻咽癌、肺癌、食管癌、直肠癌、宫颈癌、乳腺癌、前列腺癌及皮肤癌等。

二、什么是X线和电子线?

医用电子直线加速器是利用微波电场对电子进行加速,产生高能射线,即X辐射和(或)电子辐射束。高能X射线具有高穿透性、较低的皮肤剂量、较高的射线均匀度等特点,适用于治疗深部肿瘤。电子线具有一定的射程特性,穿透能力较低,用来治疗浅表肿瘤。

三、放疗和核辐射有关系吗?

放射治疗的射线和核辐射完全是两码事。首先,它的辐射源与核电站或原子弹的不一样;其次,医疗上的放射线和放射源都是可控的,它的储存、应用都有严格的管理制度保证安全,不会对患者、操作人员以及公众产生类似核辐射的危险。此外,目前大多数肿瘤治疗中心应用的放射治疗外照射机器都是直线加速器,只有在接通电源的情况下才产生射线,而且这些射线受到非常好的控制,操作人员、公众都是非常安全的。当然,在需要接触这些射线时,操作人员会告诉患者如何进行必要的防护。所以,大可不必在医生告知需要进行放射治疗时而感到紧张和害怕。

四、放疗的优点有哪些?

1.许多患者通过放疗可得到治愈,获得长期生存。如:早期鼻咽癌、乳腺癌等。
2.部分不能手术的患者,经术前放疗,可缩小肿瘤,提高切除率。
3.有些患者需术后放疗,即消灭残存病灶,又提高局控率和存活率。如肺癌等。
4.患者体质差或不愿手术,单纯放疗效果也不错。
5.对于骨转移癌等可减轻症状。

五、放疗的缺点有哪些?

1.放疗设备昂贵,治疗费用较高。
2.治疗周期长,一般需要1~2个月。

3.放疗并发症个别较严重,甚至引起部分功能丧失。

4.有些晚期肿瘤患者,放疗效果并不理想。

六、放射治疗的技术有哪些?

放射治疗技术大致分为常规放射治疗技术、三维适形放射治疗技术、调强放射治疗技术三类。

1.常规放射治疗技术

也叫二维放射治疗技术,这种技术较为简单,照射范围只能进行长和宽的调节,也就是说只能产生不同大小的长方形或正方形照射野。常规放射治疗技术可以治疗肿瘤,但是在杀灭肿瘤的同时,大量的正常组织也受到损害,导致了相应的放疗并发症。

2.三维适形放射治疗技术

就是通过CT模拟机扫描所需要治疗的部位,将获得的CT图像传输到治疗计划系统,在治疗计划系统中的CT图像上,将肿瘤和需要保护的正常组织一层一层地勾画出来。利用计算机技术,把需要治疗的部位建成一个虚拟的人体图像,在这个图像上,可以从各个方向上观察肿瘤与正常组织的关系,有了空间的概念,所以我们称其为三维放疗技术。这个称呼还差了"适形"两个字,也就是说还需要做"适形"的工作,这就需要比二维放射治疗技术先进的加速器了。这种加速器控制X射线的设备由铅门准直器变成了多叶光栅,也就是说,加速器产生的射野形状由原来的只能是长方形或正方形变成了不规则形状了,这样就可以在三维方向上与肿瘤(照射范围)的不规则形状相匹配了,再通过计算机计划系统计算出各个照射野需要的照射时间和照射剂量。因此,这种技术被称为三维适形放射治疗技术。由此看出,三维适形技术比二维技术复杂、先进,其对定位设备、加速器、放疗从业人员、治疗计划系统的要求大为提高。同时三维放射治疗技术由于适形度增加,使肿瘤能够获得所需的控制剂量,治疗肿瘤的疗效得以提高,对正常组织的保护也优于常规放射治疗技术。

3.调强放射治疗技术

需要高级计算机控制加速器的多叶光栅中的每一个叶片,在治疗过程中,这些多叶光栅的叶片可以独立运动,在一次治疗完成之后,可以同时给予不同区域所需要的不同剂量,这就是剂量强度调节,简称调强,适形在这个技术中是基本条件。有了能够做调强适形放疗的加速器,还需要解决照射野方向的问题,这需要功能强大的计算机计划系统从各个方向上去计算,从中挑出最好的照射野方向,这叫逆向调强放射治疗计划,也就是说,我们先确定肿瘤治疗的剂量,让计算机帮我们选择治疗的最佳照射野的方向以及各个方向上最佳的剂量。由此可以看出,调强放射治疗技术比三维适形放射治疗技术要求更高,肿瘤所接受的照射剂量分布更加适形,更容易得到足够的控制剂量,同时对正常组织保护也更好,患者获益也更多。

七、什么是放疗定位?

放射治疗利用射线杀死肿瘤,非常重要的一点是需要知道肿瘤在身体的哪个部位?周围有些什么样的结构?它们和肿瘤组织是什么样的相对位置关系?其中哪些是非常重要的?哪些是必须要保护的?患者采用什么样的体位比较舒服,而且适合放射治疗的要求有哪些?用什么方法固定能够保证患者在每次治疗时的位置一致?了解这些内容的过程就是定位的过程。

定位方法有两种:一种是常规模拟机定位,一种是CT模拟机定位。常规模拟机定位获得的是患者需照射部位的正、侧位影像。而CT模拟定位获得的是患者需照射部位的断层图像,再经过计算机处理后,可以获得整个需照射部位的三维立体图像,非常逼真的还原肿瘤和周围组织的关系。现在大多数放疗中心采用CT模拟定位。

八、放射治疗的流程是什么?

1.模拟定位

由技术人员在模具室根据部位制作模具,之后在CT模拟机上逐层扫描,找到肿瘤的部位,并标记。

2.勾画靶区

CT扫描后的图像资料通过计算机传送到医生工作站,由医生根据肿瘤的大小和形状勾画靶区轮廓,确定照射野。

3.制作计划

靶区勾画后,医生开具处方剂量,物理师根据医生勾画的靶区及剂量开始制作,再将CT图像数据输入物理工作站,物理师通过治疗计划系统,根据医生给出的靶区剂量和正常组织限量,进行参数设定和剂量计算,不断改进和优化,尽量实现医生的治疗方案。

4.计划验证(复位)

包括位置、射野和剂量验证。主要是保证照射部位的准确、剂量足够、正常组织受量在允许的范围内。

5.计划实施

验证结束后,将治疗计划发送至治疗机,按约定时间,由技术员将患者带入加速器机房,摆好体位,再按计划进行照射。

九、放疗为什么要做模具?

放疗过程中,为确保每次都精确地照射预定的肿瘤病灶部位,医师会根据照射部位的不同,采用不同的固定方法及不同的辅助材料对患者进行固定,如体膜、真空垫等对患者的身体做必要的固定,总原则是要求体位固定重复性好、患者舒适度好。

十、放疗团队由哪些人员组成?

1.医生:负责疾病的诊断、治疗方案的拟定、靶区的勾画、副反应的处理等。

2.物理师:根据医生的方案完成放疗计划的设计及剂量的验证,对放疗设备进行日常检测、标定等。

3.技术员:负责执行放疗计划。

4.维修师:负责放疗设备的保养与维修。

5.护士:负责放疗护理、健康宣教、康复指导,配合医生处理放疗并发症等。

十一、接受放疗期间能和亲人接触吗?

肿瘤不是传染病,不会传染给周围的人。体外照射的放射线不会在患者体内存留,也不会发生辐射污染。接受放疗的患者可以和亲人接触,而且与亲人在一起会让患者感受到亲情,充满温暖,增加战胜疾病的信心。

十二、放射治疗有痛苦吗?

放射治疗本身毫无痛苦,每次治疗时间10～20min。在放疗开始前,治疗技术员会进行治疗摆位,患者要尽量放松。当治疗摆位确定后,患者会被单独留在治疗室内接受放疗。治疗进行期间,技术人员会在隔壁房间,通过闭路电视仔细观察情况。如有需要(不适症状,如憋气、心慌等),可以通过对讲机与治疗技术员通话;如果体位固定后讲话不方便,可以将腿抬高,或举起手臂等动作,技术员会立刻进来给予帮助。

十三、放疗前需要做哪些准备?

1.首先要做血常规、肝肾功及心电图检查,了解患者的心肺功能,同时做胸部CT/MRI或PET/CT确定肿瘤分期,明确肿瘤范围。

2.医生向患者讲解放疗的流程、不良反应、费用及放疗方式的选择等,签署放疗知情同意书。

3.取下金属饰品,如耳环、项链、戒指等。

4.涂抹皮肤保护剂,如比亚芬、促愈灵等。

5.注意个人卫生,定期修剪指甲。

十四、女性患者月经期能放疗吗?

这种情况是可以接受放射治疗的。首先,肿瘤的放疗是要求连续治疗不宜间断,如果间隔时间过长肿瘤会再生长,导致放疗效果降低。其次,放射治疗的效果和损伤是与放射剂量的积累有关,而不是单次效果或损伤的简单相加,因此不应因来月经而停止放疗。再次,虽然月经期妇女机体功能会有很大变化,抵抗力下降,情绪不稳定,但是这种改变对放疗的影响是很小的,对于肿瘤治疗来说更是次要的。最后,如果不是直接照射卵巢或子宫的话,放疗对月经的影响也是很小的。所以,月经期不要产生过多的思想顾虑,应积极配合医生放疗。

十五、中断放疗会影响疗效吗?

回答是肯定的。许多文献报道,在对包括肺癌在内的多种肿瘤的治疗结果分析中,发现总疗程延长,其局部控制率明显下降。疗程每延长1周,局控率下降14%,每延长2周,局控率下降26%。因此我们建议中断放疗的时间不能超过1周,否则将影响治疗效果,降低局控率,影响生存率。

十六、肺癌放疗期间,是否需要避免夫妻生活?

放疗期间,可以正常进行夫妻生活。但要采取避孕措施,若不慎妊娠,放射线对胚胎有害。

十七、高血压、糖尿病等对放疗有影响吗?

高血压、糖尿病是常见疾病,很多患者诊断为恶性肿瘤时通常合并这些疾病,如果不严重,服药能够控制,不影响放疗的进行。因此,合并有这些疾病时,也不要太紧张,控制好后可以接受放射治疗,但一定要控制在正常水平。糖尿病患者对放疗的反应会加重一些,黏膜溃疡病发生的概率和严重程度会大一些,损伤愈合所需的时间也要长一些。因此,血糖的控制非常重要。

十八、置入营养管影响放疗吗?

通常情况下,置入的营养管对放疗的疗效没有影响,而且由于置入了营养管,营养供应得到了保证,患者身体情况改善,抵抗力增强,有提高疗效的作用。

十九、为什么一周只放疗5d?

放疗通常只在星期一至星期五进行,星期六和星期日休息。这种方法是1934年法国人Coutard

首次提出的。目前认为该方法的合理性如下：

1.肿瘤细胞中有氧合细胞和乏氧细胞之分,只有氧合细胞对放射线敏感,而乏氧细胞对辐射不敏感(放疗无效)。在分次放疗期间(休息数时),乏氧的肿瘤细胞变成了氧合的细胞。

2.肿瘤细胞和正常细胞均具有细胞周期的特点,临床采用每天放疗一次照射肿瘤的方法,目的是使敏感周期时相内的肿瘤细胞不断地处于辐射打击之下,最终肿瘤被消灭。

3.这种方法能够使得正常细胞的损伤得以修复,正常细胞得以再增殖,因而保护了正常组织;肿瘤细胞的损伤修复能力比正常细胞差,因而加速了肿瘤细胞的死亡。

4.该方法在肿瘤的杀灭与正常组织损伤之间达到了较好的平衡。

二十、放疗过程中会出现哪些身体反应?

放射治疗过程中身体出现的反应有全身反应和照射局部反应两种。全身反应包括恶心、食欲下降、疲乏,有时候会出现血象的下降。局部反应则与照射部位有关,如照射部位的皮肤反应。因具体病变、照射范围、患者身体情况不同,出现的局部反应、轻重程度也不同,不能一概而论。如照射胸部可能会导致肺炎、气管炎、食管炎等并发疾病的发生。

二十一、放疗期间不想吃饭怎么办?

放疗的全身反应会出现食欲下降,不想吃饭,严重时见到饭菜就想吐(少见)。这种情况下,首先心情要保持平静,不能仓促进食,同时改变进食时间、地点、周围环境;听听轻音乐,与大家一同进餐,或者边进餐边看电视;不用勉强按照一日三餐的习惯,可以一日多餐,想吃就吃;食物可以多样化,吃自己想吃的东西,但应向医生请教;经常变换食物的种类和口味,从感官上增加食欲。其次,医生会给予一些改善食欲、减轻放疗副作用的药物。

二十二、放疗营养支持及忌口

放射治疗时间长,受到照射的组织较多,如胸部肿瘤放疗时会出现食管炎等症状。同时,放射治疗的全身反应还有食欲下降,这种情况下会导致营养不佳。营养不够的危害非常大,主要表现在由于进食减少,营养不足,身体合成红细胞、血红蛋白的原料减少,出现贫血;贫血会引起血液运送氧气的能力下降,肿瘤会因此而缺氧,而缺氧的肿瘤细胞对放射线非常抗拒,从而影响疗效;由于营养欠佳,身体抵抗力下降,易感染、感冒等,这甚至需要中断放疗而影响疗效;身体抵抗力和免疫力下降后,抵御肿瘤细胞侵袭的能力下降,容易出现远处转移,总体治疗效果下降;由于营养不良,会出现体重下降,造成与周围健康组织的相对关系发生改变,导致肿瘤和正常组织的放疗剂量与事先计划的剂量不一致,从而造成肿瘤控制率下降或正常组织损伤加重。因此,接受放射治疗的患者在治疗过程中以及治疗后一段时间(急性反应恢复期)的营养支持非常重要,一定要克服困难,尽可能保持体重。

放疗过程中,对食物的种类没有特殊要求,以高蛋白、易消化和易吸收的食物为主,一般忌食辛辣刺激性食物。对胸部肿瘤患者食物要求软,不宜吃带骨和坚硬食物,以免损伤口腔或食管黏膜,加重放疗反应等。

二十三、放疗期间患者注意事项

放疗期间患者可以洗澡。应使用比较温和的沐浴液,并注意保护好医生在患者皮肤上画的标记,标记线会随着时间逐渐变淡,在洗澡前先看看标记线是否清楚,如果不清楚应先找医生重新画一下再洗澡。洗澡时水温不宜过高,动作要轻柔,不要用力揉搓放疗区域的皮肤。

二十四、放疗期间应如何穿着?

放疗期间建议患者穿柔软宽松、吸湿性强的纯棉类内衣,避免穿着粗糙及化纤类衣物,以减少照射区域皮肤的摩擦和刺激。因照射区皮肤非常敏感,应避免强烈的阳光暴晒和冷风吹袭,患者外出时注意防晒(遮阳伞)和保暖(柔软围巾)。

二十五、放疗中肺癌患者如何配合治疗?

在治疗开始后仍要与医生积极沟通、配合,以确保按照预期完成治疗,以下几个方面尤为重要:
1.医生每天查房时,向其汇报过去一天的治疗情况。
2.如有任何不适及时与医生沟通,医生的解答和相关的处理会非常有帮助。
3.每周至少完成1次血液检查,并监测体重。
4.听从医生的建议,勿擅自处理各种不适。

二十六、放疗期间白细胞降低需要停止治疗吗?

放疗期间白细胞下降的情况比较常见,但多数患者白细胞下降的程度都比较轻微,而且下降过程也比较缓慢,对治疗的影响较小。有些患者在放疗前或者放疗期间同时接受化疗,这种情况下对血象影响较大,有时会出现Ⅲ~Ⅳ度的骨髓抑制,白细胞数会降到很低。这种情况下,医生会给予药物治疗,患者也要加强营养供给,尽快恢复白细胞/血小板的水平,纠正贫血状况。如果血液学毒性达到Ⅳ级应停止放疗,并使血象尽快恢复,同时避免感染。

二十七、照射区域皮肤会有哪些变化?

放疗期间,照射区皮肤因射线影响会出现一定的皮肤反应。其反应程度与照射剂量、照射面积、部位等因素有关。一般在放疗开始2~3周出现,接受治疗范围的皮肤会发红,像暴晒后反应一样,皮肤出现干燥、发痒、轻微红斑、毛发脱落等情况。随着放疗继续,症状会逐渐加重,如色素沉着、干性脱皮、红斑区域皮肤疼痛,部分患者发展为皮肤皱褶处出现湿性脱皮。不过不用担心,在放疗开始前医生和护士会介绍照射区皮肤保护的相关知识及预防措施。

二十八、放疗期间患者如何保护皮肤?

放疗期间可通过以下几个方面保护好照射野皮肤:要保持照射野皮肤清洁、干燥,减少物理及化学性的刺激;可用温水清洗,避免用碱性肥皂,更不能用力揉搓;避免使用酒精、碘酒、胶布及化妆品;避免冷、热刺激;充分暴露照射部位的皮肤;如出现瘙痒不要抓挠;当皮肤出现脱皮或结痂时,请不要剥离;剃毛发时使用电动剃须刀,避免造成局部损伤。

二十九、放疗中有哪些注意事项?

1.按技师的要求,放疗时应保持正确的治疗体位,不可自行移动,如有不适可举手示意。
2.保持放射野标记线清晰、完整,如标记不清,及时请医生描画,切不可自行描画或更改,以免漏照或错照肿瘤而损伤健康组织。
3.加强营养,进食各种新鲜蔬菜、水果、易消化的优质蛋白;少量多餐,均衡饮食;多饮水,每天2000~4000ml,以促进代谢产物排出。口干者应多喝富含维生素C的果汁,口腔黏膜改变严重的患者按照制定的饮食计划执行,注意食物的色、味、温度,避免粗糙及辛辣酸咸的食物,忌油,进食易消化的流质、半流质或软食。

放疗后,一般会出现阴虚火旺或气血不足的体征,在放疗期间可以适当补充一些滋阴润燥、清热解毒的食品,比如生梨汁、鲜藕汁、芦根汤、西瓜、蜂蜜、荸荠汁、赤豆汤、绿豆汤、百合以及各种蔬菜和新鲜水果;若有气血不足的现象,则可以补充高蛋白食物,比如奶类、瘦肉、动物肝脏、红枣、山药、桂圆、莲子、黑芝麻、黄鳝等补气养血的食品。

放疗后,易耗伤津液,出现口唇干燥、舌红少苔、味嗅觉减弱、食欲低下等,应忌用辛热、香燥、油炸、煎炒等伤阴食物。

对于部分肿瘤顽固性呃逆,中药可用代赭石配合旋覆花,丁香配伍郁金、半夏等服用。若遇久病或胃气较虚者可用党参、西洋参、山药等泡茶或入汤以益气扶正;便溏者以清淡、易消化、无渣及营养丰富的流质或半流质为宜;便秘者可多选食番薯、香蕉、芹菜等。

4.保持口腔卫生,防止因感染而影响进食。每日4次(三餐后及睡前)用3%硼酸溶液漱口,如出现假膜,改用1.5%过氧化氢溶液漱口;出现口腔溃疡,导致进食困难,用香油外喷,或康复新口服液外用,配合封髓丹口服,也可局部涂碘甘油、西瓜霜、喉风散等,口干可用养阴生津的麦冬或金银花泡茶喝。

5.穿柔软、宽大、吸湿性强的低领内衣,最好是全棉、开襟的。

6.照射区皮肤应保持干燥、清洁,用温水和柔软的毛巾轻轻沾洗,不可涂酒精、碘伏、红汞、油膏等;避免冷热刺激(如热水袋、冰袋等)。禁贴胶布,忌用肥皂水擦洗。不可化妆,以免加重皮肤反应。轻微的痒感,不可用指甲搔抓,以减少对皮肤的刺激及破损。放疗中出现皮肤干性反应,切忌用力撕剥,可涂以0.2%薄荷粉或羊毛脂止痒,湿性反应可涂以2%甲紫、冰片、蛋清、四蒸膏或氢化可的松,暴露创面。如已形成水疱应涂硼酸软膏包扎1~2个月,待液体吸收后再行暴露疗法,或用思密达外敷。也可以用紫草、当归、红花、生黄芪、生大黄、白及等粉,用清油煎10min,泡半小时后,留油备用,用时将油涂患处,每日可涂多次。

7.如有任何不适,不要自行处理,及时向医生、护士反映,妥善处理。放疗前后应至少静卧30min,逐渐增加日常活动以减轻疲乏。在活动中若出现不适症状,如气促、心慌、出冷汗等,应立即停止,卧床休息,必要时给予吸氧,并以此作为限制活动的指征。

8.每周监测血象1次。对于白细胞计数低于1×10^9/L的患者采取保护性隔离措施。

9.鼻咽干燥时,用液状石蜡或薄荷滴鼻液滴鼻,数次/d。每天练习张口活动,放疗后1~2年内不要拔牙。

三十、肺癌患者放疗期间饮食原则有哪些?

1.放疗期间应戒烟戒酒,放疗后30min内不能立即进食,应多饮水,以利于毒素排出。加强营养,进食高热量、高蛋白、高维生素的食物,并少量多餐。

2.由于患者有味觉改变及厌食等现象,家人在饮食配备上要调整饮食结构。宜选用牛奶、鸡蛋、鸡肉、鱼、瘦肉、豆制品及新鲜的蔬菜、水果等。忌食油腻及一些刺激性的食物。

3.肺癌患者可适当进食一些具有养阴润肺、止咳功能的食物,如荸荠、莲子、山药、百合、白木耳等。

4.建议食谱。

(1)雪梨百合饮:雪梨1个,百合30g,冰糖适量。将雪梨洗净,去皮和核,切成小块。百合洗净,一起放锅中,加水煮沸,放入适量冰糖,炖40min即成。早晚分服。

(2)黄芩鸭梨粥:黄芩粉3g,鸭梨1个,粳米50g,冰糖适量。将鸭梨洗净,削去皮,切成片待用。锅上火,放入梨片,加入清水,煮至烂熟,用漏勺捞出梨渣,放入洗净粳米,煮成稀粥,放入黄芩粉和冰糖,拌匀即成。早晚分食。

（3）百合枇杷羹：鲜枇杷100g,鲜百合50g,鲜藕30g,淀粉、白糖、桂花各适量。将鲜藕洗净,切成片,与洗净的百合、枇杷一同入锅,加水煮,将熟时加入适量的淀粉调匀成羹,食用时加白糖和桂花。当点心,随意食用。

（4）沙参麦冬猪肺汤：沙参、麦冬各15g,丹皮、杏仁各10g,猪肺1个。将猪肺反复冲洗干净,切成小块,与沙参、麦冬、丹皮、杏仁同入锅中,煨煮至猪肺熟烂,拣去药渣即成。当菜佐餐,随意食用。

三十一、什么是放射性肺损伤？

放射性肺损伤是胸部肿瘤放疗常见并发症之一,发生率30%～37%,如果包含有影像学等征象而且无明显临床表现者,这一比例可高达39%～95%（平均73%）。放射性肺损伤包括放射性间质性肺炎及后期发生的放射性肺纤维化。诊断依据包括：有接受放射性治疗的病史,发热、咳嗽、胸闷等临床表现;可伴发放射性食管炎、皮肤及肋骨的损伤,胸部影像学的异常表现。

三十二、如何治疗放射性肺炎？

吸氧、祛痰、应用支气管扩张剂;应用肾上腺皮质激素;可酌情应用抗生素;预防肺纤维化形成;中医中药治疗:宜益气养阴,清热解毒,宣肺止咳,活血化瘀。

三十三、什么是放射性食管炎？

放射性食管炎是指在胸部肿瘤放疗过程中或之后,由于射线对食管黏膜的损伤而正常组织没有完全修复,导致患者出现以食道灼热、吞咽困难、进食疼痛且进行性加重、胸骨后疼痛等为主要症状的并发疾病。

三十四、如何处理放射性食管炎？

1.保持口腔清洁,早晚刷牙,餐后漱口;禁烟、酒;避免进食过冷、过热、过硬、过辣、有刺激性的食物;少食多餐,细嚼慢咽;进食易消化的流质或半流质饮食,如牛奶、粥、汤类等食物。

2.进食时保持坐位或半卧位,利于食物快速通过食道,减少对食道黏膜的刺激;要多饮水,以促进放疗后毒素的排出。

3.进食疼痛者,三餐前给予通灌液（0.9%生理盐水250ml+2%利多卡因10ml+庆大40万U+地塞米松25mg+维生素B_{12} 2.5mg）10～20ml缓慢服用。方法:协助患者将10～20ml通灌液含在口中,5min后去枕平卧于床上,分次慢慢下咽,使药物与食道黏膜表面较长时间接触,止痛效果明显。

4.不吃糯米团等黏性食物,以免黏滞在食管表面引起梗阻;进食后不要马上平卧,以免引起食物反流,加重黏膜损伤。每次进食后饮半杯温开水冲洗食管。

5.有食管气管瘘者,应立即停止放疗,同时禁食水,给予鼻饲饮食或静脉营养等对症处理。

三十五、放疗结束后画线怎么处理？

1.对于放疗引起的肤色变深,不可用外力或美容方法去除,随时间的推移会自然消退。

2.放疗结束后不要急于将画线洗掉,最好是自然消退。千万不可用力擦洗,否则会损伤皮肤。

3.照射过的部位,即使疑有局部复发,也不可轻易取活检,否则伤口不易愈合。

三十六、放疗后的日常生活需要注意什么?

1.保持良好的心态和积极的生活态度,相信自己能够战胜病魔,恢复健康。

2.保持良好的生活习惯,正常作息,不过度疲劳。

3.坚持适当锻炼,强度以不感到疲劳为原则。

4.加强功能锻炼。

5.定期到医院进行复查。

三十七、放疗后如何复查?

肺癌患者接受放疗后必须要定期复查,具体要求:一般在放疗后1个月复查,观察肿瘤缓解及正常组织的损伤情况。以后2年内每3~6个月复查1次,2年以后每半年复查1次,5年以后每年复查1次。有复发征兆或异常情况出现时,应及时到医院进行复查。

第六节　合理服用药物

一、口服药有哪些注意事项?

1.服药时间

(1)饭前服:一般在饭前30~60min服药。病位在下,应在饭前服药,以使药性容易下达,如肝肾虚损或腰以下的疾病。治疗肠道疾病,也宜在饭前服药,因为在胃空状态下,药液能直接与消化道黏膜接触,较快地通过胃入肠,从而较多地被吸收而发挥作用,不致受胃内食物稀释而影响药效。

(2)饭后服:一般在饭后15~30min服药。病位在上,应在饭后服药。如治疗心肺胸膈、胃脘以上的病症,在饭后服用,可使药性上行。

(3)空腹服:具有滋补作用的汤药,宜早晨空腹服用,以利于充分吸收。用于驱虫或治疗四肢血脉病的药物也宜空腹服,这样可使药物迅速入肠,并保持较高浓度而迅速发挥药效。具有泻下作用的汤药也亦如此,以增强药效。

(4)睡前服:一般在睡前15~30min服用。补心脾、安心神、镇静安眠的药物,以及有积滞、胸膈病等。

2.服用方法

(1)温服:一般药物均宜温服,药煎好后放一会儿,待其不冷不热时服,如平和补益药物。

(2)热服:凡伤风感冒的药,宜趁热服下,以达到发汗目的;祛寒通血脉的药也如此,以利于祛寒活血。

(3)喝中药前后1h左右最好不要喝茶、咖啡、牛奶或豆浆,以免中药成分与茶的鞣质、咖啡因及蛋白质等发生化学反应,影响疗效。

(4)在服用清内热的中药时,不宜食用葱、蒜、胡椒、羊肉、狗肉等热性食物;在治疗"寒症"时,应禁食生冷食物;服发汗药忌食醋和生冷食物;服补药忌食茶叶、萝卜等。

二、按时辰服药有什么好处呢?

根据药物特点及人体生物节律,选择最佳服药时间,可达到以下效果:顺应人体生物节律的变化,充分调动人体积极的免疫和抗病因素;增强药物疗效,提高药物的生物利用度和峰浓度;减少和规避药品不良反应;降低给药剂量;促进合理用药,节约医药资源;提高用药的依从性。

三、糖皮质激素类药物何时服用最佳?

在生理状况下,皮质激素分泌呈昼夜节律性,即每日上午6～8点为分泌最高峰,随后逐渐下降,午夜12点分泌最低。每日上午7～8点给药,可产生两个有利影响:给予外源性皮质激素时,正值生理分泌高峰,对肾上腺皮质功能影响较小;外源性激素药峰时间与内分泌高峰时间重叠,产生药效协同作用,可以减轻对丘脑-脑垂体-肾上腺皮质系统的反馈抑制,不良反应小。

四、抗组胺药何时服用最佳?

早晨7点时人体免疫系统功能最强,对病毒或易致过敏药物的侵袭的抵抗力最强;抗组胺药对免疫系统的抑制作用与此对应,凌晨时作用减弱。以赛庚啶为例,如19点用药,其对变态反应的抑制作用仅持续6～8h,但7点给药则可持续15～17h,因此赛庚啶合理的用药方法应该是早晨服药,并可在间隔较长时间后,到临睡前再服用第2次药。马来酸氯苯那敏、盐酸苯海拉明、特非那定、氯雷他定等其他抗组胺药也以早上服用疗效最佳。但需要注意抗组胺药的嗜睡副作用,驾驶员、高空作业人员还是在睡前服用为宜。

五、抗消化性溃疡药何时服用最佳?

人体胃酸分泌也呈一定的规律,从中午开始缓慢上升,至20点急剧升高,22点达到高峰。这是因为夜间睡眠时迷走神经兴奋,胃酸的分泌昼少夜多,夜间对形成胃溃疡的影响远大于白天。故 H_2 受体拮抗剂如西咪替丁、法莫替丁、雷尼替丁等最佳给药时间是睡前;中和胃酸药如氢氧化铝、碳酸氢钠等在胃酸分泌的高峰期即饭后1～2h给予,可有效中和胃酸,延缓胃排空,具有更多的缓冲作用,而睡前服用可中和夜间胃酸分泌高峰。

六、抗高血压药何时服用最佳?

健康人及多数高血压患者的24h血压均呈现"昼高夜低"的规律性变化,具有"双峰一谷"的昼夜节律,即在早晨(6～10点)和下午(4～8点)各出现1次高峰,而夜间睡眠时血压下降10%～20%,凌晨2～3点血压水平达到低谷,称为构型高血压。为有效控制构型高血压,应掌握服药时间。每日只需服1次的长效降压药最好在早上7点左右服药;每日需服2次的中效降压药,宜在早上7点与下午4点各服1次。一般构型高血压者应用降压药不宜在睡前或夜间服用,以避免血压(舒张压)于夜间的睡眠中过低导致组织灌注不全而诱发缺血性脑卒中,尤其是老年人。但近年来随着动态血压监测的发展和广泛应用,发现少部分高血压患者夜间血压下降幅度与白天相比<10%或>20%,甚至还有的患者夜间血压无任何下降或者超过白天的血压,这些现象称为非构型高血压。对非构型高血压者,为减少其靶器官损害及心脑血管事件的危险性,应于晚间睡前服药。

七、他汀类调脂药何时服用最佳?

辛伐他汀、洛伐他汀、阿伐他汀等通过抑制羟甲戊二酰辅酶A(HMG-CoA)还原酶而阻碍肝内胆固醇合成,同时还增强肝细胞膜低密度脂蛋白受体的表达,从而降低血清胆固醇及低密度脂蛋白胆固醇水平,起到调血脂作用。由于胆固醇主要在夜间合成,合成高峰在凌晨2～3点,因此,用胆固醇合成酶抑制剂在晚餐或睡前服用疗效更好。

八、抗心绞痛药何时服用最佳?

心绞痛发作的昼夜节律在6～12点,此时冠状动脉血流明显减少,心肌缺血、血小板聚集增加,为心肌供血不足的高峰,此时也最易发生心绞痛,故上午用药比下午用药更有效。

九、抗菌药物浓度与时间有何关系? 何时服药最佳?

1.浓度依赖型抗菌药

抗菌活性与浓度密切相关,浓度越高抗菌活性越强,而与时间关系不密切。因此,采用减少给药次数,集中剂量来提高疗效和减轻不良反应,浓度依赖性药物有氨基糖苷类、氟喹诺酮类、泰利霉素、两性霉素B、甲硝唑等。通常浓度依赖性抗菌药宜每日1次给药,如氨基糖苷类一般只需每日给药1次,因一次性较大剂量给药可造成较高的 C_{max}(最大血药浓度),从而获得使 C_{max} 与MIC(最小抑菌浓度)的比值达到最大的机会,产生最佳的杀菌作用和临床疗效。

2.时间依赖性且半衰期较短的抗菌药

抗菌活性与细菌接触药物的时间密切相关,而与峰浓度关系较小。所以此类药使用时只要使血药浓度大于MIC,并争取延长高于MIC的时间,宜采用持续静注的给药或多次给药的方案,在提高临床疗效的同时,也可预防细菌耐药性的产生。包括青霉素类、短效的头孢菌素、氨曲南、短效大环内酯类、林可霉素、氟胞嘧啶。

时间依赖性且抗菌活性持续时间较长者(如抗菌药后效应,PAE),此类药有较长的抗生素后效应或半衰期,所以此类药使用时只要使血药浓度大于最小抑菌浓度,可适当延长给药间隔。包括链霉素、四环素类、糖肽类、碳青霉烯类、氟康唑、利奈唑胺、阿奇霉素。

十、平喘药何时服用最佳?

哮喘发作也有昼夜节律,一般常发生于0点前后,此时血液中肾上腺素水平和环磷酸腺苷/环磷酸鸟苷比值偏低,乙酰胆碱和组胺水平增高,因此气道阻力增大,可诱发哮喘。而在同一时间,内源性皮质激素分泌亦处于低谷。故沙丁胺醇等β₂受体激动剂以临睡前服用效果为佳,临睡前若服用足量的特布他林可有效控制哮喘发作。另外,氨茶碱的治疗量与中毒量很接近,早晨7点服用效果最好,毒性最低。

十一、降糖药何时服用最佳?

糖尿病患者的血糖、尿糖都有一定的昼夜节律,在4点时对胰岛素最敏感,此时给予低剂量胰岛素可获得满意效果,但实际上几乎没有人凌晨用药。由于患者致糖因子的昼夜节律在清晨有一峰值,引起血糖及尿糖也有一峰值(即黎明现象),机体对胰岛素的敏感性增强程度更大,因此,清晨用药剂量应增加而不是减少。糖尿病患者进餐后血糖达峰值,为控制餐后高血糖,需在餐前30min服用的降糖药有格列齐特、格列吡嗪等。每天服用1次的降糖药如格列美脲、罗格列酮等,则宜在早餐前30min服用。非磺酰脲类促胰岛素分泌药如瑞格列奈,口服后30～60min达血药峰值,使进餐开始15min内胰岛素分泌明显增加,应在主餐前(餐前)服用。α-糖苷酶抑制剂如阿卡波糖可抑制双糖转化为单糖,从而减慢葡萄糖的生成速度并延缓葡萄糖的吸收,需与第一口主食一起咀嚼服用。

第七节　中医养生技术

一、什么是中医养生?

关于养生之道,中医有悠久的历史。早在2000多年前,中国最早也是最经典的医学著作《黄帝内经》就指出:"其知道者,法于阴阳,和以术数,饮食有节,起居有常,不妄劳作,故能形与神俱,而尽终其天年,度百岁乃去。"养生,又称摄生。生,是生命、生存、生长;养即保养、补养、摄养。养生就是调摄生命、保持健康以达到长寿。养生的核心是要"调和阴阳"。

二、中医养生之道有哪些特点?

1.尊重自然规律,顺应自然规律

人的寿命是有限的,这是自然规律。中医养生应顺应规律,追求长寿但不追求长生不老。

2.强调精神方面的养生

中医认为,人的情志即精神世界是非常重要的,精神的调养是养生的一个重要环节。避免不良精神刺激,提高自我心理调摄能力,是中医养生遵循的原则之一。《黄帝内经》说:"志意和则精神专直,魂魄不散,悔怒不起,五脏不受邪矣。""志意和"与人群中个体的气质、性别、年龄、经历、文化思想、修养等密切相关。人应善于自我心理调摄,消除不良刺激,保持良好心态。

3."形劳而不倦"的锻炼身体方法

形体的锻炼可使气血流畅,筋骨劲强,肌肉发达结实,脏腑功能健壮。以"动"及"静",即通过形体锻炼来调节人的精神情志活动,促进人体的身心健康。运动量要适度,循序渐进,持之以恒,不要超强度锻炼,老人的锻炼尤不宜过度。

4.防止外邪侵害

所谓外邪,是指六淫之邪(风、寒、暑、湿、燥、火)及其他外伤因素等。祛除外邪,防止外邪侵犯是养生的目的,这一观点始终贯穿于养生的整个过程中。

三、中医四季养生方法有哪些?

1.春季养生

春季(春生),万物复苏,生机勃勃。养生者早睡早起,培养春天的生气。锻炼者适宜练动作较少的气功等。进补宜温,有利于扶助正气,如麦、豉、枣、橘、花生等,不宜食生冷黏杂之物,以免损伤脾胃。

2.夏季养生

夏季(夏长),养生者应继续保持早睡早起,夏季睡眠不足,应以午睡、小憩补之。精神情绪上切忌急躁。神情愉快,意气舒畅,人体腠理才能宣通。锻炼时以体肤出汗为度,宜进食益气生津、清暑解热之品,如绿豆汤或绿豆粳米粥,也可经常喝一些绿茶、菊花茶等,以消阳补阴,符合夏季"养长"的道理。

3.秋季养生

秋季(秋收),养生者思想意识要清静、安宁,最好在天微明时起身、活动、健身,锻炼效果甚佳。秋季少用椒、葱、蒜、姜等辛辣之品,多吃芝麻、糯米、粳米、蜂蜜、枇杷、菠萝、乳品等食物。

4.冬季养生

冬季(冬藏),万物生机潜伏,此季节正是体现"养藏"最好时刻。俗说"冬季进补"也是这个道理。谷、羊、鳖、龟、藕、木耳等,皆为有益的滋补食品。冬季活动锻炼,不宜起的太早,最好等待日出以后,应选择活动量较大的动作,体出微汗最宜,以达避寒取暖,精、气、神内收。

四、何谓老年人养生的"十不贪"?

1.不贪肉

老年人膳食中肉类脂肪过多会引起营养平衡失调和新陈代谢紊乱,易患高胆固醇血症和高脂血症,不利于心脑血管病的防治。

2.不贪精

老年人长期讲究食用精白的米面,摄入的纤维素少了,就会减弱肠蠕动,易患便秘。

3.不贪硬

老年人的胃肠消化吸收功能弱,如果贪吃坚硬或煮的不烂的食物,久之易得消化不良或胃病。

4.不贪快

老年人因牙齿脱落不全,饮食若贪快咀嚼不烂,就会增加胃的消化负担。同时,还易发生鱼刺或肉骨头鲠喉的意外事故。

5.不贪饱

老年人饮食宜八分饱,如果长期贪多求饱,既增加胃肠的消化吸收负担,又会诱发或加重心脑血管疾病。

6.不贪酒

老年人长期贪杯饮酒,会使心肌变性,失去正常的弹力,加重心脏的负担,同时容易导致肝硬化。

7.不贪咸

老年人摄入的钠盐太多,容易引发高血压、中风、心脏病及肾脏衰弱。

8.不贪甜

老人过多食甜食,会造成功能紊乱,引起肥胖症、糖尿病、脱发等,不利于身心健康。

9.不贪迟

三餐进食时间宜早不宜迟,有利于食物消化与饭后休息,避免积食或低血糖。

10.不贪热

老年人饮食宜温不宜烫,因热食易损害口腔、食管和胃黏膜。老年人如果长期服用烫食热刺激,还易罹患胃癌、食道癌。

五、肺癌中医治疗的原则和功效

1.理气健脾法

具有调节免疫功能和抑制肿瘤的作用;减轻放化疗毒副反应,纠正消化系统功能紊乱。

2.益气养阴法

益气养阴,清热解毒;减轻放化疗毒副作用,提高身体正气。

3.补肾培本法

增强机体内正气,使正胜邪退,抑制病邪的进一步发展;调节免疫功能,起到抑制肿瘤的作用。

4.清热解毒法

对恶性肿瘤有一定的治疗作用;延缓复发和转移;提高机体免疫力;减毒增效,促进康复。

5.软坚散结法

对恶性肿瘤具有抑制和抗转移作用;改善临床症状;提高机体免疫力。

6.通腑攻下法

对肠梗阻患者有通腑利气化瘀之目的,缓解梗阻症状;促进术后胃肠功能恢复,减少并发症;抗炎作用,可使肿瘤周围的炎症消散,防止急腹症的发生。

7.养血补虚法

提高机体免疫力;增强细胞免疫功能,提高细胞的杀伤力;减轻放化疗后毒副反应,促进康复。

8.活血化瘀法

治疗妇科血瘀证,如月经不调、胸闷不适等;有通畅血脉、消散瘀滞、调经止痛的作用。

六、何谓中医的"六养""四少"的养生观?

"六养":流水之声,可以养耳;青禾绿草,可以养目;观书绎理,可以养心;弹琴学字,可以养指;逍遥杖履,可以养足;静坐调息,可以养筋骸。

"四少":口中言少,心中事少,肚中食少,自然睡少。所谓"依此四少,神仙可了"。

七、中医养生防病观点都有哪些?

1.自然观

"天人合一"。人体要顺应自然规律,才能维持正常生命活动。"逆之则灾害生,从之则苛疾不起,是谓得道。"根据四时不同,采用春养生、夏养长、秋养收、冬养藏,以及春夏养阳、秋冬养阴的方法,即以自然之道,养自然之生,取得人与自然的整体统一。

2.防治观

《黄帝内经》说:"圣人不治已病治未病,不治已乱治未乱。夫病已成而后药之,乱已成而后治之,譬犹温饱而穿井,斗而铸锥,不亦晚乎。"提出了未病先防的预防思想。"虚邪贼风,避之有时,恬淡虚无,真气从之,精神内守,病安从来。"说明了外避六淫之邪,内免精神刺激,情志变动,达到未病先防。

3.动静观

"能动能静,解以长生。"主张形神兼养。按四时不同,养形调神。春天"夜卧早起,广步于庭";夏天"夜卧早起,无厌于日";秋天"早卧早起,与鸡俱兴";冬天"早卧晚起,必待日光"。

4.食疗观

民以食为天。提倡"饮食有节",维护后天脾胃之源。如"饮食自倍,脾胃乃伤"。伤则化源不足易生百病。同时谆谆告诫人们,谨慎地调和五味,切忌偏食。

八、常见的中医适宜技术有哪些?

中医适宜技术是在中医基础理论的指导下进行的简、便、效、廉的中医药技术。常见的治疗方法如下:

1.中药热奄恢复包治疗

用于热奄的药包,为甘肃省肿瘤医院自制的药盐包,有行气消胀药盐包、舒经通络药盐包、温中散寒药盐包、活血止痛药盐包、消癥散结药盐包、降逆止呕药盐包。其作用机制是通过对围化疗期患者在神阙、中脘、足三里等穴位热敷,能改善患者的胃肠道症状。神阙穴又称脐中,为经络之总枢,经气之汇海。治脐具有调和脾胃、益气养血、温通元阳、扶正祛邪等功效。足三里为足阳明胃经的合穴,能调和气血、降逆止呕,还有强壮保健、扶正固本作用,也具有调节胃肠动力作用。中脘穴是中医治疗脾胃疾病的重要人体穴位之一,具有调理脾胃、健脾化湿、和胃降逆、安神定志的作用,主治胃脘痛、恶心、呕吐、呃逆、腹胀、便秘等症状。

（1）用法

①将热奄包表面用喷壶均匀打湿，置于微波炉中加热3～5min，温度至50℃左右，用毛巾包裹。

②敷药之前先轻提药袋，使其间断接触皮肤，至温度适宜时将药袋热敷于穴位处。

③每天1～3次，每次30min，可重复加热使用，用后晾干。两次使用的间隔须＞5h，以防止腹部皮肤敏感性下降而降低疗效。

④一般可用3～5d，药味消失后需立即更换热奄包。

（2）禁忌

孕妇、严重的糖尿病、偏瘫、截瘫、脊髓空洞等感觉神经功能障碍的患者禁止使用；皮肤破溃、过敏、炎症、不明肿块及出血倾向的患者禁止使用；脉搏超过90次/min以上者不宜使用；过饥、过饱、醉酒者不宜使用。

2.中药涂擦治疗

金黄散是甘肃省肿瘤医院独创的中药配方。将金黄散调和成稠糊状涂于患处，以达到祛风除湿、解毒消肿、保护血管、预防静脉炎的治疗效果。

3.中药熏洗治疗

将甘肃省肿瘤医院独特配制的中药煎成汤剂，待液温降至合适温度，再以药液淋洗、浸泡机体。常用足浴药方为：止吐方、通便方、周围神经病变方、安神方、养生方、升白方、降糖方等，在缓解化疗患者恶心、呕吐、腹泻、便秘、末梢神经炎、失眠、白细胞减少、贫血及养生有明显的效果。

（1）方法

①确认双下肢无病灶、破溃、出血、感觉障碍。

②将中药水加热倒入足浴盆中，没过小腿下2/3，用水温计调试好温度后再将双足浸入中药水中进行足浴。

③进行足浴时注意温度适中（最佳温度在40～43℃），最好能让水温按足部适应逐步变热。过高的温度可烫伤患者皮肤，而且血液循环速度过快，导致血液上冲，引起不适，甚至出现虚脱。

④足浴时间以30～40min为宜，只有保持一定的温度和确保规定的足浴时间，才能保证药物效力的最大发挥。

（2）禁忌

足部皮肤有破溃、出血、下肢静脉血栓等禁止使用；饭前、饭后30min内不宜进行足浴；药物的选择要适当，药物的性能要与疾病相适应，有强烈刺激性和腐蚀性的药物不应作外洗药液；老人、儿童和生活不能自理的患者，足浴时要有人帮助，以免发生意外；糖尿病、双下肢感觉障碍者慎用，温度不能超过40℃。

4.艾灸

用艾条放置在体表的腧穴上烧灼、温熨等，借灸火的温度和热力以及药物的作用，经过经络的传导，起到温通气血、扶正祛邪作用，达到治疗化疗期间胃肠道反应的目的。常用穴位：神阙、中脘、内关、足三里。化疗期间，结合艾灸治疗，会减轻很多副作用，如恶心、呕吐、食欲不振、失眠、畏寒等症状。

5.耳穴压豆疗法

是用胶布将药豆准确的粘贴于耳穴处，给予适度的揉、按、捏、压，使其产生酸麻胀痛等刺激感应，以达到治疗目的的一种外治疗法。

6.穴位磁疗贴敷疗法

贴敷疗法是以中医基本理论为指导，应用中草药制剂，施于皮肤、孔窍、腧穴及病变局部等部位，来刺激穴位,疏通经络,促进血液循环,扶正祛邪,还可用于减轻肿瘤患者的疼痛。

(1)用法

①确认患者没有皮肤及药物过敏史。

②选择离病变局部器官最近、最直接的相应穴位贴敷。也可选择阿是穴贴敷。阿是穴是指病变的局部或内脏病理现象在体表的反映,也称病理反应穴(俗称哪儿疼痛贴哪儿)。

③贴敷后若出现皮肤红疹、瘙痒等过敏现象,及时告知医务人员。

④贴敷药物之前,定准穴位,用温水将局部洗净,或用酒精棉球擦净,然后贴敷。

⑤贴敷时间:一般贴敷24h,每天更换。如果在贴敷过程中出现皮肤过敏如瘙痒、疼痛者应即刻取下。敷脐疗法每次贴敷的时间可以在3~24h,隔日1次。

(2)禁忌

①治疗过程中观察局部皮肤反应,如出现苍白、红斑、水疱、痒痛或破溃等症状时,立即停止治疗,报告医生,配合处理。

②大疱性皮肤病及表皮剥脱者不宜使用。

③孕妇慎用。

④皮肤局部有疱疹、破损、溃疡、严重的荨麻疹患者禁用。

7.拔罐

拔罐疗法具有通经活络、行气活血、消肿止痛、祛风散寒作用,还可用于肿瘤患者放化疗引起的疲乏、失眠、胃脘痛、恶心呕吐、便秘、腹痛等症状。

8.如何煎煮中药

(1)煎药容器:砂锅、陶瓷锅为宜。

(2)提前浸泡:将药浸泡20~30min,以浸泡过药面3~5cm为宜。

(3)煎药火候及时间:先用大火煎至沸腾,再用小火煎煮。一般为30min左右。每剂药煎煮2次,将2次煎的药液混合后分2次(早、晚),饭后1h服用。

(4)特殊药煎煮法

①先煎药:煎煮群药前,先煮10~15min,然后再入群药。如熟附子、龙骨、牡蛎等。

②后下药:宜在群药煎好前4~5min投入,再煎煮5~10min即可。如沉香、合欢花等。

③包煎药:用纱布包裹后再放入锅内同煎。如车前子、旋覆花、枇杷叶等。

④烊化药:将胶类中药加入已煎好的药液或清水中加热溶化。如阿胶、鹿角胶等。

⑤另煎药:将有些贵重中药材如人参、西洋参等单独煎煮取汁后,药渣并入其他群药共煎。

9.服用中药的注意事项

(1)不能用茶叶茶水送服;一般宜少服豆类、肉类、生冷及其他不易消化的食物;在服药期间忌大寒大凉饮食,如冰啤酒、冰淇淋,夏天不宜喝冷饮,刚从冰箱拿出来的食物绝对不可以吃;不宜喝绿茶、花茶、绿豆汤以及市面上销售的各种凉茶;禁食腌制食品,如榨菜、酸菜、豆腐卤、咸蛋、咸鱼等,这都是阴寒食物,影响中药中的阳气;忌吃辣椒、烧烤、油煎炸、烘烤等食物,这些东西既影响消化功能,又是致癌之物;慎吃各种海物、海鲜产品,咸水中的东西以阴性为多尤其是蛎子、蛤类,更是阴寒无比,有人吃了腹泻,就是因为伤了脾阳。

(2)在用中、西药同时治病时,应问医生是否可以同时服用,切不可盲目做主,一般可采取拉开服药时间(至少0.5~1h)的方法。

(3)尽量少或不饮酒。服补阳中药之前不得进食甜食,如豆沙饼、小饼干、各种面饼等,其他诸如含碱面食亦需禁用。植物类的滋补药选用人参、西洋参、黄芪、大枣、绞股蓝、薏苡仁、莲子、当归、龙眼肉等;动物类的滋补药选用鹿茸、冬虫夏草、紫河车、海马、鹿鞭、蜂王浆、黑蚂蚁、阿胶、燕窝等,但要结合自己的体质状态而定,不可认为是补品过于泛用。

(4)可以适当服用膏方。膏方一般在冬至前1周至立春前服用,用少量开水化开,开始时早晨空腹服用1次,1周后改为一日服2次,晨起或睡前1h空腹服用,根据病症需要也可用温热黄酒冲服。成人每日服一汤匙(约30g)。膏方进补时,宜忌生冷、油腻、辛辣、不易消化以及有较强刺激性食物,以免妨碍脾胃消化功能,影响膏剂的吸收。服膏方时不宜饮浓茶,含有人参的膏方忌食萝卜,含有首乌的膏方要忌猪、羊血及铁剂,且不能与牛奶同服,因其中含钙、磷、铁,易与滋补药中的有机物质发生化学反应,而生成难溶解的稳定的化合物,致使牛奶与药物有效成分均受破坏,甚至产生不良反应。

(5)膏方服用欲速则不达,应每天服用几次,不可一天时间服用过量。服方时不可大吃大喝,平时所服药物应征询医生的意见确定取舍,否则影响疗效。

10.具有防癌抗癌功效的食品

(1)清热解毒类:芹菜、丝瓜、绿豆、百合、黄花菜、莼菜。

(2)活血化瘀类:香菇、海蜇、茄子、赤豆、豇豆。

(3)养阴生津类:芦根、燕窝、鸭蛋、菠萝、葡萄、杏子。

(4)温中和胃类:胡萝卜、山药、大豆、莲子、大枣、四季豆、橘、柚。

(5)益气养血类:鸡蛋、鹌鹑、鹅、银耳、淡菜、黑木耳。

(6)滋补肝肾类:鸭、鲈鱼、海虾、甲鱼、榛子。

(7)软坚散结类:海带、山慈姑。

(8)有直接抗癌作用的食品:无花果、山慈姑、蒜苗、芦笋、薏苡仁、卷心菜、胡萝卜、西芹、猴头菇、海带、香蕉等。

九、肺癌饮食养生

食物是肿瘤患者康复的物质基础,重视肿瘤患者的饮食,提供合理充足的营养,就能增强机体的抵抗力,提高患者对治疗的耐受力,保证治疗计划顺利完成,并促进康复。饮食对肺癌患者而言尤为重要,以下为几款适合肺癌患者的食谱。

1.白花蛇舌草野菊花茶

【组方】　白花蛇舌草15g,野菊花20g,生甘草10g。

【制法】　将白花蛇舌草、野菊花和生甘草拣去杂质后,加清水适量煎煮或用开水泡开以代茶。

【功效】　解热毒,祛痰浊。

【适应证】　肺癌属于邪毒壅肺、邪浅病轻者,症见咳嗽,痰黄黏稠,发热口干;舌质红,舌苔黄,脉数。

【注意事项】

(1)使用本方以咳嗽,痰黄稠,舌红,苔薄黄,脉数属于邪毒壅肺为要点。凡为肺脾两虚者则不宜。

(2)市场有新鲜白花蛇舌草可买,买回来后洗净泥沙,即可煎煮成汤代茶。鲜品解毒效果更佳,唯用量可增加至50g。

2.鱼腥草肉丝紫菜汤

【组方】　鱼腥草(鲜品)50g,猪瘦肉100g,紫菜20g。

【制法】

(1)先将猪瘦肉洗净切成丝,入油锅炒片刻,备用;鱼腥草去杂质,加入清水适量,武火煎煮15~20min,去渣留汤备用;紫菜加水适量浸泡10min,待泥沙沉淀后,捞起滤干备用。

(2)将鱼腥草汤再煮沸,加入猪瘦肉丝和紫菜,煮10~15min,调味。饮汤食肉。

【功效】 清热解毒,散结化痰,滋阴润燥。

【适应证】 肺癌属于痰热壅肺者,症见咳嗽、口干,痰黄稠;或咯吐脓血痰,伴发热口苦;舌质红,苔薄黄,脉数者。

【注意事项】

(1)使用本方以咳嗽,痰黄稠或咳吐脓血,舌质红,苔薄黄,脉数属于痰热壅肺者为要点。

(2)紫菜为浅海之产品,含泥沙杂质较多,食用前宜漂洗干净。

(3)如无鱼腥草鲜品,亦可用干品30g代替。也可用夏枯草、白花蛇舌草代替鱼腥草。制法同本方所述。

3.山慈姑白果煮鸡蛋

【组方】 山慈姑10g,白果6g,鸡蛋1个。

【制法】

(1)将白果去壳及衣,用清水先浸渍半天;山慈姑洗净。

(2)将鸡蛋的一端开一小孔。

(3)将鸡蛋与白果、山慈姑一起放入锅内,加清水适量,文火煮1h后,加盐调味。喝汤食蛋。

【功效】 清热解毒,化痰定喘,滋阴补肺,敛气润燥。

【适应证】 肺癌属于痰热阻肺者,症见咳嗽痰少,喘促少气,口干口苦;舌质红,苔薄黄,脉数无力。

【注意事项】

(1)使用本方以咳嗽痰少、喘促少气、口干口苦,舌质红、苔薄黄、脉数无力属于痰热阻肺者为要点。凡肺脾虚弱所致的咳嗽痰多,口淡,舌质淡、苔白滑者,非本方所宜。

(2)白果有小毒,一般用量3~9g,用时要去壳褪去绿胚,且经浸泡4~6h后倒去水,留白果备用。小儿用本品宜慎重,用量每次减半为宜,必须煮至熟透。

4.白菜干猪肺汤

【组方】 白菜干100g,猪肺250g,蜜枣5枚。

【制法】

(1)先将猪肺切成片状,用手挤去猪肺内气管中的泡沫,洗净;白菜干洗净,切段;蜜枣去核。

(2)将猪肺、菜干、蜜枣放入锅内,加清水适量,同煮约1h,加盐调味。饮汤食猪肺和菜干。

【功效】 清热润肺,止咳化痰。

【适应证】 肺癌属于热痰型,症见咳嗽口干,痰少难咯;舌质红,苔黄,脉弦数者。

【注意事项】

(1)本方以痰热郁肺,久咳伤阴为要点,凡肺胃虚寒,咳嗽咽痒,咯痰色白者则不宜食用。

(2)白菜干宜新鲜,如已发霉变味之白菜干则不宜食用。若无干品,可用鲜品白菜200g代之。

(3)痰热较盛者,可加鱼腥草(鲜品)50g,与上料同煎服。

5.三七鸡汤

【组方】 三七10g,鸡肉250g,吉林参10g。

【制法】

(1)将三七粒捣碎;将鸡肉、吉林参洗净。

(2)将全部用料放入锅内,加清水适量,文火煮1h,加盐调味。饮汤食鸡肉。

【功效】 祛瘀止痛,养胃益气。

【适应证】 肺癌见咳嗽,咯血,胸痛,痛有定位;舌暗红,苔薄白,脉弦细,因气虚血瘀所致者。

【注意事项】　使用本方以咳血,胸痛,舌暗红,脉弦属于气虚血瘀者为要点。凡感冒未清、发热、痰黄者勿服。

6.三七藕汁炖鸡蛋

【组方】　三七末5g,莲藕汁100ml,鸡蛋1个。

【制法】　将鸡蛋去壳打散,加入莲藕汁、三七末,拌匀,隔水武火蒸熟服食。可加少许冰糖或白砂糖(方块糖)调味。

【功效】　清热凉血,活血祛瘀。

【注意事项】　本方和三七鸡汤均有行气活血、祛瘀止痛之功。但本方较清寒,适宜于肺癌患者见咳嗽、胸痛、咯血痰者;三七鸡汤则性较温和,止痛效果强于本方。

7.百合马蹄蜜枣汤

【组方】　百合100g,马蹄200g,蜜枣10枚。

【制法】

(1)将百合洗净,拣去杂质;马蹄去皮,洗净;蜜枣去核。

(2)将用料放入锅内,加清水适量,文火煮1h,加适量冰糖服食。

【功效】　滋阴清热,润肺化痰。

【适应证】　肺癌属于邪热伤阴,痰结于肺所致者,症见咳嗽,口干,睡眠不好;舌质红,苔少或薄白,脉细数。

【注意事项】　百合与马蹄均为性寒之物,功用在于滋阴清热。凡为感冒风寒,症见咯痰色白而稀者,不宜使用。

8.甘蔗松子仁粥

【组方】　甘蔗汁500ml,松子仁30g,糯米50g。

【制法】　将糯米与松子仁洗净,加清水适量煮粥,然后加入甘蔗汁煮开后服用。

【功效】　清热生津,润燥止渴,补肺健脾。

【适应证】　肺癌属于气阴不足者,症见咳嗽,干咳,久咳不愈,痰黏稠,难咯出;口干乏力,大便干硬,精神疲倦;舌质红,苔少或薄白,脉细数。

【注意事项】

(1)使用本方以久咳,干咳,痰黏稠,难咯出,舌红干,苔少,脉细数属于肺阴虚者为要点。若为肺胃虚寒,咳吐痰涎清稀色白者勿服。

(2)若用淮山药30g取代方中之松子仁,则补肺健脾之作用更佳。

9.金针菜淡菜蚌肉汤

【组方】　金针菜(干品)30g,淡菜30g,蚌肉(鲜品)100g。

【制法】

(1)将金针菜、淡菜和蚌肉洗净。

(2)在锅内加油适量并烧热,倒入蚌肉炒片刻,然后加入金针菜、淡菜及适量清水同煮,调味服用。

【功效】　滋肺益肾,养阴解毒。

【适应证】　肺癌属于肺热灼阴、津液亏损者,症见咳嗽痰黏稠,难于咯出;胸胁苦满,乏力消瘦,大便干结,小便黄;舌质红,苔白干,脉细数。

【注意事项】

(1)使用本方以咳嗽痰黏稠,舌红,苔白干,脉细数属于肺热灼阴、肺津亏损者为要点。若为肺胃虚寒、脾不健运而致的咳嗽胸满、痰涎清稀量多者,则不宜服用。

（2）金针菜要用干品；鲜品有小毒，不宜服用。

10.枸杞鳖汤

【组方】 淮山药50g，枸杞子15g，鳖（鲜活）一只（约200g），生姜15g，红枣10枚。

【制法】

（1）将淮山药、枸杞子洗净，去杂质；生姜拍烂；红枣洗净，去核。

（2）将活鳖放入盛有冷水的锅中，加锅盖后将锅置炉上，加热，随水温升高令鳖挣扎排尿；待鳖死后捞出，切开除去内脏，斩块。

（3）将全部用料放入锅内，加清水适量，文火煮1h，调味即成。饮汤吃鳖等。

【功效】 健脾益肾，滋阴养血，软坚散结。

【适应证】 肺癌属于脾肾阴血不足者，症见神疲乏力，日见消瘦，头晕眼花，夜卧盗汗，胃纳欠佳；舌质淡红，苔薄白，脉细。

【注意事项】

（1）本方是滋阴补血的良方，可作为家庭常用之炖品。

（2）鳖一定要用鲜活的，不是因宰杀而死亡的鳖有毒，不宜食。

十、情志护理

中医自古以来就重视治未病，强调整体观念，辨证施治，三因制宜，形成了自己独特的理论体系和鲜明的"简、便、廉、验"特色。中医治疗肿瘤是把药物、饮食、心理、康复运动相结合。药物治疗上扶正祛邪，调整阴阳，因人因地因时制宜，注意保护、提高人体免疫力和自愈修复能力，"治病留人"而不是"除癌留人"。心理上治疗强调"形与神俱"，尊崇"守神"而不是"守形"的真谛。千方百计引导患者自我激励、自我放松、自我超越，正确认识癌症，正确对待死亡，树立同癌症打持久战的必胜信念，使患者忘掉自己是一个肿瘤患者。

第八节　输液工具选择

一、经外周静脉置入中心静脉的导管（PICC）

1.什么是PICC?

PICC是"经外周静脉穿刺置入中心静脉的导管"，它是一根细细的、柔软的静脉输液导管，通过一侧手臂的肘部或上臂浅静脉置入，然后沿着静脉向前走行，最终到达近心的大静脉内。

2.留置PICC导管的作用是什么?

进行静脉输液治疗，PICC导管可用来输注药物、输血、采血，使用方便；保护外周静脉血管，避免反复穿刺给外周静脉带来的疼痛，及各类刺激性药物对外周静脉的损伤，有效保护外周静脉。

3.留置PICC导管的优势是什么?

PICC导管可降低颈部、胸部、腹股沟部位置管的严重并发症，如气胸、血胸、下肢静脉血栓形成等；留置时间长，预期可留置一年；不影响日常生活，带管期间不限制手臂的活动及其他日常生活，输液时可自由活动，安全方便，提高患者的生活质量。

4.PICC导管置入的方式有哪几种?

（1）传统的PICC置入

使用14～16G的大号留置针进行静脉穿刺，通过穿刺鞘将PICC管送入血管，此方法多以肘关节以下静脉穿刺为主。

（2）改良的塞丁格穿刺技术

使用20～22G的小号留置针进行静脉穿刺，通过导丝置入穿刺鞘将PICC导管送入血管，此方法多以肘关节以上静脉穿刺为主。

（3）超声引导下改良的塞丁格穿刺技术

通过B超探查血管引导下进行改良的塞丁格穿刺技术置入PICC，对外周静脉条件差的患者，能提高PICC穿刺成功率。是目前最先进的置管技术。

5.置管前需要注意什么？

（1）置管前先洗澡或清洗穿刺侧肢体，置管日要正常进食，不宜空腹，以免置管时出现低血糖或晕针。

（2）置管时宜穿棉质、宽松、前端开口有扣的衣服。

（3）置管需要0.5～2h不等，要耐心配合。

（4）如有家属陪同，置管时请家属在置管室外面等候，以避免交叉感染。

（5）置管过程中配合置管护士的操作，在护士的指导下做向穿刺侧转头，下颌紧贴穿刺侧肩峰的动作，避免发生导管异位。

（6）置管时不要紧张，以免导致血管痉挛，从而增加置管的困难。放松心情，做深呼吸避免情绪紧张，以利于置管的顺利进行。

（7）改良的塞丁格穿刺方法，将会在穿刺局部注射少量的局麻药，减轻疼痛，如对利多卡因过敏，请提前告知护士。

（8）置管过程中如有任何不适，请及时告知护士。

6.置管后患者需要注意什么？

（1）置管后将要拍X胸片，确认导管尖端的位置，出现异位时，置管人员会进行调整，如果调整不成功，会根据实际情况提供下一步处理建议，可能会重新置管。

（2）置管完成后，为促进血液循环，置管侧手多做握拳运动，置管侧手臂勿做剧烈运动，可从事一般的日常工作、家务，但避免置管侧肢体提过重物品、做引体向上、举哑铃等持重物动作。

（3）置管后护士会做好导管维护及咨询服务，如有疼痛、红肿等不适请及时向责任护士反映。

（4）带管期间，注意避免过度活动，穿脱衣物时防止将导管带出。

（5）输液时观察液体滴速，如速度变慢、液体不滴等情况应及时告知护士。

7.PICC可能出现的并发症有哪些？

（1）置管时并发症

①多次穿刺或穿刺失败：由于静脉痉挛，血管解剖异常等因素，可能出现穿刺数针或失败。

②导管异位：血管像一张网，四通八达，且个体的血管解剖存在差异，有时会因静脉瓣膜等因素导管不能按照常规到达预定的静脉。

③神经损伤：穿刺时有时可能会碰到神经，如置管时出现触电样感觉，请及时告知。

④血肿：穿刺到动脉或机体凝血功能不良可导致局部血肿形成。

⑤心律失常：导管触及心脏传导系统而出现心律失常，但发生概率较小，如在置管中出现胸闷等不适，请及时告知护理人员，以便及时处置。

（2）带管期间并发症

①静脉炎：常表现为沿穿刺血管出现红、肿、热、痛。

②穿刺部位血肿：常表现为穿刺点渗血、刺痛、麻木、肿胀等。

③导管堵塞：分为完全堵塞和不完全堵塞，表现为输液困难、无法冲管、无法抽到回血或输注速度减慢。

④导管移位：导管末端从最初留置位置移出或缩进。

⑤导管损伤：包括导管破损或断裂，冲管或输液时有液体从破损处渗漏。

⑥导管相关性血栓：置管侧的手臂、肩部、腋下、颈部及锁骨下区域肿胀、疼痛，局部皮肤温度升高，颜色发紫。

8.在院外，如何维护PICC导管？

PICC置管后到导管拔除期间，导管的维护是非常重要的，规范的维护可以及时发现问题尽早解决，避免置管期间并发症的发生，PICC维护的要求：由经过专业培训的医护人员执行；就近省市级医院、县级医院；最长维护间隔时间不能超过7d，可根据实际情况或季节变化调整维护间隔时间；PICC导管及穿刺点周围进行消毒，更换贴膜和输液接头，导管进行冲洗和封管。

9.在院外，带PICC患者日常生活需要注意什么？

(1)及时处理

保持穿刺部位局部清洁干燥，不要擅自撕下贴膜，贴膜有卷边、松动、潮湿时请及时告诉护士进行处理。

(2)日常活动

可以从事一般性日常生活工作、家务劳动(如煮饭、洗碗、扫地等)、体育锻炼，但避免置管侧肢体提过重的物品或做引体向上、托举哑铃等，空闲时，提倡握拳运动，促进血液循环，降低血栓形成概率，衣袖口不宜过紧。

(3)洗澡防护

洗澡时注意不要将敷料打湿，淋浴前可以使用保鲜膜将导管严密包裹2～3圈，上下边缘用胶布贴紧(网上也有淋浴时使用的防水护套可买)，淋浴后检查敷料有无浸湿，如有浸湿应到就近医院请护士及时换药。禁止游泳、盆浴。

(4)学会观察

注意观察导管周围有无发红、疼痛、肿胀及有无渗出、胶布过敏以及输液速度改变等情况，如有异常应及时告知护士处理。如见回血应及时到医院冲管，避免血液在导管中停留时间过长而造成导管堵塞；滑出体外的导管切忌再送入体内。

(5)日常防护

做造影检查时，应提醒医生不要从PICC导管高压推注造影剂(除紫色耐高压导管外)；置管侧手臂避免测血压(腕部血压计除外)，不可在穿刺点上方做静脉穿刺；平时可选择合适富有弹性的短袜剪掉封口，套在穿刺部位手臂上，减少衣物摩擦，防止敷贴卷边或脱出。

(6)规范维护

每次去医院维护时，必须随身携带PICC维护手册，建议维护手册与门诊病历等资料用一个大小合适的文件袋装一起，手册有置管的完整信息。

10.PICC术后如何锻炼？

PICC术后锻炼操能促进置管侧肢体血液循环，预防血栓及相关并发症的发生。

第一节　手指运动

五指依次伸展运动,待全部伸展后用力握拳,双侧手掌交替练习,每节八拍,一共做两个八拍。

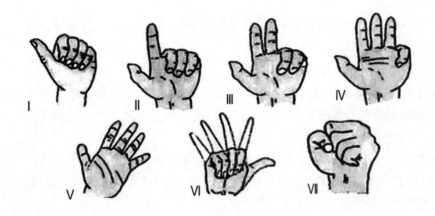

第二节　手腕运动

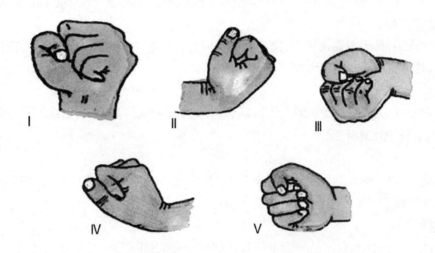

上下活动手腕,配合内外旋转,双侧手腕交替进行,每节八拍,一共两个八拍,腕部活动可有效促进手部放松,促进血液循环。

第三节　曲肘运动

手臂向前抬起,前臂回收,并手部用力抓握,握到不能再握为止,每次连续握2s,一共两个八拍,促进肘关节运动及血液循环。

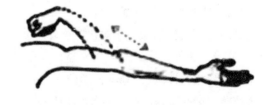

第四节　肩部运动

双手叉腰,两侧肩膀分别向上运动2次,再将双手打开,同时触摸自己的肩部,一共两个八拍,促进肩部运动。

11.PICC导管拔除时机

全部静脉药物治疗周期结束,或者出现严重并发症时,需要拔管。

二、中心静脉导管（CVC）

1.什么是CVC？

CVC是经皮肤直接自颈内静脉、锁骨下静脉和股静脉进行穿刺，将静脉导管置入上腔静脉或下腔静脉。

2.留置CVC管的用途是什么？

需要大量、快速输血/输液的患者，全胃肠外营养治疗患者，外周静脉穿刺困难者，输注高渗、发疱剂及刺激性药物的患者，是监测血流动力、大手术和救治危重患者不可缺少的手段。

3.中心静脉置管及维护由谁来操作？

中心静脉置管应由经专门培训的医生完成，置管后的护理应由具有资质的医护人员完成。也就是说CVC的维护只要是经过培训的医护人员，无论是医生还是护士，都可以完成维护操作，前提是要符合无菌要求及导管标识要求。

4.中心静脉穿刺点的选择及优点是什么？

（1）锁骨下静脉

便于观察，便于护理，头颈活动不受限制。但穿刺要求高，有发生血、气胸的危险。

（2）颈内静脉

置管并发症较少，易于留置及护理，便于观察。但易被痰液、呕吐物污染，头颈活动受限，气管切开者不宜，因其可能形成血肿而压迫气管。

（3）股静脉

易于穿刺和定位，无心肺功能影响。但限制活动，易于形成血栓和感染，敷贴不宜固定。

5.置管后患者需要注意什么？

（1）定位

置管后将要拍胸片，确认导管尖端的位置，出现异位时，置管人员会进行调整，如果调整不成功，会根据实际情况提供下一步处理建议，可能会重新置管。

（2）日常维护

置管后护士会提供住院期间的导管维护及咨询服务，如有疼痛、红肿等不适请及时向责任护士反映；带管期间，请注意避免过度活动，穿脱衣物时避免将导管带出；输液时观察液体滴速，如速度变慢、滴液不畅等情况应及时告知护士。

6.CVC可留置多长时间？

根据静脉输液技术操作规范指南，CVC留置时间为2～4周，不能带出院外进行维护。

7.CVC置管期间并发症有哪些？

（1）导管相关性感染：细菌主要来自皮肤、导管接头；免疫力下降、恶性肿瘤、营养不良等感染的因素。

（2）导管相关性血栓形成：长期留置、血液浓缩、高凝状态等危险因素。

（3）导管堵塞：血栓栓塞、纤维蛋白鞘形成。

（4）胸腔积液：置管时将导管送入胸腔。

8.留置CVC导管患者日常生活需要注意什么？

（1）保持穿刺部位局部清洁干燥，不要擅自撕下贴膜，贴膜有卷边、松动、潮湿时请及时告诉护士进行处置。

（2）注意观察导管周围皮肤有无发红、疼痛、肿胀，有无渗出、胶布过敏以及输液速度改变等情况。如有异常应及时告知护士处理。

(3)做造影检查时,应提醒医生不要从CVC导管高压推注造影剂(除紫色耐高压管外)。

(4)注意导管体外留置的长度,翻身移位时,注意保护,以防导管滑出,滑出体外的导管切忌再送入体内。

(5)带管期间如有不明原因体温升高,请及时告知医护人员。

(6)保持良好的个人卫生,防止细菌在导管周围皮肤繁殖引起感染。

9.何时拔除导管?

在院期间所有治疗结束,不再需要导管;有导管相关血流感染;导管使用时间超出范围。

10.拔管时应注意什么?

(1)取平卧位或半坐卧位。

(2)需配合屏气,医务人员缓缓拔出导管,导管拔出后用一块无菌纱布按压穿刺点。观察导管是否完好,导管外或尖端有无血栓。

(3)拔出导管后局部按压5～10min,并用无菌敷贴密闭固定穿刺点24h,以免发生静脉炎、空气栓塞等并发症,保持穿刺点局部清洁干燥。

(4)拔管后,需要静卧30min。观察患者有无呼吸困难、胸闷、局部血肿、渗血、皮下出血等。

三、输液港(PORT)

1.什么是植入式静脉输液港?

植入式静脉输液港,是一种完全植入人体的闭合输液装置,包括尖端位于上腔静脉的导管部分及埋植于皮下的注射座。

2.植入式静脉输液港有哪些优点?

(1)药物直接输注到上腔静脉内,此处血管粗,血流量大,血流速度快,能迅速稀释药液浓度,避免刺激性或腐蚀性药物对血管的损伤,可降低静脉治疗并发症。

(2)植入式输液港整个装置完全植入人体内,无裸露部分,是目前感染率最低的中心静脉导管。

(3)美观、安全、携带方便,不影响日常生活,适应于长期静脉治疗的患者,尤其适合于不配合或依从性较差的患者(如儿童、老年人)。

(4)输液港留置时间长于PICC,大大减少了患者反复接受静脉穿刺的痛苦。

3.植入静脉输液港前注意事项有哪些?

为消除患者及家属紧张,医生会详细讲解植入输液港的过程、目的、方法及禁忌证。植入前会检查血常规、凝血功能、常规的病毒检查、心电图等。清洁颈胸部皮肤。

4.输液港置入及维护由谁来操作?

输液港置入由经专门培训的医生在手术室植入,置管后的护理应由具有资质的医护人员完成。也就是说输液港的维护凡是经过培训的医护人员,无论是医生还是护士,都可以完成。

5.输液港置入后患者需要注意什么?

(1)置管后要拍X胸片,以确认导管尖端的位置,出现异位时,置管人员会进行处置。

(2)置管后护士进行住院期间的导管维护及咨询服务,如有疼痛、红肿等不适请及时告知责任护士。

(3)输液时观察液体滴速,如速度变慢、滴液不畅等情况应及时告知护士。

6.携带植入式静脉输液港注意事项有哪些?

(1)放置输液港部位可能会出现紫斑,需要1～2周会自行消失。

(2)待伤口痊愈,患者可洗澡,日常生活亦如常。但避免剧烈牵扯穿刺侧肢体运动,避免撞击穿刺部位。

(3)出院后每4周到医院维护1次。

(4)输液港处出现红、肿、热、痛则表明皮下有感染或渗漏,必须返院就诊,肩部、颈部及同侧上肢浮肿、疼痛时应及时检查。

(5)禁止用强力冲洗导管,避免高压注射。

(6)无明显感染症状均不使用抗生素。注意观察切开处有无出血、疼痛、撕裂,如有上述症状应立即报告医生。

7.输液港常见并发症

(1)感染:囊袋、切口感染,局部红肿热痛,有分泌物,无全身症状;导管相关性感染;使用过程中高热、寒战等。

(2)港体翻转:港体在囊袋内翻转。

(3)药物外渗:蝶翼针未能完全进入输液座腔室内;导管破裂;穿刺隔损坏。

(4)导管堵塞:管路打折,夹闭综合征,非血栓性、血栓性。

8.输液港的护理方法

输液港植入后当天即可使用。治疗期间每7d更换无损伤针,穿刺过程严格执行无菌操作。治疗间歇期每月冲洗导管。治疗及护理时必须使用输液港专用的蝶翼无损伤针,避免因针头过长斜面削切注射座的穿刺隔膜,造成漏液及切削下来的微粒堵塞导管。

9.输液港为什么要使用专用无损伤针?

无损伤针的针头经过特殊处理,类似侧孔针,穿刺针座时不会"削切"硅胶隔膜,确保承受数千次的穿刺不损伤隔膜导致漏液。

10.如何拔除无损伤针?

(1)用生理盐水脉冲式冲管后,选择10ml以上注射器,用100U肝素盐水正压封管。

(2)关闭无损伤针拇指夹,去除敷料,按无菌原则进行消毒。

(3)以拇指、食指、中指呈三角形固定港体,嘱患者深呼吸,在屏气的同时快速拔出针头。

(4)用无菌纱布按压止血5~10min,以不出血为至。

11.PICC/CVC/PORT用哪种封管液更佳?

(1)PICC及CVC封管液配制

0.9%生理盐水(250ml)+肝素钠0.4ml=10U。

0.9%生理盐水(100ml)+肝素钠0.16ml=10U。

(2)输液港(PORT)封管液配制

0.9%生理盐水(250ml)+肝素钠4ml=100U。

0.9%生理盐水(100ml)+肝素钠1.6ml=100U。

12.携带输液港居家注意什么?

(1)出院前拔出无损伤针,用无菌敷料保护,3d后弃去可淋浴。

(2)保持局部皮肤清洁干燥,上肢不可剧烈运动,植入处皮肤不可用力摩擦等。

(3)可从事一般日常生活工作、家务劳动(如煮饭、洗碗、扫地等)、散步等。

(4)出院后每4周到有资质的医院,由专业护士进行维护,包括穿刺、生理盐水冲管及肝素盐水正压封管。

(5)输液港处出现红肿热痛则表明皮下有感染或渗漏,必须返院就诊,肩部、颈部及同侧上肢浮肿、疼痛及时检查。

（6）禁止用强力冲洗导管,避免高压注射。

（7）每次维护时,必须随身携带PORT维护手册(建议维护手册与门诊病历等资料用一个大小合适的文件袋装一起),手册中有置管的完整信息。

13.输液港拔出的注意事项

（1）输液港拔除前了解患者拔除原因是治疗结束还是并发症。

（2）输液港拔除前先进行血管彩超排除导管外血栓、X线确认其完整性及常规检查,并告知手术出现并发症,取得患者及家属同意。

（3）手术严格无菌技术操作规程,拔除过程如遇阻力不能采取强力拔管。

（4）输液港拔出后应检查导管长度与置入长度是否相符,避免导管部分脱落体内。

四、静脉留置针

1.静脉留置针是什么?

是临床常用的输液工具,方便穿刺、材质较软、可留置数日。一方面可以减轻因长期、多次输液,头皮针反复穿刺带来的痛苦,另一方面也可减轻临床护士的工作量。

2.为什么使用留置针?

（1）保护血管,避免反复穿刺造成血管的损伤,对于血管条件差的患者尤其适合。

（2）减轻患者因反复穿刺的痛苦(如连续数日进行静脉补液治疗的患者)。

（3）建立静脉通路,便于紧急情况的用药和抢救。

（4）保证合理用药时间,为输血和输液提供方便。

（5）增加输液肢体的活动度,不易"鼓包"。

3.如何选择穿刺血管和留置针种类?

（1）静脉选择

粗直、弹性好、不易滑动,避开关节和静脉瓣,避开受伤的肢体(一般成人可选择上肢背面和桡侧面的静脉)。

（2）留置针型号选择

黄色适合小而脆弱的血管;蓝色适合不需要输血的常规输液;粉红色适合大手术和急诊等病情不稳定的患者(如失血性休克)。

4.静脉留置针可以保留多久?

规定保留时间不超过96h。如若输液过程中出现液体外渗、静脉炎、输液不畅或不滴等其他情况应立即拔除,必要时给予后续处理。

5.留置针是否影响活动?

使用留置针进行输液时以及输液结束后,患者可进行适当的运动(如吃饭、洗漱、如厕等),但避免大幅度及剧烈运动(如打球、提重物等)。

6.静脉留置针的注意事项有哪些?

（1）观察敷贴是否封闭完好,穿刺点皮肤有无渗血、红、肿、渗液等,如有不适及时汇报护理人员,及时处置。

（2）适当减少穿刺部位肢体活动,避免沾水,若因负重而造成的回血,容易堵管。若有回血,及时汇报护理人员给予处理。

（3）患者若需要沐浴,不可将留有导管的部位长时间浸在水中。可在留置针外面包裹保鲜膜,防止进水,以免引起导管脱落和感染。

第九节　规范疼痛管理

一、您知道什么是疼痛吗?

疼痛是一种令人不愉快的感觉和情绪上的感受,疼痛是一种主观感觉,不是简单的生理应答,是身体和心理的共同体验。

二、疼痛对身体有什么影响?

限制活动,食欲下降,影响睡眠,消耗体能,影响心情,抑郁、恐惧,影响人际交往和生活质量,甚至丧失生活的希望。

三、如何准确表达疼痛?

告知疼痛的部位、性质、时间、程度。

四、疼痛的性质有哪些?

刀割样痛、烧灼痛、绞痛、放射痛、刺痛、射穿样痛。

五、疼痛有哪些评估方法?

1.数字分级法(NRS)
见右图。

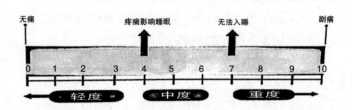

2.主诉疼痛程度分级法(VRS)
轻度疼痛:有疼痛,但可以忍受,能正常生活,睡眠不受干扰。
中度疼痛:疼痛持续出现,无法忍受,要求使用止痛药物,睡眠受干扰。
重度疼痛:疼痛剧烈,睡眠严重受干扰,出现自主神经紊乱或被动体位。
3.视觉模拟法(VAS)
画一长线(一般长为10cm),从0到10,0端代表无痛,10端代表剧痛,让患者在线上的最能反应自己疼痛程度之处画一交叉线。

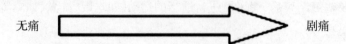

由评估者根据患者画×的位置测算其疼痛。
4.Wong-Baker脸谱法
适用于儿童和智障的成年人,通过观察脸部表情来判断。

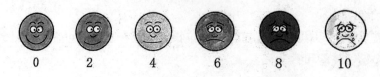

六、疼痛需要治疗吗？

疼痛一开始只是身体伤害所发出的警告信号，身体伤害去除，疼痛也会相应消失。癌痛未及时有效治疗，易引起中枢敏化，继而发展为难治性癌痛，癌痛需要服用合适的止痛药物，早期应充分镇痛。

七、癌痛如何规范化治疗？

诊断评估，制定治疗计划，三阶梯止痛，原发病诊疗，出院后随访，心理治疗。

八、如何诊断评估？

量化评估、全面评估、动态评估（入院8h内完成）。

九、三阶梯止痛的基本原则是什么？

口服给药，按时给药，按阶梯给药，个体化给药，注意具体细节。

十、患者该如何配合治疗？

及时准确告诉医生护士自己的疼痛，不要忍痛，按医嘱定时、定量服药。止痛药应按照规定间隔时间给药，无论给药当时是否发作疼痛，都定时服药，不要等疼痛发作时才服药，也不要因为不痛而随意减少药量，这样会导致血药浓度不稳定，影响疗效，增加副作用和成瘾的机会。

十一、为何首选口服给药？

简单、经济、方便、易于接受，与静脉注射同样有效；药物吸收稳定，不受外部条件（气候、体温）的影响；更易于调整剂量、更有自主性；不易成瘾、不易耐药。

十二、阿片类药物安全吗？

阿片类药物镇痛效果好，无器官毒性，可以长期用药，镇痛作用随剂量的增加而增强，没有剂量封顶。

十三、阿片类药物的常见不良反应有哪些？

便秘（最常见），恶心呕吐，嗜睡，尿潴留。

十四、如何预防阿片类常见的便秘不良反应？

预防用药，多饮水，膳食纤维，适当运动。

十五、在家里服用止痛药要注意什么？

止痛药物不要放在小孩能够拿到的地方，不同的药物不要放在一起，药名、剂量、用法都要在瓶签上写清楚。未征得医生同意，不要轻易改变药物剂量。口服止痛药的前后不要饮酒，因酒精可以增加止痛药物的毒性，哪怕是常规剂量也可引起肝脏及肾脏的损害。

十六、常见治疗疼痛的方法有哪些？

药物治疗和非药物治疗，以药物治疗为主。药物治疗：止痛药，配合辅助用药，如抗抑郁药、镇静药。

十七、止痛药会上瘾吗？

大量国内外临床实践表明：癌症患者规范使用阿片类药物镇痛，成瘾者极其罕见，仅占4/万，完全不必担心上瘾，请放心按医嘱用药。

十八、治好疼痛有什么好处？

可改善患者的睡眠和食欲，改善情绪，改善活动性和独立性，改善体质和免疫力，使患者感觉更加舒适，有机会接受更好的治疗。

第十节　科学居家管理

一、肺癌患者出院后有哪些注意事项？

1.坚持戒烟，保持口腔卫生，防止口腔疾患。

2.注意劳逸结合，逐渐增加活动量，并适当做力所能及的家务劳动，为重新投入工作和社会生活做积极的准备。

3.继续做恢复肺功能及肺活量的练习，练习深吸气、吹气球、有效咳嗽及咳痰。

4.养成良好的饮食习惯，少吃刺激性食物及生痰伤肺之物如辣椒、生葱蒜、肥肉等物；多进食营养丰富的食品及新鲜的蔬菜、水果。保持大便通畅，多吃高蛋白、高热量、易消化的饮食，以增加机体的抵抗力。

5.保持室内空气新鲜，每日定时通风，尽量避免去人员密集的公共场所，以防感冒。

6.遵医嘱继续用药，出院在家休息2～4周后，住院开始进行下一个周期的化疗。过程中注意血象的变化，定期复查血常规和肝功能等。

7.如出现发热、剧咳、痰血、气急、胸痛、头痛、视力改变、骨痛、锁骨上淋巴结肿大等，应及时院就诊。

8.定期复查。

二、肺癌患者回家后应如何护理呢？

1.家庭的支持和辅助作用：良好的治疗、休养气氛和环境，对身体的康复十分重要。

2.养成良好的生活习惯，做到有规律的生活起居，形成良好的适合自己具体情况的生物钟。

3.饮食护理：饮食上尽量做到色、香、味、形俱佳，少量多餐，平衡膳食，适当增加营养，避免盲目忌口。禁烟酒及避免辛辣油煎等刺激性饮食。

4.疼痛护理：药物镇痛是目前治疗癌痛的主要手段，同时做好心理调理，可缓解疼痛。

5.康复锻炼：康复锻炼应由简到繁，循序渐进。比如卧床不起者，可选择按摩，病情好转能起床后，改散步、慢跑、打太极拳、习剑、气功、游泳等活动项目，运动量以不感到疲劳为度。

6.定期复查，配合随访，以尽早发现情况及时处理。

三、家庭护理在肺癌患者康复中有什么样的地位？

肺癌是一种严重损害人类健康的疾病，需要采用多种治疗方法及手段，其治疗周期和康复过程相对较长，患者不可能长年住院，大部分时间需在家中度过。而家庭对康复期患者以及肺癌晚期患者的支持和照护,关系到治疗效果的巩固、生活质量的提高和重返社会的问题。

四、肺癌患者家庭护理有什么条件及要求?

1.房间色调

根据患者的爱好布置房间,色调淡雅、协调,不要有太大反差,力求柔和。

2.房间家具

不宜过多,实用、安全,方便患者的生活起居,室内的布置及各种用品的摆放,应合理到位。有骨转移的患者,不要睡弹簧床,使用硬板床,防止病理性骨折。对活动不便的患者应备有辅助装置,如轮椅、支架、拐杖,或在室内固定的位置安装扶手等。床、桌、椅、便池等的高度及舒适度,也应根据患者的情况合理调节。

3.房间的音响

睡觉时避免噪声,家属做家务、走路、说话、娱乐、开关门应轻。

4.房间的清洁与消毒

房间清洁,空气新鲜,对顺利康复十分重要。定时开窗通风,根据不同季节选择适宜的通风时间,以保证室内空气清新流通。禁止吸烟。避免异味刺激,做饭时将房间的门窗关好。采用湿扫和湿擦门、窗、桌、椅,可用0.5% 84消毒液每日擦拭。房间温度18~22℃、湿度50%~60%为宜,但也要根据个人对温、湿度的敏感程度来调节。

五、肺癌患者回家出现恶心呕吐症状怎么护理?

1.饮食要清淡,温热适中。过分甜腻或脂肪过多的食物以及热食均易引起呕吐。

2.偏酸性的水果及酸泡菜可缓解恶心。

3.避免强烈的阳光、嘈杂的声音以及强烈气味(如香水或其他患者的呕吐物)刺激。

4.分散注意力,减少恶心呕吐的发生。

5.治疗间歇期,鼓励患者到室外散步,呼吸新鲜空气,做适宜的运动,如气功等。

6.在与患者的谈话中,不能渲染化疗引起的恶心呕吐,以免加重心理负担。

7.当出现恶心呕吐时,应作短暂休息。呕吐严重时暂禁食,呕吐停止后从汤水开始逐步恢复饮食。

8.化疗药物引起的恶心呕吐,也完全可以用药物防治。

六、肺癌患者出现腹泻症状怎么护理呢?

肺癌患者食物不要太烫,少吃甜食及富含纤维类食物,以免产气过多引起腹痛腹胀。应多补充水分,一般以开水、淡茶为宜,不宜饮用咖啡、浓茶和酒类等。同时多食用含钾丰富的食物,如土豆、橘子、桃等,注意个人卫生,预防肛门周围皮肤损伤。

七、肺癌患者出现便秘症状怎么护理?

肺癌患者长期卧床还可以导致腹胀、便秘,家属可以按顺时针方向为患者进行腹部按摩,以利肠道蠕动增快,缓解症状。

八、肺癌患者出现失眠的症状怎么护理?

1.消除不良心态,做好心理调节。

2.改善睡眠环境,并尽快适应新的环境。

3.积极防治不能耐受的疼痛或不适。采用多种镇痛方法,如镇静药、止痛药、针灸等缓解或消除疼痛,使患者趋于平静,很快入睡。

4.积极治疗引起睡眠障碍的其他疾病。

5.根据治疗和康复计划,合理安排并调整作息时间,建立能适合于疾病治疗及康复的生活规律。

6.白天应进行适当的娱乐活动或体育锻炼,注意睡前饮食,合理使用镇静安眠药。

九、肺癌患者出现感染的症状怎么护理?

由于放化疗及多种原因,肺癌患者营养缺乏,抵抗力减低,易发生感染。应从以下方面加以注意:

1.居室经常通风,保持空气清新。

2.适当控制探视人数,不去公共场所。

3.注意用品消毒及口腔卫生。

4.发现感染症状,及时就医。

十、肺癌患者出现骨转移怎么办?

首先,肺癌发生骨转移后,及早治疗是关键。很多肺癌骨转移患者是在骨骼破坏很严重、疼痛难忍的时候才会接受专业治疗。一开始刚产生骨骼疼痛的时候,常常是自己服用一些止疼药或是按照一般或慢性疼痛去治疗。当疼痛加剧后,已经错过了最佳治疗时机。因此,提示肺癌患者出现腰腿疼痛的时候,首先需要及早接受骨转移的检查,并且动态观察病情发展。

其次,目前对肺癌骨转移的治疗方式有很多也很普遍。比如:放化疗、生物治疗、核素治疗、微创介入治疗、手术治疗、磷酸盐类药物治疗、经皮椎体成形术、阿片类镇痛药物、非甾体抗炎药物等。治疗的方法很多,但是如何选择,如何制定个体化的治疗方案才是治疗的重点。对于骨转移治疗的主要目的是减少骨破坏、消除骨骼病灶、修复骨骼结构、防止骨结构进一步损伤以及缓解骨转移导致的疼痛。如果是单一病灶的骨转移,应该以放疗、经皮椎体成形术等为主去治疗。如果是椎体后沿受损,脊椎附件已经破坏的情况,患者疼痛剧烈,甚至在放化疗后疼痛加剧,也不排除椎体骨折而致脊髓压迫发生的风险。这时的治疗应以稳定脊椎稳定性及控制疼痛为主,因此,膦酸盐类药物、镇痛药物是治疗的基础,采用的治疗方式可以考虑微创介入治疗、外科手术、化疗、放疗、同位素治疗等。如果是外周长骨转移,还需给予肢体制动或内固定治疗。

十一、肺癌患者的搬运方法有哪些?

1.辅助患者移向床头法

自己能转动的患者,只需一人协助,松开盖被,视病情放平靠背架,将枕头横立床头,避免撞伤。患者仰头屈膝,双手握住床头竖栏,也可抓住床沿或搭在搬运者肩部。搬运者呈弓形箭步;一手托在患者肩下,另一手托臀下,让患者两臂用力,双脚抵床,抬起身体。这时搬运者托住患者的重心顺势向床头移动。放回枕头,视病情支起靠背架,整理床单位。

2.轮椅使用法

将轮椅推至床旁,椅背和床尾平齐,面向床头。扶患者坐起,披上外衣,穿鞋,下地。拉起两侧扶手旁的车闸,以固定轮椅;无车闸,搬运者站在轮椅后面,固定轮椅,嘱患者扶着轮椅的扶手,尽量靠后坐,勿向前倾身或自行下车,以免跌倒。翻转脚踏板,供患者踏脚。在推轮椅行进的过程中要注意安全,保持舒适坐位。推车下坡时减慢速度,过门槛时翘起前轮,使患者的头、背后倾,并嘱抓住扶手,以防发生意外。注意观察病情。患者下轮椅时将轮椅推至床边,固定轮椅,翻起踏脚板,扶患者下轮椅。

3.平车运送法

（1）挪动法

检查平车有无损坏，移开床旁桌、椅。推平车紧靠床边。搬运者在旁抵住平车，协助患者移向平车，将其上身、臀部、下肢顺序向平车挪动。使患者卧于舒适位置。回床时，先助其移动下肢，再移动上半身。

（2）单人搬运法

将平车推至床尾，使患者头部和床尾成钝角，搬运者站在钝角内的床边。搬运者一臂自患者腋下伸至肩部外侧，一臂伸入患者股下，患者双臂交叉，依附于搬运者颈部并双手用力握住搬运者。搬运者托起患者，移步转身，将患者轻轻放于平车上，盖好盖被。

（3）二人、三人搬运法

平车放置同单人搬运法。松开盖被，将患者上肢交叉置于胸前。二人搬运时，甲托住患者颈肩部与腰部，乙托住臀部与腘窝处；三人搬运时，甲托住患者的头颈、肩背部，乙托住腰、臀部，丙托住腘窝、腿部之后，同时抬起患者，并使之身体稍向搬运者倾斜移至平车上，盖好被盖。

（4）四人搬运法

移开床旁桌、椅，将铺好棉被的平车紧靠床边。在患者腰、臀下铺大单或中单（布质应牢固）。甲站于床头，托住患者的头与肩部，乙立于床尾托住患者的两腿，丙和丁分别站在病床及平车的两侧，4人抓紧大单或中单四角，同时抬起患者，轻轻将患者放在平车中央。

十二、肺癌患者居家观察内容及复查

1.注意病情变化，常见异常症状：出血、消瘦、发热、疼痛、肿块等。

2.病情变化记录：患者和家属将异常情况详细记录。

3.定期复查：复查的时间根据医生意见而定，异常情况随时就医。

4.家庭护理病历：妥善保存患者就医的相关病情资料和家庭护理记录。

第十篇 成果列举

医院承担着医疗、教学、科研和预防保健四大任务,医学科学研究是促进医学发展的重要手段,是保证并不断提高医疗质量、培养医学人才、促进医院管理现代化的必要措施。医学科学研究是探索人类的生命本质及其疾病与健康的科学,以人为研究对象是其重要特点之一,同时,还具有研究工作的多学科交叉综合性、研究人员受客观条件的限制性及研究目的和结果的社会公益性等特点。基础研究、应用研究及开发研究是医学科学研究的主要类型,三类研究常互相补充、互相促进并可转化。

2019年国务院发布《健康中国行动——癌症防治实施方案(2019—2022年)》指出:"聚集高发癌症发病机制、防治技术等关键领域……加强中西药防治癌症理论、临床与基础研究,组织开展中医药及中西医结合治疗癌症循证医学评价研究。支持癌症防治医疗机构中药制剂、中药新药及中医诊疗设备的研发及转化应用。"2021年1月国务院办公厅发布《关于加快中医药特色发展的若干政策措施》指出:"提高中医药结合临床研究水平。开展中西医结合学科(专科)建设。开展重大疑难疾病、传染病、慢性病等中西医联合攻关。"以上政策及方针的出台,为中医药及中西医结合肿瘤防治事业带来了新的机遇与挑战。

肺癌作为危害人类健康最为严重的恶性肿瘤之一,是一种高发癌症,更是一种重大疑难疾病及慢性疾病。因此,在肺癌的中医药及中西医结合综合防治中,既要进行深入的理论及基础研究,又要进行科学翔实的临床及应用研究,更要开展技术创新、开发与推广,以及人才队伍培养及建设等工作,传承精华,守正创新。只有这样,才能最大程度地发挥中医药特色和优势,才能切实做到中医药对肺癌的"防"与"治"。

本篇内容分为专题研究、论文论著、产品专利、推广应用四部分分别进行论述。

第一章　专题研究

在肺癌的中医药综合防治过程中,理论及临床等方面的研究内容,前篇已述。在进行以上研究的同时,我们又进行了甘肃省肿瘤防治资源现状调查,肺癌患者生活方式、家庭功能状况及防治知识知晓率调查,体质因素分析,中医证型及用药规律探析,以及肺癌患者疾病负担及其影响因素分析等12项专题研究。分述如下。

第一节　甘肃省肿瘤预防资源调查

近年来,甘肃省肿瘤医院作为甘肃省内唯一一所集预防、医疗、科研、教学、康复、卫生信息化为一体的三级甲等肿瘤专科医院,依托挂靠在医院的甘肃省癌症中心,按照《健康中国2030规划纲要》《中国慢性病防治中长期规划(2016—2025年)》《中国癌症防治三年行动计划(2015—2017)》和甘肃省人民政府办公厅关于印发《甘肃省防治慢性病中长期规划(2017—2025年)的通知》(甘政办发〔2017〕114号)要求,始终着眼于全省的肿瘤防治工作,不断强化肿瘤防治体系建设,构建完善癌症防治网络,持续规范信息收集,推广早诊早治,推进综合防控,深化科研合作,创新科普宣传,在肿瘤防控方面取得了突出的业绩。

肿瘤防治体系和网络建设是肿瘤防控的新趋势,甘肃省肿瘤医院依托甘肃省肿瘤登记信息化平台和早诊早治技术平台,构建了省、市、县三级癌症防治中心网络构架;依托甘肃省肿瘤性疾病医疗质量控制中心,指导基层医疗机构进行肿瘤早诊早治及规范化诊疗;依托全省肿瘤专科联盟,与全省93家省、市、县(区)医疗机构建立三级癌症防控体系。在全省县级医疗机构开展农村上消化道癌早诊早治项目的机会性筛查点的评选,举办全省肿瘤随访登记技术培训班,让更多的基层医疗机构对癌症防控工作全面、具体了解的同时,进一步加强肿瘤登记处的工作效能。目前在全省设立了10个肿瘤登记处,纳入23个市区县,覆盖人口约939万人,占全省人口的36.72%。建立了14个筛查基地。截至目前,农村上消化道癌早诊早治项目共筛查6万余人,发现病例1035例,早期病例786例,检出率为2.26%,早诊率为76.36%,治疗率达95.0%。城市癌症早诊早治项目自2012年开始,对114 070人进行了高危人群评估,发现各类癌症高危人群63 748人,对其中60 215人次进一步进行癌症筛查,取得了良好的社会效益。具体情况如下。

一、甘肃省肿瘤防控体系机构

甘肃省肿瘤防控体系机构共554家,其中28家疾病预防控制中心、526家医疗机构。见表10-1-1。

二、甘肃省肿瘤防控人员

甘肃省的肿瘤防控体系覆盖医疗机构的总人数为24 348,其中防控工作人员有4858人。见表10-1-2。

甘肃省肿瘤防控体系人员4858中,高级职称358人、中级职称454人、初级职称3864人,其中公共卫生182人。见表10-1-3。

表10-1-1　甘肃省肿瘤防控体系机构一览表

机构	级别	数量	合计
疾病预防控制中心	市级	6	28
	区级	11	
	县级	11	
医疗机构	三级	45	526
	二级	77	
	一级	334	
	民营医院	70	
总计			554

表10-1-2　甘肃省肿瘤防控体系人员构成情况一览表

	覆盖医疗机构人数		其中防控工作人员数量	所占百分比
编制情况	正式	10 095	4028	39.90%
	非正式	14 253	830	5.82%
	合计	24 348	4858	19.95%

表10-1-3　甘肃省肿瘤防控体系人员职称情况一览表

职称类别	数量	所占百分比
高级	358	7.37%
中级	454	9.35%
初级	3864	79.54%
其中公卫专业	182	3.75%
合计	4858	100.00%

三、甘肃省肿瘤防控体系覆盖地区及人口

甘肃省肿瘤防控体系14个地州市共覆盖县区86个,覆盖总人口数2 556.65。人口覆盖率最高的是白银市(100%),人口覆盖率最低的是嘉峪关市(0%)。见表10-1-4。

表10-1-4　甘肃省肿瘤防控体系覆盖地区及人口

行政区域	县区数量	人口数量(万)	覆盖县级市	覆盖区	覆盖县	覆盖县区合计	覆盖人口(万)	覆盖县区百分比	人口覆盖率(%)
兰州市	8	361.62	0	5	0		258	62.50%	71.35%
天水市	7	326.26	0	2	0	2	128	28.57%	39.23%
定西市	7	269.86	0	1	3	4	200	57.14%	74.11%
陇南市	9	256.77	0	1	0	1	59	11.11%	22.98%
庆阳市	8	221.12	0	0	2	2	88	25.00%	39.80%
平凉市	7	206.8	0	0	2	2	90	28.57%	43.52%
临夏州	8	194.67	0	0	0	0	0	0.00%	0.00%
武威市	4	181.51	0	1	3	4	181.51	100.00%	100%
白银市	5	170.88	0	2	3	5	170.88	100.00%	100%
张掖市	6	119.95	0	1	4	5	117	83.33%	97.54%
酒泉市	7	109.6	2	0	0	2	38	28.57%	34.67%
甘南州	8	68.01	1	0	1	2	24	25.00%	35.29%
金昌市	2	46.41	0	1	1	2	46	100.00%	99.12%
嘉峪关市	0	23.19	0	0	0	0	0	0.00%	0.00%
合计	86	2 556.65	3	14	19	36	1 400.39	41.86%	54.77%

根据国家卫生健康委员会、国家癌症中心对2020年度的工作安排,逐步扩大肿瘤登记覆盖面。2020年甘肃省肿瘤医院在原有肿瘤登记处的基础上,实现甘肃省肿瘤随访登记项目覆盖兰州市(五区三县)、白银市(两区三县)、天水市(两区五县)、武威市(一区三县)、张掖市(一区五县)、平凉市(静宁县)、酒泉市(敦煌市)、庆阳市(庆城县)、定西市(临洮县)和甘南藏族自治州(临潭县),金昌市(一区一县)在当地卫生行政部门领导下,试行开展肿瘤登记工作,合计覆盖11个市州37个县市区,覆盖人口达1457万人,占全省总人口数的56.04%。

四、防癌健康宣教和健康促进情况

在群众中积极开展防癌健康宣教工作,提高群众对各类癌症预防的知晓率,是做好癌症预防与控制的关键所在。我们把癌症健康宣教、健康促进与日常工作相结合,使之常态化。主动联合各类医疗机构、新闻媒体、群体组织等相关部门,紧密围绕肿瘤宣传周主题,按计划、有重点、针对性地通过各种渠道、多种形式开展图文并茂、声像结合的宣传活动。利用城市癌症早诊早治项目进入社区、街道、企业进行防癌知识宣讲达100余场次,受益人群达20 000人次。防癌抗癌俱乐部每月举办科普宣教、心理咨询、营养膳食指导、才艺培养、抗癌经验分享等形式多样的公益活动,参加患者及家属1000余人次。由乳腺科、头颈科、放疗科、腹部肿瘤外科等科室牵头,组建了乳腺肿瘤诊治、甲状腺肿瘤诊治、肿瘤放射治疗、腹部肿瘤外科等专科联盟,并定期赴基层医疗机构开展义诊巡讲活动等等,通过这一系列活动的进行,提高了人民群众对本地区高发癌症防治知识的知晓程度,增强了预防意识,提高了人民群众在癌症防治工作中的主动参与意识。

五、科研立项和重大科研项目合作情况

先后争取到国家"十三五"重点研发项目"胃癌高危人群识别及预防研究"(项目参与单位)、甘肃省卫健委"肺癌中西药综合防治"项目(项目主持单位)、国家癌症中心2018年重点研发计划"肺癌和结直肠癌多中心筛查的随机对照试验和前瞻性队列研究"项目(项目参与单位);2018年全年获取中央财政转移支付重大公共卫生服务项目经费1063万元。

六、业务合作和学术交流情况

主动寻求扩大交流与合作,学习肿瘤防控先进理念和技术。作为项目参与单位,完成美国国立癌症研究所、国家癌症中心、中国医科院肿瘤医院合作项目"中国癌症筛查试验可行性研究"、公益性行业科研专项"生物标志物在五种高发癌症筛查中的应用研究"和"上消化道癌筛查的前瞻性评价研究项目"等科研项目,有力推进了甘肃省在肿瘤防控方面的科研能力和学术影响力。采用"请进来"和"走出去"相结合的方式,利用多种途径,积极开展业务与学术交流。甘肃省肿瘤医院先后派人参加首届中日韩肿瘤防控研讨会、2018年国家肿瘤防控大会、中美肿瘤合作研究与体系建设研讨会、国际肿瘤研究前沿论坛等学术会议,举办癌症早诊早治中国行(武威站)、农村上消化道癌机会性筛查经验交流会暨甘肃省农村上消化道癌早诊早治项目机会性筛查项目点招标评审会、甘肃省肿瘤登记及癌症早诊早治专业技术培训会、2018—2019年甘肃省肿瘤随访登记项目启动暨培训会、城市癌症早诊早治项目启动及培训会等国家级、省级学术交流及技术培训会议10余次。邀请国际癌症研究机构候任主任魏丽莎教授、癌症筛查组朴金园教授,中科院院士、国家癌症中心主任、中国医学科学院肿瘤医院院长兼党委书记赫捷教授及国际交流处处长代敏教授,癌症早诊早治办公室主任陈万青教授,肿瘤登记中心主任魏文强教授,腔镜科主任王贵齐教授等国内外80余名知名专家进行学术讲座和交流,借鉴国内外优秀的肿瘤防控经验,积极探索,开拓思维,进一步提升甘肃省肿瘤防控能力。

甘肃省肿瘤医院现已成为全国肿瘤专科联盟、中国肿瘤防治联盟、中国中医肿瘤防治联盟、CSCO肿瘤大数据平台、国家精准医疗集成应用示范体系和中国民族医药学会科普分会成员单位,2018年度被中国癌症基金会授予"国家重大公共卫生服务项目农村癌症早诊早治项目省级管理先进单位"和"农村癌症早诊早治示范基地",被国家癌症中心授予"中国癌症筛查与早诊早治项目省级指导单位"和"2017—2018年度城市癌症早诊早治项目进步奖"。

第二节　甘肃省肿瘤治疗资源调查

甘肃省位于中国西北地区,下辖12个地级市、2个自治州、1个国家级新区、17个市辖区、4个县级市、65个县,常住人口2 647.43万人。2018年6月1日—2019年5月31日,我们通过设立在甘肃省肿瘤医院的甘肃省肿瘤医疗质量控制中心及甘肃省癌症中心,对全省省直、14个地州市、86个县区、4个企业改制的二级以上公立医疗机构,进行肿瘤科的设置及肿瘤专科医院的总体情况进行调查研究,目的是摸清肿瘤防治现状,为全省肿瘤防治工作提供科学依据。

本次研究调查设有肿瘤专科或者肿瘤专科医院的二级以上公立医疗机构共46家,其中包括甘肃省肿瘤医院、武威肿瘤医院2家肿瘤专科医院,16家二级综合医院,28家三级综合医院,分布于全省14个地州市。所调查医疗机构情况见表10-1-5。

表10-1-5　甘肃省肿瘤诊疗资源现状调查——医疗机构一览表

序号	行政隶属	单位名称	序号	行政隶属	单位名称
1	省级 (8家)	甘肃省人民医院	24	庆阳市 (5家)	庆阳市人民医院
2		甘肃省肿瘤医院	25		庆阳市第二人民医院
3		甘肃省妇幼保健院	26		庆阳市中医医院
4		甘肃省第二人民医院	27		正宁县人民医院
5		甘肃省中医药大学附属医院	28		宁县第二人民医院
6		甘肃省中医院	29	陇南市 (2家)	陇南市第一人民医院
7		兰大一院	30		陇南市武都区第一人民医院
8		兰大二院	31	张掖市 (4家)	河西学院附属张掖人民医院
9	企业改制 (4家)	酒钢医院	32		民乐县人民医院
10		白银市中心医院	33		山丹县人民医院
11		甘肃宝石花医院	34		民乐县中医医院
12		窑街煤电集团公司总医院	35	天水市 (4家)	天水市中西医结合医院
13	兰州市 (3家)	兰州市第一人民医院	36		天水市第一人民医院
14		兰州市第二人民医院	37		天水市第四人民医院
15		榆中县第一人民医院	38		天水市中医医院
16	白银市 (2家)	白银市第一人民医院	39	武威市 (3家)	武威市凉州区医院
17		白银市第二人民医院	40		武威肿瘤医院
18	定西市 (3家)	定西市人民医院	41		武威市人民医院
19		定西市第二人民医院	42	平凉市(1家)	平凉市第二人民医院
20		定西市中医医院	43	酒泉市 (3家)	酒泉市第二人民医院
21	临夏回族自治州 (1家)	康乐县人民医院	44		金塔县人民医院
22	金昌市(2家)	金昌市第一人民医院	45		玉门市第一人民医院
23		金昌市中西医结合医院	46	嘉峪关市 (1家)	嘉峪关市中医医院

一、基本情况调查

（一）分院设立情况

46家纳入调查的医院设立分院的有20家,占调查医院的43.49%。其中省级医疗机构有8家,分别是甘肃省人民医院、甘肃省肿瘤医院、甘肃省妇幼保健院、甘肃省第二人民医院、甘肃中医药大学附属医院、甘肃省中医院、兰州大学第一医院、兰州大学第二医院;调查省属医疗机构甘肃省肿瘤医院、甘肃省妇幼保健院、甘肃省第二人民医院未设立分院。企业改制医疗机构共调研4家医院,其中有3家设立了分院,1家未设立分院的医院为甘肃省宝石花医院。其余市属医疗机构中设立分院的有12家,占调查市属医疗机构的40%。三级医院中建立分院的有17家,占调查所有的三级医院的60.71%;二级医院中设立分院的有3家,占调查所有二级医院的18.75%。

（二）管理托管医院的情况

46家医疗机构中有托管医院的共6家,分别是武威市凉州区医院、陇南市第一人民医院、甘肃中医药大学附属医院、甘肃省中医院、兰州大学第一医院、兰州大学第二医院。6家医院全部为三级医院,其中省属医疗机构4家,占调查省属医疗机构的50%,2家市属医疗机构,占调查市属医疗机构的6.67%。

（三）教学医院设立情况

46家医疗机构中,设立为教学医院的共35家,其中三级医院26家,占调查三级医院的92.86%,未设立教学医院的1家是陇南市第一人民医院;二级医院有9家,占所调查二级医院的56.25%。

（四）重点实验室设立情况

46家医疗机构中有10家医院设有重点实验室,分别是甘肃省肿瘤医院、武威肿瘤医院、白银市第一人民医院、定西市中医院、酒钢医院、甘肃省人民医院、甘肃省妇幼保健院、甘肃中医药大学附属医院、兰州大学第一医院、兰州大学第二医院。

（五）国家培训基地设立情况

46家医疗机构有9家被列为国家培训基地,分别是武威市凉州区医院、武威肿瘤医院、河西学院附属张掖人民医院、甘肃省人民医院、甘肃省妇幼保健院、甘肃中医药大学附属医院、兰州大学第一医院、兰州大学第二医院、天水市中西医结合医院。

二、医疗服务情况调查情况

（一）门诊

1.门诊就诊量

44家综合医院中有11家医院因门诊不能单另分出肿瘤患者而未填写或者填写了全院门诊量,故排除。其中二级综合医院有8家,占所有二级综合医院的50%;三级综合医院3家,占所有三级综合医院的10.71%。省属医院只有甘肃省妇幼保健院未将肿瘤患者门诊量分出。

33家综合医院2018年门诊总量为194 300人次,平均每家医院门诊量为6268人次。其中三级医院2018年门诊总量为181 450人次,平均每家为7889人次;二级综合医院2018年门诊总量为12 850人次,平均每家为1606人次。省属6家综合医院2018年门诊总量101 701人次,平均每家为16 950人次;市属以及企业医疗机构年门诊总量为92 599人次,平均每家为3703人次。甘肃省肿瘤医院2018年门诊量为275 947人次;武威肿瘤医院肿瘤患者的年门诊量为110 219人次。全省肿瘤患者2018年门诊总量为580 466人次。见表10-1-6、图10-1-1。

表10-1-6　2018年甘肃省各医院肿瘤患者年门诊量

医院类别	门诊人数	所占比例
甘肃省肿瘤医院	275 947	47.54%
武威肿瘤医院	110 219	18.99%
其他综合医院（合计）	194 300	33.47%
全省合计	580 466	100.00%

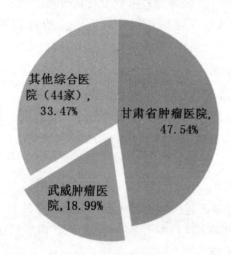

图10-1-1　全省肿瘤患者年门诊总量

2.年门诊手术量

甘肃省肿瘤医院2018年门诊手术量为686人次,武威肿瘤医院2018年门诊手术量为0。

（二）住院

44家综合医院2018年住院情况有3家未填写,4家医院填写为全院年住院人数,故将这7家医院剔除,最后分析采用37家综合医院2018年的年住院情况。

1.肿瘤专科医院

甘肃省肿瘤医院2018年住院人数为30 833人次;武威肿瘤医院2018年住院人数为5437人次。全省肿瘤患者2018年住院总人数105 748人次。

2.综合医院服务情况

37家综合医院的年住院人数为69 410人次,平均每家医院209人次。其中24家三级医院2018年住院总人数为62 141人次,平均每家医院为2589人次;11家二级综合医院2018年住院总人数为7269人次,平均每家医院为660人次。省属综合医疗机构2018年住院人数为33 570人次,平均每家医院为5595人次;市属医疗机构以及企业医疗机构2018年住院总人数为35 840人次,平均每家医院为1235人次。

3.纳入医保情况

46家所调查医院均被纳入医保。

4.肿瘤医院或者肿瘤专科的建筑面积

甘肃省肿瘤医院面积为64 212m²,武威市肿瘤医院的面积为60 000m²。其他综合医院肿瘤科面积调查结果:未填写肿瘤科面积的共14家医院,占调查综合医院33%。其中三级医院中未填写肿瘤科面积的有7家,占调查综合性三级医院的25%;二级医院中未填写的有7家,占调查综合性二级医院43.75%。调查省属医疗机构未填写的有3家,分别是甘肃省妇幼保健院、兰州大学第二医院、兰州大学第二医院,占调查省属医疗机构的37.5%。市属医疗机构和企业改制医疗机构未填写的有11家,占市属医疗机构的36.67%;另有2家医院填写为全院面积,询问未填写或者填写为全院数据的原因,主要为未明确划分肿瘤科区域或者与其他科室如外科、大内科混合使用床位等。

已填写肿瘤科的面积的综合医院有26家,总面积为38 915.53m²,每家医院肿瘤科面积平均为1 496.75m²;其中三级医院肿瘤科面积和为25 215.33m²,每家医院肿瘤科平均面积为1 327.12m²;二级医院肿瘤科面积总和为13 700.2m²,每家医院肿瘤科平均面积为1 522.24m²。

(三)医务人员配置情况

甘肃省肿瘤医院职工总数1328人,其中医技人员196人;高级职称177人,研究生导师22人。武威肿瘤医院职工总数1281人,其中医技人员198人,高级职称96人,研究生导师2人。44家综合医院有17家未填写肿瘤科高级职称人员配置情况,其中包括三级医院10家、二级医院7家。省级医院未填写的包括甘肃省妇幼保健院、甘肃省中医院、兰州大学第二医院,未填写原因为科室成立后未与其他科室人员明确划分开。27家综合医院合计肿瘤专科职工总数为635人,高级职称138人,医技人员749人,研究生导师16人。见表10-1-7。

表10-1-7　肿瘤诊疗人员构成情况一览表

医院类别	职工总数及占比	高级职称及占比	医技人员及占比	研究生导师及占比
甘肃省肿瘤医院	1328(41.06%)	177(43.07%)	196(17.15%)	22(55.00%)
武威肿瘤医院	1281(39.61%)	96(23.36%)	198(17.32%)	2(5.00%)
三级综合医院	453(14.01%)	111(27.01%)	668(58.44%)	16(40.00%)
二级医院(27家)	182(5.63%)	27(6.57%)	81(7.09%)	0(0.00%)
合计	635(19.64%)	138(33.58%)	749(65.53%)	16(40.00%)
总计	3244(100.31%)	411(100.00%)	1143(100.00%)	40(100.00%)

(四)肿瘤专科医院年手术量

甘肃省肿瘤医院年开放手术量7104次,年腔镜手术607次。武威肿瘤医院年开放手术量4601次,年腔镜手术289次。

(五)甘肃省肿瘤科床位配置情况

46家医疗机构中,除三级医院天水市中医院和窑街煤电总医院2家医院没有肿瘤科固定床位之外,二级医院中的正宁县人民医院、金昌市第一人民医院、金昌市中西结合医院3家医院填报的为全院床位配置,故排除。其余41家医院床位共36 236张,其中肿瘤相关专业床位共4366张。省属医院平均每家医院肿瘤科床位118张,市属医院平均每家医院肿瘤科床位44张。见表10-1-8。综合医院中省直医院肿瘤科的病床周转率为42.07%,市属医院病床周转率为27.00%。甘肃省肿瘤医院的病床周转率为23.72%,武威肿瘤医院病床周转率为6.73%。

表10-1-8　甘肃省肿瘤科床位配置情况(2018年)

医院名称及类别	全院床位	肿瘤床位	占医疗机构总床位百分比	占全省所有肿瘤床位百分比
甘肃省肿瘤医院	1300	1300	100.00%	29.78%
武威肿瘤医院	800	800	100.00%	18.32%
省属医院(7)	11 822	923	7.81%	21.14%
市属医院(30)	22 314	1343	6.02%	30.76%
合计	36 236	4366	12.05%	100.00%

(六)专科医院收支情况

甘肃省肿瘤医院2018年总收入57 909.96万元,总支出45 673.06万元;武威肿瘤医院2018年总收入33 148.23万元,总支出33 121.49万元;所调查的部分医院肿瘤科相关收入具体见表10-1-9。

表10-1-9 部分医院肿瘤科的收支情况

医院类别	总收入(万元)	总支出(万元)	收支比
武威肿瘤医院	33 148.23	33 121.49	99.92%
甘肃省肿瘤医院	57 909.96	45 763.06	79.02%
甘肃中医药大学附属医院	975.19	721.18	73.95%
兰州大学第二医院	7 928.47	5 585.16	70.44%
甘肃省第二人民医院	1177	163	13.85%
甘肃省人民医院	9069	455.46	5.02%

(七)教学科研情况

1.科研项目申请情况

46家医疗机构中,总共9家医院未填写科研工作,未填写的医院中三级综合医院2家,占所调查三级综合医院的7.14%,分别是庆阳市中医医院和甘肃省中医院;二级医院7家,占所调查二级医院的43.75%。所调查的科研项目均为各医院肿瘤相关的科研项目,现将具体情况汇报如下:

37所医疗机构中,6家三级医院有国家级的科研项目,共29项,均为省直属医疗机构。分别是甘肃省人民医院3项,甘肃省肿瘤医院4项,甘肃省妇幼保健院4项,甘肃省中医院8项,兰州大学第一医院7项,兰州大学第二医院3项。具体见表10-1-10。

表10-1-10 甘肃省各医院科研情况(2018年)

科研工作				发表论文总数(篇)		出版著	获得科技成果(项)			获得专	其他
国家级	省部级	地市级	科研经费(万元)	SCI期刊	其他	作(部)	国家级	省部级	地市级	利数	
29	102	270	8 410.65	199	1752	117	3	24	122	144	5

2018年度,14家医院有省部级科研项目,其中二级综合医院1家,其余均为三级综合医院。其中省属医院7家,其余6家为市属以及企业医疗机构。调查所得2018年省部级肿瘤相关科研项目共102项,其中甘肃省肿瘤医院共13项。地市级科研项目有23家医院,其中19家三级医院、4家二级医院。调查所得2018年地市级项目共270项,其中甘肃省肿瘤医院22项、武威肿瘤医院28项、其他综合医院220项。具体见表10-1-11。

表10-1-11 甘肃省科研项目分布情况(2018年)

项目级别	数量(项)	医 院
国家级	29	全部是省直属医疗机构
省级	102	省属医院7家,其余6家为市属以及企业医疗机构,其中甘肃省肿瘤医院共13项
地市级	270	省属医疗机构综合医院6家的科研项目共188项;甘肃省肿瘤医院22项,武威市肿瘤医院28项

2.科研经费情况

科研经费共25家医院未填写,其中二级医院14家、三级医院11家;省直属医疗机构未填写的有1家,为甘肃省中医药大学附属医院,其余24家为市属或者企业医疗机构。

2018年甘肃省肿瘤医院1571万元,武威肿瘤医院10万元,综合医院肿瘤科科研经费6 829.65万元,平均每家综合医院401.74万元,省属医疗机构综合医院肿瘤科科研经费共6 478.95万元,其中平均每家省级直属医院1 079.825万元。具体情况见表10-1-12。

表10-1-12　各医院科研项目经费分布情况（2018年）

医院名称	总数（万元）	均数（万元）
甘肃省肿瘤医院	1571	—
武威肿瘤医院	10	—
综合医院合计	6 829.65	401.74
省属医院合计	6 478.95	1 079.825

（八）肿瘤专科医院的科室设置情况

甘肃省肿瘤医院总共设有34个临床科室、19个医技科室，其中有2个临床科室是省级重点临床科室、11个是省级重点肿瘤相关专业。武威肿瘤医院肿瘤相关的省级重点临床科室1个、省级重点专业2个。具体情况见表10-1-13。

表10-1-13　甘肃省肿瘤临床科室重点学科设立情况（2019—2022）

医院名称	肿瘤临床科室	肿瘤医技科室	科研科室	省级临床医学中心	省级重点学科	省级重点专业	省级重点实验室
甘肃省肿瘤医院	34	19	8	3	2	11	1
武威肿瘤医院	25	9	—	—	1	2	—
甘肃省人民医院	6	—	—	—	1	1	1
兰州大学第一医院	4	—	—	—	—	4	2
甘肃省妇幼保健院	1	—	—	—	—	2	—
甘肃省中医院	3	—	—	—	—	0	—
甘肃中医药大学附属医院	1	—	—	—	—	0	1
兰州大学第二医院	3	—	—	—	1	1	3
甘肃省第二人民医院	3	—	—	—	—	—	—
合计	80	28	8	3	5	21	8

（九）大型仪器设备配置情况

46家医疗机构中，除陇南市第一人民医院和庆阳市中医医院2家医院未填写大型仪器设备配置情况之外。剩余44家医院大型医疗设备配置情况如下。

44家医院大型医疗器械共1048件，其中甘肃省肿瘤医院共19台大型医疗设备、武威肿瘤医院24台大型医疗设备。7家省属综合医疗机构共有343台大型医疗设备，平均每家医院49台；市属医疗机构以及企业医疗机构共有662台，平均每家医院20台。具体情况见图10-1-2。

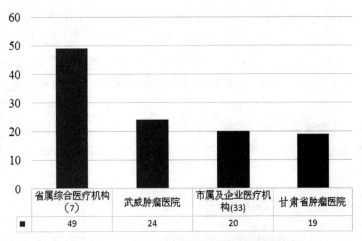

	省属综合医疗机构（7）	武威肿瘤医院	市属及企业医疗机构(33)	甘肃省肿瘤医院
■	49	24	20	19

图10-1-2　各医院大型医疗器械配置情况

（十）内镜室配置情况

内镜室的管理情况有5家医院未填写，其中4家是三级医院，分别为白银市第二人民医院、定西市人民医院、兰州市第一人民医院、庆阳市中医医院；1家二级医院为宁县第二人民医院。

9家二级医院、10家三级医院共19家医院的内镜室是由消化内科管理的，占所调查医院的41.3%；5家二级医院、12家三级医院的内镜室是独立科室，占所调查医院的36.96%；2家三级医院、1家二级医院的内镜室是由其他科室管理：甘肃省肿瘤医院由功能科室管理、武威肿瘤医院内镜室是独立科室管理。

消化内镜的数量有4家医院未填写，分别是定西市人民医院、兰州市第一人民医院、庆阳市中医医院、宁县第二人民医院。

46家医疗机构中，4家医院并未填报院内内镜设备数量。其余42家医疗机构所调查的医院消化内镜共有176台，其中甘肃省肿瘤医院消化内镜有3台、武威肿瘤医院消化内镜有10台；38家综合医疗机构中，三级综合医院共126台消化内镜，26家三级综合医院平均每家医院5台；二级综合医院共37台消化内镜，16家二级综合医院平均每家2台；7家省属综合医疗机构共53台，平均每家8台；市属医疗机构共110台，平均每家4台。见表10-1-14。

表10-1-14　各医院消化内镜配置情况

医院名称	数量	管理科室
甘肃省第二人民医院	15	消化内科
兰州大学第一医院	13	独立科室
武威肿瘤医院	10	独立科室
甘肃省人民医院	5	独立科室
甘肃省中医院	5	消化内科
甘肃中医药大学附属医院	3	消化内科
甘肃省肿瘤医院	3	功能科室
甘肃省妇幼保健院	2	独立科室

（十一）甘肃省肿瘤防治卫生资源配置公平性的综合评价

对甘肃省各地市的肿瘤防治资源的综合评价采用熵权TOPSIS法和泰尔指数进行评价。

指标分类首先是对肿瘤医疗人力资源（X1肿瘤执业（助理）医生数、X2放射诊断医师数、X3内镜诊疗医生数）、肿瘤医疗服务设施（X4肿瘤科卫生机构数、X5肿瘤科床位数、X6万元以上设备数、X7肿瘤科建筑面积）和肿瘤医疗业务效益（X8肿瘤科年均医疗收入）3个方面的8个指标进行分析评价。根据2011—2015年甘肃省卫生资源配置标准，按社会、经济、人口、地理及卫生服务利用状况将甘肃省14个市州划分为一类地区（兰州市）、二类地区（嘉峪关市和金昌市）、三类地区（酒泉市、张掖市、武威市和白银市）、四类地区（陇南市、平凉市、庆阳市、天水市、定西市和临夏回族自治州）和五类地区（甘南藏族自治州）。

信息熵（Entropy）：是衡量事物不确定程度大小的度量。最早用于度量热力学系统的紊乱程度，随后由美国学者提出信息熵的概念，现有国内外学者广泛地用于现代物理学、临床医学等领域的综合评价。其数学模型是：

$$H = -\sum_{k=1}^{n}\left[\left(\frac{q_{i,k}}{q_{i0}}\right) \times \ln\left(\frac{q_{i,k}}{q_{i0}}\right)\right] (i = 1, 2, \cdots, m; k = 1, 2, \cdots, n)$$

设有 m 个评价对象，n 个评价指标，综合信息熵为 H，$q_{i,k}$ 为第 i 个评价对象第 k 个时刻的概率，

q_{i0} 表示该对象选择的基准。

静态熵权 TOPSIS 法：TOPSIS 法是 C.L.Hwang 和 K.Yoon 于 1981 年首次提出，根据有限个评价对象与理想化目标的接近程度进行排序的方法，其分析原理直观，计算简便，对样本量要求不大，避免低层次多因素权重确定的主观性，目前，该法广泛用于医疗机构整体或者各项业务工作效益或质量的分析比较评价。其数学模型是：

$$C_i = D_i^- \div (D_i^+ + D_i^-)$$

$$D_i^- = \sqrt{\sum_{j=1}^{m}[w_j(a_{ij}^- - a_{ij})]x^2}\ (i=1,2,\cdots,m;j=1,2,\cdots,n)$$

$$D_i^+ = \sqrt{\sum_{j=1}^{m}[w_j(a_{ij}^+ - a_{ij})]x^2}\ (i=1,2,\cdots,m;j=1,2,\cdots,n)$$

D_i^- 与 D_i^+ 分别表示各评价对象与最优方案和最劣方案的距离，a_{ij} 是第 j 个指标第 i 个评价对象的归一化值，C_i 表示各评价对象与最优方案的接近程度，w_j 为第 j 个指标的权重，最后对相对接近度的各个方案进行优劣排序。

泰尔指数(Theil index)：泰尔指数没有绝对意义，只有相对意义，相较而言其指数越高说明资源分配不同数量间的差距越大，越不公平，而指数越低说明资源分配数据间差距越小，公平性越好。数学模式如下：

$$T = \sum_{i=1}^{n} p_i \log \frac{p_i}{y_i}\ (i=1,2,\cdots,n)$$

$$T = T_{区域内} + T_{区域间}$$

$$贡献率 = (T_{区域内}/T_{区域间})/T$$

1.甘肃省肿瘤医疗资源聚集特征评价分析

(1)单个二级指标熵权分析

通过熵权法分析后，熵权值位于前三的指标分别是 X7 肿瘤科的面积、X8 肿瘤科的医疗资源收入、X5 肿瘤科床位数，X4 肿瘤科卫生机构数指标其权重最小，可能对于甘肃省肿瘤医疗资源的空间聚集性特征影响较小，其余指标的权重值相差不是很大，说明其余对甘肃省肿瘤防治资源的空间聚集性同样重要。见表 10-1-15。

表 10-1-15　各项指标的信息熵和熵权重

指标	X1	X3	X4	X5	X6	X7	X8
信息熵	0.714 5	0.722 4	0.904 8	0.653 7	0.725 7	0.483 7	0.618 1
熵权重	0.119 0	0.115 7	0.039 7	0.144 3	0.114 3	0.215 2	0.159 2

(2)熵权 TOPSIS 法综合评价卫生资源聚集情况

从综合医疗资源评价结果来看，一类地区兰州市的肿瘤科医疗资源聚集水平最高，达到 1.000 0，而四类地区中的临夏回族自治州七县一市与五类地区甘南藏族自治州七县一市因尚未成立独立肿瘤科，所以肿瘤相关医疗卫生资源配置均为0；目前已建成肿瘤科的市州中平凉市排名最后，但是整个四类地区的排名居第二，主要是天水市、庆阳市的卫生资源聚集排名较靠前，其中天水市的医疗人力资源和医疗资源收入聚集排名为第二，拉升了整个二类地区的排名；二类地区卫生资源聚集情况排名倒数第二，主要是金昌市的卫生资源聚集水平太低。见表 10-1-16~18。

表10-1-16　甘肃省各市州人口分布表

行政区域	人口数（万人）	构成比（%）
兰州市	361.62	14.14
天水市	326.26	12.76
定西市	269.86	10.56
陇南市	256.77	10.04
庆阳市	221.12	8.65
平凉市	206.8	8.09
临夏州	194.67	7.61
武威市	181.51	7.10
白银市	170.88	6.68
张掖市	119.95	4.69
酒泉市	109.6	4.29
甘南州	68.01	2.66
金昌市	46.41	1.82
嘉峪关市	23.19	0.91
合计	2 556.65	100

表10-1-17　甘肃省各市州肿瘤防治医疗资源集聚水平排名情况

地区	医疗综合服务		医疗人力资源		医疗服务设施		医疗资源收入	
	C_i	排名	C_i	排名	C_i	排名	C_i	排名
兰州市	1.000 0	1	1.000 0	1	1.000 0	1	1.000 0	1
武威市	0.238 2	2	0.238 7	3	0.253 7	2	0.287 8	4
天水市	0.216 5	3	0.272 0	2	0.159 1	4	0.374 5	2
庆阳市	0.172 2	4	0.129 7	4	0.195 7	3	0.307 6	3
张掖市	0.099 4	5	0.117 0	7	0.097 4	5	0.066 7	8
白银市	0.094 2	6	0.120 5	5	0.084 3	7	0.001 6	11
酒泉市	0.087 7	7	0.101 5	8	0.086 1	6	0.077 3	6
嘉峪关市	0.078 0	8	0.117 5	6	0.041 8	11	0.058 0	9
陇南市	0.066 3	9	0.074 3	9	0.058 2	9	0.128 6	5
定西市	0.066 0	10	0.063 9	10	0.073 5	8	0.069 4	7
金昌市	0.037 6	11	0.025 8	11	0.048 3	10	0.029 5	10
平凉市	0.006 7	12	0.010 5	12	0.002 7	12	0.000 0	12
甘南州	0		0		0		0	
临夏州	0		0		0		0	

表10-1-18　甘肃省各地区肿瘤防治资源空间集聚水平排名情况

地区	一类地区	四类地区	三类地区	二类地区	五类地区
医疗综合服务（C_i）	0.963 8	0.490 4	0.478 7	0.125 5	0
排名	1	2	3	4	5

2.甘肃肿瘤卫生资源配置在泰尔指数下的公平性分析

分别计算了2018年一至五类地区8个资源配置指标的内部差异程度的泰尔指数和五类地区间差异程度的泰尔指数。放射诊断人员数的差异最小,公平性最强,说明全省各市州放射诊断人员配置较合理;综合性医院肿瘤科面积的差异各地市较大,公平性较差。肿瘤医生数在一类、二类地区为负值,说明该区域内肿瘤医生分布较为密集,而三类、四类地区泰尔指数为正,即说明该地区肿瘤医生分布不密集,肿瘤科编制床位数、大型仪器数量在四类地区中有着同样的资源分布;放射科人员数、内镜技术人员数、卫生机构数仅在四类地区分布不密集;医疗资源收入仅在一类地区分布较为密集,其余地区分布不密集。见表10-1-19。

表10-1-19　2018年甘肃省肿瘤防治卫生资源配置泰尔指数

地区	肿瘤医生数	放射诊断人员数	内镜技术人员数	卫生机构数	编制床位	大型仪器数量	肿瘤科面积	总收入
总泰尔指数	0.269 4	0.178 4	0.327 1	0.119 8	0.304 1	0.240 2	0.627 7	0.239 5
组间泰尔指数	0.150 6	0.090 8	0.178 1	0.054 5	0.170 7	0.130 1	0.373 9	0.140 2
组内泰尔指数	0.118 8	0.087 6	0.149 1	0.065 3	0.133 4	0.110 2	0.253 8	0.099 3
一类地区	−0.075 5	−0.066 2	−0.071 5	−0.045 3	−0.081 7	−0.075 2	−0.089 3	−0.083 1
二类地区	−0.015 1	−0.005 7	−0.007 1	−0.014 3	−0.007 5	−0.007 0	0.019 3	0.000 7
三类地区	0.026 6	−0.009 1	−0.032 1	−0.017 9	0.013 8	0.004 2	−0.027 7	0.050 0
四类地区	0.214 5	0.171 9	0.288 8	0.131 9	0.246 0	0.208 0	0.471 6	0.172 7
五类地区	0	0	0	0	0	0	0	0

泰尔指数贡献率显示,甘肃省肿瘤防治卫生资源配置在医疗人力资源、医疗服务设施方面组间差异贡献率大于组内贡献率,说明甘肃省区域间的差异是造成其配置不公平的主要原因,而医疗资源收入、医疗综合服务组内差异贡献率大于组间贡献率,即说明区域内的差异是造成其分布不均的主要原因。但是,由于组间差异和组内差异的泰尔指数差别不是很大,相对来讲具有一定的公平性。见表10-1-20。

表10-1-20　2018年甘肃省肿瘤防治卫生资源配置差异对泰尔指数的贡献率

指标	总泰尔指数	组间		组内	
		泰尔指数	贡献率(%)	泰尔指数	贡献率(%)
医疗人力资源	0.270 1	0.151 6	56.147 6	0.118 4	43.852 4
医疗服务设施	0.600 6	0.358 9	59.749 5	0.241 7	40.250 5
医疗资源收入	0.138 7	0.058 1	41.894 8	0.080 6	58.105 2
医疗综合服务	0.099 9	0.031 7	31.766 0	0.068 2	68.234 0

三、讨论和建议

(一)应兼顾地理因素对甘肃省肿瘤防治卫生资源进行配置

根据本次摸底调查,发现甘肃省肿瘤防治卫生资源的配置在不同地域间差异较大,区域间的差异是影响甘肃省肿瘤防治卫生资源配置公平性的主要因素之一,主要问题在第五类地区,这与甘肃省整体卫生资源的配置空间聚集性大体一致。存在这些差异的主要因素是兰州市是甘肃省省会城市,是甘肃省的人口聚集地,因此卫生资源总体以兰州为核心聚集,而二类地区和五类地区的特点是地广人稀、经济条件相对落后,因此卫生资源整体配置相对薄弱,肿瘤防治卫生资源也相应地公平性差,缺少肿瘤相关的卫生人力资源和医疗机构。因此建议相关部门除了以常住人口可及的卫生资源数作为规划肿瘤防治卫生资源配置标准外,也应兼顾地理因素。要改善甘肃省地广人稀的区域肿瘤防治卫生资源配置现况,针对资源相对匮乏的市州,尤其是像二类地区的新型城市和五类地区的少数民族聚集地,常住人口规模和服务半径可作为基本医疗服务和公共卫生资源合理配置的重要参考。

（二）完善各市州肿瘤医疗人力体系

从广大人民群众日益增长的健康需求来看，扩大甘肃省癌症防控体系覆盖范围势在必行，而覆盖范围的扩大与从事癌症防控、防治工作的人员短缺将成为主要矛盾，应根据各地实际情况，促进各市州建立独立的肿瘤专科，引进肿瘤相关专业人才，建立起甘肃省肿瘤监控的数据网络，充分利用双向转诊通道，构建肿瘤治疗与康复总格局，完善上下联动机制，有效解决卫生资源配置之公平性和可及性问题。同时，上级医院在加强人力资源保障的同时，可推广肿瘤相关医师有序流动和多点执业，这不仅促进医疗资源有序平稳流动，而且可以优化资源配置，保障公平性，解决甘肃省肿瘤医疗人力资源聚集在兰州市，而其他市州极度匮乏的现况。

（三）用大数据打造健康产业链，充分利用互联网+的模型

甘肃省各市州的肿瘤防治资源从根本上来讲仍然与各市州经济发展程度息息相关，而甘肃全省又面临地域间跨度大、距离远的因素，目前虽有专家通过去下级医院帮扶坐诊的政策，但对于庞大的患者和广阔的地域来讲，远远不够，为解决这一点，可顺应时代发展，大力促进互联网+健康医疗发展智慧建立产业，大力发展远程医疗、远程检验、远程心电、远程病理体系建设，如此，既有时效性，又经济、方便、迅速。

四、结论

甘肃省肿瘤防治医疗卫生资源配置各市州差异大，政府在政策制定过程中要因地施政，逐渐缩小甘肃市州间的资源配置差异。甘南藏族自治州和临夏回族自治州两地因少数民族观念问题，健康观念意识较差，需要政府在肿瘤治疗卫生资源方面更加精准。恶性肿瘤普遍存在治愈性低、花费巨大，故其三级预防重点在于一级和二级预防，一方面病因预防：需要医疗机构的健康促进管理部门充分发挥自己的健康宣教职能；另一方面三早预防：需要进一步扩大甘肃省肿瘤防治机构的数量，以扩大癌症监控点的覆盖率，扩大早诊早治的受益人。

第三节　甘肃省肺癌防治知识
知晓情况调查及健康教育对策分析

癌症是严重威胁人类健康的重大慢性疾病，其中肺癌是目前世界上最常见的恶性肿瘤之一，在大多数国家肺癌的发病和死亡均呈明显上升趋势。肺癌治疗需要将手术、化学治疗、放射治疗等各种方式综合起来使用且治疗周期比较长，其不仅对患者的身体健康造成严重影响，而且患者及家属大多数都承受着巨额的疾病经济负担，严重影响着他们的生活质量，由此带来的疾病经济负担也不容忽视。根据《2018年中国肿瘤登记年报》数据显示，2015年我国肿瘤登记地区肺癌位居癌症发病和死亡谱第1位，肺癌发病率为58.91/10万，中标发病率为35.57/10万，世标发病率为35.54/10万、肺癌死亡率为47.79/10万，中标死亡率为47.79/10万，世标死亡率为27.99/10万，给居民的健康造成严重威胁。现代疾病控制观念认为癌症的防治工作应该是预防大于治疗，《世界癌症报告2014》指出，预防是控制癌症最具成本效益的长期战略。因此，开展癌症防治知识的健康教育和健康促进，是肿瘤防治最重要的措施之一。根据甘肃省肿瘤登记中心最新研究结果表明，目前肺癌已位居甘肃省癌症发病谱第2位、癌症死亡谱第3位，为了解居民对肺癌防治知识的知晓情况，甘肃省癌症中心于2018年12月在全省范围内开展了肺癌防治知识知晓率摸底调查，又经宣教干预后于2019年12月再次开展肺癌防治知识知晓率调查，以期为今后的肿瘤防治健康宣传教育提供科学依据。

一、资料与方法

（一）调查对象

进行系统宣教干预前，采用随机抽样问卷调查的方式在全省14个市州范围内开展调查，共有2845名居民接受了问卷调查，剔除无效问卷31份，最终获得2814份有效问卷，有效率为98.91%。

进行系统宣教干预后，对受访者进行电话随访调查，本次调查共418名居民失访，最终共有2427名居民接受了问卷调查，剔除无效问卷23份，最终获得2404份有效问卷，有效率为99.05%，宣教干预前后调查均提示该问卷的可接受性良好。

（二）调查内容

本次调查问卷由甘肃省癌症中心办公室设计，内容主要包含三大部分，第一部分为基本人口学特征（性别、年龄、文化程度、职业等），第二部分为肺癌一般防治知识（肺癌相关危险因素、预防措施等），第三部分为肺癌早诊早治相关知识。经预调查后，采用因子分析对问卷的效度进行检测（87.5%），采用可靠性分析检测其信度（Cronbach's α系数为85.2%），提示该问卷信度与效度良好，问卷具有足够的真实性和可靠性。

（三）相关计算方式

积分原则：第二部分和第三部分设计题目共计10道，每题10分，得分在40分以下者定义为"不太了解"、50~70分定义为"部分了解"、80~100分定义为"基本了解"。

$$肺癌防治知识知晓率=全部调查对象正确回答问题的条目总数/全部调查对象回答的问题总条目数×100\%$$

（四）质量控制

在开展问卷调查前，所有参与现场调查的成员均须进行统一培训，培训内容包括调查问卷内容的说明、问卷提问方式、技巧及注意事项、可能遇到的问题及其解决方法、数据录入说明等，严格按照设计方案要求进行问卷预调查，并规定培训合格者才能参与项目工作。

（五）数据统计与分析

采用SPSS 20.0进行数据统计分析，计数资料以构成比或率（%）表示，组间比较采用Pearson卡方检验；计量资料以均值±标准差，即（$\bar{x} \pm s$）表示，宣教前后肺癌核心知识知晓率比较采用配对t检验；肺癌核心知识知晓率影响因素采用有序Logistic回归分析，检验水准$\alpha = 0.05$（双尾）。

二、结果

（一）宣教干预前调查人群一般情况

宣教干预前调查收集有效问卷2814份，其中女性居多（1643人），占58.38%；年龄在45~69岁者最多（1736人），占61.69%；文化程度为本科/大专者最多（991人），占35.22%；职业为事业单位人员/公务员最多（933人），占33.16%。详细结果见表10-1-21。

（二）宣教干预前肺癌防治核心知识的认知情况

宣教干预前居民对戒烟有助于预防肺癌知晓率最高（85.21%），对是否只在老年人群中发生知晓率最低（50.83%），肺癌防治核心知识平均知晓率为71.27%。详细结果见表10-1-22。

（三）肺癌防治知识知晓率影响因素的单因素分析

经Pearson卡方检验，不同性别、年龄、文化程度、职业癌症防治核心知识知晓率差异均具有统计学意义（$P < 0.05$）。详见表10-1-23。

表10-1-21　宣教干预前调查人群一般情况

一般资料	人数	构成比(%)	一般资料	人数	构成比(%)
性别			文化程度		
男性	1171	41.62	高中/中专	948	33.69
女性	1643	58.38	本科/大专	991	35.22
年龄组			研究生及以上	205	7.28
≤44岁	1002	35.61	职业		
45～69岁	1736	61.69	农业劳动者	617	21.93
≥70岁	76	2.70	事业单位人员/公务员	933	33.16
文化程度			企业/商业人员	737	26.19
小学及以下	109	3.87	退休人员	195	6.93
初中	561	19.94	其他	332	11.79

表10-1-22　宣教前肺癌防治核心知识的认知情况

题目	例数	知晓率(%)
你认为下列说法正确吗？		
癌症是会传染的	209	7.43
早期癌症没有症状	2349	83.49
越贵的癌症检查效果越好	256	9.08
您认为戒烟有助于预防肺癌吗？		
有帮助	2398	85.21
没帮助	187	6.64
不清楚	229	8.15
您是否知道肺癌有哪些症状？		
知道	1937	68.83
不太清楚	877	31.17
癌症是否只会在老年人群中发生？		
是	2228	49.17
不是	586	50.83
全球肺癌死亡人数中,80%～90%是由于何种原因所致？		
吸烟	1791	63.64
厨房油烟	303	10.78
空气污染	465	16.51
装修材料释放的有害气体	255	9.07
您知道"早期发现、早期诊断、早期治疗可根治约1/3的癌症"吗？		
知道	1943	69.06
不知道	871	30.94
癌症诊断最准确的方法(金标准)是？		
抽血检查肿瘤标志物	369	13.12
影像学检查(B超、拍片、CT等)	588	20.88
组织病理检查	1524	54.17
不知道	333	11.83
您认为癌症筛查或体检有助于早发现癌症吗？		
有帮助	2394	85.08
没什么帮助	73	2.61
不清楚	346	12.31

题目	例数	知晓率(%)
关于癌症您同意哪种说法？		
癌症是可以预防的	2212	78.59
癌症是命中注定，预防不了的	359	12.77
我不了解	243	8.64
您知道肺癌治疗常用的方法有哪些？		
手术、放疗、化疗、靶向治疗、中药治疗、免疫治疗等	2077	73.80
不清楚	737	26.20

表10-1-23　肺癌防治知识知晓率影响因素的单因素分析[n(%)]

因素	不太了解 (n=189)	部分了解 (n=1742)	基本了解 (n=883)	χ^2	P
性别					
男性	87(7.4)	759(64.8)	325(27.8)	12.663	0.002
女性	102(6.2)	983(59.8)	558(34.0)		
年龄组					
≤44岁	75(7.5)	532(53.1)	395(39.4)	70.728	<0.001
45~69岁	101(5.8)	1158(66.7)	477(27.5)		
≥70岁	13(17.1)	52(68.4)	11(14.5)		
文化程度					
小学及以下	24(22.0)	67(61.5)	18(16.5)	165.517	<0.001
初中	67(11.9)	339(60.4)	155(27.6)		
高中/中专	57(6.0)	656(69.2)	235(24.8)		
本科/大专	37(3.7)	725(73.2)	229(23.1)		
研究生及以上	5(2.4)	93(45.4)	107(52.2)		
职业					
农业劳动者	110(17.8)	374(60.6)	133(21.6)	413.266	<0.001
事业单位人员/公务员	9(1.0)	445(47.8)	479(51.5)		
企业/商业人员	28(3.8)	522(71.0)	187(25.4)		
退休人员	15(7.5)	147(73.1)	33(16.4)		
其他	27(8.2)	254(77.0)	51(15.5)		

（四）影响肺癌防治知识知晓率的因素分析

以了解肺癌防治知识的程度为因变量，将上述单因素分析有统计学意义的变量性别、年龄、文化程度、职业作为自变量，进行有序Logistic回归分析，结果显示年龄（OR=1.592）、文化程度（OR=1.734）、职业（OR=1.097）是影响肺癌防癌知识知晓率的因素。详见表10-1-24。

表10-1-24　肺癌防治知识知晓率影响因素的有序Logistic回归分析

影响因素	B	S.E	P	OR	95% CI
性别	0.053	0.212	0.19	0.951	0.853~1.303
年龄	0.465	0.107	<0.001	1.592	1.291~1.963
文化程度	0.55	0.048	<0.001	1.734	1.578~1.904
职业	0.093	0.042	<0.001	1.097	1.052~1.192

（五）宣教干预后调查人群一般情况

宣教干预前调查收集有效问卷2404份，其中女性居多（1643人），占58.38%；年龄在45~69岁者最多(1736人),占61.69%;文化程度为本科/大专者最多(991人),占35.22%;职业为事业单位人员/公务员最多(933人),占33.16%。详细结果见表10-1-25。

表10-1-25　宣教干预后调查人群一般情况

一般资料	人数	构成比(%)
性别		
男性	1171	41.62
女性	1643	58.38
年龄组		
≤44岁	1002	35.61
45~69岁	1736	61.69
≥70岁	76	2.70
文化程度		
小学及以下	109	3.87
初中	561	19.94
高中/中专	948	33.69
本科/大专	991	35.22
研究生及以上	205	7.28
职业		
农业劳动者	617	21.93
事业单位人员/公务员	933	33.16
企业/商业人员	737	26.19
退休人员	195	6.93
其他	332	11.79

(六)宣教干预后肺癌防治核心知识的认知情况

宣教干预后居民对癌症筛查或体检有助于早发现癌症知晓率最高(94.76%),对是否只在老年人群中发生知晓率最低(71.22%),肺癌防治核心知识平均知晓率为83.40%。详细结果见表10-1-26。

表10-1-26　宣教干预后肺癌防治核心知识的认知情况

题目	例数	比例(%)
你认为下列说法正确吗?		
癌症是会传染的	51	2.13
早期癌症没有症状	2259	93.98
越贵的癌症检查效果越好	94	3.89
您认为戒烟有助于预防肺癌吗?		
有帮助	2173	90.41
没帮助	131	5.43
不清楚	100	4.16
您是否知道肺癌有哪些症状?		
知道	1958	81.45
不知道	446	18.55
癌症是否只会在老年人群中发生?		
是	692	28.78
不是	1712	71.22

续表

题目	例数	比例(%)
全球肺癌死亡人数中,80%~90%是由于何种原因所致?		
吸烟	1924	80.04
厨房油烟	185	7.71
空气污染	200	8.32
装修材料释放的有害气体	94	3.93
您知道"早期发现、早期诊断、早期治疗可根治约1/3的癌症"吗?		
知道	1883	78.33
不知道	521	21.67
癌症诊断最准确的方法(金标准)是?		
抽血检查肿瘤标志物	171	7.10
影像学检查(B超、拍片、CT等)	220	9.14
组织病理检查	1900	79.04
不知道	113	4.72
您认为癌症筛查或体检有助于早发现癌症吗?		
有帮助	2278	94.76
没什么帮助	44	1.85
不清楚	81	3.39
关于癌症您同意哪种说法?		
癌症是可以预防的	1986	82.62
癌症是命中注定,预防不了的	232	9.67
我不了解	185	7.71
您知道肺癌治疗常用的方法有哪些?		
手术、放疗、化疗、靶向治疗、中药治疗、免疫治疗等	1975	82.14
不清楚	429	17.86

(七)宣教前后肺癌防治核心知识知晓率比较

宣教前后肺癌防治核心知识知晓率比较差异具有统计学意义($P<0.05$),且宣教后肺癌防治核心知识知晓率(83.40%)显著高于宣教前知晓率(71.27%),提示通过系统宣教后,甘肃省居民肺癌防治核心知识知晓率有明显提高。详见表10-1-27。

表10-1-27　宣教前后肺癌防治核心知识知晓率比较($\bar{x} \pm s$)

时点	知晓率(%)	t	P
宣教干预前	71.27 ± 12.35	-5.798	<0.001
宣教干预后	83.40 ± 7.46		

三、讨论

肺癌是目前世界上最常见的恶性肿瘤之一。据WHO国际癌症研究中心(International Agency for Research on Cancer, IARC)公布的2012年全球肿瘤流行病统计数据估计,全球肺癌的发病例数为182.5万,占恶性肿瘤发病的12.9%,居男性发病的第1位、女性第3位。肺癌的死亡例数为159.0万,占恶性肿瘤死亡的19.4%,死亡世标率为19.7/10万,居男性死亡的第1位、女性第2位,在大多数国家肺癌的发病和死亡均呈明显上升趋势,对人类的健康造成极大的危害。甘肃省是恶性肿瘤高发区,2005年以来,癌症发病率以每年3.57%的速度递增。肺癌亦是甘肃省主要的高发癌症,据2015年甘肃省肿瘤登记年报结果显示,甘肃省肺癌发病率为35.98/10万,发病顺位排位第2,且发病有日趋年轻化的趋势。因此,肺癌的防治是当前一项十分重要的工作。诸多研究表明,癌症是可以预防或改善预后的,通过对肿瘤防治知识的普及,提高居民的认识和认知,转变观念,可以达到早期发现、早期诊断和早期治疗的目的,从而降低死亡率,提高生活质量。本研究作为肺癌防治知识知晓率的基线摸底调查,纳入调查对象分布范围较广,研究成果能在一定程度反映出甘肃省肺癌防治知识认知现状和需求,为肿瘤防控过程中健康教育工作等策略的制定提供科学依据。

本次调查结果表明,甘肃省居民对于肺癌防治知识的总体知晓情况较好,宣教干预后肺癌防治知识知晓率为83.40%,达到了《健康中国行动——癌症防治实施方案(2019—2022年)》中规定的到2022年癌症防治核心知识知晓率达到70%以上的目标。从人群对肺癌相关防治知识的具体内容来看,调查人群虽然对肺癌的基本特征、相关危险因素、预防措施等认知相对较好,但对癌症治疗及肺癌早诊早治相关知识掌握不足。民众对于“肺癌可预防”的认知度较低,很多人不知道早期肺癌筛查的方法。癌症并不意味着死亡,肿瘤的早期发现、早期诊断及早期治疗,称为肿瘤的“三早”,亦即肿瘤的二级预防。将癌症的一级预防(健康教育)与二级预防有机地整合在一起,能够促使本人注意到发生癌症的危险信号,从而使大部分患者在早期阶段得到确诊并得以根治。

同时,本研究结果也表明年龄、文化程度、职业均是影响居民对肺癌防治知识知晓率的重要因素,与国内的一些研究结果类似。由此可见,在今后的健康宣教工作中,应将年龄偏小、年龄偏大、文化程度低以及农村居民纳入重点宣教对象。

此外,国外研究已经表明健康传播可以影响人们的态度进而改变行为,从而达到提高人民群众健康水平的目标。甘肃省癌症中心始终贯彻“健康教育”进家庭的理念,在群众中积极开展肿瘤防控健康教育工作,近年取得了一些成效。然而,不同经济状况、文化水平的居民获取癌症知识的速度和水平是不同的,这就提示我们在今后的开展健康教育工作时要有针对性地开展多种方式相结合的肿瘤防治知识普及教育工作,不能流于形式,要把癌症健康教育与健康促进与日常工作相结合,使之常态化。一是政府主导、部门联动、全社会参与是做好健康教育的关键。以县、区卫生行政部门、医疗机构、疾控中心为中心,将预防癌症作为健康教育、健康促进的内容之一,领导各乡镇、社区、街道开展多种形式的健康宣传教育,加强癌症防治知识宣传、健康教育和行为干预,提高居民防癌意识和全社会对癌症防治工作的认识是有效也是必要的。二是因地制宜,开展全方位、多渠道、多形式的宣传。只用一种方式进行肿瘤健康教育取得的成效很有限,肿瘤防治宣教工作也不能仅停留在张贴宣传海报上,应综合运用社会学、心理学等多学科理论,结合地域特点、人群的年龄特征、知识水平和信息需求,制定有针对性和可行性的传播计划。肿瘤防治的普及教育工作既要广覆盖又要有所侧重,为了达到广覆盖的目标,广播、电视和报纸、杂志无疑是宣教的好工具,而为了达到有所侧重的目标,应针对老年人采取专家讲座和口头宣教,针对年轻人采取网络宣教等方式来普及肿瘤防治知识。只有多种途径普及肿瘤防治知识才能满足居民的多层次需求,促进全民肿瘤防治意识和知识水平的提高,增加居民参与癌症防治工作的依从性,有效控制主要癌症的危险因素,从而降低甘肃省癌症发病率和死亡率。

第四节　肺癌患者家庭功能与应对方式调查

近年来,在肺癌诊疗工作中,专家学者更加关注肺癌患者的家庭功能状况、肺癌患者及其家属的应对方式和心理对疾病疗效及康复的影响。在家庭系统论的指导下,将肺癌患者的家庭功能与应对方式的关系作为医疗工作的切入点,通过改善患者的家庭功能和调整家庭的应对能力,以改善患者的身心健康状态,提高其生命质量,本项目将从多个不同层面去研究患者的家庭功能及应对方式。

一、研究对象和方法

(一)研究对象

2018年1月1日—2019年12月31日在全国6家研究中心:甘肃省肿瘤医院、新疆维吾尔自治区中医院、宁夏回族自治区中医院、陕西省肿瘤医院、金昌市中西医结合医院、庆阳市中医医院收治的原发性肺癌住院患者及其家属。纳入标准:符合国家卫健委医政司编写的《原发性肺癌诊疗规范(2018年版)》中的诊断标准。

所有调查对象均签署知情同意书,采用调查回顾法,对患者一般情况、家庭关怀指数、家庭功能评价、家庭负担、医学应对、简易应对方式及心理状况做了相关调查(见附录4　肺癌患者家庭功能与应对方式调查表)。

1.纳入标准

(1)患者

①确诊为肺癌并对自己病情知情,病程≥1个月;

②至少与1个或以上的直系亲属生活在一起;

③小学及以上文化程度,思维清晰、精神、记忆能力正常;

④年龄≥18周岁;

⑤自愿参与本次研究。

(2)家属

①是患者的配偶、子女、父母或其他二代以内旁系亲属(指兄弟姐妹);

②与患者在一同吃、住的小家庭中生活,或者即使没有与患者同住,但每周与患者接触时间≥72h,是患者的主要照顾者或经济支持者;

③小学及以上文化程度,思维清晰、精神、记忆能力正常;

④年龄≥18周岁;

⑤了解患者患病前后家庭的情况,自愿参与本次研究。

2.排除标准

(1)患者患有其他重要脏器功能衰竭或其他重大疾病;

(2)家庭中有其他成员患癌症或其他严重疾病。

3.样本量

查阅相关文献及统计学书籍,研究样本量拟定为300例,考虑样本丢失量确定样本量为400例。本研究共发出问卷400套,回收问卷380套,剔除有明显掩饰、草率作答或未完整答题者,共回收有效问卷365套,回收率为95%,合格率96.06%。

(二)研究方法

1.一般情况调查表

由患者与家属分别填写,主要内容为一般人口学资料,包括患者及家属的年龄、性别、受教育程度、职业和工作状况、婚姻状况、家庭人口数、人均月收入等。由患者单独填写的内容还包括患者自评的与家人的亲密程度、自己在家庭中的地位等,此外还包括关于疾病和治疗的一般情况,包括患者的医疗费用支出方式、疾病病程、发展状况、治疗方式等。

2.家庭功能评定量表

家庭功能评定量表(Family Assessment Device,FAD)是用来评价家庭实现其基本功能的能力,能简单有效地找到家庭系统中存在的问题,可进一步将其所发现的问题在生物、心理和社会因素等方面加以探讨。该量表根据McMaster家庭功能模式理论确定其测定范围,含7个分量表:问题解决(Problem sloving,PS),包含以下条目:2、12、24、38、50、60;沟通(Communication,CM),包含以下条目:3、14、18、22、29、35、43、52、59;角色(Roles,RL),包含的条目是:4、8、10、15、23、30、34、40、45、53、58;情感反应(Affective Responsiveness,AR)包含的条目为:9、19、28、39、49、57;情感介入(Affective Involvement,AI),包含的条目为:5、13、25、33、37、42、54;行为控制(Behavior Control,BC),包含的条目有:7、17、20、27、32、44、47、48、55和总体功能(General Function,GF),有12个条目:1、6、11、16、21、26、31、36、41、46、51、56。见表10-1-28。

表10-1-28　FAD量表各维度包含的条目

维度	维度含义	包含条目
问题解决(PS)	家庭解决问题能力	2、12、24、38、50、60
沟通(CM)	家庭成员信息交流	3、14、18、22、29、35、43、52、59
角色(RL)	家庭构建成员家庭职能	4、8、10、15、23、30、34、40、45、53、58
情感反应(AR)	家庭成员对刺激的反应	9、19、28、39、49、57
情感介入(AI)	家庭成员相互关心程度	5、13、25、33、37、42、54
行为控制(BC)	家庭成员的行为方式	7、17、20、27、32、44、47、48、55
总体功能(GF)	总体上评定家庭功能	1、6、11、16、21、26、31、36、41、46、51、56

总计60个条目,每个条目均有4个题设可供选择:很像我家=1、像我家=2、不像我家=3、完全不像我家=4,分别评分1~4分,涉及家庭功能欠缺(不健康)的条目则其评分方式为5-该条目得分即为实际得分,每个分量表的分值为其各条目得分的平均数,得分越高,提示该维度家庭功能越不健全。在本研究中此量表由患者本人及家属分别作答,两者的平均分作为其家庭功能的实际得分。根据评分将家庭功能分三段,良好(60~120分)、一般(121~180分)、差(181~240分)。

3.家庭关怀指数问卷(APGAR)

该问卷是根据家庭功能的特征设计,是家庭成员对患者家庭进行量化评价的工具,以主观的方式探讨患者对其家庭功能的满意程度。问卷共有5个问题,依次从适应度、合作度、成长度、情感度、亲密度5个方面反映家庭功能的情况,每个问题有3个题设可供选择:经常这样、有时这样和几乎很少,分别计2分、1分和0分。将总分相加,得分7~10分为家庭功能良好,4~6分为家庭功能中度障碍,3分以下为家庭功能严重障碍。在本研究中此问卷由患者本人作答,见表10-1-29。

表10-1-29　APGAR评分分级标准

得分	7~10	4~6	1~3
分级	家庭功能良好	家庭功能中度障碍	家庭功能严重障碍

4.家庭负担会谈量表

家庭负担会谈量表(Family Burden Scale of Diseases,FBS)主要用于评定因患者疾病给家庭及其成员带来的负担,包含家庭经济负担、家庭日常活动负担、家庭娱乐负担、家庭关系负担、家庭成员心理健康负担6个维度。共有24个条目,每个条目均有3个题设可供选择:没有影响、中度影响和严重影响,分别计0~2分三级评分法,得分越高表明家庭负担越重。见表10-1-30,在本研究中此问卷由患者家属作答。

为了便于描述和比较,常把得分转换成标准分。转换方法:把各个因子的得分除以本因子的条目数,得到因子分,再计算出所有病例每个因子的平均分,然后将每个患者的该因子分与该因子的平均分比较,大于等于平均分者为回答阳性,其所占比例为回答阳性率;小于平均分者为回答阴性,其所占比例为回答阴性率,以各因子分和回答阳性、阴性率来评价家庭负担情况。

表10-1-30　FBS各维度包含条目

维度	条目个数	条目
经济负担	6	1~6
日常生活	5	7~11
娱乐活动(对外关系负担)	4	12~15
家庭关系负担(对内关系负担)	5	16~20
躯体健康负担	2	21~22
心理健康负担	2	23~24

5.医学应对问卷

医学应对问卷(Medical Coping Modes Questionnaire,MCMQ)由Herman Feifel等于1987年研发,含19个条目,中文版由中国学者姜乾金与沈晓红修订至20个条目。该问卷包含"面对"(Confrontation)、"回避"(Avoidance)与"屈服"(Resignation)三类应对策略,各条目采用1~4四级评分方法,1、4、9、10、12、13、18、19等8个条目需要反向评分。"面对维度"由8个条目组成(包括第1、2、5、10、12、15、16、19条目),"回避维度"由7个条目组成(包括第3、7、8、9、11、14、17条目);"屈服维度"由5个条目组成(包括第4、6、13、18、20条目),各维度得分由对应的条目得分累计得到。沈晓红与姜乾金用701例病人对该量表进行检验,测得三个因子的Cronbach's α分别为0.69、0.60和0.76,各因素两两相关系数均较低:"面对"与"回避"0.14、"面对"与"屈服"0.05、"回避"与"屈服"0.03,MCMQ信度、效度尚满意,经修订得出MCMQ常模的平均数和标准差如下:面对(19.48 ± 3.81)、回避(14.44 ± 2.97)、屈服(8.81 ± 3.17)。

目前该问卷在中国广泛应用于癌症、糖尿病、肝病等各类患者中。面对、回避、屈服分量表的得分,分别为其各条目得分相加。在本研究中此问卷由患者本人作答。

6.简易应对方式问卷

简易应对方式问卷(Simplified Coping Style Questionnaire,SCSQ)由积极应对和消极应对两个维度(分量表)组成,包括20个条目。积极应对维度由条目1~12组成,重点反映了积极应对的特点,如"尽量看到事物好的一面"和"找出几种不同的解决问题的方法"等;消极应对维度由条目13~20组成,重点反映了消极应对的特点,如"通过吸烟喝酒来解除烦恼"和"幻想可能会发生某种奇迹改变现状"。

问卷为自评量表,采用多级评分,在每一应对方式项目后,列有不采用、偶尔采用、有时采用和经常采用4种选择(相应的评分为0、1、2、3),由受试者根据自己情况选择好一种作答。结果为积极应对维度平均分和消极应对维度平均分。临床应用时还应进一步分析各条目回答评分情况。

信度:量表的重测相关系数为0.89,α系数为0.90;积极应对分量表的α系数为0.89;消极应对分量表的α系数0.78。

效度:采用主成分分析法提取因子,并对因子模型作方差极大斜交旋转。因素分析结果表明,应对方式项目确实可以分出"积极"和"消极"应对两个因子,与理论构想一致。人群测试表明简易应对问卷反映出人群不同应对方式特征及其与心理健康之间的关系。积极应对评分较高时,心理问题或症状分低;而消极应对评分高时,心理问题或症状评分也高。应对方式评分与心理健康水平显著相关。

7.自评焦虑量表和自评抑郁量表

焦虑自评表(Self-Rating Anxiety Scale,SAS)由华裔教授Zung编制(1971)。是一种分析病人主观症状的相当简便的临床工具。适用于具有焦虑症状的成年人,具有广泛的应用性。国外研究认为,SAS能够较好地反映有焦虑倾向的精神病求助者的主观感受。而焦虑是心理咨询门诊中较常见的一种情绪障碍,所以近年来SAS是咨询门诊中了解焦虑症状的自评工具。

抑郁自评量表(Self-Rating Depression Scale,SDS)用于衡量抑郁状态的轻重程度,为自评问卷,反映了抑郁状态的4组特异性症状,共有20个条目。每个条目均有4个题设可供选择:从无或偶尔、有时、经常、持续,分别计1~4分,其中10个条目为反序计分。各项分数相加得到的总分,再乘以1.25后取整数部分为最后得分,最后得分在50分以下为正常、50~59分提示轻度抑郁、60~69分提示中度抑郁、70分以上提示重度抑郁。见表10-1-31,在本研究中此问卷由患者本人作答。

表10-1-31　焦虑自评量表和抑郁自评量表

量表	评分	分级	量表	评分	分级
焦虑自评	53~62	轻度焦虑	抑郁自评	50~59	轻度抑郁
	62~72	中度焦虑		60~69	中度抑郁
	73及以上	重度焦虑		70及以上	重度抑郁

（三）统计方法

问卷资料收集完成后,进行整理并统一编码,将回收问卷所得的数据全部输入Epidata 3.0,使用SPSS 20.0数据统计软件进行数据的分析处理。采用的方法有描述性分析、检验、方差分析、相关分析等。

二、研究结果

（一）研究对象社会人口学特征分析

1.肺癌患者照料者人口学特征

本次研究共纳入400例研究对象,发放问卷400份,回收380份,回收率95%,剔除问题问卷16份,有效率为95.79%。调查结果显示,肺癌患者的照料者主要是65岁以下的人群,其与患者的关系主要是配偶和子女。甘肃罹患肺癌的患者其家庭人均收入普遍在3000元以下,照料者职业主要是农民。见表10-1-32。

表10-1-32　肺癌患者家属人口学特征(n =364)

因素	频率	百分比(%)	因素	频率	百分比(%)
性别			家属职业		
男	195	53.6	农民	172	47.2
女	169	46.4	公务员	16	4.4
家属年龄分组			企事业单位人员	35	9.6
≤35	99	27.2	公司职员	24	6.6
36~45	95	26.1	个体经营者	29	8.0
46~55	90	24.7	其他	88	24.2
56~65	66	18.1	家属文化程度		
66~75	14	3.8	小学及以下	90	24.7
是否为主要照料者			初中	107	29.4
是	317	87.1	高中/中专	86	23.6
否	47	12.9	大专	43	11.8
人均月收入			本科	33	9.1
<1000	89	24.5	研究生	5	1.4
1000~2000	95	26.1	与患者关系		
2000~3000	105	28.8	配偶	168	46.2
3000~5000	55	15.1	子女	167	45.9
>5000	20	5.5	父母	14	3.8
			其他	15	4.1

2.肺癌患者的人口学特征

本次调查结果显示,肺癌患者的年龄集中在45~65岁,职业主要是农民,文化程度主要集中在小学及以下。92.9%的患者与家属的关系亲密,76.6%的患者在家庭中的地位较高。见表10-1-33。

表10-1-33 肺癌患者人口学特征($n=364$)

因素	频率	百分比(%)	因素	频率	百分比(%)
性别			职业		
男	243	66.8	农民	197	54.1
女	121	33.2	公务员	17	4.7
患者年龄分组			企事业单位人员	16	4.4
≤35	10	2.5	公司职员	18	4.9
36~45	28	7.7	个体经营者	12	3.3
46~55	122	33.5	其他	104	28.6
56~65	116	31.9	子女数目		
66~75	81	22.5	0	4	1.1
>75	7	1.9	1	89	24.4
文化程度(JTGN)			2	144	39.6
小学及以下	150	41.2	3	126	34.6
初中	102	28	4	1	0.3
高中/中专	87	23.9	与家人的关系		
大专	14	3.8	亲密	338	92.9
本科	10	2.8	一般	24	6.6
研究生	1	0.3	疏远	2	0.5
是否家庭中主要			在家庭中的地位		
经济来源(JTGN)			高	279	76.6
是	239	65.7	中	73	20.1
否	125	34.3	低	12	3.3

（二）各量表得分情况

1.肺癌患者的家庭关怀指数问卷(APGAR)

本次调查结果显示,肺癌患者的家庭关怀指数问卷的均分是7.1,其中有75.3%的患者家庭功能存在严重障碍、19.5%的患者家庭功能存在中度障碍、5.2%的患者家庭功能良好。见表10-1-34、35。

表10-1-34 APGAR量表得分情况($n=364$)

APGAR 分级	制剂组	辨证组	总计
家庭功能严重障碍	167	107	274
家庭功能重度障碍	34	37	71
家庭功能良好	8	11	19
总计	209	155	364

表10-1-35 辨证组和对照组的APGAR量表得分均数

组别	平均值	标准差	F	显著性	t	P
制剂组	7.41	2.51	9.79	0.002	2.542	0.011
辨证组	6.79	2.16				

2.肺癌患者的家庭功能量表(FAD)

本次调查结果显示,肺癌患者家庭功能量表的平均分为144.37,其中家庭功能良好者占6.6%,均分为107.83;家庭功能一般者占93.1%,均分为146.84;家庭功能差者仅1例。见表10-1-36、37。

表10-1-36　肺癌患者家庭功能FAD量表得分情况(n=364)

FAD分组	平均值	个案数	标准差	最小值	最大值
家庭功能良好	107.83	24	9.149	90	120
家庭功能一般	146.84	339	11.225	121	174
家庭功能差	181	1	—	181	181
FAD总分	144.37	364	14.843	90	181

表10-1-37　肺癌患者家庭功能分类情况(n=364)

组别	家庭功能良好	家庭功能一般	家庭功能差	总计
制剂组	16	139	0	155
辨证组	8	200	1	209
总计	24	339	1	364

将本次研究得到的肺癌患者的照料者家庭功能的调查结果与家庭功能判定的界值相比,如果各维度的转化分值>界值,且差异有统计学意义,则可以认为肺癌患者照料者家庭功能不良。通过单侧t检验,肺癌患者照料者的家庭功能除问题解决维度低于界值分,其余各维度以及总共能其分值均高于界值分,表明存在家庭功能不良的现象。见表10-1-38。

表10-1-38　肺癌患者家庭功能量表各维度均分(n=364)(单侧检验)

维度	$\bar{x} \pm s$	界值	t	P
问题解决	2.1±0.5	2.2	-3.8	0.00
沟通	2.3±0.3	2.2	6.3	0.00
角色	2.6±0.3	2.3	19.0	0.00
情感反应	2.5±0.4	2.2	14.3	0.00
情感介入	2.5±0.5	2.1	15.2	0.00
行为控制	2.5±0.3	1.9	38.0	0.00
总的功能	2.4±0.3	2.0	25.3	0.00
FAD均分	2.4±0.2	2.0	38.0	0.00

3.肺癌患者家庭负担量表(FBS)

本次调查研究发现,肺癌患者的家庭负担总分均值为1.34,在中度负担和重度负担之间。经济负担的均分得分最低,但是其阳性率较高,约为60.4%;心理健康负担的均分最高,其阳性率为68.0%,也是最高的。见表10-1-39、40。

表10-1-39　肺癌患者家庭负担得分情况(n=364)

维度	最小值	最大值	平均值	标准差
经济负担	0.33	2.00	1.16	0.26
日常生活	0.00	2.00	1.44	0.33
娱乐	0.50	2.00	1.45	0.31
家庭关系	0.40	2.00	1.36	0.32
躯体健康	0.00	2.00	1.19	0.59
心理健康	0.00	2.00	1.46	0.58
FBS总分	0.83	1.92	1.34	0.15

表10-1-40　肺癌患者家庭负担各维度阳性率情况（ n =364）

	经济负担		日常生活		娱乐生活		家庭关系分		躯体健康		心理健康		FBS总分	
	频率	%	频率	%	频率	%	频率	%	频率	%	频率	%	频率	%
阴性	144	39.6	185	50.8	131	36.0	147	40.5	185	50.8	116	32.0	189	51.9
阳性	220	60.4	179	49.2	233	64.0	217	59.5	179	49.2	248	68.0	175	48.1

4.医学应对问卷（MCMQ）

本次研究发现,肺癌患者医学应对问卷面对、屈服、回避三个维度的总分均分分别是22.07、16.85、13.10。见表10-1-41。

表10-1-41　肺癌患者医学应对问卷得分情况

维度	最小值	最大值	维度合计		单个条目	
			平均值	标准差	平均值	标准差
MCMQ面对	6	24	14.07	2.40	1.76	0.30
MCMQ回避	4	17	9.85	2.28	1.41	0.33
MCMQ屈服	4	13	8.10	1.47	1.62	0.30

5.简易医学应对文具（SASQ）

本次研究发现,肺癌患者家属简易医学应对问卷的积极、消极2个维度的均分分别是12.23和6.02,积极和消极的单个条目均分为1.02和0.75。见表10-1-42、43。

表10-1-42　肺癌患者简易医学应对问卷得分情况（ n =364）

维度	最小值	最大值	维度合计		单个条目	
			平均值	标准差	平均值	标准差
SASQ积极	0	24	12.23	5.52	1.02	0.46
SASQ消极	0	2	6.02	4.29	0.75	0.54

表10-1-43　调查所得值与常模比较

维度	调查所得	常模	t	P
MCMQ面对	14.07 ± 2.4	19.48 ± 3.81	−42.83	0.00
MCMQ回避	9.85 ± 2.28	14.44 ± 2.97	−38.25	0.00
MCMQ屈服	8.1 ± 1.47	8.81 ± 3.17	−9.18	0.00
SASQ积极	1.02 ± 0.46	1.78 ± 0.52	−31.39	0.00
SASQ消极	0.75 ± 0.54	1.59 ± 0.66	−29.56	0.00

（三）家庭功能量表的影响因素分析

对本次收集的家庭功能量表进行因子分析,计算结果显示KMO值0.78高于0.7,意味着各维度间的相关性较强,适合开展因子分析。Bartlett's球形检验显示χ^2=847.80,(df =21, P <0.001),再次证明本研究的数据适合进行因子分析。

1.家庭功能量表单因素分析

统计发现,肺癌患者的总分与各维度得分情况均呈正相关;问题解决与角色、情感介入2个维度呈负相关,与行为控制维度的相关性检验无统计学意义,与其他维度呈正相关;剩余维度,沟通、角色、情感反应、情感介入、行为控制以及总的功能之间均呈正相关,且相关有统计学意义。见表10-1-44。

表10-1-44 家庭功能量表各维度之间的相关性

维度		FAD均分	问题解决	沟通	角色	情感反应	情感介入	行为控制	总的功能
FAD均分	皮尔逊相关性	1							
	显著性								
问题解决	皮尔逊相关性	0.17**	1						
	显著性	0.00							
沟通	皮尔逊相关性	0.69**	0.36**	1					
	显著性	0.00	0.00						
角色	皮尔逊相关性	0.67**	−0.27**	0.22**	1				
	显著性	0.00	0.00	0.00					
情感反应	皮尔逊相关性	0.72**	0.04	0.48**	0.40**	1			
	显著性	0.00	0.40	0.00	0.00				
情感介入	皮尔逊相关性	0.74**	−0.22**	0.35**	0.56**	0.47**	1		
	显著性	0.00	0.00	0.00	0.00	0.00			
行为控制	皮尔逊相关性	0.65**	−0.10	0.20**	0.47**	0.37**	0.53**	1	
	显著性	0.00	.067	0.00	0.00	0.00	0.00		
总的功能	皮尔逊相关性	0.79**	0.18**	0.53**	0.43**	0.56**	0.45**	0.39**	1
	显著性	0.00	0.00	0.00	0.00	0.00	0.00	0.00	

注:* $P < 0.05$;** $P < 0.01$。

统计发现,肺癌患者的文化程度对肺癌患者的家庭功能总分和角色维度的影响有统计学意义。患者在家庭中的地位以及主要照料者与患者的关系亲密程度对肺癌患者的家庭功能角色这一维度的影响有统计学意义。主要照料者的文化程度以及主要照料者的家庭人均月收入则对家庭功能总得分、沟通维度、角色维度、情感反应和情感介入以及行为控制和总的维度都有影响,且差异有统计学意义。见表10-1-45。

表10-1-45 不同人口学变量导致肺癌患者家庭功能的差异分析

		FAD均分	问题解决	沟通	角色	情感反应	情感介入	行为控制	总的功能
患者的文化程度	初中及以下 ($\bar{x} \pm s$)	2.43 ± 0.24	2.09 ± 0.47	2.30 ± 0.34	2.59 ± 0.34	2.52 ± 0.39	2.53 ± 0.52	2.49 ± 0.31	2.39 ± 0.32
	高中及以上	2.37 ± 0.26	2.08 ± 0.44	2.23 ± 0.35	2.51 ± 0.35	2.47 ± 0.46	2.47 ± 0.52	2.47 ± 0.39	2.33 ± 0.32
	t	2.23	0.12	1.65	2.19	1.08	1.12	1.91	1.42
	P	0.03	0.90	0.10	0.03	0.28	0.27	0.06	0.16
在家庭中的地位	高 ($\bar{x} \pm s$)	2.39 ± 0.25	2.11 ± 0.46	2.28 ± 0.34	2.54 ± 0.34	2.49 ± 0.43	2.50 ± 0.52	2.45 ± 0.34	2.35 ± 0.31
	低	2.44 ± 0.23	2.02 ± 0.44	2.28 ± 0.34	2.64 ± 0.33	2.56 ± 0.35	2.56 ± 0.50	2.50 ± 0.31	2.43 ± 0.31
	t	−1.58	1.51	0.01	−2.54	−1.36	−1.01	−1.33	−1.94
	P	0.12	0.13	0.99	0.01	0.18	0.31	0.18	0.05
与家人的关系	亲密 ($\bar{x} \pm s$)	2.39 ± 0.25	2.08 ± 0.46	2.27 ± 0.34	2.56 ± 0.34	2.50 ± 0.41	2.51 ± 0.53	2.47 ± 0.34	2.36 ± 0.31
	一般	2.49 ± 0.19	2.18 ± 0.44	2.39 ± 0.34	2.71 ± 0.28	2.61 ± 0.50	2.55 ± 0.42	2.44 ± 0.33	2.49 ± 0.35
	t	−1.85	−1.02	−1.73	−2.20	−1.35	−0.39	0.37	−2.05
	P	0.07	0.31	0.09	0.03	0.18	0.70	0.72	0.04

续表

			FAD均分	问题解决	沟通	角色	情感反应	情感介入	行为控制	总的功能
家属的文化程度	$\bar{x} \pm s$	初中及以下	2.45 ± 0.21	2.10 ± 0.48	2.32 ± 0.34	2.62 ± 0.35	2.55 ± 0.35	2.60 ± 0.50	2.50 ± 0.30	2.42 ± 0.28
		高中及以上	2.35 ± 0.27	2.09 ± 0.45	2.23 ± 0.35	2.50 ± 0.34	2.44 ± 0.47	2.41 ± 0.52	2.41 ± 0.35	2.32 ± 0.35
	t		4.04	0.15	2.41	3.37	2.55	3.45	2.65	2.82
	P		0.00	0.88	0.02	0.00	0.01	0.00	0.01	0.01
人均月收入	$\bar{x} \pm s$	<3000	2.44 ± 0.23	2.10 ± 0.46	2.30 ± 0.32	2.61 ± 0.34	2.53 ± 0.41	2.55 ± 0.52	2.50 ± 0.33	2.39 ± 0.30
		≥3000	2.29 ± 0.28	2.05 ± 0.47	2.20 ± 0.40	2.4 ± 0.30	2.42 ± 0.42	2.37 ± 0.48	2.33 ± 0.30	2.28 ± 0.36
	t		4.49	0.76	2.21	4.90	1.91	2.67	3.94	2.86
	P		0.00	0.45	0.03	0.00	0.06	0.01	0.00	0.01

　　将家庭负担与家庭功能的各维度进行相关性分析。结果显示:家庭功能的总分与家庭负担中的经济负担呈正相关,与娱乐生活、日常生活呈负相关。家庭功能的问题解决维度与家庭负担的经济负担维度得分呈正相关。家庭功能的沟通维度与经济负担、娱乐生活维度呈负相关。家庭功能的角色维度与日常生活和娱乐生活维度呈负相关。家庭功能的情感反应维度与娱乐生活呈负相关。家庭功能情感介入维度与日常生活、娱乐生活、家庭负担总分均呈负相关。家庭功能行为控制与日常生活和家庭负担总分呈负相关。见表10-1-46。

表10-1-46　肺癌患者照料者家庭功能与家庭负担的相关性研究

维度		FAD总分	问题解决	沟通	角色	情感反应	情感介入	行为控制	总的功能
经济负担	Person	0.103	0.157	0.160	0.011	0.099	0.003	−0.036	0.090
	P	0.048	0.003	0.002	0.834	0.059	0.954	0.494	0.088
日常生活	Person	−0.120	0.091	−0.060	−0.122	−0.058	−0.178	−0.123	−0.049
	P	0.022	0.081	0.257	0.020	0.268	0.001	0.019	0.355
娱乐生活	Person	−0.187	−0.009	−0.161	−0.109	−0.130	−0.189	−0.084	−0.109
	P	0.000	0.863	0.002	0.038	0.013	0.000	0.112	0.037
家庭关系	Person	0.058	−0.002	0.019	0.020	0.009	0.079	0.006	0.088
	P	0.271	0.963	0.720	0.701	0.869	0.134	0.910	0.094
躯体健康	Person	0.005	−0.060	−0.013	0.073	−0.012	0.048	−0.005	−0.059
	P	0.929	0.252	0.799	0.167	0.822	0.360	0.931	0.259
心理健康	Person	−0.023	−0.031	0.015	−0.011	−0.012	−0.047	−0.028	0.016
	P	0.668	0.561	0.774	0.837	0.813	0.374	0.595	0.762
FBS总分	Person	−0.055	0.077	−0.004	−0.060	−0.033	−0.111	−0.110	0.004
	P	0.296	0.140	0.938	0.253	0.535	0.034	0.036	0.945

　　将肺癌患者照料者的家庭功能与患者医学应对和照料者简易应对量表的得分进行相关性分析,结果显示:MCMQ面对维度与家庭功能的角色维度呈正相关,即家庭功能中角色维度越良好,患者应对疾病的态度越积极。家庭功能中的情感反应维度与照料者的积极应对得分呈负相关,即照料者的情感反应越良好,照料者对患者的疾病态度越积极。见表10-1-47。

表10-1-47 肺癌照料者的家庭功能状况和肺癌患者的医学应对态度以及照料者的应对态度的相关性

维度		FAD总分	问题解决	沟通	角色	情感反应	情感介入	行为控制	总的功能
MCMQ面对均分	Person	−0.011	0.081	0.032	−0.107	0.008	−0.027	−0.002	−0.002
	P	0.834	0.123	0.542	0.04	0.881	0.609	0.975	0.963
MCMQ回避均分	Person	0.014	0.075	0.045	−0.033	0.026	−0.036	0.002	0.013
	P	0.793	0.154	0.393	0.528	0.627	0.498	0.971	0.806
MCMQ屈服均分	Person	−0.015	−0.005	−0.013	−0.001	−0.005	0.005	−0.011	−0.015
	P	0.78	0.924	0.809	0.991	0.929	0.922	0.832	0.779
SASQ积极均值	Person	−0.028	0.005	−0.058	−0.036	−0.104	0.035	−0.011	0.025
	P	0.595	0.919	0.272	0.492	0.047	0.501	0.831	0.631
SASQ消极均值	Person	−0.017	−0.035	−0.058	0.003	−0.065	0.055	−0.012	0.017
	P	0.749	0.504	0.27	0.955	0.214	0.299	0.818	0.743

2.家庭功能量表多因素分析

通过单因素分析后,我们将有意义的以及可能会对肺癌患者的家庭功能产生影响的因素纳入到多元线性回归中,进行多因素分析。具体赋值见表10-1-48。

表10-1-48 FAD多元线性回归分析赋值表

因素		赋值	因素		赋值
患者文化程度	初中及以下	1	家庭中的地位	高	1
	高中及以上	2		低	2
家属文化程度	初中及以下	1		1000	1
	高中及以上	2		1000~2000	2
与家人的关系	亲密	1	人均月收入	2000~3000	3
	一般	2		3000~5000	4
与患者关系	配偶	1		5000	5
	子女	2		家庭关怀度良好	1
	父母	3	APGAR总分	家庭关怀度一般	2
	其他	4		家庭关怀度差	3

纳入多元线性回归分析的因素使用后退法进入方程,最终患者和家属的文化程度、患者与家人的关系、照料者与患者的关系、患者在家庭中的地位、患者家庭人均月收入、家庭关怀指数问卷7个因素只有3个进入方程,分别是家属的文化程度、家庭关怀指数和患者人均月收入。见表10-1-49。

表10-1-49 FAD多元线性回归分析

因素	未标准化系数		标准化系数		
	B	标准误差	Beta	t	显著性
(常量)	2.86	0.07		39.40	0.00
家属文化程度分组	−0.07	0.03	−0.13	−2.43	0.02
APGAR总分分组	−0.09	0.02	−0.21	−4.02	0.00
人均月收入	−0.04	0.01	−0.20	−3.71	0.00

对家庭功能的不同维度进行多元线性回归分析,具体结果见表10-1-50。

表10-1-50　FAD不同纬度多元线性回归分析

因素		未标准化系数		标准化系数		
		B	标准误差	Beta	t	显著性
问题沟通	（常量）	2.83	0.14		20.04	0.00
	家庭中的地位分组	−0.12	0.06	−0.11	−2.06	0.04
	APGAR总分分组	−0.22	0.04	−0.26	−5.03	0.00
沟通	（常量）	2.84	0.10		28.12	0.00
	家属文化程度分组	−0.08	0.04	−0.11	−2.09	0.04
	APGAR总分分组	−0.17	0.03	−0.27	−5.09	0.00
角色	（常量）	2.71	0.08		34.99	0.00
	家属文化程度分组	−0.06	0.04	−0.09	−1.69	0.09
	家庭中的地位分组	0.12	0.04	0.15	2.99	0.00
	人均月收入	−0.08	0.02	−0.28	−5.12	0.00
情感反应	（常量）	3.04	0.13		23.44	0.00
	家属文化程度分组	−0.10	0.04	−0.12	−2.25	0.03
	APGAR总分分组	−0.11	0.04	−0.15	−2.82	0.01
	与患者关系	−0.05	0.03	−0.10	−1.83	0.07
情感介入	（常量）	2.87	0.09		30.91	0.00
	家属文化程度分组	−0.15	0.06	−0.14	−2.51	0.01
	人均月收入	−0.06	0.03	−0.13	−2.33	0.02
行为控制	（常量）	2.65	0.04		65.11	0.00
	人均月收入	−0.08	0.02	−0.27	−5.16	0.00
总的功能	（常量）	2.70	0.11		25.08	0.00
	家属文化程度分组	−0.09	0.03	−0.14	−2.64	0.01
	家庭中的地位分组	0.08	0.04	0.11	1.99	0.05
	APGAR总分分组	−0.11	0.03	−0.18	−3.48	0.00

（四）家庭负担因素分析

1.家庭负担单因素分析

统计发现,肺癌患者的家庭负担总分与各维度得分情况均呈正相关,各维度之间,经济负担与日常生活得分呈正相关,日常生活维度与娱乐维度呈正相关,其余各维度之间无相关性。见表10-1-51。

表10-1-51　家庭负担各维度相关性分析

		经济负担	日常生活	娱乐	家庭关系	躯体健康	心理健康	FBS总分
经济负担	Person	1						
	P							
日常生活	Person	0.11*	1					
	P	0.03						
娱乐	Person	0.06	0.05	1				
	P	0.27	0.30					
家庭关系	Person	−0.06	0.11*	−0.11*	1			
	P	0.28	0.04	0.03				
躯体健康	Person	−0.08	−0.04	0.01	0.01	1		
	P	0.14	0.48	0.81	0.81			

续表

		经济负担	日常生活	娱乐	家庭关系	躯体健康	心理健康	FBS总分
心理健康	Person	0.05	0.00	0.02	−0.05	0.07	1	
	P	0.35	0.97	0.66	0.33	0.16		
FBS总分	Person	0.48*	0.57*	0.36*	0.42*	0.31*	0.36*	1
	P	0.00	0.00	0.00	0.00	0.00	0.00	

注:*表示差异有统计学意义。

　　经过卡方检验,患者的年龄对总的家庭负担的阳性率的影响有统计学意义,患者的年龄对经济负担维度和日常生活维度的阳性率的影响差异有统计学意义;患者在家庭中的地位对家庭负担中的心理维度的影响有统计学意义;患者与家人的亲密程度对患者家庭负担的家庭关系维度的影响有统计学意义。具体见表10-1-52。

表10-1-52　肺癌患家庭负担的单因素分析

		经济负担		日常生活		家庭关系		躯体健康		心理健康		娱乐生活		FBS总分	
		阴性	阳性	阴性	阳性	阴性	阳性	阴性	阳性	阴性	阳性	阴性	阳性	阴性	阳性
患者的年龄	≤35	5	4	6	3	1	8	3	6	2	7	2	7	5	4
	36~45	16	12	17	11	12	16	14	14	12	16	12	16	21	7
	46~55	47	75	69	53	54	68	61	61	34	88	36	86	62	60
	56~65	51	65	49	67	49	67	63	53	40	76	45	71	58	58
	66~75	25	56	37	44	26	55	40	41	26	55	32	49	36	45
	>75	0	7	6	1	5	2	4	3	2	5	3	4	7	0
	χ^2	12.71		11.29		9.30		1.88		3.24		4.52		14.55	
	P	0.03		0.04		0.10		0.87		0.66		0.48		0.01	
患者文化程度	初中及以下	97	155	130	122	103	149	124	128	85	167	89	163	139	113
	高中及以上	47	65	55	57	44	68	61	51	31	81	42	70	50	62
	χ^2	0.39		0.19		0.08		0.86		1.31		0.16		3.44	
	P	0.53		0.66		0.78		0.35		0.25		0.69		0.06	
家属文化程度	初中及以下	73	100	90	83	63	110	86	87	61	112	68	105	96	77
	高中及以上	62	105	85	82	76	91	91	76	52	115	51	116	85	82
	χ^2	0.91		0.04		2.91		2.91		0.65		2.87		0.72	
	P	0.34		0.84		0.09		0.09		0.42		0.09		0.40	
家庭中的地位	高	109	170	136	143	109	170	140	139	81	198	104	175	138	141
	低	35	50	49	36	38	47	45	40	35	50	27	58	51	34
	χ^2	0.12		2.07		0.86		0.20		4.43		0.86		2.90	
	P	0.73		0.15		0.35		0.67		0.04		0.35		0.09	
与家人的关系	亲密	132	206	172	166	142	196	170	168	107	231	122	216	173	165
	疏远	12	13	12	13	5	20	15	10	9	16	8	17	16	9
	χ^2	0.78		0.08		4.68		0.88		0.20		0.17		1.53	
	P	0.38		0.78		0.03		0.35		0.65		0.68		0.22	

2.家庭负担多因素分析

将患者性别、患者文化程度、患者在家庭中的地位、患者是否家庭中主要经济来源、患者与家人的关系亲密程度、家属性别、家属年龄、家庭人口数、家属文化程度、照料者与患者关系、是否为主要照料者、人均月收入、患者MCMQ面对维度、患者MCMQ回避维度、患者MCMQ屈服维度、照料者SASQ消极维度、患者FAD各维度：问题解决、沟通、角色、情感反应、情感介入、行为控制、总的功能7个维度调入多元线性回归中，步入法使用后退法，最终进入方程的影响因素有患者性别、是否为主要照料者、MCMQ回避总分、SASQ消极、行为控制。见表10-1-53。

表10-1-53　肺癌患者的家庭负担的线性回归分析

因素	未标准化系数		标准化系数		
	B	S_d	Beta	t	P
（常量）	35.14	2.27		15.51	0.00
患者性别	−0.91	0.41	−0.12	−2.23	0.03
是否为主要照料者	−1.20	0.60	−0.11	−2.00	0.05
MCMQ回避总分	0.18	0.09	0.12	2.16	0.03
SASQ消极	−0.13	0.05	−0.15	−2.85	0.01
行为控制	−1.18	0.58	−0.11	−2.05	0.04

将同样的因素调入家庭负担的其他维度的多元线性回归分析中，研究不同维度的影响因素。经济负担维度最终进入的影响因素有患者性别、照料者是否为主要照料者、患者医学应对回避维度、照料者简易应对消极维度、家庭功能行为控制维度；日常生活负担维度最终进入方程的影响因素是患者性别、家属是否主要照料者、照料者简易应对消极维度、FAD情感介入维度；家庭关系维度最终进入方程的是家属年龄、FAD情感介入维度；躯体健康维度最终进入方程的是患者与家人的关系亲密程度、家属文化程度、照料者与患者关系、患者MCMQ面对维度分、照料者简易应对消极维度、FAD角色维度、FAD总的功能维度；心理健康维度最终进入方程的有患者在家庭中的地位、患者MCMQ面对总维度、患者MCMQ回避维度、FAD问题解决维度、FAD情感介入维度、FAD总的功能维度。见表10-1-54。

表10-1-54　家庭负担其他维度的多元线性回归分析

维度	因素	未标准化系数		标准化系数		
		B	S_d	Beta	t	P
经济负担	（常量）	35.14	2.27		15.51	0.00
	性别	−0.91	0.41	−0.12	−2.23	0.03
	是否为主要照料者	−1.20	0.60	−0.11	−2.00	0.05
	MCMQ回避总分	0.18	0.09	0.12	2.16	0.03
	SASQ消极	−0.13	0.05	−0.15	−2.85	0.01
	行为控制	−1.18	0.58	−0.11	−2.05	0.04
日常生活负担	（常量）	9.99	0.61		16.41	0.00
	性别	−0.46	0.19	−0.13	−2.42	0.02
	是否为主要照料者	−0.54	0.28	−0.11	−1.95	0.05
	SASQ消极	−0.05	0.02	−0.12	−2.18	0.03
	情感介入	−0.52	0.17	−0.16	−2.99	0.00
娱乐生活	（常量）	1.94	0.12		16.27	0.00
	沟通	−0.10	0.05	−0.12	−2.01	0.05
	情感介入	−0.10	0.03	−0.16	−2.86	0.01

续表

维度	因素	未标准化系数		标准化系数		
		B	S_d	Beta	t	P
	（常量）	6.49	0.49		13.22	0.00
家庭关系	家属年龄	−0.01	0.01	−0.11	−2.02	0.04
	情感介入	0.36	0.17	0.12	2.15	0.03
	（常量）	1.68	0.90		1.88	0.06
	与家人的关系	−0.45	0.25	−0.10	−1.76	0.08
	家属文化程度	−0.12	0.05	−0.12	−2.20	0.03
躯体健康	与患者关系	0.14	0.09	0.09	1.68	0.10
	MCMQ面对总分	0.07	0.03	0.14	2.67	0.01
	SASQ消极	−0.05	0.01	−0.20	−3.79	0.00
	角色	0.39	0.20	0.12	1.93	0.06
	总的功能	−0.44	0.21	−0.12	−2.07	0.04
	（常量）	−1.33	0.76		−1.76	0.08
	在家庭中的地位	−0.30	0.11	−0.13	−2.74	0.01
	MCMQ面对总分	0.08	0.03	0.17	3.16	0.00
心理健康	MCMQ回避总分	0.19	0.03	0.36	6.81	0.00
	问题解决	−0.32	0.13	−0.13	−2.41	0.02
	情感介入	−0.25	0.13	−0.11	−1.86	0.06
	总的功能	0.39	0.21	0.11	1.83	0.07

（五）患者医学应对方式和照料者简易医学应对的相关性分析

1.患者医学应对问卷和照料者简易医学问卷的相关性研究

通过相关性分析，发现患者医学应对中面对的应对方式与照料者简易应对方式中消极应对的方式其量表得分呈负相关，即患者采用面对的应对方式时，照料者消极应对方式的得分就越低。见表10-1-55。

表10-1-55 患者医学应对问卷和照料者简易医学问卷的相关性研究

维度	统计值	SASQ 积极	SASQ 消极	MCMQ 面对	MCMQ 回避	MCMQ 屈服
SASQ 积极	Person	1.00				
	P					
SASQ 消极	Person	0.65**	1.00			
	P	0.00				
MCMQ 面对	Person	−0.07	−0.11**	1.00		
	P	0.17	0.03			
MCMQ 回避	Person	0.06	−0.03	0.40**	1.00	
	P	0.29	0.60	0.00		
MCMQ 屈服	Person	0.01	−0.07	−0.03	0.00	1.00
	P	0.84	0.16	0.52	0.99	

注：* $P<0.05$;** $P<0.01$ 。

2.患者医学应对问卷和照料者简易医学问卷的单因素分析

患者的医学应对方式和照料者的简易应对方式通过不同的人口学特征发现其得分有差异,家属文化程度对肺癌患者的面对医学态度影响差异有统计学意义;与家人关系亲密程度对肺癌患者的面对医学应对态度影响差异有统计学意义。见表10-1-56。

10-1-56 患者医学应对问卷和照料者简易医学问卷的单因素研究

因素		MCMQ面对总分	MCMQ回避总分	MCMQ屈服总分	SASQ积极总分	SASQ消极
患者文化程度	初中及以下	13.99 ± 2.34	9.79 ± 2.22	8.08 ± 1.39	12.04 ± 5.31	5.81 ± 4.34
	高中及以上	14.23 ± 2.54	9.98 ± 2.42	8.17 ± 1.65	12.68 ± 5.96	6.48 ± 4.14
	t	−0.88	−0.76	−0.56	−1.03	−1.38
	P	0.38	0.45	0.57	0.31	0.17
家属的文化程度	初中及以下	13.72 ± 2.26	9.69 ± 2.11	8.15 ± 1.32	12.46 ± 5.54	6.52 ± 4.6
	高中及以上	14.28 ± 2.39	10.04 ± 2.41	8.14 ± 1.6	12.31 ± 5.54	5.69 ± 3.99
	t	−2.19	−1.39	0.04	0.25	1.76
	P	0.03	0.16	0.97	0.80	0.08
在家庭中的地位	高	14.15 ± 2.4	9.92 ± 2.32	8.08 ± 1.48	12.43 ± 5.44	6.18 ± 4.23
	低	13.79 ± 2.4	9.6 ± 2.15	8.19 ± 1.46	11.59 ± 5.77	5.48 ± 4.45
	t	1.22	1.14	−0.60	1.23	1.32
	P	0.22	0.26	0.55	0.22	0.19
与家人的关系亲密	亲密	13.99 ± 2.38	9.86 ± 2.26	8.07 ± 1.48	12.27 ± 5.47	6.08 ± 4.3
	疏远	15.08 ± 2.61	9.44 ± 2.43	8.48 ± 1.33	11.84 ± 6.34	5.40 ± 4.04
	t	−2.21	0.90	−1.34	0.37	0.77
	P	0.03	0.37	0.18	0.71	0.45
家庭人均月收入	<3000	14.08 ± 2.36	9.80 ± 2.22	8.10 ± 1.43	12.01 ± 5.51	6.09 ± 4.4
	≥3000	14.00 ± 2.59	10.01 ± 2.52	8.11 ± 1.65	13.09 ± 5.52	5.73 ± 3.83
	t	0.27	−0.71	−0.02	−1.52	0.65
	P	0.79	0.48	0.99	0.13	0.52

3.患者医学应对问卷和照料者简易医学问卷的多因素研究

将单因素分析中有意义的以及可能的因素调入到多元线性回归方程中,最终进入的MCMQ面对方式中的因素是患者与家人亲密程度、照料者文化程度;进入MCMQ回避方程中的因素是家庭负担;进入到SASQ消极应对方式的因素是家庭负担。见表10-1-57。

表10-1-57 患者医学应对问卷和照料者简易医学问卷的多因素研究

维度	因素	未标准化系数		标准化系数		
		B	Sd	Beta	t	P
MCMQ面对	(常量)	9.92	1.25		7.96	0.00
	与家人的关系	1.29	0.50	0.14	2.60	0.01
	家属文化程度	0.25	0.10	0.14	2.54	0.01
MCMQ回避	(常量)	7.52	1.09		6.93	0.00
	FBS量表总分	0.07	0.03	0.12	2.16	0.03
SASQ积极	(常量)	9.33	1.74		5.35	0.00
	年龄	0.05	0.03	0.10	1.78	0.08
SASQ消极	(常量)	11.82	2.07		5.71	0.00
	FBS量表总分	−0.18	0.06	−0.15	−2.77	0.01

三、讨论

(一)家庭关怀指数量表

研究显示较高的家庭关怀度对于提高肺癌患者生存质量有着十分重要的作用:良好的家庭支持有利于身心健康,劣性的家庭支持损害身心健康。本次研究显示,肺癌患者通过家庭关怀指数量表发现仅有5.22%的照料者家庭关怀指数良好。19.5%的患者照料者存在家庭关怀度中度障碍,75.3%的患者照料者存在家庭关怀度重度障碍。纳入的研究对象职业大多是农民,人均月收入大多集中在3000元以下,以家庭为单位,每个成员大多挣扎在生活线上,对于家庭关系的关注容易被忽视。研究显示:保持良好的情绪既能够提高肺癌患者自身的抗癌能力,又可以增强其对治疗反应的耐受性,进而产生药物所起不到的作用。为此,医护人员应该更加注重肺癌患者家庭关怀度。同时,医护人员应更加注重患者家属的主观能动性,一方面督促照料者,使其给予患者更多心理和情感上的支持,从而提高肺癌患者的生存质量;另一方面,应该给予肺癌患者的照料者足够的关怀。

(二)家庭功能量表

1.家庭功能的特点

(1)肺癌患者照料者的主观家庭功能存在不良

通过肺癌患者的照料者填写的家庭功能量表,家庭功能良好者仅占6.6%、家庭共能一般者占93.1%、家庭功能差者仅1例,大多数肺癌患者照料者的家庭功能量表调查结果显示其家庭功能一般。

本研究结果显示大多数肺癌患者主观评价认为其家庭功能一般,其原因一方面在于大多数肺癌患者的家庭为患者提供了物质和情感的支持,给患者提供了合适的家庭环境,导致大部分经济压力和情感、心理压力落在肺癌患者照料者上;另一方面可能与照料者自身的感受和奉献的心理有关,使其主观上对家庭功能一般的评价值降低,对家庭功能的评价值低,认定家庭功能在目前处境下、家庭能力范围内离自己期望值较低,担心患者突然离世、患者因病情导致其情绪紧张以及为患者的病情担忧等都会导致照料者承受更多的压力。

由家庭功能各条目可知:照料者认为他们说话都有话直说,不拐弯抹角;一般想尽各种方法来解决问题;在遇到突发事件时他们知道如何处理;他们彼此相互信赖;他们之间互相坦率;家里有人烦恼时其他人知道他为什么烦恼,这些条目反映出的与照料者家庭功能整个维度的结果一致,肺癌从照料者的角度来讲其家庭功能中问题解决维度良好。但是照料者在以下这些条目:发生危机时,他们会互相支持;肯定家庭成员都尽到应有的责任与义务;当某人遇到麻烦时,其他人会过分的求关注等条目中则显示不像自己家,自己的家庭功能在这些方面有缺失。分析其原因可能在于患者患病后,家人将关注的重心转移到其疾病和治疗,一切以患者健康状态的恢复为先,而忽视照料者的身体健康和心理健康需求,另一方面可能是由于照料者长期照料肺癌患者,替换的人较少,得不到有效的休息和喘息的机会,导致照料者的身心受到影响,处于亚健康的水平。

(2)肺癌患者的照料者家庭的总体功能不良

本研究中通过家庭功能评定量表测得肺癌患者家庭的总体功能评分为2.4±0.2,高于界值,且其差异有统计学意义,表明肺癌患者家庭总体功能不良。家庭是患者最大的支持系统,承担着促进和保护患者健康的重要功能,癌症患者除了需要医疗保健资源之外,很大程度上需要家庭的支持和照顾,其对家庭支持的需求比正常人群、其他罹患生命未受到威胁疾病的患者要高,他们需要从家庭获取物质及生活上的关心和照顾、精神上的鼓励和支持,还有情感上的理解和安慰。有研究表明,在不同种类社会支持的有效性方面,患者认为家庭的支持与存在最为重要。家庭为患者提供了最重要的支持来源和康复过程的主要照顾,家庭的支持能力和照顾能力对患者的疾病转归和生命质量起到了重要的作用。本研究中肺癌患者照料者家庭的总体功能表现出不良,可能在于迫于中国的传统文化,照料者不愿意表达自己的压力和紧张,加重了照料者护理负担。家属照料者注意力都集中在照顾患者身上,使得家属无暇照顾自己的身体,长期处于一种睡眠不足、心情焦虑、过度疲劳的状态之中,又无替换者,所以呈现出较高的护理负担。另外,患者可以得到更多来自于扩展家庭的成员的支持,而照料者更多的是付出,得到其他人支持和理解的较少,也是导致其家庭功能缺失的原因之一。

2.肺癌患者家庭功能各维度的特点

将本次研究得到的肺癌患者的照料者家庭功能的调查结果与家庭功能判定的界值相比,如果各维度的转化分值>界值,且差异有统计学意义,则可以认为肺癌患者照料者家庭功能不良。通过单侧 t 检验,肺癌患者照料者的家庭功能除问题解决维度低于界值分,其余各维度以及总功能其分值均高于界值分,表明存在家庭功能不良的现象。肺癌患者的照料者主观感受为:照料者认为家人与自己共度时光的方式、家人对待自己情绪的处理方式、家人与自己讨论及分担各种事情的方式基本使自己感受不佳,照料者遇到问题时由于考虑到患者的情绪大多时候得不到及时解决,肺癌患者的照料者情绪已经成为隐患,应得到社会以及医护及时关注。

3.家庭功能的影响因素研究

(1)人口社会学特征对家庭功能的影响

单因素统计发现,肺癌患者的文化程度对肺癌患者的家庭功能总分和角色维度的影响有统计学意义,患者的文化程度越高,对患者的照料者主观家庭功能感受则较良好,其角色维度方面也较良好。患者在家庭中的地位以及主要照料者与患者的关系亲密程度对肺癌患者的家庭功能角色这一维度的影响有统计学意义,即患者在家庭中的地位越高,其家庭功能越良好。主要照料者的文化程度以及主要照料者的家庭人均月收入则对家庭功能总得分、沟通维度、角色维度、情感反应和情感介入以及行为控制和总的维度都有影响,且差异有统计学意义,即主要照料者的文化程度越高,其家庭功能越良好。

(2)家庭功能各维度的相关性

通过各维度的相关性分析统计发现,肺癌患者的总分与各维度得分情况均呈正相关,问题解决与角色、情感介入两个维度呈负相关,与行为控制维度的相关性检验无统计学意义,与其他维度呈正相关;剩余维度,沟通、角色、情感反应、情感介入、行为控制以及总的功能之间均呈正相关,且相关有统计学意义。但家庭中,问题解决、行为控制、情感反应、情感介入、沟通相关程度并不高,尤以问题解决、行为控制相关程度低,说明家庭的应对问题和解决困难的能力较好,在面对突发事件和危险情况时的行为控制模式不好,容易出现手足无措;家庭应对刺激时的情感反应较差,情感和情绪难以表达和倾诉,家庭成员间的信息交流、语言沟通不足;且相互之间对对方的活动和一些事情关心和重视的程度不够。

(3)家庭负担对家庭功能的影响

家庭负担与家庭功能的各维度进行相关性分析结果显示:家庭功能的总分与家庭负担中的经济负担呈正相关,即经济负担越高,其家庭功能越不良;与娱乐生活、日常生活呈负相关,即肺癌患者的家庭娱乐生活和日常生活负担越重,则其家庭功能越良好。家庭功能的问题解决维度与家庭负担的经济负担维度得分呈正相关。家庭功能的沟通维度与经济负担、娱乐生活维度呈负相关。家庭功能的角色维度与日常生活和娱乐生活维度呈负相关。家庭功能的情感反应维度与娱乐生活呈负相关。家庭功能情感介入维度与日常生活、娱乐生活、家庭负担总分均呈负相关。家庭功能行为控制与日常生活和家庭负担总分呈负相关。

国外学者的研究也表明非小细胞癌的直接医疗费用给患者和家庭带来了巨大的经济负担,尤其以诊断后的6个月内和死亡前的1年内花费最大。本研究中患者的年龄偏大,很多患者已经退休,其经济来源本来就比较少,而肺癌是一种严重的疾病,患者的医疗费用是一笔巨大的开支。即使家庭的经济状况较好,疾病带来的医疗花费也是家庭经济负担的重要来源。在现有医疗卫生体制下,医疗保险虽然承担一定比例的医疗费用支出,患者家庭仍需承担一部分的支出,亦有一些患者所有费用均需自己承担。当医疗费用成为家庭一项重大的计划外开支时,家庭的经济压力将会增大。当家庭的经济负担增加,由于家庭经济窘迫会造成家庭资源的不足,可能给患者的治疗和康复带来阻碍,使患者和家庭成员产生心理负担和负性情绪,影响到家庭的功能。吕繁对疾病的家庭负担的研究中也发现经济负担对家庭的影响具有严重性和普遍性。

而相关性分析也显示:患者的娱乐负担和日常生活负担越重,则其家庭总功能以及各维度的功能则越良好。家庭的娱乐负担与日常生活负担增加,需要家庭中的各成员分担缓解,这就导致其家庭功能的健全,肺癌患者的家庭在问题沟通上、在问题解决上、在角色承担上以及情感反应上都随着其负担的增加逐渐完善、健全。

(4)人均月收入对肺癌患者的照料者的家庭功能的影响

本研究结果显示,家庭人均月收入对肺癌患者家庭功能有影响。有研究显示,经济收入较高患者的家庭功能状况明显高于经济收入较低者,说明家庭经济状况是影响家庭功能的重要因素之一。在本研究结果中家庭月收入在3000元以下时,随家庭月收入的增加其总功能得分有降低的趋势,即家庭功能更健全。

(5)其他因素对肺癌患者的照料者家庭功能的影响

本研究显示患者及家属的文化程度均对其家庭功能有影响。这与一些研究的结果类似,杜江在研究中发现,文化程度越高的老年人,其家庭功能越好。何雪琳在对癌症的研究中发现,随着文化水平的提高,癌症患者的家庭功能也呈增高趋势。分析其原因可能在于文化程度相对较高的患者和家庭成员对疾病相关知识和信息的接收能力较好,因对疾病的不了解而产生的恐惧等负性情绪较少,也有学者认为文化知识可以视为一种应对资源,学历较高者可动用的资源相对较多。

本研究发现患者为家庭主要经济来源的家庭功能较患者不承担家庭主要经济来源的家庭不健全。作为家庭主要经济来源的成员罹患肺癌以后,疾病本身以及由此引发的一系列变化,对其工作的完成、职务的晋升、职业生涯的发展均造成一定影响,进而影响到其经济收入,家庭经济的主要来源受到影响,势必造成家庭的总体收入锐减,使家庭的经济负担加重,家庭功能出现障碍。

本研究发现患者与家庭成员关系亲密的家庭,其情感反应功能更加健全。关系亲密的家庭不但能够为患者提供物质和生活上的照顾,还能为患者提供精神支持以及情感安慰。家庭是患者最重要的支持来源,良好的家庭支持可以使患者维持最佳的心理和健康状态。关系亲密的家庭其成员具有独立自主性的同时,整个家庭又不失其整体性,在面对内外环境的变化以及家庭的一系列任务或者危机的时候,能够在合适的范围内进行调整和应对,维持家庭系统的平衡,保持家庭功能的良好;关系疏离的家庭则常常在需要有所反应的时候无法做出相应的反应。孙玉枝等调查发现,家庭功能高得分组的老年与低得分组的老年人相比,选择由子女还是社会照顾自己方面有显著差别,表明老年人与子女的联系方式、与子女的亲密程度不同对家庭功能有影响。

通过对家庭功能影响因素的分析,对我们在今后的护理工作中对患者家庭进行更有针对性地护理干预起到一定的提示意义。虽然这些影响因素多为无法干预和改变的因素,但可以提示我们对具有薄弱因素的家庭应加强重视,强化干预。对于可以通过护理干预改变的影响因素,我们要积极地进行护理干预,通过对影响因素的调节进而提高患者的家庭功能。

(三)家庭负担

1.家庭负担量表的得分情况

本次调查研究发现,肺癌患者的家庭负担总分均值为1.34,在中度负担和重度负担之间。经济负担的均分得分最低,但是其阳性率较高,约为60.4%;心理健康负担的均分最高,其阳性率为68.0%,也是最高的。

本次调查显示,照料者的年龄主要在35~65岁之间,主要照料者是肺癌患者的配偶、子女或者父母,其他照料者包括自己的外甥、侄女,照料者里并未出现护工等;同时结合本次调查的结果照料者大多数人的职业是农民,构成比为47.3%;文化程度高中及以下者居多,构成比为77.7%;家庭月均收入为3000元以下的构成比为79.4%,结合甘肃地区实际的人民经济水平,肺癌的家庭负担是沉重的。根据2017年甘肃省统计年鉴统计的2016年的甘肃数据情况,农村居民年均个人可支配金额为3 261.4元,而肺癌患者每次住院治疗普通化疗或者放疗花费在10 000元左右,有研究显示肺癌患者月均住院费用在190 610~429 093元,跟高昂的治疗费用相比患者个人及家庭的收入无法支撑,而照顾者大多数也是农民,患者的每次治疗会掏空肺癌患者的整个家庭,沉重的经济负担促使大多数家庭选择自己的亲属来照料患者,而照料者也因此不能正常工作,照料者的经济来源会造成影响,整个家庭的收入会降低,如此会恶性循环。

2.肺癌家庭负担量表各维度得分情况

家庭负担量表的各维度相关性统计分析发现,肺癌患者的家庭负担总分与各维度得分情况均呈正相关,即家庭负担的得分情况与各维度得分情况密不可分,肺癌患者的家庭负担与各维度负担的严重程度呈正相关。各维度之间,经济负担与日常生活得分呈正相关,即表明肺癌患者家庭负担中日常生活负担与经济负担之间呈正相关;日常生活维度与娱乐维度呈现正相关,即表明肺癌患者家庭负担中日常生活负担与娱乐负担呈正相关。其余各维度之间无相关性。

3.肺癌家庭负担影响因素分析

(1)肺癌患者人口学特征对家庭负担的影响

经过卡方检验,患者的年龄对总的家庭负担的阳性率的影响有统计学意义,患者的年龄对经济负担维度和日常生活维度的阳性率的影响差异有统计学意义。本研究中患者的年龄偏大,很多患者已经退休,其经济来源本来就比较少,而肺癌是一种严重的疾病,患者的医疗费用是一笔巨大的开支。即使家庭的经济状况较好,疾病带来的医疗花费也是家庭经济负担的重要来源。在现有医疗卫生体制下,医疗保险虽然承担一定比例的医疗费用支出,患者家庭仍需承担一部分的费用。研究中也发现经济负担对家庭的影响具有严重性和普遍性,患者在家庭中的地位对家庭负担中的心理维度的影响有统计学意义。日常活动负担方面,由于受到传统观念的影响,照顾患者被看成是家庭成员的义务和责任,不仅患者由于疾病影响了自身的日常活动,家庭成员在对患者的照顾过程中,属于自己的时间和做自己的事的机会都有所减少。日常活动和娱乐活动维度的负担增加,整个家庭的日常活动和娱乐活动都受到影响,家庭成员的生活、工作等方面都受到不同程度的影响。

患者与家人的亲密程度对患者家庭负担的家庭关系维度的影响有统计学意义,照顾者与患者直接接触,与患者的关系越亲密,患者的一切状态对照顾者、对家庭的影响越明显,同时肺癌患者昂贵的治疗费用、痛苦的生活状态对照顾者都是最直接的冲击。

研究还发现肺癌患者的性别对家庭总负担、经济负担、日常生活负担有影响。患者男性性别造成的负担要比女性的重,这主要是因为男性是家庭中主要的经济来源,在家庭中的地位较高造成的。

(2)家庭功能对家庭负担的影响

由于我国传统文化的传承,在社会、家庭、个人中家庭占有非常重要的地位,肺癌相对于家庭是一个特别严重的威胁,家庭中的每一个成员都会感受到一定的负担,同时也会发挥自己的作用来调节自己的家庭负担。研究表明,肺癌患者的家庭负担量表得分与其家庭功能量表的得分呈正相关,即家庭功能的评分越高,其家庭功能越不健全,家庭负担越重。朱希燕在对食管癌患者家庭进行研究发现,食管癌患者家庭的负担与家庭功能的好坏呈显著正相关。有学者认为,家庭成员主观负担过重会加重家庭的情感介入等功能缺乏,本次研究中发现家庭负担和经济负担维度的得分与家庭功能中的行为控制维度得分呈正相关;肺癌患者家人的行为控制功能越良好,其家庭负担与经济负担则会降低。家庭功能中的情感介入维度与家庭负担中的日常生活维度、娱乐生活维度、家庭关系维度以及心理健康维度呈正相关,即肺癌患者照料者的情感介入维度越健全,其家庭负担相应的维度负担越低。这与人口社会学研究中发现的照料者与患者的关系越亲密,其家庭负担越重的结果相吻合,这可能是由于甘肃的地域特征。在研究过程中与患者以及其家属沟通时了解到,患者与家属之间的感情越亲密,他们的情感负担越重,越容易导致他们的家庭功能障碍,越难以及时恢复其家庭功能。

（3）患者的回避医学应对态度与家庭负担的关系

本次研究表明,患者使用回避或者屈服的医学应对态度,会加重家庭负担。当患者以积极的、坦然的、开放的心态应对疾病,可以减弱家庭成员的应激强度,使家庭系统在较小的压力情境下做出有效的调整,实现新的平衡;如果患者因疾病导致自责和内疚,会更加疏离与家庭成员的情感联系,致使家庭功能日趋不健全,患者可以得到的有效社会支持更趋减少。

（4）其他影响因素与家庭负担的关系

本次研究中发现,当患者的主要照顾者依次是配偶、父母、子女及其他时,其家庭负担依次是降低的,情绪紧张和抑郁症状在肺癌护理人员中很常见,患者家属的应对方式越积极,其家庭负担越轻。患者与家人的关系越好,其家庭负担就越低,患者在家庭中的地位越高,其家庭负担也就越重。照顾者的消极感受评分越高,则意味着不能为患者提供有效的支持资源,却先于患者陷入消极情绪,会使患者压抑其真实情绪体验,更加绝望和无助,进一步弱化家庭的情感反应、沟通及总体功能,国外研究已经着手研发肺癌患者照顾者的护理模型,以期能够为照顾者和患者提供更好的解决办法。

（四）患者医学应对和照料者简易应对

1.肺癌患者的医学应对态度和照料者简易应对态度的得分特点

本次研究发现肺癌患者的医学应对态度的面对、屈服、回避三个维度得分均低于常模,且差异有统计学意义。照料者简易应对问卷的积极应对和消极应对得分均低于常模,且差异有统计学意义。

2.肺癌患者医学应对态度和照料者简易应对态度的影响因素研究

（1）社会人口学特征对肺癌患者医学应对态度和照料者简易应对态度的影响

患者的医学应对方式和照料者的简易应对方式通过不同的人口学特征发现其得分有差异,家属文化程度对肺癌患者的面对医学态度影响差异有统计学意义。与家人关系亲密程度对肺癌患者的面对医学应对态度影响差异有统计学意义。

（2）家庭负担对患者医学应对态度和照料者消极应对方式的影响

进入MCMQ回避方程中的因素是家庭负担;进入到SASQ消极应对方式的因素是家庭负担。有研究显示:在面对无法控制的巨大压力源时采用适当回避的方式能够缓解患者的痛苦情绪。张侠等研究也提示适当回避现实无法解决的问题可让病人短暂的忽视疾病忘却痛苦,可把注意力放在其他事件上。

四、结论

本次研究利用各量表测量甘肃省肺癌患者以及其主要照料者的心理状况、家庭负担状况、针对

肺癌疾病医学应对的态度以及其影响因素,结果显示:

1.患者的年龄对肺癌患者的家庭负担影响较大,主要是年龄集中在45~65岁的肺癌患者,其导致的家庭负担问题主要是经济负担和日常生活负担。

2.男性肺癌患者会导致患者整体家庭负担的加重,尤其是在患者经济负担及日常生活负担方面。

3.患者在家庭中的地位低以及和家属的关系疏远对其家庭负担中的心理负担影响较大。

4.患者患病后医学应对态度越是回避,其家庭负担越重,尤其表现在家属心理健康负担加重方面,而家属在患者患病后其医学应对态度越是消极,则导致其家庭负担的减轻,主要体现在经济负担和日常生活负担方面,但是通过家庭负担分维度分析显示,家属消极的医学应对态度会导致患者其躯体健康负担的加重。

第五节　肺癌患者生活方式及行为调查研究

不良生活方式与肿瘤的发病密不可分,其已成为影响人类健康和寿命的首要因素,远超生物学因素。传统基本医疗主要集中在与诊疗直接相关的领域,极易忽视影响疾病最终转归的生活方式因素。养成与社会经济发展水平相适应的健康生活方式,对促进健康中国具有重要的理论意义和实践意义。项目组从生活环境、饮食营养、运动、生活作息(睡眠)等几个方面进行调查研究。

一、研究对象与方法

(一)研究对象

2018年1月1日—2019年12月31日在全国6家研究中心:甘肃省肿瘤医院、新疆维吾尔自治区中医医院、宁夏回族自治区中医院、陕西省肿瘤医院、金昌市中西医结合医院、庆阳市中医医院收治的原发性肺癌患者400例。纳入标准:符合国家卫健委医政司编写的《原发性肺癌诊疗规范(2018年版)》中的诊断标准。

(二)研究方法

1.方法

调查对象均签署知情同意书,采用调查回顾法,对患者一般情况、生活作息、饮食习惯、吸烟史、饮酒史、运动情况及职业暴露情况做了相关调查(见附录3　肺癌患者生活方式及行为问卷表)。

2.质量控制

问卷表由统一培训并考核合格的调查员采用面对面询问的方式,采集回来的数据审核后进行数据的双录入核查。

为了保证研究能够顺利实施,且获得准确可靠的资料,特制定如下质量控制措施:

(1)由研究者医师团队成立项目顾问组,设定总体方案。

(2)制定研究计划进度表,并严格按计划执行各步研究。

(3)定期开展交流,了解项目实施过程中存在的问题,及时解决。

(4)充分听取相关人员的意见和建议,制作统一的调查表。统一培训调查员后分团队调查,尽量减少误差。收回调查问卷后,由研究人员仔细检查,剔除不合格问卷,以确保调查表的完整准确,并统一编码录入。

3.统计方法

采用SPSS 20.0统计软件。计量数据以均数±标准差($\bar{x} \pm s$)表示,数据计量资料比较采用t检验;计数资料以频数百分比表示。设$P < 0.05$为差异有统计学意义。

二、研究结果

(一)研究对象社会人口学特征分析

本次研究共纳入400例研究对象,发放问卷400份,回收380份,回收率95%;剔除问题问卷23份,有效率为93.95%。调查结果显示,肺癌患者的年龄在45~70之间的占80.7%,男性占65.0%、女性占35%;57.7%的患者是农民,其文化程度小学及以下的占40.9%;大部分患者是汉族,3.3%是少数民族。见表10-1-58。

表10-1-58　肺癌患者的人口学特征(n =357)

因素		频率	百分比(%)	因素		频率	百分比(%)
性别	男性	232	65.0		小学及以下	146	40.9
	女性	125	35.0		初中	103	28.9
子女数目	0	5	1.4	文化程度	高中/中专	76	21.3
	1	96	26.9		大专	20	5.6
	2	134	37.5		本科	12	3.3
	3	122	34.2		<45	31	8.7
职业	农民	206	57.7	年龄分组	45~60	171	47.9
	公务员	14	3.9		60~70	117	32.8
	企事业单位	49	13.7		>70	38	10.6
	公司职员	14	3.9		藏	2	0.6
	个体经营者	12	3.4	民族	汉	343	96.1
	其他	62	17.4		回	12	3.3

(二)肺癌患者的睡眠情况

本次研究显示,54.9%的肺癌患者生活作息比较规律,42.0%的患者生活不太规律,其中有3.1%的患者存在昼夜颠倒的现象。73.4%的肺癌患者上床入睡的时间比较早。大部分患者没有熬夜的习惯,但是仍然有14.6%的患者经常熬夜。有51.5%的患者存在不睡或者很少睡午觉的习惯。66.1%的患者每日睡眠充足,69.8%的患者每日睡眠在7h以上。见表10-1-59。

表10-1-59　肺癌患者睡眠情况(n =357)

因素		频率	百分比(%)	因素		频率	百分比(%)
生活作息	不规律	26	7.3		22:00	125	35.0
	很少规律	41	11.5		22:00~23:00	137	38.4
	有时规律	83	23.2	上床入睡	23:00~00:00	67	18.8
	经常规律	135	37.8		00:00~01:00	20	5.6
	总是规律	61	17.1		01:00~03:00	8	2.2
	昼夜颠倒	11	3.1		不睡午觉	83	23.2
是否熬夜	没有	117	32.8		很少睡午觉	101	28.3
	很少	119	33.3	午睡情况	10~30min/d	48	13.5
	有时	69	19.3		0.5~1h/d	75	21.0
	经常	49	13.7		1h以上	50	14.0
	总是	3	0.9		<4h/d	10	2.8
每天睡眠是否充足	很少	31	8.7		4~5h/d	3	7.9
	有时	90	25.2	平均每天睡眠情况	5~7h/d	70	19.6
	经常	185	51.8		7~8h/d	187	52.4
	总是	51	14.3		≥9h	62	17.3

(三)肺癌患者的营养状况

1.肺癌患者平均每日膳食营养素的摄入情况

通过食物频率法进行膳调,结果显示,肺癌患者平均每日摄入的总热量为6 295.05 ± 1 829.97kJ,92.72%的患者平均每日热量的摄入不足。蛋白质平均每日摄入量为60.38 ± 18.32g,66.11%的患者平均每日蛋白质摄入量不足。碳水化合物的平均每日摄入量仅有14.01%的患者是正常。有100%的肺癌患者存在钙和碘的摄入不足。见表10-1-60。

表10-1-60　肺癌患者每日能量和营养素的摄入量(n =357)

营养素	$\bar{x} \pm s$	不足(%)	正常(%)	超出(%)
总热量(kJ)	6 295.05 ± 1 829.97	331(92.72)	26(7.28)	0
蛋白质(g)	60.38 ± 18.32	236(66.11)	121(33.89)	0
脂肪(g)	24.16 ± 9.34	348(97.48)	9(2.52)	0
碳水化合物(g)	261.96 ± 80.68	307(85.99)	50(14.01)	0
视黄醇当量(μg)	995.43 ± 337.86	183(51.26)	174(48.74)	0
硫胺素(mg)	1.96 ± 0.55	39(10.92)	318(89.08)	0
核黄素(μg)	0.95 ± 0.26	304(85.15)	53(14.85)	0
尼克酸(mg)	22.73 ± 6.27	3(0.84)	354(99.16)	0
维生素C(mg)	41.32 ± 16.48	302(84.59)	55(15.41)	0
维生素E(mg)	6.77 ± 1.85	350(98.04)	7(1.96)	0
钙(mg)	208.64 ± 57.97	357(100.00)	0(0.00)	0
铁(mg)	23.93 ± 6.39	1(0.28)	356(99.72)	0
锌(mg)	8.33 ± 2.38	350(98.04)	7(1.96)	0
磷(μg)	890.34 ± 254.57	331(92.72)	26(7.28)	0
砷(μg)	18.41 ± 8.11	354(99.16)	3(0.84)	0
碘(μg)	32.43 ± 10.18	357(100.00)	0(0.00)	0

2.肺癌患者的热量和营养素供给来源

经统计显示,肺癌患者平均每日蛋白质供能占16.03%、脂类占14.43%、碳水化合物占69.54%。相比较中国营养学会推荐的普通成人热量供给构成比,蛋白质供能超过12%,脂类供能不足20%,碳水化合物超过65%。目前肿瘤患者的饮食推荐高蛋白饮食,所以患者的蛋白摄入较正常人多,而且肺癌患者被要求多摄入优质蛋白,所以脂类的摄入相应减少。见表10-1-61。

表10-1-61　肺癌患者三大有机物热量供给构成比

营养素	蛋白质	脂类	碳水化合物
热量供给量(kJ)	1 009.56	908.90	4 379.98
构成比(%)	16.03	14.43	69.54
推荐热量供给构成比(%)	10~12	20~30	55~65

经统计发现,肺癌患者的热量供给有70.83%来自米面类的,16.70%的供给来自肉蛋类,其余供给来自蔬菜水果类。蛋白质的供给53.63%来自米面类,37.47%来自肉蛋类。脂类的供给25.23%来自米面类,70.07%来自肉蛋类。碳水化合物平均每日摄入量有84.35%来自米面类食物。具体见表10-1-62。

表10-1-62　肺癌患者营养素的供给来源构成比

营养素	米面类（%）	蔬菜类（%）	水果类（%）	肉蛋类（%）
热量（kJ）	70.83	4.34	8.13	16.70
蛋白质（g）	53.63	6.33	2.56	37.47
脂类（g）	25.23	2.08	2.62	70.07
碳水化合物（g）	84.35	4.26	10.53	0.86
膳食纤维（g）	43.04	21.98	34.98	0.00
水分（g）	15.68	39.12	32.18	13.02
胡萝卜素（μg）	0.00	85.54	14.46	0.00
视黄醇当量（μg）	0.00	75.94	13.93	10.13
硫胺素（mg）	68.17	20.59	3.96	7.28
核黄素（μg）	40.23	24.45	6.69	28.64
尼克酸（mg）	51.95	20.81	2.17	25.07
维生素C	0.00	15.35	84.65	0.00
维生素E（mg）	26.43	17.83	38.23	17.51
钾（mg）	35.77	28.88	19.87	15.48
钠（mg）	4.55	56.80	0.74	37.91
钙（mg）	23.74	50.65	14.84	10.77
镁（mg）	73.29	12.38	7.33	7.00
铁（mg）	47.76	37.85	2.94	11.45
锰（mg）	78.90	18.38	1.84	0.88
锌（mg）	48.94	14.74	3.46	32.86
铜（mg）	57.58	16.73	15.96	9.73
磷（μg）	60.76	9.84	4.27	25.14
砷（μg）	0.00	10.94	4.24	84.82
碘（μg）	0.00	52.76	30.60	16.64

（四）肺癌患者的吸烟和饮酒状况

1.肺癌患者吸烟饮酒的基本情况

统计结果显示，有125肺癌患者不吸烟，其中87.2%的患者为女性，男性不吸烟患者仅12.8%。调查对象中有38.38%的患者已经戒烟，但是仍有15.69%的患者总是吸烟，而且这部分患者对于他们吸烟这种行为仍然不后悔，认为已经患病，没必要戒烟。肺癌患者的饮酒情况比吸烟情况较好，42.02%的患者从不饮酒，仅有2.8%的患者患病后总是饮酒。见表10-1-63。

表10-1-63　肺癌患者的吸烟饮酒状况（ n =357）

	吸烟		饮酒	
	频率	百分比（%）	频率	百分比（%）
从不	125	35.01	150	42.02
很少	5	1.40	54	15.13
有时	5	1.40	39	10.92
经常	29	8.12	29	8.12
总是	56	15.69	10	2.80
已戒	137	38.38	75	21.01
合计	357	100	357	100

2.肺癌患者吸烟史

统计结果显示,吸烟的232人中,62.93%的患者18岁以后开始吸烟,吸烟的患者开始吸烟的平均年龄为20岁,有81.03%的人日吸烟超过11支以上。83.19%的患者吸烟年数超过20年,戒烟的人有72.41%的患者戒烟只有不到1年,而且这些患者大多数都是住院期间戒烟,出院后又开始抽烟。参与调查的357例患者,有78.99%的患者生活在二手烟环境中,平均生活时长为35年。见表10-1-64。

表10-1-64 肺癌患者吸烟的情况(n=232)

标目	频率	百分比(%)	标目	频率	百分比(%)
开始吸烟的年龄			戒烟年数		
<18岁	86	37.07	<1年	168	72.41
≥18岁	146	62.93	1~5年	33	14.22
			5~10年	7	3.02
吸烟年数			≥10年	24	10.35
<10年	13	5.60	居住环境是否有人吸烟		
10~20年	26	11.21	有	75	21.01
≥20年	193	83.19	无	282	78.99

(五)肺癌患者患病后的运动锻炼情况

统计结果显示,14.85%的肺癌患者患病后没有运动,20.22%的患者患病后经常运动。研究对象中304例运动的患者中有14.80%的患者没有固定的运动方式,有83.88%的肺癌患者采取散步的运动方式,剩余的1.32%的肺癌患者分别采取慢跑、长跑以及爬楼梯的运动方式,除此之外没有采取其他的运动方式。75.33%的患者采取的是一天一次的锻炼方式,11.18%的患者采取一周几次的锻炼方式,剩余的患者采取一月几次的运动锻炼方式。由此可见,肺癌患者患病后大部分患者自己比较注意运动锻炼,但是由于自身身体原因,只能采取一些简单的、轻松的方式锻炼。见表10-1-65。

表10-1-65 肺癌患者患病后运动锻炼的情况(n=357)

标目	频率	百分比(%)	标目	频率	百分比(%)
平常是否运动			有无固定运动方式		
无运动	53	14.85	无固定运动方式	45	14.80
很少	66	18.49	散步	255	83.88
有时	40	11.20	慢跑	1	0.33
经常	125	35.01	长跑	2	0.66
总是	73	20.45	爬楼梯	1	0.33

(六)肺癌患者患病前生活和职业暴露情况

经统计结果显示,357例研究对象中72.55%的患者认为自己的生活环境好,剩余的27.45%的患者中有66.33%的患者认为自己的生活环境无特殊。研究对象中有53.78%的患者存在职业暴露。本次调研的患者有57.7%其职业是农民,西北地区农村大部分仍采用烧煤的方式做饭和取暖,存在一定的污染。见表10-1-66。

表10-1-66　　肺癌患者生活环境的污染情况（ *n* =357）

标目	频率	百分比(%)	标目	频率	百分比(%)
做饭油烟况/10年			主要取暖方式/10年		
无烟	73	20.45	集中暖气	123	34.45
少许	192	53.78	电	8	2.24
较多	80	22.41	太阳能	2	0.56
很多	12	3.36	天然气	24	6.72
做饭燃料种类/10年			烧煤	191	53.50
天然气/液化气	150	42.02	其他	9	2.53
电	45	12.61	是否有空气污染		
烧煤	128	35.85	无	288	80.67
其他	34	9.52	有	69	19.33

三、讨论

生活方式因素包括：环境、情绪、饮食、睡眠、营养、运动等。石汉平教授提出，营养干预不是支持而是一线疗法。胡大一教授也从人类进化的角度阐述了失配性疾病、慢性非传染性疾病的根源，提出了运动、营养、心理、戒烟和药物五大处方，并提出，通过改变生活方式，可以逆转或明显改善慢性疾病状态，同时降低个人卫生支出。

（一）肺癌患者的生活作息规律对疾病恢复的影响

本次研究结果显示，54.9%的肺癌患者生活作息比较规律，42.0%的患者生活不太规律，其中有3.1%的患者存在昼夜颠倒的现象。由此可见，肺癌患者患病后作息总体比较规律，而且大部分肺癌患者上床入睡的时间比较早，大部分患者没有熬夜的习惯。通过与患者访谈了解到，肺癌患者患病后大部分人没有工作、没有干家务，生活作息较患病前规律。但是由于疾病的作用以及放化疗后的不良反应导致肺癌患者入睡较慢以及睡眠治疗较差等问题，尤其是肿瘤导致的疼痛以及化疗后的胃肠道反应导致肺癌患者的生活质量下降。肺癌常用的治疗方法包括：手术治疗、化学和放射治疗、靶向治疗、中药辅助治疗等，但不管采用何种治疗方式，患者生理上都要承受莫大的痛苦，同时心理亦造成一定伤害，导致患者出现焦虑、无助、消极、恐慌等情绪影响睡眠质量，加之化疗治疗费用高，使得患者担心给家庭带来沉重经济负担，并于无形中改变患者对疾病的应对方式，从而影响患者治疗效果。部分研究采用亲情护理联合正念行为训练干预患者治疗，效果较好。也有研究采用运动处方来改善肺癌患者的睡眠质量。目前，也有研究者采用运动、睡眠、心理干预三联护理干预的方式来治疗肿瘤患者的睡眠障碍。根据本次研究结果，课题组下一步将联合综合康复运动中心制定一系列运动-心理二联护理方案，旨在改善肺癌患者的睡眠障碍，提高患者的生存质量。

（二）肺癌患者的营养状况与疾病的恢复

本次研究通过食物频率法进行膳调，结果显示，肺癌患者平均每日摄入的总热量为6 295.05kJ，92.72%的患者平均每日热量的摄入不足，相比较中国营养学会推荐的普通成人热量供给构成比，蛋白质供能超过12%、脂类供能不足20%、碳水化合物超过65%。而本次研究结果显示，肺癌患者蛋白质平均每日摄入量为60.38g，66.11%的患者平均每日蛋白质摄入量不足。碳水化合物的平均每日摄入量仅有14.01%的患者是正常的，其余患者的摄入量不足。有100%的肺癌患者存在钙和碘的摄入不足。目前肿瘤患者的饮食推荐高蛋白饮食，所以患者的蛋白摄入较正常人多，而且肺癌患者被要求多摄入优质蛋白，所以脂类的摄入相应减少。本次研究结果显示，肺癌患者的热量供给有70.83%来自米面类的，16.70%的供给来自肉蛋类，其余供给来自蔬菜水果类。蛋白质的供给53.63%来自米面类,37.47%来自肉蛋类。脂类的供给25.23%来自米面类,70.07%来自肉蛋类。碳水化合物平均每日摄入量有84.35%来自米面类食物。这与甘肃省以面食和淀粉类食物为主的饮食结构有关。

研究表明,恶性肿瘤患者常表现为营养不良状态,其主要原因为恶性肿瘤本身为慢性消耗性疾病以及在化疗过程中患者出现消化系统的不良反应,从而影响治疗的实施,在中国恶性肿瘤患者营养风险发生率为40%～80%。本次调查结果显示,甘肃省肺癌患者的营养状况欠佳,下一步将联合营养膳食科制定肺癌患者的营养治疗方案,一方面通过建立的肠内营养配置室进行肠内治疗,另一方面通过微信公众号等网络手段对出院患者长期随访,进行营养膳食的指导。在营养干预方面,国外对肿瘤患者临床营养治疗的认识较早。目前国内相关研究虽然较多,仍缺乏高质量、具有说服力的数据加以证实,需要更进一步研究分析。这也是本课题组将要进一步深入研究的方向。

(三)肺癌患者的不良嗜好

研究结果显示,357例患者有125例不吸烟,其中87.2%的患者为女性,男性不吸烟患者仅12.8%。调查对象中有38.38%的患者已经戒烟,但是仍有15.69%的患者总是吸烟,而且这部分患者对于他们吸烟这种行为仍然不后悔,认为已经患病,没必要戒烟。肺癌患者的饮酒情况比吸烟情况较好,42.02%的患者从不饮酒,仅有2.8%的患者患病后总是饮酒。吸烟的232人中,62.93%的患者18岁以后开始吸烟,吸烟的患者开始吸烟的平均年龄为20岁,有81.03%的人日吸烟超过11支以上。83.19%的患者吸烟年数超过20年,戒烟的人有72.41%的患者戒烟只有不到1年,而且这些患者大多数都是住院期间戒烟,出院后又开始抽烟。参与调查的357例患者,有78.99%的患者生活在二手烟环境中,平均生活时长为35年。

研究显示,吸烟和暴露二手烟是增加多种恶性肿瘤、心血管疾病、慢性阻塞性肺疾病等常见疾病的重要危险因素。我国有关于吸烟的危害的知信行的研究表明,参与调查人群对低焦油低尼古丁烟、电子烟可减少对人体危害及患病风险的错误信息识别力很低,对于吸烟可导致胃癌、肝癌、胰腺癌也可能与健康教育和肿瘤防治宣传不足有关。本次研究结果显示大部分患者对于吸烟预防肿瘤发生的这一认知缺乏,对于患病后的患者科普不到位,宣教流于形式,部分患者患病后仍然未戒烟,需要在宣传、宣教以及戒烟手段上更进一步。随着我国社会经济的发展、生活环境改善以及医疗卫生服务和技术水平的提高,老年人口增多,肿瘤的总体发病水平上升,防控工作和宣传工作更需强化、细化和精准,在完善制度建设的同时,还需贯彻制度的政策落实,只有真正把政策落地,贯彻并执行,才能得到积极正面的效果。

(四)肺癌患者的运动锻炼情况

运动对健康有重要意义,研究表明,运动可以提高癌症生存者的心血管系统功能、肌力、自尊心和幸福感,减少乏力、焦虑、抑郁等,即使是进展期行姑息治疗的患者,运动也能提高其生活质量。

本次研究结果显示,14.85%的肺癌患者患病后没有运动,20.22%的患者患病后经常运动。文献表明,癌症生存者在接受抗癌治疗时运动水平明显降低;治疗之后患者运动水平会有一定的恢复,但通常不能达到诊断之前的水平,这部分与抗癌治疗造成患者心肺、神经和肌肉系统的不良反应有关。研究对象中304例运动的患者中有14.80%的患者没有固定的运动方式,其运动方式大部分患者从中高度降低为轻度运动方式,有83.88%的肺癌患者采取散步的运动方式,剩余的1.32%的肺癌患者分别采取慢跑、长跑以及爬楼梯的运动方式,除此之外没有采取其他的运动方式,结果与文献的结果一致。75.33%的患者采取的是一天一次的锻炼方式,11.18%的患者采取一周几次的锻炼方式,剩余的患者采取一月几次的运动锻炼方式。由此可见,肺癌患者患病后大部分患者自己比较注意运动锻炼,但是由于自身身体原因,只能采取一些简单的、轻松的方式锻炼。

体能锻炼与肿瘤复发的关系目前尚不明了,但研究表明缺乏运动、肥胖和高代谢综合征人群的肿瘤复发概率增加,与胰岛素样生长因子及复杂的内分泌调节有关。有一些资料表明,体能锻炼可降低癌症生存者的复发率及癌症特异死亡率。以往调查发现,大部分(68%)癌症患者认为,锻炼是有益处的,但即使是这样,78%的患者并没有能够像他们希望的那样锻炼,不同肿瘤生存者的运动动机和障碍有一定的共同性。但是,体能运动的动机和障碍随患者治疗阶段而异,也可能与肿瘤的类型和治疗方式有关。化疗期间的运动障碍经常与治疗的不良反应如恶心、腹泻、乏力、抑郁等有关,而治疗之后的运动障碍与一般人群的运动障碍往往是一致的,如没有合适的锻炼机会、没有时间、太忙等。对于那些正在接受治疗的生存者而言,运动动机主要是运动会帮助他们应对他们的治疗、忘记他们的癌症和治疗的不良反应、维持正常的生活方式、减轻乏力和使他们保持强壮和健康等。对于那些已经完成治疗的人,体能锻炼会减少他们癌症复发的风险和其他慢性疾病、提高免疫功能、提高能量水平与生活质量和回到正常的生活方式。课题组进一步工作会联合综合康复科的康复师制定肺癌患者的运动锻炼方案,提高患者的生活质量。

(五)肺癌患者的生活环境

经统计结果显示,357例研究对象中72.55%的患者认为自己的生活环境好,剩余的27.45%的患者中有66.33%的患者认为自己的生活环境无特殊。研究对象中有53.78%的患者存在职业暴露,主要大部分患者暴露于农药和煤矿粉尘。本次调研的患者有57.7%其职业是农民,西北地区农村大部分仍采用烧煤的方式做饭和取暖,厨房没有安装抽油烟机,生活环境中的油烟和煤烟暴露较多。

林春艳等对非吸烟女性肺癌发病危险因素的Meta分析显示,随着厨房内油烟雾污染程度的加重,发生肺癌的相对危险度也相应增加。研究发现,煤烟中的PAH要比烟草烟雾高1000倍。令晖等分析表明,长期下厨的女性在没有抽油烟机等换气设备条件下患肺癌危险性要比一般情况下高出30～50倍。刘恩菊等通过对上海市区非吸烟女性肺癌病例对照研究的多因素分析显示,烹调油烟或厨房小环境煤烟污染可以加强女性肺癌的危险性。通过改善通风设备和改变烹饪方式,可以降低肺癌的发病率。因此重视厨房通风和食用油的选用,尽量减少在家煎炒烹炸次数以及科学选购安装和使用、维护吸油烟机,对减少女性肺癌尤为重要。

四、结论

世界卫生组织2006年把癌症定义为慢性疾病,世界各国的肿瘤专家们也普遍认为,肿瘤发生是一个相当漫长的过程,这就意味着与很多疾病一样,癌症也是可以预防的。肿瘤的发生60%是遗传和环境因素,40%是生活习惯和生活方式导致的。面对暂时难以改变的遗传和环境因素,人们更需自己改变自己的生活方式,来达到预防癌症的目的。

第六节　原发性肺癌中医证型及方药使用规律研究

中国恶性肿瘤发病率逐年升高,其中肺癌的发病率和死亡率均居首位,对中国居民生命健康造成了巨大威胁。目前,肺癌的治疗以手术及放化疗为主,生物制剂疗法也不断完善,但仍未取得较为满意的效果。大量研究表明,中医药不但能够缓解肺癌患者的临床症状,而且能有效控制肿瘤生长,提高机体免疫力,改善患者生存质量。辨证论治是中医药治疗非常重要的特色之一,鉴于此,本研究收集了近20年中国现代名中医辨治原发性肺癌的经验,运用中医传承辅助平台软件分析证型及用药规律,以期为原发性肺癌的中医辨证治疗提供参考依据和临床思路。

一、资料与方法

(一)数据来源

主要来源于《中国期刊全文数据库(CNKI)》中1999—2019年中国医药卫生类期刊收录文献中中国现代名中医对于原发性肺癌的辨证分型及处方用药。

(二)纳入标准

1.明确诊断为肺癌。

2.具有明确的辨证分型及药物组成。

(三)排除标准

1.重复发表的文献。

2.药物组成未全部列出者。

3.方剂组成药味相同者。

(四)数据处理

根据《中药大辞典》对药物名称进行规范,法半夏、姜半夏、清半夏统一为半夏;生地统一为生地黄;丹皮统一为牡丹皮;元胡统一为延胡索;炒白扁豆、生白扁豆统一为白扁豆;草河车统一为蚤休;麦门冬统一为麦冬;守宫、壁虎统一为天龙;仙灵脾统一为淫羊藿;生赭石统一为代赭石;苏梗统一为紫苏梗;云苓、云茯苓、赤茯苓统一为茯苓;七叶一枝花统一为重楼;薏仁、苡米、苡仁统一为薏苡仁;橘皮统一为陈皮;怀山药、淮山药统一为山药;炒白术、生白术统一为白术等。

(五)方法

根据纳排标准,选择"平台管理"界面的"方剂管理"选项,将文献中证型及对应处方逐一录入。录入完毕后选择"统计报表"及"数据分析"界面进行证型频次统计及组方统计分析。

二、结果

(一)原发性肺癌中医证型分布情况

本数据收录证型共119例,其中华北地区36例、西南地区22例、西北地区19例、华东地区17例、华南地区12例、华中地区9例、东北地区4例。因出现较多相似证型,故参考《肿瘤中医诊断指南》,对相似证型进行整理合并。将气虚、阴虚、气阴两虚、肺脾气虚、脾肺气虚、肺肾气虚、肺肾阴虚、肺肾两虚统一为气阴两虚;肝火犯肺、火热犯肺、燥热伤肺统一为火热犯肺;脾虚痰湿、脾虚湿盛、气虚痰湿统一为脾虚痰湿;热毒、热毒炽盛、热毒蕴结统一为热毒炽盛;痰热互结、痰热蕴肺、痰热郁肺统一为痰热内蕴;痰湿蕴肺、痰湿阻肺统一为痰湿蕴肺;阴虚毒热、阴虚肺热、阴虚火旺、阴虚痰热统一为阴虚内热;将阳虚水泛、肾阳亏虚、肝肾两虚等仅出现过1次的证型,归入"其他证型"。具体分布见表10-1-67、68。

(二)原发性肺癌用药规律分析

由于华南地区、华中地区、东北地区证型分布较少,不具代表性,故着重对华北地区、西南地区、西北地区、华东地区用药规律进行分析,列举出现频次前14味的药物,功效以益气健脾、养阴清热、化痰祛瘀为主。见表10-1-69。

表 10-1-67　中晚期非小细胞肺癌证型分布情况

证型	频次	百分比(%)
气阴两虚	40	33.61
阴虚内热	17	14.29
脾虚痰湿	12	10.09
气滞血瘀	12	10.09
痰湿蕴肺	8	6.72
痰瘀互结	6	5.04
痰热内蕴	5	4.20
火热犯肺	4	3.36
热毒炽盛	4	3.36
阴阳两虚	3	2.52
其他证型	8	6.72
合计	119	100

表 10-1-68　不同地区肺癌患者中医证型分布

中医证型	华北地区	西南地区	西北地区	华东地区	华南地区	华中地区	东北地区
气阴两虚	13	7	6	4	3	4	3
阴虚内热	5	4	1	3	2	2	0
脾虚痰湿	1	4	1	2	3	1	0
气滞血瘀	3	1	3	3	1	1	0
痰湿蕴肺	4	0	3	1	0	0	0
痰瘀互结	3	2	0	0	1	0	0
其他证型	7	4	5	4	2	1	1

表 10-1-69　原发性肺癌用药规律分析(前14味)

药物次数排名	华北地区	西南地区	西北地区	华东
1	浙贝母	麦冬	甘草	白术
2	麦冬	半枝莲	茯苓	北沙参
3	半夏	北沙参	陈皮	茯苓
4	茯苓	浙贝母	麦冬	杏仁
5	薏苡仁	半边莲	半夏	白花蛇舌草
6	杏仁	白花蛇舌草	五味子	石见穿
7	北沙参	薏苡仁	白术	麦门冬
8	瓜蒌	党参	党参	谷芽
9	甘草	茯苓	当归	鸡内金
10	白花蛇舌草	甘草	浙贝母	陈皮
11	生地黄	半夏	杏仁	瓜蒌
12	黄芪	陈皮	生地黄	薏苡仁
13	百合	五味子	山萸肉	麦芽
14	党参	冬虫夏草	薏苡仁	半夏

三、讨论

本研究收录证型共19个,其中常见证型有气阴两虚、阴虚内热、脾虚痰湿、气滞血瘀等。我国各地区证型分布有显著差异,由于华中地区、东北地区、华南地区证型数量较少,不具代表性,因此,着重对华北地区、西南地区、西北地区及华东地区进行分析。华北地区以气阴两虚、阴虚内热、痰湿蕴肺多见,辨治注重益气养阴、化痰祛湿;西南地区以气阴两虚、阴虚内热、脾虚痰湿多见,辨治注重益气健脾、养阴清热;西北地区以气阴两虚、气滞血瘀、痰湿蕴肺多见,辨治注重益气养阴、化痰祛瘀;华东地区以气阴两虚、阴虚内热、气滞血瘀多见,辨治注重养阴清热、化痰祛瘀。

由此可见,中国原发性肺癌发病,多因气阴亏虚所致,热、痰、瘀为肺癌发展的重要病机。机体正气不足,气血阴阳失衡,邪气乘虚而入,留滞不去,肺气郁闭,宣降失常,气机不畅,气滞血瘀,阻塞脉络,津液不输,停聚为痰,痰瘀胶结,形成肿块。清代喻昌《医门法律·肺痈肺痿门》云:"大要缓而图之,生胃津,润肺燥,下逆气,开积痰……"又提出"阴虚者,十常八九",指出了养阴生津在肺癌治疗中的重要性。明代罗赤诚《医宗粹言》云:"若素有郁痰所积,后因伤血,故血随蓄滞与痰相聚,名曰痰挟瘀血……治宜导痰消血。"可见痰瘀是肺癌发病过程中不可忽视的重要病理因素。结合本次统计结果及临床实际,认为原发性肺癌的治疗当以益气健脾、养阴清热、化痰祛瘀为主要原则。

有研究表明,肺癌中医证型与临床分期、病理分型、分化程度等客观指标之间可能存在相关性。鲍建敏认为,脾虚痰湿证多见于Ⅰ、Ⅱ期,阴虚内热证多见于Ⅲ期,气阴两虚证多见于Ⅲ、Ⅳ期。杜秀敏等通过临床观察发现气阴两虚证、阴虚内热证多见于大细胞癌,腺癌易出现化热倾向,痰湿证多见于小细胞癌,气滞血瘀证多见于鳞癌及大细胞癌。周舟等认为,肺癌中医证型与病理类型之间并没有相关性,但通过临床观察得出,其与分化程度有一定的相关性。气阴两虚证多见于高分化,痰湿瘀阻证多见于低分化、中-低分化、中分化、高-中分化。目前,此类文献数量不多,且研究过程中的相关标准缺乏统一。因此,在以后的临床研究中,需要更多更可靠的数据以进一步挖掘肺癌中医辨证分型与客观指标之间的相关性,以期为临床诊疗提供新的依据。

第七节 现代名中医专方治疗肺癌用药规律研究

肺癌是全球发病率与死亡率最高的恶性肿瘤之一。2018年,全球肺癌新发病例高达209万余例,肺癌造成的死亡人数高达176万例,且呈逐年上升趋势。

中医药治疗肺癌历史悠久,疗效明显。辨证论治及辨病论治是中西医结合的切入点,而专方治专病是其临床应用的具体体现。专方治专病,即针对某一种疾病,采用某一相应的、针对其根本病机的、具有特效的方剂治疗,具有收效快、药味少、用法简便的优点,是建立在辨病的基础上,能够切中病的本质,即根本病机,解决关键病理变化,提高疗效,可重复性强。鉴于此,本研究收集了近20年以来现代名中医治疗原发性肺癌专方专药35首,运用中医传承辅助平台软件分析用药规律,以期为原发性肺癌的治疗提供参考依据和临床思路。

一、资料与方法

(一)数据来源

主要来源于《中国期刊全文数据库(CNKI)》中1999—2019年中国医药卫生类期刊收录文献中中国现代著名中医治疗原发性肺癌的专方专药,具有组方固定、长期使用的特点。

(二)数据处理

根据《中药大辞典》对药物名称进行规范,如法半夏、姜半夏、清半夏统一为半夏;仙灵脾统一为淫羊藿;云苓、云茯苓、赤茯苓统一为茯苓;薏仁、苡米、苡仁统一为薏苡仁;乌贼骨统一为海螵蛸;怀山药、淮山药统一为山药;白蔻、白蔻仁统一为白豆蔻;炒白术、生白术统一为白术等。

（三）方法

选择"平台管理"界面的"方剂管理"选项,将文献中证型及对应处方逐一录入。录入完毕后,选择"统计报表"及"数据分析"界面进行组方统计分析。

二、结果

（一）药物一般特性统计

处方中药物四气统计,用药频次依次为寒性药145次、温性药131次、平性药101次、凉性药42次。处方中药物五味统计,用甘味药频次273次、苦味209次、辛味120次、咸味13次、涩味13次、酸味8次。归经统计结果显示,频次最高的前3位依次为归肺经242次、脾经202次、胃经166次。

（二）药物功效统计

本此统计中药功效分类共21类,使用频次前5类的药物分别为补气药、化痰止咳药、清热解毒药、补阴药、利水渗湿药。见表10-1-70。

表10-1-70 现代著名中医治疗原发性肺癌专方药物功效频数分析(前5类)

序号	功效	频次
1	补气药	92
2	化痰止咳药	81
3	清热解毒药	73
4	补阴药	52
5	利水渗湿药	39

（三）单味药分析

本数据共录入中药151味,使用频次共488次。使用频次前22味的药物,见表10-1-71。

表10-1-71 现代著名中医治疗原发性肺癌专方单味药频数分析(前22味)

药名	频次	药名	频次
黄芪	22	北沙参	9
白花蛇舌草	20	桔梗	8
甘草	17	半枝莲	8
薏苡仁	17	莪术	8
茯苓	16	半夏	7
白术	14	太子参	7
麦冬	11	夏枯草	6
党参	11	鱼腥草	6
浙贝母	11	紫菀	6
山慈姑	10	百部	6
陈皮	10	女贞子	6

（四）新方分析

设置相关度为8,惩罚度为2,通过聚类分析提取中晚期非小细胞肺癌相关的核心组合,见表10-1-72。进而演化出潜在的新方组合,见表10-1-73。原发性肺癌潜在新方组合图见图10-1-3。

表10-1-72 原发性肺癌新方聚类核心组合

核心组合1	核心组合2
山慈姑–川贝母–蚤休	浙贝母–半枝莲–北沙参
黄芩–黄芪–白花蛇舌草	黄芪–白花蛇舌草–泽漆
白花蛇舌草–麦冬–石见穿	白花蛇舌草–麦冬–北沙参
茯苓–生姜–泽漆	茯苓–鱼腥草–白术
女贞子–枸杞子–陈皮	陈皮–人参–仙鹤草
女贞子–枸杞子–夏枯草	女贞子–夏枯草–贯众
炙甘草–丹参–焦山楂	炙甘草–丹参–牡丹皮

表10-1-73 基于聚类分析原发性肺癌潜在新方组合

序号	新方组合
1	山慈姑–川贝母–蚤休–浙贝母–半枝莲–北沙参
2	黄芩–黄芪–白花蛇舌草–泽漆
3	白花蛇舌草–麦冬–石见穿–北沙参
4	茯苓–生姜–泽漆–鱼腥草–白术
5	女贞子–枸杞子–陈皮–人参–仙鹤草
6	女贞子–枸杞子–夏枯草–贯众
7	炙甘草–丹参–焦山楂–牡丹皮

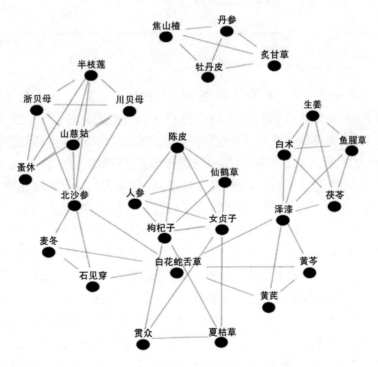

图10-1-3 原发性肺癌潜在新方组合图

（五）用药规律分析

根据中医辅助传承平台软件,计算得出出现频次≥9次的药物组合,具体药物见表10-1-74。置信度大于0.8时,药物组合关联规则见表10-1-75。

表10-1-74　现代著名中医治疗原发性肺癌专方药物组合频次表（频次≥9）

药物组合	频次	药物组合	频次
白花蛇舌草-黄芪	16	白花蛇舌草-薏苡仁	9
白术-茯苓	12	白花蛇舌草-茯苓	9
黄芪-白术	11	浙贝母-白花蛇舌草	9
黄芪-茯苓	11	党参-黄芪	9
麦冬-白花蛇舌草	10	黄芪-甘草	9
白术-甘草	10	黄芪-薏苡仁	9
麦冬-黄芪	9	甘草-薏苡仁	9
白花蛇舌草-甘草	9	黄芪-白术-茯苓	9

表10-1-75　现代著名中医治疗原发性肺癌专方药物组合关联规则（置信度大于0.8）

序号	关联规则	置信度
1	麦冬-白花蛇舌草	0.909 090 909
2	白术-茯苓	0.857 142 857
3	麦冬-黄芪	0.818 181 818
4	浙贝母-白花蛇舌草	0.818 181 818
5	党参-黄芪	0.818 181 818
6	黄芪、茯苓-白术	0.818 181 818
7	黄芪、白术-茯苓	0.818 181 818
10	白花蛇舌草-黄芪	0.8

三、讨论

本研究收录近20年来中国现代著名中医治疗原发性肺癌专方35首，其中四气频次统计，使用最多者为寒性及温性药物，寒性药物141次、温性药物131次；五味则以甘、苦为主，其中甘味药物273次、苦味药209次；归经以肺脾二经最多，归肺经者242次、归脾经者202次。药物功效则以益气养阴、化痰祛湿、清热解毒为主，使用频次居前22味的药物有黄芪、白花蛇舌草、甘草、薏苡仁、茯苓、白术、麦冬、党参、浙贝母、山慈姑、陈皮、北沙参、桔梗、半枝莲、莪术、半夏、太子参、夏枯草、鱼腥草、紫菀、百部、女贞子。使用频次居前16位的药对有白花蛇舌草-黄芪、白术-茯苓、黄芪-白术、黄芪-茯苓、麦冬-白花蛇舌草、白术-甘草、麦冬-黄芪、白花蛇舌草-甘草、白花蛇舌草-薏苡仁、白花蛇舌草-茯苓、浙贝母-白花蛇舌草、党参-黄芪、黄芪-甘草、黄芪-薏苡仁、甘草-薏苡仁、黄芪-白术-茯苓。药物组合关联规则研究显示，置信度大于0.8，即前后两组药物同时出现的概率大于80%，其核心药物为黄芪、茯苓、白术、麦冬、白花蛇舌草。通过聚类分析，还可挖掘出药物之间存在的隐性规律，获得能够组成新方的潜在组合。本次研究获得以下7组新方组合，即山慈姑-川贝母-蚤休-浙贝母-半枝莲-北沙参、黄芩-黄芪-白花蛇舌草-泽漆、白花蛇舌草-麦冬-石见穿-北沙参、茯苓-生姜-泽漆-鱼腥草-白术、女贞子-枸杞子-陈皮-人参-仙鹤草、女贞子-枸杞子-夏枯草-贯众、炙甘草-丹参-焦山楂-牡丹皮，其结果还有待临床进一步验证，以期为原发性肺癌的中医药治疗提供新的思路。

中医理论认为，肺癌乃本虚标实之证，虚、痰、毒、瘀为病之四因，其中正气亏虚为发病之本，痰毒瘀结为发病之标。正虚邪恋，诸因交扰，而成肺癌。一般而言，疾病初期，多为邪实正盛，正邪相当，或可见正虚邪盛；病程日久，正气渐亏，邪气亦弱，则以多种证型交叉互见；疾病后期，可出现正虚邪弱，或可见正虚邪盛。然而，由于大部分肺癌患者确诊时已属晚期，彼时已现正气亏损之象；少数早期肺癌患者,因痰、毒、瘀等邪实耗气伤阴,加之手术、放疗、化疗等现代医学治疗手段损伤机体正气,故益气养阴药在肺癌治疗中运用最为广泛。现代研究亦证实,益气养阴类药物能改善肺癌患者免疫功能。如本次统计中,使用频次最高的单味药是具有补气健脾、益卫固表功效的黄芪,研究表明其能够有效提高机体巨噬细胞活性,改善T细胞及B细胞功能,增强机体免疫力。研究发现,清热解毒类药物使用频次高达第三位。肺癌热毒型患者临床并不多见,且专方专药治疗疾病不拘于中医辨证,考虑多用清热解毒类药物,是取其现代药理研究具抗癌之效。如本次统计中,使用频次居第二位的单味药白花蛇舌草,有清热解毒、利湿通淋之功效,现代药理研究表明其可通过抑制肿瘤组织血管生成、抑制肿瘤细胞凋亡等途径发挥抗癌作用。痰邪在肺癌发病过程中无处不在,故化痰必须贯穿于肺癌治疗的始终,研究结果表明,化痰止咳类及利水渗湿类药物使用频次,也居于前五位。

清代何梦瑶《医碥·脏腑说》云:"饮食入胃,得脾消运,其精华之气,上升于肺。"根据五行理论,脾肺关系为母子关系,母病及子,子病及母,在临床上息息相关,且有"脾为生痰之源,肺为贮痰之器"之说。故治疗原发性肺癌的药物归经,以肺、脾二经多见。

总之,肺癌乃本虚标实,虚实夹杂之证,诸因交扰,而成痼疾。由于肺癌的病因各异,病变复杂,故中医治疗多采用辨证论治,且形成完整的辨证分型及论治规律。然临证之时,最多见的是多种证型相互重叠、相互转化,治疗中并不能用一种证型概括疾病的不同分型和阶段。因此,采用中医与西医相结合、辨证与辨病相结合的治疗模式,将中医辨证论治与现代药理学研究成果相融合,形成专方专药,方可提高临床疗效。

第八节　中晚期非小细胞肺癌中医证型及方药使用规律研究

肺癌属常见呼吸系统恶性肿瘤,其发病率及死亡率均占恶性肿瘤的第一位,且呈逐年上升趋势。根据病理分型,可分为小细胞肺癌和非小细胞肺癌,其中,以非小细胞最为常见(约占80%)。75%非小细胞肺癌患者确诊时已属中晚期,手术、放疗、化疗等传统治疗疗效不佳。实践证明,中医药不但能够改善肺癌患者的临床症状,而且能有效控制肿瘤生长,对于中晚期肺癌有明显疗效。鉴于此,本研究收集了近20年中医治疗中晚期非小细胞肺癌的相关文献资料34篇,运用中医传承辅助平台软件分析证型及用药规律,以期为中晚期肺癌的中医辨证治疗提供参考依据和临床思路。

一、资料与方法

(一)纳入标准
1.明确诊断为肺癌。
2.病理分型为非小细胞肺癌。
3.临床分期为中晚期。
4.具有明确的辨证分型及药物组成。

(二)数据来源
主要来源于《中国期刊全文数据库(CNKI)》中1999—2019年中国医药卫生类期刊收录文献。

(三)排除标准
1.重复发表的文献。
2.肺癌合并严重并发症者。
3.药物组成未全部列出者。
4.方剂组成药味相同者。

（四）数据处理

根据《中药大辞典》对药物名称进行规范，法半夏、姜半夏、清半夏统一为半夏；炒白扁豆、生白扁豆统一为白扁豆；瓜壳、栝楼壳统一为瓜蒌皮；仙灵脾统一为淫羊藿；云苓、云茯苓、赤茯苓统一为茯苓；薏仁、苡米、苡仁统一为薏苡仁；橘皮统一为陈皮；怀山药、淮山药统一为山药；白蔻、白蔻仁统一为白豆蔻；炒白术、生白术统一为白术等。

（五）方法

根据纳排标准，选择"平台管理"界面的"方剂管理"选项，将文献中证型及对应处方逐一录入。录入完毕后选择"统计报表"及"数据分析"界面进行证型频次统计及组方统计分析。

二、结果

（一）证型分析

本数据收录证型共27个，其中可见较多相似证型，故参考《肿瘤中医诊断指南》，对相似证型进行整理合并。将气滞血瘀证、气血瘀滞证、瘀血内阻证合并为气血瘀滞证；气阴两虚证、气虚证、阴虚证、肺阴虚证合并为气阴两虚证；阴虚内热证、阴虚毒热证、阴虚痰热证合并为阴虚内热证；将脾肾两虚、湿热内侵、痰湿瘀阻等仅出现过1次的证型，归入"其他证型"。见表10-1-76。

表10-1-76　中晚期非小细胞肺癌证型分布情况

证型	频次	百分比（%）
气阴两虚	27	28.12
阴虚内热	19	19.79
脾虚痰湿	15	15.63
气血瘀滞	11	11.46
肺脾气虚	6	6.25
热毒蕴结	4	4.17
痰湿蕴肺	3	3.13
气血双亏	2	2.08
阴阳两虚	2	2.08
其他证型	7	7.29
合计	96	100

（二）单味药分析

本数据共录入中药171味，共使用频次996次。使用频次前24味的药物，功效以益气养阴、化痰祛湿、清热解毒、活血化瘀为主。见表10-1-77。

（三）用药规律分析

根据中医辅助传承平台软件，计算得出出现频次≥20次的药物组合，具体药物见表表10-1-78。置信度大于0.95时，药物组合关联规则见表10-1-79。

（四）新方分析

设置相关度为8，惩罚度为2，通过聚类分析提取中晚期非小细胞肺癌相关的核心组合，见表10-1-80。进而演化出潜在的新方组合，见表10-1-81。肺癌潜在新方组合图10-1-4。

表10-1-77　中晚期非小细胞肺癌处方单味药频数分析（前24味）

药名	频次	药名	频次
麦冬	42	薏苡仁	20
白术	38	炙甘草	18
茯苓	34	五味子	18
党参	33	天冬	17
北沙参	32	百合	16
黄芪	31	甘草	15
白花蛇舌草	29	瓜蒌	14
半夏	29	太子参	14
陈皮	29	当归	14
浙贝母	24	夏枯草	13
桔梗	23	半枝莲	13
生地黄	22	桃仁	13

表10-1-78　中晚期非小细胞肺癌处方药物组合频次表（频次≥20）

药物组合	频次	药物组合	频次
白术-茯苓	31	陈皮-茯苓	23
麦冬-北沙参	29	半夏-白术-茯苓	23
党参-白术	26	半夏-陈皮-茯苓	22
党参-茯苓	26	陈皮-白术-茯苓	22
半夏-茯苓	25	半夏-陈皮-白术	21
党参-白术-茯苓	25	半夏-陈皮-白术-茯苓	21
黄芪-白术	24	半夏-党参	20
半夏-陈皮	23	陈皮-党参	20
半夏-白术	23	半夏-党参-茯苓	20
陈皮-白术	23		

表10-1-79　中晚期非小细胞肺癌药物组合关联规则（置信度大于0.95）

序号	关联规则	置信度
1	半夏,白术-茯苓	1
2	半夏,陈皮,白术-茯苓	1
3	党参,茯苓-白术	0.962
4	党参,白术-茯苓	0.962
5	半夏,陈皮-茯苓	0.957
6	陈皮,茯苓-白术	0.957
7	陈皮,白术-茯苓	0.957
8	陈皮,茯苓-半夏	0.957
9	陈皮,白术,茯苓-半夏	0.955
10	半夏,陈皮,茯苓-白术	0.955

表10-1-80   中晚期非小细胞肺癌新方聚类核心组合

核心组合1	核心组合2
熟地黄–当归–川贝母	当归–川贝母–绞股蓝
黄芩–桑白皮–瓜蒌子	鱼腥草–桑白皮–鸭跖草
当归–赤芍–丹参	当归–桃仁–赤芍–红花
白扁豆–玉竹–天花粉	白扁豆–谷芽–玉竹–麦芽
石上柏–牡蛎–桔梗	石上柏–牡蛎–干蟾皮–石见穿–夏枯草
白扁豆–甘草–桑叶–天花粉	白扁豆–桑叶–谷芽–麦芽
陈皮–麦冬–半夏–白术–茯苓	陈皮–麦冬–半夏–茯苓–北沙参
陈皮–党参–半夏–白术–茯苓	陈皮–党参–半夏–天冬–茯苓–北沙参

表10-1-81   基于聚类分析中晚期非小细胞肺癌潜在新方组合

序号	新方组合
1	熟地黄–当归–川贝母–绞股蓝
2	黄芩–桑白皮–瓜蒌子–鱼腥草–鸭跖草
3	当归–赤芍–丹参–桃仁–红花
4	白扁豆–玉竹–天花粉–谷芽–麦芽
5	石上柏–牡蛎–桔梗–干蟾皮–石见穿–夏枯草
6	白扁豆–甘草–桑叶–天花粉–谷芽–麦芽
7	陈皮–麦冬–半夏–白术–茯苓–北沙参
8	陈皮–党参–半夏–白术–茯苓–天冬–北沙参

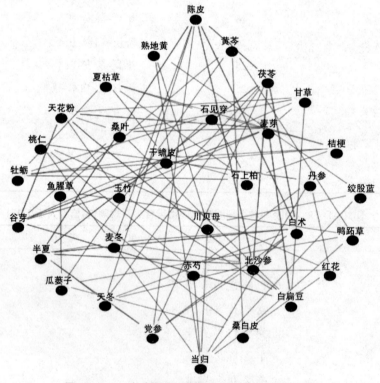

图10-1-4   中晚期非小细胞肺癌潜在新方组合图

三、讨论

    本研究收录近20年34篇文献中中医药治疗中晚期非小细胞肺癌证型共27个,其中出现频次前9位的分别是气阴两虚证、阴虚内热证、脾虚痰湿证、气血瘀滞证、肺脾气虚证、热毒蕴结证、痰湿蕴肺证、气血双亏证、阴阳两虚证。此结果符合中晚期非小细胞肺癌以正虚为本,痰、瘀、毒互结发病之基本病机。肺癌初期,邪气盛且正气尚足,故病机以邪实为主。病情发展至中晚期,一方面机体正气虚弱,外邪易入里化热,另一方面,肺病及脾,脾虚失运,痰湿内生,阻碍气机,可致气滞、痰湿、血瘀相互胶结,瘀而化热,进一步耗伤气阴。痰瘀内壅,所化之"热毒"燔灼肺阴,加之放化疗之"火毒"灼肺,又可化生内热。由此可见,中晚期非小细胞肺癌,其病机虽复杂多变,或因虚致实,或因实致虚,但总体以气阴两虚为主,期间夹杂痰湿、血瘀、热毒之实邪。故本研究所收录证型中出现频次最多的为气阴两虚证(29次)和阴虚内热证(17次),其次为脾虚痰湿证(15次)、气血瘀滞证(11次)。

研究表明,治疗中晚期非小细胞肺癌常用的药物有麦冬、白术、茯苓、党参、北沙参、黄芪、白花蛇舌草、半夏、陈皮、浙贝母、桔梗、生地黄、薏苡仁、炙甘草、当归、桃仁等。常用药对有白术-茯苓、麦冬-北沙参、党参-白术、党参-茯苓、半夏-茯苓、党参-白术-茯苓、黄芪-白术、半夏-陈皮、半夏-白术、陈皮-白术等。由此可知,中晚期非小细胞肺癌的治疗以益气养阴、化痰祛湿、清热解毒、活血化瘀为主。药物组合关联规则研究显示,置信度大于0.95,即前后两组药物同时出现的概率大于95%,其核心药物为党参、茯苓、白术、陈皮、半夏,该组合与中药传统组方四君子汤、二陈汤相类似,因此,益气化痰祛湿是中晚期非小细胞肺癌治疗过程中不可缺少的环节,以上药物及组合为临床治疗中晚期非小细胞肺癌常用药物。通过聚类分析,还可挖掘出药物之间存在的隐性规律,获得能够组成新方的潜在组合。本次研究获得以下8组新方组合,即熟地黄-当归-川贝母-绞股蓝、黄芩-桑白皮-瓜蒌子-鱼腥草-鸭跖草、当归-赤芍-丹参-桃仁-红花、白扁豆-玉竹-天花粉-谷芽-麦芽、石上柏-牡蛎-桔梗-干蟾皮-石见穿-夏枯草、白扁豆-甘草-桑叶-天花粉-谷芽-麦芽、陈皮-麦冬-半夏-白术-茯苓-北沙参、陈皮-党参-半夏-白术-茯苓-天冬-北沙参。其结果还有待临床进一步验证,以期为中晚期非小细胞肺癌的中医药治疗提供新的思路。

总之,中晚期非小细胞肺癌为本虚标实之证,虚、毒、痰、瘀为病之四因,其中正气亏虚为发病之本,毒痰瘀结为发病之标,正虚邪恋,诸因交扰,而成肺癌,并致病无愈期。肺主气,喜润恶燥,在正气亏虚中,尤以气阴两虚最为多见,尤其是病至中晚期,加之放化疗等"火毒"燔灼,耗气伤阴的表现则更为突出。因此,益气养阴为治疗中晚期非小细胞肺癌之根本大法,贯穿于治疗的始终。临证时再根据患者的整体情况及不同病期、不同体质、不同的治疗过程等因素,或化痰,或祛湿,或化瘀,或解毒,辨证加入相应的药物,有的放矢,以提高临床疗效。

第九节 中国不同地区原发性肺癌中医证型及方药使用规律研究

中国恶性肿瘤发病率逐年升高,其中肺癌的发病率和死亡率均居首位,对中国居民生命健康造成了巨大威胁。目前,肺癌的治疗以手术及放化疗为主,生物制剂疗法也不断完善,但仍未取得较为满意的效果。大量研究表明,中医药不但能够缓解肺癌患者的临床症状,而且能有效控制肿瘤生长,提高机体免疫力,改善患者生存质量。辨证论治是中医药治疗非常重要的特色之一,鉴于此,本研究收集了近20年中国现代名中医辨治原发性肺癌的经验,运用中医传承辅助平台软件分析证型及用药规律,以期为原发性肺癌的中医辨证治疗提供参考依据和临床思路。

一、资料与方法

(一)数据来源

主要来源于《中国期刊全文数据库(CNKI)》近20年中国医药卫生类期刊收录文献中中国现代名

中医对于原发性肺癌的辨证分型及处方用药。

（二）数据处理

根据《中药大辞典》对药物名称进行规范，法半夏、姜半夏、清半夏统一为半夏；生地统一为生地黄；丹皮统一为牡丹皮；元胡统一为延胡索；草河车统一为蚤休；麦门冬统一为麦冬；守宫、壁虎统一为天龙；仙灵脾统一为淫羊藿；生赭石统一为代赭石；苏梗统一为紫苏梗；薏仁、苡米、苡仁统一为薏苡仁；橘皮统一为陈皮；怀山药、淮山药统一为山药；炒白术、生白术统一为白术等。

（三）方法

选择"平台管理"界面的"方剂管理"选项，将文献中证型及对应处方逐一录入。录入完毕后选择"统计报表"及"数据分析"界面进行证型频次统计及组方统计分析。

二、结果

（一）原发性肺癌中医证型分布情况

本数据收录证型共138例，其中华北地区38例、华东地区31例、西南地区21例、西北地区19例、华中地区13例、华南地区12例、东北地区4例。因出现较多相似证型，故参考《肿瘤中医诊断指南》，对相似证型进行整理合并。将气虚、阴虚、气阴两虚、肺脾气虚、脾肺气虚、肺肾气虚、肺肾阴虚、肺肾两虚统一为气阴两虚；肝火犯肺、火热犯肺、燥热伤肺统一为火热犯肺；脾虚痰湿、脾虚湿盛、气虚痰湿统一为脾虚痰湿；热毒、热毒炽盛、热毒蕴结统一为热毒炽盛；痰热互结、痰热蕴肺、痰热郁肺统一为痰热内蕴；痰湿蕴肺、痰湿阻肺统一为痰湿蕴肺；阴虚毒热、阴虚肺热、阴虚火旺、阴虚痰热统一为阴虚内热。将阳虚水泛、肾阳亏虚、肝肾两虚等仅出现过1次的证型，归入"其他证型"。见表10-1-82、83。

表10-1-82　原发性肺癌证型分布情况

证型	频次	百分比（%）
气阴两虚	44	31.88
阴虚内热	20	14.49
气滞血瘀	16	11.59
脾虚痰湿	15	10.87
痰湿蕴肺	9	6.52
痰瘀互结	7	5.07
痰热内蕴	6	4.35
热毒炽盛	5	3.62
火热犯肺	4	2.90
阴阳两虚	3	2.17
其他证型	9	6.52
合计	138	100

表10-1-83　不同地区原发性肺癌患者中医证型分布

中医证型	华北地区	华东地区	西南地区	西北地区	华中地区	华南地区	东北地区
气阴两虚	13	7	7	6	5	3	3
阴虚内热	6	5	4	1	2	2	0
脾虚痰湿	1	4	4	1	2	3	0
气滞血瘀	3	6	1	3	2	1	0
痰湿蕴肺	4	2	0	3	0	0	0
痰瘀互结	4	0	2	0	0	1	0
其他证型	7	7	3	5	2	2	1

（二）原发性肺癌用药规律分析

由于华中地区、华南地区、东北地区证型分布较少，不具代表性，故着重对华北地区、华东地区、西南地区、西北地区用药规律进行分析，列举出现频次前14味的药物，功效以益气健脾、养阴清热、化痰祛瘀为主。见表10-1-84。

表10-1-84　原发性肺癌用药规律分析（前14味）

药物次数排名	华北地区	出现频次	华东地区	出现频次	西南地区	出现频次	西北地区	出现频次
1	半夏	15	白术	12	麦冬	11	甘草	12
2	麦冬	15	茯苓	10	半枝莲	9	茯苓	11
3	浙贝母	14	北沙参	9	北沙参	9	陈皮	8
4	茯苓	12	麦冬	9	浙贝母	8	麦冬	8
5	杏仁	11	杏仁	8	半边莲	8	半夏	8
6	薏苡仁	11	白花蛇舌草	8	白花蛇舌草	8	五味子	7
7	北沙参	11	半夏	8	薏苡仁	8	白术	6
8	瓜蒌	11	陈皮	7	党参	6	党参	6
9	生地黄	10	薏苡仁	7	茯苓	6	当归	5
10	白花蛇舌草	9	瓜蒌	7	甘草	6	浙贝母	5
11	甘草	9	桔梗	7	半夏	5	杏仁	4
12	龙葵	9	桃仁	6	陈皮	5	生地黄	4
13	黄芪	8	石见穿	6	五味子	5	山萸肉	4
14	党参	8	党参	6	冬虫夏草	11	薏苡仁	4

三、讨论

本研究收录证型共19个，其中常见证型有气阴两虚、阴虚内热、脾虚痰湿、气滞血瘀等。我国各地区证型分布有显著差异，由于华中地区、华南地区、东北地区证型数量较少，不具代表性，因此，着重对华北地区、华东地区、西南地区及西北地区进行分析。华北地区以气阴两虚、阴虚内热、痰湿蕴肺多见，辨治注重益气养阴、化痰祛湿；华东地区以气阴两虚、阴虚内热、气滞血瘀多见，辨治注重养阴清热、化痰祛瘀；西南地区以气阴两虚、阴虚内热、脾虚痰湿多见，辨治注重益气健脾、养阴清热；西北地区以气阴两虚、气滞血瘀、痰湿蕴肺多见，辨治注重益气养阴、化痰祛瘀。由此可见，中国原发性肺癌发病，多因气阴亏虚所致，热、痰、瘀为肺癌发展的重要病机。机体正气不足，气阴亏少，邪气乘虚而入，阻碍气机，运行不畅，气滞血瘀，阻塞脉络，津聚为痰；阴虚内热，炼液耗津，易生黏痰；痰瘀胶结，发为癌肿。治疗可从虚、痰、瘀三方面入手。清代喻昌《医门法律·肺痈肺痿门》云："大要缓而图之，生胃津，润肺燥，下逆气，开积痰……"又提出"阴虚者，十常八九"，指出了养阴生津在肺癌治疗中的重要性。明代罗赤诚《医宗粹言》云："若素有郁痰所积，后因伤血，故血随蓄滞与痰相聚，名曰痰挟瘀血……治宜导痰消血。"可见痰瘀是肺癌发病过程中不可忽视的重要病理因素。结合本次统计结果及临床实际，认为原发性肺癌的治疗当以益气健脾、养阴清热、化痰祛瘀为主要原则。

有研究表明，肺癌中医证型与临床分期、病理分型、分化程度等客观指标之间可能存在相关性。鲍建敏认为，脾虚痰湿证多见于Ⅰ、Ⅱ期，阴虚内热证多见于Ⅲ期，气阴两虚证多见于Ⅲ、Ⅳ期。杜秀敏等通过临床观察发现气阴两虚证、阴虚内热证多见于大细胞癌，腺癌易出现化热倾向，痰湿证多见于小细胞癌，气滞血瘀证多见于鳞癌及大细胞癌。周舟等认为，肺癌中医证型与病理类型之间并没有相关性，但通过临床观察得出，其与分化程度有一定的相关性。气阴两虚证多见于高分化，痰湿瘀阻证多见于低分化、中-低分化、中分化、高-中分化。目前,此类文献数量不多,且研究过程中的相关标准缺乏统一。因此,在以后的临床研究中,需要更多更可靠的数据以进一步挖掘肺癌中医辨证分型与客观指标之间的相关性,以期为临床诊疗提供新的依据。

第十节　肺癌患者中医体质类型及舌脉特点分析

肺癌是指起源于支气管黏膜以及肺腺体上皮的恶性肿瘤,其发病率、死亡率均占第一位,据2018年世界卫生组织官网数据显示,全球约有210万肺癌新发病例和180万例肺癌死亡病例,严重威胁着人类生命健康。祖国医学早在《黄帝内经》中就论述了体质,认为其与疾病的发生、性质、辨证及治疗等均有密切的关系,掌握不同个体体质差异性,对临床辨证论治有重要意义。后世历代医家多有发挥,清代叶天士临证非常注重体质,认为根据体质确立治疗大法是提高临床疗效的重要途径。肺癌的发生发展也是人体体质变化的过程,不同体质的人群对致癌因素的易感性也有所不同,从中医体质学认识肺癌发病规律,对肺癌防治具有重大意义。因此,本研究观察复治肺癌患者中医体质及舌象、脉象分布特征,以期为肺癌的预防及治疗干预提供依据。

一、资料与方法

(一)研究对象

选取2018年1月—2019年1月甘肃省肿瘤医院收治复治肺癌患者224例,且均签署临床试验研究同意书。

(二)纳入标准

符合国家卫健委医政司编写的《常见恶性肿瘤诊治规范》中肺癌的诊断标准。估计生存期超过3个月;Karnofsky≥60分;年龄18~80岁;各项检查指标符合治疗的适应证;病人愿意接受试验、依从性好者。

(三)排除标准

不符合纳入标准;妊娠期或哺乳期妇女;合并严重的心脑血管疾病或精神障碍等疾病;依从性差者,不能随访者。

(四)研究方法

运用四诊仪(型号DS01-A)采集患者体质及舌脉信息,通过回答中医体质辨识问卷,计算原始分及转化分,依照《中医体质分类与判定》(2009年版)判断患者体质,共有9种证型:平和质(A型)、气虚质(B型)、阳虚质(C型)、阴虚质(D型)、痰湿质(E型)、湿热质(F型)、血瘀质(G型)、气郁质(H型)、特禀质(I型)。

(五)统计学方法

采用SPSS软件进行分析,计数资料采用频数及百分率表示。

二、结果

(一)复治肺癌患者中医体质类型分布情况

共收集复治肺癌患者224例,其中男性138例(61.6%)、女性86例(38.4%)。经统计,复治肺癌患者中医体质可分为单一体质和兼有体质,其中单一体质共113例,分布频率由高到低依次为:平和质62例(27.68%)、气虚质21例(9.38%)、阴虚质10例(4.46%)、阳虚质7例(3.13%)、痰湿质7例(3.13%)、介于平和质和偏颇体质之间4例(1.79%)、血瘀质2例(0.89%)。兼有体质以2种体质兼有和3种体质兼有为主,平和质兼有1种偏颇倾向者18例,兼有2种偏颇体倾向质者5例,兼有3种偏颇倾向体质者3例;偏颇体质中兼有2种体质者43例,兼有3种体质者42例。见表10-1-85、图10-1-5。

表10-1-85 复治肺癌患者兼有体质分布表(*n* =111)

主要体质	兼有体质	例数	主要体质	兼有体质	例数
平和质	气虚质	11	气虚质	阴虚质	11
	阴虚质	4		阳虚质	3
	痰湿质	2		痰湿质	2
	阳虚质	1		血瘀质	2
	气虚质、阴虚质	2		阴虚质、阳虚质	4
	气虚质、痰湿质	1		阴虚质、气郁质	4
	气虚质、血瘀质	1		阳虚质、气郁质	2
	气虚质、阳虚质	1		阴虚质、湿热质	2
	气虚质、湿热质、血瘀质	1		痰湿质、湿热质	2
	气虚质、阴虚质、气郁质	1		阳虚质、血瘀质	1
	气郁质、湿热质、特禀质	1		阳虚质、痰湿质	1
阴虚质	气虚质	10		阴虚质、痰湿质	1
	气郁质	2	阳虚质	气虚质	4
	痰湿质	1		阴虚质	4
	气虚质、气郁质	3		血瘀质	1
	气虚质、痰湿质	2		气虚质、阴虚质	4
	气郁质、痰湿质	2		气虚质、痰湿质	1
	气虚质、阳虚质	1		气虚质、湿热质	1
	气虚质、血瘀质	1	痰湿质	气虚质	2
	阳虚质、痰湿质	1		阴虚质	1
气郁质	气虚质、阴虚质	2		气虚质、阴虚质	2
	气虚质、湿热质	1		气虚质、血瘀质	2
	阴虚质、湿热质	1	湿热质	气虚质、气郁质	1

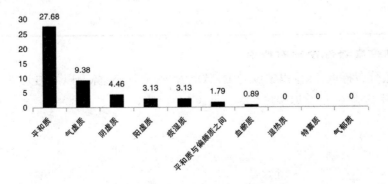

图10-1-5 复治肺癌患者中医单一体质分布图(%)

（二）复治肺癌患者舌象特点分布

复治肺癌患者舌象信息采集结果见表10-1-86。舌色以暗红为主，其次是淡红、淡、淡紫；舌质以胖舌、齿痕舌、裂纹舌多见，无瘀斑，少有点刺；苔色以白多见，其次是黄白相间和黄苔；苔质以薄为主，亦有厚腻，无苔者少。

表10-1-86　复治肺癌患者舌象特点分布表

舌质舌苔	舌象	特点	例数(%)
舌质	舌色	淡	25(11.16%)
		淡红	36(16.07%)
		暗红	159(70.98%)
		淡紫	4(1.79%)
	胖瘦	胖	95(42.41%)
		瘦	14(6.25%)
		适中	115(51.34%)
	齿痕	有	119(53.13%)
		无	105(46.87%)
	瘀斑	有	0(0.00%)
		无	224(100%)
	点刺	有	14(6.25%)
		无	210(93.75%)
	裂纹	有	130(58.04%)
		无	94(41.96%)
舌苔	苔色	白苔	190(84.82%)
		黄苔	3(1.34%)
		黄白相间	24(10.71%)
	苔质	薄	174(77.68%)
		厚	40(17.86%)
		腻	81(36.16%)
		少苔	2(0.89%)
		剥脱	0(0.00%)
		无苔	7(3.13%)

（三）复治肺癌患者脉象分布特点

肺癌患者脉象分布特点，脉位以中位为主，脉沉者少，无浮脉，脉力以无力为主，其次是中，有力者较少，脉势以低平虚为主，脉律以中慢为主。见表10-1-87。

表10-1-87　复治肺癌患者脉象分布特点

脉象	特点	左手例数	右手例数
脉位	浮	0(0.00%)	0(0.00%)
	中	200(88.29%)	201(89.73%)
	沉	24(10.71%)	21(9.38%)
脉数	齐	100(44.64%)	88(39.20%)
	不齐	124(55.36%)	136(60.70%)
脉力	有力	9(4.02%)	4(1.70%)
	中	50(22.32%)	27(12.00%)
	无力	152(67.86%)	176(78.50%)
脉势	正常	40(17.86%)	8(3.50%)
	满实	0(0.00%)	0(0.00%)
	低平虚	184(82.14%)	216(96.40%)
脉律	迟	3(1.34%)	2(0.89%)
	缓	8(3.57%)	11(4.91%)
	慢	61(27.23%)	74(33.04%)
	中	50(22.32%)	73(32.59%)
	快	63(28.13%)	61(27.23%)
	数	38(16.96%)	31(13.84%)

三、讨论

体质由先天禀赋和后天获得两种因素共同决定,是机体生理和心理达到相对稳定的一种固有状态。不同体质对同一病因的易感性不同,是疾病产生的内在因素,也影响着疾病的发展和预后。

本研究显示,224例复治肺癌患者体质以平和质和偏颇质并见,单一体质与兼有体质共存。其中,单一体质中平和质出现频次最多共62例,偏颇体质中常见体质有气虚质、阴虚质、阳虚质、痰湿质。平和质兼有偏颇倾向者26例,主要以气虚质倾向为主,兼见阴虚质、痰湿质、湿热质、血瘀质倾向。偏颇体质兼有两种体质者43例,兼有3种体质者42例,其中以气虚、阴虚、阳虚3种体质兼见者较多,亦可见痰湿质、湿热质、气郁质、血瘀质。综上所述,224例患者中,平和质患者62例、偏颇体质及偏颇倾向患者162例,其中以气虚、阴虚、阳虚者为主。

中医认为,肺癌发生的基本病因病机为正气内虚,气滞、血瘀、痰结、湿聚、热毒等相互纠结,日久积滞而成有形之肿块。病理属性总属本虚标实。多是因虚而得病,因虚而致实,是一种全身属虚、局部属实的疾病。《灵枢·百病始生》云:"风雨寒热,不得虚邪,不能独伤人。卒然遇疾风豪雨而不病者,盖无虚,故邪不能独伤人,此必因虚邪之风,与其身形,两虚相得,乃客其形。是故虚邪之中人也,留而不去,传舍于肠胃之外,募原之间,留着于脉,稽留而不去,息而成积。"清晰阐释了体质虚与肺癌发病的关联性。肺癌初期,邪气盛且正气尚足,故以气滞、血瘀、痰结、湿聚、热毒等实证为主,中晚期正虚邪实者多见气虚、阴虚、阳虚,夹杂痰湿、血瘀等体质,正虚邪退者,则可见气血阴阳亏虚。郭志丽等分析钱静华教授治疗中晚期肺癌药物规律,使用频次最多的药物为益气扶正类。钱静华认为,肺癌日久除了气虚、阴虚外,常常涉及脾肾阳虚。郑心认为,气阴两虚是其核心病机,在此基础上又有痰、热、瘀、毒互结留滞。中国肺癌早期诊断率低,约75%患者诊断时已属晚期,本次观察224例复治患者,已属中晚期。故检测结果为单一平和质者仅62例,以气虚质、阴虚质、阳虚质最多见,其中2种兼有体质者41人,3种兼有体质者36人,兼见体质以气虚、阴虚、阳虚为主,兼痰湿、血瘀者多见。反映出肺癌病因病机复杂,以痰湿、血瘀、气血阴阳亏虚夹杂为主。

舌象和脉象能反映脏腑气血的盛衰、病位的深浅、预后的好坏,是医生诊病的重要依据。本研究发现,复治肺癌患者舌质暗红,舌苔薄白,多胖,脉位为中,脉力以无力为主,脉势以低平虚为主,脉律以中、慢为主。舌暗红,苔薄白,舌胖,是以气阴两虚、水湿内停、痰湿上泛之故。脉位为中,脉力以无力为主,脉势以低平虚为主,脉律以中、慢为主,多因气血两虚,不能充盈脉管。

综上所述,复治肺癌患者病情复杂,个体差异较大,本研究通过中医四诊仪收集224例复治肺癌患者四诊资料,揭示其中医体质类型及舌脉分布规律,为复治肺癌患者个体化治疗提供依据。

第十一节 吉西他滨联合顺铂对非小细胞肺癌不同中医证型的疗效及毒副作用的观察

肺癌为当前世界各地最常见的恶性肿瘤之一,其发病率、死亡率在各种恶性肿瘤中均排第一。非小细胞肺癌(NSCLC)占原发性支气管肺癌总数的70%~80%。大多数非小细胞肺癌患者在确诊时已处于疾病中晚期,部分失去了手术根治的机会。化学治疗是西医治疗非小细胞肺癌主要治疗手段。我们在临床发现,对同一类型的非小细胞肺癌使用了同样的化疗药物,其临床疗效及毒副作用差异很大,这与中医的辨证论治和个体化治疗不谋而合。我们观察了2015年1月至2016年1月在甘肃省肿瘤医院收治的非小细胞肺癌不同中医证型对GP方案化疗有效率及毒副反应,研究治疗非小细胞肺癌药物中医证型关系,现将临床观察总结如下。

一、资料和方法

(一)临床资料

本研究共纳入自2015年1月—2016年1月在甘肃省肿瘤医院收治的非小细胞肺癌患者60例。依据中国中西医结合学会肿瘤专业委员会组织编写的《恶性肿瘤中医诊疗指南》辨证为气虚证、阴虚证、痰湿证3型各20例。入选标准:诊断为非小细胞肺癌中晚期或不愿手术的患者。均有病理诊断。估计生存期超过3个月;Karnofsky≥60分;年龄18~80岁;各项检查指标符合化疗适应证;病人愿意接受本方案治疗、能按医嘱坚持服药、依从性好者。治疗前三组性别、年龄、临床分期、病理类型均无明显差异($P>0.05$)。

(二)治疗方法

患者入院第1d、第8d静脉滴注吉西他滨1000mg/m²与0.9%氯化钠溶液150ml,30min内滴完。患者入院第1~3d联合静脉滴注顺铂30mg/m²和0.9%氯化钠溶液500ml。化疗时常规应用托烷司琼、甲氧氯普胺预防呕吐,适当补液、水化以及对症支持治疗。每周复查血常规,每周期化疗结束后复查血常规、肝肾功能、心电图,28d为1周期,治疗4个周期后做CT检查,评价治疗效果随访3~12个月。

(三)疗效评定标准

观察3个证型临床症状缓解情况,参照《中药新药临床研究指导原则》,纳入症状2项,包括咳嗽、气短,治疗3个月后评价。根据症状性质、程度、出现频率、持续时间将每个症状分为无、轻、中、重4个等级,分别以0、1、2、3代表各等级分值,各单项分数累计为总积分,分值越高,症状越重,治疗后临床症状积分值比治疗前积分值下降>60%为显著改善,积分值下降>30%为部分改善,积分无变化者为无改善。

观察不同中医证型非小细胞肺癌患者对GP方案有效率,疗效评价标准按照世界卫生组织实体瘤疗效评价标准即RESIST标准进行评价。完全缓解(CR):所有病灶消失,持续消失时间4周以上;部分缓解(PR):病灶最大直径与垂直直径乘积缩小≤30%,持续4周以上无新病灶产生;稳定(SD):病灶最大直径与垂直直径乘积缩小但缩小体积<PR,或有所增加,持续4周以上无新病灶产生;进展(PD):病灶最大直径与垂直直径乘积增加≥20%,或出现新病灶。其中,有效=CR+PR;无效=SD+PD。

不良反应评价标准参照WHO抗癌药物毒副反应标准,观察不同证型非小细胞肺癌患者在接受GP方案后化疗血液系统、消化道毒副作用,纳入症状2项,包括白细胞减少、恶心呕吐。Ⅰ~Ⅱ级是轻度反应,Ⅲ~Ⅳ级是重度反应。

(四)统计分析

采用SPSS 16.0软件进行统计分析,计量资料t检验,计数资料采用秩和检验,$P<0.05$为差异具有统计学意义。

二、结果

(一)化疗后中医症状缓解情况比较

60例患者经化疗后,气虚证明显改善者14例,部分改善者3例;阴虚证明显改善者13例,部分改善者3例;痰湿证明显改善者6例,部分改善者6例,气虚证咳嗽改善情况优于痰湿证,阴虚证亦优于痰湿证,气虚证与阴虚证无显著性差异。GP方案对改善咳嗽症状气虚证、阴虚证优于痰湿证。见表10-1-88。

表10-1-88 GP方案对各证型中医症状(咳嗽)缓解情况比较

	明显改善	部分改善	无改善
气虚证	14	3	3
阴虚证	13	3	4
痰湿证	6	6	8

注:气虚标记1,痰湿标记2,阴虚标记3

(1&2)Z=-2.445, P=0.014;(3&2)Z=-2.048, P=0.041;(1&3)Z=-0.376, P=0.707。

对于气短,经化疗后气虚证明显改善者5例,部分改善者5例;阴虚证明显改善者7例,部分改善者4例;痰湿证明显改善者13例,部分改善者4例,痰湿证气短改善情况优于气虚证,亦优于阴虚证,气虚证与阴虚证无显著性差异。GP方案对改善痰湿证患者气短症状优于气虚证、阴虚证。见表10-1-89。

表10-1-89 GP方案对各证型中医症状(气短)缓解情况比较

	明显改善	部分改善	无改善
气虚证	5	5	10
阴虚证	7	4	9
痰湿证	13	4	3

注:气虚标记1,痰湿标记2,阴虚标记3

(1&2)Z=-2.692, P=0.007;(3&2)Z=-2.124, P=0.034;(1&3)Z=-0.512, P=0.609。

(二)化疗后各型疗效比较

60例患者均可评价疗效。经化疗后,气虚证CR 0例,PR 5例,总有效率RR 25%;阴虚证CR 0例,PR 4例,总有效率RR 20%;痰湿证CR 1例,PR 11例,总有效率RR 60%。痰湿证疗效优于气虚证,亦优于阴虚证,气虚证与阴虚证无显著性差异。见表10-1-90。

表10-1-90　GP方案对各证型疗效比较

	有效	无效
气虚证	5	15
阴虚证	4	16
痰湿证	12	8

注:气虚标记1,痰湿标记2,阴虚标记3

　　(1&2)Z=-2.211, P =0.027;(3&2)Z=-2.550, P =0.011;(1&3)Z=-0.374, P =0.708。

(三)化疗毒副反应比较

　　三组证型患者经GP方案化疗后,患者的毒副反应主要为血液学毒性,其中以白细胞减少最为显著,气虚证Ⅲ~Ⅳ级白细胞减少共14例;阴虚证Ⅲ~Ⅳ级白细胞减少共13例;痰湿证Ⅲ~Ⅳ级白细胞减少共6例;气虚证及阴虚证患者Ⅲ~Ⅳ级白细胞减少发生率明显高于痰湿证患者,气虚证及阴虚证无统计学差异。见表10-1-91。

表10-1-91　GP方案对各证型血液毒性(白细胞减少)分级比较

	轻度(Ⅰ级+Ⅱ级)	重度(Ⅲ级+Ⅳ级)
气虚证	6	14
阴虚证	7	13
痰湿证	14	6

注:气虚标记1,痰湿标记2,阴虚标记3

　　(1&2)Z=-2.498, P =0.012;(3&2)Z=-2.188, P =0.029;(1&3)Z=-0.333, P =0.739。

　　三组证型治疗化疗后,患者的消化道毒副反应主要恶心呕吐,气虚证Ⅲ~Ⅳ级恶心呕吐共15例;阴虚证Ⅲ~Ⅳ级恶心呕吐共15例;痰湿证Ⅲ~Ⅳ级恶心呕吐共7例。气虚证及阴虚证患者Ⅲ~Ⅳ级恶心呕吐发生率明显高于痰湿证患者,气虚证及阴虚证无统计学差异。见表10-1-92。

表10-1-92　GP方案对各证型消化道反应(恶心呕吐)分级比较

	轻度(Ⅰ级+Ⅱ级)	重度(Ⅲ级+Ⅳ级)
气虚证	5	15
阴虚证	5	15
痰湿证	13	7

注:气虚标记1,痰湿标记2,阴虚标记3

　　(1&2)Z=-2.249, P =0.025;(3&2)Z=-2.067, P =0.039;(1&3)Z=-0.504, P =0.615。

三、讨论

　　临床资料表明,GP方案治疗非小细胞肺癌在改善咳嗽症状方面,气虚证、阴虚证优于痰湿证;在改善气短症状方面,痰湿证优于气虚证、阴虚证;GP方案在化疗有效率方面,痰湿证高于气虚证、阴虚证;GP方案在化疗毒副反应方面,气虚证、阴虚证较痰湿证重。从而证实GP方案对Ⅲ期非细胞肺癌各中医证型疗效肯定,毒副反应有一定差异,总体来说对痰湿证疗效更好,毒副反应更轻。

　　吉西他滨是新一代的抗代谢类细胞周期特异性抗肿瘤药物,主要作用于DNA合成期(S期),在一定条件下可阻止G_1期向S期进展。其活性产物二磷酸盐抑制核糖核酸还原酶,从而减少了DNA合成和修复所需的脱氧核苷酸的量,使DNA链合成终止,双链断裂,细胞死亡。吉西他滨还有自我强化作用,进一步提高了细胞内活性复合物的浓度。吉西他滨单药治疗非小细胞肺癌的有效率为15%~21%。吉西他滨和顺铂联合应用时可增加两者的细胞毒作用。吉西他滨促进DNA合成前体耗竭及DNA修复障碍,另可使顺铂浓聚,增强顺铂抗肿瘤作用,而顺铂也增强了吉西他滨所致DNA双链的变性,从而提高了治疗非小细胞肺癌的有效率,有效率为30%～37.6%。从我们的研究中可以看到,总体来讲,GP方案对非小细胞肺癌中医痰湿证效果优于气虚证及阴虚证,且副作用较小。

从中医角度讲,吉西他滨和顺铂均属于祛邪药物,GP方案在临床上对于中医辨证属于痰湿证的非小细胞肺癌患者效果较好,这与中医"虚则补之,实者泻之"和最新提倡的肿瘤的个体化治疗不谋而合。这就为以后用中西医结合的方法即在西医规范化治疗基础上,结合中医不同体质、不同证型辨证性地使用化疗药物,提高临床疗效,减轻毒副反应,节约医药资源提供了新的思路。

第十二节 43例肺癌患者治疗间歇期人体成分分析

肺癌是目前全球死亡率最高、发病率居第3位的恶性肿瘤,也是中国发病率和死亡率最高的恶性肿瘤。肿瘤患者由于疾病本身的影响及放化疗后出现恶心、呕吐、食欲下降等症状,增加了其发生营养不良的风险。而最近的研究显示:肿瘤患者大都存在营养知识缺乏,并且大多数患者存在较大的饮食误区和盲区,且其行为较差但是态度积极的现状。为了深入了解治疗间期患者的营养状况,以期能更好地建立肺癌患者的膳食指导方案,我们进行了本次研究。

一、研究对象与方法

(一)研究对象

选择2018年4月1日—2018年12月17日在甘肃省肿瘤医院病理检查确诊为肺癌并且接受规范化治疗的患者。研究对象纳入标准:①符合国家卫健委医政司编写的《常见恶性肿瘤诊治规范》中的诊断标准,经病理组织学证实的肺癌;②临床医生估计生存期超过3个月;③Karnofsky≥60分;④年龄18~75岁;⑤病人自愿参加科研课题并且签署知情同意书。排除标准:①妊娠期、哺乳期的妇女;②合并严重心脑血管疾病或者精神障碍等疾病或者危重患者;③3周内或者正在参加其他新药临床实验者;④血象、骨髓功能异常且有临床意义者;⑤不能理解、不签署知情同意者。

(二)研究方法

采用自身对照方法,对病人一次治疗完成后出院当天测量其人体成分,在患者21d后常规治疗时入院后第1d测量其人体成分,另患者在治疗间期在家均采用口服饮食,并未进行肠内肠外营养。人体成分分析采用东华源DBA-210仪器测量。

(三)统计方法

数据录入采用Epidata 3.1双录入,数据分析采用SPSS 24.0统计软件进行配对资料的t检验。$P\leq0.05$为差异有显著性统计学意义。

(四)质量控制

数据录入后采用人工和电脑同时核对矫正;肺癌患者通过临床医生和患者家属以及研究中心的人员督促按时测量,以降低失访率。

二、结果

(一)研究对象的基本情况

本次研究共纳入肺癌患者45例,其中2例因个人身体原因未能参加治疗间期后的测量,故剔除,最终纳入的研究对象43例,其中男性25例、女性18例;平均年龄56.41±10.41岁;研究对象在间歇期前BMI异常的占55.56%,在间歇期后BMI异常的有48.84%;体脂肪在间歇期前超标准的有53.33%,

在间歇期之后超标准的有65.12%;蛋白质在间歇期前不足的有15.56%,在间歇期之后蛋白质不足的有18.60%。其他的人体成分基本情况见表10-1-93。

表10-1-93 肺癌患者人体成分分析结果

人体成分	分级	间歇期前		间歇期后	
		频数	构成比(%)	频数	构成比(%)
体重分组	低标准	2	4.44	2	4.65
	正常	24	53.33	23	53.49
	超标准	17	37.78	18	41.86
蛋白质分组	不足	7	15.56	8	18.60
	正常	38	84.44	35	81.40
无机盐分组	不足	1	2.22	2	4.65
	正常	44	97.78	41	95.35
体脂肪分组	低标准	6	13.33	1	2.33
	正常	15	33.33	14	32.56
	超标准	24	53.33	28	65.12
骨骼肌肉量分组	低标准	12	26.67	17	39.53
	正常	32	71.11	21	48.84
	超标准	1	2.22	5	11.63
脂肪分组	低标准	6	13.33	0	0.00
	正常	18	40.00	18	41.86
	超标准	21	46.67	25	58.14
上肢均衡	不均衡	3	6.67	3	6.98
	均衡	42	93.33	40	93.02
下肢均衡	不均衡	0	0.00	1	2.33
	均衡	45	100.00	42	97.67
上肢发达	不足	3	6.67	5	11.63
	正常	23	51.11	25	58.14
	发达	19	42.22	13	30.23
下肢发达	不足	18	40.00	25	58.14
	正常	26	57.78	18	41.86
	发达	1	2.22	0	0.00
BMI分组	低标准	3	6.67	1	2.33
	正常	20	44.44	22	51.16
	超标准	22	48.89	20	46.51

(二)肺癌患者治疗间期体重、BMI、基础代谢以及身体评分的变化

结果显示,肺癌患者在治疗间期后体重、BMI以及基础代谢值均呈高于间期前,但是其差异无统计学意义,但是患者的身体评分在间期结束后呈现下降且其差异有统计学意义。具体见表10-1-94。

(三)肺癌患者治疗间期体脂肪与瘦体组织的变化

肺癌患者通过治疗间期的休养后其体脂肪重量发生增加,且差异有统计学意义;瘦体组织整体呈现下降趋势,但是下肢瘦体组织下降更加明显,且差异有统计学意义;腰臀比呈现上升趋势,但是目前差异没有统计学意义。具体见表10-1-95。

表10-1-94　肺癌患者治疗间期体重、BMI、基础代谢以及身体评分现况(n =43)

项目	测量时间	值 $\bar{x} \pm s$	差值 $\bar{x} \pm s$	t	P
体重(kg)	间期前	65.57 ± 12.75	−1.26 ± 6.59	−1.25	0.22
	间期后	66.82 ± 11.45			
BMI	间期前	23.97 ± 3.48	−0.23 ± 2.29	−0.67	0.51
	间期后	24.20 ± 3.38			
基础代谢(kJ)	间期前	5 766.36 ± 1 119.83	−45.44 ± 1 027.95	−0.29	0.77
	间期后	5 811.79 ± 735.10			
身体评分	间期前	70.58 ± 5.72	1.56 ± 4.22	2.43	0.02*
	间期后	69.02 ± 4.29			

注:*代表其差异有统计学意义,α=0.05。

表10-1-95　肺癌患者治疗间期体脂肪与瘦体组织的变化(n =43)

项目	测量时间	值 $\bar{x} \pm s$	差值 $\bar{x} \pm s$	t	P
蛋白质(kg)	间期前	9.29 ± 1.53	0.21 ± 0.85	1.62	0.11
	间期后	9.08 ± 1.58			
骨骼肌肉量(kg)	间期前	25.99 ± 4.62	0.61 ± 2.52	1.58	0.12
	间期后	25.39 ± 4.77			
左臂肌肉(kg)	间期前	2.63 ± 0.6	0.04 ± 0.32	0.85	0.40
	间期后	2.59 ± 0.63			
右臂肌肉(kg)	间期前	2.67 ± 0.64	0.04 ± 0.44	0.55	0.58
	间期后	2.64 ± 0.71			
左腿肌肉(kg)	间期前	7.35 ± 1.35	0.24 ± 0.75	2.13	0.04*
	间期后	7.10 ± 1.31			
右腿肌肉(kg)	间期前	7.37 ± 1.34	0.25 ± 0.74	2.22	0.03*
	间期后	7.12 ± 1.28			
体脂肪(kg)	间期前	17.96 ± 7.86	−2.54 ± 7.31	−2.28	0.03*
	间期后	20.50 ± 8.16			
腰臀比	间期前	0.92 ± 0.04	−0.01 ± 0.04	−1.04	0.31
	间期后	0.93 ± 0.04			

注:*代表其差异有统计学意义,α=0.05。

三、讨论

人体成分分析仪采用生物电阻抗分析(bioelectrical impedance analysis,BIA)技术,是近年来发展起来的一项人体成分测量技术,利用人体中不同成分的导电性差异来测定人体成分的含量,可以对人体内的组成成分进行有效分析,具有操作简便、测量精确、安全、成本低等优点。肺癌患者化疗时会出现消化道的反应,具体包括恶心、呕吐、腹泻和便秘,有的患者甚至在化疗期间不进食,只会饮少量水,化疗还可导致人体分解代谢旺盛,合成代谢不足,从而使病人出现营养不良、免疫功能下降、感染等并发症发生率升高,整体疗效和生存质量下降,而病人出现营养不良又会造成化疗的不良反应恢复缓慢,甚至造成化疗的中断以及病情恶化,所以随时监测癌症患者的营养状况对于癌症患者的治疗有重要意义。

本次研究结果显示：肺癌患者在治疗间歇期产生的不良反应有一定程度的恢复，化疗后病人体内的水成分呈增加趋势，病人浮肿指数提高，存在水肿状态，在间歇期结束后患者的体内总水分是降低的，钠水潴留的情况有所减轻。但是由于患者的营养知识的缺乏以及误区，其在间歇期身体的营养状态的恢复并不理想，肺癌患者在间歇期结束后体重是增加的，但是主要是由于体脂肪的增加而导致的，瘦体组织尤其是下肢的瘦体组织下降很明显，这一方面由于肿瘤病人个体存在蛋白质分解速度快于合成，导致负氮平衡，机体肌蛋白分解加快，造成机体瘦体重的过度消耗，同时，病人在化疗期间卧床时间较长，缺乏锻炼，肌力下降，肌肉萎缩，肌肉含量也会一定程度减少，而瘦体重的减少会导致脂肪含量相对较高；另一方面，因肿瘤组织的糖代谢主要是无氧代谢，其产生的乳酸可供肝合成新的葡萄糖来供能，导致体内脂肪组织储存过剩，所以在间歇期结束后患者的身体营养状况评分反而是下降的。一份对胸部肿瘤患者营养知信行的调查显示：患者对于营养的态度绝大部分是积极的，超过80%的患者及其家属会主动寻求一些关于疾病和健康的营养知识，但是真正从医务人员处获取相关知识的只占很少数，更坏的是在研究进行时，我们通过与患者沟通了解到很多主治医生告诉患者像羊肉、水产品等发物癌症患者是不能吃的，误导患者，无形中又减少了患者营养元素摄入的来源。

患者在化疗时肝肾功能损伤、消化道反应等干扰营养要素代谢，另一方面化疗后体重下降可能是肺癌患者下降的关键因素，同时，化疗药物对糖类、蛋白质、脂肪代谢的不同程度干扰，并减少血循环中炎性递质有关，我们的研究结果显示患者在间歇期结束后基础代谢有上升的趋势，但是差异并没有统计学意义，提示可以寻找更加完善的膳食指导方案改善其基础代谢。

营养不良是肿瘤患者发生率较高的并发症和主要的死亡原因，因此准确判断肿瘤患者的营养不良状态，及时进行营养诊断，从而为营养治疗提供依据，提高患者生活质量，意义重大。研究显示：在消化系统肿瘤患者中，体成分的变化和PG-SGA评分相关，但对于肺癌患者来说，目前国内还缺乏肺癌患者体成分的相关数据，迫切需要我们填补这段空白，同时为肺癌患者提供正确的营养知识以及向群众有效科普食疗药膳来尽快纠正其营养不良的状况。

第二章　论文论著

　　论文,是指进行各个学术领域的研究和描述学术研究成果的文章。论著,是作者将自己的科研、临床、教学的成果、经验、体会,以严密的逻辑论证、规范形成的文字作品,是医学论文最具典型性和代表性的文体。专著,是指著作者专门针对某一问题进行的深入研究,具有较高学术水平和一定的创造性的著作。在进行肺癌中医药综合防治研究的同时,我们不断总结经验,撰写发表了数十篇有价值的学术论文论著,并编撰出版了10部与研究相关的学术专著,目的是最大限度地贮存科研信息、传播科研结果、交流实践经验、启迪学术思想、提高研究水平,同时也是对我们研究工作的一次检阅,为肺癌的中医药防治工作做出积极的贡献。

第一节　论　文

一、原发性支气管肺癌中医病名探析

连粉红等　甘肃省肿瘤医院

【期刊】　甘肃医药(2020-07)

【摘要】　原发性支气管肺癌是目前发病率及死亡率位居首位的恶性肿瘤,对于其中医病名,历代医家各有论述,莫衷一是,从而在一定程度上影响了中医的规范化研究、临床经验推广和学术交流。笔者结合临床实践、探求中医古籍、分析病名沿革、总结相关文献,认为原发性支气管肺癌应以中医学"肺癌"命名更为合理,以便于中西医在临床实践中相互交流和学习。

【关键词】　原发性支气管肺癌;肺癌;中医病名

二、中医药辨治肺癌的证型初探

郭炳涛等　甘肃省肿瘤医院

【期刊】　甘肃医药(2019-06)

【摘要】　肺癌实乃本虚标实之证,虚、毒、痰、瘀为病之四因,其中正气亏虚为发病之本,毒痰瘀结为发病之标,正虚邪恋,诸因交扰,而成肺癌。临证之时当衷中参西,针对肺癌在不同分期、不同阶段、不同方案之病机演变规律及证候要素,制定了未治期、正治期、末治期以及姑息型、治疗型、康复型之"三期三型"中医药辨治分型特点,创立"益肺抗癌"系列方剂用于肺癌的辨治,临床疗效显著。

【关键词】　中医药;临证经验;辨证分型;立法方药

三、夏小军主任医师辨治肺癌经验琐谈

郭炳涛等　甘肃省肿瘤医院

【期刊】　甘肃医药(2019-07)

【摘要】　目的:探讨夏小军主任医师辨治肺癌的思路与方法。方法:随师侍诊观其诊病,参阅文献

并结合所学,从病因病机、辨证分型、瘥后康复等方面对夏师辨治肺癌的学术观点及临床经验予以总结归纳。结果:夏师认为本病乃本虚标实之证,治疗上当以扶正祛邪为治疗大法,兼顾痰、毒、瘀之病候要素,权衡病情标本缓急,分清主次,则可提高临床疗效。结论:夏师依据肺癌不同阶段、不同分期的症候特点,衷中参西,创立"益肺抗癌"系列方药分期加减辨治,临床疗效独特,值得深入研究学习。

【关键词】 肺癌;辨证论治;名医经验

四、夏小军辨治小细胞肺癌经验介绍

王立等 甘肃省中医院

【期刊】 新中医(2020-10)

【摘要】 肺癌是一种严重危害人类健康的恶性肿瘤,随着环境污染及烟民的增加,肺癌患者持续增加,2014年我国的肺癌死亡率为45.80/10万,2018年全世界有约210万新发病例,有180万例死于肺癌,其发病率和死亡率均为肿瘤首位。小细胞肺癌占肺癌的20%左右,为神经内分泌肿瘤,生长快,早期易转移。目前对小细胞肺癌的治疗仍为传统的放化疗及手术治疗,预后无明显改善。且现代医学对放化疗引起的一些毒副反应束手无策,但这些毒副反应严重地影响患者的生活质量,是造成患者病情每况愈下的重要原因。因此,对于肺癌的治疗在研究新的治疗方法的同时,应考虑对已有的治疗方案进行完善。

【关键词】 小细胞肺癌;名医经验;夏小军

五、中医药防治肿瘤放疗损伤的思路和方法

连粉红等 甘肃省肿瘤医院

【期刊】 甘肃医药(2020-08)

【摘要】 放疗损伤是肿瘤治疗过程中常见的毒副反应,乃本虚标实之证,其中正气亏虚为发病之本,热毒瘀结为发病之标,正虚邪恋,诸因交扰。临证之时当衷中参西,针对放射治疗的不同阶段分期论治、灵活加减、瘥后调摄,能够有效减轻放疗引起的放射性炎症、消化道症状、白细胞下降和免疫功能低下等毒副反应,临床疗效显著。

【关键词】 放射治疗;放疗损伤;中医药

六、2009—2015年甘肃省肿瘤登记地区肺癌流行特征及变化趋势分析

王宏宗等 甘肃省肿瘤医院

【期刊】 中国肿瘤(2021-05)

【摘要】 目的:分析2009—2015年甘肃省肿瘤登记地区肺癌发病与死亡状况及变化趋势。方法:根据甘肃省肿瘤登记地区上报的2009—2015年肺癌数据,计算粗发病(死亡)率、年龄别发病(死亡)率、累积率(0～74岁)、截缩率(35～64岁)、标化发病(死亡)率。中国人口标化率(中标率)根据2000年全国普查标准人口年龄构成计算,世界人口标化率(世标率)依照Segi's世界标准人口构成计算。运用Joinpoint软件计算年度变化百分比(APC)。结果:2009—2015年甘肃省肿瘤登记地区覆盖人口37 879 092人,肺癌新发病例12 291例,发病率为32.45/10万,中标率为30.29/10万,世标率为35.48/10万;肺癌死亡病例3608例,死亡率为9.53/10万,中标率为15.91/10万,世标率为18.93/10万;年龄别发病率、死亡率均随年龄增长而升高。2009—2015年甘肃省肺癌发病率呈显著下降趋势(APC=-12.6%,95%CI:-21.5%～-2.7%),死亡率趋势无统计学意义(APC=-3.1%,95%CI:-12.8%～7.8%)。结论:2009—2015年甘肃省肺癌发病率和死亡率处于相对较高水平,性别、城乡肺癌发病及

死亡存在差异,应进一步加强重点人群尤其是城市中老年男性肺癌筛查与防控工作。

【关键词】　肺癌;发病率;死亡率;变化趋势;肿瘤登记;甘肃

七、43例肺癌患者治疗间歇期人体成分分析

李亚红等　甘肃省肿瘤医院

【期刊】　甘肃医药(2021-02)

【摘要】　目的:测量肺癌患者治疗间歇期人体成分,以评估其治疗间歇期的营养状况。方法:收集2018年4月1日—2018年12月17日在甘肃省肿瘤医院病理检查确诊为肺癌并且接受规范化治疗的患者,采用自身对照方法,分别在患者一次治疗完成后出院当天及21d后常规治疗时测量其人体成分,分析结果。结果:肺癌患者在治疗间歇期后身体评分、左右腿肌肉量下降($P<0.05$),体脂肪重量在治疗间歇期后增长($P<0.05$),体重出现增长趋势,但无统计学差异($P>0.05$)。结论:肺癌患者治疗间歇期需要专业的医务人员为其提供个体化的肠内膳食营养指导。

【关键词】　肺癌;间歇期;人体成分分析;营养状况

八、中晚期非小细胞肺癌中医证型及方药使用规律研究

陈浩方等　甘肃省肿瘤医院

【期刊】　甘肃医药(2021-01)

【摘要】　目的:分析中国期刊全文数据库(CNKI)1999—2019年中医药治疗中晚期非小细胞肺癌文献34篇中中医证型规律和方药使用规律,总结中医药治疗中晚期非小细胞肺癌的常用方法,进一步挖掘治疗新思路,为临床治疗提供参考。方法:应用中医传承辅助平台软件,构建中晚期肺癌证型及组方数据库,通过软件计算方法,对组方数据库进行证型分布、组方规律及新方分析等研究。结果:34篇文献共涉及中晚期非小细胞肺癌的证型27个、方剂96首、中药171味,常见证型有气阴两虚证、阴虚内热证、脾虚痰湿证、气血瘀滞证,常用药物有麦冬、白术、茯苓、党参、北沙参、黄芪、白花蛇舌草、半夏、陈皮、浙贝母、桔梗、当归、桃仁等。演化得到新处方组合8组。结论:中晚期非小细胞肺癌病机以气阴两虚为主,夹杂痰湿、瘀血、热毒等邪实,治疗常用益气养阴、化痰祛湿、清热解毒、活血化瘀之法。

【关键词】　肺癌;证型;方药配伍规律

九、心静疗法对肺癌晚期患者心理健康干预效果的质性研究

张凯等　甘肃省肿瘤医院

【期刊】　甘肃医药(2021-04)

【摘要】　目的:探究心静疗法对提升肺癌晚期患者心理健康水平的作用。方法:招募甘肃省肿瘤医院住院肺癌晚期患者25人,开展为期3个月的心静疗法干预。结束后,20位患者自愿接受一对一半结构式访谈,对访谈内容进行质性分析。结果:心静疗法可对肺癌晚期患者的帮助具体体现在以下六个方面:提高治疗依存性、缓解生理症状、调节抑郁情绪、降低与死亡有关的痛苦、增强家庭凝聚力以及重获生命意义。具体的疗效因子为:支持性关系、情感调节、自我反思、表达依赖。结论:心静疗法是一种有效的干预措施,为提升肺癌晚期患者的心理健康水平提供了一种系统的方法,具有可推广的价值。

【关键词】　心静疗法;肺癌晚期;心理健康;质性研究

十、肺康复在肺癌综合治疗中的应用现状与进展

侯堆鹏等　甘肃省肿瘤医院

【期刊】　甘肃医药(2021-09)

【摘要】　通过对肺康复的相关概念、肺癌患者肺康复训练的意义、肺癌术前、术后、放化疗期肺康复训练的方式、时间、频率及效果,肺康复的评价指标,康复训练方案临床应用的局限性及未来可行性建议进行综述,旨在充分了解肺癌患者肺康复训练现状,为制定康复训练方案提供依据,同时为肺癌的综合防治提供参考。

【关键词】　肺癌;康复;康复训练;研究进展

十一、时辰治疗在肿瘤治疗中的应用

祁月潇等　甘肃省肿瘤医院

【期刊】　甘肃医药(2020-03)

【摘要】　时辰治疗是以时间生物学及时间药理学为基础发展起来的临床医学分支,遵循药物、自身代谢时辰规律或应变规律,依此规律给予临床干预,从而增加疗效,减轻副反应。肿瘤的时辰治疗在改善放化疗耐受量、减轻治疗毒副反应、提高治疗效果以及改善患者生存质量等方面具有明显的优越性。现就中医时辰治疗在肿瘤化疗、放疗、靶向治疗中的应用进行综述。

【关键词】　恶性肿瘤;时辰化疗;时辰放疗;靶向治疗

十二、甘肃省肿瘤防治卫生资源空间集聚特征及配置公平性的综合评价分析

夏小军等　甘肃省肿瘤医院

【期刊】　甘肃医药(2019-09)

【摘要】　目的:对2018年甘肃省肿瘤防治卫生资源空间聚集特征及其是否公平配置进行综合分析和评价,为政府决策和政策制定提供科学依据。方法:以2018年甘肃省肿瘤防治资源统计数据为基础,首先采用熵权TOPSIS法对肿瘤卫生人力资源、肿瘤医疗卫生服务设施和肿瘤医疗业务效益3个方面共8个具体卫生资源聚集特征评价指标求权重,进而确定全省肿瘤卫生资源聚集情况;其次,基于泰尔指数评价全省肿瘤防治卫生资源分配的公平度。结果:甘肃省肿瘤防治医疗资源聚集水平区域差异大,两极分化较为严重,医疗卫生资源多集中在兰州市及兰州市东南方向的地区,且区域间的差异是造成肿瘤防治卫生资源配置不公平的主要原因。结论:甘肃省肿瘤防治医疗卫生资源配置各市州差异大,政府在政策制定过程中要因地施政,逐渐缩小甘肃市州间的资源配置差异。甘南藏族自治州和临夏回族自治州两地因少数民族观念问题,健康观念意识较薄弱,需要政府在肿瘤治疗卫生资源与群众健康宣教方面精准健康扶贫。

【关键词】　肿瘤防治;卫生资源配置;空间集聚;公平性;甘肃

十三、红景天苷对A549细胞辐射敏感性的影响及其作用机制

宋海侠等　甘肃省肿瘤医院

【期刊】　甘肃医药(2021-5)

【摘要】　目的:探讨红景天苷(Sal)对人肺腺癌A549细胞辐射敏感性的影响及其机制。方法:将0、2.5、5、10、20、40、60、80和100μmol/L Sal与A549细胞共培养,然后采用不同剂量X射线照射,实验分为对照组、Sal组、X-Ray组和Sal+X-Ray组。使用CCK-8细胞增殖法检测Sal不同浓度作用下A549

细胞增殖的抑制作用,筛选出半数抑制浓度(IC_{50});在IC_{50}药物浓度下处理24、48、72和96h及给予0、2、4、6、8和10Gy的辐射剂量,CCK-8细胞增殖法筛选出最佳作用时间及最佳辐射剂量。克隆集落形成实验检测A549细胞放射敏感性,并采用"单击多靶模型"拟合细胞存活曲线,计算放射生物学参数放射增敏比(SER)。流式细胞术检测细胞周期及凋亡。对各组数据进行正态性和方差齐性的条件检验,相关性采用方差分析。结果细胞生长抑制实验结果显示,加入0、2.5、5、10、20、40、60、80和100μmol/L浓度的Sal作用于A549细胞后在48、72和96h时,各组吸光度值符合正态分布,不同浓度的Sal均对A549细胞有抑制作用,细胞抑制率与0μmol/L组相比,P 48h分别为0.020、0.004、0.013、0.032、0.041、0.001、0.035和0.001;P 96h分别为0.017、0.007、0.042、0.038、0.021、0.006、0.019和0.006。加入Sal处理72h后A549细胞株的抑制率分别为0、(14.02 ± 0.15)%、(17.33 ± 0.02)%、(20.70 ± 0.73)%、(26.14 ± 0.47)%、(32.62 ± 0.82)%、(37.51 ± 0.74)%、(49.15 ± 1.54)%和(74.32 ± 2.17)%,与0μmol/L组相比,差异均有统计学意义,均$P < 0.05$。计算得出IC_{50}约为84.73μmol/L。采用Sal 84.73μmol/L联合8Gy X-Ray作用于A549细胞后,各组A549细胞的克隆形成率分别为(50.51 ± 1.01)%、(29.73 ± 1.10)%、(17.03 ± 0.47)%、(11.13 ± 0.44)%、(2.87 ± 0.09)%和(2.47 ± 0.09)%;随着照射剂量的增加,细胞的克隆形成率均降低,与0Gy组相比,P 值分别为0.031、0.002、0.025、0.002和<0.001。X-Ray+Sal组与X-Ray组相比,A549细胞克隆形成能力下降。X-Ray+Sal组的SER为3.38 ± 0.16。加入IC_{50}值浓度的Sal,与A549细胞共培养72h,8Gy辐射剂量下,X-Ray+Sal组G_2/M期比例为(31.67 ± 0.34)%,Sal组为(3.91 ± 0.62)%,X-Ray组为(21.48 ± 0.75)%;方差分析显示,X-Ray+Sal组与X-Ray组差异有统计学意义,$P = 0.025$。细胞凋亡检测结果显示,空白对照组细胞凋亡率为(2.57 ± 0.04)%,X-Ray+Sal组为(6.28 ± 0.53)%,X-Ray组为(4.83 ± 0.23)%,Sal组为(3.43 ± 0.01)%。与X-Ray组和Sal组相比,X-Ray+Sal组凋亡率显著增加,$F = 42.08$,$P < 0.01$;方差分析显示,X-Ray+Sal组与X-Ray和Sal组相比,差异有统计学意义,均$P < 0.01$。Sal增强放疗诱导的A549细胞凋亡。结论:Sal对A549细胞具有放射增敏作用,其机制可能是通过将细胞阻滞于放疗敏感时相G_2/M期,与诱发细胞凋亡有关,Sal或有望成为肺癌放射治疗新的增敏药物。

【关键词】　红景天苷;细胞周期;细胞凋亡;辐射增敏;肺癌;A549细胞

十四、清金消积丸对肺癌A549细胞增殖和凋亡相关蛋白Bax、Bcl-2的影响

李文基等　甘肃中医药大学药学院

【期刊】　中兽医医药杂志(2021-06)

【摘要】　研究清金消积丸诱导恶性肺腺癌肿瘤A549细胞凋亡及对凋亡相关蛋白Bax和Bcl-2表达的影响。采用不同浓度的清金消积丸含药血清,作用于肺癌细胞A549,采用MTT法检测清金消积丸对A549细胞增殖的抑制率;采用蛋白免疫印迹法(Western blot)检测含药血清对A549细胞凋亡相关蛋白Bax和Bcl-2蛋白表达的影响。清金消积丸对A549细胞的增殖抑制率呈现良好的时间和浓度依赖关系,低剂量、中剂量、高剂量干预24h,抑制率分别为60.5%、65.4%和71.2%,与空白组比较差异极显著($P < 0.01$),干预48h,抑制率分别68.2%、73.1%和76.8%;干预72h,抑制率分别为70.2%、79.3%和84.4%,相同剂量不同时间段之间抑制率比较差异极显著($P < 0.01$)。Western Blot法结果表明清金消积丸干预后,A549细胞中Bax的表达量增多,Bcl-2的表达量减少,高剂量组、中剂量组与空白组比较均差异极显著($P < 0.01$),促进Bax和抑制Bcl-2效果呈现剂量正相关性。清金消积丸通过上调促凋亡蛋白Bax的表达和下调抗凋亡蛋白Bcl-2的表达,发挥诱导人肺癌A549细胞凋亡的作用,说明清金消积丸具有抗肺癌的药理活性。

【关键词】　清金消积丸;肺癌;扶正祛邪;解毒祛瘀

十五、中西医结合护理对肺癌患者改善生活质量的作用

周江红等 甘肃省肿瘤医院

【期刊】 甘肃医药(2021-07)

【摘要】 目的:观察中西结合护理措施在肺癌患者化疗过程中的应用效果。方法:选取2018年1月—2019年12月甘肃省肿瘤医院收治的100例肺癌患者,随机分为观察组和对照组,各50例。对照组采取常规护理方法,观察组采取中西结合护理措施,比较两组干预后生活质量评分。结果:观察组患者生活质量得分明显优于对照组($P<0.05$),且观察组患者不良反应发生率也明显低于对照组患者($P<0.05$)。结论:通过对肺癌患者化疗后采取中西结合护理干预,可有效帮助患者改善其生活质量,同时降低并发症的发生率。

【关键词】 肺癌;化疗;中西结合护理;生活质量

十六、肺癌化疗后中医适宜技术的应用效果观察

张彩琳等 甘肃省肿瘤医院

【期刊】 甘肃医药(2021-04)

【摘要】 目的:探讨肺癌化疗后中医适宜技术的应用效果。方法:选取2019年3月至2020年3月肺癌化疗患者80例,随机分为观察组和对照组,对照组实施常规护理干预,观察组在对照组基础上实施中医适宜技术。比较两组患者静脉炎、恶心呕吐程度分级。结果:观察组恶心、呕吐症状改善总有效率明显高于对照组,静脉炎发生率低于对照组,差异均具有统计学意义($P<0.05$)。结论:中医适宜技术在肺癌化疗后副反应发生率中起到了良好的干预效果,值得临床推广。

【关键词】 中医适宜技术;肺癌;化疗后;并发症

十七、扶正抗癌膏方联合肺癌EGFR(+)一代靶向治疗患者的生命质量及疗效评价

赵俊涛 新疆医科大学

【来源】 硕士研究生毕业论文

【摘要】 目的:客观评价扶正抗癌膏方在肺癌EGFR(+)一代靶向治疗中可提高患者生命质量,改善患者临床症状,并说明扶正抗癌膏方能够减轻靶向药物毒副作用。方法:采用现况研究,根据患者意愿将符合本试验入组标准的70例患者,分为两组:治疗组给予"扶正抗癌膏方"+肺癌EGFR(+)一代靶向药物治疗;对照组予单纯EGFR(+)一代靶向药物治疗;治疗8周后观察患者的生命质量评分、临床症状评分、肿瘤标志物较基线的变化。结果:两组患者在相关基线方面差异性无统计学意义($P>0.05$),均衡性较好,具有可比性。①研究发现生命质量评分中其在疲乏、食欲丧失、腹泻、气促、失眠领域治疗组治疗后较治疗前好转,而对照组中气促、失眠较治疗前好转,而疲乏、食欲丧失及腹泻方面无明显好转,治疗组治疗后的差值显著低于对照组治疗后的差值,两组比较($P<0.05$),存在统计学差异。②在临床症状方面:治疗组有效率为76.67%,对照组有效率为53.33%,两组临床疗效有统计学差异($P<0.05$),治疗组有效率高于对照组;临床症状积分:两组其咳嗽、咳痰、气短、胸闷、神疲乏力、食欲不振等症状经治疗后明显缓解,两组比较($P<0.05$),存在统计学差异。③肿瘤标志物中CEA、SCC比较差异有统计学意义($P<0.05$);而CA125、CYFRA21-1比较差异无统计学意义($P>0.05$)。结论:扶正抗癌膏方联合肺癌EGFR(+)一代靶向药物能够显著提高患者生命质量,减轻患者临床症状,并有减轻靶向药物毒副作用的疗效。

【关键词】 非小细胞肺癌;扶正抗癌膏方;靶向药物;临床疗效

十八、某肿瘤医院肺癌患者家庭负担、生命质量及其影响因素研究

李亚红　兰州大学

【来源】　硕士研究生毕业论文

【摘要】　目的：①依托以医院为基础的肺癌患者家庭的横断面研究资料，对肺癌的家庭疾病负担内容和影响因素进行评价，以期望找到行之有效的途径来减轻患者及其家庭负担，减轻照料者负担，为癌症综合防治提供建议。②依托以医院为基础的肺癌患者的生命质量横断面研究资料，评估肺癌患者的生命质量，分析探索其影响因素，探寻提高肺癌患者生命质量的途径。方法：本次甘肃省中医药综合防治重大疑难疾病科技攻关项目——肺癌中医药综合防治临床攻关研究项目的流行病学调查。研究主要包括两个部分：①肺癌患者的家庭负担：以家庭负担量表（FBS，Family burden scale of diseases）作为评价指标，研究肺癌患者的家庭负担现况及其影响因素。通过方差分析、相关性检验对家庭负担进行单因素分析，采用多重线性回归研究患者的疾病状况、社会人口学特征、医学应对态度、照顾者的社会人口学特征以及家庭功能对肺癌患者家庭负担的影响。②肺癌患者的生命质量研究：以肺癌患者的生命质量量表（FACT–L，Functional Assessment of Cancer Therapy–L）作为最终评价指标，研究肺癌患者的生命质量现况，探索其影响因素。采用方差分析进行肺癌患者生命质量的单因素分析，采用多重线性回归研究肺癌患者生命质量的多因素分析。以上检验水准均为$\alpha=0.05$。结果：①肺癌患者的家庭负担：家庭负担量表的均分是38.99，其中47.1%存在中度家庭负担，52.9%的家庭存在重度家庭负担；在单因素分析中发现患者的医学应对态度屈服应对和回避应对、家庭功能的得分对家庭负担量表的得分是有影响的（$P<0.05$）；在多元线性回归多因素分析过程中，最终进入方程的是家庭功能评分、人均月收入、患者的回避医学应对得分、照顾者与患者的关系、患者的屈服医学应对得分（$P<0.05$），其回归方程为：$Y=6.271+12.921X_1-4.373X_2+10.989X_3-6.191X_4+7.527X_5$。②肺癌患者的生命质量及其影响因素：患者的生命质量量表FACT–L总评分均数±标准差为79.59±15.86，在肺癌患者生命质量单因素分析中，患者的职业状况、患者与家人的关系、患者是否是主要经济来源以及患者的疼痛评分和焦虑、抑郁的状况对患者的生命质量评分的差异均有统计学意义（$P<0.05$），将肺癌患者社会人口学特征、患者身体心理健康状况带入多元线性回归方程进行多因素分析，最终进入方程的有家人关系亲密程度X_1）、患者的职业状况（X_2）、患者的抑郁分级（X_3）以及疼痛分级X_4），回归方程为：$Y=119.101-8.551X_1-4.458X_2-8.083X_3-4.148X_4$。结论：①家庭人均月收入越低、患者的医学应对回避、屈服态度越明显、家庭功能越差其家庭负担越重；②主要照料者与患者的关系是配偶、父母、子女以及其他照料者给家庭带来的负担是逐渐降低的；③肺癌患者与家人的关系越亲密、抑郁程度越低、疼痛程度越低、有经济来源则其生命质量越高。

【关键词】　肺癌；家庭负担；生命质量；影响因素

十九、扶金化积丸对Lewis肺癌荷瘤小鼠的抑瘤效应及机制研究

夏小军等　甘肃省肿瘤医院

【期刊】　中成药（2022–01）

【摘要】　目的：探讨扶金化积丸对Lewis肺癌荷瘤模型小鼠的抑瘤作用及机制。方法：选取健康C57BL/6小鼠接种Lewis肺癌瘤株造模。小鼠随机分成正常组、荷瘤对照组、阳性组（贞芪扶正颗粒5g/kg）和扶金化积丸高、中、低剂量组（剂量分别为1.749g/kg、0.875g/kg、0.437g/kg）。各组药物干预后，检测荷瘤小鼠瘤重、瘤体体积、计算抑瘤率及器官指数。全自动血液分析仪进行血细胞计数及血红蛋白（HGB）浓度检测。ELISA检测血清中TNF–α、IL–2、IFN–γ的含量。HE染色观察瘤组织病理学改

变。免疫组化法检测MMP-9、NF-κB的表达。结果：与荷瘤对照组比较，扶金化积丸干预可导致荷瘤小鼠瘤重、瘤体体积显著减小（$P<0.05$或$P<0.01$）；脾脏、胸腺指数显著增大（$P<0.05$）；红细胞（RBC）、白细胞（WBC）、血小板（PLT）数目及HGB浓度均显著升高（$P<0.05$或$P<0.01$）；TNF-α、IFN-γ及IL-2含量均显著升高（$P<0.05$或$P<0.01$）；瘤组织核固缩较多，有明显坏死及出血现象，出现细胞凋亡；MMP-9、NF-κB表达均显著降低（$P<0.01$或$P<0.01$）。结论：扶金化积丸对Lewis肺癌荷瘤小鼠具有抑瘤作用，其机理可能与提高机体免疫力，降低NF-κB、MMP-9表达有关。

【关键词】　扶金化积丸；Lewis肺癌；NF-κB；MP-9；免疫

二十、从气血论治肺癌化疗后骨髓抑制经验

赵敏等　甘肃中医药大学

【期刊】　甘肃医药（已录用待发表）

【摘要】　化疗作为肺癌最主要的治疗手段之一，虽能提升治疗效果，但易引起多种毒副作用，其中以骨髓抑制较为常见。骨髓抑制表现为血细胞计数下降、人体免疫力降低、发热、出血、贫血等，会影响抗癌治疗，甚至危及患者生命。夏小军教授从事肿瘤病、血液病临床及科研30余年，经验丰富，提出从气血辨证治疗肺癌化疗后骨髓抑制，见解独到，疗效显著，现将经验总结如下。

【关键词】　肺癌；骨髓抑制；气血理论；夏小军

二十一、中医药辅助治疗对455例肺癌的疗效及生存期的影响

夏小军等　甘肃省肿瘤医院

【期刊】　西部中医药（已录用待发表）

【摘要】　目的：观察中医药辅助治疗对肺癌的疗效及生存期的影响。方法：将948例肺癌患者，分为对照组493例和治疗组455例；对照组治疗按照指南推荐的方法；治疗组在指南治疗的基础上增加中医药辅助治疗，依据辨证分型，分别采用自拟中药化积汤系列方加减，或采用清金消积膏、扶金化积膏治疗。结果：①疗效：总有效率治疗组79.74%，对照组51.80%，差异有统计学意义（$P<0.05$）。②肿瘤标志物：治疗组CEA、CA125降低与对照组比较，差异有统计学意义（$P<0.05$）。③KPS评分：治疗组KPS60分下降比例比对照组少，差异有统计学意义（$P<0.05$）。④安全性：治疗组发生不良反应及并发症总数比对照组少，差异有统计学意义（$P<0.05$）。⑤生存分析：治疗组平均生存期26.43个月，中位生存为32个月；对照组平均生存期25.04个月，中位生存期27个月；治疗组2年生存率53.61%，对照组47.01%；治疗组3年总生存率27.98%，对照组26.95%。结论：自拟中药化积汤系列方及清金消积膏、扶金化积膏辅助治疗肺癌，具有明显的增效减毒作用，并可改善患者的生活质量，延长生存期。

【关键词】　肺癌；化积汤系列方；清金消积膏；扶金化积膏；中西医结合；增效减毒；疗效；生存期

二十二、甘肃省肺癌防治知识知晓情况调查及健康教育对策分析

丁高恒等　甘肃省肿瘤医院

【期刊】　实用肿瘤学杂志（已录用待发表）

【摘要】　目的：了解甘肃省居民对肺癌防治知识的认知情况，为肿瘤防治健康宣教活动的开展提供科学依据。方法：在甘肃省14个市州范围内进行癌症防治知识宣教干预前后分别展开问卷调查，干预前合计调查2845名居民，干预后合计调查2427名居民，分析宣教干预前后肺癌防治知识知晓率的变化以及肺癌防治知识知晓率的影响因素。结果：宣教前后肺癌防治核心知识知晓率比较差异具

有统计学意义（$P<0.05$），且宣教后肺癌防治核心知识知晓率（83.40%）显著高于宣教前知晓率（71.27%）；有序 Logistic 回归分析结果显示年龄（OR=1.592）、文化程度（OR=1.734）、职业（OR=1.097）是影响肺癌防癌知识知晓率的因素。结论：甘肃省居民对于肺癌防治知识的总体知晓情况较好，应根据甘肃省地域特点、民族特点，采取多种群众喜闻乐见的形式，普及癌症相关知识，尤其加强医疗机构、社区对居民提供癌症防治宣传教育，不断提高广大居民群众的癌症防治知识水平和能力。

【关键词】　肺癌防治；知晓率；影响因素；认知途径

二十三、浅谈肺癌患者出院后的居家护理

甘晓霞等　甘肃省肿瘤医院

【期刊】　甘肃医药（已录用待发表）

【摘要】　总结居家护理的概念、模式及现状，肺癌患者出院后的居家护理干预措施，构建适合肺癌患者的居家护理具体干预措施，能够帮助减轻肺癌患者出院后的不适症状，提升治疗效果，提高生活质量，延长生存期。

【关键词】　肺癌；出院后；居家护理

二十四、中医药防治化疗损伤的思路和方法

连粉红等　甘肃省肿瘤医院

【期刊】　甘肃医药（已录用待发表）

【摘要】　化疗是临床上抗肿瘤的主要手段，并取得了良好的效果，但其引起的毒副反应常给患者带来严重的危害，影响整个治疗进程。辨证运用中医药与化疗配合可以有效地减轻化疗损伤，增强患者对治疗药物的耐受性，提高临床治疗效果。现就中医药对化疗药物损伤的治疗方法及思路予以论述。

【关键词】　化疗；骨髓抑制；免疫功能损伤；肝功能损伤；肾功能损伤；中医药治疗。

二十五、清金消积浓缩丸的水提工艺优化

白兆琴等　甘肃省肿瘤医院

【期刊】　甘肃医药（2021-11）

【摘要】　目的：优选清金消积浓缩丸的提取工艺。方法：通过单因素实验和正交试验相结合，对药材的提取工艺进行系统研究，优选清金消积浓缩丸的提取工艺。结果：清金消积浓缩丸的最佳提取工艺为加12倍量水，提取2次，每次1.5h。结论：该提取工艺稳定可靠，简单可行，所得制剂质量稳定，可作为清金消积浓缩丸的水提工艺。

【关键词】　清金消积浓缩丸；提取工艺；正交试验；制剂工艺

二十六、降逆止呕艾盐包对肺癌患者化疗后胃肠道反应的作用

杨学红等　甘肃省肿瘤医院

【期刊】　甘肃医药（2021-11）

【摘要】　目的：通过对肺癌患者围化疗期穴位热敷，探讨降逆止呕艾盐包对肺癌患者化疗后恶心、呕吐、腹泻或者便秘等不良反应的疗效。方法：将甘肃省肿瘤医院收治的肺癌化疗患者100例，随机分为观察组和对照组，各50例，对照组行常规西医化疗后胃肠反应的治疗，观察组以常规西医治疗的同时通过对患者围化疗期神阙、中脘、足三里进行助降逆止呕艾盐包治疗，观察两组患者的临床症

状、生活质量,评价降逆止呕艾盐包治疗化疗后患者胃肠道反应的疗效。结果:观察组患者化疗后胃肠道反应的总治疗有效率高于对照组($P < 0.05$)。观察组胃肠道反应的复发率低于对照组($P < 0.05$)。结论:降逆止呕艾盐包能改善肺癌患者化疗后出现的胃肠道不良反应,并在一定程度上提高了肺癌患者的生活质量。

【关键词】 降逆止呕艾盐包;穴位热敷;胃肠道反应

二十七、癌症患者焦虑、抑郁情绪与医疗社会支持的相关性研究

张凯等 甘肃省肿瘤医院

【期刊】 甘肃医药(2021-10)

【摘要】 目的:调查癌症住院患者的焦虑、抑郁及医疗社会支持状况,并探讨其相关性,为进一步实施临床支持与干预提供依据。方法:采用广泛性焦虑自评量表(GAD-7)、9条目病人健康问卷(PHQ-9)和医疗社会支持调查表(MOS-SSS)对2018年11月—2019年11月甘肃省肿瘤医院150名癌症住院患者的焦虑、抑郁及医疗社会支持情况进行问卷调查,分析其相关性。结果:在焦虑、抑郁方面,患者不同性别、学历、月收入、病种之间有统计学差异($P < 0.05$),女性、乳腺癌及肺癌患者更易出现焦虑或抑郁,文化程度越高、月收入越高的患者焦虑、抑郁得分越低。在医疗社会支持方面,不同学历、月收入患者之间有统计学差异($P < 0.05$),学历越高、月收入较高的患者感知的医疗社会支持较高。患者焦虑水平与医疗社会支持中的实际性支持、社会互动性合作、情感性支持呈负相关($P < 0.05$),抑郁与实际性支持、讯息与情绪性支持呈负相关($P < 0.05$)。结论:癌症患者的焦虑抑郁情况与其医疗社会支持程度普遍呈负相关,医护人员应根据焦虑、抑郁量表的得分对患者进行心理干预、健康教育、信息政策的解读和资源的链接,与家属做好沟通工作,以确保患者保持良好的情绪状态,促进病情的康复。

【关键词】 癌症患者;焦虑;抑郁;医疗社会支持

第二节 论 著

一、新型冠状病毒肺炎食疗药膳手册

夏小军主编,2020年2月由甘肃科学技术出版社微信公众号登载。

二、甘肃省肿瘤医院中西结合特色丛书

夏小军主编,2021年3月由甘肃科学技术出版社出版。

三、甘肃省肿瘤登记年报

刘玉琴主编,正在刊印。

四、肺癌防控手册

刘玉琴主编,已刊印。

五、肺癌护理手册

周江红主编,已刊印。

六、肺癌方药荟萃

雷旭东主编,已刊印。

七、肺癌防治问答

陈莉莉主编,已刊印。

八、肺癌康复方案

迟婷主编,已刊印。

九、肺癌诊疗方案

郭炳涛主编,已刊印。

十、肺癌食疗药膳

雷旭东主编,已刊印。

第三章　产品专利

　　2021年1月,国务院办公厅发布《关于加快中医药特色发展的若干政策措施》指出:"以中医临床需求为导向,加快推进国家重大科技项目成果转化。"传承是中医药发展的根基,创新是中医药发展的生命力。在进行肺癌中医药综合防治研究的同时,我们进行了科技成果转化工作。经过不懈努力,截至目前,已有7种治疗肺癌及其并发症的纯中药院内制剂应用于临床;有10项中医药技术及1项影像制品已申请了专利,进行知识产权保护;100余种中医药大健康产品已应用于工作实际,皆取得了明显的成效。

第一节　院内制剂

一、清金消积丸(浓缩丸)

【备案号】　甘药制备字Z20210977000。

【制剂名称】

通用名称:清金消积丸(浓缩丸)。

汉语拼音:Qingjin Xiaoji Wan。

【成分】　猫爪草、白僵蚕、酒制大黄、皂角刺、莪术、夏枯草、龙葵、石见穿、醋制鳖甲、薏苡仁、山楂、西洋参、百合、全蝎、三七、昆布、射干、金荞麦等18味中药。

【性状】　本品为暗黄色或棕黄色浓缩丸,气香,味苦。

【功能主治】　化痰消瘀,解毒散结。用于肺癌早、中期癌肿所致的咳嗽、咳痰、喑哑、胸痛等症。

【规格】　40g/瓶,每8粒相当于原生药3g。

【用法用量】　口服,10丸/次,3次/d。

【不良反应】　尚不明确。

【禁忌】　尚不明确。

【注意事项】　服药期间,禁饮酒、浓茶和刺激性食物。

【贮藏】　密封。

【包装】　口服药用聚丙烯瓶。

【有效期】　12个月。

二、扶金化积丸(浓缩丸)

【备案号】　甘药制备字Z20210978000。

【制剂名称】

通用名称:扶金化积丸(浓缩丸)。

汉语拼音:Fujin Huaji Wan。

【成分】　西洋参、黄芪、岷当归、麦冬、五味子、百合、龙葵、女贞子、旱莲草、山茱萸、鸡血藤、玄参、川芎、莪术、浙贝母、生牡蛎、薏苡仁、山楂等18味中药。

【性状】 本品为暗黄色或棕黄色浓缩丸,气香,味苦。

【功能主治】 益气养阴,消癥散结。用于肺癌中晚期以虚证或虚实夹杂证为主者。

【规格】 40g/瓶,每8粒相当于原生药3g。

【用法用量】 口服,10丸/次,3次/d。

【不良反应】 尚不明确。

【禁忌】 尚不明确。

【注意事项】 服药期间,禁饮酒、浓茶和刺激性食物。

【贮藏】 密封。

【包装】 口服药用聚丙烯瓶。

【有效期】 12个月。

三、生血丸

【制剂名称】

品名:生血丸。

汉语拼音:Shengxue Wan。

【性状】 本品为黑色的大蜜丸,气微香,味苦。

【主要成分】 当归、红芪、紫河车等14味。

【功能主治】 健脾益气,滋阴补血,益肾填髓。用于治疗再生障碍性贫血、营养不良性贫血、溶血性贫血等。

【用法用量】 口服,1~2丸/次,2次/d,小儿酌减。

【规格】 每丸重9g。

【贮藏】 密闭,置阴凉处。

【有效期】 6个月。

【批准文号】 甘药制字Z04101017。

四、摄血丸

【制剂名称】

品名:摄血丸。

汉语拼音:Shexue Wan。

【性状】 本品为棕色的大蜜丸,气微香,味甜、微苦。

【主要成分】 血见愁、墓头回等。

【功能主治】 清热凉血,益气摄血,宁络消斑。用于治疗原发免疫性血小板减少性紫癜、过敏性紫癜以及各种原因引起的肌衄、鼻衄、齿衄、吐血、咯血、尿血、便血、崩漏等。

【用法用量】 口服,1~2丸/次,2次/d。

【规格】 每丸重9g。

【贮藏】 密封,置阴凉干燥处保存。

【有效期】 6个月。

【批准文号】 甘药制字Z01101015。

五、促愈灵

【制剂名称】

中文名:促愈灵擦剂。

汉语拼音:Cuyuling Caji。

【成分】　沙棘籽油、紫草、冰片、植物油。

【性状】　本品为紫红色透明液。

【功能主治】　抗菌消炎,镇痛,抗辐射,促进组织再生,抑制渗出,减轻肿胀。用于治疗放射性损伤、水火烫伤、口腔溃疡、宫颈炎及宫颈糜烂等。

【规格】　每瓶装10ml。

【用法用量】　外用,1~2ml/次,3~4次/d;或放射治疗前涂于患处。

【不良反应】　尚不明确。

【禁忌】　尚不明确。

【注意事项】　1.避免接触眼睛。2.用药部位如有烧灼感、瘙痒、红肿等情况应停药,并将局部药物清洗干净,必要时向医师咨询。3.本品性状发生变化时,禁止使用。4.如正在使用其他药品,使用本品前,请咨询医师或药师。

【贮藏】　密闭,置阴凉处。

【有效期】　6个月。

【执行标准】　甘肃省医疗机构制剂质量标准。

【批准文号】　甘药制字Z04010889。

六、紫草擦剂

【制剂名称】

品名:紫草擦剂。

汉语拼音:Zicao Caji。

【性状】　本品为淡棕色的液体,味苦。

【主要成分】　紫草、乳香等。

【功能主治】　清热解毒,活血化瘀,消斑止痛。用于防治化疗、静脉输液等引起的各种静脉炎、下肢静脉曲张、血管瘤、硬皮病及皮肤瘀点、瘀斑。

【用法用量】　沿血管及皮肤瘀点、瘀斑涂擦,5~10次/d。

【注意事项】　请勿直接涂于溃烂伤口和黏膜组织上。

【规格】　每瓶装100ml。

【贮藏】　密闭保存。

【有效期】　6个月。

【批准文号】　甘药制字Z04101014。

七、银菊合剂

【制剂名称】

品名:银菊合剂。

汉语拼音:Yinju Heji。

【性状】 本品为淡棕色的液体,味甜、微苦。

【主要成分】 金银花、菊花等。

【功能主治】 清热解毒,滋阴降火,祛腐生肌。用于防治贫血或化疗引起的口腔溃疡,化疗期间可作为常规含漱液;治疗感受温热病邪引发之口腔溃疡或热病后口舌溃疡;亦可用于鹅口疮、口疮、牙龈肿痛、咽喉红肿等。

【用法用量】 含漱,10ml/次,5~10次/d。

【注意事项】 含漱10min以上,含漱后不能用清水漱口。

【规格】 每瓶装100ml。

【贮藏】 密闭,阴凉,干燥处保存。

【有效期】 6个月。

【批准文号】 甘药制字Z04101016。

第二节 相关专利

一、用于肺癌治疗具有散结消肿、解毒祛瘀作用的中药制剂

公布号:CN 109985212A;公布时间:2019年7月9日。

二、用于肺癌治疗具有益气养血、扶正祛邪作用的中药制剂

公布号:CN 10999164A;公布时间:2019年7月12日。

三、一种用于治疗肿瘤相关性睡眠障碍的中药外用制剂

公布号:CN 109999098A;公布时间:2019年7月12日。

四、一种用于治疗化疗药物所致的周围神经病变的中药外用制剂

公布号:CN 109966413A;公布时间:2019年7月5日。

五、一种用于化疗药物所致的消化不良反应防治,具有行气消胀、散寒和中作用的外用中药制剂

已受理。

六、一种用于治疗肺癌术后施术部位疼痛,具有活血行气、温经止痛作用的外用中药制剂

已受理。

七、一种用于化疗药物所致的消化道不良反应防治,具有温中和胃、降逆止呕作用的外用中药制剂

已受理。

八、一种用于治疗化疗药物所致的关节肌肉不良反应的外用中药制剂

已受理。

九、一种用于化疗药物所致的消化道不良反应防治,具有温中散寒、理气止痛作用的外用中药制剂

已受理。

十、一种用于肺癌治疗的具有理气活血、消癥散结作用的外用中药制剂

已受理。

第三节　健康产品

养生,古人又称之为"摄生",是在中医"治未病"的预防思想指导下,人们通过各种方式达到维护健康、延年益寿以提高生存质量的行为过程。"治未病"是中医养生保健的特色与优势,引领着未来健康事业的发展方向,其目的是增强体质和身心健康,预防疾病,保护精、气、神。

当前,随着人民生活水平的逐步提高和日益增长的物质需求,中医药养生保健已逐步被人们所接受和熟知。数千年的经验证实,其确能增强体质,补偏救弊,协调脏腑,疏通经络和填精补髓,但必须在医生的正确指导下运用,方能在养生中发挥更好的保健作用。近年来,随着慢性病发病率逐年上升,给患者及家庭造成长期持续的痛苦。因此,在临床治疗的同时,他们对于养生保健方法的需求,较之其他患者显得更为迫切。

鉴于此,我们在进行肺癌中医药综合防治项目研究的同时,参详前贤养生保健理论,结合自身临证经验,搜集整理相关养生验方,创造性地研发出中药袋泡茶系列(6种)、中药泡茶系列(18种)、中药药酒系列(15种)、中药保健枕系列(12种)、中药艾盐包/毯系列(6种)、中药足浴系列(22种)等养生方药及健康产品,部分已在临床实践中大量反复应用,颇受患者青睐。分述如下。

一、中药袋泡茶系列

(一)涤心袋泡茶

【组成】　菊花、百合、桑叶、苦瓜、甜菊叶。

【功效】　养阴润肺,清心安神。

【应用】　用于肺癌患者心神失养、烦躁失眠、低热盗汗、口渴咽干、劳倦乏力等症的治疗。

(二)清肺袋泡茶

【组成】　罗汉果、甘草、金银花、茅岩莓。

【功效】　清热润肺,解毒利咽。

【应用】　用于肺癌患者肺热燥咳、喉痛失音、咽燥痰多、口干、便秘等症。

(三)清肠袋泡茶

【组成】　决明子、荷叶、桑叶、芦荟。

【功效】　清肝泻火,润肠通便。

【应用】　用于肺癌患者肝火偏亢、目赤肿痛、热结便秘、肥胖、痤疮等症。

（四）降脂袋泡茶

【组成】　苦荞、莲子心、苦瓜、百合、酸枣仁。

【功效】　清热降脂，宁心安神。

【应用】　用于降血脂、血糖，并可安神助眠，增强机体免疫力，兼以预防老年痴呆发生。

（五）驻颜袋泡茶

【组成】　玫瑰花、莲子、山楂、芦荟、枸杞子。

【功效】　排毒养颜，润肌泽肤。

【应用】　用于治疗肌肤失润、面色晦黯、容颜憔悴、情绪低落、心烦便秘等症。

（六）解醒袋泡茶

【组成】　葛花、菊花、白扁豆、淡竹叶、桑椹。

【功效】　利湿醒酒，护肝和胃。

【应用】　用于治疗因饮酒过度所致肝脾损伤、恶心呕吐、不思饮食、头晕耳鸣、视物昏花等症。

二、中药泡茶系列

（一）甘麦大枣茶

【组成】　甘草、麦仁、大枣、酸枣仁。

【功效】　益气补中，养心安神。

【应用】　用于肺癌患者内分泌失调、植物神经功能紊乱、更年期综合征等所致的心烦易怒、失眠盗汗、善悲欲哭等症的治疗。

（二）清脑明目茶

【组成】　菊花、夏枯草、决明子。

【功效】　清肝明目，降压消脂。

【应用】　用于高血压、高血脂等疾病所致的头晕目眩、目赤肿痛、羞明流泪、视物昏花等症的治疗。

（三）清咽利喉茶

【组成】　薄荷、金银花、竹叶。

【功效】　疏风清热，解毒利咽。

【应用】　用于急、慢性咽炎及亚甲炎等疾病所致的喉痛音哑、咽干口燥、咳嗽咯痰、溲赤便秘等症的治疗，并可防治中暑。

（四）养颜润肠茶

【组成】　玫瑰花、肉苁蓉、石斛。

【功效】　排毒养颜，润肤通便。

【应用】　用于内分泌失调、更年期综合征等疾病所致的容颜早衰、面色萎黄、肌肤少润、易起褐斑、心烦、便秘等症的治疗。

（五）养生延年茶

【组成】　桑椹、枸杞子、桑寄生。

【功效】　益肾填精，扶正固本。

【应用】　用于因长期熬夜、超负荷工作等体力透支所致的神疲乏力、困倦懒言、腰膝酸软、失眠、盗汗等症的治疗。

（六）和胃解醒茶

【组成】 葛花、厚朴花、山楂。

【功效】 利湿醒酒,保肝护胃。

【应用】 用于饮酒过度所致的恶心呕吐、脘腹痞闷、不思饮食、头晕目眩等症的治疗。

（七）清心安神茶

【组成】 合欢花、淡竹叶、灯心草。

【功效】 清心除烦,养心安神。

【应用】 用于心火上炎、心血不足等原因所致的心悸失眠、烦躁易怒、口舌生疮、溲赤便秘等症的治疗。

（八）健脾和胃茶

【组成】 山楂、山药、陈皮、红茶、厚朴花。

【功效】 健脾和胃,消食化滞。

【应用】 用于食欲不振、消化不良、嗳气吞酸、恶心呕吐、脘腹痞满等症的治疗;并可预防因放、化疗引起的胃肠道反应。

（九）解暑祛湿茶

【组成】 藿香、佩兰、金银花。

【功效】 清热解暑,化湿和中。

【应用】 用于暑热所致的头晕恶心、腹痛腹泻、身热口干、溲少尿赤等症的治疗,并可预防中暑。

（十）口腔保健茶

【组成】 藿香、薄荷、金银花、绿茶、柠檬。

【功效】 芳香化浊,解毒辟秽。

【应用】 用于口腔糜烂、牙龈肿痛及口腔异味等的防治,并可预防因放、化疗引起的口腔溃疡。

（十一）养血荣发茶

【组成】 黑芝麻、大枣、桑椹、枸杞子、核桃仁。

【功效】 益肾填精,养血荣发。

【应用】 用于因血虚、肾虚、早衰及放、化疗等引起的毛发干枯、脱落稀疏、须发早白、肌肤干燥、面色欠华、腰酸疲劳等症的治疗。

（十二）固表止汗茶

【组成】 黄芪、白术、防风、浮小麦、乌梅。

【功效】 益气固表,防感止汗。

【应用】 用于因气虚所致的体虚多汗、动则汗出、头晕乏力等症的治疗,并可预防反复感冒。

（十三）减肥轻身茶

【组成】 决明子、山楂、泽泻、薏苡仁、苦荞。

【功效】 祛脂减肥,利湿畅中。

【应用】 用于肥胖症的防治,症见形体肥胖、赘肉累积、肌肤痤疮、体倦懒动等。

（十四）辟秽防疫茶

【组成】 藿香、薄荷、板蓝根、金银花。

【功效】 清热解毒,辟秽防疫。

【应用】 用于上感、流感及流行性腮腺炎、水痘等传染性疾病的防治。

（十五）补肾健身茶

【组成】　杜仲、枸杞子、桑椹、菟丝子、龙眼肉。

【功效】　补肾填精，强身健体。

【应用】　用于因肾虚所致的腰膝酸软、头晕耳鸣、须发早白、毛发稀疏、失眠多梦、精力不济、记忆减退、汗出乏力等症的治疗。

（十六）养阴补血茶

【组成】　龙眼肉、大枣、桑椹、何首乌。

【功效】　补血养血，养阴益气。

【应用】　用于各种原因所致的血虚，症见面色苍白、气短乏力、头晕耳鸣、心悸多梦、唇舌色淡等；并可用于贫血类疾病的辅助治疗。

（十七）补气升白茶

【组成】　菟丝子、人参须、大枣。

【功用】　益精养血，补气升白。

【应用】　用于元气不足所致的身体虚弱、面色苍白、气息短促、四肢乏力、头晕眼花、动则汗出、容易感冒等症的治疗；并可用于防治因放、化疗引起的白细胞减少。

（十八）滋阴润肺茶

【组成】　麦冬、款冬花、茉莉花、绿茶。

【功效】　滋阴清火，润肺止咳。

【应用】　用于肺之气阴两虚所致的咳声低微、痰少质黏、咽干口燥、神疲乏力等症的治疗，并可防治放、化疗引起的咳嗽。

三、中药药酒系列

（一）十全大补酒

【组成】　党参80g、炒白术80g、炙黄芪120g、茯苓80g、炙甘草30g、当归120g、熟地黄120g、川芎40g、肉桂30g、炮附子30g。

【功效】　温补气血。

【应用】　用于气血两虚、阳虚有寒者，症见面色苍白无华、头晕目眩、心悸气短、神疲乏力、倦怠懒言、畏寒肢冷等。

（二）滋补阴血酒

【组成】　当归150g、黄芪200g、何首乌120g、川芎80g、枸杞子60g、熟地黄100g、山茱萸80g、鸡血藤120g、白芍80g、桑椹80g、龙眼肉60g、红枣10枚。

【功效】　滋补阴血。

【应用】　用于阴血亏虚所致的面色苍白或萎黄、唇甲色淡、头晕眼花、心悸多梦、妇女月经量少色淡、后期或经闭等症。

（三）大补元气酒

【组成】　黄芪300g、人参200g、当归150g、炒白术100g、鹿茸50g、山药150g、升麻50g、女贞子80g、墨旱莲80g、肉苁蓉80g。

【功效】　大补元气。

【应用】　用于元气大亏所致的少气懒言、疲乏无力、声低息微、动则气短汗出、头晕心悸、面色萎黄、食欲不振、脏器脱垂等症。

（四）舒筋活络酒

【组成】 黄芪150g、当归100g、桂枝60g、鸡血藤60g、丹参80g、川芎60g、川牛膝60g、水蛭30g、红花60g、独活60g。

【功效】 舒筋活络，化瘀止痛。

【应用】 用于跌打损伤、气滞血瘀等多种原因引起的经络瘀滞、活动受限、肿胀疼痛等症。

（五）养生延年酒

【组成】 熟地黄120g、何首乌100g、桑椹80g、枸杞子60g、黄精60g、黄芪100g、当归60g、菟丝子60g、山茱萸60g、女贞子60g、鹿茸40g、人参100g、丹参100g。

【功效】 补气养血，益肾培元。

【应用】 用于肝肾阴虚、气血两亏所致的精力不足、动辄汗出、腰膝酸软、头晕目眩、心悸失眠、容颜早衰、须发早白、遗精早泄等症。

（六）温补肾阳酒

【组成】 淫羊藿100g、锁阳100g、菟丝子100g、鹿茸80g、仙茅100g、山茱萸100g、肉桂30g、补骨脂80g、炮附子30g、海马40g、枸杞子40g。

【功效】 温补肾阳。

【应用】 用于肾阳亏虚所致的神疲乏力、精神不振、面色少华、畏寒肢冷、腰膝酸软、阳痿早泄、小便清长、头晕耳鸣等症。

（七）消癥散结酒

【组成】 桃仁60g、红花60g、丹参150g、三棱60g、莪术80g、郁金60g、牛膝60g、夏枯草60g、水蛭30g、猫爪草60g、浙贝母60g、人参80g。

【功效】 消癥散结。

【应用】 用于多种实体瘤的治疗。

（八）扶正抑瘤酒

【组成】 半枝莲60g、白花蛇舌草60g、龙葵60g、石见穿60g、漏芦60g、莪术60g、红花60g、乌梢蛇1条、灵芝80g、西洋参100g、三七60g、全蝎20g、黄芪80g、当归60g。

【功效】 扶正抑瘤。

【应用】 用于多种癌症的辅助治疗。

（九）健脾温肾酒

【组成】 党参100g、茯苓80g、炒白术80g、肉豆蔻60g、补骨脂80g、肉桂40g、菟丝子60g。

【功效】 健脾温肾。

【应用】 用于脾肾阳虚所致的腹痛腹泻、畏寒喜热、四肢乏力、不思饮食、腰膝酸软等症。

（十）温中行气酒

【组成】 黄芪100g、木香30g、砂仁50g、肉豆蔻50g、佛手50g、厚朴60g。

【功效】 温中散寒，行气止痛。

【应用】 用于脾胃虚寒所致的脘腹胀满、腹痛腹泻、喜暖喜按、不思饮食、面色苍白、气短乏力等症。

（十一）养颜美容酒

【组成】 玫瑰花300g、芦荟100g、黄酒1500ml。

【功效】　疏肝解郁,排毒养颜。

【应用】　用于容颜早衰、面起褐斑、肌肤松弛、干瘪失润、烦躁、便秘等症。

(十二)阿胶润肤酒

【组成】　阿胶60g、黄酒1000ml。

【功效】　滋阴补血,调血润燥。

【应用】　用于阴血亏虚所致的面色无华、肌肤失润、头晕目眩、心悸失眠、妇女月经不调等症。

(十三)四物补血酒

【组成】　当归50g、白芍50g、熟地黄50g、川芎30g、黄酒1000ml。

【功效】　补血养血。

【应用】　用于血虚所致的面色苍白或萎黄、唇甲色淡、头晕眼花、心悸失眠、月经量少、经闭不行等症。

(十四)四君补气酒

【组成】　党参50g、茯苓50g、白术50g、炙甘草30g、黄酒1000ml。

【功效】　补气健脾。

【应用】　用于气虚所致的面色萎黄、少气懒言、头晕心悸、语言低微、动则汗出、脏器脱垂等症。

(十五)八珍大补酒

【组成】　党参50g、茯苓50g、白术50g、炙甘草30g、当归50g、白芍50g、熟地黄50g、川芎30g、黄酒1000ml。

【功效】　益气补血。

【应用】　用于气血两虚所致的面色苍白或萎黄、头晕目眩、四肢倦怠、气短懒言、心悸怔忡、食欲不振、病后体虚等症。

四、中药保健枕系列

(一)助眠枕

【组成】　菊花100g、磁石50g、合欢花100g、夜交藤100g。

【功效】　养心安神,镇静助眠。

【应用】　用于治疗情志不遂、心血不足等原因引起的心神不宁、惊悸失眠、少寐多梦等症。

(二)降压枕

【组成】　菊花100g、川芎80g、决明子100g、夏枯草100g。

【功效】　清肝明目,熄风降压。

【应用】　用于高血压病的辅助治疗,症见头痛眩晕、耳鸣耳胀、目赤肿痛等。

(三)明目枕

【组成】　菊花100g、灯心草100g、桑叶100g、决明子80g、薄荷60g。

【功效】　疏风散热,清利头目。

【应用】　用于治疗头晕目眩、视物昏花、目赤鼻塞、耳鸣耳聋、牙龈肿痛等症。

(四)益智枕

【组成】　益智仁100g、石菖蒲100g、远志80g、人参50g、杜仲50g。

【功效】　补益肝肾,健脑益智。

【应用】　用于小儿脑瘫、先天性或后天性智力发育迟缓、老年痴呆症、中风后遗症等疾病的辅助治疗。

（五）醒脑枕

【组成】 藿香100g、佩兰100g、石菖蒲80g、益智仁80g、竹叶60g。

【功效】 芳香行气，开窍醒神。

【应用】 用于中风、中毒、中暑、颅脑外伤等引起的休克、昏迷、意识不清等症的辅助治疗。

（六）通络枕

【组成】 川芎50g、红花50g、丹参100g、当归60g、桂枝30g、郁金50g。

【功效】 行气活血，化瘀通络。

【应用】 用于证属气滞血瘀型心脑血管疾病及头面部疾病的防治。

（七）颈椎枕

【组成】 红花100g、桂枝60g、川芎60g、菊花100g。

【功效】 疏经活血，通络护颈。

【应用】 用于因长期伏案、坐姿不正等原因引起的颈椎病辅助治疗。

（八）解郁枕

【组成】 合欢皮100g、栀子花60g、薄荷60g、郁金60g。

【功效】 疏肝理气，除烦解郁。

【应用】 用于抑郁症、更年期综合征等疾病的辅助治疗，症见情绪易激、心烦气躁、失眠多梦等。

（九）止痛枕

【组成】 葛根100g、苍耳子50g、藁本50g、当归50g、川芎50g、白芷50g。

【功效】 行气活血，祛风止痛。

【应用】 用于多种原因引起的头面及周身疼痛、肢体麻木不仁等症的辅助治疗。

（十）驻颜枕

【组成】 玫瑰花100g、绿茶100g、益母草100g。

【功效】 排毒养颜，润肤祛斑。

【应用】 用于容颜早衰、肌肤干瘪、易起黄斑、心烦失眠、便秘疲倦、月经不调等症的辅助治疗。

（十一）养生枕

【组成】 苍术60g、人参60g、黄芪100g、当归60g。

【功效】 扶正祛邪，强身健体。

【应用】 用于体质虚弱、神疲乏力、气短懒言、自汗盗汗、头晕心悸等症的辅助治疗。

（十二）防感枕

【组成】 黄芪100g、白术60g、防风80g、蚤休80g、金银花80g。

【功效】 益气固表，辟瘟防疫。

【应用】 用于体质虚弱易感冒者，并可防治多种流行性及传染性疾病。

五、中药艾盐包/毯系列

（一）行气消胀艾盐包/毯

【组方】 大腹皮30g、厚朴15g、枳壳15g、木香10g、砂仁10g、香附15g、高良姜10g、丁香10g、乌药20g、川楝子10g、延胡索10g、艾叶30g、大青盐500g。

【功效】 行气消胀，散寒和中。

【应用】 用于因寒滞中焦、气机不畅及放、化疗等所致的胸满胁痛、脘腹痞闷、胀满疼痛、食滞难消、不思饮食等症。

(二)疏经通络艾盐包/毯

【组方】 乌头10g、麻黄10g、羌活15g、苍术15g、透骨草10g、伸筋草10g、当归20g、鸡血藤30g、川芎15g、牛膝10g、艾叶50g、大青盐500g。

【功效】 疏经活络,散寒通痹。

【应用】 用于因寒湿阻络、筋脉失养及放化疗等所致的周身疼痛、肌肉酸楚、手足拘挛、畏寒喜温、麻木不仁等症。

(三)温中散寒艾盐包/毯

【组方】 小茴香20g、高良姜15g、肉桂15g、白胡椒15g、草豆蔻15g、砂仁10g、吴茱萸20g、乌药15g、艾叶50g、大青盐500g。

【功效】 温中散寒,理气止痛。

【应用】 用于因寒客肝脉、脾胃失和等所致的脘腹冷痛、腹满不舒、肠鸣腹泻、少腹坠胀、疝气疼痛等症。

(四)活血止痛艾盐包/毯

【组方】 当归10g、川芎10g、生蒲黄10g、五灵脂10g、延胡索10g、川楝子10g、郁金15g、小茴香10g、花椒10g、桃仁10g、红花10g、艾叶30g、大青盐500g。

【功效】 活血行气,温经止痛。

【应用】 用于因气滞血瘀、寒凝经脉等所致的胃脘冷痛、少腹拘急、经闭血块、身痛不移及术后部位局部疼痛等症。

(五)消癥散结艾盐包/毯

【组方】 芒硝30g、半夏10g、浙贝母10g、夏枯草15g、山慈姑15g、莪术10g、红花10g、生蒲黄10g、艾叶30g、大青盐500g。

【功效】 理气活血,消癥散结。

【应用】 用于因气滞血瘀、痰瘀互结等所致的胸腹拒按、触之有块、固定不移、或胀或痛、乳房结块、癥肿疼痛等症。

(六)降逆止呕艾盐包/毯

【组方】 干姜10g、半夏10g、茯苓10g、白术10g、旋覆花10g、厚朴10g、砂仁10g、白豆蔻10g、艾叶30g、大青盐500g。

【功效】 温中和胃,降逆止呕。

【应用】 用于因中焦失运、胃失和降及放、化疗等所致的恶心嗳气、干呕呃逆、胃脘痞闷、谷不得下、泛酸纳差等症。

六、中药足浴系列

(一)止吐足浴方

【组成】 干姜30g、陈皮10g、肉桂8g、党参10g、白术15g、茯苓15g、半夏10g、旋覆花30g、代赭石30g、香附15g、甘草6g、大枣10g。

【功效】 温中和胃,降逆止呕。

【应用】 用于因脾胃失和、运化失司及放、化疗等引起的恶心嗳气、干呕呃逆、胃脘痞闷、食入即吐、泛酸纳差等症。

(二)安神足浴方

【组成】　酸枣仁30g、远志12g、茯神20g、柏子仁15g、夜交藤15g、合欢皮15g、五味子15g、丹参10g、赤芍15g、玫瑰花15g、钩藤15g、龙骨20g、磁石20g、炙甘草6g。

【功效】　养血清热,镇静安神。

【应用】　用于常人及肿瘤相关性睡眠障碍患者的辅助治疗,症见心悸失眠、头晕目眩、心慌气短、健忘耳鸣、心烦多梦等。

(三)防感足浴方

【组成】　黄芪30g、白术10g、防风10g、党参15g、女贞子15g、墨旱莲15g、蚤休10g、荆芥10g、板蓝根10g。

【功效】　益气固表,祛邪防感。

【应用】　用于因放、化疗和产后、术后等所致的体虚易感、动则汗出、头晕乏力等症的治疗;并可预防反复感冒。

(四)升白足浴方

【组成】　党参30g、白术15g、黄芪30g、当归10g、鸡血藤15g、熟地黄10g、女贞子10g、墨旱莲10g、枸杞子10g、补骨脂10g、防风10g、鸡内金10g、茯苓10g、泽兰10g、泽泻10g、莱菔子10g、连翘10g、炙甘草6g。

【功效】　益精养血,补气升白。

【应用】　用于因放、化疗引起的白细胞减少及素体元气不足者,症见身体虚弱、面色苍白、气息短促、四肢乏力、头晕眼花、动则汗出、容易感冒等。

(五)升板足浴方

【组成】　人参10g、黄芪40g、当归12g、熟地黄20g、山药15g、山茱萸15g、鸡血藤15g、骨碎补15g、藕节炭10g、侧柏叶10g、仙鹤草10g、紫珠草10g、花生衣3g、薏苡仁15g、鸡内金10g、甘草6g。

【功效】　补气养血,宁络升板。

【应用】　用于因放、化疗所致的血小板减少及免疫性血小板减少性紫癜等的辅助治疗,症见面色萎黄、神疲乏力、头晕耳鸣、四肢酸软、牙龈渗血、皮肤紫癜、鼻腔出血、月经量多、食少纳差等。

(六)生血足浴方

【组成】　黄芪30g、党参15g、当归10g、鸡血藤30g、熟地黄20g、白芍15g、何首乌15g、太子参15g、白术12g、枸杞子15g、女贞子15g、肉苁蓉15g、补骨脂15g、何首乌15g、山茱萸15g、菟丝子15g、炙甘草6g。

【功效】　填精益髓,益气生血。

【应用】　用于因放、化疗所致的贫血及其他贫血类疾病的辅助治疗,症见面色苍白、气短乏力、头晕耳鸣、心悸多梦、唇舌色淡、失眠健忘等。

(七)止痛足浴方(气血亏虚型)

【组成】　黄芪30g、熟地黄20g、山药20g、当归15g、白芍15g、地龙15g、补骨脂30g、海藻15g、昆布15g、薏苡仁20g、川芎12g、桃仁12g、红花12g、鸡血藤15g、怀牛膝12g、延胡索12g。

【功效】　益气养血,化瘀止痛。

【应用】　用于气血亏虚型骨转移痛、癌痛的辅助治疗,症见隐痛空痛、痛势不剧、缠绵不休、时痛时止、痛多喜按、神疲乏力、少气懒言等。

(八)止痛足浴方(寒凝血瘀型)

【组成】　乳香15g、没药9g、肉桂10g、川乌10g、草乌10g、麻黄3g、山慈姑15g、半夏10g、天南星

10g、全蝎5g、蜈蚣2条、水蛭6g、僵蚕10g、伸筋草10g、透骨草10g、威灵仙15g、姜黄15g、补骨脂10g、骨碎补10g、桑寄生10g、川牛膝15g、延胡索12g、川楝子9g。

【功效】　温经散寒,祛瘀止痛。

【应用】　用于寒凝血瘀型骨转移痛及癌痛的辅助治疗,症见痛势剧烈、彻骨难忍、持续不解、痛而拒按、固定不移、畏寒喜暖等。

(九)荣发足浴方

【组成】　桑叶10g、防风10g、蔓荆子10g、升麻10g、生地黄15g、黄芪20g、当归15g、鸡血藤20g、何首乌30g、山茱萸20g、熟地黄20g、女贞子20g、墨旱莲10g、桑椹15g。

【功效】　养血祛风,益肾荣发。

【应用】　用于因血虚、肾虚、早衰及放、化疗等引起的毛发干枯、脱落稀疏、须发早白、肌肤干燥、面色欠华、腰酸疲劳等症的治疗。

(十)消肿足浴方(上肢水肿)

【组成】　黄芪30g、丹参50g、当归50g、红花50g、桃仁20g、汉防己20g、川芎20g、桑枝15g、地龙20g、路路通20g、滑石60g、三棱20g、莪术20g、海桐皮15g、冬瓜皮15g。

【功效】　补气养血,化瘀利水。

【应用】　用于乳腺癌及颈项部肿瘤等术后及放化疗后所致上肢水肿的辅助治疗,症见上肢肿胀、屈伸不利、不任重物、按之不起、神疲乏力等。

(十一)消肿足浴方(下肢水肿)

【组成】　黄芪30g、丹参50g、当归50g、红花50g、桃仁20g、乳香20g、没药20g、地龙20g、路路通20g、滑石60g、海桐皮15g、大腹皮15g、冬瓜皮15g、桂枝10g、川牛膝10g、泽兰20g。

【功效】　补气养血,化瘀利水。

【应用】　用于宫颈癌、肝癌等下腹部肿瘤术后及放化疗后所致下肢水肿的辅助治疗,症见下肢肿胀、按之凹陷、久站尤甚、腹大满闷、纳呆泛恶、尿少色赤、神疲困倦等。

(十二)通脉足浴方

【组成】　桃仁30g、红花15g、苏木30g、鸡血藤15g、木通15g、汉防己20g、杏仁20g、川牛膝25g、三棱15g、莪术15g、冬瓜仁20g、白鲜皮30g。

【功效】　行气活血,祛瘀通脉。

【应用】　用于下肢静脉曲张的辅助治疗,症见肢体沉重、乏力懒动、脉管隆起、状若蚯蚓,或伴胀痛等。

(十三)通络足浴方

【组成】　炮附片10g、桂枝10g、黄芪20g、当归20g、鸡血藤20g、红花10g、川芎10g、杜仲10g、桑寄生10g、续断10g、淫羊藿10g、天麻10g、钩藤10g、僵蚕10g、透骨草10g、伸筋草10g。

【功效】　舒筋通脉,益肾除痹。

【应用】　用于治疗因放、化疗引起的手足麻木、疼痛肿胀、屈伸不利、肌肉痉挛等症;并可用于关节炎、腰椎间盘突出症等的辅助治疗。

(十四)口疮足浴方

【组成】　黄连3g、生地黄20g、牡丹皮20g、当归20g、升麻15g、肉桂9g、栀子10g、竹叶10g、木通10g、甘草6g。

【功效】　清热凉血,养阴止痛。

【应用】 用于因放、化疗引起的口舌生疮、牙龈肿痛、心烦舌红、便秘溲赤等症;并可用于反复发作的口腔溃疡的辅助治疗。

(十五)通便足浴方

【组成】 肉苁蓉15g、当归20g、怀牛膝15g、厚朴10g、枳壳10g、香橼10g、大黄5g、鸡内金30g、焦山楂15g、焦神曲15g、炒麦芽15g、黄芪30g、升麻3g。

【功效】 助消导滞,润肠通便。

【应用】 用于防治因放、化疗所致的大便秘结、脘腹痞满、时有胀痛等症;并可用于老年性、习惯性便秘的辅助治疗。

(十六)止泻足浴方

【组成】 党参30g、白术10g、茯苓10g、山药10g、白扁豆10g、薏苡仁20g、木香10g、五味子6g、赤石脂10g、诃子10g、补骨脂15g、吴茱萸6g、肉豆蔻15g、干姜3g、车前子10g、黄连6g、甘草6g。

【功效】 健脾益气,涩肠止泻。

【应用】 用于因放、化疗及素体脾肾两虚等所致的腹痛腹泻、喜暖喜按、久泄不愈、倦怠乏力、食少难消、肠鸣便血等症。

(十七)除热足浴方

【组成】 竹叶10g、石膏50g、知母10g、水牛角50g、生地黄24g、赤芍12g、牡丹皮10g、大黄6g、桃仁10g、大青叶15g、板蓝根15g、金银花20g、半枝莲15g、白花蛇舌草15g。

【功效】 清热凉血,解毒祛瘀。

【应用】 用于肿瘤热的辅助治疗,症见高热不退、间歇无律、头晕乏力、体重减轻、自汗盗汗等。

(十八)痛经足浴方

【组成】 当归20g、附子15g、小茴香15g、吴茱萸15g、花椒10g、细辛10g、柴胡15g、香附10g、五灵脂10g、牛膝15g、延胡索15g、鸡血藤15g。

【功效】 温经散寒,祛瘀止痛。

【应用】 用于冲任虚寒、瘀血阻滞所致痛经的辅助治疗,症见少腹冷痛、月经不调、量少质稀、色黯夹块、乳房肿痛等。

(十九)降压足浴方

【组成】 罗布麻30g、夏枯草30g、牛膝20g、杜仲15g、茺蔚子15g、当归10g、红花10g、葛根15g、泽泻15g、石决明15g、莱菔子15g。

【功效】 滋阴潜阳,辅以降压。

【应用】 用于高血压病的辅助治疗,症见头痛眩晕、耳鸣耳胀、目赤肿痛等。

(二十)降脂足浴方

【组成】 黄芪20g、冬瓜皮15g、茯苓15g、木瓜15g、葛根15g、山楂15g、红花10g、丹参15g、莪术10g、天麻15g、僵蚕15g。

【功效】 祛湿降脂,活血通脉。

【应用】 用于高血脂症的辅助治疗,症见脂肪堆积、身沉肢重、乏力倦怠、少气懒动、头晕目眩、心悸心慌等。

(二十一)降糖足浴方

【组成】 肉桂15g、附子10g、干姜15g、黄芪20g、党参15g、太子参15g、茯苓15g、白术15g、炙甘草6g、麦门冬10g、生地黄10g、玄参10g、黄精10g、红花10g、丹参10g。

【功效】 温阳益气,养血祛瘀。

【应用】 用于高血糖患者的辅助治疗,症见渴喜热饮、尿多便干、食少纳差、神疲乏力、少气懒言等;糖尿病足患者禁用。

(二十二)养生足浴方

【组成】 黄芪60g、当归20g、党参30g、麦冬20g、五味子20g、黄精20g、苍术20g、熟地黄20g、山茱萸20g、枸杞子20g、肉桂15g、大枣10g。

【功效】 补气益血,养生延年。

【应用】 用于因长期熬夜、超负荷工作、用脑过度等所致体力透支、气血亏虚等辅助治疗,症见神疲乏力、困倦懒言、腰膝酸软、失眠盗汗等;并可用于普通人群的健康保健。

第四章　推广应用

2021年1月,国务院办公厅发布《关于加强中医药特色发展的若干政策措施》指出:"以中医临床需求为导向,加快推进国家重大科技项目成果转化。"甘肃省制定的《关于加快甘肃中医药特色发展的重点举措》指出:"鼓励支持医院、高等学校与企业、研究开发机构及其他组织联合建立中医药研究开发平台、技术转移机构或技术创新联盟,共同开展中医药研究开发和成果转化。"

2019年,国务院发布的《健康中国行动——癌症防治实施方案(2019—2022年)》指出:"加强癌症防治科研成果的推广应用。"

科学研究的目的是将所产生的具有价值的成果进行开发、应用、推广。肺癌中医药综合防治研究的目的,就是最大程度地控制引发肺癌的危险因素,降低患病风险;有效提升肺癌中西医结合综合防治能力及水平,不断完善防治服务体系;有效控制肺癌患者疾病负担,增进群众健康福祉;加强科研成果转化应用,发挥引领示范带头作用。

一、理论研究

在既往研究的基础上,利用文献学的研究方法,查阅中医书籍100余种,其中中医古籍80余种,搜集公开发表报道的文献资料1000余篇,经认真分析研究、归纳整理,梳理出肺癌疾病在祖国医学史中的传承与发展脉络,涉及肺癌的病名、病因病机、治法治则、预后转归等内容,并在理论上有所突破,为中医药防治肺癌奠定了更为坚实的理论基础。在此基础上,守正创新,衷中参西,将中医药配合手术、放疗、化疗及靶向药物治疗肺癌的理论及辨证论治体系进行了系统地研究和归纳总结,对于突破中医药特色、发挥中医药优势、减少肺癌发病率、提高治愈率、改善临床症状、提高生活质量、延长生存期、减少医疗费用等方面,都具有十分重要的意义,进一步为中医药防治肺癌提供了可靠的理论依据。

二、预防控制

项目实施以来,以甘肃省癌症中心为依托,在甘肃省14个地州市共设立11个肿瘤登记处,建立31个农村及2个城市癌症筛查项目点,覆盖人口1457万(占甘肃省人口的56.04%),进行肺癌及其他恶性肿瘤的筛查及登记。掌握了甘肃省肺癌及其他恶性肿瘤的发病率、死亡率及分布情况,并与全球及全国数据资料进行比较分析,认为甘肃省目前肺癌防控形势依然十分严峻。研究成果为政府部门及各级医疗卫生机构,对于肺癌及其他恶性肿瘤防控政策的制定及预防治疗工作的开展提供了有力的数据支撑,具有很强的实用性。

进行了肺癌防治知识知晓情况调查及健康教育对策分析,结果显示通过系统宣教后,甘肃省内居民肺癌防治核心知识知晓率有了明显提高。研究成果不仅能在一定程度上反映出甘肃省肺癌防治知识认知现状和需求,而且能为甘肃省内居民肺癌防控过程中健康教育工作等策略的制定和实施提供科学依据。

通过对甘肃省肿瘤预防资源及防治资源的调查研究,掌握了甘肃省肿瘤防治的第一手资料,认为目前甘肃省肿瘤防治机构、基础设施、人员配备、设备设施、业务及科研能力等方面均显不足,提出了解决问题的对策,为甘肃省肿瘤防治工作提供了科学依据并指明了方向。

通过对肺癌患者家庭功能与应对方式调查、肺癌患者生活方式及行为调查研究,以及肺癌患者中医药体质临床研究,获得了结论,提出了解决问题的对策,进一步为肺癌中医综合防治提供了充分依据。

充分利用城市癌症早诊早治项目及防癌抗癌俱乐部活动等形式,进入社区、机关、学校、企业等,进行防癌知识宣讲100余场次,直接受益20 000余人次,有效提升了广大民众对本地区肺癌及其他高发癌症防治知识的知晓程度,增强了预防意识,增进了广大民众在肺癌防治工作中的主动参与意识。

编写发放《肺癌防控手册》《肺癌防治问答》《肺癌综合康复手册》《肺癌食疗药膳手册》等图文并茂的科普读物6000余册,打印下发肺癌防治资料50 000余份,进行肺癌预防控制的科普宣传及健康促进工作,将健康传递给有需要的人,构建全民健康和健康中国的第一道坚固堡垒,成为防治肺癌的重要抓手,并取得突破,使数万民众、肺癌患者及家属,以及医务工作者受益,取得了良好的防控效果及社会效益。

三、方药研究

参考众多近现代著名中医学术著作,以及各种中医及中西医结合杂志中名中医的论文精华,收集归纳整理了39位名中医治疗肺癌的专方专药,以及40位名中医对肺癌疾病的认识、辨证论治及选方用药等诊疗经验,对于推动中医药学术、指导临床实践都具有十分重要的意义。同时,分别对原发性肺癌、中晚期非小细胞肺癌、中国不同地区原发性肺癌中医证型及方药使用规律进行了研究;对现代名中医专方治疗肺癌用药规律进行了整理分析,获得了结论,以有效指导临床实践,实用性强。

在查阅大量文献资料的基础上,结合自身实践经验及现代药理学研究成果,对59味防治肺癌的常用中药、35组常用中药药对、34种中成药分别进行了系统归纳整理,用以指导临床,堪称实用。

四、临床研究

查阅大量文献资料,结合多年临床工作经验,制定了切合实际的《肺癌中西医结合诊疗方案》《肺癌中西医结合护理方案》及《肺癌针灸治疗方案》,经西部9省市区推广应用,取得了明显的成效。引入循证医学的研究方法指导科研设计,采用系统评估技术对中医药治疗肺癌的作用机制与疗效进行客观公正的评价。在西北5省市区选择6家三级甲等医院,进行自拟中药化积汤系列及膏方(清金消积膏、扶金化积膏)治疗肺癌的临床对照研究,其观察病例948例,结果表明中医药参与治疗肺癌具有明显的增效减毒作用,能够显著改善患者的生活质量,延长生存期,并可减少直接医疗费用。进行了"肺癌常用化疗方案中医证型研究",不仅体现了个体化的治疗原则,而且衷中参西,增效减毒,节约医疗费用。同时,进行了"时辰治疗在肺癌治疗中的应用""43例肺癌患者治疗间歇期人体成分分析""224例复治肺癌患者中医体质类型及舌脉特点分析"等研究,在充分考虑肺癌患者个体差异的基础上,实现较高水平的个体化治疗,并为肺癌的中医及中西医结合治疗提供循证医学依据。

"原发性支气管肺癌手术患者快速康复护理模式研究""降逆止呕艾盐包治疗肺癌患者化疗后胃肠道反应的临床研究""中医适宜技术对肺癌围手术期患者的生活质量影响""中西医结合护理对肺癌患者改善生活质量的作用""肺癌化疗后中医适宜技术的应用效果观察""肺癌患者出院后的居家护理"等护理方面的研究,充实了肺癌中医护理的内容,推广应用于临床皆取得了明显的社会效益与经济效益。

五、综合康复

对肺癌患者进行全生命周期的健康管理,构建了"甘肃省肿瘤医院中西医结合肺癌综合防治体系",制定了《肺癌综合康复方案》《肺癌食疗药膳方案》,在西部9省市区推广应用,取效明显。总结出"肺康复在肺癌综合治疗中的应用现状与进展""CALM疗法对肺癌晚期患者心理健康干预效果的质性研究""心静疗法对肺癌晚期患者心理健康干预效果的质性研究"等成果。自主研发用于肺癌等恶性肿瘤康复的"康复韵律保健操",已作为影像作品正式出版发行,并于2018年10月在世界中医药联合会中医适宜技术评价与推广委员会年会上演示,在全国范围内推广应用后得到充分好评。在甘肃省内分别举办肺癌及其他恶性肿瘤综合康复及食疗药膳等学习班36期,参与并受益群众近2万人次,皆取得了明显的社会效益和经济效益。医院防癌抗癌俱乐部常年坚持每月1次的医患互动等活动,使肺癌及其他恶性肿瘤患者舒缓了心理压力,并能施展才艺、交流抗癌体会,皆利于患者的康复。

六、产业开发

(一)制剂研发

选择甘肃省中医院科研制剂中心(甘肃省陇中药业有限责任公司),分别对自主研发的清金消积丸、扶正化积丸进行了制备工艺的制定及制剂生产,并已获得院内制剂备案文号。委托甘肃中医药大学药理学教研室(国家中医药管理局中药药理学三级实验室),分别进行了清金消积丸及扶正化积丸的毒理学试验及主要药效学实验,研究结果为该两种中药制剂治疗肺癌提供了科学依据,并为肺癌临床提供两种新型中药制剂。

在进行以上研究的同时,还对甘肃省肿瘤医院相关院内中药制剂进行了治疗肺癌及其主要并发症的深化研究。如"生血丸防治肺癌放化疗所致骨髓抑制的临床研究""摄血丸防治肺癌放化疗所致血小板减少症的临床研究""促愈灵防治肺癌放化疗所致软组织损伤的临床研究""紫草擦剂防治肺癌化疗所致静脉炎的临床研究""银菊合剂防治肺癌放化疗所致口腔溃疡的临床研究"等工作,皆取得了满意的疗效,并在甘肃省医疗机构间推广应用,累计收入3300万元,取得了明显的社会权益和经济效益。

(二)健康产品

在项目实施过程中,结合既往工作,对自行研发的对肺癌等恶性肿瘤防治相关的6种中药袋泡茶系列、18种中药泡茶系列、15种中药药酒系列、12种中药保健枕系列、6种中药艾盐包/毯系列、22种中药足浴系列等大健康产品,皆进行了推广应用,累计收入3500万元,受到患者及家属以及全社会的普遍接受和欢迎。

(三)营养膳食

研发的108种营养药膳,通过营养膳食中心向甘肃省内外推广。医院建立了营养餐厅,面向全体病员及其家属开发;推行床头点餐送餐制度;认真落实肺癌多学科联合诊疗(MDT)中营养膳食专家的参与;开展了肺癌及其他恶性肿瘤的营养及药膳食疗门诊;指导基层18家医疗机构开展药膳食疗工作,取得了良好的社会效益和经济效益。

(四)适宜技术

医院为每个科室均配备了中医药人员,在门诊设立了中医综合康复室,并建立了肿瘤综合康复中心、治未病中心及营养膳食人员中心,全体护理人员均经过严格的中医基础理论及中医适宜技术操作培训,以使门诊及住院的肺癌及其他恶性肿瘤患者都能充分享受到中医药服务,全院中医适宜技术使用率已达到95%以上,年收入1500余万元,并每年举办全省中医适宜技术大赛或培训班至少1

次,从而为肺癌的中医药综合防治增添了新的内容。

(五)论著论文

在项目实施过程中,不断总结经验,撰写出版100万余字的《肺癌中医药综合防治》《甘肃省肿瘤医院中西医结合特色丛书》,以及《甘肃省肿瘤登记年报》《新型冠状病毒肺炎食疗药膳手册》《肺癌防控手册》《肺癌防治问答》《肺癌中西医结合诊疗方案》《肺癌护理方案》《肺癌康复方案》《肺癌食疗药膳》等具有较高学术价值的学术专著;在国内核心期刊及省级学术期刊上发表专业学术论文20余篇,申报国家专利10项,已受理4项,彰显了特色,形成了优势,有效地推动了中医药学术及肺癌中医药防治事业的发展。

七、人才培养

(一)建立联盟

在课题实施过程中,组建了省内外66人的课题组,涉及胸外、呼吸肿瘤内科、中西医结合、针灸理疗、护理、治未病中心、综合康复中心、营养膳食中心、药学部、随访中心等15个科室。牵头组建中国西部中医药肿瘤防治联盟,包括陕西、甘肃、宁夏、青海、新疆、四川、贵州、重庆、云南等9个省市区。举办每年1次的学术活动,大力推行肺癌中医药综合防治工作。建立包括甘肃省第二人民医院、兰州市第二人民医院、兰州市七里河区人民医院、兰州市七里河区敦煌路社区服务中心等5家医疗机构的紧密型医联体;在宁县第二人民医院、岷县中医医院、迭部县人民医院、康乐县人民医院分别建立4所分院;与甘肃省94家二级以上医疗机构签署医疗合作战略联盟,组建医联体;指导迭部县人民医院、康乐县人民医院、天水市中医医院、白银市第二人民医院、定西市中医医院、平凉市第二人民医院、永登县人民医院、宁县第二人民医院等8所医疗机构建立了肿瘤科。通过医联体建设,上下联动,有效促进了医疗业务交流、分级诊疗、技术帮扶及人才培养等工作,同时进行肺癌中医药综合防治项目的推广应用。分别与中国中医科学院广安门医院、北京中医药大学东直门医院、中国医学科学院肿瘤医院等国内知名的医疗机构建立了协作关系,采取上下联动的形式,指导项目实施。与新西兰中医学院、匈牙利中医中心、法国西部肿瘤研究所等医疗机构建立了友好关系,定期选派人员学习交流培训,内外联动,促进发展。

(二)培训办班

医院作为中国肿瘤防治联盟甘肃省联盟主席单位,牵头在甘肃省内成立了中国肿瘤防治联盟甘肃省联盟中西医结合肺癌防治联盟。每年召开"甘肃省肿瘤防治大会"及"肺癌中西医结合防治大会"1次,邀请国内著名专家前来讲学、查房、义诊、交流,帮扶基层。充分利用各种学术会议、继续教育、进修培训、下乡帮扶、健康扶贫、援藏建设等方式,大力培养肺癌中医药综合防治人员。近4年来共计举办各类会议、讲座等200余场次,培养相关专业人员500余人,受益人数达到200余万人次,其中肺癌患者5万余人次。

(三)教学相长

通过项目实施,既增加了课题参与人员肺癌中医药综合防治能力及水平,又培养出一大批有志于投身此项工作之中的广大中青年医务工作者。如重庆市肿瘤医院中医科王维博士,2017年带领团队人员曾先后3次来甘肃省肿瘤医院学习取经,后在此基础上开展了"六位一体"的肺癌及其他恶性肿瘤防治整合模式,取得了良好的社会效益和经济效益并获奖;陕西省肿瘤医院原院长宋张俊博士,2018年率团专程来甘肃省肿瘤医院学习中医适宜技术在肺癌及其他恶性肿瘤治疗中的应用,后在此基础上开展了此项工作,从而使所在医院仅此一项技术的年经济收入就达1000万元以上;新疆维吾尔自治区中医医院张洪亮教授,指导学生赵俊涛于2020年完成《扶正抗癌膏方(扶金化积膏)联合肺癌EGFR(+)一代靶向治疗患者的生命质量及疗效评价》硕士学位论文等，深受好评；兰州大学王玉教授，指导学生李亚红于2019年完成《某肿瘤医院肺癌患者家庭负担、生命质量及其影响因素研究》硕士学位论文等，都是此项目成果推广应用的最好例证。在项目实施周期内，课题组共培养博士研究生2人和硕士研究生18人、为本单位培养梯队人才34人，为基层培养肺癌中医药综合防治专业人员55名，起到了良好的示范引领作用。

附　录

附录1

2017国际抗癌联盟(UICC)
肺癌TNM分期(第8版)

T分期(原发肿瘤)

TX:未发现原发肿瘤,或者通过痰细胞学或支气管灌洗发现癌细胞,但影像学及支气管镜无法发现。

T0:无原发肿瘤的证据。

Tis:原位癌。

T1:肿瘤最大径≤3cm,周围包绕肺组织及脏层胸膜,支气管镜见肿瘤侵及叶支气管,未侵及主支气管。

T1mi:微小浸润性腺癌。

T1a:肿瘤最大径≤1cm。

T1b:肿瘤1cm<最大径≤2cm。

T1c:肿瘤2cm<最大径≤3cm。

T2:肿瘤3cm<最大径≤5cm;或者肿瘤侵犯主支气管(不常见的表浅扩散型肿瘤,不论体积大小,侵犯限于支气管壁时,虽可能侵犯主支气管,仍为T1),但未侵及隆突;侵及脏层胸膜;有阻塞性肺炎或者部分或全肺肺不张。符合以上任何1个条件即归为T2。

T2a:肿瘤3cm<最大径≤4cm。

T2b:肿瘤4cm<最大径≤5cm。

T3:肿瘤5cm<最大径≤7cm。或任何大小肿瘤直接侵犯以下任何1个器官,包括:胸壁(包含肺上沟瘤)、膈神经、心包;同一肺叶出现孤立性癌结节。符合以上任何1个条件即归为T3。

T4:肿瘤最大径>7cm;无论大小,侵及以下任何1个器官,包括:纵隔、心脏、大血管、隆突、喉返神经、主气管、食管、椎体、膈肌;同侧不同肺叶内孤立癌结节。

N——区域淋巴结

NX:区域淋巴结无法评估。

N0:无区域淋巴结转移。

N1:同侧支气管周围及(或)同侧肺门淋巴结以及肺内淋巴结有转移,包括直接侵犯而累及的。

N2:同侧纵隔内及(或)隆突下淋巴结转移。

N3:对侧纵隔、对侧肺门、同侧或对侧前斜角肌及锁骨上淋巴结转移。

M——远处转移

MX:远处转移不能被判定。

M1a:局限于胸腔内,对侧肺内癌结节;胸膜或心包结节;或恶性胸膜(心包)渗出液。

M1b:超出胸腔的远处单器官单灶转移(包括单个非区域淋巴结转移)。

M1c:超出胸腔的远处单器官多灶转移/多器官转移。

临床分期

隐匿性癌：TisN0M0。

IA1期：T1a(mis)N0M0，T1aN0M0。

IA2期：T1bN0M0。

IA3期：T1cN0M0。

IB期：T2aN0M0。

ⅡA期：T2bN0M0。

ⅡB期：T1a~cN1M0，T2aN1M0，T2bN1M0，T3N0M0。

ⅢA期：T1a~cN2M0，T2a~bN2M0，T3N1M0，T4N0M0，T4N1M0。

ⅢB期：T1a~cN3M0，T2a~bN3M0，T3N2M0，T4N2M0。

ⅢC期：T3N3M0，T4N3M0。

ⅣA期：任何T、任何N、M1a，任何T、任何N、M1b。

ⅣB期：任何T、任何N、M1c。

附录2

肺癌中医药综合防治项目
病例报告表
(Case Report Form)
中医综合防治肺癌随机、开放、对照研究

科室编号: □1 胸外一科

□2 胸外二科

□3 呼吸肿瘤内科

□4 中西医结合科

□5 放疗科二病区

□6 消化肿瘤一科

□7 消化肿瘤二科

□8 特需病房

□9 其他科室(　　　　　　　　　)

填 表 人:＿＿＿＿＿＿＿＿

完成情况:□完成　　　□退出

退出原因:□治疗无效□不良反应□其他原因

研究日期:起＿＿＿年＿＿＿月＿＿＿日

止＿＿＿年＿＿＿月＿＿＿日

甘肃省肿瘤医院

病例报告表填写说明

1.筛选合格者填写正式病例报告表。

2.病例报告表应用黑色/蓝色中性笔填写。

3.病例填写务必准确、清晰,不得随意涂改,错误之处纠正时需用横线居中划出,并签署修改者姓名缩写及修改时间。举例:58.6　56.8$^{\text{LGW 00 02 12}}$。

4.研究组编号填写前两个为分组缩写,后两格为编号缩写。

举例:手术组　1号病例　| S | S | 0 | 1 |　　化疗组　1号病例　| H | L | 0 | 1 |　　放疗组　1号病例　| F | L | 0 | 1 |

5.患者姓名拼音缩写四格需填满,两字姓名填写两字拼音前两个字母;三字姓名填写三字首字母及第三字第二字母;四字姓名填写每一个字的首字母。

举例:张红　| Z | H | H | O |　　李淑明　| L | S | M | I |　　欧阳小惠　| O | Y | X | H |

6.所有选择项目的□内用√标注。如:☑ 。表格中所有栏目均应填写相应的文字或数字,不得留空。

7.合并用药剂量和时间不明,请填写NK。

8.各实验室检查的检查报告、化验结果在病例报告表相应位置填写报告单的编号,打印结果并粘贴在最后附页上。

9.研究期间应如实填写不良事件记录表。记录不良事件的发生时间、严重程度、持续时间、采取的措施和转归。

10.临床研究应严格按照临床研究方案要求进行。研究不同时期需完成的检查和需记录的项目,请对照临床研究流程图执行。

11.项目实施主要联系人。

部　门	联系人	联系电话	手　机
GCP办公室			
治未病中心			
营养膳食科			

"肺癌中医综合治疗"临床研究流程图(21天×6)

研究月	筛选/基线 (首次治疗前)	治疗期						随访
研究天	−7 to 1	1 1	2 21±7	3 42±7	4 63±7	5 84±7	6~ 105±7	
知情同意a)	●							
一般资料/病史	●							
肺癌治疗史	●							
体质分析及辨证分型	●		●	●	●	●	●	●
血常规c)	●		●	●	●	●	●	●
血生化c)	●		●	●	●	●	●	●
尿常规	●		●	●	●	●	●	●
粪常规	●		●	●	●	●	●	●
ECG	●		●	●	●	●	●	●
X-ray胸片	●		●	●	●	●	●	●
CT/MRI	●							●
免疫功能测定	●		●	●	●	●	●	●
B超	●	根据临床需要						●
ECT/PET-CT	●	根据临床需要						●
肿瘤标志物			●	●	●	●	●	●
营养筛查及人体成分分析	●		●	●	●	●	●	●
心理评估与干预	●		●	●	●	●	●	●
生命质量测定	●		●	●	●	●	●	●
孕检(如需要)b)	●							
护理评估与干预	●	●	●	●	●	●	●	
治疗费用及用药情况		●	●	●	●	●	●	●e)
伴随疾病&治疗	●	注意研究中的任何变化						
不良事件及处置治疗	●	研究期间记录直到末次治疗后28天						
中医临床症状积分评估	●		●	●	●	●	●	●e)
疗效评估d)				●		●		●

a)必须在进行任何研究的特定程序前,病人签署知情同意书;

b)对经期妇女或者绝经不到12个月的妇女的要求;

c)结果必须在下一个治疗疗程开始前知道;

d)每疗程的第一周进行疗效评估。病人有效(完全或部分缓解)或者病情稳定,并且耐受治疗,将治疗直到疾病进展;

e)对于在中止治疗后病情没有进展的那些患者,将每3个月评估一次,直到患者死亡为止。

知情同意书

尊敬的患者：

据国家癌症中心发布的2017年最新《中国肿瘤现状和趋势》，恶性肿瘤是我国居民死亡主要原因之一，肺癌在中国男性肿瘤患者中发病率居于首位，女性发病率居第二位；中国肺癌男性和女性死亡率居首位。

如果您或者您的家属不幸罹患肺癌，我们将邀请您参加这项研究，本项目为我院建院以来中医药临床治疗肺癌的经验总结，在临床使用多年，疗效良好。本研究中您所接受的中医药的相关治疗均为我院名老中医的经验总结，所采用的任何中医药治疗方案均由我院中医临床专家所制定，配合您的治疗。

在治疗期间医师将定期与您联系，询问您的健康状况，回答疑问，为您的治疗提出合理化建议，并督促您及时复查，希望您能充分配合，回答研究者提出的问题。研究期间的所有资料归研究者所有，以此来分析疾病转归、评估治疗措施，为临床决策提供依据。研究者有保护您隐私权的义务，但在有关部门需要时，有使用这些资料的权利。

您有权不选择参与本次研究，也有权随时退出，并不影响对疾病的正常治疗。但希望在无特殊原因的情况下尽量完成本次研究。您无论何种情况下退出，均须告诉您的研究医师。

研究期间出现任何不适或不良事件，请尽快告知您的主治医师或研究医师。

患者承诺：

我已了解以上情况，同意参加本研究，将严格按照研究要求和研究医师配合，按时复诊，及时、如实报告任何治疗后情况。

患者签字： 研究医师签字：

日期： 日期：

入选标准

	是	否
1.年龄18~75岁;	☐	☐
2.经病理组织学证实的肺癌;	☐	☐
3.完成中医体质辨识及临床辨证;	☐	☐
4.预计生存期在3个月以上者;	☐	☐
5.卡劳夫斯基评分(Karnofsky)≥60分;	☐	☐
6.住院病例;	☐	☐
7.受试者同意并签署知情同意书;	☐	☐
8.有临床治疗适应证。	☐	☐

如以上任何一个答案为"否",此受试者不能参加试验。

排除标准

	是	否
1.活动性感染者(根据研究者的判断);	☐	☐
2.不能理解或表达知情同意者;	☐	☐
3.合并有严重心、脑血管、肝、肾及造血系统等严重原发性疾病;	☐	☐
4.有精神疾患或不能合作者;	☐	☐
5.三周内参加或目前正在参加其他新药临床研究者;	☐	☐
6.研究者认为有任何不适合入选情况者;	☐	☐
7.血象、骨髓功能异常且有临床意义者。	☐	☐

如以上任何一个答案为"是",此受试者不能参加试验。

一般资料：

住院病历号		姓　　名		性　　别	□男　　□女
民　　族		身份证号			
身　　高	_____cm	体　　重	_____kg	体表面积	_____m²
文化程度		婚姻状况		职　　业	
籍　　贯		长居地		Karnofsky评分	
联系人信息		电话号码		微信号	
家庭住址					

病　　史：

入院诊断：_____

TNM分期：____(c/p/r/y)　T____(X/0/1a/is/1b/1c/2a/2b/3/4)N____(X/0/1/2/3)M____(X/0/1/1a/1b/1c)

确诊方法：□1.组织活检；　□2.细胞学；　□3.手术标本；　□4.影像学；　□5.临床；　□6.其他_____

补充诊断：1._____　2._____　3._____　4._____

首次病理学诊断日期：_____年_____月_____日

病理类型：□1.鳞癌；　□2.腺癌；　□3.腺鳞癌；　□4.小细胞癌；　□5.未分化大细胞癌；　□6.类癌；　□7.其他

类型_____

组织学分级：□1级；　□2级；　□3级；　□未分化癌

分子病理学：EGFR：□0.阴性；　□1.阳性；K-ars：□0.阴性；　□1.阳性；　VEGF：□0.阴性；　□1.阳性；

COX-2：□0.阴性；□1.阳性；□2.其他：_____

是否转移：□否　　□是：□淋巴结；　□骨；　□胸膜；　□脑；　□肺内转移；　□肝脏；　□肾上腺；　□纵膈；

其他：_____

□其他病灶：□无　　□是：□胸腔积液；□不可测量的病灶；□急症（如上腔静脉综合征、心包填塞等）；

□其他：请描述具体病灶：_____

体质辨识：□平和质；　□气虚质；　□阳虚质；　□阴虚质；　□痰湿质；　□湿热质；　□血瘀质；　□气郁质；

□特禀质

中医诊断：_____

辨证分型：□气虚证；　□阴虚证；　□痰湿证；　□血瘀证；　□热毒证；　□其他：_____

治法治则：□益气扶正；　□养阴润肺；　□化痰利湿；　□活血化瘀；　□清热解毒；　□其他：_____

生命体征：	检查日期:20___年___月___日	1	2	3	4
体温(T)：_____℃		☐	☐	☐	☐
呼吸(R)：_____次/分		☐	☐	☐	☐
静息脉率(P)_____次/分		☐	☐	☐	☐
血压BP:收缩压_____mmHg/舒张压_____mmHg		☐	☐	☐	☐
肺功能	检查日期:20　年　月　日	1	2	3	4
肺活量(VC)实/预%:_____ FEV1.0/FVC%:_____通气/血流比值:_____ 弥散量:_____		☐	☐	☐	☐
心电图检查单号：	检查日期:20___年___月___日	1	2	3	4
描述:_____ _____ _____		☐	☐	☐	☐
B超检查单号：	检查日期:20___年___月___日	1	2	3	4
描述:_____ _____ _____		☐	☐	☐	☐
X线平片单号：	检查日期:20___年___月___日	1	2	3	4
描述:_____ _____ _____		☐	☐	☐	☐
CT(或增强)单号：	检查日期:20___年___月___日	1	2	3	4
描述:_____ _____ _____ _____ _____		☐	☐	☐	☐
MRI(或增强)单号：	检查日期:20___年___月___日	1	2	3	4
描述:_____ _____ _____ _____ _____		☐	☐	☐	☐
ECT检查单号：	检查日期:20___年___月___日	1	2	3	4
描述:_____ _____ _____		☐	☐	☐	☐
PET-CT检查单号：	检查日期:20___年___月___日	1	2	3	4
描述:_____ _____ _____		☐	☐	☐	☐

*临床意义判定:1:正常;2:异常但无临床意义;3:异常且有临床意义;4:未查。

血常规单号:		检查日期:20___年___月___日	1 2 3 4
指　　标	测定值	单　位	临床意义*
红细胞计数(RBC)		×10¹²/L	☐ ☐ ☐ ☐
血红蛋白(HGB)		g/L	☐ ☐ ☐ ☐
白细胞计数(WBC)		×10⁹/L	☐ ☐ ☐ ☐
血小板(PLT)		×10⁹/L	☐ ☐ ☐ ☐
中性粒细胞计数(ANC)		×10⁹/L	☐ ☐ ☐ ☐
淋巴细胞计数(Lymphils)		×10⁹/L	☐ ☐ ☐ ☐
嗜酸性细胞计数(Eosinophils)		×10⁹/L	☐ ☐ ☐ ☐
嗜碱性细胞计数(Basopkils)		×10⁹/L	☐ ☐ ☐ ☐

生化检查单号:		检查日期:20___年___月___日	1 2 3 4
指　　标	测定值	单　位	临床意义*
谷丙转氨酶(ALT)		IU/L	☐ ☐ ☐ ☐
谷草转氨酶(AST)		IU/L	☐ ☐ ☐ ☐
血清白蛋白(ALB)		g/L	☐ ☐ ☐ ☐
总白蛋白(TP)		g/L	☐ ☐ ☐ ☐
尿素氮(BUN)		mmol/L	☐ ☐ ☐ ☐
肌酐(Cr)		mmol/L	☐ ☐ ☐ ☐
碱性磷酸酶(ALP)		U/L	☐ ☐ ☐ ☐
总胆红素(TBIL)		mmol/L	☐ ☐ ☐ ☐

尿常规检查单号:		检查日期:20___年___月___日	1 2 3 4
指　　标	测定值	单　位	临床意义*
尿蛋白(PRO)		☐ 阴性 ☐ 阳性	☐ ☐ ☐ ☐
尿葡萄糖(GLU)		☐ 阴性 ☐ 阳性	☐ ☐ ☐ ☐
尿红细胞(ERY)		个/HP	☐ ☐ ☐ ☐
尿白细胞(LEU)		个/HP	☐ ☐ ☐ ☐

粪常规检查单号:		检查日期:20___年___月___日	1 2 3 4
指　　标	测定值	单　位	临床意义*
红细胞		个/HP	☐ ☐ ☐ ☐
白细胞		个/HP	☐ ☐ ☐ ☐
隐血		☐ 阴性 ☐阳性	☐ ☐ ☐ ☐

其他理化检查单号:		检查日期:20___年___月___日	1 2 3 4
指　　标	测定值	单　位	临床意义*
空腹血糖		mmol/L	☐ ☐ ☐ ☐
总胆固醇		mmol/L	☐ ☐ ☐ ☐

免疫功能检查单号:			检查日期:20___年___月___日	1 2 3 4
指　　标		测定值	单　位	临床意义*
NK细胞			%	☐ ☐ ☐ ☐
T细胞亚群	CD3+		%	☐ ☐ ☐ ☐
	CD4+		%	☐ ☐ ☐ ☐
	CD8+		%	☐ ☐ ☐ ☐
	CD4+/CD8+			☐ ☐ ☐ ☐

肿瘤标志物检查单号：	检查日期：20___年___月___日		1　2　3　4
指　　　标	测定值	单　　位	临床意义*
癌胚抗原（CEA）		ng/ml	☐ ☐ ☐ ☐
神经元特异性烯醇化酶（NSE）		ng/ml	☐ ☐ ☐ ☐
鳞状细胞癌抗原（SCC）		ng/ml	☐ ☐ ☐ ☐
糖抗原125（CA125）		ng/ml	☐ ☐ ☐ ☐
细胞角蛋白19片断（CyFRA21-1）		ng/ml	☐ ☐ ☐ ☐
孕检单号：	检查日期：20___年___月___日		1　2　3　4
指　　　标	测定值	单　　位	临床意义*
HCG		μg/L	☐ ☐ ☐ ☐

　　*临床意义判定：1.正常；2.异常但无临床意义；3.异常且有临床意义；4.未查。

临床症状与体征：		检查日期：20___年___月___日		0　2　4　6
主要症状	0分	2分（轻）	4分（中）	6分（重）	临床意义*
咳嗽	无	白天间断咳嗽，不影响生活	咳嗽明显	昼夜咳嗽频繁，影响睡眠	☐ ☐ ☐ ☐
咯痰	无	昼夜咯痰10~60ml	昼夜咯痰60~100ml	昼夜咯痰100ml以上	☐ ☐ ☐ ☐
气短	无	活动后呼吸困难	休息时亦呼吸困难	静息时喘息明显，不能平卧，影响休息	☐ ☐ ☐ ☐
食欲不振	无	食量不减，但觉乏味	食量减少1/3	食量减少2/3	☐ ☐ ☐ ☐
腰膝酸软	无	偶有腰膝酸软不影响日常活动	腰膝酸软影响正常活动	腰膝酸软活动受限	☐ ☐ ☐ ☐
次要症状	0分	1分（轻）	2分（中）	3分（重）	0　1　2　3
胸闷	无	轻微胸闷	胸闷明显，时见太息	胸闷如窒	☐ ☐ ☐ ☐
胸痛	无	偶有发作，轻微胸痛；	发作较频，疼痛重，影响休息；	反复发作，疼痛剧烈难以难受；	☐ ☐ ☐ ☐
神疲乏力	无	稍感疲倦乏力	容易疲劳，四肢乏力	全身乏力，瞌睡懒言	☐ ☐ ☐ ☐
痰中带血	无	痰中带血丝	痰中有血块，占1/2，或每日痰血10次以下	每日痰血10次以上；或咯血	☐ ☐ ☐ ☐
低热	无	37.2~37.5℃	体温37.6~38.0℃	体温38.0℃以上	☐ ☐ ☐ ☐
总计分：					
疼痛评估：		检查日期：20___年___月___日		疼痛评分：__

```
0   1   2   3   4   5   6   7   8   9   10
├───┼───┼───┼───┼───┼───┼───┼───┼───┼───┤
```

　　0~10数字疼痛强度量表：0：无痛；1~3：轻度疼痛；4~7：中度疼痛；8~9：重度疼痛；10：剧烈疼痛；

营养风险筛查：			检查日期:20____年____月____日	
指　标			测定值	若"是"请打钩
疾病状态	骨盆骨折或者慢性病患者合并有以下疾病:肝硬化、慢性阻塞性肺病、长期血液透析、糖尿病、肿瘤		1	
	腹部重大手术、中风、重症肺炎、血液系统肿瘤		2	
	颅脑损伤、骨髓抑制、加护病患(APACHE>10分)		3	
营养状态	正常营养状态		0	
	3个月内体重减轻>5%或最近1个星期进食量(与需要量相比)减少20%~50%		1	
	2个月内体重减轻>5%或BMI18.5~20.5或最近1个星期进食量(与需要量相比)减少50%~75%		2	
	1个月内体重减轻>5%(或3个月内减轻>15%)或BMI<18.5(或血清白蛋白<35g/L)或最近1个星期进食量(与需要量相比)减少70%~100%		3	
年　龄	年龄≥70岁加算1分		1	
合　　计				

注:总分≥3.0:患者有营养不良的风险,需营养支持治疗;总分<3.0:若患者将接受重大手术,则每周重新评估其营养状况。

人体成分分析			检查日期:20____年____月____日	
体　重	kg	蛋白质		kg
BMI	Kg/m²	体脂肪量		kg
总水分	kg	骨骼肌肉量		kg
无机盐	kg	体型判定		
身体总评分:				

合并疾病和症状:			检查日期:20____年____月____日		
疾病或症状	描　述	病程	轻	中	重
□心血管系统			□	□	□
□消化系统			□	□	□
□呼吸系统			□	□	□
□内分泌系统/代谢系统			□	□	□
□血液系统			□	□	□
□神经系统			□	□	□
□免疫系统			□	□	□
□生殖泌尿系统			□	□	□
□其他系统			□	□	□

注:在最佳答案前"□"上划"√"划出适合您自己者即可。这些答案并无"对"与"错"之分

心理评估:焦虑自评结果:_____ 抑郁自评结果:_____ 评估日期:20___年___月___日				
题 目	很少	有时	大部分时间	绝大部分时间
1.我觉得比平常容易紧张和着急。	□0	□1	□2	□3
2.我无缘无故地感到害怕。	□0	□1	□2	□3
3.我容易心里烦乱或觉得惊恐。	□0	□1	□2	□3
4.我觉得我可能将要发疯。	□0	□1	□2	□3
5.我觉得一切都很好。	□0	□1	□2	□3
6.我手脚发抖打颤。	□0	□1	□2	□3
7.我因为头痛,头颈痛和背痛而苦恼。	□0	□1	□2	□3
8.我感觉容易衰弱和疲乏。	□0	□1	□2	□3
9.我觉得心平气和,并且容易安静坐着。	□0	□1	□2	□3
10.我觉得心跳得很快。	□0	□1	□2	□3
11.我因为一阵阵头晕而苦恼。	□0	□1	□2	□3
12.我有晕倒发作或觉得要晕倒似的。	□0	□1	□2	□3
13.我呼气吸气都感到很容易。	□0	□1	□2	□3
14.我手脚麻木和刺痛。	□0	□1	□2	□3
15.我因为胃痛和消化不良而苦恼。	□0	□1	□2	□3
16.我常常要小便。	□0	□1	□2	□3
17.我的手常常是干燥温暖的。	□0	□1	□2	□3
18.我脸红发热。	□0	□1	□2	□3
19.我容易入睡且一夜睡得很好。	□0	□1	□2	□3
20.我做恶梦。	□0	□1	□2	□3
1.我觉得闷闷不乐,情绪低沉。	□0	□1	□2	□3
2.我觉得一天中早晨最好。	□0	□1	□2	□3
3.我一阵阵哭出来或觉得想哭。	□0	□1	□2	□3
4.我晚上睡眠不好。	□0	□1	□2	□3
5.我吃得跟平常一样多。	□0	□1	□2	□3
6.我与异性密切接触时和以往一样感到愉快。	□0	□1	□2	□3
7.我发觉我的体重在下降。	□0	□1	□2	□3
8.我有便秘的苦恼。	□0	□1	□2	□3
9.我心跳比平常快。	□0	□1	□2	□3
10.我无缘无故地感到疲乏。	□0	□1	□2	□3
11.我的头脑跟平常一样清楚。	□0	□1	□2	□3
12.我觉得经常做的事情并没有困难。	□0	□1	□2	□3
13.我觉得不安而平静不下来。	□0	□1	□2	□3
14.我对将来抱有希望。	□0	□1	□2	□3
15.我比平常容易生气激动。	□0	□1	□2	□3
16.我觉得做出决定是容易的。	□0	□1	□2	□3
17.我觉得自己是个有用的人,有人需要我。	□0	□1	□2	□3
18.我的生活过得很有意思。	□0	□1	□2	□3
19.我认为如果我死了别人会生活得好些。	□0	□1	□2	□3
20.平常感兴趣的事我仍然照样感兴趣。	□0	□1	□2	□3

焦虑自评量表(左侧第一组20题)

抑郁自评量表(左侧第二组20题)

生命质量测定(EORTC QLQ-C30 V3.0)	没有	有一点	较多	很多
1.您在做一些费力的活动(如搬运重的购物袋或行李箱)时是否感到困难?	☐1	☐2	☐3	☐4
2.长途步行,您是否感到困难?	☐1	☐2	☐3	☐4
3.在屋外短途散步,您是否感到困难?	☐1	☐2	☐3	☐4
4.您一天中是否大部分时间要躺在床上或坐在椅子上?	☐1	☐2	☐3	☐4
5.您吃饭、穿衣、洗澡和上厕所时是否需要别人帮助?	☐1	☐2	☐3	☐4
在最近一周内:				
6.您是否觉得您的工作和日常活动因疾病受到了限制?	☐1	☐2	☐3	☐4
7.您是否觉得您的业余爱好或其他消遣活动因疾病受到了限制?	☐1	☐2	☐3	☐4
8.您有过气促吗?	☐1	☐2	☐3	☐4
9.您有过疼痛吗?	☐1	☐2	☐3	☐4
10.您曾(因病)需要休息吗?	☐1	☐2	☐3	☐4
11.您睡眠困难吗?	☐1	☐2	☐3	☐4
12.您曾感到虚弱吗?	☐1	☐2	☐3	☐4
13.您曾感到没有胃口吗?	☐1	☐2	☐3	☐4
14.您曾感到恶心吗?	☐1	☐2	☐3	☐4
15.您曾呕吐过吗?	☐1	☐2	☐3	☐4
16.您曾有过便秘吗?	☐1	☐2	☐3	☐4
17.您曾有过腹泻吗?	☐1	☐2	☐3	☐4
18.您感到过疲乏吗?	☐1	☐2	☐3	☐4
19.疼痛妨碍您的日常活动吗?	☐1	☐2	☐3	☐4
20.您难以集中精力做事吗,如读报纸或看电视?	☐1	☐2	☐3	☐4
21.您曾感到紧张吗?	☐1	☐2	☐3	☐4
22.您对您的疾病担心吗?	☐1	☐2	☐3	☐4
23.您曾感到容易动怒吗?	☐1	☐2	☐3	☐4
24.您曾感到压抑吗?	☐1	☐2	☐3	☐4
25.您感到记事困难吗?	☐1	☐2	☐3	☐4
26.你的身体情况或医疗干扰了您的家庭生活吗?	☐1	☐2	☐3	☐4
27.您的身体情况或医疗干扰了您的社交活动吗?	☐1	☐2	☐3	☐4
28.您的身体情况或医疗引起您经济困难吗?	☐1	☐2	☐3	☐4

对下面的问题按最适合您的情况划出 1~7 之间的一个数字。

29.您怎样评价您过去一周内的总体健康情况?　　非常差　☐1　☐2　☐3　☐4　☐5　☐6　☐7　非常好

30.您怎样评价您过去一周内的总生命质量?　　非常差　☐1　☐2　☐3　☐4　☐5　☐6　☐7　非常好

特定部分:	没有	有一点	较多	很多
31.您有没有咳嗽?	☐1	☐2	☐3	☐4
32.您有没有咯血?	☐1	☐2	☐3	☐4
33.当您休息的时候有没有觉得气短、呼吸困难?	☐1	☐2	☐3	☐4
34.当您走路的时候有没有觉得气短、呼吸困难?	☐1	☐2	☐3	☐4
35.当您爬楼梯的时候有没有觉得气短、呼吸困难?	☐1	☐2	☐3	☐4
36.您觉得您的舌头和口腔疼痛吗?	☐1	☐2	☐3	☐4
37.您觉得吞咽困难吗?	☐1	☐2	☐3	☐4
38.您觉得手脚痹痛吗?	☐1	☐2	☐3	☐4
39.您有掉头发吗?	☐1	☐2	☐3	☐4
40.您觉得胸部疼痛吗?	☐1	☐2	☐3	☐4
41.您觉得您的手臂或肩膀疼痛吗?	☐1	☐2	☐3	☐4

42.您是否还觉得其他部位的疼痛？	□有	□没有
如果有,哪里：		
43.您有没有服用止痛药治疗？	□有	□没有
如果有,止痛药的效果如何?	□有效	□没效

肺癌患者生存质量测定量表（FACT–L）:

生理状况：		一点也不	有一点	有些	相当	非常
1	我缺乏精力。	□0	□1	□2	□3	□4
2	我有呕吐。	□0	□1	□2	□3	□4
3	我不能胜任家庭的日常生活。	□0	□1	□2	□3	□4
4	我有疼痛。	□0	□1	□2	□3	□4
5	我被因治疗引起的毒性反应所困扰。	□0	□1	□2	□3	□4
6	通常我很虚弱。	□0	□1	□2	□3	□4
7	我不得不卧床。	□0	□1	□2	□3	□4
社会/家庭状况：		一点也不	有一点	有些	相当	非常
1	我得到了朋友们的亲近。	□0	□1	□2	□3	□4
2	我从精神上得到家庭支持。	□0	□1	□2	□3	□4
3	我得到了朋友的支持。	□0	□1	□2	□3	□4
4	我的家庭接受我的疾病。	□0	□1	□2	□3	□4
5	我对和家庭间关于病情的交流感到满意。	□0	□1	□2	□3	□4
6	我觉得和我的伴侣很亲近(或是我认为重要的人)	□0	□1	□2	□3	□4
撇开您现在的性欲活动,请您回答下面的问题。如果你不愿意回答,请在( )打"√",回答下一环节						
7	我满意我的性生活	□0	□1	□2	□3	□4
情感状况：		一点也不	有一点	有些	相当	非常
1	我很悲伤。	□0	□1	□2	□3	□4
2	我很自豪我能面对疾病。	□0	□1	□2	□3	□4
3	在与疾病的抗争中,我感到失望。	□0	□1	□2	□3	□4
4	我感到紧张。	□0	□1	□2	□3	□4
5	我害怕死亡。	□0	□1	□2	□3	□4
6	我担心我的情况会变得更坏。	□0	□1	□2	□3	□4
功能状况：		一点也不	有一点	有些	相当	非常
1	我能工作(包括在家里工作)。	□0	□1	□2	□3	□4
2	我工作的很充实(包括在家里工作)。	□0	□1	□2	□3	□4
3	我此时此刻还十分享受生活。	□0	□1	□2	□3	□4
4	我能接受我的疾病。	□0	□1	□2	□3	□4
5	我睡眠好。	□0	□1	□2	□3	□4
6	我进行以前的休闲活动。	□0	□1	□2	□3	□4
7	我目前很关心我的生活质量。	□0	□1	□2	□3	□4
附加的关注情况：		一点也不	有一点	有些	相当	非常
1	我感到气短。	□0	□1	□2	□3	□4
2	我体重在下降。	□0	□1	□2	□3	□4
3	我的思维清晰。	□0	□1	□2	□3	□4
4	我有咳嗽。	□0	□1	□2	□3	□4
5	我受脱发困扰。	□0	□1	□2	□3	□4
6	我的食欲好。	□0	□1	□2	□3	□4

6	我的食欲好。	□0	□1	□2	□3	□4
7	我感到胸闷。	□0	□1	□2	□3	□4
8	我呼吸顺畅。	□0	□1	□2	□3	□4
9	您曾抽过烟吗？ 没有(　　　)有(　　　)。如果有，我对此后悔	□0	□1	□2	□3	□4

注：以上是一些与您的疾病有关的重要问题。请在每一个问题之后选择相对应的答案并在下面的数字上打"√"，以表明在过去的7天中最适合您的情况。

第__次治疗结束		第__次访视				
生命体征、体格检查		检查日期：20___年___月___日	1	2	3	4
体温(T)：_____℃			□	□	□	□
呼吸(R)：_____次/分			□	□	□	□
静息脉率(P)：_____次/分			□	□	□	□
血压BP：收缩压_____mmHg/舒张压_____mmHg			□	□	□	□
肺功能		检查日期：20___年___月___日	1	2	3	4
肺活量(VC)实/预%：_____ FEV1.0/FVC%：_____ 通气/血流比值：_____ 弥散量：_____			□	□	□	□
心电图检查单号：		检查日期：20___年___月___日	1	2	3	4
描述：_____ _____			□	□	□	□
B超检查单号：		检查日期：20___年___月___日	1	2	3	4
描述：_____ _____			□	□	□	□
X线平片单号：		检查日期：20___年___月___日	1	2	3	4
描述：_____ _____			□	□	□	□
CT(或增强)单号：		检查日期：20___年___月___日	1	2	3	4
描述：_____ _____			□	□	□	□
MRI(或增强)单号：		检查日期：20___年___月___日 1 2 3 4	1	2	3	4
描述：_____ _____			□	□	□	□
ECT检查单号：		检查日期：20___年___月___日 1 2 3 4	1	2	3	4
描述：_____ _____			□	□	□	□
PET-CT检查单号：		检查日期：20___年___月___日	1	2	3	4
描述：_____ _____			□	□	□	□

*注：临床意义判定：1:正常；　2:异常但无临床意义；　3:异常且有临床意义；　4:未查。

住院次数	入院日期	出院日期	住院天数
第__次入院/共__次	20___年___月___日	20___年___月___日	

本次住院治疗手段(根据实际情况可多选):□手术;□诱导化疗;□靶向治疗;□放射治疗;□中医中药治疗

□ 手术	手术日期:20____年____月____日
	手术方式:□左开胸;□右开胸;□微创;□全肺切除术
	手术后并发症:
	□肺部感染;□呼吸衰竭;□心律失常;□心功能不全;□支气管胸膜瘘;□脓胸;□胸腔出血;□其他

□ 诱导化疗

化疗方案:□TP;□DP;□GP;□NP;□TC;其他:_____　　化疗周期:第____周期化疗

化疗药品名称	日给药剂量	开始日期	结束日期	是否减量或延迟用药	原 因
		20__年__月__日	20__年__月__日	□是　□否	
		20__年__月__日	20__年__月__日	□是　□否	
		20__年__月__日	20__年__月__日	□是　□否	
		20__年__月__日	20__年__月__日	□是　□否	
		20__年__月__日	20__年__月__日	□是　□否	

是否减量或延迟用药原因:1=不良反应;2=伴发并发症;3=患者决定;4其他:_____

化疗期间或治疗后不适症状/并发症:

名 称	发生日期	消失日期	NCI分级	采取措施	转归
□骨髓抑制	20__年__月__日	20__年__月__日			
□恶心、呕吐	20__年__月__日	20__年__月__日			
□厌食	20__年__月__日	20__年__月__日			
□腹痛、腹胀、腹泻	20__年__月__日	20__年__月__日			
□便秘	20__年__月__日	20__年__月__日			
□疲乏	20__年__月__日	20__年__月__日			
□过敏反应	20__年__月__日	20__年__月__日			
□静脉炎	20__年__月__日	20__年__月__日			
□睡眠障碍综合征	20__年__月__日	20__年__月__日			
□脱发	20__年__月__日	20__年__月__日			
□感染	20__年__月__日	20__年__月__日			
□周围神经病变	20__年__月__日	20__年__月__日			
□肿瘤相关性发热	20__年__月__日	20__年__月__日			
□下肢血栓(水肿)	20__年__月__日	20__年__月__日			

采取措施:1=继续用药;2=停药;3=较少用量;4=暂停后继续用药;5=西药对症处理;6=中药治疗;7=中医适宜技术

转归:1=消失;2=改善;3=无变化;4=加重;5.=死亡

注:TP=紫杉醇+顺铂;DP=多西他赛+顺铂;GP=吉西他滨+顺铂;NP=长春瑞滨+顺铂;TC=紫杉醇+卡铂。

	药品名称	日给药剂量	开始日期	结束日期	是否减量或延迟用药	原　因
□靶向治疗			20__年__月__日	20__年__月__日		
			20__年__月__日	20__年__月__日		
			20__年__月__日	20__年__月__日		
			20__年__月__日	20__年__月__日		
			20__年__月__日	20__年__月__日		
			20__年__月__日	20__年__月__日		

□药物不良反应：
1.
2.

□放射治疗	放射治疗日期：20__年__月__日至20__年__月__日　　　　　总放疗日期：____天

放射治疗目的：□根治性放疗；□姑息性放疗；□术后辅助放疗；□术前放疗

放射治疗方式：□常规；□3D-CRT；□IMRT；□IGRT；□其他：_____

放射治疗剂量：_____
_____

放射治疗靶区范围：□根治累及淋巴结照射；□根治选择淋巴结照射；□术后累及淋巴结照射；□术后区域淋巴结照射

分割方式：□常规分割；□非常规分割：□1=后程加速超分割，□2=超分割，□3=大分割

是否中断放疗：□否　　　　□是　中断间隔日期：　　　　天
原因：1=不良反应；2=伴发并发症；3=患者决定；4其他：

放疗期间或治疗后毒副作用/并发症：

名称	发生日期	消失日期	分级	措施	转归
□1.放射性肺炎	20__年__月__日	20__年__月__日			
□2.放射性食管炎	20__年__月__日	20__年__月__日			
□3.骨髓抑制	20__年__月__日	20__年__月__日			
□4.恶心、呕吐	20__年__月__日	20__年__月__日			
□5.皮肤损伤	20__年__月__日	20__年__月__日			
□6.黏膜反应	20__年__月__日	20__年__月__日			
□7.心功能损伤	20__年__月__日	20__年__月__日			
□8.肿瘤相关性发热	20__年__月__日	20__年__月__日			
□9.疲乏	20__年__月__日	20__年__月__日			

□其他症状：

□1:_____	20__年__月__日	20__年__月__日			
□2:_____	20__年__月__日	20__年__月__日			
□3:_____	20__年__月__日	20__年__月__日			
□4:_____	20__年__月__日	20__年__月__日			

采取措施：1=继续用药；2=停药；3=较少用量；4=暂停后继续用药；5=西药对症处理；6=中药治疗；7=中医适宜技术
转归：1=消失；2=改善；3=无变化；4=加重；5=死亡

中医中药治疗	中医治疗:□中药汤剂;□中成药;□中医适宜技术					
	治法治则	□益气扶正;□养阴润肺;□化痰利湿;□活血化瘀;□清热解毒;□其他:_____				
	中草药处方					
	中成药及制剂	名称:	日给药剂量	开始日期	结束日期	效果评价
				20__年__月__日	20__年__月__日	
				20__年__月__日	20__年__月__日	
				20__年__月__日	20__年__月__日	
				20__年__月__日	20__年__月__日	
				20__年__月__日	20__年__月__日	
				20__年__月__日	20__年__月__日	
	中医适宜技术	名称	治疗目的	治疗方案	开始日期	结束日期	效果评价
		□辨证施膳			20__年__月__日	20__年__月__日	
		□中药熏洗			20__年__月__日	20__年__月__日	
		□贴敷疗法			20__年__月__日	20__年__月__日	
		□中药涂擦			20__年__月__日	20__年__月__日	
		□热奄包			20__年__月__日	20__年__月__日	
		□拔罐疗法			20__年__月__日	20__年__月__日	
		□艾灸			20__年__月__日	20__年__月__日	
		□耳穴压丸			20__年__月__日	20__年__月__日	
		□普通针刺			20__年__月__日	20__年__月__日	
		□手指点穴			20__年__月__日	20__年__月__日	
		□隔物灸法			20__年__月__日	20__年__月__日	
		□推拿治疗			20__年__月__日	20__年__月__日	
		□穴位封闭			20__年__月__日	20__年__月__日	
		□直肠滴入			20__年__月__日	20__年__月__日	
		□穴位放血			20__年__月__日	20__年__月__日	
		□微波治疗			20__年__月__日	20__年__月__日	
		□其他治疗					
		□1._____			20__年__月__日	20__年__月__日	
		□2._____			20__年__月__日	20__年__月__日	
		□3._____			20__年__月__日	20__年__月__日	
□综合康复	名称	治疗目的	治疗方案		开始日期	结束日期	效果评价
					20__年__月__日	20__年__月__日	
					20__年__月__日	20__年__月__日	
					20__年__月__日	20__年__月__日	
					20__年__月__日	20__年__月__日	
					20__年__月__日	20__年__月__日	

本次住院总费用：_____元

类　别		名　称	金额(元)	合计金额(元)
住院费用	1.综合医疗服务类	1.1　一般医疗服务费		
		1.2　一般治疗操作费		
		1.3　护理费		
		1.4　床位费		
		1.5　其他费用		
	2.诊断类	2.1　病理诊断费		
		2.2　实验室诊断费		
		2.3　影像诊断费		
		2.4　临床诊断费		
	3.治疗类	3.1　非手术治疗费		
		3.2　手术治疗费		
	4.康复治疗费			
	5.中医治疗费			
	6.中药类	6.1　中成药		
		6.2　中草药		
	7.西药费	7.1　化疗药物		
		7.2　抗菌药物		
		7.3　止吐药		
		7.4　其他昂贵支持类药物		
	8.血液及血液制品类	8.1　血费		
		8.2　白蛋白类制品		
		8.3　球蛋白类制品		
		8.4　凝血因子类制品		
		8.5　细胞因子制品		
	9.耗材类	9.1　检查用一次性医用耗材		
		9.2　治疗用一次性医用耗材		
		9.3　手术用一次性医用耗材		
	10.其他类	其他费用		
间接费用	1.患者及家属的饮食费用			
	2.患者及家属的交通费用			
	3.患者及家属的误工费			
	4.陪护费			
	5.其他费用			

本次住院第__次血常规单号：		检查日期:20___年___月___日	1	2	3	4
红细胞计数(RBC)		$\times 10^{12}$/L	☐	☐	☐	☐
血红蛋白(HGB)		g/L	☐	☐	☐	☐
白细胞计数(WBC)		$\times 10^{9}$/L	☐	☐	☐	☐
血小板(PLT)		$\times 10^{9}$/L	☐	☐	☐	☐
中性粒细胞计数(ANC)		$\times 10^{9}$/L	☐	☐	☐	☐
淋巴细胞计数(Lymphils)		$\times 10^{9}$/L	☐	☐	☐	☐
嗜酸性细胞计数(Eosinophils)		$\times 10^{9}$/L	☐	☐	☐	☐
嗜碱性细胞计数(Basopkils)		$\times 10^{9}$/L	☐	☐	☐	☐
本次住院第__次血常规单号：		检查日期:20___年___月___日	1	2	3	4
红细胞计数(RBC)		$\times 10^{12}$/L	☐	☐	☐	☐
血红蛋白(HGB)		g/L	☐	☐	☐	☐
白细胞计数(WBC)		$\times 10^{9}$/L	☐	☐	☐	☐
血小板(PLT)		$\times 10^{9}$/L	☐	☐	☐	☐
中性粒细胞计数(ANC)		$\times 10^{9}$/L	☐	☐	☐	☐
淋巴细胞计数(Lymphils)		$\times 10^{9}$/L	☐	☐	☐	☐
嗜酸性细胞计数(Eosinophils)		$\times 10^{9}$/L	☐	☐	☐	☐
嗜碱性细胞计数(Basopkils)		$\times 10^{9}$/L	☐	☐	☐	☐
本次住院第__次血常规单号：		检查日期:20___年___月___日	1	2	3	4
红细胞计数(RBC)		$\times 10^{12}$/L	☐	☐	☐	☐
血红蛋白(HGB)		g/L	☐	☐	☐	☐
白细胞计数(WBC)		$\times 10^{9}$/L	☐	☐	☐	☐
血小板(PLT)		$\times 10^{9}$/L	☐	☐	☐	☐
中性粒细胞计数(ANC)		$\times 10^{9}$/L	☐	☐	☐	☐
淋巴细胞计数(Lymphils)		$\times 10^{9}$/L	☐	☐	☐	☐
嗜酸性细胞计数(Eosinophils)		$\times 10^{9}$/L	☐	☐	☐	☐
嗜碱性细胞计数(Basopkils)		$\times 10^{9}$/L	☐	☐	☐	☐
本次住院第__次血常规单号：		检查日期:20___年___月___日	1	2	3	4
红细胞计数(RBC)		$\times 10^{12}$/L	☐	☐	☐	☐
血红蛋白(HGB)		g/L	☐	☐	☐	☐
白细胞计数(WBC)		$\times 10^{9}$/L	☐	☐	☐	☐
血小板(PLT)		$\times 10^{9}$/L	☐	☐	☐	☐
中性粒细胞计数(ANC)		$\times 10^{9}$/L	☐	☐	☐	☐
淋巴细胞计数(Lymphils)		$\times 10^{9}$/L	☐	☐	☐	☐
嗜酸性细胞计数(Eosinophils)		$\times 10^{9}$/L	☐	☐	☐	☐
嗜碱性细胞计数(Basopkils)		$\times 10^{9}$/L	☐	☐	☐	☐

本次住院第__次生化检查单号：	检查日期:20___年___月___日		1 2 3 4			
指 标	测定值	单位	临床意义*			
谷丙转氨酶(ALT)		IU/L	☐	☐	☐	☐
谷草转氨酶(AST)		IU/L	☐	☐	☐	☐
血清白蛋白(ALB)		g/L	☐	☐	☐	☐
总白蛋白(TP)		g/L	☐	☐	☐	☐
尿素氮(BUN)		mmol/L	☐	☐	☐	☐
肌酐(Cr)		μmol/L	☐	☐	☐	☐
碱性磷酸酶(AKP)		U/L	☐	☐	☐	☐
总胆红素(TBIL)		μmol/L	☐	☐	☐	☐
本次住院第__次生化检查单号：	检查日期:20___年___月___日		1 2 3 4			
谷丙转氨酶(ALT)		IU/L	☐	☐	☐	☐
谷草转氨酶(AST)		IU/L	☐	☐	☐	☐
血清白蛋白(ALB)		g/L	☐	☐	☐	☐
总白蛋白(TP)		g/L	☐	☐	☐	☐
尿素氮(BUN)		mmol/L	☐	☐	☐	☐
肌酐(Cr)		μmol/L	☐	☐	☐	☐
碱性磷酸酶(AKP)		U/L	☐	☐	☐	☐
总胆红素(TBIL)		μmol/L	☐	☐	☐	☐
本次住院第__次生化检查单号：	检查日期:20___年___月___日		1 2 3 4			
谷丙转氨酶(ALT)		IU/L	☐	☐	☐	☐
谷草转氨酶(AST)		IU/L	☐	☐	☐	☐
血清白蛋白(ALB)		g/L	☐	☐	☐	☐
总白蛋白(TP)		g/L	☐	☐	☐	☐
尿素氮(BUN)		mmol/L	☐	☐	☐	☐
肌酐(Cr)		μmol/L	☐	☐	☐	☐
碱性磷酸酶(AKP)		U/L	☐	☐	☐	☐
总胆红素(TBIL)		μmol/L	☐	☐	☐	☐
本次住院第__次生化检查单号：	检查日期:20___年___月___日		1 2 3 4			
谷丙转氨酶(ALT)		IU/L	☐	☐	☐	☐
谷草转氨酶(AST)		IU/L	☐	☐	☐	☐
血清白蛋白(ALB)		g/L	☐	☐	☐	☐
总白蛋白(TP)		g/L	☐	☐	☐	☐
尿素氮(BUN)		mmol/L	☐	☐	☐	☐
肌酐(Cr)		μmol/L	☐	☐	☐	☐
碱性磷酸酶(AKP)		U/L	☐	☐	☐	☐
总胆红素(TBIL)		μmol/L	☐	☐	☐	☐

*临床意义判定:1:正常;2:异常但无临床意义;3:异常且有临床意义;4:未查。

疼痛评估：	检查日期:20＿＿年＿＿月＿＿日	疼痛评分:＿＿＿＿＿＿

0~10数字疼痛强度量表:0:无痛;1~3:轻度疼痛;4~7:中度疼痛;8~9:重度疼痛;10:剧烈疼痛。

营养风险筛查：		检查日期:20＿＿年＿＿月＿＿日		
指　标			测定值	若"是"请√
疾病状态	骨盆骨折或者慢性病患者合并有以下疾病:肝硬化、慢性阻塞性肺病、长期血液透析、糖尿病、肿瘤		1	
	腹部重大手术、中风、重症肺炎、血液系统肿瘤		2	
	颅脑损伤、骨髓抑制、加护病患(APACHE>10分)		3	
营养状态	正常营养状态		0	
	3个月内体重减轻>5%或最近1个星期进食量(与需要量相比)减少20%~50%		1	
	2个月内体重减轻>5%或BMI18.5~20.5或最近1个星期进食量(与需要量相比)减少50%~75%		2	
	1个月内体重减轻>5%(或3个月内减轻>15%)或BMI<18.5(或血清白蛋白<35g/L)或最近1个星期进食量(与需要量相比)减少70%~100%		3	
年　龄	年龄≥70岁加算1分		1	
合　计				

*注:总分≥3.0:患者有营养不良的风险,需营养支持治疗;总分<3.0:若患者将接受重大手术,则每周重新评估其营养状况。

人体成分分析		检查日期:20＿＿年＿＿月＿＿日	
体　重	＿＿＿＿kg	蛋白质	＿＿＿＿kg
BMI	＿＿＿＿kg/m²	体脂肪量	＿＿＿＿kg
总水分	＿＿＿＿kg	骨骼肌肉量	＿＿＿＿kg
无机盐	＿＿＿＿kg	体型判定	

身体总评分：

主要症状	0分	2分(轻)	4分(中)	6分(重)	临床意义*			
咳　嗽	无	白天间断咳嗽,不影响生活	咳嗽明显	昼夜咳嗽频繁,影响睡眠	□	□	□	□
咯　痰	无	昼夜咯痰10~60ml	昼夜咯痰60~100ml	昼夜咯痰100ml以上	□	□	□	□
气　短	无	活动后呼吸困难	休息时亦呼吸困难	静息时喘息明显,不能平卧,影响休息	□	□	□	□
食欲不振	无	食量不减,但觉乏味	食量减少1/3	食量减少2/3	□	□	□	□
腰膝酸软	无	偶有腰膝酸软不影响日常活动	腰膝酸软影响正常活动	腰膝酸软活动受限	□	□	□	□

次要症状	0分	1分(轻)	2分(中)	3分(重)	0	1	2	3
胸　闷	无	轻微胸闷	胸闷明显,时见太息	胸闷如室	□	□	□	□
胸　痛	无	偶有发作,轻微胸痛;	发作较频,疼痛重,影响休息	反复发作,疼痛剧烈难以难受	□	□	□	□
神疲乏力	无	稍感疲倦乏力	容易疲劳,四肢乏力	全身乏力,瞌睡懒言	□	□	□	□
痰中带血	无	痰中带血丝	痰中有血块,占1/2,或每日痰血10次以下	每日痰血10次以上;或咯血	□	□	□	□
低　热	无	37.2~37.5℃	体温37.6~38.0℃	体温38.0℃以上	□	□	□	□
				总计分:				

肺癌患者生活质量特异性测定量表QLQ-LC43:(EORTC QLQ-C30 V3.0)	没有	有一点	较多	很多
1.您在做一些费力的活动(如搬运重的购物袋或行李箱)时是否感到困难?	□1	□2	□3	□4
2.长途步行,您是否感到困难?	□1	□2	□3	□4
3.在屋外短途散步,您是否感到困难?	□1	□2	□3	□4
4.您一天中是否大部分时间要躺在床上或坐在椅子上?	□1	□2	□3	□4
5.您吃饭、穿衣、洗澡和上厕所时是否需要别人帮助?	□1	□2	□3	□4
在最近一周内:				
6.您是否觉得您的工作和日常活动因疾病受到了限制?	□1	□2	□3	□4
7.您是否觉得您的业余爱好或其他消遣活动因疾病受到了限制?	□1	□2	□3	□4
8.您有过气促吗?	□1	□2	□3	□4
9.您有过疼痛吗?	□1	□2	□3	□4
10.您曾(因病)需要休息吗?	□1	□2	□3	□4
11.您睡眠困难吗?	□1	□2	□3	□4
12.您曾感到虚弱吗?	□1	□2	□3	□4
13.您曾感到没有胃口吗?	□1	□2	□3	□4
14.您曾感到恶心吗?	□1	□2	□3	□4
15.您曾呕吐过吗?	□1	□2	□3	□4
16.您曾有过便秘吗?	□1	□2	□3	□4
17.您曾有过腹泻吗?	□1	□2	□3	□4
18.您感到过疲乏吗?	□1	□2	□3	□4
19.疼痛妨碍您的日常活动吗?	□1	□2	□3	□4
20.您难以集中精力做事吗,如读报纸或看电视?	□1	□2	□3	□4
21.您曾感到紧张吗?	□1	□2	□3	□4
22.您对您的疾病担心吗?	□1	□2	□3	□4
23.您曾感到容易动怒吗?	□1	□2	□3	□4
24.您曾感到压抑吗?	□1	□2	□3	□4
25.您感到记事困难吗?	□1	□2	□3	□4
26.你的身体情况或医疗干扰了您的家庭生活吗?	□1	□2	□3	□4
27.您的身体情况或医疗干扰了您的社交活动吗?	□1	□2	□3	□4
28.您的身体情况或医疗引起您经济困难吗?	□1	□2	□3	□4
对下面的问题按最适合您的情况划出1~7之间的一个数字。				
29.您怎样评价您过去一周内的总体健康情况? 非常差 □1 □2 □3 □4 □5 □6 □7非常好				
30.您怎样评价您过去一周内的总生命质量? 非常差 □1 □2 □3 □4 □5 □6 □7非常好				
肺癌特定部分(QLQ-LC13):	没有	有一点	较多	很多
31.您有没有咳嗽?	□1	□2	□3	□4
32.您有没有咯血?	□1	□2	□3	□4
33.当您休息的时候有没有觉得气短.呼吸困难?	□1	□2	□3	□4
34.当您走路的时候有没有觉得气短.呼吸困难?	□1	□2	□3	□4
35.当您爬楼梯的时候有没有觉得气短.呼吸困难?	□1	□2	□3	□4
36.您觉得您的舌头和口腔疼痛吗?	□1	□2	□3	□4
37.您觉得吞咽困难吗?	□1	□2	□3	□4
38.您觉得手脚痹痛吗?	□1	□2	□3	□4
39.您有掉头发吗?	□1	□2	□3	□4
40.您觉得胸部疼痛吗?	□1	□2	□3	□4
41.您觉得您的手臂或肩膀疼痛吗?	□1	□2	□3	□4

42.您是否还觉得其他部位的疼痛?		□有	□没有
如果有,哪里:			
43.您有没有服用止痛药治疗?		□有	□没有
如果有,止痛药的效果如何?		□有效	□没效

肺癌患者生存质量测定量表(FACT-L4.0):

生理状况:		一点也不	有一点	有些	相当	非常
1	我精力不济	□0	□1	□2	□3	□4
2	我感到恶心	□0	□1	□2	□3	□4
3	因为我的身体不好,我成了家庭的负担	□0	□1	□2	□3	□4
4	我感到疼	□0	□1	□2	□3	□4
5	治疗的副作用让我觉得不舒服	□0	□1	□2	□3	□4
6	通常我很虚弱	□0	□1	□2	□3	□4
7	我不得不卧床	□0	□1	□2	□3	□4

社会/家庭状况:		一点也不	有一点	有些	相当	非常
1	我觉得和朋友们疏远了	□0	□1	□2	□3	□4
2	我在感情上得到家人的支持	□0	□1	□2	□3	□4
3	我得到了朋友和邻居的支持	□0	□1	□2	□3	□4
4	我的家人已能正视我患病这一事实	□0	□1	□2	□3	□4
5	家里不大谈论我的病情	□0	□1	□2	□3	□4
6	我觉得和我的伴侣很亲近(或是我认为重要的人)	□0	□1	□2	□3	□4

撤开您现在的性欲活动,请您回答下面的问题。如果你不愿意回答,请在( )打"√",回答下一环节

	7 我对我的性生活很满意	□0	□1	□2	□3	□4

情感状况:		一点也不	有一点	有些	相当	非常
1	我感到悲伤	□0	□1	□2	□3	□4
2	我为自己这样对待疾病感到自豪	□0	□1	□2	□3	□4
3	在与疾病的抗争中,我越来越感到失望	□0	□1	□2	□3	□4
4	我感到紧张	□0	□1	□2	□3	□4
5	我担心我可能会死	□0	□1	□2	□3	□4
6	我担心自己的病情会变得更糟	□0	□1	□2	□3	□4

功能状况:		一点也不	有一点	有些	相当	非常
1	我能工作(包括在家里工作)	□0	□1	□2	□3	□4
2	我工作的很充实(包括在家里工作)	□0	□1	□2	□3	□4
3	我此时此刻还十分享受生活	□0	□1	□2	□3	□4
4	我能接受我的疾病	□0	□1	□2	□3	□4
5	我睡眠好	□0	□1	□2	□3	□4
6	我进行以前的休闲活动	□0	□1	□2	□3	□4
7	我对现在的生存质量感到满意	□0	□1	□2	□3	□4

附加的关注情况:		一点也不	有一点	有些	相当	非常
1	我感到气短	□0	□1	□2	□3	□4
2	我体重在下降	□0	□1	□2	□3	□4
3	我的思维清晰	□0	□1	□2	□3	□4
4	我有咳嗽	□0	□1	□2	□3	□4
5	我受脱发困扰	□0	□1	□2	□3	□4
6	我的食欲好	□0	□1	□2	□3	□4
7	我感到胸闷	□0	□1	□2	□3	□4

8	我呼吸顺畅	□0	□1	□2	□3	□4
9	您曾抽过烟吗？					
	没有(　　　)有(　　　)。如果有，我对此后悔	□0	□1	□2	□3	□4

注：以上是一些与您的疾病有关的重要问题。请在每一个问题之后选择相对应的答案并在下面的数字上打"√"，以表明在过去的七天中最适合您的情况。

Piper疲乏调查量表：

以下的问题是关于您现在感到的疲乏状况，请您尽能力回答每一个问题，并圈上最适合形容您现在的数字。谢谢。

说明：0表示没有，10表示很严重.各分值代表的疲乏严重性程度为：0表示没有，1~3分表示轻度，4~6分表示中度，7~10分表示重度。

1.您现在感到疲乏吗？	□0=没有(无需回答以下的问题)　　□1=有

2.您现在所感到的疲乏维持多久了？　　分钟；　　小时；　　星期；　　月；其他：

3.您现在感到的疲乏，为您带来多大程度的忧虑？
毫不忧虑　0　1　2　3　4　5　6　7　8　9　10　非常忧虑

4.您现在感到的疲乏，有没有妨碍您完成工作或学习活动的能力？　影响有多大？
毫无影响　0　1　2　3　4　5　6　7　8　9　10　影响非常大

5.您现在感到的疲乏，有没有妨碍您探望朋友或与朋友的社交活动？影响有多大？
毫无影响　0　1　2　3　4　5　6　7　8　9　10　影响非常大

6.a.您现在感到的疲乏，有没有妨碍您的性生活？
口有(请回答b题)　　　　口没有(请回答7题)　　　　口不适用(请回答7题)

b.影响有多大？
毫无影响　0　1　2　3　4　5　6　7　8　9　10　影响非常大

7.总体而言，您现在感到的疲乏，有没有妨碍您做自己喜欢的事？影响有多大？
毫无影响　0　1　2　3　4　5　6　7　8　9　10　影响非常大

8.您如何形容您现在感到的疲乏？您疲乏的密度和严重性远致什么程度？
轻度　0　1　2　3　4　5　6　7　8　9　10　严重

您如何形容您现在感到的疲乏？您所感到的疲乏有多大程度是？

9.令自己愉快的	0　1　2　3　4　5　6　7　8　9　10	令自己不愉快的
10.并不惹自己讨厌的	0　1　2　3　4　5　6　7　8　9　10	惹自己讨厌的
11.没有破坏性的	0　1　2　3　4　5　6　7　8　9　10	有破坏性的
12.正面的	0　1　2　3　4　5　6　7　8　9　10	负面的
13.正常的	0　1　2　3　4　5　6　7　8　9　10	异常的

您现在有多大程度感到……

14.身体强壮	0　1　2　3　4　5　6　7　8　9　10	身体虚弱
15.清醒	0　1　2　3　4　5　6　7　8　9　10	有睡意
16.有冲劲	0　1　2　3　4　5　6　7　8　9　10	懒洋洋
17.有精神	0　1　2　3　4　5　6　7　8　9　10	疲倦
18.有活力	0　1　2　3　4　5　6　7　8　9　10	无活力
19.有耐性	0　1　2　3　4　5　6　7　8　9　10	不耐烦
20.轻松	0　1　2　3　4　5　6　7　8　9　10	紧张
21.开心	0　1　2　3　4　5　6　7　8　9　10	抑郁
22.能够集中精神	0　1　2　3　4　5　6　7　8　9　10	难以集中精神
23.记忆力良好	0　1　2　3　4　5　6　7　8　9　10	无记性
24.能够清晰的思考	0　1　2　3　4　5　6　7　8　9　10	不能清晰的思考

附录3

肺癌患者生活方式及行为

问

卷

表

填 表 人:_____

填表时间:_____

甘肃省肿瘤医院

肺癌患者生活方式及行为问卷

亲爱的朋友：

您好！本问卷是为了调查与您健康状况及生活方式有关的一些情况，从而为您和他人的健康判断及生活方式干预提供参考。请您逐项阅读每个问题，根据您近1年来的实际情况或感觉，选择符合您的选项。

您所填写的资料和健康信息均属个人隐私，我们将严格保密，仅作为课题研究统计资料运用，绝不会用于研究以外其他用途。谢谢您的配合。

般情况调查表:

住院病历号		姓　名		性　别		男□　　女□	
年　龄	岁	籍　贯		民　族			

宗教/信仰	□无　　□有:□佛教　□基督教　□伊斯兰教　□拜神　□其他:_____
职　业	□1=农民　　□2=公务员　　□3=企事业单位人员　　□4=公司职员　　□5=个体经营者 □6其他:_____
文化程度	□1=小学及以下　□2=初中　□3=高中/中专　□4=大专　□5=本科　□6=硕士及以上
婚姻状况	□1=未婚　□2=已婚　□3=离异　□4=丧偶　□5=其他:_____
子女数目	□0=没有　□1=1个　□2=2个　□3=3个及以上
医疗费用 支付方	□1=城镇职工医保　　　□2=城乡镇居民医保　　　□3=贫困救助(大病救助) □4=商业医保□　　　　□5=电力医保　　　　　□6=铁路医保 □7=市医保　　　　　　□8=省医保　　　　　　□9=全公费 □10=全自费　　　　　□11=其他:_____

生活作息:

您生活作息规律吗?	□0=不规律　□1=很少规律　□2=有时规律　□3=经常规律　□4=总是规律(每天) □5=昼夜颠倒(如:倒班)
您经常熬夜吗?	□0=没有　□1=很少　□2=有时　□3=经常　□4=总是　□4=总是规律(每天) □5=昼夜颠倒(如:倒班)
一般情况下:您何时上床睡觉(关灯时间)?	□1=22:00以前　□2=22:00~23:00　□3=23:00~00:00　□4=00:00~01:00 □5=01:00~03:00　□1=03:00以后
一般情况下:您何时入睡?	□1=22:00以前　□2=22:00~23:00　□3=23:00~00:00　□4=00:00~01:00 □5=01:00~03:00　　　□1=03:00以后
您午睡时间有多长?	□0=不睡午觉　□1=很少睡午觉　□2=每天10~30分钟　□3=30分钟~1小时 □4=1个小时以上
一般情况下:您平均每天睡多长时间?	□0=4小时以下　□1=4~5小时　□3=5~7小时　□4=7~8小时　□5=9小时以上
您觉得每天睡眠充足吗?	□1=很少　　　　□2=有时　　　　□3=经常　　　　□4=总是(每天)

吸烟史:

您吸烟吗?	□0=从不吸烟　□1=很少　□2=有时　□3=经常　□4=总是(每天)　□5=已戒烟	
如果您仍在吸烟或曾吸烟,是从几岁开始每天至少吸一支烟?		_____岁
如果您仍在吸烟或曾吸烟,日吸烟量是?	□1=1~5支　□2=5~10支　□3=11~20支　□4=20支以上	
如果您仍在吸烟或曾吸烟,扣除戒烟年限年数,共吸烟多少年(不足一年按一年计)?		_____年
如果您目前已戒烟,这次戒烟持续多少年(不足一年按一年计)?		_____年
您长期居住或者工作的环境中,是否有人经常吸烟?	□1=是　□2=否	
有烟雾环境中,您居住和/或工作了多少年(不足一年按一年计)?		_____年

饮酒史:

您饮酒吗?	□0=从不　□1=很少　□2=有时　□3=经常　□4=总是(每天)　□5=已戒酒		
如果您仍在饮酒或曾饮酒,是从几岁开始每周至少喝一次酒?	岁	近一年内是否曾醉酒	□1是 □2否
您一般喝那种酒?	□1=白酒　□2=啤酒　□3=红酒　□4=黄酒　□5=药酒　□6=青稞酒		
如果您仍在饮酒或曾饮酒,日饮酒量是? 均　　两	平均　　　两(50ml)/或啤酒　　　瓶(500ml)		
如果您仍在饮酒或曾饮酒,扣除戒酒年限年数,共饮酒多少年(不足一年按一年计)?	_____年		
如果您目前已戒酒,这次戒酒持续多少年(不足一年按一年计)?	_____年		

饮食习惯:

您每天三餐的时间都规律吗?	□1=从不　　□2=很少　　□3=有时　　□4=经常　　□5=总是
您每天三餐的总量都规律吗?	□1=从不　　□2=很少　　□3=有时　　□4=经常　　□5=总是

饮食习惯(可多选)?	□1=不吃或很少吃早餐　□2=暴饮暴食　□3=挑食　□4=常应酬吃饭 □5=产吃夜宵　□6=进食速度较快　□7=进食速度较慢　□8=边工作边吃饭
饮食口味(可多选)?	□1=喜油腻　□2=清淡　□3=喜辛辣　□4=偏咸　□5=喜甜品　□6=喜酸 □7=喜冷冻、寒凉食物　□8=喜温热进食　□9=多滋补　□10=常吃炙烤 □11=喜饮茶　□12=喜咖啡　□13=以上都不是,无特殊饮食口味

请您估计近2年来个人平均食物摄入量(可以从家庭总量除以人口数计算出个人平均量)?				
米面类(主食生重)	□0=从不吃	□1=小于2两/顿	□2=2~4两/顿	□3=大于4两/顿
新鲜蔬菜(不包括土豆,生重)	□0=从不吃	□1=小于2两/顿	□2=2~4两/顿	□3=大于4两/顿
新鲜水果(未去皮生重)	□0=从不吃	□1=小于5两/天	□2=1斤/天	□3=大于1斤/顿
肉类(未烹饪生重)	□0=从不吃	□1=小于2两/顿	□2=2~4两/顿	□3=大于5两/顿
粗粮(除白面和米以外)	□0=从不吃	□1=小于1两/顿	□2=1~2两/顿	□3=大于2两/顿
腌、晒食品(咸鱼、酸菜、泡菜、咸菜等)		□0=从不吃	□1=有时	□2=经常

您每天喝多少水?(普通的口杯计,每杯的容量约150ml) □1=2杯以下　□2=2~4杯　□3=4~6杯　□4=6~8杯　□5=8杯以上

运动情况:
您每天是否运动?　□0=没有　□1=很少　□2=有时　□3=经常　□4=总是

您平常运动方式是(可多选)? □0=没有　□1=散步　□2=慢跑　□3=长跑　□4=上下楼梯　□5=骑自行车　□6=上下楼梯 □7=游泳　□8=爬山　□9=舞剑　□10=打羽毛球　□11=打乒乓球　□12=跳广场舞 □13=室内健身　□14=打太极拳　□15=八段锦　□16=瑜伽　□17=其他,请描述:

您平常运动锻炼频率是?	_____次/天,或_____次/周,或_____次/月
您每天运动累计时间是?	□1=小于20分钟　□2=30~60分钟　□3=大于60分钟
您的运动时间段是?	□1=早晨为主　□2=中午为主　□3=下午为主　□4=夜晚为主
您运动后的疲劳程度是?	□0=无　□1=稍累　□2=累　□3=很累　□4=非常累
您是否练习某些功法?	0=无　□1=是：□动功:_____ □静功:_____

生活环境:

您的生活环境怎样(可多选)? □1=阴暗　□2=潮湿　□3=少见阳光　□4=室温低　□5=周围噪声多　□6=较拥挤　□7=无特殊 □8=空气清新,环境好　□9=其他:_____
您的生活的环境温度一般是多少? □0=15℃以下　□1=15~18℃　□2=19~22℃　□3=22~25℃　□4=25℃以上　□5=没在意
您是否经常晒太阳(主动或者工作原因)? □0=没有　□1=很少　□2=有时　□3=经常　□4=总是(每天)
您近10年来的生活环境是否存在较严重空气污染(如长期在大城市生活则直接被认定有空气污染)? □0=否　□1=是
近10年来,您的住房的主要取暖方式是: □1=集中暖气　□2=电　□3=太阳能　□4=天然气　□5=烧煤　□6=其他:请描述
近10年来,您家的主要做饭燃料种类是?　□1=天然气/液化气　□2=电　□3=烧煤　4.其他:请描述
近10年来,您家做饭时住房内的油烟情况是?　□0=无烟　□1=少许　□2=较多　□3=很多
您每天用电脑有多长时间? □1=≤30分钟　□2=1~4小时　□3=5~8小时　□3=>8小时　□4=不用电脑
您每天用电脑有多长时间? □1=≤30分钟　□2=1~4小时　□3=5~8小时　□3=>8小时　□4=不用电脑
您觉得工作或学习压力大吗? □0=没有　□1=很少　□2=有时　□3=经常　□4=总是

职业暴露情况:　□0=无　□1=有：具体职业_____从业时间_____年

毒物种类:　□1=石棉　□2=橡胶　□3=煤尘、粉尘　□4=农药　□5=放射线　□6=铀、氡等　□7=其他: 防护措施:　□0=无　□1=有

附录4

肺癌患者家庭功能与应对方式

问

卷

表

填　表　人：＿＿＿＿＿＿＿＿＿

填表时间：＿＿＿＿＿＿＿＿＿

甘肃省肿瘤医院

肺癌患者家庭功能与应对方式

亲爱的朋友：

您好！本问卷是为了调查与您家庭有关的一些情况，从而为您和他人的疾病治疗及干预提供参考。请您逐项阅读每个问题，根据您的实际情况或感觉，选择符合您的选项。

您所填写的资料和信息均属个人隐私，我们将严格保密，仅作为课题研究统计资料运用，绝不会用于研究以外其他用途。谢谢您的配合。

一般情况调查表:

A:患者填写

住院病历号		姓　　名		性　　别		男□　　女□	
民　　族		年　　龄	岁	民族			
职　　业		文化程度		口小学　口初中　口高中或中专　口大专　口本科及以上			
婚姻状况	口未婚　　口已婚　口离异　口丧偶			子女数目		口没有　口1个 口2个　口3个及以上	
在家庭中的地位	口高　口中　口低			是否家庭主要经济来源		口是　口否	
与家人的关系	口亲密　　口一般　口疏远			医疗费用支付方式		口自费　口医保 口合作医疗　口其他	
治疗方式	口手术　口放疗　口化疗 口其他			疾病发展情况:		口无转移及复发　口转移 口复发	

A:家属填写

姓　　名		性　　别	男□　女□	年　　龄	岁
民　　族		职　　业		家庭人口数	
文化程度	口小学　　口初中　　口高中或中专　　口大专　　口本科　　口硕士及以上				
有患者关系	口配偶　口子女　口父母　口其他		是否主要照顾者	是口　否口	
婚烟状况	口未婚　　　口离异　　　口丧偶　　　口已婚,婚龄:　　　年				
人均月收入	口<1000　　口1000~2000　　口2000~3000　　口300~5000　　口>5000				

家庭关怀指数问卷(APGAR):

	经常这样	有时这样	几乎很少
1.当我遇到问题时,可以从家人那里得到帮助。	□1	□2	□3
2.我很满意家人与我讨论及分担各种事情的方式。	□1	□2	□3
3.当我希望从事靳的活动或发展时,家人都能接受且给予支持。	□1	□2	□3
4.我很满意家人对我的情绪表示关心和爱护的方式。	□1	□2	□3
5.我很满意家人与我共度时光的方式。	□1	□2	□3

家庭功能评价量表(FAD)

　　指导语:下面包含了一些对家庭的描述,请仔细阅读每一项,并根据近2月您对您家的庭的看法,在四个可能的答案中选形容家庭接近的数字,选择原则是:很像我家:这一项非常准确地描述了您的家庭。像我家:这一项大致上描述了您的家庭。不像我家:一项不太符合您的家庭。完全不像我家:这一项全不符合您的家庭。

家庭功能评价量表(FAD)	很像 我家	像我家	不像 我家	完全不 像我家
1.由于我们彼此误解,难于安排一些家庭活动。	□1	□2	□3	□4
2.我们在住处附近解决大多数日常问题。	□1	□2	□3	□4
3.当家中有人烦恼时,其他人知道他为什么烦恼。	□1	□2	□3	□4
4.当你要求某人去做某事时,你必须检查他们是否做了。	□1	□2	□3	□4
5.如果某人遇到麻烦时,其他人会过分关注。	□1	□2	□3	□4
6.发生危机时,我们能互相支持。	□1	□2	□3	□4
7.当发生了出乎预料的意外时,我们手足无措	□1	□2	□3	□4
8.我们时常把我们所要的东西用光了。	□1	□2	□3	□4
9.我们相互都不愿流露出自己的感情。	□1	□2	□3	□4
10我们肯度家庭成员都尽到了各自的家庭职责。	□1	□2	□3	□4

家庭功能评价量表（FAD）	很像我家	像我家	不像我家	完全不像我家
11.我们不能相互谈论我买的忧愁。	□1	□2	□3	□4
12.我们常根据我们对问题的决定去行动。	□1	□2	□3	□4
13.你的事只有对别人也重要时,他们才会感兴趣。	□1	□2	□3	□4
14.从那些人正在谈的话中,你不明白其中一个人是怎么想的。	□1	□2	□3	□4
15.家务事没有由家庭成员充分分担。	□1	□2	□3	□4
16.每个人是什么样的,都能被别人认可	□1	□2	□3	□4
17.你不按规矩办事,却很易逃脱处分。	□1	□2	□3	□4
18.大家都把事情摆在桌面上说,而不用暗示的方法。	□1	□2	□3	□4
19.我们中有些人缺乏感情。	□1	□2	□3	□4
20.在遇到突然事件时,我们知道怎么处理。	□1	□2	□3	□4
21.我们避免谈及我们害怕和关注的事。	□1	□2	□3	□4
22.我们难得相互说出温存的感受。	□1	□2	□3	□4
23.我们遇到经济困难。	□1	□2	□3	□4
24.在我们家试图解决一个问题之后,通常要讨论这个问题是否已解决。	□1	□2	□3	□4
25.我们太以自我为中心了。	□1	□2	□3	□4
26.我们能相互表达出自己的感受。	□1	□2	□3	□4
27.我们对梳妆服饰习惯无明确要求。	□1	□2	□3	□4
28.我们彼此间不表示爱意。	□1	□2	□3	□4
29我们对人说话都直说,而不转弯抹角。	□1	□2	□3	□4
30我们每个人都有特定的任务和职责。	□1	□2	□3	□4
31.家庭的情绪气氛很不好。	□1	□2	□3	□4
32.我们有罚人的原测。	□1	□2	□3	□4
33.只有当某事使我们都感兴趣时,我们才一起参加。	□1	□2	□3	□4
34.没有时间去做自己感兴理的事。	□1	□2	□3	□4
35.我们常不把自己感兴趣的想法说出来。	□1	□2	□3	□4
36.我们感到我们能被被人容忍。	□1	□2	□3	□4
37.只有当某件事对个人有利时,我们相互才感兴趣。	□1	□2	□3	□4
38.我们能解决大多数情绪上的烦恼。	□1	□2	□3	□4
39.在我们家亲密和温存居次要地位。	□1	□2	□3	□4
40.我们讨论谁做家务。	□1	□2	□3	□4
41.在我们家对事情做出决定是困难的。	□1	□2	□3	□4
42.我们家的人只有在对自己有利时,才彼此关照。	□1	□2	□3	□4
43.我们相互间都很坦率。	□1	□2	□3	□4
44.我们不遵从任何规则和标准。	□1	□2	□3	□4
45如果要人去做某件事,他们常需别人提醒。	□1	□2	□3	□4
46.我们能够对如何解决问题做出决定。	□1	□2	□3	□4
47.如果原则被打破,我们不知道将会发生什么事。	□1	□2	□3	□4
48.在我们家任何事都行的通。	□1	□2	□3	□4
49.我们将温存表达出来。	□1	□2	□3	□4
50.我们镇静地面对涉及感情的问题。	□1	□2	□3	□4
51.我们不能和睦相处。	□1	□2	□3	□4
52.我们一生了气,就互不讲话。	□1	□2	□3	□4
53.一般来说,我们对分配给自己的家务活都感到不满。	□1	□2	□3	□4
54.尽管我们用意良好,但还是过多地干预了彼此的生活。	□1	□2	□3	□4

家庭功能评价量表(FAD)	很像 我家	像我家	不像 我家	完全不 像我家
55.我们有应付危险情况的原则。	□1	□2	□3	□4
56.我们相互信赖。	□1	□2	□3	□4
57.我们当众哭出声来。	□1	□2	□3	□4
58.我们没有合适的交通工具。	□1	□2	□3	□4
59.当我们不喜欢有的人的所作所为时,我们就会给他指出来。	□1	□2	□3	□4
60.我们想尽各种办法来解决问题。	□1	□2	□3	□4

家庭负担会谈量表(FBS)

指导语:下面的问题用于评价病人患病以来给您的家庭带来的一些影响,请根据您和您的家庭实际情况在相应的方框内"√",谢谢您的配合。

家庭负担会谈量表(FBS)	无	中度	严重
1.患者收入受到损失对家庭经济的影响程度	□0	□1	□2
2.因患者疾病使您和/或其他家庭成员收入受到损失对家庭经济的影响程度	□0	□1	□2
3.因患者疾病和治疗而使家庭开支增加对家庭经济的影响程度	□0	□1	□2
4.因患者疾病的额外安排使家庭开支增加对家庭的影响程度	□0	□1	□2
5.因患者疾病使用借款或花费储蓄对家庭经济的影响程度	□0	□1	□2
6.因患者的疾病而带来的经济压力使得其他计划受到影响的程度	□0	□1	□2
7.患者不能工作、上学等,给家庭带来的不方便程度	□0	□1	□2
8.患者不能帮助做家务对家庭的影响程度	□0	□1	□2
9.患者对您和/或其他家庭成员活动的干扰,给家庭带来的不方便程度(如有人为照顾患者而放弃了另一个日常生活)	□0	□1	□2
10.患者的行为对日常生活的干扰,对家庭的影响程度(如患者需要某人陪伴行为变得冲动、不睡觉也不允许其他人睡觉等)	□0	□1	□2
11.因患者的疾病而忽视了家庭成员的其他活动,对家庭的影响程度(如有人延误上学、吃饭等)	□0	□1	□2
12.因患者的疾病而使家庭成员的娱乐活动减少,对家庭成员的影响程度	□0	□1	□2
13.因患者的疾病而占用了您和/或其他家庭成员的节假日和空闲时间,对该家庭成员的影响程度	□0	□1	□2
14.患者在娱乐活动中缺乏参与,对其他家庭成员的影响程度	□0	□1	□2
15.因患者的疾病或没有能力而放弃了其他的娱乐活动,对家庭成员的影响程度	□0	□1	□2
16.因患者的疾病对家中气氛的影响程度	□0	□1	□2
17.您和/或其他家庭成员因患者而争吵对家庭的影响程度(如患者应该如何照顾、由谁来照顾、谁应该受到责备等)	□0	□1	□2
18.亲属或邻居因患者的疾病而减少或中止与其他家庭成员的交往,对家庭的影响程度	□0	□1	□2
19.家庭因患者疾病变得疏远或回避外界,对家庭的影响程度	□0	□1	□2
20.因患者的疾病对家庭内部、家庭与邻居或亲属之间关系的其他影响的严重程度	□0	□1	□2
21.您和/或其他家庭成员因照顾患者生命而生病或受伤,对他们的影响程度	□0	□1	□2
22.照顾患者对您和/或其他家庭成员躯体健康的其他不良影响,对他们的影响程度(如有人体重下降或原有疾病加重)	□0	□1	□2
23.您和/或其他家庭成员因照顾患者出现了心理障碍而寻求职业帮助的严重程度	□0	□1	□2
24.您和/或其他家庭成员出现失眠、变得忧郁、易怒或哭泣等的严重程度	□0	□1	□2

医学应对问卷(MCMQ)

指导语:下面列出一些问题,以了解您的某些想法、感受、行为,这些想法、感受、行为与您目前所患的疾病有关,请在每一个问题后的四个答案中选出与您实际情况最接近的一个"√"。

1.你在多大程度上希望自己参与做出各种治疗决定?			
□非常希望	□中等希望	□有点希望	□不希望
2.你在多大程度上希望自己参与做出各种治疗决定?			
□不想	□有时想	□经常想	□总是想
3.在讨论你的疾病的时候,你是否经常发现自己却在考虑别的事情?			
□从不这样	□有时这样	□经常这样	□总是这样
4.你是否经常觉得自己要完全恢复健康是没有指望的?			
□总是这样	□经常这样	□有时这样	□从不这样
5.几月来,你从医生、护士等懂行的人那里得到多少有关疾病的知识?			
□极少	□一些	□较多	□很多
6.你是否经常觉得,因为疾病,自己对今后各方面的事不关心了?			
□从不这样	□有时这样	□经常这样	□总是这样
7.你在多大程度上愿意与亲友谈别的事,因为你没有必要老去考虑疾病?			
□极低程度	□一定程度	□相当程度	□很低程度
8.在多大程度上你的疾病使你以更积极的态度去考虑生活中的一些事?			
□极低程度	□一定程度	□相当程度	□很低程度
9.当想到自己的疾病时,你是否会做些别的事情来分散自己的注意力?			
□总是这样	□经常这样	□有时这样	□从不这样
10.你是否经常向医生询问,对于你的疾病你该如何去做?			
□总是这样	□经常这样	□有时这样	□从不这样
11.当亲戚朋友与你谈起你的疾病时,你是否经常试图转换话题?			
□总是这样	□经常这样	□有时这样	□从不这样
12.近几月,你从书本、杂志、报纸上了解多少有关你的疾病的信息?			
□很多	□较多	□一些	□极少
13.你是否经常觉得自己要向疾病屈服了?			
□总是这样	□经常这样	□有时这样	□从不这样
14.在多大程度上你想忘掉你的疾病?			
□极低程度	□一定程度	□相当程度	□很大程度
15.关于疾病,你向医生问了多少问题?			
□没有	□一些	□较多	□很多
16.遇到患有同样疾病的人,通常你会与他谈论多少有关疾病的细节?			
□极少	□一些	□较多	□很多
17.你是否经常以看电影,电视等方式分散自己对疾病的注意?			
□从不这样	□有时这样	□经常这样	□总是这样
18.你是否经常觉得自己对疾病无能为力?			
□总是这样	□经常这样	□有时这样	□从不这样
19.亲朋好友向你询问病情时,你是否经常与他谈许多病情细节?			
□总是这样	□经常这样	□有时这样	□从不这样
20.对于你的疾病,你是否经常感到自己只能听天由命?			
□从不这样	□有时这样	□经常这样	□总是这样

简易应对方式问卷(SASQ)

指导语: 以下列出的是当你在生活中仅受挫折打击,或遇到困难时可能采取的态度和做法。请你仔细阅读每一项,然后在右边选择回答,请在最合适你本人情况的数字方框内"√"。

遇到困难时可能采取的态度和做法	不采取	偶尔采取	有时采取	经常采取
1.通过工作学习或一些其他活动解脱	□0	□1	□2	□2
2.与人交谈,倾诉内心烦恼	□0	□1	□2	□2
3.尽量看到事物好的一面	□0	□1	□2	□2
4.改变自己的想法,重新发现生活中什么重要	□0	□1	□2	□2
5.不要把问题看得太严重	□0	□1	□2	□2
6.坚持自己的立场,为自己想得到的斗争	□0	□1	□2	□2
7.找出几种不同的解决问题的方法	□0	□1	□2	□2
8.向亲戚朋友或同学寻求建议	□0	□1	□2	□2
9.改变原来的一些做法或自己的一些问题	□0	□1	□2	□2
10.借鉴他人处理类似困难情景的办法	□0	□1	□2	□2
11.寻求业余爱好,积极参加文体活动	□0	□1	□2	□2
12.尽量克服自己的失望、悔恨、悲伤和愤怒	□0	□1	□2	□2
13.试图休息或休假,暂时把问题(烦恼)抛开	□0	□1	□2	□2
14.通过吸烟、喝酒、服药和吃东西来解除烦恼	□0	□1	□2	□2
15.认为时间会改变现状,唯一要做的便是等待	□0	□1	□2	□2
16.试图忘记整个事情	□0	□1	□2	□2
17.依靠别人解决问题	□0	□1	□2	□2
18.接受现实,因为没有其他办法	□0	□1	□2	□2
19.幻想可能会发生某种奇迹改变现状	□0	□1	□2	□2
20.自己安慰自己	□0	□1	□2	□2

附录5

肺癌中医综合治疗

辨证论治方案

填 表 人：_____

填表时间：_____

甘肃省肿瘤医院

脾肺气虚(气虚)证:(具备主证三项,次证一项)

症 状		评价标准	判定选项
主症	神疲乏力	正常:无 轻度:劳则即乏,精神不振 中度:动则即乏,精神疲倦,勉强坚持工作 重度:不动亦乏,精神萎疲不振,不能坚持日常工作	0 □ 1 □ 2 □ 3 □
	少气懒言、咳喘无力	正常:无 轻度:不喜多言 中度:懒于言语 重度:不语言语	0 □ 1 □ 2 □ 3 □
	舌质淡胖	否: 是:	0 □ 1 □
	脉虚	否: 是:	0 □ 1 □
次症	面色淡白或㿠白	正常:无 轻度:淡白 中度:淡白无华 重度:苍白或萎黄	0 □ 1 □ 2 □ 3 □
	自汗	正常:无 轻度:皮肤微潮 中度:皮肤潮湿 重度:汗出	0 □ 1 □ 2 □ 3 □
	纳少,腹胀	否: 是:	0 □ 1 □
	舌边齿痕,苔白滑,薄白苔	否: 是:	0 □ 1 □
	脉沉细,脉细弱,脉沉迟	否: 是:	0 □ 1 □

肺阴虚证:(具备主证三项,次证一项)

症 状		评价标准	判定选项
主症	五心烦热	正常:无 轻度:手足心发热 中度:手足欲露衣被外 重度:手足欲握冷物则舒	□0 □1 □2 □3
	咽燥口干	正常:无 轻度:轻微口干咽燥 中度:口干咽燥,饮水可暂解 重度:口干咽燥,欲饮水,饮而不解	□0 □1 □2 □3
	干咳少痰,咳嗽痰少	否: 是:	□0 □1
	舌红少苔	否: 是:	□0 □1
	脉细数	否: 是:	□0 □1

症　状		评价标准	判定选项
次症	痰中带血	否: 是:	□0 □1
	潮热	正常:无 轻度:偶尔头部潮热 中度:胸背潮热 重度:周身潮热	□0 □1 □2 □3
	大便干,小便短少	正常:无 轻度:便干,尿色深 中度:便干便秘,尿少色赤 重度:持续便秘,尿短赤	□0 □1 □2 □3
	声音嘶哑,失眠	否: 是:	□0 □1
	盗汗	正常:无 轻度:汗出 中度:胸背潮热,潮湿,反复出现 重度:周身潮热、汗出如水洗、经常出现	□0 □1 □2 □3
	舌干裂,苔薄白或薄黄而干,花剥苔,无苔	否: 是:	□0 □1
	脉弦细数,脉沉细数	否: 是:	□0 □1

痰湿证:(具备主证三项,次证一项)

症　状		评价标准	判定选项
主症	胸脘痞闷	否: 是:	□0 □1
	恶心纳呆	否: 是:	□0 □1
	咳吐痰涎	否: 是:	□0 □1
	舌淡苔白腻	否: 是:	□0 □1
	脉滑或濡	否: 是:	□0 □1
次症	胸闷喘憋	否: 是:	□0 □1
	面浮肢肿	否: 是:	□0 □1
	脘腹痞满	否: 是:	□0 □1
	头晕目眩	否: 是:	□0 □1
	恶心呕吐	否: 是:	□0 □1
	大便溏稀	否: 是:	□0 □1
	舌胖嫩,苔白滑,苔滑腻,脓腐苔	否: 是:	□0 □1
	或见脉:脉浮滑,脉弦滑,脉濡滑,脉濡缓	否: 是:	□0 □1

气滞血瘀证:(具备主证三项,次证一项)

症　状		评价标准	判定选项
主症	胸部疼痛,刺痛固定	否:	□0
		是:	□1
	肌肤甲错	否:	□0
		是:	□1
	舌质紫黯或有瘀斑、瘀点	否:	□0
		是:	□1
	脉涩	否:	□0
		是:	□1
次症	肢体麻木	否:	□0
		是:	□1
	出血	否:	□0
		是:	□1
	健忘	否:	□0
		是:	□1
	脉络瘀血(口唇、爪甲、肌表等),皮下瘀斑,癥积	否:	□0
		是:	□1
	舌胖嫩,苔白滑,苔滑腻,脓腐苔	否:	□0
		是:	□1
	脉沉弦,脉结代,脉弦涩,脉沉细涩,牢脉	否:	□0
		是:	□1

热毒(痰热阻肺)证:(具备主证三项,次证一项)

症　状		评价标准	判定选项
主症	口苦身热	否: 是:	□0 □1
	尿赤便结	否: 是:	□0 □1
	咳吐黄痰	否: 是:	□0 □1
	舌红或绛,苔黄而干	否: 是:	□0 □1
	脉滑数	否: 是:	□0 □1
次症	面红目赤	否: 是:	□0 □1
	口苦便秘,小便黄	否: 是:	□0 □1
	出血,疮疡痈肿	否: 是:	□0 □1
	口渴饮冷,发热	否: 是:	□0 □1
	舌有红点或芒刺,苔黄燥,苔黄厚黏腻	否: 是:	□0 □1
	脉洪数,脉数,脉弦数	否: 是:	□0 □1

中医药治疗方案

1.体质辨识：□1=平和质　□2=气虚质　□3=阳虚质　□4=阴虚质　□5=痰湿质　□6=湿热质
　　　　　　□7=血瘀质　□8=气郁质　□9=特禀质　□10=其他＿＿＿＿＿＿＿＿

2.辨证分型：□1=气虚证　□2=阴虚证　□3=痰湿证　□4=血瘀证　□5=热毒证
　　　　　　□其他＿＿＿＿＿＿＿＿＿＿＿＿＿＿＿＿＿＿＿＿＿＿＿＿＿＿＿＿＿

3.治法治则：□1=益气扶正　□2=养阴润肺　□3=化痰利湿　□4=活血化瘀　□5=清热解毒
　　　　　　□其他：＿＿＿＿＿＿＿＿＿＿＿＿＿＿＿＿＿＿＿＿＿＿＿＿＿＿＿＿＿

4.中医处方：＿＿＿＿＿＿＿＿＿＿＿＿＿＿＿＿＿＿＿＿＿＿＿＿＿＿＿＿＿＿＿＿＿＿
　　　　　　＿＿＿＿＿＿＿＿＿＿＿＿＿＿＿＿＿＿＿＿＿＿＿＿剂，水煎服。

5.中药制剂：□1=肺癌膏方：＿＿d,用法用量：＿＿袋/次，＿＿次/d。
　　　　　　□2=肺癌扶正抑瘤方：＿＿d,用法用量：＿＿袋/次，＿＿次/d。
　　　　　　□3=＿＿＿＿＿＿：＿＿d,用法用量：＿＿袋/次，＿＿次/d。
　　　　　　□4=＿＿＿＿＿＿：＿＿d,用法用量：＿＿袋/次，＿＿次/d。
　　　　　　□5=＿＿＿＿＿＿：＿＿d,用法用量：＿＿袋/次，＿＿次/d。
　　　　　　□6=其他＿＿＿＿＿＿方：＿＿d,用法用量：＿＿袋/次，＿＿次/d。

6.中医综合治疗：

6.1　辨证施膳：□1=杏仁百合藕粉羹　□2=枸杞鳖汤　□3=三七鸡汤　□4=黄芪炖老鸭
　　　　□5=冰糖杏仁糊　□6=其他＿＿＿＿＿＿＿＿＿＿＿
　　　　□7=肠内营养制剂：　□7.1=乳清蛋白　□7.2=高蛋白配方　□7.3=高能配方
　　　　□7.4=短肽配方　□7.5=其他配方＿＿＿＿＿＿＿＿＿＿＿＿＿＿＿＿＿＿＿

6.2　中医适宜技术：
　　　　□1=中药熏洗　□2=贴敷疗法　□3=热奄包　□4=中药涂擦　□5=拔罐疗法
　　　　□6=艾灸（隔物灸法）　□7=耳穴压丸　□8=普通针刺　□9=手指点穴
　　　　□10=推拿治疗　□11=穴位封闭　□12=中药直肠滴入　□13=穴位放血
　　　　□14=微波治疗　□15=其他治疗＿＿＿＿＿＿＿＿＿＿＿＿＿＿＿＿＿＿＿

6.3　康复治疗：
　　　　□1=心理评估与干预　□2=运动疗法（导引治疗）　□3=健康宣教　□4=五音治疗
　　　　□5=肺功能锻炼　□6=其他治疗

附录6

肺癌中医药综合防治项目

随

访

表

填 表 人:_____

填表时间:_____

甘肃省肿瘤医院

肺癌患者家庭功能与应对方式问卷

尊敬的居民:

您好!非常感谢您在百忙中抽出时间回答我们提出的问题。

我们是甘肃省肿瘤医院的随访人员。我们现在做肺癌中医药综合防治重大项目的后期随访调查,目的是为了了解关于您或者您亲人目前身体状况及生活状态以及为今后改善其生活质量提供科学依据和措施。故需要您的相关信息,倾听您的建议。本课题所收集的资料仅用于研究,我们会对您的个人信息严格保密。

谢谢您的支持!

第一部分(基本信息):							
住院病历号		患者姓名			性　别	□1.男　□2.女	
民　族		身份证号					
联系电话			调查点名称(区/县)				
调查对象是否知晓病情			□1.是　　□2.否		年　龄	周岁	
被调查人与调查对象的关系是?			□1.本人　□2.配偶　□3.子女　□4.兄弟姐妹　□5.父母 □6.其他人_____				
A1	您的户口归属地?		□1.城市　　　　□2.农村				
A2	您现居地?		□1.城市　　　　□2.农村				
A3	您目前或者以前参加了哪种医疗保险(可多选)?		□1.城镇职工基本医疗保险　□2.公费医疗 □3.城镇居民医疗保险　　　□4.新型农村合作医疗 □5.商业医疗保险　　　　　□6.其他　□7.没有参加				
A4	您现在有什么信仰?		□1.佛教　　　□2.伊斯兰教　　□3.基督教教 □4.天主教　　□5.其他　　　　□6.无				
A5	家里是否有肿瘤家族史?		□1.是　　　□2.否				
A6	是否定期到医院复查?		□1.定期复查(继续A6.1)　□2.不定期复查(转A6.2) □3.未复查				
A6.1	每隔_____月到_____医院复查_____科复查						
A6.2	有不适才到_____医院_____科就诊						
A7	生活自理能力:		□1.完全自理　　□2.大部分自理　　□3.部分自理　　□4.完全不能自理				
第二部分(治疗情况):							
B1	确诊日期		20____年____月____日				
B2	是否手术治疗		□1.是(继续B2.1~B2.3)　　□2.否(转B3)				
B2.1	手术日期		20____年____月____日				
B2.2	手术医院级别		□1.三级医院　　□2.二级医院　　□3.一级及以下				
B2.3	手术方式		□1.根治性切除术　□2.姑息性切除术　□3.探查 □4.介入治疗　　　□5.其他:_____				
B3	是否进行化学药物治疗(化疗)		□1.是(继续B3.1~B3.2)　　□2.否(转B4)				
B3.1	连续性、化疗次数及化疗方案	第1阶段:____次;化疗方案:_____;					
		化疗时间:201____年____月____日至201____年____月____日					
		第2阶段:____次;化疗方案:_____;					
		化疗时间:201____年____月____日至201____年____月____日					
		第3阶段:____次;化疗方案:_____;					
		化疗时间:201____年____月____日至201____年____月____日					
B3.2	效果评价		□1.CR　□2.PR　□3.SD or NC　□4.PD				
B3.3	不良反应		□1.骨髓抑制　□2.胃肠道反应　□3.过敏反应　□4.静脉炎 □5.其他:_____				
B4	是否进行放射治疗(放疗)		□1.是　(继续B4.1~B4.2)　　□2.否(转B5)				
B4.1	连续性、放疗次数及放疗方案	第1阶段:____次;放疗方案_____;					
		化疗时间:201____年____月____日至201____年____月____日					
		第2阶段:____次;放疗方案_____;					
		化疗时间:201____年____月____日至201____年____月____日					
		第3阶段:____次;放疗方案_____;					
		化疗时间:201____年____月____日至201____年____月____日					

B4.2	效果评价	□1.CR　□2.PR　□3.SD or NC　□4.PD
B4.3	不良反应	□1.放射性肺炎/纤维化　□2.放射性食管炎　□3.皮肤损伤　□4.静脉炎 □5.其他:＿＿＿＿＿＿＿＿＿＿＿＿
B5	是否进行中医药治疗	□1.是(继续B5.1~B5.7)　　□2.否(转B6)
B5.1	医院名称及级别:	医院名称:＿＿＿＿＿　□1.三级医院　□2.二级医院　□3.一级及以下
B5.2	医生姓名	姓名:
	级别	□1.全国名老中医　□2.省级名中医　□3.主任中医师 □4.副主任中医师　□5.主治中医师　□6.民间中医师　□7.其他:＿＿＿＿＿＿
B5.3	中药名称	□1.中药处方　□2.中成药,药名:＿＿＿＿＿＿＿＿＿＿＿＿＿＿＿＿
B5.4	剂型	□1.汤剂　□2.片剂/胶囊　□3.注射剂　□4.颗粒剂　□5.膏剂　□6.散剂
B5.5	每日服药剂量	每次＿＿＿□剂/□粒/□包/□克/□支/□ml,每日＿＿＿次
B5.6	起止日期	20＿＿年＿＿月＿＿日至20＿＿年＿＿月＿＿日
B5.7	效果评价	□1.CR　□2.PR　□3.SD or NC　□4.PD
B5.8	不良反应	□1.恶心呕吐　□2.过敏　□3.肝损伤　□4.其他:＿＿＿＿＿＿＿＿＿＿
B6	是否进行靶向药物治疗	□1.是(继续B6.1~B6.4)　□2.否(转C1)
B6.1	药物名称	
B6.2	服用剂量	每次＿＿＿□剂/□粒/□包/□克/□支/□ml,每日＿＿＿次
B6.3	效果评价	□1.CR　□2.PR　□3.SD or NC　□4.PD
B6.4	不良反应	□1.骨髓抑制　□2.胃肠道反应　□3.过敏反应　□4.静脉炎 □5.其他:＿＿＿＿＿＿＿＿＿＿＿

第三部分(生命质量)

C1	咳嗽	□0.无　□2.白天间断咳嗽,不影响生活　□4.咳嗽 □6.昼夜咳嗽频繁,影响睡眠
C2	咯痰	□0.无　□2.昼夜咯痰10~60ml　□4.昼夜咯痰60~100ml □6.昼夜咯痰100ml以上
C3	气短	□0.无　□2.活动后呼吸困难　□4.休息时呼吸困难 □6.静息时喘息明显,不能平卧
C4	食欲不振	□0.无　□2.食量不减,但觉乏味　□4.食量减少1/3　□6.食量减少2/3
C5	腰膝酸软	□0.无　□2.偶有,不影响日常活动　□4.影响正常活动　□6.活动受限
C6	胸闷	□0.无　□1.轻微胸闷　□2.胸闷明显,时见太息　□3.胸闷如窒
C7	胸痛	□0.无　□1.偶有发作　□2.发作较频,疼痛重,影响休息 □3.反复发作,疼痛剧烈难以难受
C8	神疲乏力	□0.无　□1.稍感疲倦乏力　□2.容易疲劳,四肢乏力　□3.全身乏力,瞌睡懒言
C9	痰中带血	□0.无　□1.痰中带血　□2.痰中有血块,占1/2,或每日痰血10次以下 □3.每日痰血10次以上;或咯血
C10	恶心、呕吐	□1.是　□2.否
C11	大便情况	□1.正常　□2.异常(转C11.1)
C11.1	大便异常	□1.腹痛　□2.腹泻　□3.大便干燥　□4.便秘(＿＿＿天行1次)
C12	体重变化	□1.无变化　□2.增加＿＿＿kg　□3.下降＿＿＿kg
C13	疼痛评估	□0　□1　□2　□3　□4　□5　□6　□7　□8　□9　□10 　0=无痛;1~3=轻度疼痛;4~7=中度疼痛;8~9=重度疼痛;10=剧烈疼痛;
C14	睡眠困难吗	□1.没有　□2.有一点　□3.较多　□4.很多
C15	平均每天睡多长时间?	□0=4h以下　□1=4~5h　□3=5~7h　□4=7~8h　□5=9h以上
C16	情绪状况	□1.好　□2.不好(转C16.1)
C16.1	情绪类型	□1.焦虑　□2.抑郁　□3.易怒　□4.情绪低沉

第四部分(调查后记)		
D1	患者目前生存情况	□1.死亡(转D1.1)　　□2.尚存活(到此结束)
D1.1	患者死亡日期	20___年___月___日
D1.2	死亡原因	□1肿瘤　□2非肿瘤
D2	对于患者疾病治疗您还有哪些需求、想法或建议? 1. 2. 3.	
D3	需要医护人员为您提供康复指导吗?	□1.非常需要　□2.比较需要　□3.一般需要　□4.不需要沉
D3.1	需要中医养生指导吗?	□1.非常需要　□2.比较需要　□3.一般需要　□4.不需要
D3.2	需要心理干预或精神支持吗?	□1.非常需要　□2.比较需要　□3.一般需要　□4.不需要
D3.3	需要营养膳食指导吗?	□1.非常需要　□2.比较需要　□3.一般需要　□4.不需要
D3.4	需要运动指导吗?	□1.非常需要　□2.比较需要　□3.一般需要　□4.不需要

附录7

不良事件评价标准(CTCAE)5.0版

血液/骨髓						
		级　　别				
不良反应	简　称	1	2	3	4	5
骨髓细胞	骨髓细胞	轻度细胞减少;成人正常细胞水平减少≤25%	中度细胞减少;成人正常细胞水平减少>25~≤50%	重度细胞减少;成人正常细胞水平减少>50~≤75%	—	死亡
CD4细胞数目	CD4细胞数目	$<LLN-500/mm^3$ $<LLN-0.5\times10^9/L$	$<500-200/mm^3$ $<(0.5\sim0.2)\times10^9/L$	$<200\sim50/mm^3$ $<0.2\sim0.05\times10^9/L$	$<50/mm^3$ $<0.05\times10^9/L$	死亡
结合珠蛋白	结合珠蛋白	$<LLN$	—	无	—	死亡
血红素	血红素	$<LLN-10.0g/dl$ $<LLN-6.2mmol/L$ $<LLN-100g/L$	$<10.0\sim8.0g/dl$ $<6.2\sim4.9mmol/L$ $<100\sim80g/L$	$<8.0\sim6.5g/dl$ $<4.9\sim4.0mmol/L$ $<80\sim65g/L$	$<6.5g/dl$ $<4.0mmol/L$ $<65g/L$	死亡
溶血(如免疫性溶血性贫血,药物性溶血)	溶血	仅有溶血的试验迹象(如直接抗球蛋白试验[DAT,Coombs']中有裂细胞)	红血球破坏,血红素减少≥2g,无需输血	需输血或药物治疗(如类固醇类)	溶血引发的后果(如肾衰竭、低血压、支气管痉挛、紧急脾切除)	死亡
白细胞(总WBC)	白细胞	$<LLN-3000/mm^3$ $<LLN-3.0\times10^9/L$	$<3000\sim2000/mm^3$ $<(3.0\sim2.0)\times10^9/L$	$<2000\sim1000/mm^3$ $<(2.0\sim1.0)\times10^9/L$	$<1000/mm^3$ $<1.0\times10^9/L$	死亡
淋巴球减少症	淋巴球减少症	$<LLN-800/mm^3$ $<LLN-0.8\times10^9/L$	$<800\sim500/mm^3$ $<0.8\sim0.5\times10^9/L$	$<500\sim200/mm^3$ $<(0.5\sim0.2)\times10^9/L$	$<200/mm^3$ $<0.2\times10^9/L$	死亡
脊髓发育不良	脊髓发育不良	—	—	骨髓细胞遗传变异(骨髓芽细胞<5%)	RAEB或RAEB-T(骨髓芽细胞<5%)	死亡
嗜中性粒细胞/粒细胞(ANC/AGC)	嗜中性粒细胞	$<LLN-1500/mm^3$ $<LLN-1.5\times10^9/L$	$<1500\sim1000/mm^3$ $<(1.5\sim1.0)\times10^9/L$	$<1000\sim500/mm^3$ $<(1.0\sim0.5)\times10^9/L$	$<500/mm^3$ $<0.5\times10^9/L$	死亡
血小板	血小板	$<LLN-75\,000/mm^3$ $<LLN-75.0\times10^9/L$	$<75\,000\sim50\,000/mm^3$ $<(75.0\sim50.0)\times10^9/L$	$<50\,000\sim25\,000/mm^3$ $<(50.0\sim25.0)\times10^9/L$	$<25\,000/mm^3$ $<25.0\times10^9/L$	死亡
脾功能	脾功能	偶发事件(如Howell-Jolly氏小体)	需预防性抗生素	—	有生命危险	死亡
血液/骨髓—其他情形(指定)	血液—其他情形(指定)	轻度	中度	重度	有生命危险;导致残疾	死亡

心律不齐						
		级　别				
不良反应	简　称	1	2	3	4	5
传导异常/房室传导阻滞—选择	传导异常—选择	无症状,无需治疗	非紧急的药物治疗	不完全药物或仪器治疗(如心脏整律器)	有生命危险(如心律不齐伴CHF、低血压、昏厥、休克)	死亡
心悸	心悸	出现	出现并伴相关症状(如眩晕,气短)	—	—	—
心律不齐—其他情形	心律不齐	轻度	中度	重度	有生命危险;导致残废	死亡

心　脏						
		级　别				
不良反应	简　称	1	2	3	4	5
心肌缺血及梗塞	心肌缺血及梗塞	没有发生缺血的无症状动脉缩窄	检查提示为缺血但无症;稳定心绞痛	检查符合缺血且有症状;不稳定心绞痛;需治疗	急性心肌梗塞	死亡
肌钙蛋白T	cTnT	0.03~<0.05ng/ml	0.05~<0.1ng/ml	0.1~<0.2ng/ml	0.2ng/ml	—
高血压	高血压	无症状的,暂时性的(<24小时)舒张压升>20mmHg或血压由正常升高至>150/100mmHg;无需治疗	反复发作的或持续>24小时或有症状的舒张压升高>20mmHg或上述情况的血压由正常升高至>150/100mmHg;可行单药治疗	需要多于一种的药物进行治疗或需要在原有治疗的基础上加大剂量	有生命危险(如高血压危象)	死亡

注:儿科情况分级标准不同,本研究不涉及,未予列出。

全身症状						
		级　别				
不良反应	简　称	1	2	3	4	5
疲乏(无精打采,不适,虚弱)	疲乏	与基线水平比,轻度疲乏	中度疲乏或影响部分日常生活	重度疲乏,影响日常生活	残疾	—
发烧(无嗜中性白血球减少症,这一症状定义为ANC<1.0×10^9/L)	发烧	38.0~39.0℃(100.4~102.2°F)	>39.0~40.0℃(102.3~104.0°F)	>40.0℃(>104.0°F)≤24h	>40.0℃(>104.0°F)>24h	死亡
体温过低	体温过低	—	35~>32℃ 95~>89.6°F	32~>28℃ 89.6~>82.4°F	≤28℃(82.4°F)或有生命危险(如昏迷、低血压、肺水肿、酸血症、心室纤维颤动)	死亡
失眠	失眠	偶尔入睡困难,不影响器官功能	入睡困难,影响器官功能,但不影响日常生活	经常入睡困难,影响日常生活	残疾	—

注释:若疼痛或其他症状干扰了睡眠,不能按"失眠"分级,应按引起失眠的主要不良反应进行分级。

全身症状						
		级　别				
不良反应	简　称	1	2	3	4	5
发冷/寒颤	发冷/寒颤	轻度	中度,需麻醉药	重度或延长,对麻醉药无反应	—	—
出汗（发汗）	出汗	轻度或偶发	经常发生或湿透	—	—	—
体重增加	体重增加	与基线值比,相差5~<10%	与基线值比,相差10~<20%	与基线值比,相差≥20%	—	死亡
体重减轻	体重减轻	与基线值比,相差5~<10%;无需治疗	与基线值比,相差10~<20%;需营养支持	与基线值比,相差≥20%;需管喂饮食或TPN	—	—
全身症状—其他情形（指定,	全身症状—其他情形（指定）	轻度	中度	重度	有生命危险;导致残废	死亡
胃炎（包括胆汁反流性胃炎）	胃炎	无症状,仅为X光线、内镜发现	有症状,改变胃功能（如经口摄入热量或液体不足）;需静脉输液<24h	有症状,重度改变胃功能（如经口摄入热量或液体不足）;需静脉输液、管喂饮食或PN≥24h	有生命危险;需器官完全切除术（如胃切除术）	死亡
同样考虑:出血,GI—选择;溃疡,GI—选择						
提示:头和颈的软组织坏疽在"肌肉与骨骼/软组织"中按"软组织坏疽—选择"进行分级。						
烧心/消化不良	烧心	轻度	中度	重度	—	—
黏膜炎/口腔炎（功能性/有症状的）	黏膜炎（功能性/有症状的）—选择	上呼吸消化道部位:最小限度的症状,正常饮食;最小限度的呼吸症状,但不影响功能	上呼吸消化道部位:有症状但能吃和咽经改良的食物;有呼吸症状,影响功能,但不影响日常生活	上呼吸消化道部位:有症状,不能经口获得足够的营养或氢氧化物;有呼吸症状,影响日常生活	有生命危险的相关症状	死亡
恶心	恶心	食欲减退,但不改变饮食习惯	经口摄入东西减少,无明显体重减轻,脱水或营养不良;需静脉输液<24h	经口摄入热量或液体不足;需静脉输液、管喂饮食或TPN≥24h	有生命危险	死亡
呕吐	呕吐	24h 1次	24hrs2-5次:需静脉输液<24h	24h≥6次:需静脉输液或TPN≥24h	有生命危险	死亡

肝　脏					
		级　别			
不良反应	简称	1	2	3	4
碱性磷酸钾	WNL	>ULN~2.5×ULN	>2.5×ULN~5.0×ULN	>5.0×ULN~20.0×ULN	>20.0×ULN
胆红素	WNL	>ULN~1.5×ULN	>1.5×ULN~3.0×ULN	>3.0×ULN~10.0×ULN	>10.0×ULN
GGT（γ-谷氨酰转肽酶）	WNL	>ULN~2.5×ULN	>2.5×ULN~5.0×ULN	>5.0×ULN~20.0×ULN	>20.0×ULN
肝脏增大	无	—	有	—	
	注意:仅当肝脏增大是由于治疗相关性不良反应包括静脉闭塞疾病引起时进行分级				
低白蛋白血症	WNL	<LLN~3g/dl	≥2~<3g/dl	<2g/dl	
肝功障碍/肝衰（临床）	正常	—	—	扑翼样震颤	脑病或昏迷

肝 脏					
		级 别			
不良反应	简称	1	2	3	4
门静脉血流	正常	—	下降	门静脉逆流	—
SGOT（AST）（血清谷草转氨酶）	WNL	>ULN~2.5×ULN	>2.5*ULN~5.0*ULN	>5.0*ULN~20.0*ULN	>20.0*ULN
SGpT（AlT）（血清谷丙转氨酶）	WNL	>ULN~2.5×ULN	>2.5*ULN~5.0*ULN	>5.0*ULN~20.0*ULN	>20.0*ULN
肝脏—其他（详细说明）	无	轻度	中度	重度	危及生命或致残

神经系统						
		级 别				
不良反应	简 称	1	2	3	4	5
呼吸暂停	呼吸暂停	—	—	出现	需插管	死亡
同样考虑：发烧（无嗜中性白血球减少症，这一症状指ANC <1.0×10⁹/L）；感染—选择；疼痛—选择；呕吐						
共济失调（失调）	共济失调	无症状	有症状，但不影响日常生活	有症状并影响日常生活；需机械协助	导致残废	死亡
注释：共济失调（失调）指药物或手术治疗引起的。						
头晕	头晕	仅头运转或眼球震颤；不影响功能	影响功能，但不影响日常生活	影响日常生活	导致残废	死亡
记忆力损伤	记忆力损伤	记忆力损伤，但不影响功能	记忆力损伤，影响功能，但不影响日常生活	记忆力损伤并影响日常生活	健忘症	—
情绪变化—选择—兴奋—焦虑—抑郁	情绪变化—选择	轻度情绪变化，但不影响功能	中度情绪变化，影响功能但不影响日常生活；需药物治疗	重度情绪变化，并影响日常生活	有自杀想法；会伤害自己或别人	死亡
个性/行为	个性	改变，但对患者或家属无不利影响	改变，对患者或家属有不利影响	需心理保健治疗	会伤害自己或其他人；需住院治疗	死亡
精神病（幻觉/错觉）	精神病	—	短暂性发作	影响日常生活；需药物治疗、监督、管制	会伤害自己或其他人；有生命危险	死亡
神经病变：感觉	神经病变：感觉	无症状；深腱反射消失或感觉异常（包括麻刺感），但不影响功能	感觉改变或感觉异常（包括麻刺感），影响功能但不影响日常生活	感觉改变或感觉异常，并影响日常生活	导致残废	死亡
嗜睡/神志清醒程度降低	嗜睡	—	嗜睡或镇静，影响功能，但不影响日常生活	迟钝或人事不省；难以唤醒；影响日常生活	昏迷	死亡

疼痛						
		级 别				
不良反应	简 称	1	2	3	4	5
疼痛—选择 选项见下列不良反应表格	疼痛—选择	轻微疼痛，但不影响日常生活	中度疼痛；影响功能的疼痛或止痛，但不影响日常生活	重度疼痛；严重影响日常生活的疼痛或止痛	导致残废	死亡
疼痛—其他情形（指定，—）	疼痛—其他情形（指定）	轻微疼痛，但不影响日常生活	中度疼痛；影响功能的疼痛或止痛，但不影响日常生活	重度疼痛；严重影响日常生活的疼痛或止痛	导致残废	死亡

凝血相关						
		级　别				
不良反应	简　称	1	2	3	4	5
人纤维蛋白原	人纤维蛋白原	<1.0~0.75×LLN或较基线值减少<25%	<0.75~0.5×LLN或较基线值减少25%-<50%	<0.5~0.25×LLN或较基线值减少50%~<75%	<0.25×LLN或较基线值减少<75%或绝对值<50mg/dl	死亡
INR	INR	>1~1.5×ULN	>1.5~2×ULN	>2×ULN	—	—
PTT	PTT	>1~1.5×ULN	>1.5~2×ULN	>2×ULN	—	—

出血/流血						
		级　别				
不良反应	简　称	1	2	3	4	5
出血/流血	出血	轻度,无需输血	—	需输血	大量出血,必须进行较大的干涉治疗	死亡

附录8

常用药物毒性标准NCI CTC version 2.0

不良反应	评级				
	0	1	2	3	4
变态反应/免疫反应					
变态反应/免疫反应(包括药物热)	无	一过性皮疹、药物热<38℃(<100.4℉)	风疹、药物热≥38℃(≥100.4℉)和(或)无症状性支气管痉挛	症状性支气管痉挛、需要胃肠外用药、伴随或不伴风疹;变态反应有关的水肿/血管性水肿	过敏性反应
	附注:孤立的风疹病灶,不伴有其他变态反应或过敏性反应表现者,分级见皮肤病/皮肤类目中				
过敏性鼻炎(包括打喷嚏、鼻堵、流清涕)	无	轻微,不需治疗	中度,需要治疗	—	—
自身免疫反应	无	有自身免疫反应的血清学或其他证据,但患者无症状(如白癜风),所有器官功能正常,不需治疗	有侵及非重要器官或功能的自身免疫反应证据,(如甲状腺功能减退),需要免疫抑制药物以外的治疗	可逆的自身免疫反应已影响到了一个主要器官的功能或出现其他不良反应(如一过性大肠炎或贫血),需行短期免疫抑制治疗	自身免疫反应引起主要器官4级功能障碍,进行性和不可逆的反应,需要长期使用大剂量的免疫抑制资料
	同时应考虑到甲状腺功能减退、大肠炎、血红蛋白量、溶血等表现				
血清学异常	无	—	—	有	—
如果风疹作为一个独立的症状出现在皮肤病/皮肤类目中进行评级,若伴随有其他变态反应或过敏反应表现则在上述的表态反应/过敏反应类目中进行分级。					
脉管炎	无	轻微,不需治疗	有症状,需治疗或需行截肢	需要类固醇激素治疗	局部缺血改变
过敏症/免疫学-其他方面(加以指明_____)	无	轻微	中度	重度	危及生命或致残
耳/听力					
传导性听力下降的分级列于耳/听力类目中的中耳/听力分类中					
耳痛评级列于疼痛类目中					
外耳道	正常	外耳炎伴有斑或干性脱皮	外耳炎伴有湿性脱皮	外耳炎伴分泌物增多,乳突炎	外耳道软骨或骨组织坏死
	附注:放射治疗导致的外耳廓改变在皮肤病/皮肤条目的放射性皮炎中进行评级				
内耳/听力	正常	听力下降只有在听力测试时才能发现	耳鸣或听力下降,不需要助听或治疗	耳鸣或听力下降,通过助听或治疗能予以纠正	严重的单侧或双侧听力丧失(耳聋),无法纠正
中耳/听力	正常	严重的中耳炎不伴听力下降的主观感觉	严重中耳炎或感染,需行治疗,主观感觉听力下降;鼓膜破裂伴分泌物增多	中耳炎伴分泌物增多,乳突炎或传导性耳聋。	耳道软骨或骨组织坏死
耳/听力—其他症状(加以指明_____)	正常	轻度	中度	重度	危及生命或致残

不良反应	评级				
	0	1	2	3	4
血液/骨髓					
骨髓细胞构成	各年龄段骨髓细胞所分数正常	轻度细胞减少或相应年龄段细胞减少≤25%	中度细胞减少,或相应年龄段细胞减少25%<a≤50%,或骨髓正常细胞比例恢复时间为2周<b<4周	重度细胞减少,或相应年龄段细胞减少50%<a≤75%,或骨髓正常细胞比例恢复时间为4周<b<6周	骨髓萎缩或骨髓正常细胞比例恢复时间>6周
	正常值范围:青少年(≤18岁)骨髓细胞平均占骨髓成分的90%;成人(19~59岁)平均占60%~70%;老年人(≥60)平均占50%细胞 附注:骨髓细胞分级仅用于评价治疗相关的改变,不用于评价疾病所致骨髓改变。				
CD4计数	WNL	<LLN-500/mm³	200~<500/mm³	50~<300/mm³	<50/mm³
	★ WNL: Within Normal limits 在正常值范围内				
亲血色蛋白	正常	降低	——	缺乏	——
血红蛋白(Hgb)	WNL	<LLN-10.0g/dl <LLN-100g/L <LLN-6.2mmol/L	8.0~10.0g/dl 80~<100g/L 4.9~<6.2mmol/L	6.5~<8.0g/dl 65~<80g/L 4.0~4.9mmol/L	<6.5g/dl <65g/L <4.0mmol/L
对于白血病或骨髓浸润/脊髓萎缩,若用此标准评定	WNL	较疗前减少 10~<25%	较疗前减少 25~<50%	较疗前减少 50~<75%	较疗前减少≥75%
溶血(如免疫性溶血、药物相关性溶血,其他)	无	只有实验室溶血的证据(如:直接抗血红蛋白试验检测细胞碎片)(DAT,Coombs')	有红细胞破损的证据,血红蛋白减少≥2g,不需要输血	需要输血和(或)治疗(如:使用类固醇激素)	溶血导致严重后果(如:肾功能减退、低血压、支气管痉挛、急症脾切除)
白细胞(总数)	也应考虑到结合珠蛋白和血红蛋白				
	WNL	<LLN-3.0×10⁹/L <LLN-3000/mm³	≥2.0×10⁹~<3.0×10⁹/L ≥2000<3000/mm³	≥1.0×10⁹~2.0×10⁹/L ≥1000~2000/mm³	<1.0×10⁹/L <1000/mm³
在骨髓移植研究机中,若按此标准评级	WNL	≥2.0~3.0×10⁹/L ≥2000~3000/mm³	≥1.0~2.0×10⁹/L ≥1000~2000/mm³	≥0.5~1.0×10⁹/L ≥500~1000/mm³	<2.5×10⁹/L <500/mm³
淋巴细胞减少症	WNL	<LLN-1.0×10⁹/L <LLN-1000/mm³	≥0.5~1.0×10⁹/L ≥500~1000/mm³	<2.5×10⁹/L <500/mm³	——
中性白细胞/粒细胞(ANC/AGC)	WNL	≥1.5~2.0×10⁹/L ≥1500~2000/mm³	≥1.0~1.5×10⁹/L ≥1000~1500/mm³	≥0.5~1.0×10⁹/L ≥500~1000/mm³	<2.5×10⁹/L <500/mm³
在骨髓移植药机中,若按该标准评级	WNL	≥1.0×10⁹~2.0×10⁹/L ≥1000~2000/mm³	≥0.5×10⁹~1.0×10⁹/L ≥500~1000/mm³	≥0.1×10⁹~0.5×10⁹/L ≥100~500/mm³	<2.1×10⁹/L <100/mm³
血小板	WNL	<LLN-75.0×10⁹/L <LLN-75000/mm³	≥50.0×10⁹~<75.0×10⁹/L ≥50000~<75000/mm³	≥10.0×10⁹~50.0×10⁹/L ≥10000~50000/mm³	<10.0×10⁹/L <10000/mm³

附录9

急性放射反应评分标准(RTOGEORTC)

等级	0	1	2	3	4
皮肤	基本上无变化	轻微的红斑,轻度皮肤干性反应	散在的红斑,因皮肤皱褶而导致的皮肤湿性反应或中等度水肿	融合的、湿性皮肤反应,直径≥1.5cm	皮肤溃疡、坏死或出血
粘膜	基本上无变化	出现黏膜红斑	散在的伪膜反应(直径≤1.5cm)	融合的伪膜反应(直径>1.5cm	粘膜坏死或深度溃疡,包括出血
眼睛	基本上无变化	轻微的结膜炎或巩膜充血/流泪增加	中度结膜炎(不管有无角膜炎),眼干,需要润眼药物,畏光,虹膜炎	严重的角膜炎,有角膜溃疡/视觉力或视野减小,或急性青光眼	视觉丧失(单侧的或双侧的)
耳	基本上无变化	轻度外耳道炎,有红斑、瘙痒、轻度干性反应但不需要治疗,无听力改变	中度外耳道炎,需要局部的药物治疗,或严重的中耳炎,测试时听觉迟钝	重度外耳道炎,有溢液或湿性反应,出现听觉迟钝症状,与药物无关的耳鸣	听力丧失
唾液腺	基本上无变化	轻度口干,唾液略微变粘稠,有味觉改变但进食基本无障碍	中度口干,/唾液粘稠,味觉明显改变	—	急性唾液腺坏死
下咽/食管	基本上无变化	轻度吞咽困难或吞咽痛	中度吞咽困难或吞咽痛	严重吞咽困难或吞咽痛,伴随脱水或体重降低(相对于治疗前体重>15%)	完全梗阻、溃疡、穿孔、瘘道形成
喉	基本上无变化	轻度间歇的声嘶,咳嗽,黏膜红斑	持续的声嘶但能说话,反射性耳痛、咽喉痛、散在的纤维蛋白分泌物、轻度杓状水肿	失声、咽喉痛、放射性耳痛,大量的纤维蛋白分泌液,显著杓状水肿	显著的呼吸困难、喘鸣、咯血,需气管插管

目的:用RTOG急性反应评价标准来给由放射治疗引起的急性反应评价或定级。

急性反应的定义:从第一天治疗开始到第90天内出现的放射治疗反应。

研究人员必须把疾病和治疗产生的反应症状区分开。

在治疗开始前必须完成治疗前的评价,并以此为基准评价以后出现的急性放射反应。

所有3、4或5级急性放射治疗反应都必须由首席调研员检验和证实。

任何引起死亡的毒性反应都是5级。

附录10

肺癌中医诊疗方案(2017版)

一、诊断

(一)疾病诊断

1.中医诊断标准

参照2014年人民卫生出版的《恶性肿瘤中医诊疗指南》中的相关容。

2.西医诊断标准

参考《中国原发性肺癌诊疗规(2015年版)》(国家卫生和计划生育委员会,2015年)。肺癌的诊断多依据临床表现、影像学检查、病理学和细胞学检查以及血清学检查进行综合判断,其中病理学、细胞学检查结果是诊断肺癌的金标准。

(二)证候诊断

1.气阴两虚证:咳嗽有痰或无痰、神疲乏力、汗出气短、口干发热、午后潮热、手足心热、有时心悸,舌质红苔薄或舌质胖有齿痕,脉细。

2.肺脾气虚证:久嗽痰稀、胸闷气短、神疲乏力、腹胀纳呆、浮肿便溏,舌质淡苔薄,边有齿痕,脉沉细。

3.肺阴虚证:咳嗽气短、干咳痰少、潮热盗汗、五心烦热、口干口渴、声音嘶哑,舌赤少苔,或舌体瘦小、苔薄,脉细数。

4.气滞血瘀证:咳嗽气短而不爽、气促胸闷、心胸刺痛或胀痛、痞块疼痛拒按、唇暗,舌紫暗或有瘀血斑、苔薄,脉弦或涩。

5.痰热阻肺证:痰多嗽重、痰黄黏稠、气憋胸闷、发热、纳呆,舌质红、苔厚腻或黄,脉弦滑或兼数。

二、治疗方法

(一)辨证论治

1.气阴两虚证

治法:益气养阴。

(1)推荐方药:沙参麦门冬汤加减。生黄芪、沙参、麦门冬、百合、元参、浙贝、杏仁、半枝莲、白花蛇舌草等。或具有同类功效的中成药(包括中药注射剂)。

(2)针刺治疗选穴:太渊、肺俞、膏肓、三阴交、膻中、足三里、脾俞。操作:太渊、肺俞、膏肓、脾俞施以捻转补法,针后可加灸。足三里、三阴交施以提插捻转补法,膻中施以呼吸补法,留针30min,间歇行针。

(3)中药泡洗技术:根据患者证候特点选用益气养阴中药随证加减,煎煮后,洗按足部,每日1次,每次15~30min。

(4)饮食疗法:宜进食益气养阴的食品,如:百合、莲子、桂圆、红枣、山药、黑木耳、瘦肉、鱼肉等。食疗方:皮蛋瘦肉粥、桂圆山药羹。

2.肺脾气虚证

治法:健脾补肺,益气化痰。

（1）推荐方药：六君子汤加减。生黄芪、党参、白术、茯苓、清半夏、陈皮、桔梗、生苡仁、川贝、杏仁等。或具有同类功效的中成药（包括中药注射剂）。

（2）针刺治疗：选穴：脾俞、足三里、肺俞、膏肓、太渊、气海。便溏者加关元、命门。操作：针刺得气后，进行捻转之补法，留针30min，并间歇行针，针后可艾条灸约30min。

（3）中药泡洗技术：根据患者证候特点选用健脾补肺，益气化痰类中药随证加减，煎煮后，洗按足部，1次/d，15～30min/次。

（4）饮食疗法：宜进食健脾补肺的食品，如：莲子、桂圆、红枣、山药、茯苓、薏米、银耳、百合等。

3.肺阴虚证

治法：滋阴润肺，止咳化痰。

（1）推荐方药：麦味地黄汤加减。麦门冬、生地黄、牡丹皮、山萸肉、五味子、盐知母、浙贝母、全瓜蒌、夏枯草等。或具有同类功效的中成药（包括中药注射剂）。

（2）针刺治疗。

选穴：肺俞、太渊、中府、三阴交、鱼际、阴郄、太溪。咯血者，加孔最；便干者，宜加支沟、照海。

操作：肺俞、太渊、中府、太溪施以捻转补法，三阴交施以提插捻转补法，阴郄、鱼际施以捻转平补平泻法，留针30min，并间歇行针。

（3）中药泡洗技术：根据患者证候特点选用滋阴润肺，止咳化痰类中药随证加减，煎煮后，洗按足部，1次/d，15～30min/次。

（4）饮食疗法：宜进食滋阴润肺，止咳化痰的食品，如：百合、牛奶、酸奶、豆浆、银耳、蘑菇、金针菇、草菇、平菇、糯米、黑木耳、番茄、枸杞、绿豆芽、甘蔗、葡萄、蜂蜜、薏苡仁、山药、海参、鸡肉、猪皮、藕汁、雪梨以及蛋类、瘦肉类。

4.气滞血瘀证

治法：行气活血，化瘀解毒。

（1）推荐方药：四物汤加减。当归尾、赤芍、仙鹤草、薏苡仁、夏枯草、元胡、贝母、莪术等。或具有同类功效的中成药（包括中药注射剂）。

（2）针刺治疗。

取穴：关元、膻中、膈俞、血海、三阴交。

操作：关元、膈俞、血海施以捻转泻法。膻中施以呼吸泻法。三阴交施以提插捻转平补平泻法。留针30min，间歇行针。

（3）中药泡洗技术：根据患者证候特点选用行气活血，化瘀解毒类中药随证加减，煎煮后，洗按足部，1次/d，15～30min/次。

（4）饮食疗法：宜进食活血化瘀的食品，如：山楂、芹菜、大白菜、白萝卜、大蒜类。

5.痰热阻肺证

治法：清热化痰，祛湿散结。

（1）推荐方药：二陈汤加减。陈皮、半夏、茯苓、白术、党参、薏苡仁、杏仁、瓜蒌、黄芩、葶苈、金荞麦、鱼腥草、半枝莲、白花蛇舌草等。或具有同类功效的中成药（包括中药注射剂）。

（2）针刺治疗。

取穴：关元、天突、膈俞、血海、丰隆、阴陵泉、足三里。

操作：关元、膈俞、血海施以捻转泻法。天突施以呼吸泻法，至喘憋平缓为度。丰隆、阴陵泉施以提插捻转泻法。足三里施以提插捻转补法。留针30min，间歇行针。

（3）中药泡洗技术：根据患者证候特点选用清热化痰，祛湿散结类中药随证加减，煎煮后，洗按足部,1次/d,15～30min/次。

(4)饮食疗法:宜进食清热化痰,祛湿散结的食品,如:白萝卜、百合、山药、银耳、莲藕、黑木耳、雪梨、蜂蜜等。

(二)其他中医特色疗法

1.足浴法

主要用于治疗肢体麻木,选用活血通络类中药随证加减,煎煮后,洗按足部,1次/d,15～30min/次,1周为1疗程。

2.贴敷疗法

主要用于治疗胸背部疼痛,根据病情,选用理气活血止痛类药物研细末,水调成糊状后外敷患处,详见技术规范。

技术规范:

准备:选取患者相对固定的、单一的疼痛部位作为用药部位,使用前清洁患处。用药:将药末用开水调成糊状,平摊于石膏棉垫上,厚度约0.3cm,面积直径约大于疼痛部位皮肤2cm。固定:药膏上顺序敷盖一层纱布,一层塑料薄膜,并用脱敏胶布封闭固定。时间:1次/d,贴敷时间8～12h。

3.耳穴埋豆法

主要用于治疗恶心呕吐等,将王不留行籽粘贴于耳穴处,并给予适度的揉、按、捏、压。

主穴:膈、胃、肝、脾、交感。配穴:神门、皮质下、肾上腺。1次/d。

4.中医诊疗设备

可根据患者病情选用射频肿瘤治疗仪等中医诊疗设备以提高疗效。

(三)运动康复

可根据患者卡氏评分情况酌情采用走步、踏车、太极拳、八段锦等方法。

(四)西药治疗

参考《中国原发性肺癌诊疗规(2015年版)》(国家卫生和计划生育委员会,2015年)拟定。根据患者的临床分期,分别应用手术、化学治疗、放射治疗、靶向治疗等方法;对于不能或不愿接受前述方法治疗的患者,根据病情进行对症支持治疗。

(五)护理调摄要点

1.专科调理

根据肿瘤专科特点,开展口腔护理、呼吸道护理。

2.情志调理

加强疾病常识宣教,重视情志护理,避免情志刺激,保持心情舒畅。

三、疗效评价

参照2015年《中药新药治疗恶性肿瘤临床研究技术指导原则》进行制定。

(一)评价标准

1.中医证候

观察中医药治疗对患者临床症状,如咳嗽、咯痰、胸闷、气短、疲乏无力、食欲不振等中医证候的改善情况。

评定指标:中医症状根据临床观察分为4级:(0)无症状、(1)轻度、(2)中度、(3)重度,治疗情况根据根据症状出现的情况记录。

评价方法:治疗前后症状总积分情况比较(疗前/疗后)。

显效:症状消失,或症状积分减少≥2/3。

有效:症状减轻,积分减少≥1/3,≤2/3。

无效:症状无减轻或减轻<1/3。

2.生存质量

观察中医药对患者生活质量的影响,治疗前后行生活质量判定。

评定指标:卡氏评分。

评价方法:治疗前后症评分情况比较。

显效:治疗后比治疗前提高20分以上。

有效:治疗后比治疗前提高10分以上。

稳定:治疗后比治疗前提高不足10分或没有变化。

无效:治疗后比治疗前下降。

3.客观疗效

观察中医药治疗对患者的瘤体变化。

评定标准:

(1)目标病灶的评价。

CR 完全缓解:所有目标病灶消失,至少维持4周。

PR 部分缓解:基线病灶最大径之和至少减少30%,至少维持4周。

PD 病变进展:基线病灶最大径之和至少增加20%或出现新病灶。

SD 病变稳定(stable disease):基线病灶最大径之和有减少但未达PR或有增加但未达PD。

(2)非目标病灶的评价。

CR 完全缓解:所有非目标病灶消失和肿瘤标志物恢复正常。

IR/SD 未完全缓解(incomplete response)/病变稳定:一个或多个非目标病灶持续存在和/或肿瘤标志物高于正常。

PD 病变进展:出现新病灶和/或非目标病灶明确进展。

(二)评价方法

对照患者入院前后的病情变化情况,采用以下方法进行评价:

1.中医证候

中医证候参照《中药新药临床研究指导原则》的肺癌中医证候标准进行评价。

2.生存质量

主要采用KPS评分评价,也可以通过观察美国肺癌生存质量量表(FACT—L4.0版)、ECOG评分等作为参考。

3.客观疗效

瘤体变化采用国际通用RECIST评价标准(1.1版)进行评价。

附录11

康复保健韵律操核心动作要领

第一节 头部运动:头部前屈,后仰,经右、后、左、前环绕一周。

第二节 肩部运动:两臂屈肘胸前交叉,掌心拍打对侧肩髃、肩髎穴;右肩上提、前绕;双肩前绕、后绕。

第三节 胸部运动:左手叉腰,右脚右前方迈出45°,右手阶梯式自下而上抓握拳3次;右脚右前方迈开一小半步,屈膝,脚跟下压点地,点压失眠穴、坐骨神经及生殖腺反射区,左手空心掌拍打膻中穴;抬头挺胸,掌心向上,两臂平开。

第四节 上肢运动:两臂向右、上、左侧方向依次摆动至还原;屈膝低头,掌心向胸刺激八邪穴;两臂向内交叉斜上举,击掌,拍打手穴,导引手三阴、三阳经;双手交替空心掌拍打手臂,激发手三阴经络运行。

第五节 腰部运动:屈肘,食指点按风池穴;双臂随上体向右后、向左后转动,以强督脉,通任脉平阴阳,理三焦;上体右转,同时右手掌心拍击腰背部,左手掌心拍击小腹部关元穴;上体左转,同时右手掌心拍击小腹关元穴,左手空心掌拍击腰背部。

第六节 下肢运动:双手握拳,相互击打后溪穴;前吸右腿,右手握拳击打右侧足三里穴、左手握拳击打右侧三阴交穴,右脚还原,双手臂相互击打后溪穴;左手食指点按左侧天枢穴,右手拍击左腿风市穴。

第七节 腹背运动:上体前屈45°,两臂翻掌前伸;右臂后上举,掌心向下,左臂屈肘与膝相对,弹动;左右手交替拍打对侧三阴交穴3次。

第八节 手腕脚腕运动:提压脚跟,刺激足跟底部,胸前屈肘,双手空心拍掌,分别向前、向上、向右、向左击掌;双手放松,指尖相对叩击十宣穴;双手十指交叉相握,手腕前绕、后绕,松动双腕关节。

附录12

太极拳(二十四式)核心动作要领

一、起势

①两脚开立,②两臂前举,③屈膝按掌。

二、野马分鬃

1.①收脚抱球,②左转出步,③弓步分手。
2.①后坐撇脚,②跟步抱球,③右转出步,④弓步分手。
3.①后坐撇脚,②跟步抱球,③左转出步,④弓步分手。

三、白鹤亮翅

①跟半步胸前抱球,②后坐举臂,③虚步分手。

四、搂膝拗步

1.①左转落手,②右转收脚举臂,③出步屈肘,④弓步搂推。
2.①后坐撇脚,②跟步举臂,③出步屈肘,④弓步搂推。
3.①后坐撇脚,②跟步举臂,③出步屈肘,④弓步搂推。

五、手挥琵琶

①跟步展手,②后坐挑掌,③虚步合臂。

六、倒卷肱

①两手展开,②提膝屈肘,③撤步错手,④后坐推掌。(重复3次)

七、左揽雀尾

①右转收脚抱球,②左转出步,③弓步棚臂,④左转随臂展掌,⑤后坐右转下捋,⑥左转出步搭腕,⑦弓步前挤,⑧后坐分手屈肘收掌,⑨弓步按掌。

八、右揽雀尾

①后坐扣脚、右转分手,②回体重收脚抱球,③右转出步,④弓步棚臂,⑤右转随臂展掌,⑥后坐左转下捋,⑦右转出步搭手,⑧弓步前挤,⑨后坐分手屈肘收掌,⑩弓步推掌。

九、单鞭

①左转扣脚,②右转收脚展臂,③出步勾手,④弓步推举。

十、云手

①右转落手,②左转云手,③并步按掌,④右转云手、⑤出步按掌。(注:重复2次)

十一、单鞭

①斜落步右转举臂,②出步勾手,③弓步按掌。

十二、高探马

①跟步后坐展手,②虚步推掌。

十三、右蹬脚

①收脚收手,②左转出步,③弓步划弧,④合抱提膝,⑤分手蹬脚。

十四、双峰贯耳

①收脚落手,②出步收手,③弓步贯拳。

十五、转身左蹬脚

①后坐扣脚,②左转展手,③回体重合抱提膝,④分手蹬脚。

十六、左下势独立

①收脚勾手,②蹲身仆步,③穿掌下势,④撇脚弓腿,⑤扣脚转身,⑥提膝挑掌。

十七、右下势独立

①落脚左转勾手,②蹲身仆步,③穿掌下势,④撇脚弓腿,⑤扣脚转身,⑥提膝挑掌。

十八、左右穿梭

①落步落手,②跟步抱球,③右转出步,④弓步推架。
⑤后坐落手,⑥跟步抱球,⑦左转出步,⑧弓步推架。

十九、海底针

①跟步落手,②后坐提手,③虚步插掌。

二十、闪通臂

①收脚举臂,②出步翻掌,③弓步推架。

二十一、转身搬拦捶

①后坐扣脚右转摆掌,②收脚握拳,③垫步搬捶,④跟步旋臂,⑤出步裹拳拦掌,⑥弓步打拳。

二十二、如封似闭

①穿臂翻掌,②后坐收掌,③弓步推掌。

二十三、十字手

①后坐扣脚，②右转撇脚分手，③移重心扣脚划弧。

二十四、收势

①收脚合抱，②旋臂分手，③下落收势。

附录13

八段锦核心动作要领

第一式　双手托天理三焦

可通三焦经与心包经疏通三焦条畅气机,郁散结,三焦为:"决渎之官,水道出焉",是机体分布最广的腑,其通常可保证周身气血运行、周身水液布散与润养,同时还可舒畅情志、宁心安神,缓解各种慢性疾病所致症状。

第二式　左右开弓似射雕

支撑胸廓,伸展肺经,抒发胸气,使呼吸调畅,还可强腰膝、改善颈肩部不适,治疗"肺胀满,膨膨而串咳,缺盆中痛"等。

第三式　调理脾胃需单举

金代李东桓在《脾胃论》中述:"内伤脾胃,百病由生。"历代医家对后天脾胃的养护都十分重视,本式动作主要舒展中上二焦,能体现李东桓的"升阳益脾"之思想,两臂一上一下,有升有降,平衡脾胃二经之阴阳,调气和胃,颇有降逆和中之功,以捡"仓廪之官",增壮后天、扶助正气,主治脾胃不和之症。

第四式　五劳七伤往后瞧

五劳应为《素问》中所述:"久视伤血,久卧伤气,久坐伤肉,久立伤骨,久行伤筋。"七伤则可能指《诸病源候论·虚劳候》中所提的"一曰大饱伤脾,二曰大怒伤肝,三曰强力举重,久坐湿地伤肾,四曰形寒饮冷伤肺,五曰忧愁思虑伤心,六曰风雨寒暑伤形;七曰大恐惧,不节伤志"。又或者为七情:"喜、怒、忧、愁、思、悲、恐、惊"所伤等,但皆以虚损劳伤为主,症则可见:"七伤者,一曰阴寒;二曰阴萎;三曰里急;四曰精连连……七曰膝厥痛冷不欲行"等等多种,活动颈肩胸锁乳突肌、斜方肌等肌肉,疏通带脉、冲脉与胆经,主治劳损所致之颈、腰部的局部症候。

第五式　摇头摆尾去心火

本式较其他几式较为复杂,但本节可交通心、心包及小肠经,主治由心火炙热所形成的气血两虚、头晕目眩、脚步不稳等心火上扰之症候,同时亦可壮肝肾、强腰膝,更主要的,是其可以摇转上身,交通心肾二经,在上身前倾后仰时配合呼吸,使气纳入肾、心火随其而降,上身俯仰位低亦便于肾水上济,是水火相交,平衡阴阳。

第六式　双手攀足固肾腰

本节舒展全身,至上而下交通上下经络,同时借助手掌的摸法、擦法及揉法等,按摩疏导浅表经脉,疏通肾、膀胱二经,强筋骨、壮腰膝、调畅一身上、下气血,主治腰酸背痛、手足麻木、腰膝酸软等症。

第七式　攒拳怒目增气力

《素问·金匮真言论》云:"开窍于目,藏精于肝。""肝受血而能视。"故本节聚精提神、怒目瞪眼,刺激肝经脉络气血周运,壮"罢极之本"以舒畅肝、胆二经,调和情志,疏肝利胆,治疗肝胆不和、气血两虚等症。

第八式　背后七颠百病消

可利用踮足和落足使得脊柱得到轻微及适当的伸展与抖动,可祛邪扶正,交通任督二脉,贯通一身气血,针对各种虚劳慢性疾病。

附录14

真气运行法核心动作要领

第一步:呼气注意心窝部。振奋阳气,培养后天根本。
第二步:意息相随丹田趋。心火下济,疏通任脉,温煦、充实下丹田。
第三步:调息凝神守丹田。凝练肾经化肾气,使丹田真气充实饱满。
第四步:通督勿忘复勿助。丹田真气充足后,缘督上行,形成任督循环。
第五步:元神蓄力守生机。肾气不断滋养脑髓,身体代谢技能和免疫功能进一步增强。

主要引用书目

1.郭霭春.黄帝内经素问校注[M].北京：人民卫生出版社,1992.

2.灵枢经[M].影印本.北京：人民卫生出版社,1956.

3.战国·秦越人.难经集注[M].北京：商务印书馆,1956.

4.汉·许慎.说文解字:附检字[M].影印本.北京：中华书局,1963.

5.汉·张仲景.伤寒论译释[M].上海：上海科学技术出版社,1980.

6.汉·张仲景.金匮要略方论[M].北京：人民卫生出版社,1963.

7.隋·巢元方.诸病源候论[M].北京：人民卫生出版社,1984.

8.宋·宋太平.太平惠民和剂局方[M].北京：人民卫生出版社,2007.

9.宋·赵佶.圣济总录:下册[M].北京：人民卫生出版社,1962.

10.宋·严用和.重订严氏济生方[M].北京：人民卫生出版社,1980.

11.宋·杨士瀛.仁斋直指方[M].上海：第二军医大学出版社,2006.

12.湖南省中医药研究所.《脾胃论》注释[M].北京：人民卫生出版社,1976.

13.元·朱丹溪.丹溪心法[M].北京：中国医药科技出版社,2012.

14.明·虞抟.医学正传[M].北京：人民卫生出版社,1965.

15.明·周之干.周慎斋医旨[M].巢氏馥居藏清抄本.

16.明·陈实功.外科正宗[M].北京：人民卫生出版社,1964.

17.明·张介宾.景岳全书[M].上海：第二军医大出版社,2006.

18.清·李用粹.证治汇补[M].北京：人民卫生出版社,2006.

19.清·冯兆张.冯氏锦囊秘录[M].清嘉庆二十三年会成堂修大文堂刊本,1818.

20.清·沈金鳌.杂病源流犀烛[M].上海：上海科学技术出版社,1962.

21.清·唐宗海.血证论[M].北京：人民卫生出版社,1990.

22.清·张锡纯.医学衷中参西录[M].石家庄：河北人民出版社,2007.

23.王永炎,严世芸,李明富,等.实用中医内科学[M].上海：上海科学技术出版社,2009.

24.田德禄,蔡淦.中医内科学[M].2版.上海：上海科学技术出版社,2013.

25.李飞.方剂学:上册[M].北京：人民卫生出版社,2006.

26.李飞.方剂学:下册[M].北京：人民卫生出版社,2006.

27.孙振球.医学统计学[M].3版.北京：人民卫生出版社,2010.

28.李志辉,罗平.SPSS常用统计分析教程[M].4版.北京：电子工业出版社,2015.

29.张桥.卫生毒理学基础[M].北京：人民卫生出版社,2001.

30.郑振辉,周淑佩,彭双清.实用医学实验动物学[M].北京：北京大学医学出版社,2008.

31.国际肿瘤学杂志,中国肿瘤临床与康复杂志,肿瘤学杂志.肿瘤多学科综合诊治新进展学术研讨会论文汇编[G].济南：国际肿瘤学杂志社,2013.

32.胡幼平.中医康复学[M].上海：上海科学技术出版社,2008.

33.应敏刚.常见恶性肿瘤综合治疗指南与实施[M].福州：福建科学技术出版社,2007.

34.魏素臻.肿瘤预防诊治与康复护理[M].北京:人民军医出版社,2010.

35.周道安.肿瘤的日常防治与康复护理[M].北京:原子能出版社,2003.

36.戴晓阳.常用心理评估量表手册[M].北京:人民军医出版社,2010.

37.沈雁英,代宏,朱建军.肿瘤心理学[M].北京:人民卫生出版社,2010.

38.刘积良,王坤.癌症预防与康复[M].上海:复旦大学出版社,2001.

39.郑筱萸.中药新药临床研究指导原则[M].北京:中国医药科技出版社,2002.

40.花宝金,侯炜,鲍艳举.名中医经方时方治肿瘤[M].北京:中国中医药出版社,2008.

41.林洪生.恶性肿瘤中医诊疗指南[M].北京:人民卫生出版社,2014.